U0266574

主编 孟宪忠

中华拔罐疗法大全

（第二版）

中国健康传媒集团

中国医药科技出版社

内 容 提 要

　　拔罐疗法是中医学的重要组成部分。它历史悠久，广受人民群众的喜爱。本书全面系统地介绍了拔罐疗法的起源、发展、研究成果以及在中医疗法中取得的成绩。全书共分为基础篇、方法篇、治疗篇、古代文献篇、现代研究篇五个部分。本书既注重理论知识讲解，又关注实操案例的运用，内容详略得当，讲解通俗易懂。书末配有拔罐彩图，便于读者直观感受和学习。本书既适合广大中医爱好者阅读使用，又适合中医专业从业人员、医学院校师生用于研究学习。

图书在版编目（CIP）数据

中华拔罐疗法大全 / 孟宪忠主编 . — 2 版 . — 北京：中国医药科技出版社，2021.7
ISBN 978-7-5214-2255-9

Ⅰ . ①中… Ⅱ . ①孟… Ⅲ . ①拔罐疗法 Ⅳ . ① R244.3

中国版本图书馆 CIP 数据核字（2021）第 009996 号

美术编辑　陈君杞
版式设计　也　在

出版　**中国健康传媒集团** | 中国医药科技出版社
地址　北京市海淀区文慧园北路甲 22 号
邮编　100082
电话　发行：010-62227427　邮购：010-62236938
网址　www.cmstp.com
规格　889×1194mm $\frac{1}{16}$
印张　46 $\frac{1}{4}$
字数　1270 千字
初版　2010 年 3 月第 1 版
版次　2021 年 7 月第 2 版
印次　2021 年 7 月第 1 次印刷
印刷　三河市万龙印装有限公司
经销　全国各地新华书店
书号　ISBN 978-7-5214-2255-9
定价　**168.00 元**

获取新书信息、投稿、
为图书纠错，请扫码
联系我们。

编 委 会

再版前言

中医药文化拥有几千年的发展历史，是劳动人民、医药学者在生产、生活中逐渐积累的智慧结晶。近年来，随着我国综合国力的日益增强，文化自信理念的提出，中医药文化开始走出国门，走向世界。拔罐作为影响力较为深远的中医疗法之一，其理论研究和治疗效果备受瞩目。从普通百姓到奥运明星，拔罐的"东方神奇魔力"在新时代得到了进一步的印证。

《中华拔罐疗法大全》作为中医史上一部比较完备的拔罐研究性著作，系统地阐述了中医拔罐的发展史，并对各类疾病的发病原理、养生保健、拔罐取穴治疗进行了细致的分析和专业的指导。《中华拔罐疗法大全》自出版面世以来深受国内外读者的欢迎，尤其是在拔罐专业领域的研究上，更成了诸多学者参考研究的对象。

《中华拔罐疗法大全》于2010年3月出版，至今已逾十年。自面市以来，该书一直深受广大读者的喜爱，同时也收到了不少意见和建议。为满足当下读者的新的阅读需求，本人决定对原有的《中华拔罐疗法大全》进行再次梳理，对部分章节的顺序、内容进行了重新校对、修改，包括中西医病名的使用、穴位的归类以及一些实践经验的补充等，以期进一步提升《中华拔罐疗法大全》的阅读指导体验，为中医药文化的传播和拔罐疗法的研究、普及贡献自己的绵薄之力。因再版时间仓促，本书难免有一些不足之处，望广大读者谅解。

2021 年 3 月于北京

拔罐疗法是中医学的重要组成部分。它以各种罐为工具，利用燃烧等方法排出罐内空气，造成罐内负压，使罐吸附于经络、腧穴、痛处或体表的某些部位，使被拔部位的皮肤产生充血、瘀血或起疱等现象，以促使该处的经络通畅、气血旺盛，从而达到防病、治病的目的。

拔罐疗法在我国有数千年的历史，是我国劳动人民在长期的生活和实践中逐渐总结和发展起来的。在长期的生活实践中，人们逐渐发现动物的角除了可以磨制成各种饰品和工具外，也可以用火燃烧将角中的空气排出后，吸拔在皮肤上，从而将疮疡中的脓血吸出以治疗疾病。因为古人是采用动物的角作为治疗工具，所以拔罐疗法古称"角法"，其主要用途就是用于外科治疗疮疡时的吸血排脓。但此时的"角法"还停留在原始的萌芽状态，在文字出现后，"角法"才和其他的人类文明一样能够被系统地记载并流传下来，成为一种独立的治疗方法，应用于临床实践当中。

关于拔罐疗法的记载最早见于湖南长沙马王堆汉墓出土的帛书《五十二病方》中，书中提及"牡痔居窍旁，大如枣，小如枣核者方：以小角角之，如熟二斗米顷而张角，系以小绳，剖以刀，其中有如兔实，若有坚血如扬末而出者，即已"。书中的"以小角角之"，便是采用兽角利用负压原理使痔由肛门吸出，而后进行手术结扎切除的疗法。《五十二病方》是我国现存最古老的医书，大约成书于春秋战国时期。这就表明：中医医家至少在公元前 6 世纪至公元前 2 世纪，便已经开始采用拔罐这一治疗方法，而这也是迄今为止所知的用火罐治疗疾病的最早记载。到了秦汉时期，诞生了我国医学史上的一部巨著《黄帝内经》，书中虽未直接论及拔罐疗法，但其"风寒与百病之始生也，必先客于皮毛"和"善治者，治皮毛"的观点与拔罐疗法治疗疾病的原理不谋而合，即外治疗法和内病外治的原理。而"菀陈则除之者，出恶血也"则是刺络拔罐法逐瘀化滞、解闭通络的理论基础。这些论述从侧面肯定了拔罐疗法的优势，对拔罐疗法的进一步发展具有积极的推动和指导作用。以后经过历代医家的努力和探索，拔罐用具和治疗方法日趋多样化，治疗范围也不断扩大。

中华人民共和国成立以后，在党和政府的中医政策的指引下，中医传统疗法得到了迅猛发展，拔罐疗法也取得了巨大的进步。如在用具方面，已由古代的兽角、竹筒、陶罐，发展为金属罐、玻璃罐、抽气罐、挤压罐，乃至电拔罐、经穴电动拔罐治疗仪等；在操作方面，已由燃火排气、煮水排气，发展为抽气筒排气、挤压排气及电动抽气等；在操作方式方面，已由单纯拔罐，发展为走罐（推罐）、闪罐、按摩拔罐乃至配合电针、红外线及各种现代化理疗设备等；在临床应用方面，也由单纯吸拔脓血，发展为治疗包括内、外、妇、儿、骨伤、皮肤、五官等科的上百种疾病，成为临床治疗中的一种常用方法。此外，还有人将拔罐疗法与现代实验室检查法结合起来，用于某些疾病的诊断和鉴别诊断。

拔罐疗法在广大医务工作者的挖掘、整理、总结下，得到了不断的完善和提高，形成了一整套比较完善的理论和治疗体系。为了全面总结拔罐疗法的研究成果，展现我国医学工作者在拔罐疗法领域取得的优秀成绩，我们组织专家学者和部分硕士、博士研究生精心编写了本书。

本书可供各类医务工作者以及医学院校教师、学生研究和学习拔罐疗法，同时也可供广大人民群众了解和使用拔罐疗法。

编者

2009 年 12 月

目 录

基础篇

方法篇

治疗篇

古代文献篇

现代研究篇

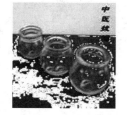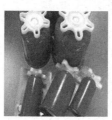

基础篇

第一章 拔罐疗法概述

拔罐疗法是以罐为工具，利用燃烧、抽吸、挤压等方法排除罐内空气，造成负压，使罐吸附于体表特定部位（患处、穴位），产生广泛刺激，形成局部充血或瘀血现象，从而达到防病治病、强壮身体的一种治疗方法。它通过局部的温热和负压刺激作用，而引起局部组织充血和皮内轻微的瘀血，促使该处的经络畅通，气血旺盛，具有活血、行气、止痛、除湿、消肿、散结、退热、祛风散寒、排脓托毒等作用。随着医学实践的不断发展，罐的质料、拔罐的方法都在不断改进和发展，治疗范围及用途也在逐渐扩大。拔罐疗法常和针灸配合应用，广泛地应用于内、外、妇、儿、骨伤、皮肤、五官等科病证的治疗。拔罐疗法具有操作简便、易于掌握、器具经济、疗效迅速、使用安全等优点，为广大医务工作者及大众所喜用。因此，它是一种值得进一步推广和加以研究提高的传统医疗方法。

第一节 拔罐疗法源流

拔罐疗法有着悠久历史，古称"角法"。早在原始社会时期，人们就利用牲畜的角（如牛角、羊角等）磨成有孔的筒状，刺激痈疽后，以角吸出脓血，这便是最早的拔罐疗法。其最早的文字记载见于我国现存最古的医方书《五十二病方》中，在治疗痔疾里便有"以小角角之，如熟二斗米顷而张角，系以小绳，剖以刀"的记载。这说明当时的角法是治疗痔疾的综合措施之一。尽管书中对角法本身没有详细地记述，但从"角之"与"张角"等字义分析，不难知道，早在先秦时期便已有应用负压原理的角法治疗疾病了。

晋代医家葛洪所撰的《肘后备急方》中，有以制成罐状的兽角吸拔脓血毒汁，治疗疮疡脓肿的记载。在南北朝时期的《姚氏方》中则有"若发肿至坚而有根者，名曰石痈，当上灸百壮……痈疽、瘤石、结筋、瘰疬皆不可就针角，针角者，少有不及祸者也"的记载。唐代孙思邈《备急千金要方》重申了这一点。显然这段记载是作为针角疗法的禁忌证而提出，缺少在方式、方法上的进一步说明。但从日本医家丹波康赖撰于公元982年的《医心方》中，这些内容可以得到补充。此书辑录整理了我国多种古医书，被认为是"窥视隋唐医学的绝世宝书"，是研究唐代以前医学文献的重要著作。其在治疗足肿病中指出："若在深处，亦破之，而角嗽去恶血。"在古代，"破"是"砭"的同义词。从而不难理解，所谓针角，是先在病变处施以针刺，然后再角的综合性排脓措施。由此可见，针角原是用以治疗软组织损伤性疾患的，而对于软组织化脓性疾患，如肿瘤、淋巴结核、血管疾患等则均列为针角的禁忌证，并指出如对这类疾患不加区别地滥用针角法，非但达不到预期的治疗效果，反而可以导致坏病的发生。此针角法的出现不仅较单纯的角法又进一步，而且还提出了它的禁忌证，同时亦让我们窥到了现代刺血拔罐法和针罐法的端倪。

唐代医学家王焘在《外台秘要》中记载："患瘰疬等病……即以墨点上记之，取三指大青竹罐，长半寸，一头留节，无节头削令薄似剑，煮此筒数沸，及热出筒，笼墨处按之良久，以刀弹破所角处，又煮筒重角之，当出黄白赤水，次有脓出，亦有虫出者，数数如此角之，令恶物出尽，及除，当目明身轻也。"可见唐代始用竹罐代替角罐、陶罐，这也是最早记载的竹罐制作和以水煮罐的吸拔方法，是水罐法的雏形。同时对拔罐疗法的适应证、操作方法、罐具等有了进一步的发展和提高。唐太医署设医、针、按摩、咒禁四种。又将医科分为体疗（内科）、疮肿（外科）、少小（儿科）、耳目口齿（五官科）、角法（拔罐疗法）五科。角法一科的学制定为2年。说明角法不单为拔毒吸脓之外科用法，而是理论、操作和临床兼具的比较完整的独立学科。

宋代医家唐慎微编著的《经史证类备急本草》中记载："治发背，头未成疮及诸热肿痛，以竹筒角之"。《太平圣惠方》指出："凡痈疽发背，肿高坚硬，脓稠焮盛，色赤者宜水角；陷下，肉色不变，软慢稀者不宜水角。"又言："疽之萌生而水角，则内热之毒畏冷，逼之却入腠理，深可衰也。"从不同角度对"角法"（拔罐疗法）的适应证和禁忌证做了论述。凡红肿高大、阳热实证为拔罐适应证；反之，痈疽初起或阴寒虚证则列为禁忌。

到了明代，《外科正宗》及《外科启玄》中对角法的记载更加详细，称角法为"吸法"或"煮竹罐法"。《医心方》指出："取竹罐一头留节，削去青皮，随着疮疡大小用之。药煮热竹筒一个，按在疮口上，血脓水满了，竹筒子自然落下。……如脓多未尽，再煮一二遍竹筒，更换吸，脓尽为度。"首次提出了以中药煮竹罐用于临床。

清代时期，拔罐疗法在各方面均有了进一步的发展。《医宗金鉴》首次把辨证用药和拔罐疗法紧密结合起来，专门记载了先用针刺，继用中草药煮罐后拔之的针药筒疗法。《理瀹骈文》一书中记载了治疗风邪头痛、破伤风以及黄疸病等内科疾病的拔罐疗法。《本草纲目拾遗》对拔罐疗法做了更为详细的论述，介绍了火罐的出处、形状、治疗的适应证、操作方法及优点等。如"火罐，江右及闽中皆有之，系窑户烧售。小如人大指，腹大，两头微狭，使促口以受火气，凡一切风寒，皆用此罐。以小纸烧见焰，投入罐中，即将罐合于患处。或头痛，则合在太阳、脑户或颠顶；腹痛，合在脐上。罐得火气合于肉，即牢不可脱，须待其自落，肉上起红晕，罐中有气水出，风寒尽出，不必服药。治风寒头痛及眩晕、风痹、腹痛等症"。可见在当时火罐已是由窑户专门烧制、有特定形状的陶瓷专门器具，并且销售于市。

中华人民共和国成立后，中医药学出现了崭新的面貌，拔罐疗法也获得了蓬勃发展，在全国得到了广泛的普及，并在罐的质料、拔罐方法、临床应用等方面有了许多崭新的进展。在各级医疗机构开展拔罐疗法，尤其疗养院更受欢迎。

近年来，由于临床实践与理论研究的相互促进，拔罐疗法的应用范围不断扩大，疗效也日渐提高。在罐的质料上，不但有陶瓷罐、玻璃罐、竹罐，现在还有经络电动拔罐、红外线真空拔罐。拔罐的操作技术也日趋翻新，有单用拔罐法、多个罐排灌法、带针留罐法、刺络拔罐法、多罐丛拔法、连续扛拔法、循环滑动法、走罐法、接针经节段拔罐法、内脏表层反射区拔罐法等。通过对经络学说和腧穴的研究，在我国传统拔罐疗法经验基础上，并结合现代医学知识，山东孟氏拔罐研究所孟宪忠所长，根据自己多年来的临床经验，研制出一种把特制负压拔罐与中药外治、磁疗有机结合的新型医疗器械——孟氏中药拔罐，并创立和完善了被称为"孟氏中药拔罐"的新疗法。1998年9月，在山东省科技成果鉴定会上，专家们一致认定，本项综合性研究成果属该领域研究的国内领先水平。孟氏中药拔罐是对传统拔罐疗法的重要改进和发展，该器械的临床应用具有安全、有效、方便、实用、便于普及等特点，有很大的推广价值，特别适合于个人家庭自我医疗保健和社区医疗，经临床应用得到了广大患者的认可和赞扬，成为拔罐疗法中一颗璀璨的明珠。

改革开放以来，国际学术交流日益广泛，各国医学代表团不断地相互往来，华侨在世界各地不断增多，拔罐疗法也几乎传遍了全球。在非洲，当见到中国医疗队使用玻璃罐或真空治疗仪时，当地前来就诊的人们颇觉新奇，格外亲切，莫不一试为快，求治者甚多。拔罐疗法会和针灸疗法一样，传遍全球，并成为世界医学领域的重要组成部分，发展前景令人欢欣鼓舞。

我们真诚地希望，随着科技的进步，拔罐疗法也能不断推陈出新，日益发展，为人类的健康做出其特殊的贡献。

第二节　拔罐疗法特点

拔罐疗法是民间疗法的精华，是中医治疗学的重要组成部分，长期以来，在民间广泛流传和使用，深受群众欢迎。其特点概括起来主要有以下几方面。

一、适应证广泛

拔罐疗法适应证广泛，许多能够用针灸、按摩、中医、中药等方法治疗的疾病都可以使用拔罐疗法。其对各种疼痛性疾病、软组织损伤、急慢性炎症、风寒湿痹证以及因脏腑功能失调、经脉闭阻不通所引起的各种病证均有较好的疗效。由于拔罐疗法来源于民间，经过长期防病治病实践，历代医家（特别是中华人民共和国成立后）的总结、充实和提高，拔罐逐渐形成了罐具多种化、罐法多样化、施术部位广泛的特点，其适应范围也在不断扩大，能治疾病日益增多。实践证明，大多数的内科、妇科、儿科、伤科、外科、皮肤科和五官科等各科多种疾病都可采用拔罐疗法治疗，且能收到良好疗效。

二、疗效好、见效快

拔罐疗法不仅适应证广泛，而且疗效好、见效快。有些疾病往往一次见效或痊愈。拔罐疗法具有明显的缓解疼痛作用，无论内科的头痛、腹痛、胆绞痛、风湿痛乃至癌性疼痛，还是外科、伤科的软组织急慢性损伤，如落枕、急性腰扭伤等，皆可即时见效，有的甚至经一次治疗便可痊愈，功效可见迅捷。其中刺络（刺血）拔罐法的疗效尤为突出。疼痛的原因无不由于"气滞血瘀、不通则痛"，而刺络拔罐法可吸出局部瘀血，从而使局部气血通畅，疼痛自然缓解。从西医学观点来看，拔罐疗法可以刺激某一区域的神经，调节相应部位血管和肌肉的功能活动，反射性地解除血管和平滑肌的痉挛，所以能够获得比较明显的止痛效果。

三、简便易行

拔罐疗法本身来自民间，许多百姓有病都会自己在家中进行拔罐治疗，易于学习和运用。一般懂得中医针灸的医师，在很短的时间内，即可掌握拔罐的操作技术，并能够临床应用。不懂中医针灸的人也可以在很短的时间内学会拔罐的一般操作技术，用于简单的家庭防病治病。另外，拔罐疗法治疗疾病，无须特殊器材和设备，所用器材和辅助用品举目皆是。因此，对于医疗条件比较困难的地区，以及流动性比较大的单位（如野战部队、地质勘探队等），拔罐疗法更能发挥特殊的作用。总之，拔罐疗法是一种易于推广和普及的治疗方法。当然，要想彻底掌握拔罐疗法这门学科，精益求精，提高疗效，还需要较长时间的学习。

四、经济实用

拔罐疗法的最大特点是不花钱或少花钱就能治好病。即使配用药疗，也多是常用的中草药，有的可以自己采集，取材甚便。因此大大减轻了患者的经济负担，而且节约了药材资源。此外，即使采用新型罐具治疗，其费用也不高。

五、安全且无毒副作用

拔罐疗法与中医其他外治疗法一样，是施术于人体的肌表（皮肤）部位。其特点是可随时观察，及时变换手法或部位，只要掌握其禁忌证和注意事项，一般不会出现毒副作用，从而避免了服用药物给机体带来的损害和不良反应。

第三节　拔罐疗法治疗保健原理

一、中医传统理论与认识

中医理论体系的基本特点之一为整体观念，即认为事物是一个整体，事物内部的各个部分是相互联系不可分割的，事物与事物之间也有密切的联系，整个宇宙也是一个大的整体。中医学从这一点出发，认为人体是一个有机的整体，以五脏、六腑为中心，四肢百骸通过经络系统的沟通联络，使内外相通，表里相应，彼此协调，相互为用，并通过精、气、血、津液的作用，实现整体的生命活动。当刺激机体的某个部位或某个部位发生变化时，都会引起相应的全身性反应。中医学认为，疾病正是在致病因素的作用下，引起机体阴阳的偏盛偏衰、脏腑气血功能紊乱所致，即脏腑功能失调。病从外入，必先见于外。反之，病从内生，必形见于外，局部反映了内部病变。拔罐疗法正是遵循中医学理论，在阴阳五行学说、脏腑经络学说及针灸腧穴学说等的指导下，随罐具、操作方式、穴位选择、配合疗法等方面的不同，而分别具有调节阴阳、疏通经络、活血行气、温经散寒、消肿止痛等不同疗效，从而可使充斥于体表、经络乃至脏腑中的各种致病因素祛除，使失调的脏腑功能得以恢复，最终使疾病痊愈。

综合历代医家关于拔罐疗法的临床应用与理论认识，可以归纳拔罐疗法保健治疗作用的主要原理有以下 10 个方面。

（一）调整阴阳

阴阳学说贯穿于中医理论体系的多个方面，用来说明人体的组织结构、生理功能、疾病的发病规律，指导临床诊断和治疗。《素问·生气通天论》载："阴平阳秘，精神乃治；阴阳离决，精神乃绝。"《素问·至真要大论》载："谨察阴阳所在而调之，以平为期。"《素问·阴阳应象大论》载："善诊者，察色按脉，先别阴阳。"人体的生命活动，正是由于阴阳双方保持着对立统一的协调关系的结果。正是这种"阴平阳秘""阴阳调和"，才保持了人体各组织器官、脏腑的生理功能，即阴阳处于相对平衡状态。如果因某种原因使阴阳的平衡遭到破坏，则致阴阳失调，会使机体发生疾病。《黄帝内经》中提到："阴胜则阳病，阳胜则阴病；阳胜则热，阴胜则寒。"《素问·调经论》载："阳虚则外寒，阴虚则内热。"可见，阴阳失调是疾病产生的根本原因。所以，调理阴阳，恢复阴阳的相对平衡，就成为治疗的关键。拔罐调整阴阳的作用，一方面是通过经络腧穴的配伍，另一方面是通过与其他方法配合应用来实现的。例如拔关元可温阳散寒，拔大椎可以清泄阳热。再如脾胃虚寒引起的泄泻，可取足阳明胃经、足太阴脾经的穴位和背俞穴，如天枢、足三里、脾俞、胃俞等，并在拔罐前后配合灸法，以温阳散寒。肝阳上亢或肝火上炎而引起的项背痛、头痛、高血压等，则可取大椎穴，用三棱针刺血后加拔火罐，以清泄肝之阳热。诸如此类，通过拔罐治疗，使机体的阴阳之偏胜、偏衰得以纠正，促使阴阳转化、消长，达到阴阳平衡，调整某些脏器之功能。正如《灵枢·根结》中所说："用针之要，在于知调阴与阳。"

（二）疏通经络

人体的经络系统似网络，纵横交错，遍布全身，内属于脏腑，外络于肢体，将人体内外、脏腑、肢节连成为一个有机的整体，承担着人体的五脏、六腑、四肢、百骸、五官、九窍的气血运行、输布、濡养、联络、调节的作用。若经络气血功能失调，破坏了人体的正常生理功能，就会产生种种病变。可见经络气血失调是疾病产生的又一重要原因。拔罐疗法根据经络与脏腑在生理、病理上的相互影响的机制，通过对经络、腧穴的负压吸引作用，在经络气血凝滞或经脉空虚时，引导营卫之气复来输布，鼓动经脉气血，濡养脏腑，温煦皮毛；同时使衰弱的脏腑功能得以振奋，鼓舞正气，加强祛除病邪之力，从而使经络气血恢复正常，疾病得以祛除。《灵枢·经别》载："夫十二经脉者，人之所以生，病之所以成，人之所以治，病之所以起，学之所始，工之所止也。"也就是说，人体只有保持阴阳平衡，气血流畅，经脉相通，才能百病不生。经脉"不可不通""脉道以通，血气乃行"。临床常用的循经拔罐法、走罐法及刺络（刺血）拔罐法等，均有明显的疏通经络功能。

（三）行气活血

气血是人体生命活动的物质基础，对于人体具有十分重要的生理功能。《难经·八难》说："气者，人之根本也。"《难经·二十二难》说："血主濡之。"《素问·五脏生成篇》说："肝受血而能视，足受血而能步，掌受血而能握，指受血而能摄。"又如《素问·八正神明论》说："血气者，人之神，不可不谨养。"由此可以看出，通过经络，气血对人体起推动、温煦、濡养等重要作用。人体的物质形体与精神活动都有赖于气血的作用。气属阳，血属阴，气血的偏胜偏衰导致了体内的阴阳失衡。阴阳失调，脏腑之气与经络之气亦随之发生逆乱。脏腑之气与经络之气是构成脏腑、经络的最基本物质，又是推动和维持脏腑、经络进行生理活动的物质基础。若影响了气血的运行，则经络之气逆乱，营卫气血的运行被阻，易发生痿痹等病。拔罐疗法从其穴前导之，或在对应之穴启上，使所闭之穴感受到刺激，循经传导，则所滞之气血亦缓慢通过其穴，而复其流行，起到疏通经络、行气活血、调和营卫、增强体质的作用。寒则气凝，瘀则气滞，气行则血行，气滞则血瘀。由于寒、气、血的互为因果，从而形成气滞血瘀之病变。拔罐又通过"吸拔""温通"作用，促进血液流动，人体气血畅通，达到活血行气的作用。

（四）化瘀散结

血瘀是疾病过程中形成的病理产物，又是某些疾病的致病因素。瘀血形成之后，不仅失去正常血液的濡养作用，而且反过来又会影响全身或局部血液的运行，产生疼痛、出血或经脉瘀塞不通以及"瘀血不去，新血不生"等不良后果。有了经络的联系，人体的五脏六腑、四肢百骸、五官九窍和筋骨皮肉有机联成一体。而整体功能的维持则以五脏为中心，通过脏腑、气血、经络并行调节。经络通畅，气血运行如常，脏腑功能正常，则生命活动正常。拔罐作用于肌表，通过对经络、穴位或病变部位产生负压吸引作用，使体表组织产生充血、瘀血、出血等变化，经络血活气通，则瘀血化散，壅滞凝滞得以消除，经络气血畅通，五脏六腑得以濡养，人体气血得以鼓舞振奋，使人体生命活动正常。

（五）温经散寒

寒为阴邪，易伤阳气。"阴胜则阳病"，阳气受损，失其温煦气化作用，出现阳气衰退的寒证。寒性凝滞、收引主痛。凝滞即凝结、阻滞不通之意，指人体气血津液运行痹阻；收引即收缩牵引之意，可使气机收敛，腠理、经络、筋脉收缩而挛急，出现气血凝滞、血脉挛缩而头身疼痛，筋脉拘急而肢体屈伸不利或冷厥不仁。火罐吸附皮肤的温热刺激，通过局部皮肤感受器和经络，传导给相应的组织器官，使体内寒邪得以拔出体外，从而达到"温经散寒"的双重治疗功效。

（六）通利关节

风、寒、湿邪侵袭人体，痹阻于筋脉，致使关节发生红、肿、热、痛等病理变化，进而导致机体活动障碍，主要病机是因气血痹阻不通，筋脉关节失于濡养而疼痛、拘急，屈伸不利。拔罐疗法有祛风散寒、祛邪除湿、温通经脉、疏通气血的作用。通过其温热、机械刺激及负压吸拔作用，吸出筋肉血脉中的风寒，逐其湿气，从而使经络之邪得以祛除，气血畅通，筋脉关节得以濡养、通利，根据腧穴在患处施行此法，通利关节之效更显。

（七）消肿止痛

所谓"不通则痛"，风、寒、湿、瘀等致病因素作用于人体，经脉气血运行不畅，致使局部发生红、肿、热、痛等一系列病理变化，同时疼痛又进一步加重气血的痹阻。拔罐具有活血散瘀、温经散寒、通利关节等作用。经脉通畅，气血运行无阻，"通则不痛"。清代赵学敏《本草纲目拾遗》载有火气罐，用以治疗风寒头痛、眩晕、风痹及腰痛等而不必服药。

（八）发汗解表

肌表是人体的藩篱，外感六淫伤人，一般都先出现表证，此时邪气较浅，可通过宣发肺气，调畅营卫、开泄腠理等作用，通过人体的渍渍汗出，使在肌表的外感六淫之邪随汗而解。《素问·阴阳应象大论》说："其在皮者，汗而发之。"拔罐通过吸附作用、温热及良性刺激的神经反射作用，达到发汗，祛除风、寒、湿邪的作用。此作用不仅主要治疗外感六淫的表证，对凡是腠理闭塞，营卫不通而寒热无汗，或腠理疏松，虽汗出而寒热不解的病证，如麻疹、疮疡、水肿、疟疾等初起之时需先除表证时皆可用之。

（九）排脓托毒

湿热火毒之邪蕴结局部，阻碍气血运行，而出现红、肿、热、痛、脓成、化脓等一系列表现。日久火热毒邪伤及阴液而出现阴虚内热或热毒炙盛的实热之证，危及生命。毒气郁结、恶血瘀滞之证，在未成脓之时，施以拔罐疗法，尤其是针刺之后拔罐，可使毒血吸出，气血疏通，瘀阻消散。已经化脓时，可排脓托毒，使症状迅速减轻。

（十）扶正补虚

中医学认为，疾病的发生关系到人体正气与邪气（致病因素）两个方面。正气指人体的功能活动和其抗病、康复能力。邪气是指各种致病因素，如外感六淫、痰饮、瘀血以及跌扑损伤等。疾病的发生和变化即是在一定条件下邪正斗争的反映。正能胜邪则不发病，邪胜正负则发病。《素问·评热病论》说："邪之所凑，其气必虚。"《素问·遗篇·刺法论》说："正气存内，邪不可干。"《灵枢·百病始生》也说："风雨寒热不得虚，邪不能独伤人。卒然逢急风暴雨而不病者，盖无虚，故邪不能独伤人。此必因虚邪之风，与其身形，两虚相得，乃客其形。"由此可看出，正气不足是疾病发生的内在根据，邪气是发病的重要条件。随着正邪双方的变化，疾病表现出两种不同的病机和证候，即《素问·通评虚实论》所言："邪气胜则实，精气夺则虚。"对于治疗，《素问·三部九候论》指出："实则泻之，虚则补之，必先去其血脉而后调之。"这就是说，在临床治疗疾病时，应按"实则泻之，虚则补之"的法则进行，应当先泄去脉中的邪气而后再调其虚实。拔罐疗法除具有拔除体内的各种邪气，同时还具有扶助正气的作用。前者主要通过各种拔罐方法来实现，后者则主要依靠经络腧穴和配合其他疗法来实现。拔罐通过对机体局部的良性刺激，再依靠人体自控调节系统的传达与调节，从而调整某些脏器功能，达到扶正祛邪、阴阳平衡的功效。如脾胃虚寒性胃痛治疗则应以扶正为主，可选用上腹部和背部的腧穴，行拔罐治疗。再如荨麻疹是由于患者营血虚弱，卫外失固，腠理空虚，风邪乘虚侵袭肌肤而引起。治疗时可在病变局部进行刺血拔罐，以祛除风邪，配合曲池、血海以调营扶正。邪气祛除，营卫调和，则病自愈。许多临床实践证明，刺血拔罐法祛邪作用最佳，而火罐及熨罐法的温阳扶正作用最佳。对于常人，背俞穴拔罐、走罐，可起到补虚泄实、畅行气血、扶正固本、调整阴阳、祛病强身、防病保健的作用。

二、西医学研究与机制探讨

随着科学的发展，医学研究模式的改变，人们对非药物疗法越来越认可，更多的人乐于接受拔罐疗法。在拔罐疗法广泛应用的同时，许多学者通过大量的临床观察与深入的实验研究，借助于现代科学技术手段，探讨拔罐疗法的作用机制。根据各方面的研究结果，可把拔罐疗法的现代作用机制综合归纳为以下10个方面。

（一）机械刺激作用

拔罐疗法是一种中医外治法，亦是一种刺激疗法。在拔罐时由于罐内空气热胀继之冷却，压力大降而形成负压（或用其他器具将罐内空气抽出而形成负压），具有相应吸力。通过罐内的负压，使局部的组织充血、水肿，产生刺激作用和生物学作用。罐内的负压，吸力极强。据中国中医科学院基础理论研究所朱观煦、马璋瑶报道："用投火法和闪火法拔罐，无论陶罐或玻璃罐，无论大号罐或小号罐，都能获得相近似的负压强极限值，其值高达50.65kPa。就吸拔力而言，大口罐大于小口罐。临床上实际应用的负压值一般多为42.65kPa。抽气拔罐器、橡皮罐为13.33kPa，穴位吸引器为42.65kPa，而30分钟内负压值基本不变。"这样大的负压吸拔力，可使局部毛细血管充血，甚至破裂，红细胞被破坏，血红蛋白释放，使机体产生良性刺激作用，这种刺激又称为溶血刺激。负压吸拔力愈大，这种刺激强度就愈大，反之，则愈小。在临床实践中，轻而缓和的拔罐，可使神经受到抑制，强而急的拔罐则使神经兴奋。当过强过重的吸拔时，又使神经抑制。身体处于兴奋状态时，拔罐可使其镇静；身体处于抑制状态时，拔罐可使其兴奋。将罐吸拔在胃俞穴、脾俞穴时，则胃的蠕动呈亢进表现，当将罐吸拔在足三里穴时，则胃的蠕动呈缓慢状态。对此，黑岩东五先生利用连续摄影技术观察到，人体在火罐负压吸拔的时候，皮肤表面有大量气泡溢出，这些气泡只能来自血液和局部组织。由此可推论：在拔火罐时，一方面可以吸出气体，加强局部组织的气体交换，另一方面负压使局部的毛细血管破裂，血液溢入组织间隙，有自身溶血现象，形成一种良性刺激作用。国内学者刘天成等利用拔罐前后取活休组织做切片观察，证实拔罐的确使局部毛细血管扩张充血、增生，同时也改变毛细血管的通透性或使之破裂，但此等出血是微量的，并且证实确有溶血现象的存在。

（二）温热刺激作用

拔罐疗法的温热作用尤以传统的火罐、油火罐、水罐、药罐较为明显。新型的负压吸罐同样能对局部皮肤有温热刺激作用。此种刺激能使局部的浅层组织发生被动充血，促使局部血管扩张，血流量增加，血液循环加速，从而改善皮肤的血液供应与营养供给，增加皮肤深层细胞的活力，增强毛细血管壁的通透性，提高白细胞、网状细胞的吞噬能力，使局部温度升高，增强局部耐受性及机体抵抗力，提高免疫力。具有关文献报道：拔罐后血红蛋白可增加 20%，红细胞增加 1.0×10^{12}/L 以上，白细胞增加 8.0×10^9/L 左右。在临床中观察到，施术后患者背部常有舒适和温热感，有的可保持 1 天以上，有的还在患处出现明显的反射热感。

（三）消炎止痛作用

痛觉是一种复杂的周身存在的感觉，其感受器为游离神经末梢，在皮肤的表层。任何刺激只要达到一定的程度都可以成为伤害性刺激，释放致痛物质，如：K^+、Na^+、组胺、5- 羟色胺、前列腺素等，可以导致疼痛。同时局部的组织在刺激下也发生炎症反应，产生炎性渗出物和一系列红、肿、痛等病理变化。拔罐疗法的负压、吸附、熨刮、牵拉、挤压皮肤和浅层肌肉的良性刺激，可引起血液的重新分配，改善神经调节，从而改善局部内环境，加速血液循环，促进病变部位组织细胞的恢复与再生。吸拔之后局部血液循环的改善，可迅速带走炎性渗出物及致痛因子，减少或消除对神经末梢的刺激，消除肿胀和疼痛；吸拔之后局部白细胞数目的轻微增多和吞噬功能的加强，以及网状内皮系统吞噬功能的增强，可以吞噬掉细菌与病毒，故又有消炎作用。有人对拔罐前后的患处局部组织做病理检查，发现拔罐前见到炎性坏死及炎性渗出物内细菌集落和上皮角化，而拔罐后可见到皮肤上皮增生，炎性肉芽组织形成。

（四）调节血液循环作用

很多疾病发生时，都表现出组织、器官微循环血流不畅，血管紧闭，使血液供应减少，或是血管不同程度麻痹，使血流缓慢，代谢产物不能顺利排除，营养供应不足。拔罐所产生的充血、瘀血，或者走罐、刮痧拔罐所产生的血液往复灌注，毛细血管扩张，血液循环加快等负压的良性刺激，通过神经－内分泌调节血管舒张功能和管壁的通透性，加强局部血液循环，从而改善全身血液循环。据临床观察，用针刺激后再做吸拔有"放血"作用。经过"放血"，血管迅速恢复舒缩功能，血液流通好转。有限度放血是一种良性刺激，它的后作用是反射性调节使血管运动恢复正常。

（五）改善血液流变性作用

从西医学来认识，在正常人体情况下，循环血量一般保持相对平衡。当在一定穴位或部位拔火罐使之充血或出血，则使血液流出血管外，血管内血量减少，血管内外相对平衡环境被打破。因此组织间液势必向血管内渗透，这样产生了细胞内外液的变化及离子的变化，如营养素、调理素、干扰素、酶系统以及 pH 的平衡，当然也影响到血管壁上分布的神经，如肾上腺素能神经和胆碱能神经，这些都向有利于机体的方面转化。

（六）改善微循环作用

微循环的主要功能是进行血液－组织间物质的交换。近年来通过微循环观测仪检查睑结膜、球结膜、甲皱、口腔和唇黏膜，发现很多疾病都有微循环的改变，导致病变部位营养交换、气体交换、新陈代谢障碍。微循环功能的调整，在生理、病理方面都有重要意义。拔罐疗法可起到调节毛细血管舒缩的功能。有人曾对 30 例受试者腰部（用拔罐疗法）治疗前后皮肤温度的变化进行测试，结果治疗前皮肤温度的平均值为 33.18℃，治疗后 15 分钟为 34.67℃，较治疗前升高 1.49~3.2℃。经统计学处理，$P < 0.01$，有很显著区别。由此可见，拔罐疗法可调整微循环功能，促进局部血液循环，从而调节新陈代谢，改变局部组织营养。而且还能使淋巴循环加强，淋巴细胞的吞噬能力活跃，增强机体抵抗力，达到消除疾病，恢复身体各部分的正常功能。拔罐后的局部可以出现毛细血管扩张、充血、瘀血，红细胞及表皮细胞、小血管的破坏，从而释放出组胺，通过神经体液机制来调节局部和全身的血液循环。

（七）调节免疫功能作用

拔罐疗法有增强机体抗病能力的作用，可使白细胞总数增加（主要是淋巴细胞比例升高，而中性粒细胞的绝对值不变），同时通过机械性刺激与出血充血等作用，血液中 α 球蛋白与 β 球蛋白明显增高，从而提高了白细胞的吞噬能力，且血清中补体效价有所增加，大大提高了机体的防御免疫能力。一系列良性刺激，通过神经系统对人体的调节，使皮肤对外界变化的耐受力和敏感性增强，在不同程度上又进一步提高了机体的抗病能力。柏钟扩报告："第一次被吸拔的部位有瘀血斑，经过 1~2 天后，在该瘀血斑 1/2 表面做第二次吸拔，次日瘀血斑消退极快，甚至完全消失。这种现象说明吸拔刺激能动员吞噬细胞吃掉瘀血。根据这个原理，吸拔人体任何部位都可以激发吞噬功能，有助于排出异物。"也有人证明："在背部两侧强力抽吸拔罐及推罐，由上而下的反复平推，拔罐前后白细胞总数有少量增加，白细胞的吞噬菌指数（反映白细胞对细菌的吞噬能力）及血清补体效价都明显的提高。这些说明拔罐疗法对某些非特异性的免疫功能，有一定程度的提高。"并说："值得注意的是，白细胞的数目并没有明显的增多，而吞噬细菌的功能却明显地提高了，这说明白细胞在质量上的提高。"在这一点，我们的医疗实践体会较深。在面部及颈部反复吸拔某些穴位，如大椎、风池、太阳、头维等穴，可以预防感冒。用拔罐的方法治疗老年慢性细支气管炎，小儿上呼吸道感染的支气管肺炎等，都取得了良好的效果，而且减少了复发的机会。这充分说明拔罐疗法可增强白细胞和单核－巨噬细胞系统的吞噬功能，增强机体的抗病能力。

（八）调节神经系统的作用

拔罐疗法出现的自身溶血现象，释放组胺、5- 羟色胺等神经介质，给予机体一系列微弱的良性刺激。此种刺激首先作用于神经系统的末梢感受器，经向心传导，达到大脑皮质。加之拔罐疗法对局部皮肤的温热刺激，此种刺激作用则可通过皮肤感受器和血管感受器的反射途径传到中枢神经系统，发生反射性兴奋，借以调节兴奋和抑制过程，使之趋于平衡，以加强大脑皮质对身体各部分的调节和控制功能，使患者皮肤相应的组织代谢旺盛，吞噬作用增强，促进机体恢复其功能。实践体会用抽气拔罐强刺激手法吸拔两侧合谷和足三里穴，能增强大脑皮质的抑制过程；用中等强度吸拔脾俞、胃俞穴，大多能增强胃的蠕动功能；而中等强度吸拔足三里穴时，能抑制胃的蠕动，特别是当胃发生饥饿性收缩时，在脾俞、胃俞处吸拔，立即能出现胃蠕动的抑制状态，这种现象称之为"双向调节功能"。这种双向神经调节功能，实际上是针对人体病理特征进行良性调节。可见拔罐疗法可调节神经系统的功能，治疗某些神经功能失调的病证。吸拔头面部穴位可以治疗神经性头痛、失眠、神经衰弱等；吸拔背部穴位能催吐，又可以治疗神经性呕吐；吸拔腹部穴位可以治疗肠麻痹和腹泻。

（九）双向良性调整作用

拔罐疗法具有双向的良性调节作用，除对血液循环、神经具有双向调节作用外，对心率、血压、呼吸、消化、内分泌等亦具有此作用。例如，减慢心动过速者的心率，加快心动过缓者的心率；高压使之降低，低压使之升高；增加肺的通气量，改善呼吸功能；当胃肠处于抑制状态时，拔罐可兴奋胃肠功能，反之抑制胃肠功能；使胃下垂上提，十二指肠壁龛影消失；使增高的血清胃泌素下降等。这种双向调节作用是与疾病好转相一致的。

（十）解毒作用

拔罐产生的负压可使消亡的上皮细胞加速脱落，使局部毛细血管扩张，皮肤及皮下组织的血流灌流量增加，改善皮肤的呼吸作用，更有利于汗腺与皮脂腺的分泌，协助和加强肾脏排泄体内新陈代谢的废物。负压使皮肤表面产生微气泡溢出，排除组织的"废气"，加强了局部组织的气体交换，从而使体内的废物、毒素加速排除，加强了新陈代谢。拔罐还可增加机体内的氧化过程，进行保健治疗后，可使机体氧的需要量增加 10%~15%，氮、尿和二氧化碳的排泄量都有所增加，促进体内的脂肪代谢，减少脂肪在体内各部位的储存和积累，从而起到减轻体重的效果。

第四节　拔罐疗法的适应证与禁忌证

一、拔罐疗法的适应证

拔罐疗法适应证广泛，临床各科疾病一般情况下都可应用拔罐疗法。同时由于其具有预防疾病、保健养生和促进康复等方面的作用，故应用更加广泛。下面简要介绍可用拔罐疗法治疗、辅助治疗或保健康复的临床各科、各系统疾病，可供开展拔罐疗法者参考。

（一）内科

呼吸系统：感冒、气管炎、哮喘、肺气肿、肺炎等。

消化系统：胃肠炎、胃十二指肠溃疡、胃痉挛、胆囊炎、胆结石、结肠炎、慢性腹泻、消化不良、厌食、慢性肝炎、便秘等。

神经系统：头痛、三叉神经痛、脑血管意外（脑血栓、脑梗死及脑出血后遗症）、神经衰弱等。

循环系统：冠状动脉粥样硬化性心脏病（冠心病）、高血压、低血压、风湿性心脏病、病毒性心肌炎、贫血等。

泌尿系统：肾炎、尿路感染、前列腺炎、前列腺肥大等。

内分泌系统：甲状腺功能亢进症、糖尿病、单纯性肥胖等。

（二）外科

急腹症、阑尾炎、尿路结石、乳腺炎、下肢静脉曲张等。

（三）妇科

痛经、月经先后无定期、闭经、带下病、盆腔炎、功能性子宫出血、产后疾病、更年期综合征、经前期综合征等。

（四）儿科

百日咳、消化不良、腹泻、伤食、遗尿等。

（五）皮肤科

痤疮、荨麻疹、神经性皮炎、皮肤干燥、皮肤瘙痒症、带状疱疹等。

（六）五官科

结膜炎、溢泪、鼻炎、牙痛、口腔溃疡、慢性咽喉炎、耳鸣等。

（七）骨伤科

颈椎病、落枕、肩周炎、胸背胁痛、肌肉疼痛、四肢关节疼痛、腰痛。

（八）其他

常用于保健、消除疲劳、恢复体力、养颜美容。对增强性功能、减肥等有一定的作用。

二、拔罐疗法的禁忌证

凡有下列情况（或疾病）之一者，应当禁用或慎用拔罐疗法。

（1）全身剧烈抽搐或癫痫正在发作的患者，不宜拔罐治疗。

（2）患者精神失常、精神病发作期不宜施用拔罐疗法。

（3）久病体弱致全身极度消瘦、皮肤失去弹性者，不宜施用拔罐疗法。

（4）患者平时容易出血，患有出血性疾病，如过敏性紫癜、血小板减少性紫癜、血友病、白血病、毛细血管试验阳性者，不宜施用拔罐疗法，以免造成出血不止。

（5）患有广泛的皮肤病或者皮肤有严重过敏者，不适宜拔罐疗法。

（6）患有恶性肿瘤者，不能施用拔罐疗法。

（7）妇女怀孕期间，腰骶部和下腹部、乳头部不能施用拔罐疗法，以免流产。

（8）患有心脏病出现心力衰竭者，患有肾脏疾病出现肾衰竭者，患有肝脏疾病出现肝硬化、腹水、全身浮肿者，不适宜选用拔罐疗法。

（9）在需要拔罐治疗的局部有皮肤病者，不适宜施用拔罐疗法。

（10）禁用部位：拔罐部位以肌肉丰满、皮下脂肪丰富及毛发较少部位为宜。血管浅处、心搏处、皮肤细嫩处、瘢痕处和鼻、眼、乳头、口唇、骨突出处，以及皮肤松弛有较大皱纹处，均不宜拔罐。前一次拔罐部位的罐斑未消退之前，不宜再在原处拔罐。

拔罐疗法的禁忌证与不宜拔罐的部位，不是绝对的。也有用于乳头、心搏处、鼻部、耳部、前后阴等处无不良反应的情况。拔罐疗法若与其他疗法配合应用，自当参合而定。但在临床应用时，以上情况要尽量避免使用，必须选用时，也应慎重。

第二章 拔罐疗法与经络学说

经络是人体运行气血的通路，是经脉与络脉的总称。经是经脉，"直行者为经"，有路径的含义，它贯穿上下，沟通内外，是经络系统的主干；络是络脉，"支而横者为络"，有网络的含义，是经脉别出的分支，纵横交错，分布全身。"经"和"络"内属脏腑、外络肢节，沟通内外，贯穿上下，将内部的脏腑和外部的各种组织、器官，联系成为一个有机的整体，使人体各部分的功能保持相对的协调和平衡。

经络中的经气来源于脏腑之气，经气的虚实可反映出脏腑的盛衰。脏与腑，脏腑与体表之间多种复杂的生理功能活动都依赖于经络的沟通。同样，它们之间的病理关系也会在经络上反映出来。若辨明经络，分清虚实，选取腧穴，运用针灸、点穴、拔罐等疗法来调理气血，就可以治疗疾病，保持健康。早在《灵枢·经脉》篇中就有"经脉者，所以决死生，处百病，调虚实，不可不通"的记载。后世医家也有"不明经络脏腑，开口动手便错"的体会。可见经络学说具有非常重要的临床实践意义。

经络学说迄今已有两千多年的历史了，它是历代医家根据腧穴的主治功能，进一步联系到针灸、点穴、循经拔罐等刺激的传导经络，结合腧穴对脏腑疾病的治疗效应，推论生理功能和病理变化，再经过长期的临床实践而逐渐形成和完善的。疾病传变和经络系统有密切的联系，同时经络学说在指导疾病的治疗方面更有着重要意义。外邪可通过经络传入脏腑，内脏的病变也会循经络通路反映到体表。治疗时，内脏之病可以"内病外治"，在体表进行针灸、推拿、拔罐等。体表的病证也可以通过治疗内脏器官而祛除。所以说经络学说是辨证施治的理论基础。

第一节 经络系统的构成

经络系统的构成见表2-1。

第二节 十二经脉的循行流注

十二经脉是经络系统的主体，是正经，分属于十二脏腑，皆以所属的脏腑命名。属脏的经脉统称"阴经"，属腑的经脉统称"阳经"，计有手三阴经、足三阴经、手三阳经、足三阳经。阴经经脉分布于四肢内侧，阳经经脉分布于四肢外侧。

十二经脉不仅各有一定的循行路线，而且经与经之间也有密切的联系。它们通过支脉和络脉

表2-1 经络系统构成表

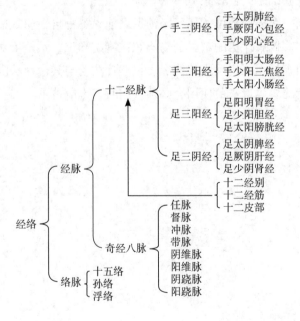

沟通衔接，在脏与腑之间形成"属络"关系，脏与腑互为表里，因此阴经与阳经也成为表里关系。阴经属脏络腑，阳经属腑络脏。十二经脉通过手足经的交接，循环流注，周而复始。十二经脉的循行流注见表2-2。

表2-2 十二经气血流注次序

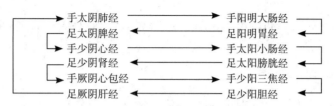

十二经脉联系的途径有以下四条：

（1）阴经与阳经交接　阴经与阳经在四肢部衔接，如手太阴经自食指与手阳明经交接，手少阴经与手太阳经在小指交接，手厥阴经在中指端与手少阳经交接，足阳明经从次趾与足太阴经交接，足太阳经从足小趾斜趋足心与足少阴经交接，足少阳经从跗上与足厥阴经交接。

（2）阳经与阳经交接　同名的手足阳经在头面相接，如手足阳明经都通于鼻旁，手足太阳经均通于目内眦，手足少阳经皆通于目外眦。

（3）阴经与阴经交接　如足太阴经与手少阴经交接于心中，足少阴经与手厥阴经交接于胸中，足厥阴经与手太阴经交接于肺中。

（4）十二经脉依次交接　十二经脉通过手足阴阳经的连接逐经相传，构成一个周而复始、衔接如环的流注系统。气血通过经脉，内至脏腑器官，外达肌表，营养全身。其交接部位见表2-3。

表2-3 十二经脉依次交接部位

肺中 →	手太阴肺经	} 手食指端
鼻旁 {	手阳明大肠经	
	足阳明胃经	} 足大趾内端
心中 {	足太阴脾经	
	手少阴心经	} 手小指端
目内眦 {	手太阳小肠经	
	足太阳膀胱经	} 足小趾端
胸中 {	足少阴肾经	
	手厥阴心包经	
目外眦 {	手少阳三焦经	} 中指端
	足少阳胆经	
肺中 ←	足厥阴肝经	} 跗上

第三节　十四经穴主治概要

（一）手太阴肺经

本经腧穴主治咽喉、胸、肺部疾病，以及经脉循行位置的病证。如咳嗽，气喘，少气不足以息，咳血，伤风，胸部胀满，咽喉肿痛，缺盆及手臂内侧前缘痛，肩背部寒冷疼痛等症。

（二）手阳明大肠经

本经腧穴主治头面部、五官、咽喉等疾病，热病，及经脉循行位置的病证。如腹痛，肠鸣，泄泻，便秘，痢疾，咽喉肿痛，齿痛，鼻流清涕或出血以及本经循行位置疼痛热肿或寒冷等症。

（三）足阳明胃经

本经腧穴主治胃肠病，头面、目、鼻、口、齿痛，神志病及经脉循行位置的病证。如肠鸣腹胀，水肿，胃痛，呕吐，消谷善饥，口渴，咽喉肿痛，鼻衄，胸部及膝膑等本经循行位置疼痛、热病、发狂等症。

（四）足太阴脾经

本经腧穴主治脾胃病、妇科病、前阴病及经脉循行位置的病证。如胃脘痛、食欲不振，呕吐嗳气，腹胀便溏，黄疸，身重无力，舌根强痛，下肢内侧肿胀，厥冷等症。

（五）手少阴心经

本经腧穴主治心、胸、神志病以及经脉循行位置的病证。如心痛，咽干，口渴，目黄，胁痛，上臂内侧痛，手心发热等症。

（六）手太阳小肠经

本经腧穴主治头、项、耳、目、咽喉病、热病、神志病以及经络循行位置的病证。如少腹痛，腰脊痛引睾丸，耳鸣，耳聋，目黄，颊肿，咽喉肿痛，肩臂外侧后缘痛等症。

（七）足太阳膀胱经

本经腧穴主治头、项、目、背、腰、下肢部病证以及神志病。背部第一侧线的背俞穴及第二侧线相平的腧穴，主治与其相关的脏腑病证和有关的组织器官病证。如小便不通，遗尿，癫狂，疟疾，目疾，见风流泪，鼻塞多涕，鼻衄，头痛，项、背、腰、臀部以及下肢后侧本经循行位置疼痛等症。

（八）足少阴肾经

本经腧穴主治妇科病、前阴病，肾、肺、咽喉病及经脉循行位置的病证。如咳血，气喘，舌干，咽喉肿痛，水肿，大便秘结，泄泻，腰痛，脊股内后侧痛，痿弱无力，足心热等症。

（九）手厥阴心包经

本经腧穴主治心、胸、胃、神志病以及经脉循行位置的病证。如心痛，胸闷，心悸，心烦，癫狂，腋肿，肘臂挛急，掌心发热等症。

（十）手少阳三焦经

本经腧穴主治侧头、耳、目、胸胁、咽喉病，热病以及经脉循行位置的病证。如腹胀，水肿，遗尿，小便不利，耳聋，耳鸣，咽喉肿痛，目赤肿痛，颊肿，耳后、肩臂肘后外侧疼痛等症。

（十一）足少阳胆经

本经腧穴主治侧头、目、耳、咽喉病，神志病，热病以及经脉循行位置的病证。如口苦，目眩，疟疾，头痛，颔痛，目外眦痛，缺盆部肿痛，腋下肿，胸、胁、股及下肢外侧痛，足外侧痛，发热等症。

（十二）足厥阴肝经

本经腧穴主治肝病、妇科病、前阴病及经脉循行位置的病证。如腰痛，胸满，呃逆，遗尿，小便不利，疝气，少腹疼痛等症。

（十三）督脉

本经腧穴主治神志病，热病，腰骶、背、头项局部病证及相应的内脏病证。如脊柱强痛，角弓反张等症。

（十四）任脉

本经腧穴主治腹、胸、颈、头面部的局部病证及相应的内脏器官疾病，少数腧穴可治疗神志病或有强壮作用。如疝气，带下，腹中结块等症。

第四节 经络的功能与应用

经络的理论用以说明人体的生理、病理以及指导临床诊断和治疗，具有重要意义。

一、生理功能

1.沟通内外，联系肢体

《灵枢·海论》篇说："夫十二经脉者，内属于脏腑，外络于肢节。"指出了经络能沟通表里，联络上下，将人体各部组织器官连接成一个有机的整体。因此，机体在经络的作用下，保持人体正常生理活动的平衡与协调。

2.运行气血，营养全身

《灵枢·本脏》篇说："经脉者，所以行血气而营阴阳，濡筋骨，利关节者也。"说明经络有运行气血、调节阴阳和濡养全身的作用。由于经络能输布营养到全身，因而保证了全身各器官的正常功能活动。气血固然是营养身体的重要物质，但必须有经络运行传输，只有这样才能使气血循环不息，各组织才能得到营养补给，从而完成正常的生理功能。

3.抗御外邪，保卫机体

《灵枢·本脏》篇说："卫气和则分肉解利，皮肤调柔，腠理致密矣。"腠理致密则"卫外而为固"，故六淫之邪不易侵袭。由于经络能运行气血而营阴阳，"营行脉中，卫行脉外"，使卫气密布于皮肤之中，因而具有抗御外邪、保卫机体的作用。

二、病理反应

在正常情况下，经络是运行气血、感应传导的通道，而在病理情况下，经络就成为传递病邪和反映病变的途径。如《素问·皮部论》篇说："邪客于皮则腠理开，开则邪入客于络脉，络脉满则注于经脉，经脉满则入舍于脏腑也。"由于人体内外上下都是由经络联系而成为一个统一的整体，所以在病理情况下人体各部分的病变相互影响也是通过经络来实现的。经络不仅是疾病传变的途径，而且还可以反映疾病，也就是说，通过经络的传导作用，内脏的病变可以反映于体表，表现于某些特定的位置或相应的孔窍。

三、诊断作用

1.辨证归经

经络有一定的循行路线和脏腑络属，能反映所属脏腑的病证，所以临床上可以根据患者所表现的症状，结合经络循行，来辨证归经。当机休发生疾病时，同一疾病由于发病的症状不同，通过观察疾病的位置不同，可按症分经，进行分析病位，归属其某经的病变。例如：头痛症状，痛在前额属阳明经，痛在两侧属胆经，痛在后头属膀胱经，痛在头顶属肝经；两胁疼痛或少腹痛，则多与肝经有关；阑尾炎患者；多在足阳明胃经的上巨虚位置出现压痛点。

2. 循经诊断

某些疾病常可以反映在经络循行通路上，或反映在经气聚集的某些穴位上。因此这些位置常有明显的压痛、结节等异常反映，或出现皮肤形态、温度、电阻的改变，根据这些病变的反应位置，可知病在何经，即循经诊断。正如《灵枢·官能》篇说："五脏六腑，察其所痛，左右上下，知其寒温，何经所在。审皮肤之寒温滑涩，知其所苦。"

四、治疗作用

经络学说广泛地应用于临床各科的治疗，特别是在针灸及拔罐治疗方面，更具有重要的指导意义。机体的阴阳失调能引起各种疾病，针刺与拔罐能调整机体阴阳的平衡失调。经气通调，疾病自消。清代医家喻嘉言曾说过："凡治病不明脏腑经络，开口动手便错。"可见经络理论指导治疗之重要性。

1. 循经取穴

经脉和十二脏腑各有其具体的证候，因而在诊断明确以后，即应根据"经脉所通，主治所及"的原则而进行取穴治疗。如"肚腹三里留，腰背委中求"。这种循经取穴方法，应用比较广泛。

2. 局部取穴

经脉循行各有一定的路线，因而当本经有病时，根据"凡十二经络脉者，皮之部也""欲知皮部，以经脉为纪"的理论，按经络循行所及位置为取穴原则，如肝病取肝经的期门穴。

3. 异经取穴

十二经脉和十二脏腑都有阴阳表里关系，这是异经取穴的理论和基础。如手太阴肺经有病，可取手阳明大肠经的穴位；手阳明大肠经有病，可取手太阴肺经的穴位等。

4. 上病下取，下病上取

十二经脉纵贯上下，因而在治疗上可作为"病在上取之下，病在下取之上"的理论依据。如足厥阴肝经发生头痛，病虽在上，治疗时却取肝经的太冲穴；脱肛，病虽在下，治疗时却可取督脉的百会穴。

5. 交叉取穴

经脉有左右交叉的关系，因此，可采取交叉取穴之法，即"病在左而治其右，病在右而治其左"。如足阳明胃经的左右两脉在承浆交叉，所以当左侧口眼歪斜时，可取右侧地仓穴、颊车穴进行治疗；手阳明大肠经左右两脉在人中交叉，因此治疗右侧牙痛可取左侧合谷穴。

第五节　经络学说与拔罐疗法

一、拔罐疗法以中医经络学说为指导

拔罐疗法是以经络学说理论为根据，通过经络的传导功能，疏通经气，恢复脏腑功能，从而达到治病的目的。取穴或取相应部位拔罐亦是以此为理论依据。因此，除选用局部腧穴外，通常以循经取穴为主。即某一经络或脏腑有病，就选取该经或该脏腑的所属经络，或相应经脉的远部腧穴来治疗。

《四总穴歌》所讲的"肚腹三里留，腰背委中求，头项寻列缺，面口合谷收"就是循经取穴的典范。

二、"皮部论"是拔罐疗法的着眼点

拔罐疗法属外治法之一，是通过施治于体表皮肤来达到治病的目的。拔罐疗法重在穴位的皮部。因为穴位代表的并不是一个点，而是一个面，确切地说是一个立体的部位，这也同样是皮部的表现。除正规穴位外，常可发现阿是穴（无定位，随处皆可出现），即使是正规穴位，生病时所在位置也往往发生改变，称为穴位的变动。但这样变动很少会离开相应的皮部，一般是在该穴相应的皮部范围内变动。加之拔罐疗法作用面积大，往往不是一个穴位，而是几个腧穴的综合效应，即使变动也不离其宗，此其一；病理性反应点，皆出现在相应之皮部，取其施治，恰切其病，此其二；皮部的压痛点就是阿是穴，此其三；凡脏腑、本经络之病变，皮色变异，皆不离本经之皮部也，此其四。凡此四者，总不离皮部之范围。所以说皮部是拔罐疗法的着眼点，其道理亦在于此。

《素问·皮部论》云："欲知皮部以经脉为纪者，诸经皆然……凡十二经络脉者，皮之部也。"说明，皮部者，皆本源于十二经脉，是诸经在外之应也。人体十二经脉连接内外，贯穿一体。每经各有其循行分布区域所属，故经脉之外必应有十二皮部，所以十二皮部的划分是以十二经脉的循行分布为依据的。即十二经脉都各有分支之络，这些络脉浮行于体表皮部，因此十二皮部也就是十二经脉的反应区。脏腑经络的病变，可以在人体相应的皮部反映出来。如面部是肺胃经的皮部；阴部是肝肾经的皮部；胁部为肝胆经的皮部等。十二皮部合为六经皮部的原理，为临床诊断治疗提供了依据。

中医有很多治疗方法是通过皮部实现其作用的。除拔罐疗法外，还有针刺、艾灸、按摩、药物贴敷、蒸洗熨擦等，但拔罐疗法比其他方法更依附于皮部。拔罐后的瘀斑、渗出物，往往要几天后才吸收，对皮部形成持久的良性刺激，有效地达到调营卫、行气血、通经络的治疗作用。如果拔罐疗法配合其他外治方法综合运用，可进一步加强疗效。

第三章　拔罐疗法的治疗部位与腧穴

第一节　拔罐疗法常用治疗部位的选取原则

拔罐法可根据中医学理论，按照针灸疗法取穴（部位）原则选择治疗部位，也可以参照西医学理论来选择治疗部位。常用的有以下方法。

一、根据常用取穴法选择治疗部位（穴位）

（1）局部取穴：又称邻近取穴，是在疾病的局部和邻近部位取穴。包括阿是穴及病灶部位（如疮疡痈疽、瘘管、窦道的局部，神经性皮炎、带状疱疹、白癜风、丹毒等破损局部）。

（2）循经取穴：包括本经取穴、表里经取穴、同名经取穴。

（3）左右取穴：即左病取右，右病取左。

（4）上下取穴：即上病取下，下病取上。

（5）交叉取穴：如右踝关节扭伤，可在左腕关节处取穴，此法对四肢疼痛性疾病尤为适用。

（6）对证取穴：包括按穴位特性取穴、按具体症状取穴及经验取穴。如"或针风，先向风门、气海中；或针水，水分挟脐脐边取"采用的是按穴位特性取穴；高热取大椎，心悸选内关是按具体症状取穴；再如胆囊疾病取胆囊穴，落枕取悬钟穴为经验取穴。

二、根据腧穴的分部主治规律选择治疗部位与穴位

十四经腧穴的分部主治规律，是选取治疗部位与穴位的重要原则。头、面、颈项部的腧穴，除个别能治全身性疾患或四肢疾患外，绝大多数均治局部病证；胸腹部腧穴，大多可治脏腑及急性疾患；背腰部腧穴，除少数能治下肢病外，大多可治局部病证、脏腑和慢性疾患；少腹部腧穴，除能主治脏腑疾患外，还能治全身性疾患；四肢部肘膝以上的腧穴，以治局部病证为主；肘膝以下至腕、踝部的腧穴，除治局部病证外，还能治脏腑疾患；腕、踝以下的腧穴，除治局部病证外，还能治头面、五官病证，以及发热、神志病等全身性疾患。

三、根据经络病理反应点选择治疗部位

腧穴的作用主要表现在反映病证以协助诊断和接受刺激、防治疾病两方面。临床上常用指压背俞穴、募穴、郄穴、原穴的方法，观察其腧穴的压痛、过敏肿胀、硬结、凉、热以及局部肌肉的坚实虚软程度，并审其皮肤的色泽、瘀点、丘疹、脱屑、肌肉的隆起、凹陷等来选择治疗部位。这就是《灵枢·刺节真邪》中"用针者，必先察其经络之实虚，切而循之，按而弹之，视其应动者，乃后取之而

下之"的具体运用。近年来，在利用腧穴协助诊断方面又有了新的发展，对原穴用导电量的测定，对十二井穴用知热感度的测定等，为协助诊断增添了新的手段。

病理反应点不仅对疾病的诊断有意义，对选取治疗部位也有临床意义。一般从以下几方面查找：①病证所属经脉；②患病脏腑相关腧穴；③疾病相对应部位体表；④特定区；⑤根据临床经验总结的疾病常见病理反应点。

四、根据气街理论选择治疗部位

北京中医药大学东直门医院张国瑞教授等根据气街理论，在背腰部划分了肩背区、背腰区、腰骶区三部，划分方法与适应病证如下。

（1）肩背区：约第 7 颈椎以下至第 7 胸椎棘突下的肩背部区域。多用于治疗心、肺及有关组织器官的病证，胸背部病证，头面部病证，上肢疼痛麻木及运动功能障碍等。

（2）背腰区：约第 7 胸椎棘突下至第 1 腰椎棘突下的背腰部区域。多用于治疗肝、胆、脾、胃、大小肠、三焦及有关组织器官的病证，上腹部、背腰部病证。

（3）腰骶区：约从第 1 腰椎棘突下至长强穴的腰骶部区域。多用于治疗肝、肾、膀胱、大小肠及有关组织器官的病证，并可用于强身保健。

临床中可根据以上所述分区及主治范围，结合背腰部检查而选定治疗部位。一般按先上后下、先中间后两侧、先左后右的顺序，仔细观察背腰部皮肤有无光泽改变，皮肤潮红与否，有无皮损、脱屑、瘀点，有无凸起及凹陷等。再按中线（督脉）→脊旁 0.5 寸→脊旁 1.5 寸→脊旁 3 寸→脊旁 4.5 寸顺序切诊。双手同时对称地检查左右两侧，用循、摸、触、压等法，以发现有无压痛、结节，感知肌肉紧张度、皮肤温度、湿度的改变，以及有无酸、麻、胀等敏感反应。若发现阳性反应点，即可作为施术部位之一。诊察时应注意：①背俞穴处为望诊、切诊的重点。②若一侧发现阳性反应时，应与对侧比较，若在两侧同时出现，则更有意义。

五、根据西医学理论选择部位

西医学对疾病的解剖、生理、病理等认识，也可作为选择部位的重要参考。常用的有以下方法。

（1）按神经分布选择治疗部位：可以按神经（神经根、神经干、神经节段）的分布部位来选择拔罐治疗的部位。如坐骨神经痛沿坐骨神经走行拔罐；上肢疾患在颈椎、胸椎两旁拔罐；下肢疾患在腰椎两旁拔罐。

（2）按淋巴走向选择治疗部位：可在相应的淋巴走向部位拔罐。

（3）按内分泌腺作用选择治疗部位：可在相应的内分泌腺所在部位拔罐。

第二节　腧穴简介

腧穴是人体经络、脏腑之气输注于体表的部位。"腧"是传输的意思，"穴"是空隙的意思。这是针灸、拔罐的刺激点，古代文献上有"气穴""孔穴""输穴""腧穴"以及"穴位"等不同的名称。由于腧穴与经络、脏腑在生理上是息息相通、密切联系的，因此对腧穴进行针刺、艾灸、拔罐可发挥相应经脉的作用，调节脏腑、气血的功能，激发机体内在的抗病能力，以达到治愈疾病的目的。

下面简述腧穴的分类、治疗作用、体表定位方法等。

一、腧穴的分类

人体有很多腧穴，是我国劳动人民在长期与疾病做斗争的过程中陆续发现，逐渐积累起来的。经过历代医家用"分部"或"分经"的方法，进行多次整理，才成为系统。一般分为十四经腧穴、经外奇穴和阿是穴、新穴。

（一）十四经腧穴

即归属于十二经脉和任、督二脉上的腧穴。这些腧穴具有主治本经病证的共通作用，分别归纳于十四经系统中，这是腧穴中的主要部分。因其分布在十四经循行路线上，所以与经脉关系密切，不仅具有主治本经病证的共通作用，而且能主治本经所属脏腑的病候。

（二）奇穴

有明确位置，又有明确穴名，尚未列入十四经系统的腧穴，因有奇效，故称"奇穴"，又称"经外奇穴"。《灵枢·刺节真邪》称之为"奇输"。它是在阿是穴的基础上发展起来的，其中一部分有明确的位置，具有名称，称之为"有名奇穴"；一部分仅有明确位置，尚未定名的，则称为"无名奇穴"。前者占绝大多数，后者为数较少。这些腧穴，对某些病证有其特殊的治疗作用。如太阳穴治疗头痛，百劳穴治瘰疬，四缝穴治小儿疳积，腰部的腰眼穴治疗腰痛等。奇穴的分布虽然比较分散，但与经络系统仍有密切的关系，如印堂穴与督脉、太阳穴与三焦经等即是。有的奇穴并不单指一个穴位，而是由多穴位所组合，如十宣、八邪、八风、华佗夹脊穴等；有些虽名为奇穴，其实就是经穴，如胞门、子户等。

（三）阿是穴

"阿"，《汉书·东方朔传》颜师古注为"痛"，因其按压痛处，患者会"啊"的一声，故得名为"阿是"。阿是穴没有固定位置，而是压痛点或其他病理反应点，即《灵枢·经筋》篇所说的"以痛为输"，一般认为是腧穴发现的最初形式。"阿是"之名始见于《千金方》，以后又有"不定穴""天应穴"等名称。

（四）新穴

随着针灸学的发展，我国又陆续发现了不少新的穴位，称之为"新穴"，亦属于奇穴范围。目前新穴数目繁多、穴位复杂，在针灸、拔罐、点穴时宜慎重选择，避免滥用。

二、腧穴的治疗作用

《素问·五脏生成》篇说："人有大谷十二分，小溪三百五十四名，少十二俞，此皆卫气之所留止，邪气之所客也，针石缘而去之。"说明腧穴不仅是气血输注、卫气停留之处，也是邪气容易进来的地方，同时又是防治疾病的部位。利用腧穴防治疾病的关键在于接受适当的刺激来调整经络气血，以达到扶正祛邪的目的，而腧穴就是经络传导感应、调整虚实的据点。由此可见，经络是腧穴治疗作用的基础。所以，临床上常根据此理而循理取穴，按经论治。

1. 近治作用

这是一切腧穴（包括十四经穴、奇穴、阿是穴）所具有的共同特点，这些腧穴均能治疗该穴所在部位及邻近组织、器官的局部病证。例如眼区的睛明、承泣、四白、球后诸穴，均能治疗眼病；耳区的听宫、听会、翳风、耳门诸穴，均能治疗耳病；胃部的中脘、建里、梁门诸穴，均能治疗胃病等。

2. 远治作用

这是十四经腧穴主治作用的基本规律。在十四经腧穴中，尤其是十二经脉在四肢肘、膝关节以下的腧穴，则不仅能治局部病证，还可以治疗本经循行所及的远隔部位的组织、器官、脏腑的病证，有的甚至具有影响全身的作用。例如合谷穴，不仅能治上肢病证，还能治疗颈部和头面部病证，同时还能治疗外感的发热；足三里穴不但能治下肢病证，而且对消化系统的功能，甚至对人体免疫方面都具有很大的作用。

3. 特殊作用

临床实践证明，针刺某些腧穴，在某些腧穴部位上拔罐、按摩、点穴，对机体的不同状态可起双重性的良性调整作用。例如腹泻时，针刺、拔罐、按摩、点天枢穴，可以止泻，便秘时又能通便；心动过速时，针刺、拔罐、按摩、点内关穴，能减慢心率，心动过缓时，又能使心率恢复正常。同时腧穴的治疗作用还有相对的特异性，如大椎退热，至阴矫正胎位等，均是特殊的治疗作用。

总之，腧穴的主治作用，归纳起来大体是本经腧穴能治本经病，表里经穴能相互治疗表里两经病，邻近经穴能配合治疗局部病。各经的腧穴主治既有其特殊性，又有其共同性。

三、腧穴的体表定位

腧穴是一些特定的针灸、拔罐、点穴刺激点，在诊断与治疗的临床工作中，取穴的位置是否正确，会直接影响到诊断的准确性和治疗的效果。为了找准穴位，必须掌握一定的定位方法。

（一）解剖标志定位法

利用体表各种解剖标志作为定位依据，是最基本的定穴法。临床上常用的大致可分为以下两种。

（1）固定标志：指不受人体活动影响而固定不移的标志。如五官、毛发、指（趾）甲、乳头、脐及各种骨节的突起和凹陷部。由于这种自然标志固定不移，所以有利于腧穴的定位。例如两眉之间取印堂，两乳之间取膻中等。

（2）活动标志：指需要采取相应的动作姿势才会出现的标志。包括肌肉的凹陷、肌腹的显露、皮肤的皱襞以及某些关节的间隙等。例如张口于耳屏方凹陷处取听宫，握拳于掌横纹头取后溪等。

（二）骨度分寸定位法

骨度分寸定位法始见于我国最早的医学文献《灵枢·骨度》篇。它将人体的各个部位分别规定其折算长度，作为量取腧穴的标准，不论男女、老少、高矮、胖瘦的患者，均可按照这个准则测量。这种方法，历经后人补充修改，已成为腧穴定位的准则。通常称为骨度法。

（1）头部：直寸：前发际至后发际12寸。前发际不明者，可从眉心向上加3寸；后发际不明者，可从大椎穴向上加3寸，即从眉心至大椎穴（第7颈椎棘突下）作18寸。

（2）胸腹部：①直寸：胸部从肋间隙作为定穴的依据。上腹部从胸剑联合至脐中作8寸。下腹部从脐中至耻骨联合上缘作5寸。②横寸：两锁骨中线之间或两乳头之间作8寸。

（3）背部：①直寸：以脊椎棘突作为定穴依据。②横寸：从肩胛骨脊柱缘至背中线作3寸。

（4）上肢部：①上臂：从腋前纹头到肘横纹作9寸。②前臂：从肘横纹至腕横纹作12寸。

（5）下肢部：①大腿：内侧，从耻骨联合上缘至股骨内髁作18寸；外侧，从股骨大转子至腘窝横纹作 19 寸。②小腿：内侧，从胫骨内侧髁以下至内髁尖作 13 寸；外侧，从髌骨下缘至外踝作 16 寸。

（三）手指同身寸定位法

手指同身寸定位法以患者手指为标准，测量定穴。临床常用的有以下三种。

（1）中指同身寸：以患者的中指中节屈曲时内侧两端纹头之间作为 1 寸，可用于四肢取穴的直寸和背部取穴的横寸。

（2）拇指同身寸：是以患者拇指指关节的横度作为 1 寸，宜适于四肢的直寸取穴。

（3）横指同身寸：又名"一夫法"，是令患者将食指、中指、无名指和小指并拢，以中指中节横纹处为准，四指横量作为 3 寸，多用于腹、背部及下肢部的取穴。

（四）指测等份定位法

指测等份定位法有一定的局限性，只适用于与医生身高相近的成年患者。它是将所要定穴部位的"骨度分寸"全长，用指测法划为几个等份，进行折算定位。例如定间使穴，可将腕横纹至肘横纹的"12 寸"用手指划分为四等份，在近腕的 1/4 与近肘的 3/4 交接处即间使穴，其余依此。

（五）简易取穴法

简易取穴法，是临床上常用的一种简便易行的取穴方法。例如两耳尖直上取百会穴，两虎口交叉取列缺，两臂下垂手中指端取风市穴等。

（六）依据指压或针刺时的感觉作为标志

这种方法只适用于成人，且限于精神正常和无知觉障碍的患者。即用手指按压穴位或针刺穴位时是否"得气"（即出现疼、胀、麻或触电样的感觉），作为定穴的方法。如按压小海穴时，麻木感可至小指；重按风池穴，本侧或对侧鼻腔发疼；按压合谷穴时，感觉可下至拇指指尖或上达肩部。在临床上，不仅根据这种指压或针刺时所出现的感觉作为审定穴位准确与否的参考，同时也常作为估计疗效的参考。

第三节　拔罐疗法常用治疗腧穴

一、头面颈部腧穴

1. 迎香

归经：手阳明大肠经。

位置：鼻翼外缘中点，旁开 0.5 寸，鼻唇沟中。

解剖：在鼻翼外缘沟中央，上唇方肌中，深部为梨状孔的边缘，有面动脉、静脉及眶下动脉分支，布有面神经与目眶下神经的吻合丛。

功能：泻火散风，宣通鼻窍。

主治：鼻塞、鼻炎、口眼歪斜等。

2. 承泣

归经：足阳明胃经。

位置：目正视，瞳孔直下 0.7 寸，当眶下缘与眼球之间。

解剖：在眶下缘上方，眼轮匝肌中，深层眶内有眼球下直肌，下斜肌。有眶下动、静脉分支，眼动、静脉分支，布有眶下神经的分支及动眼神经下支的肌支。

功能：疏风活络，开窍明目。

主治：眼病、目赤肿痛、迎风流泪、眼睑瞤动、口眼歪斜、头痛、眩晕等。

3. 四白

归经：足阳明胃经。

位置：目正视，瞳孔直下 1 寸，当眶下孔凹陷中。

解剖：在眶下孔处当眼轮匝肌和上唇方肌之间。有面动、静脉分支，眶下动、静脉，布有面神经分支，当眶下神经处。

功能：疏风通络，清头明目。

主治：口眼歪斜、目赤痛痒、头痛、眩晕、面肌痉挛等。

4. 地仓

归经：足阳明胃经。

位置：平口角旁 0.4 寸。

解剖：在口轮匝肌中，深层为颊肌。有面动、静脉，布有面神经分支，眶下神经分支，深层为颊肌神经的末支。

功能：祛风活络，扶正镇痛。

主治：流涎、口眼歪斜、牙痛、颊肿等。

5. 颊车

归经：足阳明胃经。

位置：下颌角前上方一横指凹陷中，咀嚼时咬肌隆起处。

解剖：在下颌角前方有咬肌。有咬肌动、静脉，布有耳大神经、面神经及三叉神经第 3 支的咬肌神经。

功能：开关通络，祛风调气。

主治：口眼歪斜、牙痛、颊肿、牙关脱臼、颈强等。

6. 下关

归经：足阳明胃经。

位置：颧弓下缘与下颌切迹之间的凹陷中，合口有孔，张口即闭。

解剖：当颧弓下缘皮下有腮腺，为咬肌起部。有面横动、静脉，最深层为下颌动、静脉，正当面神经颧眶支及耳颞神经分支，最深层为三叉神经下颌支。

功能：疏风活络，调气止痛。

主治：面瘫、牙痛、耳聋、耳鸣、眩晕等。

7. 头维

归经：足阳明胃经。

位置：额角发际直上 0.5 寸。

解剖：在颞肌上缘帽状腱膜中。有颞浅动、静脉的额支，布有耳颞神经分支及面神经额颞支。

功能：祛风泻火，止痛明目。

主治：头痛、目眩、目痛、视物不明、喘逆烦满等。

8. 人迎

归经：足阳明胃经。

位置：喉结旁开 1.5 寸，胸锁乳突肌前缘。

解剖：有颈阔肌，在胸锁乳突肌前缘与甲状软骨接触处。有甲状腺上动脉，当颈内、外动脉的分支处，有颈前浅静脉，外为颈内静脉。布有颈部皮神经，面神经颈支，深层颈动脉球，最深层为交感神经干，外侧有舌下神经降支及迷走神经。

功能：通经调气，清热平喘。

主治：咽喉肿痛、喘息、项肿、气闷、头痛、瘰疬、瘿气等。

9. 颧髎

归经：手太阳小肠经。

位置：目外眦直下，颧骨下缘凹陷。

解剖：在颧骨下颌突的后下缘稍后，咬肌的起始部，颧肌中。有面横动、静脉分支，布有面神经及眶下神经。

功能：清热散风，调经化瘀。

主治：口眼歪斜、牙痛等。

10. 睛明

归经：足太阳膀胱经。

位置：目内眦旁 0.1 寸。

解剖：在眶内缘睑内侧韧带中，深部为眼内直肌。有内眦动、静脉和滑车上、下动静脉，深层上方有眼动、静脉本干。布有滑车上下神经，深层有眼神经分布，上方为鼻睫神经。

功能：疏风清热，通络明目等。

主治：眼病。

11. 攒竹

归经：足太阳膀胱经。

位置：眉头凹陷中。

解剖：有额肌及皱眉肌。有额动、静脉，布有额神经内侧支。

功能：清热散风，通经明目。

主治：头痛、失眠、眉棱骨痛、目赤、口眼歪斜等。

12. 通天

归经：足太阳膀胱经。

位置：头部中线入前发际 4 寸，旁开 1.5 寸。

解剖：在顶骨部，顶结节的内侧，有帽状腱膜。有颞浅动、静脉和枕动、静脉的吻合网，布有枕大神经的分支。

功能：祛风清热，通窍活络。

主治：头痛、眩晕、鼻塞、鼻衄、鼻渊等。

13. 天柱

归经：足太阳膀胱经。

位置：后发际正中直上 0.5 寸，旁开 1.3 寸，当斜方肌外缘凹陷中。

解剖：在斜方肌起始部，深层为头半棘肌。有枕动、静脉干，布有枕大神经干。

功能：清热散风，通经活络。

主治：头痛、项强、鼻塞、肩背痛等。

14. 翳风

归经：手少阳三焦经。

位置：乳突前下方，平耳垂后下缘的凹陷中。

解剖：有耳后动、静脉，颈外浅静脉。布有耳大神经，深层为面神经干从乳突窜出处。

功能：疏风通络，开窍益聪。

主治：耳鸣、耳聋、口眼歪斜、牙关紧闭、牙痛等。

15. 角孙

归经：手少阳三焦经。

位置：当耳尖处的发际。

解剖：在耳郭根上缘，耳上肌中。有颞浅动、静脉的耳前支，布有耳颞神经的分支。

功能：聪耳明目，清热散风。

主治：颊肿、目翳、牙痛、项强等。

16. 耳门

归经：手少阳三焦经。

位置：耳屏上切迹前，下颌骨髁突后缘凹陷中。

解剖：颧弓下方有颞浅动、静脉，布有三叉神经第 3 支的耳颞神经及面神经分支。

功能：宣达气机，开窍聪耳。

主治：耳鸣、耳聋、牙痛、上龋齿痛等。

17. 瞳子髎

归经：足少阳胆经。

位置：目外眦旁 0.5 寸，眶骨外缘凹陷中。

解剖：有轮匝肌，深层为颞肌。当颧眶动、静脉分布处。有颧面神经和颧颞神经，面神经的颞额支分布。

功能：清热散风，止痛明目。

主治：头痛、目赤肿痛、目翳等。

18. 阳白

归经：足少阳胆经。

位置：眉上 1 寸，目正视，瞳孔直上。

解剖：在额肌中。有额动、静脉外侧支，当额神经外侧支处。

功能：祛风活络，清热明目。

主治：头痛、目眩、目痛、视物模糊、眼睑瞤动等。

19. 风池

归经：足少阳胆经。

位置：项后枕骨下两侧，胸锁乳突肌与斜方肌之间凹陷中。

解剖：在斜方肌和胸锁乳突肌停止部的凹陷中，深层为头夹肌。有枕动、静脉分支，布有枕小神经分支。

功能：祛风解表，醒脑开窍。

主治：头痛、感冒、项强、鼻衄、鼻塞等。

20. 哑门

归经：督脉。

位置：后发际正中直上 0.5 寸。

解剖：项韧带及斜方肌起始部。有枕动、静脉分支及棘突间静脉丛，为第 3 枕神经分布处。

功能：安神定惊，通窍增音。

主治：暴喑、舌强不语、癫狂、痫证、头痛、项强等。

21. 风府

归经：督脉。

位置：后发际正中直上 1 寸。

解剖：项韧带、斜方肌起始部。在枕骨和第 1 颈椎之间，有枕动脉分支及棘突间静脉丛，为第 3 枕神经与枕大神经分支分布处。

功能：清热散风，醒脑开窍。

主治：头痛、项强、眩晕、失音、癫狂、痫证、中风等。

22. 百会

归经：督脉。

位置：后发际正中直上 7 寸，头顶正中。

解剖：在帽状腱膜中，左右常有顶孔。有左右颞浅动、静脉及左右枕动、静脉吻合网，深层常有血管。布有枕大神经分支。

功能：健脑宁神，升阳举陷。

主治：头痛、眩晕、昏厥、卒中失语、痫证、脱肛等。

23. 神庭

归经：督脉。

位置：前发际正中直上 0.5 寸。

解剖：在左右额肌交界处。有额动、静脉分支，布有额神经分支。

功能：清热镇痉，通窍止呕。

主治：头痛、眩晕、失眠、鼻渊、癫痫等。

24. 水沟（人中）

归经：督脉。

位置：人中沟正中线上 1/3 与下 2/3 交界处。

解剖：在人中沟上 1/3，口轮匝肌中。有上唇动、静脉。布有面神经颊肌支，眶下神经分支。

功能：清热开窍，理气益血。

主治：惊风、口眼歪斜、癫痫、腰肌强痛等。

25. 承浆

归经：任脉。

位置：颏唇沟的中点。

解剖：在下唇方肌和颏肌之间。有下唇动、静脉的分支。布有面神经的下颌支及颊支和三叉神经的第 3 支。

功能：清热散风，安神定志。

主治：口眼歪斜、牙痛、齿龈肿痛、暴喑等。

二、胸腹部腧穴

1. 膻中

归经：任脉。

位置：在胸骨上，当两乳头中间取穴。

解剖：在左右第 4 肋间隙相对处，胸骨体中。有乳房内动、静脉的前穿支，布有第 4 肋间神经前支的内侧皮支。

功能：宽胸利膈，止咳平喘。

主治：咳喘、胸闷、胸痛、心痛心悸、乳少、噎膈等。

2. 巨阙

归经：任脉。

位置：前正中线，胸骨剑突下，脐上 6 寸。

解剖：在腹白线中，有腹壁上动、静脉。布有第 7 肋间神经前支的内侧皮支。

功能：和中化滞，清心宁神。

主治：心脏病、精神病、胃痛、呕吐、胆道蛔虫病、胰腺炎等。

3. 中脘

归经：任脉。

位置：前正中线，脐上 4 寸。

解剖：在腹白线中，有腹壁上动、静脉。布有第 7 肋间神经前支的内侧皮支。

功能：调胃益脾，温中化湿。

主治：胃炎、胃溃疡、胃下垂、胃痛、呕吐、腹胀、腹泻、便秘、消化不良、神经衰弱等。

4. 上脘

归经：任脉。

位置：前正中线，脐上 5 寸。

解剖：在腹白线中，有腹壁上动、静脉。布有第 7 肋间神经前支的内侧皮支。

功能：调理脾胃，和中化湿。

主治：急（慢）性胃炎、胃扩张、胃痉挛、贲门痉挛、胃溃疡、十二指肠溃疡等。

5. 下脘

归经：任脉。

位置：前正中线，脐上 2 寸。

解剖：在腹白线中，有腹壁下动、静脉。布有第 8 肋间神经前支的内侧支。

功能：健脾和胃，消积化滞。

主治：胃扩张、胃痉挛、慢性胃炎、消化不良、肠炎、肠梗阻、肠痉挛、便秘、腹胀等。

6. 气海

归经：任脉。

位置：前正中线，脐下 1.5 寸。

解剖：在腹白线中，有腹壁浅动、静脉分支及腹壁下动、静脉分支。布有第 11 肋间神经前支的内侧支。

功能：补肾利水，温固下元。

主治：神经衰弱、腹胀、腹痛、痛经、月经不调、肠麻痹、阳痿、遗精、遗尿、膀胱炎、肾炎、肾绞痛等。

7. 关元

归经：任脉。

位置：前正中线，脐下3寸。

解剖：在腹白线中，有腹壁浅动、静脉分支及腹壁下动、静脉分支。布有第12肋间神经前支的内侧皮支。

功能：培肾固本，清热利湿。

主治：腹痛、腹泻、痢疾、肾炎、尿路感染、痛经、盆腔炎、子宫下垂、功能性子宫出血、阳痿、遗尿等。

8. 中极

归经：任脉。

位置：前正中线，脐下4寸。

解剖：在腹白线中，有腹壁浅动、静脉分支及腹壁下动、静脉分支。布有髂腹下神经的分支（内部为乙状结肠）。

功能：通调冲任，清利膀胱。

主治：遗精、遗尿、尿闭、阳痿、早泄、月经不调、白带过多、不孕、肾炎，盆腔炎等。

9. 梁门

归经：足阳明胃经。

位置：前正中线旁开2寸，脐上4寸。

解剖：当腹直肌及其鞘处，深层为腹横肌。有第7肋间动、静脉分支及腹壁上动、静脉分布，布有第8肋间神经。

功能：健脾理气，和胃调中。

主治：厌食、呕吐、腹胀、腹痛、脘痛、疝痛、完谷不化、泄泻等。

10. 天枢

归经：足阳明胃经。

位置：平脐旁开2寸。

解剖：当腹直肌及其鞘处。有第9肋间动、静脉之分支及腹壁下动、静脉分支。布有第10肋间神经之分支。

功能：调中和胃，理气健脾。

主治：急（慢）性胃炎、急（慢）性肠炎、菌痢、肠麻痹、便秘、腹膜炎、痛经、盆腔炎等。

11. 水道

归经：足阳明胃经。

位置：前正中线旁开2寸，脐下3寸。

解剖：当腹直肌及其鞘处。有第12肋间动、静脉分支，外侧有腹壁下动、静脉。布有第12肋间神经。

功能：清热利湿，通调水道。

主治：肾炎、膀胱炎、尿闭、腹水、睾丸炎、前列腺炎、附件炎、月经不调等。

12. 膺窗

归经：足阳明胃经。

位置：乳腺上第 3 肋间，中线旁开 4 寸。

解剖：在第 3 肋间隙，有胸大肌，深层为肋间内、外肌。有胸外侧动、静脉，布有胸前神经分支。

功能：清热解郁，理气活血。

主治：肺炎、胸膜炎、乳腺炎、乳汁不足、胸痛、咳喘、急慢性支气管炎等。

13. 中府

归经：手太阴肺经。

位置：胸前壁外上方，前正中线旁开 6 寸，平第 1 肋间隙。

解剖：有胸大肌、胸小肌，深层为第 1 肋间内、外肌。上外侧部有腋动、静脉，胸肩峰动、静脉。布有锁骨上神经中间支，胸前神经的分支及第 1 肋间神经外侧皮支。

功能：清宣上焦，疏调肺气。

主治：咳嗽、胸闷、肩背痛、喉痛、腹胀等。

14. 云门

归经：手太阴肺经。

位置：前正中线旁开 6 寸，当锁骨外端下缘凹陷处。

解剖：在胸大肌外侧与三角肌之间。有头静脉，胸肩峰动、静脉、内下方有腋动脉。布有锁骨上神经中后支，胸前神经分支，臂丛神经外侧束。

功能：清热宣肺，止咳平喘。

主治：咳嗽、气喘、胸痛、胸中烦热、肩痛等。

15. 天突

归经：任脉。

位置：胸骨切迹上缘正中，上 0.5 寸凹陷处。

解剖：在胸骨切迹中央，左右胸锁乳突肌之间。深层左右为胸骨舌骨肌和胸骨甲状肌，皮下有颈静脉弓，甲状腺下动脉分支，深部为气管，再往下胸骨柄后方为无名静脉及主动脉弓。布有锁骨上神经内侧支。

功能：宣肺平喘，清热利湿。

主治：咳嗽痰多、牙关紧闭、脑炎后遗症、失音、咽喉炎、扁桃体炎等。

16. 缺盆

归经：足阳明胃经。

位置：锁骨中点上凹陷处，直对乳头。

解剖：在锁骨上窝中点。有颈阔肌，肩胛舌骨肌，上方有颈横动脉。布有锁骨上神经中支，深层正当臂丛神经的锁骨上部。

功能：宽胸利膈，止咳平喘。

主治：上肢瘫痪、上臂麻木、高血压、头痛、颈椎病、臂丛神经炎等。

17. 乳根

归经：足阳明胃经。

位置：乳头下 1.6 寸处，约第 5 肋间。

解剖：在第 5 肋间隙，胸大肌下部，深层有肋间内、外肌。有肋间动脉，布有第 5 肋间神经外侧支的内侧皮支，深层为肋间神经干。

功能：宣通乳络，活血化瘀。

主治：胸痛、咳嗽、气喘、呃逆、乳痛、乳汁少等。

18. 华盖

归经：任脉。

位置：胸骨正中线上，平第 1 肋间隙。

解剖：在胸骨柄、体之间，有乳房内动、静脉的前穿支。布有第 1 肋间神经前支的内侧皮支。

功能：宽胸利膈，清肺止咳。

主治：气喘、咳嗽、胸胁苦满、气管炎、肺气肿等。

19. 俞府

归经：足少阴肾经。

位置：锁骨下缘前正中线，旁开 2 寸。

解剖：在锁骨胸骨端与第 1 肋中间胸大肌中。有胸内动、静脉的前穿支。布有锁骨上神经的前支。

功能：补肾纳气，祛痰定喘。

主治：咳嗽、气喘、胸痛、呕吐、腹胀等。

三、胸腹侧面腧穴

1. 章门

归经：足厥阴肝经。

位置：第 11 肋端。

解剖：在第 11 肋尖端，腹内、外斜肌及腹横肌之中。有第 10 肋间动脉末支，稍下方有第 10 肋间神经。

功能：疏肝健脾，降逆平喘。

主治：胸胁痛、胸闷、腹胀、小儿疳积、泄泻等。

2. 期门

归经：足厥阴肝经。

位置：乳头直下第 6 肋间隙。

解剖：在第 6 肋间内端，有肋间内、外肌。有第 6 肋间动、静脉。布有第 6 肋间神经。

功能：疏肝利胆，活血化瘀。

主治：胸胁胀痛、呕吐、腹胀、乳痛等。

3. 日月

归经：足少阳胆经。

位置：男子乳头直下第 7 肋间隙。

解剖：有肋间内、外肌，肋下缘有腹内、外斜肌，腹壁横肌。有第 7 肋间动、静脉。布有第 7 肋间神经。

功能：疏肝利胆，降逆止呕。

主治：肝胆疾患、胃病、膈肌痉挛等。

4. 京门

归经：足少阳胆经。

位置：第12肋软骨尖端。

解剖：在第12肋前端，有腹外斜肌、腹内斜肌及腹横肌。有第11肋间动、静脉。布有第11肋间神经。

功能：疏肝理气，清热利尿。

主治：腹胀，小腹痛，里急，洞泄，水道不通，溺黄，腰痛等。

四、背部腧穴

1. 大椎

归经：督脉。

位置：第7颈椎与第1胸椎棘突间正中处，低头时明显。

解剖：有腰背筋膜，棘上韧带及棘间韧带。有棘突间皮下静脉丛。布有第8颈神经后支。

功能：益气养血，清热宁心。

主治：发烧、感冒、咳嗽、气喘、落枕、小儿惊风等。

2. 身柱

归经：督脉。

位置：第3、4胸椎棘突之间。

解剖：有腰背筋膜，棘上韧带及棘间韧带。为第3肋间动脉背侧支，棘间皮下静脉丛分布处。布有第3肋间神经后支之内侧支。

功能：宣肺平喘，镇静安神。

主治：支气管炎、肺炎、神经及精神病、瘫痪、发烧、胸膜炎等。

3. 神道

归经：督脉。

位置：第5、6胸椎棘突之间。

解剖：有腰背筋膜，棘上韧带及棘间韧带。为第5肋间动脉背侧支，棘间皮下静脉丛分布处。布有第5肋间神经后支的内侧支。

功能：清热散风，安神定志。

主治：神经衰弱、癔症、心动过速、神经及精神病等。

4. 灵台

归经：督脉。

位置：第6、7胸椎棘突之间。

解剖：有腰背筋膜，棘上韧带及棘间韧带。为第6肋间动脉背侧支，棘间皮下静脉丛分布处。布有第6肋间神经后支之内侧支。

功能：清热通络，止咳平喘。

主治：精神和神经病、咳嗽、哮喘、疔疮、胆道蛔虫病、胃痛等。

5. 至阳

归经：督脉。

位置：第 7、8 胸椎棘突之间。

解剖：有腰背筋膜，棘上韧带及棘间韧带。为第 7 肋间动脉背侧支，棘间皮下静脉丛分布处。布有第 7 肋间神经后支内侧支。

功能：宣肺止咳，清热利湿。

主治：肝炎、胆囊炎、疟疾、胃痛、胰腺炎、胆道蛔虫病、肋间神经痛等。

6. 筋缩

归经：督脉。

位置：第 9、10 胸椎棘突之间。

解剖：有腰背筋膜，棘上韧带及棘间韧带。为第 9 肋间动脉背侧支，棘间皮下静脉丛分布处。布有第 9 肋间神经后支内侧支。

功能：舒筋活络，清脑醒神。

主治：癫痫、腰背神经痛、强直性痉挛、胃肠痉挛、神经衰弱等。

7. 命门

归经：督脉。

位置：第 2、3 腰椎棘突之间。

解剖：有腰背筋膜，棘上韧带及棘间韧带。有腰动脉后支的棘突间皮下静脉丛。布有腰神经后支的内侧支。

功能：培元固本，强健腰膝。

主治：遗尿、遗精、阳痿、带下症、子宫内膜炎、盆腔炎、附件炎、头痛、脊柱炎等。

8. 天宗

归经：手太阳小肠经。

位置：肩胛骨冈下窝的中央。

解剖：在冈下窝中央，冈下肌中。有旋肩胛动、静脉肌支。布有肩胛上神经。

功能：清热散结，宽胸解郁。

主治：肩背酸痛、颈项强直、上肢冷痛等。

9. 腰阳关

归经：督脉。

位置：第 4、5 腰椎棘突之间。

解剖：有腰背筋膜，棘上韧带及棘间韧带。分布有腰动脉后支，棘突间皮下静脉丛。布有腰神经后支内侧支。

功能：调益肾气，强壮腰脊。

主治：腰骶神经痛、下肢瘫痪、风湿性关节炎、月经不调、遗精、慢性肠炎等。

10. 上髎

归经：足太阳膀胱经。

位置：在第 1 骶后孔中。

解剖：在骶棘肌及臀大肌起始部。当骶外侧动、静脉后支处。布有第 1 骶神经后支。

功能：补益下焦，强健腰膝。

主治：肾炎、膀胱炎、遗精、阳痿、月经不调、不孕症、腰肌劳损等。

11. 次髎

归经：足太阳膀胱经。

位置：在第 2 骶后孔中。

解剖：在臀大肌起始部。当骶外侧动、静脉后支处。布有第 2 骶神经后支。

功能：强健腰脊，调经止带。

主治：腰脊痛、坐骨神经痛、子宫内膜炎、月经不调、遗精、阳痿、睾丸炎等。

12. 中髎

归经：足太阳膀胱经。

位置：在第 3 骶后孔中。

解剖：在臀大肌起始部。当骶外侧动、静脉后支处。布有第 3 骶神经后支。

功能：补肾调经，清热利湿。

主治：腰骶部疼痛、泄泻、便秘、小便不利、月经不调、下肢瘫痪等。

13. 下髎

归经：足太阳膀胱经。

位置：在第 4 骶后孔中。

解剖：在臀大肌起始部。有臀下动、静脉分支。布有第 4 骶神经后支。

功能：补肾调经，疏利下焦。

主治：腰肌劳损、坐骨神经痛、肠炎、痢疾、前列腺炎、痛经、宫颈糜烂等。

14. 大杼

归经：足太阳膀胱经。

位置：第 1 胸椎棘突下旁开 1.5 寸。

解剖：有斜方肌，菱形肌，上后锯肌，最深层为最长肌。

功能：祛风解表，和血舒筋。

主治：发热、咳嗽、项强、肩胛酸痛等。

15. 风门

归经：足太阳膀胱经。

位置：第 2 胸椎棘突下旁开 1.5 寸。

解剖：有斜方肌，菱形肌，下后锯肌，深层为最长肌。

功能：祛风宣肺，清热消肿。

主治：伤风、咳嗽、发热、头痛、目眩、项强、腰背痛等。

16. 肺俞

归经：足太阳膀胱经。

位置：第 3 胸椎棘突下旁开 1.5 寸。

解剖：有斜方肌，菱形肌，深层为最长肌。

功能：宣通肺气，清热和营。

主治：咳嗽、气喘、胸闷、胸痛、背肌劳损等。

17. 厥阴俞

归经：足太阳膀胱经。

位置：第 4 胸椎棘突下旁开 1.5 寸。

解剖：有斜方肌，菱形肌，深层为最长肌。有第 4 肋间动、静脉背侧支的内侧支。布有第 4 胸神经后支内侧皮神经，深层为第 4 胸神经后支外侧皮支。

功能：疏肝理气，和胃止呕。

主治：牙痛、呕吐、咳嗽、胸闷、心痛、胃脘痛等。

18. 心俞

归经：足太阳膀胱经。

位置：第 5 胸椎棘突下旁开 1.5 寸。

解剖：有斜方肌，菱形肌，深层为最长肌。有第 5 肋间动、静脉背侧支的内侧支。布有第 5 胸神经后支内侧皮神经，深层为第 5 胸神经后支外侧皮支。

功能：疏通心络，宁心安神。

主治：失眠、心痛、心悸、梦遗、盗汗等。

19. 督俞

归经：足太阳膀胱经。

位置：第 6 胸椎棘突下旁开 1.5 寸。

解剖：有斜方肌，背阔肌起腱，最长肌。有第 6 肋间动、静脉背侧支的内侧支，颈横动脉降支。布有肩胛背神经，第 6 胸神经后支内侧皮支，深层为第 6 胸神经后支外侧皮支。

功能：理气活血，疏通心脉。

主治：腹痛、肠鸣、膈肌痉挛、脱发、皮肤病、乳腺炎等。

20. 膈俞

归经：足太阳膀胱经。

位置：第 7 胸椎棘突下旁开 1.5 寸。

解剖：在斜方肌下缘，有背阔肌，最长肌。有第 7 肋间动、静脉背侧支的内侧支。布有第 7 胸神经后支内侧皮支，深层为第 7 胸神经后支外侧皮支。

功能：和血理气，祛痰开膈。

主治：呕吐、噎膈、气喘、咳嗽、盗汗等。

21. 肝俞

归经：足太阳膀胱经。

位置：第 9 胸椎棘突下旁开 1.5 寸。

解剖：在背阔肌，最长肌和髂肋间肌之间。有第 9 肋间动、静脉背侧支的内侧支。布有第 9 胸神经后支，内侧皮支，深层为第 9 胸神经外侧皮支。

功能：疏肝解郁，和血安神。

主治：黄疸、胁肋痛、吐血、目赤、目眩、视物不清、脊背痛等。

22. 胆俞

归经：足太阳膀胱经。

位置：第 10 胸椎棘突下旁开 1.5 寸。

解剖：在背阔肌，最长肌和髂肋间肌之间。有第 10 肋间动、静脉背侧支的内侧支。布有第 10 胸神经后支，内侧皮支，深层为第 10 胸神经外侧皮支。

功能：清泄湿热，健运中阳。

主治：胁肋痛、口苦、黄疸、胸满、肺痨等。

23. 脾俞

归经：足太阳膀胱经。

位置：第 11 胸椎棘突下旁开 1.5 寸。

解剖：在背阔肌，最长肌和髂肋间肌之间。有第 11 肋间动、静脉背侧支的内侧支。布有第 11 胸神经后支，内侧皮支，深层为第 11 胸神经外侧皮支。

功能：健脾利湿，和胃调中。

主治：胃脘胀痛、黄疸、呕吐、消化不良、泄泻、小儿慢惊风等。

24. 胃俞

归经：足太阳膀胱经。

位置：第 12 胸椎棘突下旁开 1.5 寸。

解剖：在腰背筋膜，最长肌和髂肋肌之间。有肋下动、静脉背侧支的内侧支。布有第 12 胸神经后支内侧皮支，深层为第 12 胸神经外侧皮支。

功能：调中和胃，化湿消滞。

主治：胃痛、腹胀、噎膈、小儿吐乳、消化不良等。

25. 三焦俞

归经：足太阳膀胱经。

位置：第 1 腰椎棘突下旁开 1.5 寸。

解剖：有腰背筋膜，深层有骶棘肌和髂肋肌。有第 2 腰动、静脉背侧支的内侧支。布有第 10 胸神经的后支外侧皮支，深层为第 1 腰神经后支外侧皮支。

功能：调气利水，通利三焦。

主治：肠鸣、腹胀、呕吐、泄泻、腰背强痛等。

26. 肾俞

归经：足太阳膀胱经。

位置：第 2 腰椎棘突下旁开 1.5 寸。

解剖：有腰背筋膜，深层有骶棘肌。有第 2 腰动、静脉背侧支的内侧支。布有第 1 腰神经的后支内侧皮支，深层为第 1 腰神经后支外侧皮支。

功能：补肾益气，聪耳明目。

主治：肾虚、腰痛、遗精、阳痿、早泄、月经不调、带下症等。

27. 气海俞

归经：足太阳膀胱经。

位置：第 3 腰椎棘突下旁开 1.5 寸。

解剖：浅层是腰背筋膜，深层有骶棘肌。有第 3 腰动、静脉背侧支的内侧支。布有第 2 腰神经的后支内侧皮支，深层为第 1 腰神经后支外侧皮支。

功能：调补气血，通经活络。

主治：腰痛、痔漏、痛经、月经不调、腿膝不利等。

28. 大肠俞

归经：足太阳膀胱经。

位置：第 4 腰椎棘突下旁开 1.5 寸。

解剖：浅层是腰背筋膜，深层有骶棘肌。有第4腰动、静脉背侧支的内侧支。布有第3腰神经的后支。

功能：疏调大小肠，理气化滞。

主治：腰腿痛、腰肌劳损、腹痛、腹胀、泄泻、痢疾、便秘、痔漏等。

29. 关元俞

归经：足太阳膀胱经。

位置：第5腰椎棘突下旁开1.5寸。

解剖：有腰骶肌。有腰最下动、静脉后支的内侧支。布有第5腰神经后支。

功能：补肾调经，调理下焦。

主治：腰痛、泄泻、遗尿、小便不利等。

30. 膀胱俞

归经：足太阳膀胱经。

位置：第2骶椎棘突下旁开1.5寸。

解剖：有骶棘肌。有腰最下动、静脉后支的内侧支。布有第5腰神经后支。

功能：补肾调经，调理下焦。

主治：小便不利、遗尿、泄泻、便秘、腰背强痛、遗精等。

31. 白环俞

归经：足太阳膀胱经。

位置：平第4骶骨孔、后正中线旁开1.5寸。

解剖：在臀大肌，骶结节韧带下内缘。有臀下动、静脉，深层为阴部内动、静脉。布有臀下皮神经，第5腰神经末梢部及第3、4骶神经后支及臀下神经，其深层正当阴部神经。

功能：清热利湿，疏调下焦。

主治：坐骨神经痛、腰骶痛、子宫内膜炎、盆腔炎、肛门疾患等。

32. 肩中俞

归经：手太阳小肠经。

位置：第7颈椎棘突下旁开2寸。

解剖：在第1胸椎横突端，表层为斜方肌，深层为提肩胛肌。有颈横动、静脉。布有第1胸神经后支内侧支，肩胛背神经和副神经。

功能：清热明目，止咳平喘。

主治：咳嗽、哮喘、肩背痛、肩背风湿、颈椎病等。

33. 肩外俞

归经：手太阳小肠经。

位置：第1胸椎棘突下，后中线旁开3寸。

解剖：在肩胛骨内侧角边缘。表层为斜方肌，深层为提肩胛肌和小菱形肌。有颈横动、静脉。布有第1胸神经后支内侧支，肩胛背神经和副神经。

功能：通络利节，散寒止痛。

主治：咳嗽、肩背痛、颈椎病、肩周炎、上肢疾患等。

34. 阳纲

归经：足太阳膀胱经。

位置：第 10 胸椎棘突下旁开 3 寸。

解剖：有背阔肌，髂肋肌。有第十肋间动、静脉背侧支。布有第 8 胸神经后支外侧皮支，最深层为第 10 肋间神经干。

功能：清热利胆，和中化湿。

主治：肝胆疾病、蛔虫病、胃肠痉挛、消化不良等。

35. 天髎

归经：手少阳三焦经。

位置：当肩胛骨上角处。

解剖：在肩胛骨上部冈上窝中，浅层为斜方肌，再下为冈上肌。有颈横动脉降支，深层为肩胛上动脉肌支。布有副神经，肩胛上神经分支。

功能：通经活络，舒筋利节。

主治：颈部、肩部疾病等。

36. 肩贞

归经：手太阳小肠经。

位置：腋后纹头尽端上 1 寸处。

解剖：在肩关节后下方，肩胛骨外侧缘，三角肌后缘，下层是大圆肌。有旋肩胛动、静脉。布有腋神经分支，最深部上方为桡神经。

功能：清热开窍，活血化瘀。

主治：耳鸣、耳聋、肩胛痛、上肢麻痹与疼痛等。

37. 肩髎

归经：手阳明大肠经。

位置：上肩平举时，肩部出现两个凹陷，于前方凹陷处取之。

解剖：在肩峰与肱骨大结节之间，三角肌上部的中央。为旋肱后动脉。布有锁骨上神经，腋神经。

功能：通经活络，利节止痛。

主治：中风偏瘫、肩关节痛、肩周炎、上肢疾病等。

五、上肢腧穴

1. 尺泽

归经：手太阴肺经。

位置：肘横纹上，肱二头肌腱桡侧。

解剖：在肘关节当肱二头肌腱外侧，肱桡肌起始部。有桡侧返动、静脉之分支，头静脉。布有前臂外侧皮神经，直下为桡神经本干。

功能：清泄肺热，利咽止痛。

主治：肘臂挛痛、咳嗽、胸胁胀满、咽喉痛等。

2. 合谷

归经：手阳明大肠经。

位置：手背第 1、2 掌骨之间，约平第 2 掌骨中点处。

解剖：在第 1 掌骨和第 2 掌骨之间，第 1 骨间背侧肌中，深层为内收肌横头。有手背静脉网，为头静脉的起始部，穴位近侧正当桡动脉从手背穿向手掌之处。布有桡神经浅支的手背侧神经，深部有正中神经的指掌侧固有神经。

功能：清热散风，安神定惊。

主治：头痛、牙痛、咽喉肿痛、手臂肿痛、指挛、口眼歪斜、便秘、闭经等。

3. 曲池

归经：手阳明大肠经。

位置：屈肘侧掌成直角，当肘横纹外侧端凹陷中。

解剖：在肱桡关节的桡侧，桡侧伸腕长肌起始部，肱桡肌的桡侧。有桡侧返动脉的分支。布有前臂背侧皮神经，内侧深层为桡神经本干。

功能：疏风解表，调气和血。

主治：发热、牙痛、咽喉肿痛、手臂肿痛、肘痛、高血压等。

4. 极泉

归经：手少阴心经。

位置：腋窝正中。

解剖：在胸大肌外下缘，深层为喙肱肌。外侧为腋动脉。有尺神经、正中神经通过，分布着臂内侧皮神经，胸前神经及肌皮神经。

功能：理气活血，消瘀散结。

主治：胸闷、胁肋痛、心痛、心悸、臂肘冷麻等。

5. 少海

归经：手少阴心经。

位置：屈肘，在肘横纹内端与肱骨内上髁连线之中点。

解剖：有旋前圆肌、肱肌。有贵要静脉，尺侧下副动脉，尺侧返动脉。布有臂内侧皮神经和前掌侧正中神经。

功能：活血行气，宁心安神。

主治：心痛、肘臂挛痛、目眩、头颈痛、腋胁痛、暴喑、痫证等。

6. 阴郄

归经：手少阴心经。

位置：腕横纹上 0.5 寸，尺侧腕屈肌腱的桡侧。

解剖：在尺侧屈腕肌腱与屈指浅肌之间，深层为屈指伸肌。有尺动脉通过。布有前臂内侧皮神经和尺神经。

功能：通经活络，清心宁神。

主治：心痛、惊悸、骨蒸盗汗、吐血、衄血、暴喑、喉痹等。

7. 神门

归经：手少阴心经。

位置：腕横纹尺侧端，尺侧腕屈肌腱的桡侧缘凹陷中。

解剖：在尺侧屈腕肌腱与屈指浅肌之间，深层为屈指深肌。有尺动脉通过。布有前臂内侧皮神经和尺神经。

功能：泄热清心，镇静宁神。

主治：心痛、惊悸、怔忡、失眠、健忘、癫痫、遗溺、喘逆等。

8. 通里

归经：手少阴心经。

位置：腕后 1 寸，尺侧腕屈肌腱的桡侧。

解剖：在尺侧腕屈肌腱与屈指浅肌之间，深层为屈指深肌。有尺动脉通过。布有前臂内侧皮神经和尺神经。

功能：宁心安神，息风和营。

主治：心悸、怔忡、头晕、咽痛、暴喑、舌强不语、腕臂痛等。

9. 少泽

归经：手太阳小肠经。

位置：小指尺侧，指甲角旁约 0.1 寸。

解剖：在小指尺侧爪甲根切迹。有指掌侧固有动脉和指背动脉形成的动脉网。布有尺神经的指掌侧固有神经及指背侧固有神经。

功能：通经开窍，活络利乳。

主治：发热、中风昏迷、心痛、乳少、咽喉肿痛等。

10. 阳谷

归经：手太阳小肠经。

位置：腕背横纹尺侧端，尺骨茎突前凹陷中。

解剖：手背尺侧，尺骨茎突与三角骨之间，当尺侧腕伸肌腱的尺侧缘。有腕背侧动脉。布有尺神经手背支。

功能：清热散风，通经止痛。

主治：头痛、目眩、牙痛、耳鸣、耳聋、热病、腕痛等。

11. 曲泽

归经：手厥阴心包经。

位置：肘横纹中，肱二头肌腱尺侧。

解剖：在肱二头肌腱内侧。当肱动、静脉处。布有正中神经本干。

功能：清肺和胃，利气止痛。

主治：心痛、心悸、呕吐、胃痛、泄泻、热病、烦渴、咳嗽、肘臂挛痛等。

12. 内关

归经：手厥阴心包经。

位置：腕横纹上 2 寸，掌长肌腱与桡侧腕屈肌腱之间。

解剖：在桡侧腕屈肌与掌长肌腱之间，有屈指浅肌，深层有屈指伸肌。有前臂正中动、静脉，深层有前臂掌侧骨间动、静脉。布有前臂内侧皮神经，前臂外侧皮神经，下为正中神经掌皮支，最深层为前臂掌侧骨间神经。

功能：理气宽胸，宁心安神。

主治：心痛、心悸、胸闷、胃痛、呕吐、精神失常、失眠、偏头痛等。

13. 中冲

归经：手厥阴心包经。

位置：中指尖端中央。

解剖：有指掌侧固有动、静脉所形成的动、静脉网。布有正中神经之指掌侧固有神经。

功能：开窍苏厥，清心退热。

主治：心痛、中风昏迷、舌强不语、热病、舌下肿痛、小儿夜啼、中暑、昏厥等。

14. 外关

归经：手少阳三焦经。

位置：腕背横纹上 2 寸，桡尺骨之间。

解剖：在桡骨和尺骨之间，指伸肌和拇长伸肌之间，屈肘伏掌时即为指伸肌桡侧。深层有前臂骨间背侧动脉，及前臂掌间掌侧动脉本干。布有前臂背侧皮神经，深层有桡神经之前臂骨间背侧神经，正中神经之骨间掌侧神经。

功能：理气活血，清热散风。

主治：热病、头痛、肘臂手指痛、屈伸不利等。

15. 支沟

归经：手少阳三焦经。

位置：腕背横纹上 3 寸，桡尺骨之间。

解剖：在桡尺骨之间，指伸肌和拇长伸肌之间，屈肘伏掌时即为指伸肌桡侧。深层有前臂骨间背侧动脉，及前臂掌间掌侧动脉本干。布有前臂背侧皮神经，深层有桡神经之前臂骨间背侧神经，正中神经之骨间掌侧神经。

功能：清热开窍，通调肠胃。

主治：耳鸣、耳聋、暴喑、胁肋痛、便秘等。

六、下肢腧穴

1. 足三里

归经：足阳明胃经。

位置：犊鼻穴下 3 寸，胫骨前嵴外一横指处。

解剖：在胫骨前肌、趾长伸肌之间。有胫前动、静脉。为腓骨外侧皮神经及隐神经的皮支分布处，深层正当腓深神经。

功能：健脾和胃，扶正培元。

主治：胃痛、呕吐、腹泻、便秘、下肢痿痹、膝胫酸痛、疳积、乳痈、虚痨等。

2. 上巨虚

归经：足阳明胃经。

位置：足三里穴下 3 寸。

解剖：在胫骨前肌中。有经前动、静脉。为腓肠外侧皮神经及隐神经的皮支分布处，深层正当腓深神经。

功能：理脾和胃，疏调理气。

主治：腹泻、便秘、胫前挛痛、下肢瘫痪、脚弱无力等。

3. 下巨虚

归经：足阳明胃经。

位置：上巨虚穴下 3 寸。

解剖：在胫骨前肌与趾长伸肌之间，深层为踇长伸肌。有胫前动、静脉。布有腓浅神经深分支，深层当腓深神经处。

功能：调理肠胃，清热利湿。

主治：少腹疼痛、泄泻、痢下脓血、腰脊痛、乳痈、下肢痿躄、足跟痛等。

4. 丰隆

归经：足阳明胃经。

位置：小腿前外侧，外膝眼与外踝尖连线的中点。

解剖：在趾长伸肌外侧和腓骨短肌之间。布有胫前动脉。浅部正当腓浅神经，深层正当腓深神经。

功能：健脾利湿，和胃化痰。

主治：头痛、咽痛、咳嗽、痰多、肢肿、便秘、狂痫等。

5. 内庭

归经：足阳明胃经。

位置：足背第 2、3 趾间缝纹端。

解剖：在第 2 趾短伸肌腱的外侧。有足背动脉和足背静脉网。分布着来自腓浅神经的足背内侧皮神经和胫神经。

功能：清降胃气，和肠化痰。

主治：牙痛、咽喉肿痛、胃痛、吐酸、腹胀、泄泻、便秘等。

6. 三阴交

归经：足太阴脾经。

位置：内踝高点上 3 寸，胫骨内侧面的后缘。

解剖：在胫骨后缘和比目鱼肌之间，深层有趾长屈肌。有大隐静脉，胫后动、静脉。布有小腿内侧皮神经，深层后方有胫神经。

功能：调和脾胃，分利湿热。

主治：失眠、腹胀纳呆、遗尿、小便不利、阳痿、遗精、崩漏、带下等。

7. 阴陵泉

归经：足太阴脾经。

位置：胫骨内侧髁下缘凹陷中。

解剖：在胫骨内髁下缘，胫骨后缘和腓肠肌之间，比目鱼肌起点上方。前方有大隐静脉，膝最上动脉，最深层有胫后动、静脉。布有小腿内侧皮神经本干，最深层有胫神经。

功能：清热化湿，疏调三焦。

主治：腹胀、泄泻、膝关节酸痛、小便不利、月经不调、赤白带下等。

8. 地机

归经：足太阴脾经。

位置：阴陵泉直下 3 寸。

解剖：在胫骨后缘和比目鱼肌之间。前方有大隐静脉及膝最上动脉的末支，深层有胫后动、静脉。布有小腿内侧皮神经，深层后方有胫神经。

功能：和脾理血，调理胞宫。

主治：腹痛、泄泻、水肿、小便不利、遗精等。

9. 血海

归经：足太阴脾经。

位置：屈膝、髌骨内上缘上 2 寸。

解剖：在股骨内上髁上缘，骨内侧肌下部。有股动、静脉肌支。布有股前皮神经及股神经肌支。

功能：调气和血，宣通下焦。

主治：月经不调、痛经、经闭、膝痛等。

10. 委中

归经：足太阳膀胱经。

位置：腘窝横纹中点。

解剖：在腘窝正中，有腘筋膜。皮下有股腘静脉，深层内侧为腘静脉，最深层为腘动脉。有骨后皮神经，正当胫神经处。

功能：疏导腰膝，清泄血热。

主治：腰痛、膝关节屈伸不利、半身不遂、腹痛、吐泻、小便不利等。

11. 承山

归经：足太阳膀胱经。

位置：腓肠肌两肌腹之间凹陷的顶端。

解剖：在腓肠肌两肌腹交界下端。有小隐静脉，深层为胫后动、静脉。布有腓肠内侧皮神经，深层有胫神经通过。

功能：舒筋和血，和肠疗痔。

主治：腰腿痛、腓肠肌痉挛、痔疾、便秘、疝气、脚气等。

12. 昆仑

归经：足太阳膀胱经。

位置：外踝高点与跟腱间凹陷中。

解剖：有腓骨短肌。布有小隐静脉及外踝后动、静脉。当腓肠神经经过处。

功能：疏导经气，健腰强肾。

主治：腰痛、头痛、项强、目眩、鼻衄、踝关节扭伤等。

13. 涌泉

归经：足少阴肾经。

位置：足底中线的前、中 1/3 交点处，足趾屈曲时呈凹陷处。

解剖：在足第 2、3 跖骨之间，跖腱膜中。内有趾短屈肌腱，屈趾长肌腱，第 2 蚓状肌，深层为骨间肌和来自胫前动脉的足底弓。布有第 2 足底趾侧总神经。

功能：滋阴降火，宁神苏厥。

主治：头顶痛、眩晕、昏厥、失眠、小儿发热惊风、便秘等。

14. 太溪

归经：足少阴肾经。

位置：内踝与跟腱之间的凹陷中。

解剖：在内踝与跟腱之间，前方有胫后动、静脉。布有小腿内侧皮神经，当胫神经经过处。

功能：滋阴清热，益肾补虚。

主治：喉痛、牙痛、不寐、遗精、阳痿、月经不调、小便频数、腰痛等。

15. 居髎

归经：足少阳胆经。

位置：髂前上棘与股骨大转子高点连线的中点。

解剖：在阔筋膜张肌前缘，深部为臀中肌及臀卜肌。布有旋髂浅动、静脉分支及旋股外侧动静脉升支。当股外侧皮神经处。

功能：疏肝健脾，清热利湿。

主治：腰腿痛、髋关节酸痛、疝气等。

16. 环跳

归经：足少阳胆经。

位置：股骨大转子高点与骶管裂孔连线的外 1/3 与内 2/3 交界处。

解剖：在臀大肌、梨状肌下缘。内侧为臀下动、静脉。布有臀下皮神经，臀下神经，深部正当坐骨神经。

功能：祛风除湿，舒筋利节。

主治：腰腿痛、偏瘫、痔疾、带下等。

17. 风市

归经：足少阳胆经。

位置：大腿外侧中间，患者以手贴于腿外，中指尖下即是。

解剖：在阔筋膜张肌下，股外侧肌中。有旋股外侧动、静脉支。布有股外侧皮神经，股神经肌支。

功能：活血通络，祛风散寒。

主治：偏瘫、膝关节酸痛、遍身瘙痒、脚气等。

18. 阳陵泉

归经：足少阳胆经。

位置：腓骨小头前下方凹陷中。

解剖：在腓骨小头前下方，腓骨长、短肌中。布有膝下外侧动、静脉。当腓总神经分为腓浅及腓深神经处。

功能：祛风除湿，健骨强筋。

主治：膝关节酸痛、胁肋痛、下肢痿躄、麻木等。

19. 悬钟

归经：足少阳胆经。

位置：外踝高点上 3 寸，腓骨前缘。

解剖：在腓骨短肌和趾长伸肌分歧处。有胫前动、静脉分支。当腓浅神经处。

功能：通经活络，强筋健骨。

主治：头痛、项强、下肢酸痛等。

20. 丘墟

归经：足少阳胆经。

位置：外踝前下方，趾长伸肌腱外侧凹陷中。

解剖：在趾短伸肌起点中。有外踝前动脉分支。布有足背外侧皮神经分支及腓浅神经分支。

功能：通络利节，疏肝利胆。

主治：踝关节痛、胸胁痛等。

21. 足临泣

归经：足少阳胆经。

位置：足背第4、5趾间缝纹端1.5寸。

解剖：在第5趾长伸肌腱的外侧。有足背动、静脉网，第4跖背侧动、静脉。布有第4跖背侧神经。

功能：泻火息风，明目聪耳。

主治：头痛、目眩、瘰疬、胁肋痛、足跗肿痛、足趾挛痛等。

22. 大敦

归经：足厥阴肝经。

位置：蹬趾内侧趾甲角旁约0.1寸。

解剖：有趾背动、静脉。有来自腓神经的趾背神经。

功能：疏肝理气，回阳救逆。

主治：疝气、遗尿、经闭、崩漏、癫痫等。

23. 行间

归经：足厥阴肝经。

位置：足背、第1、2趾间缝纹端。

解剖：蹬长伸肌腱外侧。有足背静脉网，第1跖背背侧动脉。为腓深神经的跖背神经的分歧处。

功能：调经固冲，清肝明目。

主治：头痛、目眩、目赤肿痛、口喎、痛经、带下、中风、足跗疼痛等。

24. 太冲

归经：足厥阴肝经。

位置：足背，第1、2跖骨结合部之前凹陷中。

解剖：在第1、2趾骨间缝中，在蹬长伸肌腱外侧。有足背静脉网，第1趾骨侧动脉。布有腓深神经的跖背侧神经。

功能：疏肝解郁，平肝息风。

主治：头痛、眩晕、胁痛、遗尿、小便不利、月经不调等。

25. 阴包

归经：足厥阴肝经。

位置：大腿内侧，股骨上髁上4寸，缝匠肌后缘。

解剖：在缝匠肌和骨内侧肌之间，内收长肌中点，深层为内收短肌。深部外侧有股动、静脉，有旋股内侧动脉浅支。布有股前皮神经，当闭孔神经浅、深支处。

功能：疏肝益肾，清热通络。

主治：小腹痛、阳痿、遗精、遗尿、小便不利、月经不调等。

26. 足五里

归经：足厥阴肝经。

位置：耻骨联合上缘中点处旁开2寸，直下3寸。

解剖：在耻骨结节下方，有内收长肌、内收短肌。有股内侧动脉浅支。布有闭孔神经的浅支和深支。

功能：固化脾土，除湿降浊。

主治：小腹痛、小便不利、睾丸肿痛等。

27. 阴廉

归经：足厥阴肝经。

位置：足五里穴上 1 寸。

解剖：在内收长肌起点的上端，其下为内收短肌。有旋股内侧动、静脉的分支。布有骨内侧皮神经的分支，当闭孔神经的深支和浅支。

功能：疏肝理气，清热除湿。

主治：月经不调、带下、小腹痛等。

七、经外奇穴

1. 印堂

归经：经外奇穴。

位置：两眉头连线的中点。

解剖：有额肌，皱眉肌。有额内侧动、静脉分支。布有三叉神经第 1 支，滑车上神经的睑上支。

功能：清热散风。

主治：头痛、鼻衄、鼻渊、失眠、小儿惊风等。

2. 上印堂

归经：经外奇穴。

位置：印堂上 1 寸。

解剖：有额肌，皱眉肌。有额内侧动、静脉分支。布有三叉神经第 1 支，滑车上神经的睑上支。

功能：清热散风、止痛。

主治：头痛、鼻炎、鼻渊、鼻衄、小儿惊风等。

3. 太阳

归经：经外奇穴。

位置：眉梢与目外眦之间约 1 寸处的凹陷中。

解剖：有颞筋膜及颞肌。有颞筋膜静脉丛，颧眶动、静脉，颞深动、静脉。布有浅层耳颞神经、面神经及深层的颧颞神经。

功能：清头明目。

主治：头痛、感冒、目眩、目赤肿痛、口眼歪斜、牙痛等。

4. 夹脊

归经：经外奇穴。

位置：背部第 1 胸椎至第 5 腰椎，各棘突下旁开 0.5 寸。

解剖：上位有斜方肌、菱形肌，下位有腰背筋膜、骶棘肌。有肋间动、静脉后支及腰动、静脉后支，布有胸腰神经后支。

功能：通利关节，调整脏腑。

主治：脊椎疼痛强直、脏腑等疾患。

5. 子宫穴

归经：经外奇穴。

位置：脐下4寸，旁开3寸。

解剖：在腹外、内斜肌，腹横肌中。有腹壁浅动、静脉。

功能：升提下陷，调经和血。

主治：子宫脱垂、月经不调、痛经、崩漏、疝气、腰痛等。

6. 血压点

归经：经外奇穴。

位置：第6、7颈椎棘突之间旁开2寸。

解剖：为斜方肌起始部。有棘突间皮下静脉丛。布有第7颈神经后支。

功能：调节血压。

主治：高血压、低血压等。

7. 腰眼

归经：经外奇穴。

位置：第4腰椎棘突下旁开3~4寸凹陷处。

解剖：在髂嵴上方，骶棘肌外缘处，正当臀上皮神经。其下有背阔肌腱膜，骶棘肌外缘。深部为腰方肌外缘及腰神经丛及腰动、静脉分支。

功能：壮腰补肾。

主治：带下、腰痛、尿频、消渴、虚劳、月经不调等。

8. 胆囊穴

归经：经外奇穴。

位置：阳陵泉穴直下1~2寸间压痛最明显处。

解剖：在腓骨长肌与趾长伸肌中。布有腓肠外侧皮神经分支，深部正当腓浅神经。

功能：疏肝利胆，清热利湿。

主治：急慢性胆囊炎、胆石症、胆道蛔虫病、胆绞痛、胁痛、下肢痿痹等。

9. 利尿穴

归经：经外奇穴。

位置：脐下2.5寸。

解剖：在腹白线中。有腹壁浅动、静脉分支及腹壁下动、静脉分支。布有第12肋间神经前支的内侧皮支。

功能：清利下焦。

主治：癃闭、淋证、血尿、遗尿、腹痛泄泻、痢疾等。

10. 阑尾穴

归经：经外奇穴。

位置：小腿部外侧，足三里穴直下1~2寸间压痛最明显处。

解剖：在胫骨前肌中。布有腓肠外侧皮神经，深部有腓深神经及胫前动、静脉。

功能：调肠腑，通积滞。

主治：急慢性阑尾炎、急慢性肠炎、胃脘疼痛、消化不良、下肢痿痹、胃下垂等。

11. 定喘

归经：经外奇穴。

位置：第7颈椎棘突外旁开0.5~1寸处。

解剖：为斜方肌起始部。有棘突间皮下静脉丛。布有第8颈神经后支及第1胸神经后支之内侧支。

功能：理气宣肺，止咳定喘。

主治：哮喘、咳嗽、落枕、瘾疹等。

12. 安眠

归经：经外奇穴。

位置：风池穴和翳风穴连线的中点。

解剖：在胸锁乳突肌上腱中部，深部有头夹肌及枕动、静脉等。布有枕小神经及耳大神经分支。

功能：镇静安神。

主治：失眠、眩晕、头痛、心悸、癫狂烦躁等。

13. 失眠

归经：经外奇穴。

位置：足底中线与内外踝连线交点处。

解剖：在足第2、3趾骨间，跖腱膜中，内有趾短屈肌腱，趾长屈肌腱，深层为骨间肌。浅层布有足底内、外侧动脉，深层为足底动脉弓。布有足底内侧神经支。

功能：镇静安神、止痛。

主治：失眠、脚跟疼痛等。

第四节　拔罐疗法的选穴原则

经络是联络人体各部位及运行气血的通路。腧穴是经络、脏腑之气输注于体表的部位。在病理情况下，外邪可以由外至里，沿经络内侵脏腑，而脏腑的病变亦可通过经络相互影响。因此，刺激经络与腧穴，调节经络的功能，就可以起到调节脏腑的功能，使失常的脏腑及经络功能恢复正常。因此，拔罐疗法的处方要点是循经拔穴，即拔罐部位的选择，依经络及腧穴而定。具体选穴要注意以下原则。

一、就近拔罐

就近拔罐即在病痛处拔罐，即局部取穴。根据所有穴位都能治疗其所在局部疾病的作用，以及有些还可治其附近器官和组织疾病的特点，在机体的某一部位发生疾病，即可取其局部，也可取其附近的穴位进行治疗。如肘关节部位的疾病，可取曲池、手三里、阿是等穴。病痛之所以出现，是因为局部经络功能之失调，如经气不通所致。在病痛处拔罐，可以调整经络功能，使经气通畅，通则不痛，从而达到治疗疾病的目的。

二、远端拔罐

远端拔罐就是按照循经取穴的原则，在远离病痛处拔罐。首先要诊察清楚病变属于哪一经络，哪一脏腑，然后根据经络的循行和络属关系，选择相应经脉的腧穴进行治疗。远端部位的选择是以经络循行为依据的，即刺激病变部位经络的远端或疼痛所属脏腑的经络的远端，以调整经气，治疗疾病。如牙痛拔合谷，胃腹疼痛选足三里，颈椎病拔曲池等。

三、特殊部位拔罐

某些穴位具有特殊的治疗作用，因此，拔罐者可根据病变的特点来选择这些穴位作为拔吸的部位。如大椎、曲池、外关等有退热作用，治疗发热时，可在上述穴位处拔罐；内关对心脏有双向调节作用，心动过缓、心动过速都可选此穴。

四、上下、左右、内外结合

根据中医学"上病下取""左病右治""表里对应"的原则，临床取穴时，如高血压虽以头目症状为主，而选用下肢风市、大冲；中风后遗症之半身不遂双侧交替拔罐而不是仅选瘫痪侧；脾胃虚弱所致的腹痛选用内侧的血海、三阴交以及表里经的足三里等。这些都是辨病与辨证结合，灵活运用的经验。

五、中西结合，强调脊椎

中医学认为，脊椎双侧的膀胱经上的背俞穴为内脏气血所输注，拔吸背俞穴对五脏六腑之精气有直接的调节作用。西医学认为，脊椎不但是人体的支柱，其内的脊髓还是人体大脑与四肢末端及内脏联系的桥梁，人体各部位的神经支配几乎都是从脊椎双侧分布的。根据神经分布和经络腧穴特点，脊椎可概括为四个部位。

（1）颈椎部：是指颈椎到胸椎的部位。主要治疗头部、颈部、肩部、上肢及手部的病变和功能异常。如头晕、头痛、颈椎病、落枕、肩周炎、手臂肘腕疼痛等。

（2）胸椎上部：是指第1~6胸椎的部位。主要治疗心、肺、气管、胸廓的病变。如心悸、胸闷、气短、咳喘、胸痛等病证。

（3）胸椎下部：是指第7~12胸椎的部位。主要治疗肝、胆、脾、胃、肠等器官的病证。如肝区胀痛、胆囊炎、消化不良、急慢性胃炎、肠炎、腹痛、腹泻、便秘等病证。

（4）腰椎部：是指胸椎以下的腰椎部。主要治疗肾、膀胱、生殖系统、腰部、臀部、下肢各部位的病变。如肾炎、膀胱炎、痛经、带下、阳痿、腰椎增生、椎间盘脱出、坐骨神经痛、下肢麻痹、瘫痪、疼痛等病证。

六、三焦辨治，前后相参

三焦是六腑之一，是上、中、下三焦的合称，为中医学所特有。在强调脊椎的同时，也要注意三焦辨治规律，有利于提高疗效。

（1）上焦：指横膈以上的部位，即胸腔部位。主治心、肺、胸廓的病变。拔罐治疗时以膻中为中心。

（2）中焦：指脐上横膈以下的部位。主治脾、胃、肠等消化系统病证。拔罐治疗时以中脘为中心。

（3）下焦：指脐下的部位。主治肝、肾、膀胱、生殖、妇科等病证。拔罐治疗时以中极为中心。

总之，在临床拔罐治疗时，应根据实际病情，诊断准确，掌握以上6种取穴的原则，灵活运用，并注意"宁失其穴，不离其经，不错其位"，才能取得较好的疗效。

七、阿是穴

阿是穴，即"以痛为输"，哪里有病痛就在哪里取穴。孟氏中药拔罐在防病治病的过程中，强调"哪痛拔哪"，哪里有病痛就在哪里取穴。"哪痛拔哪"并非无头绪地乱拔，而是有据可循的。因为任何疾病的发生都有内在规律可循，很多疾病都能通过特定的症状或体征表达出患病的信息。疼痛是临床上最常见的症状之一，全身各部位组织在致病因素的作用下都可能发生疼痛。疼痛的性质多种多样，疼痛所反映的病变，以痛点部位最有意义，因为往往最敏感的痛点就是病变所在，而且痛点的出现往往是疾病的早期信号。通过"哪痛拔哪"就可以将疾病扼杀在萌芽状态。

第五节　拔罐疗法的常用配穴方法

配穴是将主治相同或相近似的腧穴，同时配合应用，以发挥其协同作用，使其相得益彰。在处方组成方面，虽有近部、远部和随证取穴等形式，但是配穴的方法却是多种多样的，分述如下。

本经配穴法　某一脏腑、经脉发生病变时，即选某一脏腑经脉的腧穴，配成处方。如肺病咳嗽，既可取局部腧穴肺募、中府，也可取本经之太渊。《灵枢·厥病》中记载的"厥头痛，项先痛，腰脊为应，先取大柱，后取足太阳"等，均属于本法的具体运用。

表里配穴法　本法是以脏腑、经脉的阴阳表里配合关系作为配穴依据。即某一脏腑经脉有病，专取其表里经腧穴组成处方施治。在临床上既可单取其表经腧穴，也可单取里经或表里配合均可。特定穴中的原络配穴法，也是本法在临床上的具体运用。

前后配穴法　本法亦名"腹背阴阳配穴法"。前指胸腹为阴，后指脊背为阳。本法是以前后部位所在的腧穴配伍成处方的方法。《灵枢·官针》所指"偶刺法"以及"募俞配穴法"等，均属于本法的范畴。凡脏腑病均可采用此法。如胃脘痛，前取中脘、建里，后配脾俞、脊中等，或用募穴中脘和背俞穴胃俞，即属于本法。

上下配穴法　取人身上部腧穴与下部腧穴配合成处方，即属此法。如《百症赋》载："强间（上）丰隆（下）之际，头痛难禁……观其雀目肝气，睛明（上）行间（下）而细推。"《天元太乙歌》中："心痛手颤少海间，欲要除根针阴市"以及"八脉交会穴"配合应用等，均属本法的应用。

左右配穴法　本法是根据外邪所犯经络的不同部位，在"巨刺"的原则下配穴成方的方法。它既可左右双穴同取，也可左病取右，右病取左；既可取经穴，又可取络穴，随病而取，或脏腑经络病涉及双侧时，左右腧穴同时并取。

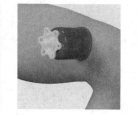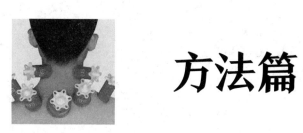

方法篇

第一章　拔罐疗法器具

第一节　传统罐具

一、竹罐

用竹子制成，在南方应用较普遍。按排气方法的不同，其选材、制作也有区别。

（一）竹制火罐

用火力排气法时，选取坚实成熟的老竹子，按竹节截断，一端留节作底，一端去节作口，削去外面老皮，做成中间略粗、两端稍细，形如腰鼓的圆柱形竹筒。竹筒口底要平、四周要光，长 8~10cm，罐口直径有 3cm、4cm、5cm 三种。为美观耐用，可涂彩色油漆于罐外。竹罐可因日久不用而过于干燥，甚至破裂，以致漏空气，因此在使用前先用温水浸泡几分钟，可使竹罐质地紧密不漏气。

（二）竹制煮罐

采用水或药液煮罐或熏罐法时，选取色淡黄、微绿而质地坚实的竹管（绿竹过于幼嫩，含水多，纤维疏松，煮罐后管壁过热容易发生烫伤，且管壁柔软不耐用；年久的枯竹管壁较脆、易裂，也不耐用），制成长 8~10cm、厚 2mm，直径 1.5~5cm 大小的竹罐。

（1）锯段：将竹竿锯成一端有节、一端无节的管筒。

（2）去皮：用刀削去竹管的外皮。

（3）取圆：将管壁削圆。

（4）锉底：将管底锉平。

（5）做细：用玻璃片或砂纸细削管壁。

（6）见光：用皮件或光滑的圆铁棍加压于管壁，使其光滑。

（7）磨光或烫光罐口：可用锉将竹管管口（即无节端）锉平，然后用砂纸、磨石磨光。或在炉子上放一铁板，烧热后将竹管管口蘸少许油类物质放在铁板上烫，1~2 分钟就可烫光。

（8）煮管：将竹管放于水中煮数十次，至竹管在水面上漂浮不沉为止。

（9）取膜：经多次煮沸，管腔内膜随即自然分离，用镊子取出。

竹管长度要适宜，过长重量大，易脱落，过短容积小则吸引力小，不易吸住。不用时不宜常浸泡水中，也不宜风吹日晒或炉旁烘烤，以防管壁破裂。

竹罐的优点是轻便、耐用、价廉，不易打碎，比重轻、吸得稳，能吸收药液，且容易取材、制作方便。

竹罐的主要缺点是易燥裂漏气，不透明，不易观察皮肤颜色的变化及出血情况。

二、陶瓷罐

陶瓷罐是陶罐和瓷罐的统称。汉唐以后较为流行，一般不严格区分。多是用陶土涂黑釉或黄釉后烧制而成。口、底平，里外光滑，中间略大，两端略小，如瓷鼓状。一般长 4~9cm，直径 3~8cm，厚薄适宜，罐口光滑。陶瓷罐适用于火力排气法。

陶瓷罐的优点是价格低廉，吸拔力大，易保管，易于消毒，适用于多个部位，可用于多种手法。

陶瓷罐的主要缺点是罐具较重，容易打破，不便携带，无法观察罐内皮肤变化，故不用于血罐。

三、玻璃罐

玻璃罐是用耐热玻璃烧制而成，腔大口小，罐口边缘略突向外。按罐口直径及腔的大小，可分为大、中、小三种型号。在医疗单位较多用。凡是口小且光滑、腔大、有吸拔力的玻璃器皿（如罐头瓶、玻璃茶杯、药瓶等）均可代替火罐应用。玻璃罐适用于火力排气法。

玻璃罐的优点是造型美观，清晰透明，便于在罐外观察皮肤的变化。由于可掌握出血量的多少，特别适用于刺络拔罐法和走罐法。

玻璃罐的缺点是容易破碎，导热快，易烫伤。

四、兽角罐

兽角罐是先秦以来传统的治疗工具，以动物角（牛角、羊角等兽角）制成。古代常用此种拔罐。兽角罐的制作，首先截断兽角，挖去中间的角质，形成空桶，罐口打磨平齐圆滑即成。有底部磨平和顶端磨成孔两种。目前，云南、贵州等地民间仍有使用。其底部磨平者，适用于火力排气法；顶端磨成孔者，用蜡塞严，用于抽气排气法。

此种罐具在牧区便于取材，制作方法简便，经济实惠、耐用，负压性较好，易于操作和掌握。牛羊角本身也属于药材，具清热凉血、息风止惊等作用，有益于相应病证的治疗。其缺点是不耐高温消毒，也不适于做其他手法。角质不透明，不利于观察罐内体表皮肤的变化。

五、金属罐

金属罐是指用铜或铁、铝等金属材料制成的罐具，状如竹罐或陶瓷罐，品种较多，规格不一。适用于火力排气法。虽有坚固耐用、不易破碎、消毒便利、吸力较强等优点。但由于价格高、传热较快、容易烫伤皮肤、不透明、无法观察拔罐部位皮肤变化等缺点，现已很少应用。

六、木罐

木罐是用坚硬致密的圆木切削制成的，可以做成各种形状和大小的罐具。用植物油浸泡 10 天左右，阴干擦净便可使用。适用于火力排气法。木罐规格多样、轻巧、便于携带，便于消毒，亦可用于多种手法。其缺点是压力稍差，易干裂漏气，不透明，无法观察罐内皮肤的变化，不宜做刺络拔罐。

第二节 现代罐具

在传统罐具的基础上，结合现代医疗技术产生了很多新型罐具，主要有以下几类。

一、按罐具材料分类

（一）塑料罐

塑料罐是用耐热塑料压制而成，其规格和型号与玻璃罐相似。

适用方法：抽气排气法。

优点：轻便携带，不宜破裂。

缺点：不能观察罐内变化，并易于老化。

（二）橡胶罐

橡胶罐是用具有良好伸缩性能的橡胶制成的，主要依据玻璃罐的形状和规格而制成。近年来，橡胶罐的发展很快，根据治疗部位的不同需求，产生了各种不同形状和规格的橡胶罐。口径小至可用于耳穴，大到可容纳整个人体。根据治疗的不同需要，有的还将罐内做一个凹斗，放入不同的药物，以增强拔罐治病的效果。

适用方法：抽气排气法。

优点：消毒便利，携带方便，不必点火，不破损。适用于耳、鼻、眼、头皮、腕踝部和凹凸不平等特殊部位拔罐。

缺点：价格高，负压吸引力不够强，无温热感，只能用于吸拔固定部位，不能用于走罐等其他手法，不能用高温消毒，不透明，无法观察罐内皮肤的变化。

（三）有机玻璃罐

有机玻璃罐是用有机玻璃制成，其规格型号与玻璃罐相似。

适用方法：抽气排气法。

优点：轻便易于携带，不易破裂，透明，易于观察罐内皮肤的变化。

缺点：价格昂贵，未普遍应用。

二、按配用治疗仪器分类

（一）电热罐

罐内安有电热元件，称电热罐，有艾灸效应。

（二）红外线罐、紫外线罐、激光罐

配红外线灯管、紫外线灯管、激光发生器的罐具分别命名为红外线罐、紫外线罐、激光罐，各具有相应的治疗作用。

（三）刺血罐

将刺血器安置于罐顶中央，称为刺血罐，可在拔罐过程中起到刺血的作用。

（四）灸罐

罐内可架设艾条，待灸后再排气的罐具，称为灸罐。

（五）离子透入罐、磁疗罐

安有离子透入器设备或磁铁的罐具分别称为离子透入罐、磁疗罐。

三、按罐具型号大小及用途分类

（一）微罐

用于眼、耳、头皮、腕踝部的口径很小的罐具称为微罐，多为橡胶制成，最小者口径仅 1mm。

（二）肢罐

可容纳手指、足趾、上肢、下肢、半个身躯的罐具称为肢罐。考虑应用部位的特殊性，罐体用有机玻璃制成，需与人体接触的封闭部位以具有良好伸缩性能的橡胶制成。上肢、下肢、躯体部位的罐具形状各异。

（三）整体罐

在浴缸上安装可开启的有机玻璃全封闭罩，罩上有管贯通浴缸外，内侧连接鼻罐扣在鼻部，外侧连接氧气的罐具。据报道，用此罐治疗可使人体处于负压状态，至于每天如此负压治疗是否可使人体如同生活在高原地带一样，而有助于保健和长寿，尚有待进一步研究。

（四）鼻罐、耳罐、肛罐

鼻罐、耳罐、肛罐因用于特殊部位而得名，多为橡胶制成，也有以玻璃或有机玻璃制成连接抽气设备的，其形状因部位和临床需要而各异。

随着科技的发展，在不久的将来，有可能实现罐具的自动化控制，也有希望向人工智能化发展。

四、按排气方法分类

（一）抽气排气罐

抽气排气罐主要有以下 4 种。

1. 注射器排气罐

（1）药瓶罐：取青霉素或生理盐水瓶，保留瓶口，去掉瓶底并磨光切口制成。用注射器将针头插入橡皮塞通过抽气产生负压。

（2）罐顶有接口的罐具：如日本生产的罐顶有气嘴的减压治疗仪，傅文心研制的多接口罐具（罐顶有四个接口，内塞橡皮塞，可供注射药物或连接真空压力表），可在治疗的同时观察负压的大小。

2. 橡皮球排气罐

用橡皮球排除罐内的空气形成罐内负压的罐具，又称穴位吸引器、真空治疗仪。根据罐具结构，橡皮球排气罐大致可分为 3 类。

（1）组装式：在罐具顶端有与罐具相通的管道，然后用一根特制的胶管连接罐具管道和尾部有气门的橡皮排气球。其优点是罐具的负压可随时调整，操作简便，患者可自己拔罐（包括后背部位），也可穿衣服拔罐；缺点是负压维持时间较短。还有一种是在橡皮球尾部装有开关旋钮，其优点是负压维持时间较长，其余同前。

（2）简装式：罐具、连接管、排气球为相连的整体，为橡胶制成。可分为用气门控制和用开关旋钮控制橡皮排气球两种形式，优缺点同组装式罐具。

（3）组合式：在罐具顶端，留一根与罐内相通的管，管内设有开关旋钮，橡胶排气球可直接套在管上，通过旋转橡皮球控制开关，当罐具达到应有的吸拔力时，可随时取下橡皮球用于其他罐具的排气。一个橡皮排气球可连续为很多罐具进行排气，排气过后可随时取下橡皮球，罐具仍可吸附于皮肤。

组装式及组合式罐具种类很多，在需要测定罐内负压大小时，都可以连接测压仪器进行测定，也可以连接电动吸引器排气进行拔罐。

3. 电动吸引器排气罐

电动吸引器排气罐是指用电动吸引器排气的罐具，应用时将电动吸引器与罐具顶端留出的管相接，开动吸引器达到要求的负压时，关闭吸引器即可。

4. 旋转手轮活塞式负压拔罐

孟氏拔罐就是这样一种负压拔罐。该罐由圆柱形罐体、活塞、密封圈、旋转手轮等部分构成。罐体以 ABS 树脂制成，活塞上面带一个螺杆，活塞底面装有恒磁片，边缘配以密封圈与罐体内壁密封，手轮固定在罐体上，与螺杆齿合在一起。使用时将罐口扣于皮肤上，转动手轮，带动活塞在罐内移动，形成负压，罐体即吸拔于人体皮肤，并可通过旋转手轮而调节负压（即吸拔力）的大小。在负压吸拔治疗作用的同时，活塞上磁片磁场可发挥磁疗的镇痛、消炎、改善血液循环等作用。

抽气罐的优点是负压大小可以调节，能达到相当大的负压；缺点是价格一般较高。

（二）挤压排气罐

挤压排气罐是指用挤压罐体方式排气的罐具。其主要是橡胶罐，外形与玻璃罐具相似。其优点是不怕摔，能避免烫伤，容易掌握，携带方便，患者可自己拔罐及穿着衣服拔罐；缺点是不能观察拔罐部位的皮肤变化，负压大小的调节也不够方便、准确。

五、按起罐方法分类

按起罐方法分类，常见的罐具有两类，大部分属于手工起罐，还有一部分带有自动起罐器。后者是在罐具底部正中钻一个直径约 0.35cm 的圆孔，在圆孔处安装一个自行车气门芯，其内外侧垫橡皮圈（可用自行车内胎制成），拧紧罐内外的螺丝，使之密闭，起罐时放松螺丝即可。其优点是可避免负压大时起罐的紧痛感，适用于初学拔罐者。

第三节　拔罐配用材料

一、燃料

1. 酒精或白酒

火罐是以火热作为排气的手段，因此，在治疗时常选用热能高而又挥发快的酒精作为首选燃料，其浓度为 75%~95%。在家拔罐时如无酒精可选用高度数的白酒代用。酒精作为燃料的特点是热能高、火力旺，燃烧后无油烟，可使罐内保持清洁，迅速排出罐内空气，负压大，吸拔力强，盖罐后熄火速度快，不易烫伤皮肤。

2. 油料

有些患者拔罐，常以食油作为燃料，但它挥发得慢，又易污染皮肤，现在很少使用。

3. 纸片

纸片也是常用的燃料。在应用时宜选择质薄者，以免造成燃烧不全影响排气，或因纸厚造成火炭坠落而灼伤皮肤，因此不宜选用厚硬及带色的纸张。因纸片燃点低，热力不够，影响排气，还会出现结炭坠落而烫伤皮肤，故一般较少选用。

二、消毒剂与润滑剂

1. 消毒清洁用品

酒精脱脂棉球是常用的消毒清洁用品。术前用以清洁皮肤、消毒罐具，拔罐时用以燃火排气。在拔罐过程中，有时可因失误而烫伤皮肤，故在术前还需准备一些纱布敷料、医用胶布、甲紫（龙胆紫）、烫伤药膏等，以便应急之用。

2. 润滑剂

润滑剂是在治疗前涂在施术部位和罐口的一种油剂，以加强皮肤与罐口的密接度，保持罐具吸力。一般常选用凡士林、液状石蜡油、红花油、按摩乳及家庭用的植物油、水等。

三、针具

在拔罐治疗时，因常要选用不同的拔罐法，故需准备一些必要的针具类器材。如使用针罐、刺血罐、抽气罐时，需要注射器、针头、针灸毫针、三棱针、皮肤针等针具。

第二章 拔罐疗法的操作方法

第一节 拔罐前的准备

一、明确诊断

详细询问病情，结合既往病史，察颜观色，切触动摸，确定临床诊断。

二、环境选择

以保持清净、空气新鲜、光线柔和、冷暖适宜的室内环境为佳。过暖过热时，避免直接受风；过冷时，应盖上衣被、毛巾等保暖。

三、患者体位的选择

拔罐疗法应根据不同部位的疾病选择不同的体位。体位的选择原则是舒适持久，便于施术。每次拔罐的时间为10~30分钟，虽时间不长，但要求患者相对保持某种姿势，不能大范围活动，否则易发生漏气而掉罐。

（一）卧位

卧位应用范围广泛，有仰卧位、俯卧位、侧卧位3种。对初诊、年老体弱、小儿和有过敏史、晕针史的患者，均宜采用卧位。

（1）仰卧位：适用于取头面、胸腹、上肢掌侧、下肢前侧及手、足部穴位。患者平卧于治疗床上，颈部及膝部用枕或棉被垫起。

（2）俯卧位：适用于取头颈、肩背、腰股及下肢后侧诸穴。患者双手屈曲抱枕，面向下，下肢平放，俯卧于治疗床上。

（3）侧卧位：适用于周身（除接触床的部位外）各个部位的穴位。患者侧卧于治疗床上，下肢可呈屈曲状。

（二）坐位

一般来说，有条件采用卧位则不选用坐位，以防罐具脱落、损坏或晕罐等不良反应。常用坐位有以下6种。

（1）正伏坐位：适用于头部、颈项及肩背部、腰股部穴位。患者端坐于一方凳上，两腿自然下垂，双手屈曲，头向前倾靠于桌面上。

（2）仰靠坐位：适用于取前头部、颜面部、胸腹、腿部前侧等穴位。患者正坐，仰靠坐在椅子上，下肢落地。

（3）侧伏坐位：适用于取侧头部、肩背部诸穴。患者坐在凳或椅子上，双手侧屈，头侧向一边伏于桌面上。

（4）屈肘仰掌坐位：适用于头部、肩背部、胸部及上肢手前侧部诸穴。患者正坐在凳子上，双手微屈平伸伏于桌面上。

（5）屈肘俯掌坐位：适用于头部、肩背部、胸部及上肢手背部诸穴。患者正坐，双手掌面伏于桌面上。

（6）屈肘拱手坐位：适用于头部、肩背部、胸部及上肢外侧面诸穴。患者正坐，双掌弯曲置于桌面。

如果在治疗过程中，患者需要变动体位，术者应扶稳罐具，并协助缓慢变动体位。但在施留针罐术时，切不可变动体位，以免发生不适。

四、制定治疗方案

术者根据诊断，为患者制定治疗方案，选定治疗的部位，选择穴位。此外，术者还应注意做好记录，以便于下次治疗时参考。

五、拔罐部位的准备

拔罐部位皮下脂肪少，皮肤干燥者，拔罐前宜用消毒后的温湿毛巾擦拭，以减少漏气和烫伤，若拔罐部位凹凸不平，或有头痛、溃疡等症者，宜用面垫或药面垫（用水将面粉调成长约10cm、粗似粉笔样面棒一根，围成小于罐口的圆圈，用面棒压成内缘小于罐口，外缘大于罐口的面垫圈，垫在拔罐部位，拔罐时对准罐口迅速扣在面垫圈上）。若患者应拔部位皮肤因疮疡而干硬，宜预先用消毒温湿毛巾浸软，以避免拔罐时疼痛，而且能吸拔得深入、彻底。如果因治疗需要，在有毛发的地方或毛发附近处拔罐时，应预先剃去毛发，然后涂适量的凡士林，或采用面垫、药面垫，如果患者不愿剃发，或不能剃时，也可用热肥皂水将毛发、皮肤洗干净后，再涂适量凡士林或垫面垫拔罐。新罐初用、瘦弱患者及在骨骼突出处拔罐时，为防止罐口损伤皮肤或漏气，可在罐口涂少许凡士林。小儿拔罐时，必须先在拔罐部位皮肤上涂一层凡士林，或贴一块湿布片（或湿纸片），以免损伤皮肤。

在每次拔罐前，对拔罐部位皮肤用碘酒或75%酒精进行常规消毒。

六、器具的准备

一要根据拔罐部位面积的大小及治疗需要选择相应型号的罐具。若用闪火法，应当准备几个备用罐，以便在罐口烧热时能及时更换。

二要保持适宜温度和烘罐。寒冷季节拔玻璃罐或陶瓷罐时，为避免患者有寒冷感觉，应预先备一火盆，一则保持室内温度；二则将罐具在火上烘烤（只能烘烤罐具的底部，不可烤罐口，以防烫伤皮肤），当罐与皮肤温度相近时再拔罐。

三要适当准备排气所用的各种器具及辅助材料，以及因治疗引起的皮肤损伤、晕罐等意外情况的药品和器械。

罐具亦应用碘酒或酒精消毒，也可煮沸消毒。

七、医患配合

拔罐前应消除患者的紧张情绪，拔罐负压可逐渐增大。在治疗过程中，密切观察罐内和患者的反应变化，根据不同情况做出相应处理，做到医患配合，以提高疗效。

第二节　拔罐排气方法

拔罐操作的关键是如何排出罐内的气体以形成负压。排气是拔罐前的一项必备操作，与拔罐效果密切相关。排气法一般分为火力排气法、水蒸煮排气法、抽气排气法、挤压排气法、配药排气法和电动排气法。

一、火力排气法

火力排气法是临床最常用的一种排气方法。常用的有以下 7 种排气方法。

（1）投火法：本法多用于侧面横拔体位。操作时，术者用右手托住罐底，罐口朝上，左手用镊子夹住酒精棉球，点燃后投入罐内，待到即将烧尽，火势减弱后，迅速将罐扣在应拔部位。待罐扣住皮肤后，火即熄灭，只剩热气。或用 5~7cm 的软质纸片（废报纸或书纸即可，因其含油多、薄、易燃）卷成长 5cm 左右的纸条，点燃后，烧去 3cm 左右时，投入罐内，迅速将罐扣在应拔部位。当罐接触皮肤时，不要用力按，轻轻贴在皮肤上即可，以防棉球或纸团下落烫伤皮肤。本法简单实用，多用于单罐、留罐、排灌。但因罐内压力不易控制而少用于走罐、闪罐等。

（2）罩火法：用一块薄的草纸搓软，折叠一两层，包住两个五分硬币（或铜钱），将硬币表面突出的纸扭曲，蘸上一些油（不必过多，刚湿过就好），放在应拔部位，用火点燃，待火烧到一定程度，应立刻将罐口罩上。

（3）贴棉法：本法适用于侧面横拔位。操作时，用 0.5~1cm 的脱脂棉片，四周拉薄，略蘸酒精，贴于罐内上、中、下段，点燃后，迅速将罐扣在应拔部位。手法要轻柔、连贯。此法酒精不宜太多，以免酒精燃烧时滴下，灼伤皮肤。

（4）滴酒法：本法适用于各种体位。操作时，在罐内下段滴酒精数滴，然后将罐横转 1~3 圈，使酒精均匀地附于罐内壁上（勿使酒精沾到罐口，以免灼伤皮肤），点燃后，手持罐底，迅速将罐扣在应拔部位。要求动作要协调、轻柔、迅速。

（5）闪火法：本法适用于各种体位及罐法，临床中最为常用。操作时，用镊子夹住酒精棉球（或纸片），点燃后伸入罐内旋转片刻，迅速将棉球抽出，即将罐口扣在应拔部位。需较大的吸拔力时，可将燃烧的酒精棉球在罐内上、中、下段的罐壁旋转涂擦，使酒精沾在罐壁上燃烧（不要使酒精沾到罐口，以免灼伤皮肤），然后迅速将棉球抽出，并将罐扣在应拔部位。为提高效率，可用闪火器，即将纱布缠绕在 7~8 号的粗铁丝上，外用细铁丝固定。操作时，将闪火器伸向酒精瓶内蘸一下酒精，然后轻轻挤压或甩出多余的酒精再点燃使用，每蘸一次酒精，可连续拔多次罐，不用时吹灭即可。注意必须在酒精即将烧尽时及时吹灭火焰。若需要继续拔罐，再在闪火器上旋转几下，待罐内热力足时，迅速将罐扣在应拔部位。

（6）架火法：本法适用于俯卧或仰卧位时，大面积部位及四肢肌肉丰厚处的平坦部位。它的特点是不受燃烧时间的限制，操作时可选用以下几种方法。

①钱币垫法：即前述罩火法。

②瓶盖垫法：即用不易燃烧、不传热、直径2~3cm的瓶盖（也可用橘皮、生姜片等）置于应拔部位，瓶盖凹面向上。再放上酒精棉球于盖内并点燃，随即将罐扣上。

③酒精灯法：用自动起罐器拔罐时，将小型酒精灯置于应拔部位，点燃后罩上罐具即可拔住。

（7）悬火法：用一根细钢丝扭成弹簧状，固定于火罐内近罐底处，一端捏成钩状，钩端卷一个小棉球，悬挂在罐的中央。拔罐时，在小棉球上滴几滴酒精，点燃后将罐扣在应拔部位即可吸住。此法可反复使用。每次用前滴几滴酒精在小棉球上，不必每次更换棉球。

用火力排气法时，在拔罐前常配合吹、拍、摇的方法，使火力均匀，不易发生烫伤。"吹"，是用嘴轻吹罐口，使少量空气进入罐内，火力均匀而较弱，吸拔力较小；"拍"，是用手轻拍罐口，使一些空气进入罐内，火力均匀而较旺，吸拔力适中；"摇"，是将罐轻轻摇动，使空气流通，火力均匀而旺，吸拔力较强。用时可据情况而定。

二、水蒸煮排气法

（1）水煮排气法：是指用沸水煮罐以形成罐内负压的排气方法。先把竹罐放在沸水内煮3~5分钟（不宜超过5分钟），再用筷子或镊子将罐夹出（罐口要朝下），甩出水液，并迅速地用折叠的消毒湿毛巾捂一下罐口（可吸去水液，降低罐口温度，并保持罐内的热气），然后迅速将竹罐扣在应拔部位。扣罐后，手持竹罐按于皮肤约半分钟，使之吸牢。用药液煮竹罐形成罐内负压的排气方法为药煮排气法。

（2）水蒸气排气法：是指用沸水形成的蒸汽熏蒸罐内而产生罐内负压的排气方法。先用水壶盛半壶水，壶嘴上套一根橡皮管（30~50cm长），然后将水壶置旺火上，待水蒸气从橡皮管大量喷出时，将罐口对准喷气口套入2~3秒钟，随即取下，并迅速扣在应拔部位，并按压约半分钟，使之吸牢。用药蒸汽熏竹罐形成罐内负压的排气方法也称为药蒸汽排气法。

三、抽气排气法

常用的有以下几种。

（1）吸吮排气法：适用于兽角罐。方法是将兽角罐的罐口扣在应拔部位，然后用嘴吸吮其顶端的开口（孔）以形成负压，吸住后，即用半熔的蜡封严。此法仅在边远地区有时采用。

（2）注射器排气法：用青霉素瓶作罐具，扣在应拔部位，用注射器从瓶盖橡皮塞处刺入，抽出罐内空气以形成负压，罐即可拔住。

（3）空气排气法：与注射器排气法的操作基本一致。

（4）橡胶排气球排气法：操作者一手将罐具底部紧压在应拔部位，另一手不断挤压排气球，达到所需负压时停止挤压。橡皮球尾部若安有开关旋钮时，排气前要打开旋钮，达到负压时再关闭旋钮。组合式罐具在排气时可以用一只手进行操作，达到所需负压时停止挤压，然后取下橡皮排气球。

（5）电动吸引器排气法：首先接通电动吸引器的电源，启动机器，把负压控制旋钮按顺时针方向拧紧，用手掌将吸管口封住，检验真空表，如能达到9.33 kPa表明机器性能良好，再将负压调节到所需数值即可应用。一般拔罐约需40~53.3 kPa，最大时可达66.7~80 kPa。还可根据不同的需要进行调节。使用时，将吸引管连接在罐具顶端的管上进行排气，待罐内形成适宜负压时关闭机器即可，一般留置 10~15 分钟。

（6）旋转手轮活塞法：通过旋转手轮，带动螺杆与活塞在罐内移动，罐内形成负压，罐体即吸拔于皮肤。可通过旋转手轮而调节吸拔力的大小。

四、挤压排气法

本法操作十分简便，操作者只要将橡胶罐挤压至一定程度（根据需要的吸拔力大小来决定挤压程度），再将罐口扣在应拔部位，然后松开挤压的手，罐具依靠本身弹力恢复原状，罐内形成负压而吸拔住皮肤。使用本法时，可不脱衣服，且患者可自己拔罐（包括在腰背部拔罐）。本法仅适用于橡胶罐。

五、配药排气法

在拔罐的操作中加入适量的药物，形成相应的药罐，主要方法如下。

（1）药物闪火法：以酒精浸泡一些药物（如红花、全蝎等）制成药物酒精棉球，用镊子夹住点燃的药物棉球，在罐内绕 1~3 圈后，将火退出，迅速将罐扣在应拔的部位，即可吸附在皮肤上。

（2）药投火法：用易燃的药物（如橘皮、苏合香等）点燃后投入罐内，迅速将罐扣在应拔部位，即可吸附在皮肤上。

（3）药物滴酒法：用无水酒精或白酒浸泡某些药物（如木香、九香虫、木瓜、千年健等）数周后，取该液 1~3 滴滴入罐内，沿罐内壁摇匀，用火点燃后迅速将罐扣在应拔部位，即可吸附在皮肤上。

（4）药物贴附法：用大小适宜的一些药物（如射干、罗布麻等）浸酒后，贴于罐内壁的 1/3 处，用火点燃后，迅速扣在应拔部位上，即可吸附在皮肤上。

（5）药物架火法：先将一些药物（如生姜、龟甲等）置于应拔部位，再以不易燃烧的物体置于其上，将 95% 酒精或酒精棉球置于其中，用火点燃后将罐迅速扣下，即可吸附在皮肤上。

（6）药物水煮法：以一些药物配伍组成成方（如川芎、白芷、血竭、小茴香、土木鳖、乳香、没药、乌头、独活、羌活、防风、泽兰、红花等）以布包做袋包，用水煮半小时左右，再将完好的竹罐放在药液内煮沸 1~3 分钟，然后用镊子将罐口朝下夹出来，把水甩干净，口向下，迅速投入另一手持的毛巾，把水吸干，立即扣在需要治疗的部位上，即可吸附在皮肤上。

（7）药物蒸汽法：将水壶置于旺火上，将壶内的水和药物的混合水液煮沸（如硫黄、雄黄等），使水蒸气从壶嘴喷出，以竹罐口对准喷气口 1~10 秒，随即取出，迅速扣在应拔部位，即可吸附于皮肤上。

（8）药物涂敷法：如孟氏中药拔罐，倡导在拔罐之前与拔罐之后，在拔罐局部的皮肤处涂敷中药药液（孟氏拔罐液），即"一次拔罐，两次涂药"，使拔罐疗法与中药外治的作用相互协同增效。

六、电动排气法

此法与抽气法相似，只是将抽气筒改为电动形式。另外，有些电罐还将负压法与温热法、磁疗法、电针法等结合，提高了拔罐的治疗效果。电罐的优点是操作简单，不会产生烫伤，负压、温度等均可调整。但价格较贵，成本较高，携带不便。

第三节　留罐、起罐与疗程

一、留罐

吸拔时间的长短，也是拔罐疗法临床应用应该注意的重要原则，主要由以下因素决定。

1. 根据病情的需要和患者的耐受程度决定

一般来说，疼痛的疾病，需要吸拔的时间要长一些；麻痹的病证，需要吸拔的时间要短一些。如果遇到患者疼痛感特别强时，就可以提早起罐；如果患者感觉舒适，罐的吸力也不是很大，而局部的肌肉又比较丰满，则拔罐时间可以长一些。体格消瘦且虚弱的患者，吸拔的力量要小，时间要短，拔罐的数量要少；体质健壮、肌肉丰满者，吸拔的力要大，时间要长，拔罐的数量要多。若患者比较敏感，耐受能力比较差，吸拔的时间要短；若患者反应正常，耐受能力比较强，吸拔的时间可以长一些。新接受拔罐疗法的患者（即首次接受拔罐疗法的患者），吸拔的时间要短一些；经常接受拔罐疗法的患者，吸拔的时间可长一些。

例如，坐骨神经痛，可在肾俞、大小肠俞、腰阳关、环跳、风市、委中、足三里、阳陵泉等处轮流吸拔，每日或隔日吸拔 1 次，每次留罐 15~30 分钟。股外侧皮神经痛，以止痛为目的，可在环跳、风市、阳陵泉吸拔，留罐 15~30 分钟。又如尿路结石、肠疝痛、急性腰部扭挫伤所致的腰痛，可在肾俞、三焦俞、大肠俞、腰俞、环跳、委中等穴，每日轮流吸拔 15~30 分钟。

需要兴奋、提高功能的疾病，吸拔时间要少些，例如坐骨神经麻痹，可在环跳、承扶、殷门、承山和昆仑穴位上吸拔 5~10 分钟；肩臂神经麻痹，可在肩外俞、肩贞、外关穴位吸拔 5~10 分钟。

2. 根据拔罐的形式和罐具决定

闪罐、走罐、刮罐的治疗时间以局部或罐下皮肤出现潮红或花红痘点的丹痧、痧块、痧斑、瘀斑等为度。而其他罐法则因方法不同要求局部潮红、紫斑、肿胀，甚至局部灼热疼痛、抽拉感，针罐的针感、出血等都是决定留罐的时间的重要条件，一般 10~20 分钟。如果采用兴奋手法，所用小罐的数量要少，使用大罐数量较多，吸拔的时间要短，一般 10~15 分钟；如果采取抑制手法，用小罐的数量要多些，大罐的数量较少，吸拔的时间要长，一般 15~30 分钟。

二、起罐

起罐，是指拔罐疗法过程中最后一种操作方法。根据使用罐具、排气方法不同，一般分为手工起罐法和自动起罐法两种。

（一）起罐方法

1. 手工起罐法

此法为临床常用的方法。常规手法是用一手轻按罐具向左倾斜，另一手以食、中指按住倾斜对方罐口处的皮肤（肌肉），使罐口与皮肤之间形成空隙，让空气进入罐内，吸力就会消失，则罐具自落。切不可硬拉或旋转罐具，以免损伤皮肤。

2. 自动起罐法

凡有自动起罐装置的罐具，起罐时，先卸掉气嘴上的螺丝帽，再抽气门芯使空气从气嘴进入罐内，则罐自落。

（二）起罐的注意事项

如用贮水罐或贮药罐时，特别是应拔部位为水平面（如患者为俯卧位，在其背部拔罐时），应先将患者拔罐部位调整为侧位后再起罐。腰部拔罐时，在腰的左侧或右侧涂水，然后将罐移向涂水的一侧，使其罐口从朝下的方向转为朝上再起罐。注射器抽气罐、空气吸筒抽气罐起罐时，也可向罐内注入空气，则罐具自落；挤压罐起罐时，用力挤压罐具，则负压消失，罐具自落。

（三）起罐顺序

在起多个罐具时，要按拔罐先后顺序而定。原则是先拔先起，后拔后起。还要注意上下顺序，如在背部拔多个罐时，应按先上后下起罐。这样起罐，可防止发生头昏脑涨、恶心呕吐等不良反应。

（四）起罐后的局部处理

起罐后，用消毒纱布（或干棉球）轻轻拭去罐斑处的小水珠、润滑剂、血迹等。若配合割治、挑治时，起罐后宜用消毒敷料覆盖伤口，以防感染。如拔治疮痈时，常会拔出脓血，应预先在罐口周围填以脱脂棉或纱布，以免起罐时脓血污染衣服、被褥等，起罐后，擦净脓血，并对伤口进行适当处理。若有水疱，可用无菌针刺破，抹干后涂龙胆紫即可。若局部绷紧不适，可轻轻揉按，使其放松。若皮肤干裂，涂植物油或刮痧油即可。针刺或刺络拔罐后，针口应用医用酒精消毒。皮肤下出现紫红斑点属正常反应，无须特别处理。

起罐后，若拔罐部位有瘙痒感，嘱患者切不可搔抓，以免感染。罐斑处的紫绀色，可于几天内消失，不必顾虑。

起罐后，应嘱患者适当休息一下，忌当风口，以防外邪侵袭。

三、拔罐疗程

急性病（感冒、发热等）宜每天拔罐 1 次，病重、疼痛者宜每天拔罐 2~3 次（拔罐部位要改变）。慢性病宜每天拔罐 1 次，特殊手法致瘀斑、痧块等应待瘀血瘀痕退后再拔，一般 2~5 天 1 次，亦可交替选穴每日 1 次，一般治疗 7~10 天为 1 个疗程，间隔 3~5 天，再行第 2 个疗程。急性病治疗 2~3 次，慢性病治疗 2~3 个疗程无明显效果，应改用其他疗法。如果手法得当，选穴准确均会收到满意效果。

第四节　拔罐疗法的注意事项

一、做好拔罐前的准备

（1）做好器具准备。如用火罐疗法，选好足够数量口径大小不等的火罐，备好酒精和棉球，火柴或酒精灯、油灯、蜡烛，2 把长镊子，肥皂，毛巾，面盆。如用竹罐疗法，就选择数十个口径大小不等的竹罐，中药、铝锅、电炉或火炉，毛巾，大镊子。如用药罐法，就用青霉素瓶切去瓶底，或用大小不等的盐水瓶截掉下部 2/3，将余下的瓶底磨平，或在玻璃制品厂特制，瓶口橡皮塞保留备用，准备好足够需用的药液。

（2）术者洗干净手，做好技术操作准备。

（3）给患者解释清楚，摆好体位。

（4）保持环境舒适。拔罐时，须保持室内温度适度，避开风口，防止受凉。

二、选好体位、穴位和罐具

根据患者病情等具体情况的不同，选择好拔罐治疗的体位，施术穴位、部位，以及罐具等。

1. 选准应拔部位

根据"配穴法"取穴原则，选准应拔部位。一般取穴以肌肉丰满、皮下组织丰富、毛发稀少、局部皮肤紧张的部位，如背部、腹部和四肢为多，根据病情选定主穴与配穴，一般以 2~3 个为佳。

2. 选择好体位

一般原则是，患者体位既要舒适，又要便于拔罐操作。并将穴位暴露，擦洗干净，如有毛发，需剃去；如要行特别拔罐法（针罐法、血罐法等），应局部消毒。

3. 根据患者体质和病情来选择罐具

每次需用罐具数量和口径大小，要根据病情轻重、体质强弱、患部面积大小、年龄以及皮肤的弹性等情况而定。一般来说，中、小口径的罐具可多拔几次，作用较大；体弱的老年人及 7 岁以下儿童，宜用较小口径的罐具。如拔罐部位在背、腰、腹、胸部，可用大号罐；如部位在肩、臀、大腿部，可用大号或中号罐；如部位在小腿、上肢可用中号或小号罐；如部位在手、足或阿是穴，则应用小号罐。吸拔部位平坦、肌肉丰满、皮下脂肪较厚，可用大罐；吸拔部位窄小、肌肉较薄、皮下脂肪少，可用小罐；如吸拔部位是小的关节或穴位，则用小竹罐或抽气罐。

三、各种拔罐方式的特殊注意事项

（一）火罐法

（1）注意火的大小：火罐点燃的火，要求能排尽罐内空气，以达到最大吸力，故在待燃烧火苗（火焰）将熄灭时扣罐为佳。一般切忌火旺扣罐（特殊用法除外），否则容易灼伤皮肤。

（2）防止烫伤：如在点火过程中发现罐口过热，应当换罐，或用消毒湿毛巾抹一抹，以降低罐口温度，以防烫伤。

（二）煮罐法

（1）掌握煮罐时间：煮竹罐时间长短要适宜。煮罐时间过长则易脱落，过短则吸拔力不足，不易吸住。一般以 3~5 分钟为宜。

（2）防止烫伤：煮罐后必须甩净罐内的热药液或热水，以免烫伤皮肤。并立即用干毛巾捂住罐口，保持罐内的温度，使其有一定的吸拔力。有知觉障碍者不宜用竹制煮罐。

（三）其他注意事项

（1）其他针刺或刺络拔罐时，若用火力排气法，消毒后必须等碘酒、酒精完全挥发后才能拔罐，以防灼伤皮肤；留针拔罐和刺络拔罐，宜选用玻璃罐具，以便随时观察局部变化情况；针刺时要防止因肌肉收缩发生弯针、折针现象，并需防撞压，以免针刺过深，出现意外。

（2）应用走罐时，不能在骨突起处推拉，以免损伤皮肤，或使火罐漏气。

（3）抽气罐可能会造成过大的负压，出现水疱。若无真空压力表观测数值，要注意控制负压，避免过高，一般掌握在 50~60kPa。

（4）挤压罐有时维持时间过短，应随时检查，一旦脱落，及时重拔。

（5）特殊部位或穴位，拔罐不便时可行点压揉按手法。如风池、身柱、太阳、合谷、列缺等。

（6）在使用多罐时，吸拔的罐子不宜过密，以免相互牵拉，引起疼痛，同时相互排挤，不易拔牢。但也不能过稀，一般来说，密排法罐距不超过1寸（同身尺寸，约3.33厘米），适用于体壮而有疼痛者；疏排法罐距在2寸（约6.66厘米）以上，适用于体弱者。

四、操作方法注意事项

（一）掌握拔罐吸力

吸拔力的大小与扣罐时机及速度、罐具的大小、罐内温度等因素有关，用火力或水煮、水蒸气排气拔罐时，若罐内温度高，扣罐速度快、罐具深而大，则吸拔力大，反之则小。一般可根据病情灵活掌握，如患者觉得吸拔不紧，是由于罐内温度低或扣罐动作慢造成吸拔力不足所致，此时应重新拔，或改用较大口径的罐具再拔一次。若吸拔力过大，亦可重新再拔，或按照起罐法稍微放进一些空气，以减轻吸拔力。如果是拔罐部位凹凸不平而造成漏气，须改换部位再拔，或改用面垫罐法。

（二）防止罐具脱落

拔罐时，患者不要随便移动体位，以免罐具脱落。罐具数量多时，距离不宜排得太近，以免因罐间互相挤压而致脱落。

（三）拔罐时间长短要适宜

如病情重、病灶深及疼痛性疾病，拔罐时间宜长；病情轻、病灶浅及麻痹性疾病，拔罐时间宜短。拔罐部位肌肉丰厚（如臀部、大腿部），拔罐时间可略长；拔罐部位肌肉薄（如头部、胸部、背部），拔罐时间宜短。气候寒冷时，拔罐时间可适当延长；天热时则可相应缩短。体质强壮、青年人，拔罐时间可适当延长；体质虚弱、老年人或7岁以下儿童，则可相应缩短。

（四）适当掌握治疗间隔时间

治疗的间隔时间主要根据病情决定。慢性疾病或病情和缓者不必天天拔，以每隔1~2日或3~5日拔1次为宜；病情急者，一般每日1次，如急性胃肠炎、感冒等病，也可每日2次，甚至3次，不必分疗程。对连续几天拔罐的患者，应轮换拔罐部位。慢性病患者，以5~10次为1个疗程，若不愈，可休息2~3日再继续治疗；若患者感觉疲劳，应休息几日再拔罐。

（五）注意起罐手法

起罐时手法宜轻缓，以一手指抵住罐口边的肌肉，按压一下，使空气透入，罐子即自行脱落，不可硬拉强搬或旋转。

五、严密观察患者的反应

（一）注意患者的反应

在拔罐时，应随时询问患者的感觉，如患者有发热、发紧、发酸、凉气外出、温暖、舒适、思眠入睡等，都属于正常的"得气"现象。如出现疼痛较明显，或灼热感难受时，应立即起罐，变换部位再行拔罐，或减小吸拔力，或改用口径较小的罐具多拔几次。拔罐后无感觉为吸拔力不足，应重拔。

（二）晕罐及其处理

患者有晕罐征兆，如头晕、恶心、面色苍白、四肢厥冷、呼吸急促、脉细数等，应及时取下罐具，并嘱患者取头低脚高体位平卧。轻者喝些开水，静卧片刻，即可恢复。重者（如血压下降过低、呼吸困难等）可用卧龙散或通关散少许（两方均详见《中药鼻脐疗法》）吹入鼻中，取喷数次后，一般可恢复；也可针刺人中、少商、合谷等穴；或重灸关元、气海、百会等穴；必要时注射尼可刹米或苯甲酸钠、咖啡因等中枢兴奋剂。

（三）注意特殊患者

初次治疗、过度紧张、年老体弱的患者，尤应注意观察患者反应，以便发生意外反应及时处理。对这类患者宜选用小号罐具，拔的罐数要少，并尽量采用卧位。过度疲劳、酒后、饥饿等情况下，应适当休息或采用轻手法拔罐。

六、拔罐术后处理

（一）水疱的处理

烫伤、吸拔过久、皮肤过敏，比较容易出现水疱。一旦发生水疱，要防止擦破，可涂少许龙胆紫，也可不做处理，任其自然吸收。如果水疱较大，可用消毒毫针刺破放出疱液，或用消毒注射器抽出水疱内液体，然后敷依沙吖啶纱布，再用消毒干敷料覆盖、固定。但此处不宜再拔罐，待愈合后，方可拔罐。不需处理的水疱则应注意保护，由其自然吸收，因其渗出液的自然吸收过程对于增强免疫功能有很大的临床意义。

（二）罐具的保管

罐具用后要认真清洗，采用适当的方法消毒。罐具要妥善保管，竹罐不宜放在火烤和日晒的地方，也不宜浸泡水中；陶瓷罐、玻璃罐等切忌相互碰撞，以免造成毛口。

第五节　拔罐的反应与处理

一、正常反应

拔罐通过不同的手法产生负压吸引，使局部的皮肤、血管、神经、肌肉等组织隆起于罐口平面以上，患者感觉局部有牵拉、紧缩、发胀、温暖、透凉气、酸楚、舒适等反应，部分患者拔罐时疼痛逐渐减轻。当留罐一定时间或闪罐、走罐、摇罐等手法后，皮肤对刺激产生各种各样的反应，主要是颜色与形态的变化，我们把这种现象称之为"罐斑"。局部皮肤出现潮红、红点、紫斑等类似的不同瘀点，皮肤的这些变化属于拔罐疗法的治疗效应，若患者无明显不适，则2~5天自然消退，可自行恢复，无需做任何处理。

如用针刺后拔罐、刺络（刺血）拔罐时，治疗部位如有缓慢出血，或用拔罐法治疗疖痈时，罐内拔出大量脓血或坏组织等，此亦均为正常现象。部分患者皮肤反应明显或较重，出现深红、紫黑、青斑、触之微痛者多为瘀血热毒；若出现水肿、小水疱、罐内较多水汽者多为湿气水饮；有时拔罐后其水汽色呈血红或黑红，多表示久病湿夹血瘀的病理反应；皮色无明显变化、发凉者多为虚寒症；如在拔罐后，皮肤表面出现微痒或出现皮纹，多表示患有风证。这些对诊断和判断预后有指导意义，均属拔罐后的正常反应。

二、异常反应

拔罐后患者感到局部皮肤紧缩、疼痛，或产生不同的远端和全身反应，如发冷、发热、麻木、窜痛、肿胀等均属于异常反应。其原因要考虑以下因素。

（1）患者精神紧张，疼痛敏感。

（2）吸力过大。

（3）选择部位不合适（神经、血管、骨骼、肌肉丰隆、创面等不理想部位）。

（4）罐具质量差，边缘不平滑。

（5）吸拔时间过长。

（6）罐法的选择和使用方法不适于患者的病情或体质。

（7）患者的病情或体质不宜拔罐。

应根据具体情况予以适当处理。如此处不宜再行拔罐，可另选其他部位。针后拔罐或刺络（刺血）拔罐，如罐内有大量出血时（超过治疗所要求的出血量）应立即起罐，用消毒棉球按住出血点，不久即能止血。个别患者因过度虚弱、疲劳、饥饿、恐惧心理或以上原因而在拔罐中出现头晕、恶心、呕吐、冒冷汗、胸闷心慌，甚至晕厥等。这些反应，只要我们操作中细心认真，密切观察，灵活选用，都可以避免。

三、异常反应的预防和处理

为了避免异常反应的发生，施术者应该注意以下几个方面。

（1）做好术前准备，消除患者紧张情绪和恐惧心理。

（2）个体有别，病证不同，吸力适当，时间相宜。

（3）选择合适穴位、部位，避开骨端凸隆处、神经血管敏感处、创面和不宜拔罐的部位。

（4）选择合适口径大小和质地较好的罐具，避免罐口不平或裂纹、底阀漏气等。

（5）询问患者感觉和注意观察罐内的皮肤变化，如有水疱、瘀斑、过度隆起或感觉疼痛等，应及时处理。

（6）罐法配合应用得当，特别是留罐、走罐、闪罐、刮罐等，既要对症，又要患者接受。

（7）对于过度饥饿、疲劳、紧张、饮酒的患者，尽量不要施术或轻手法。

（8）如在拔罐过程中，患者感觉头晕、恶心、目眩、心悸，继则面色苍白、冷汗出、四肢厥逆、血压下降、脉搏微弱，甚至突然意识丧失，出现晕厥（晕罐）时，应及时取下罐具，使患者平卧，取头低脚高体位，轻者可喝适量开水或糖水，若不能缓解，可揉按合谷、内关、太阳、足三里等穴，静卧片刻即可恢复。重者可用卧龙散或通关散吹入鼻内，连吹2~3管，待打喷嚏数次后，神志即可清醒。或针刺百会、人中、中冲、少商、合谷等穴。

第三章　拔罐疗法特色罐法

第一节　火罐法

火罐法属单纯拔罐法，为临床最常用的拔罐疗法，一般有广义和狭义之分。从广义讲是泛指各种拔罐方法，狭义则专指用火力排气的拔罐方法。这里系指后者而言。凡竹罐、陶瓷罐、玻璃罐……均可用于火力排气法。根据病情和应拔部位不同，可选用不同"罐法"的操作方法。罐具型号大小，可按病情和部位选用。

一、术前准备

罐具可选用竹罐、陶瓷罐、玻璃罐等，然后根据不同的拔罐部位选择大小不同的罐具。还应根据应拔部位的情况，决定选择直接扣法或间接扣法（垫罐法）而准备相应的器具。当拟用闪火罐法时，应准备备用罐，以便在罐口烧热时及时更换。

二、排气方法

排气方法的选择应根据拔罐部位的情况而灵活决定。（具体操作方式见第二章）一般闪火法、滴酒法、悬火法适用于各种体位，投火法、帖棉法适用于侧面横拔位，架火法适用于俯卧位及仰卧位等。用闪罐时多采用闪火法或水煮（药煮）排气法。

三、拔罐方式

（一）留罐法

留罐法又称坐罐法，是指罐拔在应拔部位后留置一段时间的拔罐方法。它是历史最悠久，适用最广泛的一种拔罐法，在医院治疗及家庭保健中都经常被使用。

1. 适用范围

适用于以寒邪为主的疾患。脏腑病、久病，病位局限、固定、较深者，多选用此方法。如经络受邪（外邪）、气滞血瘀、外感表证、皮痹、麻木、消化不良、神经衰弱、高血压等病证，用之均有疗效。

2. 操作要领

凡病变部位较小或压痛点为一点，可用单罐；病变范围广泛、病情复杂者，用多罐。因根据罐具多少不同，又分为单罐留罐法和多罐留罐法两种。后者因罐具距离与罐数不同，又分为密排法（罐距小于 3.5cm）、疏罐法（罐距大于 7cm）。留罐时间一般为 10~25 分钟（不宜超过 30 分钟），小儿和年老体弱者以 5~15 分钟为宜。用多罐拔罐时，宜采用先上后下和从外向内的顺序，罐具的型号应当是上面小下面大，不可倒置。

病情实证多用泻法，单罐用口径大、吸拔力大的；多罐用密排罐法（吸拔力大），吸气时拔罐，呼气时起罐。虚证多用补法，单罐用口径小、吸拔力小的；多罐用疏罐法（吸拔力小），呼气时拔罐，吸气时起罐。留罐法可与走罐法结合使用，即先用走罐法，后用留罐法。

（二）闪罐法

闪罐法是指将罐吸拔在应拔部位后随即取下，如此反复一拔一取的一种拔罐法。若连续吸拔 20 次左右，又称连续闪罐法。

1. 适用范围

凡以风邪为主的疾患，如肌肤麻木、疼痛、病位游走不定者，如肌肉萎缩、局部皮肤麻木或功能减退的虚弱病证及中风后遗症等，多采用此法。此外，由于此法属于充血拔罐法，拔后在皮肤上不留瘀紫斑，故较适合面部拔罐。皮肤不太平整，容易掉罐的部位也多用此法。

2. 操作要领

用镊子或止血钳夹住蘸有适量酒精的棉球，点燃后迅速送入罐底，立即抽出，将罐拔于施术部位，然后将罐立即取下，按上述方法再次吸拔于施术部位，如此反复多次至皮肤潮红为止。操作者应随时掌握罐体温度，如感觉罐体过热，可更换另一罐继续操作。通过反复的拔、起，使皮肤反复的松、紧，反复的充血、不充血、再充血形成物理刺激，对神经和血管有一定的兴奋作用，可增加细胞的通透性，改善局部血液循环及营养供应。

（三）走罐法

详见第二节。

四、注意事项

拔罐时要注意火屑勿落在患者身上，防止烫伤。在应用闪火法时，棉球酒精不要太多，以防酒精滴下烧伤皮肤，用帖棉法时，应防止燃着的棉花脱落，用架火法时扣穴要准，不要把燃着的火架撞翻。

第二节　走罐法

走罐法又称推罐法、拉罐法、行罐法、移罐法、滑罐法等。是指在罐具吸拔住后，再反复推拉、移动罐具，扩大施术面积的一种拔罐方法。此法兼有按摩作用，在临床中较为常用。

一、术前准备

本法所采用的罐具口径，应在 3cm 以上，罐口宜边宽而非常光滑，以玻璃罐为宜。润滑剂可依病情需要而选用温水、酒类、油类、乳剂、油膏等。

二、排气方法

走罐法可选用闪火法、投火法等火力排气法进行排气，其中以闪火法较为常用，但火力要小，吸拔力的大小以推拉顺手、患者疼痛轻微为宜。

三、拔罐方式

1. 适用范围

凡某些经络、脏腑功能失调，沉寒痼冷，积聚，经脉、气血阻滞，筋脉失养，外感等疾病，如皮痹、高血压、胃肠功能紊乱，心悸、失眠、寒湿久痢、坐骨神经痛、痛风、肌肉萎缩等都可选用。

2. 操作要领

拔罐前，先在罐口及应推拔部位涂一些润滑剂，如水、香皂水、酒类、油类、乳剂等。罐具吸住后，用手扶住罐底，用力在应拔部位上下或左右缓慢地来回推拉。推拉时，将罐具前进方向的半边略提起，以另半边着力。一般腰背部宜沿身体长轴方向上下推拉，胸胁部宜沿肋骨走向推拉；肩部、腹部宜用罐具在应拔部位旋转移动（故又称旋罐法），四肢部宜沿长轴方向来回推拉。需加大刺激时，可以在推拉旋转的过程中对罐具进行提、按，也可稍推拉或旋转即用力将罐取下重拔，反复多次（取罐时常有响声，又称响罐法）。用水、香皂水、酒类等润滑剂时（用香皂水作润滑剂走罐时，又称滑罐法），应随时在罐具移动的前方涂擦润滑剂，以免因润滑不够引起皮肤损伤。走罐法操作的关键在于，当罐具吸住之后，要立即进行推拉或旋转移动，不能先试探是否吸住，否则推拉时就难以移动，用大力推拉会造成患者疼痛，甚至皮肤损伤。在推拉、旋转几次之后，才能停歇。此外，推拉、旋转的速度宜缓慢，每次推拉移动的距离不宜过长，推拉至皮肤呈潮红、深红或起丹痧点为止。

根据病情不同，宜采用不同的走罐手法。常用走罐操作手法有以下 3 种。

（1）轻吸快推术：选用小号玻璃火罐，以吸入罐内皮肤面高于罐外 3~4mm，皮肤微微潮红为度。在施术皮肤涂以温水，以每秒钟约 30cm 的速度走罐。常用于外感表证、肺卫失宣、皮痹麻木等证，疗效甚佳。

此术吸附力轻，刺激量小，主要是影响皮部的功能，故以走罐后施术部位或周身汗出疗效为佳。其对皮部产生的适宜刺激能够宣行卫气、祛除表邪，因此，应用于外感、皮痹麻木等证疗效明显。外感宜 3 小时施术 1 次，一般 1~3 次即愈，而皮痹麻木之证，如末梢神经炎等，则需每日施术 1~2 次，多在 6~10 次后收效。

（2）重吸快推术：火罐吸拔后，以吸入罐内皮肤面高于罐外 8mm 以上，皮肤紫红为度。施术皮肤涂以蓖麻油，走罐速度每秒钟 30cm 左右。一般腹、背部用大、中号火罐，四肢用小号火罐。适宜于治疗某些经脉、脏腑功能失调的疾患，如高血压、胃肠功能紊乱、心悸失眠等疾病。

此术吸附力强、刺激量大，其作用主要是通过皮部、腧穴影响经脉气血，进而调整脏腑功能。常选用背俞穴或腹部经脉皮部为主，背俞穴是脏腑经气输注于背部的部位，所以，脏腑经脉病变时，背俞穴是走罐的必选部位。然后依病变脏腑、经脉选用相应的经脉皮部走罐。施术时间以每日 1 次为好，每次走罐 3~5 遍，一般在 1 个疗程之内可收到明显的疗效。

（3）重吸缓推术：重吸后，蓖麻油涂于施术皮肤，以每秒钟 2~3cm 的速度走罐，使皮肤呈紫红色。背、腹部选用大、中号火罐，四肢用小号火罐。此术适宜于治疗沉寒痼冷、积聚、经脉气血阻滞、筋肉失于荣养等疾患，如寒湿久痹、坐骨神经痛、痛风及肌肉萎缩等证。

此术刺激量最大，能够吸拔沉滞于脏腑、经脉之阴寒痼冷从皮部、腧穴而出，并对局部筋肉有按摩作用，促进气血对筋肉的荣养。走罐部位以督脉、背俞穴和足太阳皮部为主，以激发阳气的温煦作用，驱除痼冷。本术刺激量大，施之太过，易伤皮肉，以每日施术1次为好。

四、注意事项

（1）罐具口必须十分光滑，防止擦伤皮肤。

（2）不能在骨突处推拉，以免损伤皮肤，或火罐漏气脱落。

（3）用水及酒类等易挥发的润滑剂时，应随时在前进方向不断涂擦，以免因润滑不够引起皮肤损伤。

（4）在施术过程中，推拉旋转的速度宜缓慢，快则易致疼痛，且每次推拉的距离不宜过长。

（5）皮肤出现紫色并有痛感时，必须停止治疗。

（6）起罐后擦净润滑剂，如与贮水罐、贮药罐配合应用，应防止药（水）液漏出。

第三节　水罐法

水罐法是指拔罐与水配合应用的拔罐方法。根据用水途径的不同，分为贮水罐、水煮罐，均用留罐法，或与走罐法、灸罐法、按摩罐法配合应用。

一、术前准备

水煮罐，取用竹罐为多，贮水罐则各种罐具均可使用，一般常与抽气罐法相结合，故还需准备抽气罐及注射器。罐具的型号大小，可按病情和部位选用。

二、排气方法

水煮罐、水蒸气罐相应用水煮排气法和水蒸气排气法。贮水罐分有底罐、无底罐和橡胶罐，相应用火力排气法、抽气排气法和挤压排气法。

三、拔罐方式

此法多用于外感风寒、高热无汗、咳嗽、胃痛、风湿症、腰腿痛等。

1.贮水罐

按罐具分有底罐、无底罐和橡胶罐3种。

（1）有底罐：用火力排气法，先在罐内（宜用玻璃罐和陶瓷罐）压入1/2~1/3的温水，将纸片或扯成棉花绒样的一小块脱脂棉放在近罐口处点燃，在火焰旺盛时投入罐内，并将罐迅速地扣在应拔部位。若应拔部位不在侧面，术者手法又不十分熟练时，应先设法使患者的应拔部位调整为侧位再拔罐（以免拔罐时水液溢出），待吸拔住后，再恢复到舒适体位。

（2）无底罐：用抽气排气法，罐是空底（即无底），罐口有橡皮盖（如用青霉素瓶，瓶口加盖橡皮塞，瓶底切平，边缘磨平）。术者可先将罐扣在应拔部位，按紧，然后用注射器吸取水或药液、生理盐水（温水亦可）20~40ml（约半瓶）注入水罐内后，再用注射器吸出瓶内空气至产生负压吸紧皮肤，最后用止血钳挟住针孔口，留置10~15分钟或20~30分钟后起罐。亦可在抽气罐内压入1/2~1/3的温水后，将罐底紧压在应拔部位，按抽气排气法，将罐吸拔在应拔部位。若应拔部位不在侧面，术者手法又不十分熟练时，应先设法使患者的应拔部位调整为侧位再拔罐。此法多用于高热无汗、慢性胃炎、支气管哮喘、慢性荨麻疹、腰肌劳损、腰椎关节功能紊乱症等病证。

（3）橡胶罐：用挤压排气法，先在罐内压入1/3的温水，把患者的应拔部位调整至合适的倾斜度，再按挤压排气法使罐具吸拔住，随后恢复至舒适体位。

2. 水煮罐

宜用竹罐，操作方法可详见"水煮排气法"。

3. 水蒸气罐

宜用竹罐。操作方法可详见"水蒸气排气法"。

四、注意事项

（1）水的温度以45℃为宜。

（2）使用贮水罐时，罐内的水不宜太少（一般为罐具容积的1/3~1/2）。若水少则凉得快，其温热刺激作用时间较短，效果较差。

（3）水煮罐的水必须为沸水，温度低于90℃时，则罐内的吸力不足，即便暂时吸住，也易脱落。

（4）竹制煮罐不用时应晾干，不可烘烤或风吹日晒，以免罐壁出现裂缝，也不宜浸泡水中。

（5）对有知觉障碍者，不宜应用竹制煮罐。

第四节　药罐法

药罐法是指拔罐与药疗配合，拔罐时或拔罐前后配合药物应用的一种拔罐方法。随用药途径不同而分为药煮罐、药蒸气罐、药酒火罐、贮药罐、涂敷药罐、药面垫罐及药走罐等。可根据需要，选用不同的排气方法及罐具，也可与针罐法、走罐法、按摩罐法等综合应用。此法适用范围广、疗效好，具有拔罐与药治的双重治疗效果。

一、术前准备

药煮罐一般选用竹罐或木罐，同时根据不同病情的需要，而准备相应的药液。应用药罐法要根据病情需要选用相应的药物和用药途径，用药最好要随证而定，辨证处方。

二、排气方法

根据病情及罐具的选用而灵活使用。

三、拔罐方式

（一）适用范围

罐具经药液煎煮后，利用高温排除罐内空气，造成负压，使竹罐吸附于施术部位，这样即可起到拔罐时的温热刺激和机械刺激作用，又可发挥中药的作用，提高拔罐的治疗效果。

（二）操作要领

1. 药煮罐法

将药装入布袋内，放入锅中，加水煮沸（煮沸时间依病情需要而定，如治疗外感的药物可煮沸几分钟，甚至用开水冲一下即可，舒筋活血药煮沸约 30 分钟），再将竹罐放入药液中煮 2~3 分钟（不宜超过 5 分钟），然后用筷子或镊子将竹罐夹出，罐口朝下，甩去药液，迅速用折叠的消毒湿毛巾捂一下罐口，以便吸去药液和降低罐口温度，然后趁罐内充满蒸汽时，迅速将罐扣在应拔部位。扣罐后，手持竹罐按压约半分钟，使之吸牢。如系外感病证可选用下列药方。

药煮罐方之一：羌活、独活、紫苏、艾叶、菖蒲、白芷、防风、当归、甘草各 1.5g，连须大葱头 60g。用清水 5000ml，煮数沸后备用。

药煮罐方之二：薄荷、荆芥、桑叶、菊花、连翘、银花、牛蒡子、陈皮、杏仁、丹参、甘草各 9g，用清水 5000ml，煮数沸后备用。

2. 药蒸气罐法

随证选用药方，将选好的药物加水煮至沸，然后按水蒸气排气法拔罐。

3. 药酒火罐法

以药酒滴入罐内，以火力排气法拔罐。可随证选用下列药酒方。

樟脑桂附配方（《外治汇要》）：桂枝、附子、吴茱萸、生姜各 5g，樟脑、薄荷脑各 2g。将药装入瓶中，加入 75% 酒精适量，浸泡两周备用。

芎白血胡配方（《外治汇要》）：川芎、白芷、血竭、小茴香、木鳖子、元胡、当归、乳香、没药、川乌、草乌、独活、羌活、防风、泽兰、红花各等份，冰片少许。用 75% 酒精适量，浸泡两周备用。

4. 贮药罐法

适用各种罐具。用火力排气法，或抽气排气法、挤压排气法。用药可用药煮罐方或药酒方，或随证选方用药。

5. 涂敷药罐法

拔罐前后，或拔罐时在应拔部位涂敷药乳、药酒、药糊、药膏等的拔罐方法，用"留罐法"。排气方法可用火力排气法或药煮、药蒸气排气法，亦可用抽气排气法。常用涂敷药方如下。

（1）参龙白芥膏：白芥子、细辛、甘遂、吴茱萸、苍术、青木香、川芎、雄黄、丁香、肉桂、皂角各等份，红参 1/10 量，每 10g 用海龙一条、麝香、冰片少许，共研细末。用时以鲜生姜汁适量调成膏糊状，每用少许涂敷应拔部位。

（2）三黄解毒液：黄芩、黄连、生大黄、栀子、蒲公英、蚤休、生甘草各 9g，水煎成 30% 药溶液，再加入樟脑 3g 和冰片 1.5g，溶化后备用。每取此药液涂擦应拔部位或患处，凡热毒诸证均可用之。

（3）正红花油。

6. 药面垫罐法

将药面垫置于应拔部位再拔罐的一种治疗方法。即将选好的药物共研细末，每取适量药末用水调匀涂敷，或在面粉中加药末按比例约为 1∶20 制成含药的药面垫，置于应拔部位，用留罐法拔罐。

7. 药走罐法

与走罐法不同，药走罐法是以药液、药乳、药酒、药油等作为走罐润滑剂的拔罐方法。本法可根据需要选用不同的排气方法。也可与针罐法、按摩拔罐法等综合运用。

四、注意事项

（1）根据病情，选择拔罐部位，摆好患者体位。

（2）拔罐部位每次都要更换，以免损伤皮肤。

（3）注意留罐时间，不能超过 20 分钟。视病情决定应用吸拔力的大小。

（4）根据病情，选取吸拔药罐的数目。

（5）应用的药物要根据病情决定。

（6）不要在血管浅显处，心搏处，鼻，眼，乳头，皮肤细嫩、毛发多或凹凸不平处拔药罐。

（7）治疗时要严密观察患者局部和全身反应。注意患者对所应用药物是否过敏。

（8）发狂、烦躁不安或者全身出现剧烈抽搐者，久病体弱致全身极度消瘦、皮肤失去弹性者，出血性疾病、有广泛皮肤病、皮肤易过敏者，心力衰竭或者全身浮肿者，均不宜使用拔药罐疗法。

第五节　针罐法

针罐法是指拔罐与针刺配合应用的一种综合疗法。此法有广义针罐法和狭义针罐法两种。广义针罐法，包括拔罐配合毫针、电针、指针、梅花针、三棱针、挑治、割治、激光针等针法；狭义针罐法则仅指毫针与拔罐配合应用的一种方法。

一、术前准备

拔罐前应根据治疗需要选择适当的针具。如粗毫针、七星针、梅花针、滚刺筒、缝衣针、三棱针、注射针头、小眉刀等。亦可因地制宜用竹签、瓷片、碎玻璃片等。罐具以透明者为佳，借以观察罐中情况。针罐则依需要，选取不同型号的毫针及罐具。

二、排气方法

除挤压排气法不宜于留针拔罐法之外，其余拔罐排气法均适用于针罐法。

三、拔罐方式

（一）毫针罐法

毫针罐法是用毫针针刺与拔罐相结合的一种方法。临床实践证明，针刺具有增强拔罐的疏通经脉气血、祛除邪气、调理阴阳的效应，两者具有协同治疗的作用，普遍适应于各种类型的病证，对重症及病情复杂的患者尤为适用。此外，配合指针，多用于小儿疾病；配合火针，多用于痈疽疔肿、甲状腺肿大、淋巴结核等病证；配合电针，可用于一些顽固性疾病。毫针罐可分以下 2 种。

1. 出针罐

此法适用于病程短，病情重，病证表现亢奋，属于中医实证类型者（如跌打瘀肿、感冒、感染性热病、风湿痹痛等）。首先在有关穴位上针刺"得气"后，再持续快速行针（强刺激）10~20秒，然后出针，不需按压针刺点，立即拔罐于其上，可吸拔出少许血液或组织液。

2. 留针罐

在相应的穴位上针刺"得气"后，不需持续捻针即可拔罐，用罐把针罩住，起罐后才出针。本法选用针的规格要适度，进针到合适的深度后，留在皮面上的针杆长度要小于罐腔的高度，否则易将针柄压弯且引起疼痛。一般对胸部、背部、肾区，以及有较大血管、神经分布的四肢穴位，尤其瘦弱者，直刺要比正常刺入的深度浅，否则拔罐后由于吸力的作用，针尖可能会逆势深入，而超出正常深度，容易造成损伤事故。

（二）刺络罐法

刺络罐法是用三棱针或注射针头刺穴位、病灶部表皮显露的小血管，使之出血或出脓，然后立刻拔罐，也有先拔罐后刺血者。本法常用于病程短，症状较重，表现亢奋，具有红、热、痛、痒、游走不定等实证者。如感染性热病、内脏急性疾患（支气管炎、急性胃炎、胆囊炎、肠炎等）、肝阳上亢型高血压、神经性皮炎、皮肤瘙痒、丹毒、疮痈、急性软组织损伤等。常用刺络罐方式有以下6种。

1. 先针后罐

首先用三棱针在一定的穴位、部位进行针刺，然后用罐吸拔出血。一般吸拔10~15分钟。

2. 先罐后针

常用于胸腹部，即先用火罐在一定穴位、部位进行吸拔（一般吸拔10~20分钟），至皮肤发红为度，然后用三棱针轻微点刺，并用两手指拿提针刺部位10余次至微血即止。此方式多以泻气为主。

3. 针罐行针

首先在一定部位用三棱针点刺出血，接着用火罐吸拔针刺部位，使之再次出血，然后再用三棱针在针刺部位做循经轻轻点刺。此法多用于重病患者或急救使用。

4. 行罐针罐

此法常用于四肢肌肉丰满处或腰部，在选定穴位、部位进行循经上下行罐（走罐），一般行罐3次，以肤红为度，并在选定穴位、部位进行点刺，然后再用火罐吸拔2~3分钟，使之出血。此法多用于泄热为主症者。

5. 浅刺留罐

先用两手拿提针刺部位、穴位，然后以三棱针轻微点刺，以患者感到疼痛为度。再用火罐吸拔，留罐15~20分钟。此法多用于对针刺恐惧的患者。

6. 深针走罐

首先用三棱针采取重手法针刺，出血片刻后，用酒精棉球压住针刺部，然后以放血部位为中心向四周走罐，以行气活血为主。此法常用于治疗外伤瘀血、红肿不退等（新伤要隔日治疗）。

一般常用三棱针在应拔部位刺破放血，也可用小眉刀、注射针头、缝衣针、竹签、瓷片、碎玻璃等刺划之，常用的刺法有以下6种。

（1）缓刺：适用于肘窝、腘窝等部位放血。

（2）速刺：适用于四肢末端十二井穴和十宣穴等穴位放血。

（3）挑刺：用三棱针刺破细小静脉，挤出少量血液（1~3滴），适用于背部和耳后等处。

（4）围刺：围绕病痛区、肿处四周点刺放血。

（5）丛刺：用三棱针在某一较小部位，多次点刺，使之微出血。

（6）散刺（又称豹文针）：用于面积较宽的部位，进行循环点刺，刺至皮肤发红充血为度。

通过上述某一种刺法后，立即进行拔罐。一般采用火罐或药罐，酌情留罐或闪罐法（以玻璃罐为宜）。

（三）挑刺罐法

此法是用三棱针、注射针头挑断穴位上或病理反应点（如结节、变色点、扩张小血管等）上的皮内、皮下纤维，然后立刻拔罐。本法适应范围较广，对体质虚实的各种类型急慢性病证，如慢性支气管炎、哮喘、冠状动脉粥样硬化性心脏病（冠心病）、高血压、胃肠慢性炎症、风寒湿所致腰腿痛、皮肤病、痔疮等均可采用。

（四）皮肤针罐法

此法是用皮肤针（梅花针）在需治疗的部位、穴位进行叩击，局部皮肤出现潮红或渗血即止，立刻用火罐吸拔。此法取穴面积较大（如肩背腰腹部）或取穴较集中，适用范围较广，具有拔罐和梅花针叩刺的双重治疗作用，适用于各种急慢性疾病。

（五）火针罐法

此法是用烧红的火针（钨钢制的粗针）先速刺穴位或病灶，然后立刻拔罐的方法。施术时要避开大血管、神经。为了使刺入准确，术前可在局部涂以碘酒或红药水做标记，然后将在酒精灯上烧红的针尖快速刺入至预定的深度后立即拔出，再用火罐吸拔 5~10 分钟。本法有温经散寒、软坚散结的作用，适用于寒湿性关节痛、良性结节肿块、冷性脓肿等病证。

四、注意事项

（1）术前对针具及施术部位要严格消毒，以免发生感染。

（2）留针拔罐时，进针后留在皮面上的针柄长度，要小于罐腔的高度，以免扣罐后压弯针柄而出现疼痛等不适。还应防止因肌肉收缩发生弯针、折针现象。避免将针撞到深处造成损伤，所以对胸部、背部、胁腹部、肾区等，以及有大血管、神经分布的穴位，尤其是对于瘦弱者，直刺不宜过深。

（3）在利用三棱针等进行刺血时，要防止损伤皮下的重要组织，如主要的血管、神经等。故凡皮下潜在有重要组织的部位（如颈侧、腹股沟或上臂内侧等处），应特别谨慎。

（4）拔罐后皮肤会被吸入罐内，故火罐口必须大于散刺或叩刺的面积，这样拔罐后，该面积可以恰巧在火罐口径以内。

（5）当在相接连的两个以上部位进行刺络拔罐时，散刺或叩刺部间距要适当增宽。因为拔罐后，皮肤被吸入罐内，间距缩短，以致再往下拔时，火罐不能准确地拔到散刺或叩刺的中心，或因皮肤被向两端过度牵拉而产生撕裂样疼痛。

（6）拔罐放血时，达到治疗所需的出血量即应起罐（一般不管针刺面积大小或拔罐数量多少，每次出血总量以不超过 10ml 为宜，丹毒时可适当增加出血量），为便于观察，宜选用透明罐具，出血量过多时，应立即起罐，并按压止血。

（7）拔瘀血或脓肿时，若出血缓慢，皮肤有皱缩凹陷，说明瘀血或脓液基本拔出，当及时起罐。

（8）治疗前须向患者说明治疗情况，以免产生恐惧心理。

第六节 灸罐法

灸罐法是指拔罐配合艾灸的一种治疗方法。其目的在于增强拔罐的刺激作用，以艾灸的药物和产生的温热作用加强疏通经络、温经散寒、温化气血、祛除外邪等作用。一般先行灸法再行拔罐。

一、术前准备

根据部位选择型号不同的罐具，艾灸所需的药物以及姜、蒜，要事先根据需要制成相应的形状。艾条与艾绒同时具备。

二、排气方法

通常使用火力排气法。

三、拔罐方式

（一）适用范围

此法目的在于增强拔罐的刺激作用，以艾灸的药物和产生的温热作用来加强疏通经络、温经散寒、温化气血、祛除外邪等作用。寒证多用之，效果颇佳。

（二）操作要领

先取一竹筒，用 50 目 /cm^2 的铁丝网（大小随竹筒大小而定）冲压固定在竹筒内 1/2 高度处，令铁丝网底平，四围紧贴竹筒内壁上部，筒口圆边上加薄板钉上，以防铁丝网边缘刺手或烫手。再用薄板锯成一块与筒口大小相同的盖子即成灸罐。灸罐的竹筒有三种，内径 5~8cm 为小号，8~12cm 为中号，12~15cm 为大号，长度都是 10cm。将灸罐置于需灸治的部位上，点燃 2~3 根 3cm 长的艾条，横放在罐中网上，然后将盖子盖上（需留一空隙通气），罐中温度以患者能耐受为度。其原理是利用罐具扣拔，使热力下达至皮肤，同时罐被吸住，而达到双重治疗作用。

（三）分类

根据灸法的不同而分为单纯艾灸罐法、姜艾灸罐法、蒜艾灸罐法和药艾灸罐法四种。

1. 单纯艾灸罐法

选用艾条支架、框架和竹筒（中层由金属筛网做成），使艾绒燃烧产生的热量对皮肤产生刺激。以患者耐受为度，直到皮肤潮红，温灸 10 分钟左右，然后拔罐。

2. 姜艾灸罐法

将艾绒捻成根据病情需要大小不同的上尖下大的圆锥柱状，将生姜切成厚约 2mm 的薄片，用针刺小孔，贴在欲拔罐的穴位上，放艾炷于上点燃，至患者感觉烧灼难忍时取走姜片，反复换姜艾，直至皮肤潮红为止，然后再行拔罐。

3. 蒜艾灸罐法

将大蒜切成厚约 2mm 的薄片，如姜艾灸罐法操作。多用于痤疮、气管炎、肠炎等感染性疾病和风湿痹证。

4. 药艾灸罐法

根据病情在艾绒中加入适量药物粉末或易挥发药液，使药物燃烧后产生局部治疗或气味吸入的治疗作用，然后再行拔罐。

四、注意事项

要防止艾条将燃尽时灼伤皮肤，同时注意药物的温度，防止灼伤皮肤。根据患者的耐热性调节温度。如患者感觉温度太高，可将盖子适当打开以散热，或将灸罐位置稍加移动，若患者感觉温度偏低，可再点燃一段艾条放入罐内即可。

第七节　负压罐法

负压罐法是指直接抽出罐内空气，使罐内形成负压的拔罐方法。其优点是可以避免烫伤，操作方法容易掌握，负压的大小可以调整。常与水罐、针罐、药罐等拔罐法配合应用。

一、术前准备

罐具需依具体情况，选用各种型号的抽气罐及相应器具。若需与其他疗法配合应用时，则应备好相应的用品，如火针的酒精灯、火针具，灸法的艾条、艾炷等。若用各种拔罐治疗仪，则应依各种仪器的要求而做相应准备。

二、排气方法

抽气排气法除了采用注射器抽气排气外，近年来还使用空气唧筒抽气罐、橡皮排气球抽气罐、电动抽气罐等。具体方法详见前有关内容。

三、拔罐方式

（一）适用范围

抽气拔罐法以其独特的拔罐方式，加之配合应用其他拔罐方式，广泛应用于各类疾病。

（二）操作要领

抽气罐的拔罐方式以留罐最为常用。若直径在5cm以上的较大罐具还可走罐。抽气罐法应依选用的罐具不同，而施以相应的方法。如注射器抽气罐和空气抽气罐，是将罐口紧扣于应拔部位，然后用注射器，从橡皮塞处刺入，抽出罐内空气，以形成负压，罐即可吸拔住。常与水罐、针罐、药罐等拔罐法配合应用。如用橡胶排气球抽气罐时，操作者需一手将罐具底部紧压在应拔部位，另一手不断挤压排气球，达到所需负压时停止挤压。橡皮球尾部若安装有开关旋钮时，排气前要打开旋钮，达到负压时再关闭旋钮。除此之外，还有各种拔罐治疗仪，如真空罐经穴电动拔罐治疗仪、电拔罐等，名称不一，但结构原理均是各种罐具与电动抽气装置结合而成。用电动抽气罐时，应严格按照说明书所规定的操作程序使用。其他罐法则按照所配合的疗法及拔罐法的操作方法来操作，临床应以实际情况而灵活运用。

四、注意事项

（1）当用青霉素注射液瓶做抽气罐时，应予以彻底清洗，以免对青霉素高度过敏者出现过敏反应。

（2）用注射器抽气罐时，应使用 20ml 以上的注射器，以保证罐内有一定的负压。

（3）配用其他疗法时，需熟悉其疗法的操作方法及注意事项，不可贸然应用。

（4）使用电动罐类时，当参考其应用注意事项。

第八节　排罐法

排罐法即多罐并用，沿着某一条经络或某一肌束的解剖位置上顺序排列拔罐。如坐骨神经痛沿环跳、承扶、殷门、委中、承山等穴置罐，强直性脊柱炎沿风门、心俞、膈俞、胃俞、大肠俞等穴置罐。该法多用于慢性陈旧性病变、内脏气血瘀阻、神经肌肉疼痛等病证。

一、术前准备

罐具可选用竹罐、陶瓷罐、玻璃罐等，根据不同的拔罐部位选择大小不同的罐具。还应根据应拔部位的情况，以决定选择直接扣法或间接扣法（垫罐法）而准备相应的器具。当拟用闪火罐法时，应准备备用罐，以便在罐口烧热时及时更换。

二、排气方法

排气方法的选择应根据拔罐部位的情况而灵活决定。一般闪火法、滴酒法、悬火法，适用于各种体位；投火法、帖棉法适用于侧面横拔位；架火法适用于俯卧位及仰卧位等。

三、拔罐方式

因罐具距离与罐数不同，又分为密排法与疏罐法。留罐时间一般为 10~25 分钟，不宜超过 30 分钟，小儿和年老体弱者以 5~15 分钟为宜。用多罐拔罐时，宜采用先上后下和从外向内的顺序，罐具的型号应当是上小下大，一般不可倒置。病属实证者多用泻法，用密排罐法，吸拔力大些，吸气时拔罐，呼气时起罐。虚证者多用补法，用疏罐法，吸拔力小些，呼气时拔罐，吸气时起罐。

（一）密排法

罐的数量多而紧密，相邻两罐间隔一般 1~3cm，否则罐间相互牵拉而致局部疼痛。该法多用于身强力壮、症状明显、反应剧烈且病灶范围广泛的患者。

（二）疏排法

罐的数量少而稀疏，相邻两罐间隔一般 5~7cm，或更大。该法多用于年老体弱、大病重病之后者，儿童，反应不剧烈、症状模糊、耐受能力差的患者。

四、注意事项

拔罐时要注意火屑勿落在患者身上，防止烫伤。棉球上蘸酒精不要太多，以防酒精滴下烧伤皮肤。用帖棉法时，应防止燃着的棉花脱落。用架火法时扣穴要准，不要把燃着的火架撞翻。

第九节　按摩罐法

按摩罐法是指拔罐配合按摩的一种治疗方法。常用方法有二：一是以罐代手按摩，在闪火法拔罐前后，用温热的罐或罐底进行按摩，主要是摩擦热熨的物理作用，又称熨摩罐法；二是拔罐前后配合按摩疗法。拔罐与按摩配合应用，可起到双重治疗作用，有增强拔罐效用之功。

一、术前准备

罐具可选用竹罐、陶瓷罐、玻璃罐等，然后根据不同的拔罐部位选择大小不同的罐具。准备备用罐，以便在罐口烧热时及时更换。

二、排气方法

排气方法多采用闪火法或水煮（药煮）排气法。

三、拔罐方式

（一）适用范围

凡以风邪为主的疾患，如肌肉萎缩、局部皮肤麻木或功能减退的虚弱病证及中风后遗症等，多采用此法。皮肤不太平整，容易掉罐的部位也多用此法。

（二）操作要领

熨摩罐法也叫滚罐法，是在闪罐法的基础上演变而来。当反复闪罐使罐体变热时，立即将罐体翻转，用温热的罐底按摩穴位或皮肤。熨摩罐法可与闪罐法结合使用，当闪罐法罐底发热时则可翻转罐体施用熨摩罐法，当熨摩罐法罐体变凉时，即可翻转罐体采用闪罐法治疗。

四、注意事项

使用熨摩罐法要掌握好罐体的温度，温度过高容易烫伤皮肤，过低则达不到熨罐的效果。棉球上蘸酒精不要太多，以防酒精滴下烧伤皮肤。

第十节 发疱罐法

发疱罐法是在留罐法的基础上通过延长时间和增大吸拔力量使罐内产生水疱（皮下充水），既可达到治疗目的，又有强壮功能的作用。与灸法的瘢痕灸、发疱灸相类似，但所拔之疱局限在表皮，痊愈后不留瘢痕。

一、术前准备

同留罐法。同时准备消毒皮肤的用料。

二、排气方法

同留罐法。

三、拔罐方式

（一）适用范围

临床多用于感冒、水湿、湿温等寒湿病证。

（二）操作要领

具体操作方法与留罐法相同。起罐后可见大小不等的微小水疱，一般以小米或绿豆大小的密集的小水疱为好，无痛苦，不必挑破，1~2天自行消退，亦可用灭菌针挑破放水，涂龙胆紫消毒即可。临床观察发现，所拔之疱与罐内负压的大小及留罐时间的长短成正比，并与疾病的性质以及患者的体质有关。一般体内寒湿之邪较盛者容易起疱（热毒盛者容易产生瘀血），皮肤细嫩的患者及儿童容易起疱，心脏病患者在巨阙、心俞穴容易起疱，慢性胃炎患者在中脘、胃俞穴容易起疱，哮喘和咳嗽的患者在天突、肺俞穴容易起疱，过敏性哮喘患者在膻中穴易起水疱。

四、注意事项

（1）应用此法应事先向患者说明，征得患者同意后方可使用，否则容易造成患者的误解。

（2）本法忌用于水肿、瘢痕体质的患者。

第十一节 刮痧罐法

刮痧罐法是对走罐法和刮痧的补充和加强。走罐受部位的限制，所以可以使用刮罐。用水牛角刮板或罐口将施术部位涂润肤油后刮红，甚至有暗红或紫斑，然后再行拔罐术。扩大了治疗范围，对体瘦颈短、病变范围稍大、难于走罐和排罐的病证，采用刮罐可提高疗效。其术前准备、排气方法、拔罐方式、注意事项同走罐法。

第十二节　拔罐与其他疗法的配合

一、拔罐与中药外治结合

拔罐与中药外治结合，是在拔罐的基础上，配合药物，达到双重治疗效果的一种方法。常用以下两种方法。

1. 涂敷药罐法

拔罐前后，或拔罐时在应拔部位涂敷药乳、药酒、药糊、药膏等的拔罐方法，用留罐法。排气方法可用火力排气法或药煮、药蒸汽排气法，亦可用抽气排气法。

孟氏中药拔罐疗法即将负压拔罐与中药拔罐液（又称活血通络液）外治配合应用。活血通络液是用藏红花、川芎、元胡等中药，经现代科学加工工艺提取有效成分制成，有活血化瘀、疏通经络、祛除风湿、运行气血、散寒止痛的功效。研究证明，活血通络液有抗炎、镇痛和改善微循环作用。运用孟氏中药拔罐疗法治疗时，操作者在拔罐处或附近穴位、经络的皮肤上涂以中药拔罐液，使负压拔罐理疗与中药外治有机结合，从而大大提高疗效。

《中国针灸》（1989年）介绍的参龙白芥膏亦可应用，其配方为白芥子、细辛、甘遂、吴茱萸、苍术、青木香、川芎、雄黄、丁香、肉桂、皂角各等份，红参1/10量，共研细末，每10g用海龙1条、麝香、冰片少许。用时以鲜生姜汁适量调成膏糊状，备用。每用少许涂敷应拔部位。

2. 纳药罐法

根据病情选用药膏、药水、药酒（正骨水、红花油、风湿油、止痛膏、金黄膏等）涂在穴位上或将药末、药泥等用纱布或伤湿止痛膏等敷贴在局部穴位，然后拔罐，以提高疗效，增强治疗作用。

二、拔罐与针刺结合

针刺与拔罐结合，即指针罐法。广义的针罐法，包括拔罐配合毫针、电针、指针、梅花针、三棱针、挑治、割治、激光针等针法；狭义则仅指毫针与拔罐配合应用的一种方法。

1. 拔罐与针刺先后应用

本法是指在拔罐前或拔罐后配合针刺的疗法。其具有针刺与拔罐的双重治疗作用，其适应范围及疗效都明显超过单独应用拔罐法。对重症及病情复杂的患者尤为适用。用于拔罐前、拔罐后、拔罐前后或连续两次拔罐间隙应用。一般先用毫针刺入，得气后立即出针，或留针10~15分钟再出针，出针后再拔罐。也可先拔罐后配合针刺，均用留罐法。

2. 拔罐与各种针刺法同时配合应用

如拔罐配合梅花针轻叩或配合毫针治疗，作用十分广泛。配合梅花针重叩或三棱针点刺等刺络拔罐法，多用于实证和热证（如中风、昏迷、中暑、急惊风、高热、头痛、咽喉肿痛、目赤肿痛、急性腰扭伤、睑腺炎、丹毒等）；配合镀针割治多用于痈疽疖肿、热毒壅盛；配合火针多用于痈疽疖肿、甲状腺肿大、淋巴结结核等；配合指针、磁银针多用于小儿及畏惧针刺者（因无痛苦而容易被接受）；配合电针，可用于治疗一些顽固性病证。用挑治法，对于气管炎、哮喘、慢性肾炎、慢性肠炎、原发性高血压、肾病、盆腔炎等病证有良好疗效，选择的部位多为背、腰及胸胁部。

三、拔罐与磁疗结合

磁疗罐法是在罐底贴磁片的拔罐方法。磁片可产生磁场，影响人自身产生的正常与病理的磁场，在拔罐的基础上，起磁场调节作用。孟氏中药拔罐即结合磁疗，在负压吸拔治疗作用的同时，活塞上磁片磁场可发挥磁疗的镇痛、消炎、改善血液循环等作用，起到提高疗效的作用。

四、拔罐与热疗结合

拔罐与热疗结合，是在罐具的底部装有电热元件的拔罐方法。此外，灸罐法、红外线罐法、紫外线罐法、激光罐法都同时具有电热罐的作用特点。起到拔罐与热疗的双重作用。

五、拔罐与推拿结合

拔罐与推拿结合，是指拔罐配合按摩的一种治疗方法。常用方法有二：一是以罐代手按摩，在闪火法拔罐前后，用温热的罐或罐底进行按摩，主要是摩擦热熨的物理作用，又称熨摩罐法；二是拔罐前后配合按摩疗法。按摩罐法是将按摩手法根据病情、病位有机地结合起来，或先拔罐后按摩，或先按摩后拔罐，或拔罐与按摩同时进行。在同一部位施术，必须互为补充，辨证参合，提高疗效，如旋转走罐、摇罐、转罐、提罐、点罐。

1. 旋转走罐

该法是以单手握住罐体做顺时针或逆时针旋转，多用于腰、腹部或肩关节等部位。

2. 摇罐

该法是对所留之罐均匀而有节奏地摇动，使罐体与皮肤产生松紧变化，患者进一步放松，产生不同程度舒适感。如此对穴位反复牵拉，增大了局部刺激，如同按摩与拔罐同时进行，提高了临床疗效。其方法是手握罐体或罐底，顺时针和逆时针方向各均匀摇动罐体 20~30 次，力量均匀柔和，动作协调松快，如患者能耐受，可逐渐加大摇动角度和力量。

3. 转罐

该法是在摇罐基础上，增大摇扭旋转力量，手法较剧烈，牵拉程度更大，以促进血液循环，放松局部肌肉，增强治疗效果。多用于软组织损伤、深部无菌性炎症所致的肌肉局部紧张疼痛的病证。其方法是选用罐口平滑的罐留罐，单手摇罐，并逐渐向左旋转 90~180°，然后再向右旋转 90~180°，如此罐口局部肌肉皮肤一同牵拉旋转 20 次左右。手法要轻柔和缓，以患者耐受为度，切不可强摇硬转，以免造成伤害。

4. 提罐

该法是坐罐法发展而来。将坐罐罐体向上轻缓提拉，力量强度逐渐加大，以不脱罐为宜。上提后放松，然后再提，如此反复 20~30 次。提罐使肌肤上下移动振荡相应内脏，鼓舞内脏功能，增强其功能。常用于腹部，对消化系统之胃脘不适、食少纳呆、腹痛泄泻、小儿疳积、胸胁满闷胀痛以及妇科痛经、月经不调等有良好效果。

5. 点罐

该法是将按摩的点穴与拔罐结合。由于拔罐多为吸拔和向上牵拉，通过点罐对深层肌腱、韧带产生作用，从而对肌痉挛、肌紧张起到良好缓解和止痛作用。

第十三节　拔罐疗法的治疗原则

一、根据病痛部位及拔罐施术体位选择拔罐方法与罐具

一般来说，病痛只局限在一处，可以只用单罐来吸拔。例如偏头痛，用单罐吸拔痛侧太阳穴处；肱骨外上髁炎，用单罐吸拔疼痛的肱骨外上髁处；眶上神经痛，用单罐吸拔疼痛侧的头维穴处。如果病变在大片区域，则多选用多罐丛拔，例如腰背部风湿，就在背邻和腰部用数十个罐，罐间距3~4cm，进行吸拔。如果病变在关节处，亦可沿关节周围同时吸拔数个罐，例如肩关节周围炎，则在肩关节前后同时吸拔。如果病变沿神经走行，则按神经走行部位进行吸拔，例如肋间神经痛、坐骨神经痛，就应选数十个罐，沿疼痛的肋间神经和坐骨神经分布区域一个接连一个地吸拔。如果是自主神经功能失调，则可选用多个罐，在颈部和腰部交感神经丛处进行吸拔，例如自主神经功能紊乱型肠炎、腹泻，则在腰部交感神经丛处丛状吸拔。若是官能性心律失调，可在颈部排成两排进行吸拔。若病变属于神经节段性分布，则按神经节段来吸拔，例如压迫神经根型颈椎病，就可在受压的颈神经支配区域进行吸拔；若病变部位较小或肌肉浅薄，就用抽气小罐吸拔；如果是属于功能衰减性疾病，就可以选闪罐法来吸拔，例如面瘫，可用闪罐法吸拔颊车、下关、头维；如是病变在肌肉丰满处，可用推罐法，例如梨状肌综合征，可选用推罐法，在梨状肌投影区上、下、左、右推罐；若是久治不愈的风湿性疼痛，可使用针罐法，先进行针刺，"得气"后，再将罐套在针上进行吸拔；根据病变部位大小，决定选用吸拔罐的大小、种类、施术手法。

二、根据施术者的经验与患者的承受能力选择疗法

施用拔罐疗法，每个施术者都有自己一套经验和不同程度的熟练操作技巧。有的施术者愿用火罐，有的施术者愿用竹罐，有的施术者愿意采用抽气拔罐法，有的施术者愿意根据不同病因、病情选用不同的药物做药物拔罐，各有所长。一般来说，各种拔罐方法的机制大致相同，施术者用哪种方法熟练、有把握，就可施用哪种方法。

另外，有些患者愿意接受火罐治疗，有的患者愿意接受竹罐治疗，有的患者愿意接受抽气拔罐治疗，有的患者愿意接受药罐治疗，有的患者除拔罐疗法外，还想配合用针灸、刺络、敷贴药物等。但是，一定要根据病情需要，同时还要满足患者的要求，否则会影响疗效。

三、罐法多样，取用灵活

虽然罐具简单，但通过不同的操作方法及配合疗法等，可有多种罐法，而不同的拔罐方法则具有不同的作用，临床可根据具体情况灵活运用，以达到最佳的治疗效果。如火罐法的密排法以泻实作用为主；疏排法则以补虚作用为主；留罐法以祛寒作用为主；闪罐法以祛风作用为主；走罐法以活血通络作用为主；水罐法以温经散寒作用为主；刺络（刺血）拔罐法则以逐瘀化滞、解闭通结为主。药罐法则依选取药物不同，而发挥其祛风、散寒、通经、活血、舒筋、止痛、镇静安神等作用。针罐法则可结合针刺的不同手法，具有多种功效。此外，如配合推拿、电针、割治、红外线等各种现代理疗方法，则更扩大了其适应范围。

四、根据中医治则选择罐法

根据疾病的证候表现，分析其病因、病机、辨证，确定中医治则，按照不同治则，选择适当的罐法。以下是不同治则适合使用的罐法。

1. 祛风除湿、温经散寒

可用闪罐法、水罐法、单罐法、发疱罐法、针罐法、留罐法、灸罐法、神灯罐法、频谱罐法、刮痧罐法等。

2. 活血通络、消肿止痛

可用留罐法、多罐法、走罐法、摇罐法、提罐法、转罐法、刮痧罐法、按摩罐法、灸罐法、药罐法、神灯罐法等。

3. 清热降火、解毒泄浊

可用留罐法、单罐法、药罐法、针罐法、提罐法、水罐法、发疱罐法、刮痧罐法等。

4. 益气温阳、扶正固本

可用留罐法、药罐法、摇罐法、走罐法、按摩罐法、灸罐法、神灯罐法、频谱罐法、刮痧罐法、磁罐法等。

5. 吸毒拔脓、祛腐生新

可用单罐法、针罐法、水罐法、药罐法、摇罐法、提罐法等。

6. 强壮身体、平衡阴阳

可用留罐法、按摩罐法、针罐法、灸罐法、刮痧罐法、摇罐法、走罐法、神灯罐法、频谱罐法、磁罐法等。

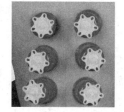 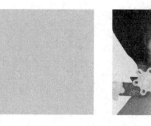 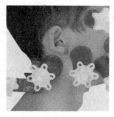

治疗篇

第一章 内科疾病

第一节 呼吸系统疾病

急性上呼吸道感染（感冒）

一、中医学概述

（一）概念

感冒又称伤风，是由病毒或细菌引起的急性上呼吸道炎症。一年四季均可发病，但以冬春季及气候骤变时多发。主要临床表现为恶寒（恶风）、发热（体温一般不超过39℃）、鼻塞、流涕、喷嚏、声重、头痛、咽痛、咳嗽、全身酸痛、乏力、食欲减退等。如在一个时期内广泛流行，症状多类似，称为时行感冒。

本病在中医学中属于"伤风""感冒"范畴。其病因病机是六淫外邪，以风为主，"风为百病之长"，每多兼夹，尤以夹寒、夹热居多，或夹时疫之气，侵袭人体，乘人体防御能力不足，卫气不固之时，侵袭肺卫皮毛而致病。临床症状以风寒、风热者居多，尚有夹暑、夹湿之患者。又因为患者感受的病邪不同、体质强弱及邪之轻重，在证候上有伤风、风寒感冒、风热感冒和时行感冒（即流行性感冒）之分。感冒的临床表现，初起一般多见鼻塞、流涕、喷嚏、声重、恶风，继则发热、咳嗽、咽痒或痛、头痛、全身酸楚不适等。病程5~7天，一般伤风全身症状不重，少有传变，时行感冒多呈流行性，常突然恶寒、高热、全身酸痛，全身症状明显，且可入里化热，变生他病。

（二）辨证

本病临床上常见三种类型。

1. 风寒证

临床表现：恶寒重，发热轻，鼻流清涕，咽痒，无汗，咳痰稀白，舌苔薄白，脉浮紧。

证候分析：风寒外袭肌表，邪气侵入皮毛，寒为阴邪，卫阳被郁，故症见恶寒重，发热轻。风寒上受，肺气不宣而致鼻流清涕，咽痒，咳痰稀白。风寒在表，脉浮紧，苔薄白。

治则：疏风散寒，宣肺解表。

2. 风热证

临床表现：发热较重，微恶风寒，鼻流黄浊涕，咽痛，汗出，咳痰黄稠，舌苔薄黄，脉浮数。

证候分析：风热为阳邪，风热袭表，皮毛疏泄失度，故见发热较重，微恶风寒。风热犯肺，故见鼻流黄浊涕，咽痛，咳痰黄稠。苔薄黄，脉浮数，均为风热之证。

治则：疏散风热，清利肺气。

3. 暑湿证

临床表现：身热，微恶风，汗少，鼻流浊涕，或口中黏腻，头重，胸闷，泛恶，苔腻，脉濡数。

证候分析：盛夏感冒，感受当令之暑邪，暑湿并重，暑湿伤表，表卫不和，故身热，微恶风，汗少；风暑加湿，上犯清空，故头重；暑热犯肺，肺气不清，故见鼻流浊涕，或口中黏腻；湿热中阻，气机不展而胸闷，泛恶。苔腻，脉濡数，均为暑湿夹热之证。

治则：清暑化湿，疏表和里。

若感受非时之邪，且发病急、病情重，并有传染性，可引起暴发或大流行，古称"时疫"。

二、西医学概述

（一）概念

急性上呼吸道感染是鼻腔、咽或喉部急性炎症的总称。常见病原体为病毒，少数是由细菌引起。本病患者不分年龄、性别、职业和地区，本病有较强的传染性，有时可引起严重的并发症。

各种可导致全身或呼吸道局部防御功能降低的原因，如受凉、淋雨、过度紧张或疲劳等，均可诱发本病。

本病全年均可发病，但冬春季好发。本病主要通过含有病毒的飞沫传播，也可通过被污染的手和工具传染。多为散发性，在气候突然变化时可引起局部或大范围流行。由于病毒表面抗原易于发生变异，产生新的亚型，不同亚型之间无交叉免疫，同一人可在一年内多次罹患本病。

（二）诊断

（1）临床表现为咽干咽痛，鼻塞喷嚏，流涕，咳嗽，发热，头痛，全身酸痛，乏力纳差等。

（2）白细胞计数正常或偏低。

（3）免疫荧光法病毒分离等检查可确定病原诊断。

三、现代常用拔罐法

【孟氏中药拔罐疗法】

风寒证取穴大椎、风池、上印堂、太阳、外关、合谷、曲池；风热证可选大椎、肺俞、风池、肩井、尺泽；暑湿证可选大椎、曲池、委中、足三里、阴陵泉。以上三证均可于背部膀胱经诸穴排罐。此外，久病气虚加拔足三里、气海，血虚加血海、三阴交，阳虚加关元、命门。拔罐之前和拔罐之后分别在拔罐的局部外涂中药拔罐液。（彩图1、彩图2）

【火罐疗法】

风寒证：选取风池、风门、外关穴，拔罐10~20分钟；风热证：选取风池、尺泽、大椎穴，先点刺大椎穴，再拔罐5~10分钟；暑湿证：选取大椎、曲池、委中、阴陵泉、足三里，先点刺大椎和委中，再在两穴上拔罐5~10分钟，余穴拔罐5~10分钟。以上均为每日1次。

【刺络拔罐法】

方法一：取穴为大椎、风门、肺俞、风池。患者取俯伏坐位或俯卧位，术者将所选穴位常规消毒，用三棱针点刺每穴3~5下，然后立即拔罐，在负压的作用下，拔出少许血液，一般每穴出血8~10滴为宜。起罐后擦净皮肤上的血迹，每日1次。

方法二：在患者背上涂少许香油，用闪火罐拔于大椎穴，后将罐由大椎穴沿督脉向下拉至腰部后起罐，再分别在督脉两侧各旁开 1.5 寸和 3 寸的膀胱经上，由肩部向下拉至腰部后起罐，各 3~5 次。在大椎、肺俞穴各点刺 2~3 下，用大号罐拔 20 分钟，隔日 1 次。

【大椎穴刺血拔罐疗法】

方法一：选取大椎穴。患者俯伏坐位，充分暴露大椎穴，常规消毒。医者用左手压住大椎穴周围皮肤，右手持三棱针针柄，中指抵住针尖部，露出针尖 1~2 分，迅速抖动手腕刺入大椎穴 0.3cm 左右，速出针，同样于该针点上下左右 0.5cm 处各刺 1 针。用直径 5cm 的玻璃罐拔于其上，吸出 5 个针孔内瘀血，留罐 20 分钟后起罐，隔日 1 次，3 次为 1 个疗程。

方法二：取双侧天宗穴，用三棱针点刺三下，然后拔罐 10 分钟，以出血 5ml 为佳，每日 1 次。

【针罐法】

方法一：主穴为大椎、风池、合谷。配穴：风寒型加列缺；风热型加外关；头痛加太阳、百会；鼻塞加上星；咳嗽加肺俞、太渊；咽痛加少商（放血）、鱼际。主穴采用泻法，配穴采用平补平泻法，留针 20 分钟，中间行针 1~2 次。起针后在大椎拔罐 10~15 分钟，1~2 日治疗一次，5 日为 1 个疗程。

方法二：取穴大椎、肺俞、风池、曲池、合谷。对穴位进行常规消毒，用毫针常规针刺穴位（注意大椎穴、风池穴、肺俞穴进针不宜太深，根据患者的体形，一般进针 1~1.5 寸），采用平补平泻的手法取得针感后，拔罐 10~15 分钟。每日或隔日 1 次。

【拔罐走罐配合按摩疗法】

患者取俯卧位，术者在患者背部涂一层石蜡油，然后点燃 95% 酒精棒投入罐中并迅速取出，随即将罐扣于背部，双手握罐自上而下沿着督脉及两侧膀胱经穴推拉，至背部发红或出现紫红色斑点为止。点揉大椎、肺俞及各俞穴 5 分钟，拿肩井、点合谷 5 分钟。在患者膻中、天突、中府、云门等穴拔罐，留罐 10 分钟。进行头部按摩，用双手食指、中指指腹点睛明 3~5 次，推印堂 3~5 次，沿额部头维－太阳－鱼腰－鱼尾－迎香点 1 分钟。一手扶住头部，另一手拇指指腹揉按头部三阳经至百会穴，左右手交替进行揉按。双手十指指腹搓头皮根部至发热。双手扣打头部 10~15 次，点按合谷、曲池 1 分钟，全过程需 25~30 分钟。

【穴位拔罐后贴药疗法】

药物用参龙白芥散。穴位：取肺俞（双）、心俞（双）、膈俞（双）、天突、膻中、神厥为主穴，再根据患者症状配穴。一般只取主穴，每穴拔罐 5~10 分钟后（7 岁以下儿童拔罐神厥穴），将参龙白芥散用鲜姜汁调成糊状做成直径 1cm 的圆饼贴到穴上，用胶布固定。一般贴 6~20 小时，以不起疱为度。一般 7~10 天换 1 次。发病期，隔日治疗 1 次，病愈后再贴五次。

【走罐法】

方法一：取穴为背部足太阳膀胱经穴。令患者俯卧或俯伏坐位，光露背部，沿着膀胱经的循行线抹上麻油，然后取中号火罐 1 只，用闪火法将罐吸在患者背部，沿足太阳膀胱经循行线上下来回走罐多次，直到循行线上的皮肤出现潮红为度。四条循行线均应走罐。接着把罐停在大椎穴上，留罐 5 分钟，最后用草纸把麻油擦净，每日 1 次。

方法二：患者取俯卧位，充分暴露背部，用适量凡士林均匀涂于背部皮肤。根据患者的体形选择大小适宜、罐口光滑的玻璃火罐，以闪火法使之吸附于背部皮肤，注意罐内负压要适中，负压过大则火罐移动困难，过小则易于脱落。一罐从左大杼穴处拔罐，沿左侧膀胱经循行部位自上而下至大肠俞，再自下而上地反复推移 3~5 遍，动作要慢，用力要均匀，使皮肤充血呈紫红色，后在肺俞穴处留罐。二罐从右大杼穴处，同上法操作，留罐 10~20 分钟后起罐。再在大椎穴拔罐，后再留罐，或向下走罐，后再留罐。每日 1 次。体温在 38~39℃者加三棱针点刺大椎出血，针外关、曲池，用泻法，咽喉肿痛重者，加刺少商穴出血。

【刮痧结合刺络拔罐疗法】

用牛角刮痧板蘸少许清茶油，在督脉和左右膀胱经脉，自大椎至命门，从上向下刮 30 遍，待出痧后（表皮充血）后，取大椎、肺俞（左）、风门（左），用梅花针叩刺，以大罐头瓶（能盖 3 个穴位）拔 15 分钟。并加刺风池、曲池、合谷（泻）、复溜（补）。同上法刺期门、尺泽（均左），用小罐拔，每次 10 分钟，两侧交替。

【药罐法】

选穴：大椎、风门、肺俞。药方：麻黄、桂枝、防风、细辛、葛根、杏仁、桔梗、生姜、甘草各 20g，将上药用纱布包好后，放入锅内，加水 3000ml，熬 30 分钟左右至药性煎出，然后将竹罐放入药内，煮 5~10 分钟。用镊子夹出竹罐甩去药液，迅速用干毛巾捂住罐口，以便吸去罐口的药液，降低罐口的温度，保持罐内的热气。然后趁热立即将竹罐扣于穴位上，手持罐稍加按压约 1 分钟，待竹罐吸牢于皮肤即可。留罐 10~20 分钟，至皮肤出现红色瘀血现象为止，每日 1 次，10 次为 1 个疗程。本法适用于风寒感冒。如为风热感冒，可选用连翘、金银花、竹叶、荆芥、牛蒡子、芦根、菊花、薄荷、桑叶、甘草各 20g 煎水煮罐拔于穴位上治疗。

四、现代常用拔罐临床应用

（一）一般上呼吸道感染的治疗

1. 留罐法

● 案例一[1]

一般资料：患者一般病程在 3 个月以上，特点为反复发作，缠绵难愈。治疗 100 例患者，其中男性 38 例，女性 62 例；年龄最大者 74 岁，最小者 21 岁，平均年龄为 41 岁 ±3.4 岁；病程平均为 0.8 年。

治疗方法：治疗时未服用其他中西药。材料取大号玻璃拔罐 3 只（或以广口罐头瓶为替代品），并备金属小瓶盖 3 个。取腹正中线，脐上 4 寸处取中脘穴；第 2 腰椎棘突下，左右各旁开 1.5 寸双侧取肾俞穴。操作时嘱患者取坐位，在小瓶盖内放置酒精棉球，然后把罐侧放，将小瓶盖沿侧壁平放于罐内，点燃小瓶盖内的酒精棉球，置罐于患者中脘穴部，稍加压，待火自灭。使罐内负压达到适度，留罐 10~15 分钟。在双肾俞穴用同法进行治疗。老年人可平卧，待中脘穴治疗完毕，再改俯卧位治疗。每日 1 次，5~7 天为 1 个疗程。如不愈者，隔半月再进行第 2 个疗程。

治疗效果：显效 74 例，占 74%。有效 20 例，占 20%。无效 6 例，占 6%。

临床体会：反复上呼吸道感染，大部分属于体虚卫外不固，反复感邪，夹湿夹滞，缠绵难愈者。《证治汇补·伤风》谓"虚人伤风，屡感屡发"。《景岳全书·伤风》"旧邪未去，新邪继之"，指的就是这一类感冒。西医学认为，人体的免疫功能有非特异性免疫及特异性免疫（包括体液免疫及细胞免疫），有很多感冒病毒，人体对它的免疫期短暂，加之病毒种类繁多，变异复杂，一些免疫功能不强的个体反复感染不同的病毒，则缠绵难愈。因此治疗这类感冒绝非妄汗妄补，而应该提高机体免疫功能，扶正祛邪。

拔罐用于中脘、肾俞两穴治疗感冒，是笔者在长期临床工作中根据经络腧穴学说及现代免疫学原理而设，特别是对于反复感冒、缠绵难愈，虽常年服药而感冒不休的患者有较好疗效。脾为后天之本，肾为先天之本。调先天补后天是调节整个机体的各种功能，包括免疫功能的根本措施。

中脘为胃之募穴，募穴是脏腑经气汇聚于胸腹部的腧穴，胃之募穴则盛藏阳明精气。中脘又为六腑之会，六腑以通为用，腑气通则五脏盛。长期感冒有阻六腑阳气的通畅宣达，加之很多肠道病毒久居于此，伺机酿病。肾俞为肾的俞穴，俞穴为脏腑经气输注于腰背部的腧穴。中脘、肾俞两穴相应，一主后天脾胃之气，一补先天不足之精，使全身精液充盛，阳气振奋，祛病强身。

● **案例二** [2]

一般资料：158 例患者，其中男性 80 例，女性 78 例；年龄最大者 67 岁，最小者 8 岁；以 15~65 岁者居多，约占 85%。

治疗方法：于大椎穴上以闪火法拔火罐，留 20~30 分钟。发热明显者，大椎先放血 2~3 滴后再行拔罐；体虚者加刺足三里（补），合谷（泻）。

治疗效果：经治疗 1~2 次后，痊愈者 62 例，占 39.3%；有效者 86 例，占 54.4%；无效者 10 例，占 6.3%。以初得体壮者疗效好，体弱多病者次之。

临床体会：外感表证是常见疾病。具有一定的流行性和传染性。大椎为督脉要穴，诸阳会聚之处，具有宣阳退热、解表固表、祛邪除蒸、散寒通痹、振奋阳气等作用，可治疗各种外感表证（表寒证、表热证、表虚证）。拔罐疗法有疏散风热、泻火解毒、通络止痛之效，但偏重祛邪，因此大椎拔罐治疗外感表证对体质壮实者疗效最好。年高体弱、素有痼疾者次之。又因为大椎穴可治疗各种表证，所以应用此疗法治疗外感表证，无药物辨证不准而无效之弊，具简便、廉价、速效之优，值得大力推广应用。

● **案例三** [3]

一般资料：56 例患者，其中男性 31 例，女性 25 例；病程 1~2 天；年龄 2~50 岁，均因感受风寒之邪，有风寒感冒的主要特征。

治疗方法：拔罐部位主要在肩背部，为手足太阳经的皮部，以大椎、肺俞、肩井等穴为重点。先将罐口沾水，以闪火法拔罐，走罐 2~3 分钟，以使皮肤发红，并有少量针尖大出血点为度。如果患者对走罐难以耐受，则可以不走罐而将罐留在拔罐部位 5~8 分钟，使皮肤发红即可。走罐或留罐后，再在大椎、肺俞、肩井、肩贞、天宗等穴拔 3~7 个大小适中的火罐，留置，盖上棉被保温，使患者微汗出。每日治疗 1 次，2 次为 1 个疗程。

治疗效果：经治疗后 50 例治愈；4 例显效；2 例有效；无 1 例无效。

临床体会：拔罐法是一种传统疗法。清代赵学敏《本草纲目拾遗》中称："罐得火气合于内……内上起红晕，瓶中有气水出，风寒尽出。"说明火罐能祛风寒之邪。风寒感冒为肺卫受风寒之邪，卫表不和，肺失宣肃，治疗当解表祛邪。通过祛背部风寒之邪可除肺卫之邪。根据皮部理论，病邪亦可通过皮肤外出。本疗法还可发汗，促使表邪得解。笔者认为拔罐法治感冒简单可靠，值得应用。

2. 留罐结合温和灸法 [4]

一般资料：20 例患者，其中男 9 例，女 11 例；年龄最小者 14 岁，最大者 49 岁；病程为 1~3 天。

治疗方法：（1）拔罐法：以背部大杼（双）、风门（双）、肺俞（双）、定喘（双）为主。患者俯卧位，用止血钳夹住燃烧的 95% 酒精棉球，在火罐内壁中烧 1~2 圈后，迅速退出，然后将罐罩在穴位上，每穴停 10~15 分钟。若恶寒严重者，可采用走罐。选用罐口平滑的大玻璃罐，先在背部督脉、两侧膀胱经涂上凡士林，将罐吸上，以手握住罐底部后边着力，前边略提起，慢慢向前推动，上下来回在背部经脉推拉数次至皮肤潮红为止。每日 1 次，5 次为 1 个疗程。

（2）温和灸法：取穴大椎、身柱。将清艾条的一端点燃，对准穴位 0.5~1 寸进行温灸，使患者局部有温热感而无灼痛，每穴灸 10~15 分钟，至皮肤潮红为度。掌握施灸距离，防止烫伤，以患者周身发热鼻通为佳，每日 1 次，5 次为 1 个疗程。

治疗效果：20 例患者中，治愈 14 例，好转 6 例。

临床体会：风寒感冒多由体虚抗病能力减弱而感受风寒所致。风寒袭表，人体营卫不和，肺卫失宣，毛窍郁闭，腠理不开，无汗表实。引起一系列肺经症状，如鼻塞、流涕、头痛，通过留罐、走罐，起到疏通经络、疏风散寒的作用。艾灸具有温经燥湿的作用，结合温和灸治疗可起到温经散寒、宣肺解表的功效，风寒湿邪从表而出。此法疗效迅速、安全、无副作用，值得临床广泛应用。

3. 留罐结合 TDP 照射法[5]

一般资料：83 例患者，其中，男性 37 例，女性 46 例；年龄最小者 8 岁，最大者 59 岁。

治疗方法：（1）拔罐法：取穴以上背部大杼（双）、风门（双）、肺俞（双）、定喘（双）为主。患者俯卧位，若患者年龄偏大咳喘严重者，可采用侧卧位或俯伏坐位。用止血钳夹住燃烧的酒精（95%）棉球，在大火罐内壁中段绕 1~2 圈后，迅速退出，然后将罐罩在穴位上，每穴拔 10~15 分钟。若恶寒严重者，可采用走罐。选用罐口平滑的大玻璃罐，先在罐口涂上红花油（或液状石蜡）起润滑作用，将罐吸上后，以手握住罐底，后边着力，前边略提起，慢慢向前推动，在上背部督脉、两侧足太阳膀胱经上下来回推拉数次，至皮肤潮红为止。每日 1 次，5 次为 1 个疗程。

（2）TDP 照射法：按上述治疗后，用 TDP 治疗仪以身柱穴为中心照射，距皮肤 30~50cm 为宜，照射 30 分钟，以患者周身微出汗，鼻通为佳。每日 1 次，5 次为 1 个疗程。

治疗效果：83 例患者中，治愈 77 例，好转 6 例。

临床体会：风寒感冒多由于机体一时抗病能力降低，寒邪袭表，肺卫失宣，毛窍郁闭，腠理不开，无汗表实。留罐、走罐法起到疏通经络，疏风散寒的作用，结合 TDP 照射治疗起到宣肺发汗的作用，风寒湿邪从表而出。此法疗效迅速、安全、无副作用，值得临床推广应用。

4. 刺络拔罐法

● 案例一[6]

一般资料：96 例患者，其中男性 33 例，女性 63 例；年龄最小者 14 岁，最大者 67 岁；病程最短 1 天，最长 5 天。本法只选用风热型感冒的病例。

治疗方法：取大椎穴。操作时，患者取俯卧位或俯伏坐位，大椎穴局部常规消毒后，术者右手持三棱针在大椎穴上及其周围点刺数针（一般 3~5 针），用投火法拔罐，留罐时间为 10~15 分钟，穴位出血量为 1~2ml，最后起罐，用消毒干棉球擦干血迹即可。

治疗效果：96 例全部治愈。其中经 1 次治愈者 76 例，经 2 次治愈者 18 例，经 3 次治愈者 2 例。

临床体会：感冒是临床上最常见的外感病。由于季节以及感受邪气之不同，有风寒、风热、暑湿之分，治法因而有异。刺络拔罐就是针对风热之型而实施的具体方法。大椎穴在人体后背正中线上，第 7 颈椎棘突下凹陷中，属于督脉经穴。督脉为诸阳之海，督统一身之阳气，同时大椎穴又是督脉与诸阳经相交会处，阳气卫外，阳经主表，因而大椎穴具有温通诸阳，发散解表的作用，为治疗风寒感冒的要穴。不仅如此，大椎穴具有双向性调整作用，它不仅能鼓舞阳气，温阳散寒，而且疏风泄热之力尤宏，是人身清解外感邪热第一要穴，正是由于它可以疏风透邪，解表清热，所以又为治疗风热感冒的要穴。故在大椎穴上通过刺络拔罐使腠理开，风热之邪随少量血气而外泄，这正是《黄帝内经》理论"热者疾之""宛陈则除之"的具体运用，是《黄帝内经》刺法"络刺"的发展。

● 案例二[7]

一般资料：23 例患者，其中男性 17 例，女性 6 例；年龄 17~48 岁，平均 32.5 岁；病程 1 周以内 9 例，1 周以上 14 例；风寒型 13 例，风热型 10 例。患者上呼吸道感染症状明显，均经西药治疗效不佳。

治疗方法：患者俯伏坐位，充分暴露大椎穴。局部常规消毒后，医者用左手拇、食二指上下或左右压住大椎穴周围皮肤，稍用力使之绷紧，右手拇、食二指持三棱针针柄，中指抵住针尖部，露出针尖 1~2 分，迅速抖动手腕使针尖刺入大椎穴 0.3cm 左右，即速出针。再用同样手法于该针点上下左右0.5cm 处各刺一针。取直径 5cm 的玻璃罐拔于其上，吸出 5 个针孔内出血达数毫升。留罐 20 分钟后起罐，擦净所吸出之瘀血。隔日治疗 1 次，3 次为 1 个疗程。如经两个疗程治疗无效，宜改用他法。

治疗效果：本组经 1~2 个疗程治疗，14 例症状全部消失而痊愈，7 例症状基本消失，2 例无效。

临床体会：用三棱针点刺大椎穴并拔罐治疗重症感冒可获满意的疗效。大椎属督脉经穴，为诸阳之会，针刺加拔火罐，旨在调整阴阳，祛邪通络，有清热解毒之功，可使积聚之风、寒、湿、热诸邪得以宣泄，振奋人身之阳气。临床表明，感冒症状越重，本法治疗效果越明显。本法操作简单，易于推广。

5. 刺络拔罐结合艾灸法[8]

一般资料：200 例患者，其中男性 127 例，女性 73 例；年龄 4~61 岁；病程 1~6 天，平均 4.1 天。

治疗方法：随机分为治疗组和对照组各 100 例患者，合并感染者均服用抗生素，对照组服用维 C银翘片、感冒通、银翘解毒冲剂等抗病毒药。治疗组治疗期间停用其他抗病毒药，并取大椎穴刺络拔罐与艾灸交替施治，每天 1 次，（即第一天刺络拔罐，第二天艾灸）。随证加减：发热、合并感染者加双少商穴点刺放血，每天 1 次，1~3 次；咽喉肿痛、咳嗽者均加天突、膻中、双肺俞拔罐与艾灸交替施治，每天 1 次；鼻塞、流涕者加灸双迎香穴，每天 1 次；老人、小儿等体质虚弱且病程长（4 日以上）者加灸双足三里和双脾俞，每天 1 次。患者取端坐位，充分暴露大椎穴，局部用 75% 酒精消毒后用三棱针快速刺入 0.5~1.0cm，出针后马上闪火法拔罐 5~10 分钟，使出血 2~5ml；少商穴点刺前，医者先用手推挤拇指，使局部充血，消毒后持三棱针快速刺入 0.3~0.5cm，挤出血 6~10 滴；艾灸大椎等穴采用 DAJ 多功能艾灸仪进行艾灸，温度以患者能耐受不觉烫为宜，每穴每次灸治 0.5~1 小时。

治疗效果：治疗组痊愈 51 例，显效 36 例，有效 13 例，总有效率为 100%；对照组痊愈 18 例，显效 39 例，有效 32 例，无效 1 例，总有效率为 89%；两组比较差异有显著性。

临床体会：随着感冒病毒种类多，变异大，耐药性增强，仅靠中西药的抗病毒作用常难及时显效，许多感冒患者迁延不愈而发展成咽炎、鼻窦炎、肺炎等疾病。通过 100 例患者的治疗观察，刺络拔罐配合艾灸治疗感冒，不需辨证施治，方便，无痛苦，见效快，治疗时间短，值得推广应用。

6. 刺络拔罐结合走罐法

● 案例一[9]

一般资料：161 例患者，男性 92 例，女性 69 例；病程最短 1 天，最长 21 天。

治疗方法：患者充分暴露背部，伏卧于治疗床上，术者先在患者背部涂少许香油，然后用闪火法将 1 个中号玻璃罐拔于大椎穴处，而后用双手将罐由大椎穴沿督脉向下拉至腰部后起罐。再用上法分别在督脉两侧各旁开 1.5 寸、3 寸的膀胱经上，由肩部向下拉至腰部后起罐。反复施上法于督脉、膀胱经上 3~5 次，再将背部的油擦拭干净。继而在大椎、肺俞穴常规消毒后各点刺 2~3 下，再用大号玻璃罐在该处拔罐 20 分钟，起罐后消毒。隔日施术 1 次。

治疗效果：经治疗 1~3 次，痊愈 101 例，显效 43 例，无效 17 例，总有效率为 89.4%。

临床体会：通过在督脉、足太阳膀胱经循行线上走罐，并在大椎、肺俞两穴上刺络拔罐可使腠理开、外邪去，同时又兼调五脏六腑，可提高机体的免疫功能，增强机体自身的防病抗病及自愈疾病的能力。本法适宜风寒型感冒。

● **案例二** [10]

一般资料：176 例患者，男性 102 例，女性 74 例；年龄 18~45 岁，平均 33.7 岁。随机分成治疗组 88 例，对照组 88 例。

治疗方法：（1）治疗组：患者取俯卧位，充分暴露背部皮肤，在背部沿脊柱两侧均匀涂抹凡士林，用闪火法拔火罐，沿膀胱经络自上而下走行、再自下而上反复推拉火罐 5~6 次，两侧皮肤呈紫红色或潮红色为止，然后将火罐停留于大椎穴上，留罐 15 分钟起罐。若患者发热明显，体温超过 38.5℃，则先用三棱针在大椎穴上点刺出血，再拔火罐，吸出暗红色血液 1~2ml，留罐 5 分钟后起罐，把吸出的血液擦拭干净，再沿背部两侧膀胱经络走罐，方法同上。每日 1 次，3 日为 1 个疗程。

（2）对照组：板蓝根冲剂 10g，每日 3 次；速效伤风胶囊 2 粒，每日 3 次；若发热明显，超过 38.5℃，加服解热止痛片，合并细菌感染者，酌情加服抗生素。治疗 3 天后比较两组疗效。

治疗效果：痊愈率与有效率（痊愈 + 显效 + 好转）治疗组均明显高于对照组（$P < 0.05$）。

临床体会：中医学认为，本病主要是由于起居不慎或平素身体较弱、寒暖失常、过度劳累等因素导致机体抵抗力下降，人体卫气不固，腠理不密，六淫邪气从鼻或从皮毛入内致肺气不宣，外则膀胱经络受阻，出现感冒症状。太阳主表，为一身之藩篱，其背部膀胱经络走行上分布着五脏六腑的背俞穴等多个穴位，沿膀胱经走罐可调和营卫、解表散寒，病邪随拔罐而外泄，邪去而正安。大椎为督脉之要穴，诸阳会聚之处，具有宣阳退热、解表固表、散寒通痹、振奋阳气等作用。大椎穴点刺出血拔罐具有疏散病邪、泻火解毒、通络止痛之功效，可调解本经与手足三阳经经气，而达到治病目的。现代医学研究也证明背部走罐能刺激背部经穴，可增强网状内皮系统功能活动，使体内各种特异性和非特异性免疫抗体增加，从而提高机体的免疫功能，增强人体防卫抗病能力。本组结果表明，刺络拔罐结合走罐法有简、廉、效的特点，不失为治疗感冒的一种好方法。

7. 皮肤针叩刺结合留罐法 [11]

一般资料：31 例患者，其中男性 21 例，女性 10 例；年龄 12~70 岁。

治疗方法：选用皮肤针 1 枚，火罐 1 只（直径为 4~5cm），患者取俯伏坐位，松开衣领，暴露上背部，以第 1 胸椎为中心，在面积约 5cm × 5cm 的范围内做皮肤常规消毒。先从大椎穴沿督脉经至脊柱用皮肤针叩打，再分别从两侧的大杼到肺俞穴沿足太阳膀胱经自上而下叩打，均先轻后重，以微出血为宜。叩打完毕后即以大椎穴为中心拔火罐，留罐 5~7 分钟，以局部皮肤出现瘀紫并渗出少量血液为度，一般感冒治疗 1~2 次即可治愈。对患者进行辨证配穴，风寒外束症见恶寒重、发热轻、头身疼痛、鼻塞流涕，苔薄白、脉浮紧者，加刺列缺、合谷；风热袭表症见发热重、恶寒轻、汗出、口渴、头痛、咽痛或咳吐黄痰，苔薄黄、脉浮数等，可选刺曲池、风池。此外，头痛较重者，可选刺太阳，咳嗽较重者加刺太渊。

治疗效果：本组 31 例，单独使用本法治愈 23 例，占 72%；结合药物治疗明显好转 5 例，占 16%；使用本法有一定疗效 3 例，占 12%。

临床体会：大椎为督脉和诸经交会之穴，取之以通达督脉，振奋一身之阳，以表散阳邪而解热，可达扶正祛邪的目的。大杼、风门、肺俞诸穴为足太阳膀胱经在背部的主要腧穴，取之，不仅符合风邪取阳部、阳经之义，且风门为散风之要穴。肺俞为肺气输布之处，取之可宣肺发表，以祛风寒或风热。皮肤针叩刺渗血，加拔火罐致局部瘀紫出血，均为泻法以祛邪取效。

8. 刮痧结合刺络拔罐法 [12]

一般资料：566 例患者，男性 380 例，女性 186 例。

治疗方法：患者先取伏卧位，袒露背部，以牛角刮痧板蘸少许清茶油，在背部的督脉和左右膀胱经脉，自大椎至命门，从上向下刮痧30遍左右，待起痧（表皮充血）后，取大椎、肺俞（左）、风门（左）穴位，用梅花针叩刺，以大罐头瓶为火罐（以能盖住3个以上穴位为准）拔罐15分钟。在拔罐期间，根据患者病势需要适当加刺风池、曲池、合谷（泻）、复溜（补）以加强疗效。第二天以同法治疗，但取右侧穴位进行拔罐。起罐擦干瘀血后，患者取仰卧位，取期门（左）、尺泽（左），用较小的火罐再刺络拔罐10分钟。第二天则取右侧的期门和尺泽。若仍未愈，则隔日进行第3次、第4次治疗。

治疗效果：经1~4次治疗后痊愈566例，其中1~2次治疗后获愈386例，好转20例，总有效率为100%。

临床体会：人体受到外邪侵袭后，邪郁体内，阳气不得疏泄，体内阴阳失衡而致病。因此在脊背两侧会出现反应过敏带，刮治督脉和膀胱经脉（即反应过敏带）能使过敏部位松弛，疏松汗腺，调和气血，调整脏腑和经络阴阳平衡。再结合刺络拔罐大椎、肺俞、风门、期门和尺泽等穴位，进一步振奋阳气，疏散风寒或风热之邪，发汗解肌，使躯体功能阴平阳秘，其病得愈。

（二）以发热为主症的上呼吸道感染的治疗

1. 留罐法[13]

一般资料：103例患者，其中男性67例，女性36例；年龄最小者17岁，最大者58岁，其中17~30岁5例，21~40岁77例，41~60岁21例；体温在39~39.9℃者92例，39.9℃以上者11例。

治疗方法：取穴大椎、中府（双）、肺俞（双）、如患者伴有烦躁、嗜睡或者谵语时，加用灵台、神道。操作时患者尽量取坐位，病情严重者采用侧卧位。术者先在拔罐穴位以5cm为半径呈圆形，用75%酒精棉球行皮肤常规消毒。用市售500ml玻璃罐头的空瓶（罐口光滑平整的）行投火法拔罐，每个穴位拔5~15分钟。灵台、神道两穴用1个火罐拔双穴。如患者体形偏瘦，可用面粉加水和成面团，围成罐口大小，先贴于穴位周围。对女性患者，拔中府穴时，吸力要适中，以免罐口吸力过大，损伤乳腺组织。本组患者均治疗1次。以拔罐开始时为准，计时。45分钟~1小时，测1次体温，4~6小时测1次，14~20小时测1次，以观察疗效。

治疗效果：痊愈31例，占30.10%，有效68例，占66.02%，无效4例，占3.88%，总有效率为96.12%。

临床体会：高热是指体温超过39℃而言。急性上呼吸道感染属中医学"感冒"范畴，为肺卫功能减弱，外邪乘袭所致之表实证，表实之中见本虚，多数没有高热的症状，如见之则有变生他病之势，故须及早治疗，此时表邪尚未入里，治应遵解表达邪之原则。用火罐取引热外行之意。大椎为诸阳之会，可散阳邪以解表清热，与中府清肺卫，泄胸中热，肺俞调理肺气，清虚热之功相合，即助肺卫之功能，又可解表达引邪外出之力。表邪解、卫气足则无以变生他病，实为标本兼治之法。比之药物，此法简便、快捷、经济、实用，效果明显，最宜偏远、贫困地区推广使用。

2. 走罐法[14]

一般资料：28例患者，男性20例，女性8例；年龄最大者58岁，最小者16岁；高热最长时间3天，最短时间1天。体温均在39~41℃。其中上呼吸道感染13例，急性扁桃体炎10例，急性胃肠炎5例，其热型为弛张热。

治疗方法：患者平俯卧于床上，双上肢平放，双下肢自然伸直。术者先用甘油或植物油轻涂擦患者背、腰双侧及脊柱。背自肩胛骨内侧下至第5腰椎旁即可，脊柱自大椎下开始至第5腰椎即可，涂擦要均匀，但勿涂擦太多。然后用闪火法迅速将火罐扣在肩胛骨内侧，也可将酒精0.2~0.3ml滴入火罐内，点燃后，迅速扣于上述位置上，再用双手抱火罐来回轻轻拖走共 10~15 次。用同法拔走另一侧。再用中号火罐自大椎扣火罐，上下来回拖走火罐共 10~15 次。起罐方法：用食指按压火罐周边的皮肤使空气自火罐边进入，火罐气满后会自动脱离皮肤。拔罐后，患者可觉得全身有"冒火感"，术者可见患者全身汗出，拔过的皮肤红润起痧。在拔罐时应注意，用酒精滴入法拔罐时，不要滴得太多，以免烧伤皮肤。扣罐太紧时，不要硬拖，可用食指轻轻按压罐边皮肤，使罐内进入适量空气，就可拖走，否则可撕伤皮肤。背、腰、脊柱等处患皮肤病、破损、疱疹、疮疡者禁用此法。冬季室内温度应在 15~20℃范围内施行。

治疗效果：本组 28 例高热患者，在拔罐 10~15 分钟后，体温均有不同程度下降，降温 2~4℃。其中降至 37℃的 20 例，降至 37.5℃的 5 例，降至 38℃的 3 例。在退热的同时对症应用适量的消炎类药物，经 3~5 天随访观察，无 1 例复发高热。

3. 走罐结合刺络拔罐法[15]

一般资料：外感发热 64 例，其中男性 28 例，女性 36 例，年龄 14~74 岁。

治疗方法：患者俯卧位，暴露背部，沿脊柱两侧膀胱经风门穴至大肠俞一线走罐。以医用凡士林或紫莲膏作为润滑剂，先用闪火法将罐吸附在风门穴处，随即在风门与大肠俞之间上下来回推动，拔至皮肤紫红为限。玻璃罐吸附强度以患者能耐受为度。两次施术，先一侧后另一侧。走罐完毕后，在大椎穴消毒后刺络放血，再用闪火法将罐吸附在大椎穴处，留罐 10 分钟。每日治疗 1 次，3 次为 1 个疗程，1 个疗程后判定疗效。

治疗效果：本组治疗 64 例患者中，痊愈 27 例，显效 30 例，无效 7 例，总有效率为 89.06%。

临床体会：外感发热多由腠理疏松，外邪侵犯肌表所致。太阳经主一身之表，外邪侵入人体，太阳经首先受邪，背部太阳经走罐，旨在疏通经络，调畅气机，行气活血，使邪从肌表透泄，营卫协调，诸证遂退。西医学研究也表明，背部太阳经走罐能提高机体细胞免疫功能，对提高机体抗病能力有着重要的临床意义。督脉经中之大椎穴为诸阳之会，在大椎穴刺络拔罐，可泄诸阳之邪热，热毒得出，身热自退。本法操作简便，易于掌握，值得临床推广应用。

4. 刺络拔罐法

（1）刺络拔罐法治疗上呼吸道感染发热[16]，治疗 59 例，并与口服抗感清热药者进行对比。

一般资料：130 例患者，其中男性 71 例，女性 59 例，年龄最小者 4 岁，最大者 86 岁，体温最低 37.5℃，最高 40℃。随机分为治疗组 59 例和对照组 71 例。

治疗方法：①治疗组：取穴为大椎及大椎上、下、左、右 7~10cm 处各一点，膻中，少商，太阳。头痛重者加百会，咽痛加璇玑。局部消毒后，用三棱针点刺出血。除少商、百会外，余穴以闪火法拔罐，留罐 5~10 分钟，每日治疗 1 次。②对照组：口服感冒清热冲剂每次 24g，每日 2 次，或口服速效感冒片，每次 2 粒，每日 3 次。

治疗效果：治疗组 59 例中，治疗 1 次痊愈者 43 例，占 72.9%；2 次痊愈者 9 例，占 15.3%；3 次痊愈者 7 例，占 11.8%；结果全部有效。对照组 71 例中，服药 2 天痊愈者 23 例，占 32.4%；服药 3~5 天痊愈者 28 例，占 39.4%；5~7 天痊愈者 20 例，占 28.2%，经统计学处理，两组疗效有显著差异（$P < 0.05$）。

临床体会：上呼吸道感染一般为病毒感染，西医无特殊疗法。中医学认为，上呼吸道感染为风邪侵入人体而致。针刺可疏利经络，调和营卫以扶正祛邪。刺络拔罐可对经络起强刺激作用，使邪外出，因而疗效显著，令人满意。

（2）针刺曲泽、大椎、委中穴放血治疗急性上呼吸道感染性发热[17]。

一般资料：30 例发热患者（体温 38~39.5℃）中，其中男性 12 例，女性 18 例，年龄 17~50 岁。上呼吸道感染 3~12 天，发热时间 3~5 天，平均 4 天。

治疗方法：在曲泽（肘横纹上，肱二头肌腱尺侧）外，或大椎（第 7 颈椎棘突下）处常规消毒。取 1.5 寸三棱针，在穴位处浅刺出血。另取小号火罐 1 个，在出血部位行拔罐放血治疗。30 分钟后，可吸出血 1~2ml，除去火罐。用 0.9% 生理盐水以棉球擦去血迹，再用活力碘消毒针眼处，嘱患者保持局部清洁干燥，24 小时内不要洗澡，以防感染。

治疗效果：30 例患者经过此方法治疗 1 小时后，其中 12 例体温下降至正常，11 例体温下降 1~1.5℃，5 例体温下降 0.5~1℃，2 例无效。此法可维持 1 天左右，体温回升后继续用此法，每日 1 次，穴位交替使用。

临床体会：急性上呼吸道感染大抵属中医外感风热，痰热蕴肺之证，多为实证。穴位放血拔罐疗法具有开窍泄热的作用，是一种简便实用的治疗方法。

（3）运用刺络放血治疗上呼吸道感染发热 40 例[18]。

一般资料：72 例患者，随机分为 2 组。治疗组 40 例，男性 18 例，女性 22 例，年龄最大者 45 岁，最小者 14 岁，平均 24.4 岁，体温 38~38.9℃ 28 例，39~40℃ 12 例。对照组 32 例，男性 14 例，女性 18 例，年龄最大者 42 岁，最小者 16 岁，平均 24.7 岁，体温 38~38.9℃ 20 例，39~40℃ 12 例。上呼吸道感染发热的病程均在 24 小时之内，2 组病例一般资料经统计学处理均无显著性差异（$P > 0.05$），具有可比性。

治疗方法：① 治疗组：患者取坐位，局部皮肤常规消毒后用三棱针点刺大椎、双侧少商、双侧关冲穴，其中大椎穴在点刺后施拔罐 5~10 分钟，使出血 2~5ml，少商、关冲穴在点刺后，使出血 1~2ml，每日治疗 1 次，2 日为 1 个疗程。② 对照组：对乙酰氨基酚 0.5g，每日 3 次。体温 39℃ 以上者肌内注射阿尼利定 2ml。每日 3 次，2 日为 1 个疗程。

治疗效果：经治疗后，治疗组 40 例，显效 29 例，有效 10 例，无效 1 例；对照组 32 例，显效 7 例，有效 16 例，无效 9 例。治疗组总有效率为 97.5%，疗效显著高于对照组。

临床体会：上呼吸道感染属中医学外感疾病范畴，为六淫邪气自口、鼻、肌表而入，卫阳失和、肺气不宣而致。发热是其中常见症状之一。治宜宣肺解表。大椎为督脉经穴，督脉为"阳脉之海"，有通阳气、解表泄热等作用。少商为手太阴肺经井穴，肺上通喉咙，外合皮毛，开窍于鼻，肺有主气、宣发肃降的作用。关冲为手少阳三焦经井穴，三焦主气，为阳气之父，总司全身气机和气化。井穴为经气所出之处，故取少商、关冲可起到调节肺经、三焦经经气的作用，从而达到清热解表、宣通阳气的作用。并且大椎、少商、关冲三穴刺络放血，可加强泄热解表的作用。经临床验证，刺络放血能有效治疗上呼吸道感染发热及其伴随症状，其疗效明显高于解毒镇痛药。

5. 耳尖放血结合留罐法[19]

一般资料：35 例患者，其中男性 29 例，女性 6 例，年龄最小者 6 岁，最大者 38 岁。体温 38~39℃ 24 例，占 68.6%；39~40℃ 9 例，占 25.7%；40℃ 以上 2 例，占 5.7%。

治疗方法：患者取俯卧位或仰卧位，一般体温在 39℃ 以下者，采用仰卧位，只用三棱针点刺双侧耳尖穴，并挤出血 3~5 滴；39℃ 以上者，除采用双耳耳尖穴点刺放血外，加用大椎穴散刺拔罐，一次 15~20 分钟，去罐后，用酒精棉球擦净针刺出血部位，并用酒精棉球盖于针刺部位，用胶布固定在针眼处。

治疗效果：35 例患者经上述治疗后，3~6 小时退热者 16 例，占 45.7%；7~12 小时退热者 12 例，占 34.3%；12~20 小时退热者 5 例，占 14.3%；未退热者 2 例，占 5.7%，总有效率为 94.3%。

临床体会：大椎穴属于督脉，是手、足三阳经的交会穴，具有解表清热、疏风散寒、息风止痉、肃肺宁心的作用。耳尖穴具有消炎退热、镇静抗过敏的作用。采用三棱针刺络拔罐，具有开窍泄热、活血祛瘀、疏经通络作用，既适用于实热证，又适用于寒实证。穴位针刺放血与拔罐结合应用，可提高治疗效果。

6. 刺络拔罐结合穴位注射法

一般资料：治疗组 90 例，男性 66 例，女性 24 例，年龄最小者 11 岁，最大者 73 岁。初诊时体温在 38.0~38.9℃ 69 例，39℃ 以上 21 例。病程在 24 小时之内，并伴有外感症状。对照组 48 例，性别、年龄、体温、病程、症状与治疗组相仿。

治疗方法：（1）治疗组：患者坐位，低头，大椎穴局部消毒后用三棱针刺入 2~3 下，出针后针眼上拔罐 5~10 分钟，出血 2~5ml；患者坐位或仰卧位，屈肘，以 5ml 注射器、6 号或 7 号注射针头抽取柴胡注射液 4ml，注射入双侧曲池穴，每侧 2ml，每日 1 次。操作时应选择合适体位，准确取穴。颈项粗短者往往难以确定第 7 颈椎棘突，可嘱患者左右摇头，棘突活动者为第 7 颈椎棘突，其下为大椎穴，棘突不活动者为第 1 胸椎。三棱针可刺入 2~3cm 深，过浅则出血量不够，会影响疗效。屈肘取曲池，注射时针尖入皮肤后应缓慢进入 1 寸许深，推药速度不可快。

（2）对照组：柴胡注射液 2ml 肌内注射，每日 2 次。

治疗效果：治疗组 90 例中，痊愈 74 例，占 82.2%；有效 12 例，占 13.3%；无效 4 例，占 4.4%；总有效率为 95.5%。对照组 48 例中，痊愈 22 例，占 45.8%；有效 16 例，占 33.3%；无效 10 例，占 20.8%；总有效率为 79.2%。总有效率治疗组显著高于对照组。

临床体会：外感发热多与致热原作用于体温调节中枢有关。大椎刺络拔罐和曲池穴位注射可引起强烈的神经反射作用，会阻断致热原对体温调节中枢的影响，恢复原有的动态平衡，使体温迅速趋于正常。急性外感发热为感受六淫之邪及四时不正之气所致。大椎为督脉与手足三阳经之交会穴，此穴刺血拔罐能疏风解表，通督泄热。曲池为手阳明大肠经之合穴，注射柴胡之透邪泄热之品能清热解毒，疏风通络。对于热度不高之患者，单用大椎刺血拔罐即有良好疗效，高热者加穴位注射收效更佳。本法操作简便，费用低廉，退热起效却很快，许多病例经 1 次治疗后，1~2 小时后热度即明显下降，且其他伴随症状也显著减轻，次日体温正常，症状消失。而对照组即使热度减退，外感症状的消失和机体状态恢复往往还需 1~2 天。本法应用很安全，但事先应向患者解释，以消除其恐惧针刺心理。初次接受针刺的患者、空腹及进针时无依托体位者易发生晕针，但晕针一般不影响疗效。此外，本疗法对外感以外的急性发热也有较好的疗效。

7. 刺血拔罐加针刺法[21]

一般资料：63 例患者，随机分为两组。治疗组 42 例，男性 26 例，女性 16 例，年龄最大者 37 岁，最小者 19 岁，平均 23 岁，就诊时体温 38~38.9℃ 29 例，39~40℃ 13 例。对照组 21 例，男性 14 例，女性 7 例，年龄最大者 41 岁，最小者 19 岁，就诊时体温 38~38.9℃ 13 例，39~40℃ 8 例。上呼吸道感染发热就诊时发热病程均在 24 小时之内。

治疗方法：（1）治疗组：患者卧位、低头，局部皮肤常规消毒后用三棱针点刺大椎、双侧肺俞穴 2~3 次，出针后拔罐 5~10 分钟使每穴出血 2~5ml。取曲池（双侧）直刺 1.5 寸，捻转提插泻法，施术 1 分钟得气后留针 20~30 分钟，合谷和列缺取双侧穴，用 1 寸毫针施捻转泻法，得气后留针 20~30 分钟，留针期间每隔 10 分钟施手法 1 次。每日 1 次，2 日为 1 个疗程。

（2）对照组：服用对乙酰氨基酚 0.5g，每天 3 次，体温 39℃ 以上肌内注射阿尼利定 2ml。体温测定：用温度计测腋下温度。治疗组分别于针刺前、出针后 20 分钟各测 1 次，对照组服药或肌内注射前及之后 20 分钟测体温。嘱患者离开诊室后每 2 小时自测 1 次。

治疗效果：治疗组 42 例，显效 28 例，有效 13 例，无效 1 例；对照组 21 例，显效 6 例，有效 14 例，无效 1 例。两组治疗前后体温差异非常显著，说明针刺能有效降低体温。

临床体会：上呼吸道感染属中医学的"温病"范畴，为感受温热之邪，自口鼻而入，肺失清肃，卫气失宣所致，发热是其常见症状。治疗宜宣肺解表退热。大椎为督脉经穴，又为诸阳之会，故可散阳邪以解表通阳，清热解毒，宣通一身阳气；曲池、合谷为手阳明大肠经穴，大肠与肺相表里，针刺两穴，可清肺退热；列缺为肺经络穴，亦能宣通表里两经；大椎刺络放血泄热力更强。经临床验证，针刺确能有效治疗上呼吸道感染发热，其退热效果优于解热镇痛药。究其原因，可能针刺刺激体表感觉神经反射性地调节中枢神经系统，使体温中枢调定点恢复而散热增加。

8. 拔罐、放血、针刺配合中药内服法[22]

针刺、拔罐、放血配合中药内服治疗外感发热：

一般资料：120 例发热患者，全部为初次因发热就诊。

治疗方法：（1）治疗组：大椎、陶道、大杼、风门、曲池穴点刺拔罐放血。十宣穴点刺挤压放血。针刺大椎、大杼、陶道、风门、外关、曲池、合谷、鱼际、上星、内关等穴，每次选数穴，交替使用。肺经热盛加刺手太阴经及手阳明经的"井"穴少商、商阳及肺俞、大肠俞；心经热盛加刺手少阴经及手太阳经的"井"穴少冲、少泽及心俞、小肠俞；三焦经热盛加刺手厥阴经及手少阳经的"井"穴中冲、关冲及厥阴俞、三焦俞。每日 1 次。同时配合中药清解汤内服，该方由生石膏 30g，菊花 10g，薄荷 10g，金银花 15g，连翘 15g，芦根 30g，竹叶 6g，元参 15g，大黄 3g（后下），生甘草 6g 组成。每日煎 1 剂，分 2~3 次口服。

（2）对照组：采用西药内服治疗，选取药物巴米尔，每片 0.5g，5~10 岁服半片，11~15 岁服 2/3 片，16 岁以上服 1 片，两次服药间隔不少于 4 小时。3 日为 1 个疗程。

治疗效果：观察组治疗 3 天烧退率为 63%，退热总有效率为 94.4%，好于对照组的 76.6%（$P < 0.01$）。从治疗 1 次后的烧退率来看两组间差异不大，但其复烧率治疗组仅为 23.3%，明显低于对照组的 83.3%。说明传统中医疗法退热的效果不仅不差，反而优于目前所常采用的西药退热方法。

临床体会：发热是上呼吸道感染、流感、肺炎等疾病最常见、最突出的症状。发热持续不退可引起抽搐惊厥、肾炎水肿、心肌炎等多种疾病。长期以来，临床治疗发热常常采取对症处理，如退热、消炎的方法，或口服，或输液。近年来，病毒、支原体感染增多，输消炎药发烧不退，应用退热药，烧虽暂退或减轻，但须臾烧又复至的情况在临床比比皆是。应用中药汤剂辨证施治，效果虽好，但配方抓药，水煎后再服用，其过程较长，今日看病，明日才能吃上药是常有的事。因此寻找一种简单易行、退热效果好的方法很有必要。针刺拔罐放血是一种中医传统疗法，用于经络不通、瘀血内阻等疾病。经过反复筛选，采用大椎、陶道、大杼、风门、曲池穴点刺拔罐放血，十宣穴点刺挤压放血，针刺大椎、大杼、陶道、风门、外关、曲池、合谷、鱼际、上星、内关等穴，交替使用。肺经热盛加刺手太阴经及手阳明经的"井"穴少商、商阳及肺俞、大肠俞；心经热盛加刺手少阴经及手太阳经的"井"穴少冲、少泽及心俞、小肠俞；三焦经热盛加刺手厥阴经及手少阳经的"井"穴中冲、关冲及厥阴俞、三焦俞。其中大椎、陶道为督脉经穴，督脉为阳脉之海，诸阳脉会合于督脉，取大椎、陶道以表散阳邪而解热，大杼、风门为膀胱经穴，取之清热利小便；曲池、合谷为手阳明大肠经的合穴与原穴，肺与大肠相表里，故两穴合用，清肺退热；外关为手少阳之络，通于阳维，可疏散在表之阳邪以解热；十宣穴为阴阳交接处，具有调节阴阳、开窍苏厥之力，可泄经络之热；少商、商阳、少冲、少泽、中冲、关冲为手三阴三阳经脉之"井"穴，为经气所出之穴，调经以解热祛邪。肺俞、大肠俞、心俞、小肠俞、厥阴俞、三焦俞皆为手三阴三阳经脉之俞穴，刺之以调经解热。配穴处方达到祛邪清解泄热之目的。在针刺拔罐放血同时配服清解汤，此方是在长期临床中总结出来的方剂，可用于外感发热表证里证。其方以生石膏为主药甘寒清热；以薄荷、菊花疏风清热解表；金银花、连翘为辅药清热解毒；芦根清热生津，尤以清肺经为佳；竹叶清热除烦、利尿、导热自小便出，与薄荷、菊花配伍可加强疏风清热之力；元参清热养阴凉血；大黄清热、泻下通便，为方中佐药；生甘草清热解毒，调和诸药，为佐使之药。

五、分析与评价

1. 拔罐法治疗本病概况

感冒是内科常见疾病，中、西医治疗方法众多，而采用拔罐法治疗本病，对缓解、消除各种感冒症状均有显著疗效，尤其在以发热为主症的感冒治疗中，退热作用尤为突出。拔罐治疗本病主要应用留罐法、走罐法、刺络拔罐法，依病情不同，配合使用艾灸、TDP、皮肤针、刮痧、穴位注射等方法，可加快治疗进程。

2. 拔罐治疗本病疗效及安全评价

经临床实践及对照统计研究，证明拔罐法治疗本病，不论风寒、风热、体虚反复发作，都能发挥显著疗效。且本法无创伤，安全性好，操作简单，方便实用，便于推广。

临床应用刺络拔罐法时，应注意选用针具与进针深度，并严格消毒，应用穴位注射法时，要充分了解患者身体状况，对过敏反应要有预防措施，留罐要注意时间，以免发疱感染。在施术的整个过程，要注意患者的反应，并关注病情的发展变化。

3. 拔罐治疗本病规律

近十年拔罐法治疗感冒的报道中，一些用法及配穴规律，现总结如下。

方法：治疗一般感冒，以留罐、走罐、刺络拔罐法应用为多。风寒症重，加用灸法或 TDP 照射法。治疗发热为主症的感冒，以刺络拔罐法的应用为主。

部位及取穴：以肩背部经络腧穴为主，大椎穴为最常用穴位，且不论风寒风热都有取用。走罐以背部督脉及膀胱经为常用。其他常用穴位有肺俞穴、风门穴、大杼穴、定喘穴、肩井穴、身柱穴等。发热加用井穴、曲池穴、耳尖穴等，伴神志障碍者加用灵台穴、神道穴。体虚反复发作者，加用足三里等穴。

4. 今后本病的临床研究重点

目前的研究报道以循证医学的要求判定，文献论证结果的可信度并不理想，整体研究水平仍有待提高。本病的临床研究应在确定统一的诊断标准（包括中医的辨证分型）、疗效标准的基础上，严格遵守临床研究要求，运用适当的统计学处理方法处理数据，以使最终的研究结果能客观、有力地说明治疗方法的优劣。

拔罐法治疗本病的临床研究方向，是在将感冒统一辨证分型的基础上，能在拔罐选穴的主穴与辨证配穴，以及取穴与留罐、走罐、刺络拔罐等方法相互配合应用的最佳方案方面做出临床论证，从而寻求一条最好的治疗方法，更好地发挥拔罐法的优势。

六、注意事项

拔罐法治疗感冒，临床效果较好，如感冒初起进行拔罐，一般 1 次可获痊愈。如感冒症状较重者，拔罐 1~3 次也会明显好转或痊愈。个别效果不明显者应及时配合其他疗法治疗，以免延误病情。拔罐时要注意室内温度，风寒感冒的患者在拔罐、留罐期间，要注意保暖，或覆被以助发汗之功效，也可同时服用解表药和姜糖水。不论风寒、风热患者均可配合药物治疗，并要加强体育锻炼，以增强抗病能力。

参考文献

[1] 熊大武，刘承华. 中脘 – 肾俞拔罐治疗反复上呼吸道感染 100 例 [J]. 新中医，1997，29（5）：24–25.

[2] 郭冬梅. 大椎拔罐治疗外感表证 158 例观察 [J]. 针灸临床杂志，1998，14（8）：30–31.

[3] 唐植纲，万芳园. 拔罐治疗风寒感冒 56 例 [J]. 中国民间疗法，2000，8（9）：26.

[4] 马冀芳. 拔罐加温和灸治疗风寒感冒 [J]. 中医外治杂志，2003，12（6）：28–29.

[5] 杨元庆，孟真，王芳. 拔罐加 TDP 治疗风寒感冒 83 例 [J]. 上海针灸杂志，2002，21（6）：22.

[6] 刘月振. 大椎穴刺络拔罐治疗感冒 96 例 [J]. 中国中医药信息杂志，1997，4（12）：38.

[7] 丁向荣，李德伦. 大椎穴刺血拔罐治疗重症感冒 23 例 [J]. 中国民间疗法，1999，7（10）：8.

[8] 张梅，孙晓莉. 拔罐配合艾灸治疗感冒 [J]. 现代康复，1999，3（11）：1345.

[9] 蔡晓刚. 刺络拔罐治疗感冒 [J]. 中国针灸，2000（2）：127.

[10] 许保生，孙瑛. 背部拔罐治疗感冒 88 例疗效观察 [J]. 临床军医杂志，2004，32（2）：118.

[11] 张艳彬，赵淑艳. 皮肤针叩刺加拔罐治疗感冒 31 例体会 [J]. 吉林中医药，2003，23（6）：39–40.

[12] 汤钰婷，张俊，张德基. 刮痧结合刺络拔罐治疗感冒 [J]. 中国针灸，2000（2）：128.

[13] 刘颖东. 拔罐治疗急性上呼吸道感染引起高热 103 例 [J]. 针灸临床杂志，2001，17（2）：15.

[14] 张可宾. 走罐退高热 28 例疗效观察 [J]. 中级医刊，1998，33（4）：51–52.

[15] 谢云. 拔罐治疗外感发热 64 例 [J]. 中国民间疗法，2000，8（10）：24–25.

[16] 许书荣. 刺络拔罐治疗上感发热 59 例对照观察 [J]. 中国针灸，1995（1）：102.

[17] 钟荣. 穴位放血拔罐治疗急性上呼吸道感染发热的疗效观察与护理 [J]. 时珍国医国药，2003，14（3）：184.

[18] 曹世强. 刺络放血治疗上呼吸道感染发热 40 例 [J]. 河北中医，2004，26（3）：205.

[19] 王占慧. 耳尖放血加大椎拔罐治疗感冒发热 35 例 [J]. 上海针灸杂志，2005（2）：16.

[20] 李建东. 刺络拔罐加穴位注射治疗急性外感发热 90 例 [J]. 中国针灸，1997，17（6）：366–367.

[21] 赵利冰. 针灸治疗上呼吸道感染发热 42 例 [J]. 四川中医，2002，20（11）：79.

[22] 李建，吴春节. 针刺放血加中药治疗外感发热 90 例临床观察 [J]. 北京中医，2003，22（3）：28–30.

[23] 刘益斌，朱鲁琼，陈君凤. 穴位拔罐后贴药防治呼吸道病易感儿 273 例 [J]. 中国针灸，1988，6（3）：7–9.

[24] 陈石. 腧穴走罐法治疗感冒 26 例 [J]. 浙江中医杂志，1988，23（8）：378.

[25] 陈石. 走罐法治疗感冒 [J]. 福建中医药，1988，19（4）：61.

［26］冯参文. 拉罐治疗感冒［J］. 贵阳中医学院学报，1992，14（3）：38.

［27］欧阳兆龙. 手法配合拔罐、艾灸治疗感冒疗效观察［J］. 按摩与康复医学，1992（3）：22.

［28］姜爱芳. 针刺拔罐大椎穴治疗感冒［J］. 山东中医杂志，1992，11（3）：54.

［29］沈若星. 刺络拔罐疗法临床应用［J］. 福建中医药，1994，25（3）：42–43.

［30］周锦颖，吴志民，王东华，等. 七星针配拔火罐疗法的临床应用体会［J］. 针灸临床杂志，
1994，10（2）：43–44.

［31］李淑萍. 肺俞穴在外感病中的治疗应用［J］. 中国针灸，1994，4（增刊）：232.

［32］周一敏. 走罐治疗感冒100例［J］. 中国针灸，1994，4（增）：292.

［33］陈传民. 针刺治疗流行性感冒［J］. 针灸临床杂志，1995，11（1）：47.

［34］兰冲，高美珍. 拔走罐配合按摩治疗感冒53例［J］. 中国民间疗法，1996，（3）：27.

［35］杨介宾. 拔罐疗法的临证应用［J］. 针灸临床杂志，1997，13（8）：6–8.

［36］章东萍. 梅花针加拔罐的临床举隅［J］. 新中医，1997，29（10）：25.

［37］马占松. 放血四法［J］. 中国针灸，1998，18（3）：157–158.

［38］项衡，倪赛男. 梅花针叩刺、拔罐加TDP照射联合应用体会［J］. 针灸临床杂志，1999，15
（2）：24–26.

［39］翁明. 天宗穴临床运用举隅［J］. 四川中医，2000，18（1）：55–56.

［40］蔡晓刚. 刺络拔罐治疗感冒［J］. 中国针灸，2000，20（2）：127.

［41］严善余. 走罐治疗感冒50例疗效观察［J］. 针灸临床杂志，2000，16（6）：9.

［42］梅发光. 拔罐疗法治疗感冒后久咳50例［J］. 黑龙江中医药，2000（5）：45.

支气管炎

一、中医学概述

（一）概念

本病属于中医学的"咳嗽""痰饮""咳喘"范畴。中医虽无急性气管炎、支气管炎的病名，但其临床表现与中医文献中的"外感咳嗽"非常接近。急性支气管炎为外邪侵袭肺，肺失宣肃、气道不利，肺气上逆所致。慢性支气管炎则多因肺脏虚弱或其他脏器有病累及肺，使肺之宣肃功能失常而发病。

本病的致病原因虽多，不外外感与内伤两端。外感为六淫外邪侵袭肺系，内伤主要是脏腑功能失调。

1. 六淫外邪侵袭肺系

多因肺的卫外功能减退或失调，以致在天气冷热失常、气候突变的情况下，六淫外邪从口鼻而入，或从皮毛而受。《河间六书·咳嗽论》"寒、暑、燥、湿、风、火六气，皆令人咳嗽"，即是此意。

2. 脏腑功能失调

肺脏功能失调，肺卫不固，外邪易侵，内外合邪而为病。此外，饮食不当，嗜烟好酒，熏灼肺胃，或过食肥厚辛辣，脾失健运，痰浊内生，上干于肺而发病。肺司呼吸，主宣发肃降，开窍于鼻，外合皮毛，为气机升降出入的通道。外感六淫，从口鼻或皮毛而入肺，肺失肃降，肺脾功能失调，内生痰浊，阻塞气道，均可导致肺气上逆而咳喘。

慢性支气管炎在病机上主要反映肺、脾、肾三脏虚损，以及它们的相互关系失衡，同时又因痰、火、瘀等因素的参与而愈加复杂，其基本病机为本虚标实。

在正常情况下，肺主气，司呼吸，主宣发肃降，外合皮毛，为气机出入升降的通道。风寒热燥之邪从口鼻或皮毛而入，肺气被束，失其肃降而发病。嗜食烟酒、辛辣助火之品，聚津生痰，阻塞气道，均可使肺气上逆而发生咳嗽。病久不愈，肺气愈伤，正气无力御邪，则外邪又易复犯，以致迁延日久，缠绵不愈。脾主运化，位居中焦，为气机升降之枢纽。脾虚不能运化水湿，聚湿为痰，湿痰上渍于肺，影响气机的通畅而见咳喘、咯痰等症。肾主纳气，肾阳亏虚，气失摄纳，命门火衰，津液输化失司，肺气升降受阻，水气不能宣化，为痰为饮，阻塞气道；肾阴亏损，虚火内炽，灼伤肺津，皆可使肺失宣降，肺气上逆而咳喘咯痰。古人所谓："肾为生痰之本，肺为贮痰之器，脾为生痰之源"，"肺不伤不咳，脾不伤不久咳，肾不伤不咳不喘"，三脏功能失调可致本病。痰、火、瘀既是脏腑失调的病理产物，又是直接或间接致病的因素。无论是外受燥热之邪，或寒郁而化热，或五志过极，饥饱劳倦，伤及脏腑，致功能失调所生内火，皆可与痰湿等合而形成痰火，火热壅肺，痰闭肺络而发病。久病多虚多瘀，阳气不足，不能温煦血脉和推动血液运行，或因寒邪客入血脉，血液凝滞不畅，或热入营血，血热搏结等，皆可形成瘀血。急性发作期，大多因肺气虚弱，卫外不固外邪入侵，以致咳嗽反复发作，或因久咳不已、反复发作，或因年老体虚，肺脾肾气虚，水津不布，痰饮内停，阻遏于肺，引起长期咳喘，或因饮酒等因素伤及肺，进而形成本病。病变经久不愈，损及脾肾，故病情严重者常伴有气喘不能平卧，动则尤甚等肾不纳气之候。

（二）辨证

1. 外感咳嗽

（1）风寒袭肺

临床表现：咳嗽声重，气急，咽痒，咳痰稀薄色白。常伴鼻塞、流清涕、头痛、肢体酸痛、恶寒发热、无汗等表证。

证候分析：风寒袭肺，肺气壅塞不得宣通，故咳嗽声重，气急；风寒上受，肺窍不利，则鼻塞，流清涕，咽痒；寒邪郁肺，气不布津，凝聚为痰，故咳痰稀薄色白；风寒外袭肌腠，故伴有头痛、肢体酸痛、恶寒发热、无汗等表证。

治则：宣通肺气，祛寒止咳。

（2）风热犯肺

临床表现：咳嗽频剧，气粗或咳声嘶哑，喉燥咽痛，咯痰不爽，痰黏稠或稠黄，咳时汗出。常伴鼻流黄涕、口渴、头痛、肢体酸、恶风、身热等表证，舌苔薄黄，脉浮数。

证候分析：风热犯肺，肺失清肃，而咳嗽频剧，气粗或咳声嘶哑；肺热伤津，则口渴，喉燥咽痛；肺热内郁，蒸液成痰，故咳痰不爽，痰黏稠或稠黄，鼻流黄涕；风热犯表，卫表不和，而见汗出等表热证。苔薄黄，脉浮数，皆属风热在表之证。

治则：清热止咳，宣通肺气。

（3）风燥伤肺

临床表现：干咳，连声作呛，咽痒，咽喉干痛，鼻唇干燥。无痰或痰少而粘连成丝，不易咯出，或痰中带有血丝，口干。初起或伴鼻塞、头痛、微寒、身热等证。舌苔薄白或薄黄，脉浮数。

证候分析：风燥伤肺，肺失清润，故见干咳，连声作呛；燥热灼津，则咽痒，咽喉干痛，鼻唇干燥，无痰或痰少而粘连成丝，不易咯出；燥热伤肺，肺络受损，故痰中带有血丝；舌苔薄白或薄黄，脉浮数，均属燥热之证。

治则：疏风清肺，润燥止咳。

2. 内伤咳嗽

（1）痰湿蕴肺

临床表现：咳嗽反复发作，咳声重浊，痰多，因痰而咳，痰出咳止。痰黏腻或稠厚成块，色白或带灰色，早晨或食后则咳甚痰多，进甘甜油腻食物加重。胸闷，脘痞呕恶，食少，体倦，大便时溏，舌苔白腻，脉象濡滑。

证候分析：脾湿生痰，上渍于肺，故咳嗽反复发作，咳声重浊，痰多，痰黏腻或稠厚成块；脾运不健，故进甘甜油腻食物反助湿生痰，湿痰中阻，则胸闷，脘痞呕恶；脾气虚弱，故食少，体倦，大便时溏；舌苔白腻，脉象濡滑，均为痰盛内湿之证。

治则：健脾燥湿，镇咳祛痰。

（2）肝火犯肺

临床表现：上气咳逆阵作，咳时面赤，咽干。常感痰滞咽喉，咯之难出，量少质黏，或痰如絮条。胸胁胀气，咳时引痛，口干苦，症状可随情绪波动而变化。舌苔薄黄少津，脉象弦数。

证候分析：肝气郁结化火，上逆侮肺，肺失肃降，以致上气咳逆阵作；肝火上炎，故咳时面赤，咽干，口苦；木火刑金，炼液成痰，则痰滞咽喉，咯之难出，量少质黏，痰如絮条；肝脉布两胁，上注于肺，肝肺络气不和，故胸胁胀气，咳时引痛；舌苔脉象均为肝火肺热之证。

治则：疏肝解郁，清肺止咳。

二、西医学概述

（一）概念

支气管炎有急、慢性之分。急性气管 - 支气管炎是指病毒和细菌感染、物理和化学因子刺激或过敏反应等对气管、支气管黏膜所造成的急性炎症。急性支气管炎是气管和支气管黏膜的急性炎症，起病较急，常先有急性上呼吸道感染症状，如鼻塞、喷嚏、咽痛、畏寒发热、头痛、全身酸痛等，后出现本病的典型症状咳嗽、咯痰，也可引起哮喘和气急。慢性支气管炎是由于感染或非感染因素引起的气管、支气管黏膜及其周围组织的慢性非特异性炎性变化，黏液分泌增多。多发于中老年人，病程进展缓慢隐匿，临床上以长期咳嗽、咯痰或伴有喘息为主要特征。一般白天较轻，晨起及晚睡时因体位变化常有阵咳和排痰，并发急性感染后则症状加重。慢性支气管炎早期症状较轻，多在冬季发作，春暖后缓解，且病程缓慢，不为人们注意。晚期病变进展，并发阻塞性肺病时，肺功能遭受损害。

本病为我国常见多发病之一，发病年龄多在 40 岁以上。吸烟患者明显多于不吸烟患者，在我国患病率北方高于南方，农村较城市发病率稍高。病因有如下几点。

1. 感染

正常支气管对吸入的感染因子有清除作用，受凉、劳累可削弱防御功能，使感染有发生机会。成年人呼吸道感染多由腺病毒或流感病毒引起。病毒感染可抑制肺泡巨噬细胞的吞噬作用和纤毛细胞的活力，使呼吸道内的流感嗜血杆菌和肺炎球菌等乘机入侵而发病。另外，鼻窦炎、扁桃体炎等的感染性分泌物经口、鼻腔吸入气管后也会引起本病。呼吸道感染又是慢性支气管炎发病和加剧的一个重要因素。

2. 物理化学因素

大量资料表明吸烟与慢性支气管炎有一定的关系。吸烟能使支气管上皮纤毛变短，不规则，纤毛运动发生障碍，降低局部抵抗力，削弱肺泡吞噬细胞的吞噬、灭菌作用，又能引起支气管痉挛，增加气道阻力。化学气体中二氧化硫与本病关系尤为密切。此外，大气中的化学毒物、粉尘与刺激性烟雾（如二氧化硫、二氧化碳、氨气、氯气等）的吸入均可直接刺激支气管黏膜而导致本病。

3. 过敏因素

细菌感染的代谢产物、某些吸入物（霉菌、孢子、杀虫药、化学气体等）、气温、气压等是引起慢性支气管炎速发型和迟发型变态反应的一个原因。慢性支气管炎特别是哮喘型，痰液中嗜酸粒细胞数一般都较高，另一些患者血清中类风湿因子高于正常值，并发现重症慢性支气管炎肺组织内 IgG 含量增加，提示与 I 型变态反应也有一定关系。大部分患者在严寒季容易发病，尤其是老年人受冷后常立即发病，寒冷的空气能引起黏液分泌增加，支气管纤毛运动减弱。对寒冷的过敏反应和呼吸功能调节障碍也是重要原因。近来发现螨及其代谢产物也是强烈的致敏原。此外，钩虫、蛔虫等幼虫在肺内移行时也可引起支气管炎症反应。

4. 呼吸道局部防御和免疫功能低下及自主神经功能失调

老年人呼吸道组织退行性变化和免疫功能低下时更易受病原微生物的感染。

在上述因素的影响下，急性气管炎患者的气管、支气管黏膜充血、水肿，纤毛上皮细胞损伤脱落，黏膜腺体肥大，表面分泌物增加，黏膜下有淋巴细胞及中性粒细胞浸润。炎症消退后，上述变化也随之消失，气管、支气管黏膜的结构与功能可完全恢复正常。慢性气管炎在急性发作时也常有支气管黏膜纤毛上皮细胞的损伤和脱落，黏膜上皮和黏膜下层有炎症细胞的浸润。此外，腺体分泌功能亢进，黏液腺明显增多。由于黏膜上皮的再生修复功能较强，故损伤不严重时尚易复原。但反复发作，可引起黏膜上皮的局灶性增生和鳞状上皮化生，纤毛上皮细胞有同等程度损坏，纤毛变短，参差不齐或稀疏脱落。黏膜发生溃疡，肉芽组织增生，严重者支气管平滑肌、单性纤维也遭破坏。细支气管的软骨可发生不同程度的萎缩与变性，部分被结缔组织所取代，使细支气管壁的支撑力明显减低。黏液和炎症渗出物易在支气管内潴留，因而容易发生"继发感染"。

急性支气管炎初期一般全身症状较轻微，多出现上呼吸道感染的症状。如鼻塞、流涕、喷嚏、咽痛，甚则声音嘶哑。常伴有轻度发烧、畏寒、头痛、全身无力与酸痛。这些症状一般 3~5 天自行消退。咳嗽为本病突出的症状，开始时较轻，多为刺激性干咳，痰少。1~2 天后咳嗽逐渐加剧，气管内分泌物增多，咳痰较多，痰由黏稠渐变稀薄。若细菌感染，则痰呈黄色黏液性，甚则脓性痰。有些较重的患者，在晨起、晚睡时体位改变，吸入冷空气及体力活动后出现阵发性咳嗽，甚者终日咳嗽不止。如伴有支气管痉挛，则可出现哮鸣、气急。一般 1~2 周后咳嗽见轻，3 周后咳嗽消失，但也有月余方愈。慢性支气管炎部分患者在起病前有急性支气管炎、流感或肺炎等急性呼吸道感染史。多数隐潜起病，初起多在寒冷季节发病，出现咳嗽、咳痰，尤以晨起为著。痰呈白色黏液泡沫状，黏稠不易咳出，在感染或受寒后则症状逐渐加重，痰量增多，黏稠度增大呈黄色或夹有血丝，一般不致大量咯血。随着病情发展，终年均有咳嗽、咳痰，而以秋季为剧。哮喘性支气管炎患者在症状加重或继发感染时常有哮喘样发作，气急不能平卧。本病常易并发肺部感染，尤其老年体弱患者，肺通气功能差，易并发支气管肺炎。由于反复感染可导致阻塞性肺气肿，少数患者可并发支气管扩张。

（二）诊断

1. 急性气管－支气管炎

（1）起病较急，常有急性上呼吸道感染症状。

（2）当炎症累及气管，则出现咳嗽、咳痰，常为刺激性干咳，少量黏液性痰伴胸骨后不适感或钝痛。当感染蔓延至支气管时，咳嗽加剧，咳痰增多，呈黏液性或黏液脓性痰，偶有痰中带血。

（3）体检：两肺呼吸音增粗，或伴散在的干湿性啰音。

（4）全身症状一般较轻，体温往往在38℃左右，多于3~5天降至正常，咳嗽、咳痰有时可延续2~3周才消失。

（5）X线检查：大多正常或肺纹理增加。

（6）应排除肺炎、支气管肺炎、肺结核、支气管癌、支气管内膜结核等。

2. 慢性支气管炎

（1）临床上以咳嗽、咳痰为主要症状或伴有喘息，每年发病持续3个月，并连续两年或以上。

（2）排除具有咳嗽、咳痰、喘息症状的其他疾病（如肺结核、尘肺、肺脓肿、心脏病、心功能不全、支气管扩张、支气管哮喘、慢性鼻咽部疾患等）。

三、现代常用拔罐法

【孟氏中药拔罐疗法】

急性者选穴大椎、定喘、风门、肺俞、中府、膻中；慢性期选大椎、肺俞、膻中、华盖、屋翳、天突、尺泽、肾俞、背部膀胱经排罐。拔罐之前和拔罐之后分别在拔罐的局部外涂中药拔罐液。（彩图3、彩图4）

【火罐法】

方法一：分2组选穴。一为风池、身柱、风门、外关；二为天突、经渠、大椎。采用单纯拔罐疗法，留罐15~20分钟，每日1次。

方法二：选取大椎、风门、肺俞、膻中、第1至第7胸椎两侧各穴。第一次拔大椎、风门、肺俞、膻中等穴；第二次拔第1至第7胸椎各穴及胸骨部位诸穴。每次留罐10~15分钟，交替使用。严重者在脊椎两侧拔走罐，3~5日1次，5次为1个疗程。

【走罐法】

胸骨两侧中心上下2.5~3寸各旁开两横线（共4条线成弧形）；背部脊椎（与胸骨相对应部位）两侧各旁开1.5寸和2.5寸（共4条线）。先在胸骨部由外向内横向（每条线）走罐各4遍；再在背部脊椎旁每条线由上至下各走罐4遍。均至皮肤发红为度。每日1次，5次为1个疗程。

【刺络拔罐法】

选穴：大杼、曲池、风门、肺俞、尺泽、鱼际。先用三棱针点刺，以微出血为度，后进行拔罐，留罐15~20分钟，每日或隔日1次。

【针刺加拔罐疗法】

方法一：取孔最、鱼际为主穴，肺俞、肾俞为配穴。操作时，患者正坐微屈肘仰掌，术者右手持针，针尖迎着肺经循行方向在孔最、鱼际穴用飞针法快速进针深3~5cm。行雀啄术得气后，施以"金凤展翅"泻法，即右手拇指向前捻1次（45°），向后搓3次（180°），食指、中指、无名指及小指自然分开。再行雀啄术，如此反复施术2~3次，最后快速捻转以行气，使针感达腋前及同侧胸部，如此操作 30 秒，再加电针留针 40 分钟。起针后于背部配穴拔罐 10 分钟，病重者可行走罐术。

方法二：取膻中穴，28 号 5 寸毫针刺入，进针后右手持针柄，左手持针身中上端慢慢捻转向咽喉方向刺入约 3 寸，捻转 1 分钟后出针；再俯卧或坐位，取双侧大杼、风门、肺俞，用闪火法拔罐，留罐 5~10 分钟，每日 1 次。

方法三：哮喘（第 2、第 3 胸椎棘突之间）。先用快速针刺，后拔罐 5 分钟。起罐后在针眼处放上砒霜 0.1g，用胶布固定。成人贴药 12 小时，儿童贴 6~8 小时。在治疗当日及次日睡前各服蒸西瓜 1 个（西瓜切除瓜蒂部位后，取出瓜瓤少许，后将瓜内其余瓜瓤捣松，放入红枣 7 枚、干姜 15g，置于锅内蒸熟，趁热吃瓜瓤及红枣）。

【梅花针配火罐疗法】

取穴：肺俞、心俞、肾俞、膈俞、定喘、脾俞、中府、云门、膻中。叩刺至潮红，每日 1 次；刺毕用闪火法拔火罐 5 分钟，隔日 1 次，7 日为 1 个疗程。

【水针罐法】

主穴：①肺俞（双）、天突、定喘（双）；②大杼至心俞（双）。配穴：咽痛加少商，痰多加丰隆，鼻塞加迎香。先从大杼至心俞于脊柱两侧各拔罐两只，留罐 15 分钟后，取硫酸链霉素 0.5g，稀释成 3ml，用 6.5 号注射针头，每穴注射 1ml。天突穴先直刺 2~3cm，后沿胸骨柄后缘刺入 1~1.5 寸，肺俞、定喘两侧交替应用。得气后缓慢注射药物。每日 1 次，3 次为 1 个疗程。

【穴位拔罐后贴敷中药疗法】

取穴：肺俞、心俞、膈俞、中府（均双侧）、天突、膻中、神阙。哮喘加针刺大椎、定喘（双）、膻中，3 岁以下儿童扎四缝，拔神阙穴；发烧针刺大椎、曲池；脾虚痰多加足三里、丰隆、脾俞；肾虚加膏肓、肾俞。每穴拔 5~10 分钟后将参龙白芥散（肉桂、丁香、白芥子、雄黄、皂角、细辛、川芎、青木香、甘遂、吴茱萸各等量，红参为前药量 1/10，海龙为前药量 2%，加适量麝香、冰片）用鲜姜汁调成糊状做成直径 1cm 的圆饼贴穴，急性期 1~2 日 1 次，迁延期 7~10 日 1 次，每逢"三九""三伏"各穴贴 3 次，连续 2 年以上。

【灸罐法】

方法一：急性发作期取肺俞，大椎，定喘拔火罐，后悬灸双侧丰隆，尺泽，足三里。每穴 5 分钟，每日 1 次，7 次为 1 个疗程。缓解期采用"冬病夏治"的方法，每年三伏及冬至前后灸治 1 月。

方法二：选肺俞、定喘、脾俞、肾俞、气海、关元、足三里。每次选用 3~4 个穴位，先拔罐 10~25 分钟。起罐后再加温灸 5 分钟。每日 1 次，10 次为 1 个疗程。

【拔药罐】

方法一：取肺俞、风门、膏肓。治疗时间为暑夏中的头伏、中伏、末伏的第 1 天，每年共治 3 天，3 个伏天为 1 个疗程。白芥子、延胡索、生川乌各 2g，生甘遂 1g。以上药物研粉加蜂蜜，姜汁调成糊状涂剂。将中药糊涂于上述穴位上，取面积略小于罐口的圆面，采用直径约 5cm 的真空抽气罐，加罐抽气，拔至患者能耐受为止，留罐 25 分钟取下。

方法二：选穴肺俞、肾俞、太溪、天突、膏肓、三阴交。熟地、枸杞子、沙参、麦冬各 6g，杏仁、川贝母、紫菀、蛤壳各 5g，五味子 3g。煎水煮罐，留罐 15~20 分钟。每日 1 次。

方法三：选穴定喘、肺俞、心俞、膈俞、定喘。取药半夏、橘红、茯苓、桔梗、前胡、厚朴、白果、苏子、甘草各 30g，用纱布包好后放入锅内，加水 3000ml，熬 30 分钟左右至药效煎出。后放竹罐于药中，煮 5~10 分钟。用镊子取出甩净药液，减低罐口温度，保持罐内热气。趁热立即将竹罐吸于穴位上，稍加按压 1 分钟，待竹罐吸牢于皮肤上。留罐 10~20 分钟，至皮肤出现瘀血现象为止。每日治疗 1 次，10 次为 1 个疗程。

【经穴外治法】

（1）天灸：取天突、华盖、膻中、中府、大椎、定喘，将斑蝥 30%，细辛、白胡椒各 20%，生麻黄 22%，樟脑粉 8%，研末后用 50% 二甲基亚砜或鲜姜汁调成糊状药膏，贴于所选穴位。

（2）气管炎膏药敷贴：采用清代吴师机《理瀹骈文》中温肺膏配方，加减化裁制成膏药，并根据患者病情加入掺药，或加天灸药物贴于所选穴位。

（3）二龙定喘膏敷贴：风门、身柱、肺俞、膏肓、脾俞、肾俞、内关、丰隆、足三里穴。

（4）脐药敷贴：生麻黄、苍耳子、佩兰、樟脑、异丙嗪等，研末置于神阙穴。

【离子导入疗法】

在常规治疗基础上加用电火罐穴位离子导入疗法，用 SX–I 型电火罐治疗仪，电流输出端分别连接火罐内的正负极电极板，火罐内径 4cm、深 2.5cm，内置海绵垫使电极与皮肤隔开。每个火罐以注射器抽吸负压 50ml，将正极海绵垫以 2% 氯化钙 5ml，负极海绵垫以 25% 氨茶碱 5ml 浸透，正负极火罐分别吸附于肺俞，或正极吸附大椎，负极吸附于膻中，两组穴交替使用。电流 2.5mA，频率 10±2Hz，幅度 150±10v，温度 45±3℃，每日 1 次，10 次为 1 个疗程。

四、现代常用拔罐法的临床应用

（一）刺络拔罐

● 案例一[1]

一般资料：本组 42 例患者，其中男 18 例，女 24 例，最小的 1 岁，最大的 9 岁，病程 2~20 天，其中伴发热 15 人，曾静脉注射青霉素或口服抗生素无效的 13 人。

治疗方法：（1）放血：耳穴取耳尖、扁桃体点刺放血，放出血 3~10 滴。体穴取少商、商阳、关冲均刺络放血，每穴 3~10 滴，左右交替，注意动作轻盈、快速。视鱼际络青紫者，适当放血 2~5 滴。伴发热者加大椎刺血 2~3 滴。

（2）拔罐：取 3 号玻璃罐，用闪火法强吸下列穴位：①组取大椎、肺俞（双）、天宗（双）、肝俞（双）。②组取身柱、风门（双）、肩外俞（双）、大肠俞（双）。以上治疗每日 1 次，5 次为 1 个疗程。

治疗结果：42 例经 1 个疗程治疗，全部有效。其中治愈 36 例，好转 6 例。

临床体会：小儿外感咳嗽乃由于小儿脾气不足，肺脏娇嫩易外感风邪，使肺失宣肃，津液不布，凝液为痰，痰阻气道所致，且小儿为稚阳之体，感风之后极易化热，故临床上以实证热证多见。选用耳尖、扁桃体、商阳、少商、关冲等穴是取其祛风、宣肺、清热凉血之效，其放血治疗，不伤及脾气，易于病后正气来复。在背俞穴直接拔罐，可以祛风活血，振奋经气，扶正祛邪，其刺激经穴透达筋骨进入脏腑，调节脏腑功能，达到内病外治的作用。经临床治疗 42 例，取得满意效果，且表明该法治疗时间短，痛苦少，易为患儿接受，值得推广应用。

● 案例二[2]

一般资料：共 75 例，按随机方法分成两组。治疗组 45 例，男 19 例，女 26 例，年龄 1~9 岁；病程 1~7 天；伴发热 12 例，咽痒鼻塞 38 例。对照组 30 例，男 14 例，女 16 例，年龄 1~9 岁，病程 1~7 天；伴发热 10 例，咽痒鼻塞 28 例。

治疗方法：（1）治疗组：①放血：耳穴取耳尖、扁桃体点刺放血，放出血液 3~10 滴。体穴取少商、商阳、关冲均点刺放血，每穴 3~10 滴，左右交替，注意动作轻盈、快速。鱼际络青紫者，适当放血 2~5 滴。伴发热者加大椎刺血 2~3 滴。每日 1 次，5 次为 1 个疗程。②拔罐：1 组取大椎、肺俞（双）、天宗（双）、肝俞（双）。2 组取身柱、风门（双）、肩外俞（双）、大肠俞（双），用 3 号玻璃罐以闪火法强吸。每日 1 次，5 次 1 个疗程。

（2）对照组：用抗病毒口服液以及蛇胆川贝液口服，按年龄给予剂量，每日 3 次，服药 5 天；伴发热患者可肌内注射柴胡注射液或口服退热药。

治疗结果：治疗组 45 例，治愈 36 例，好转 9 例，总有效率为 100%。对照组 30 例，治愈 17 例，好转 7 例，无效 6 例，总有效率为 80%。

临床体会：小儿咳嗽为脾气不足，肺脏娇嫩易外感风邪，使肺失宣肃，津液不布，凝液为痰，痰阻气道所致。小儿为稚阳之体，感风之后极易化热，故临床上以实证热证多见，故选耳尖、扁桃体、商阳、少商、关冲等穴放血以祛风、宣肺、清热凉血，且放血治疗退热快，不伤脾气，易于病后正气来复。在背俞穴直接拔罐，可以祛风活血、振奋经气、扶正祛邪，两法合用，能调节脏腑功能，达到内病外治的作用，故取得满意效果。

● **案例三**[3]

一般资料：72 例患者，男性 28 例，女性 44 例；年龄最小 7 岁，最大 73 岁；病程最短 1 周，最长 5 个月。本组病例均系经中西药治疗而咳嗽未止者。西医临床诊断为急性上呼吸道感染 57 例，急性支气管炎 10 例，慢性支气管炎 5 例。中医辨证属外感咳嗽 63 例，内伤咳嗽 9 例。

治疗方法：取穴以肺俞为主穴。外感咳嗽加列缺、大椎穴；内伤咳嗽根据中医辨证分为肺脾两虚型、痰湿型、肝火型、肾不纳气型，分别配太渊、太白、太冲、太溪穴。局部常规消毒，用三棱针点刺双侧肺俞穴，挤压出血，并在此穴拔罐 8~10 分钟，使穴位 1 次出血量约 2ml，其他穴位用 32 号 1 寸针直刺，使针感向上传导，留针 30 分钟。以上方法隔日 1 次，3 次为 1 个疗程，咳甚者每日 1 次，一般治疗不超过 2 个疗程。治疗期间，停服治疗本病的中西药物。

治疗结果：72 例患者，经 1 次治疗治愈者 28 例，2 次治疗治愈者 20 例，1 个疗程治愈者 16 例，2 个疗程治愈者 7 例，经 2 个疗程治疗无效者 1 例。临床治愈率为 98.6%。

临床体会：无论外感六淫之邪，还是内伤均可导致肺失清肃，壅遏不宣，从而引发咳嗽。所以在治疗上应以宣通肺气为主。而刺血拔火罐具有温通经络、祛湿逐寒、行气活血等作用，取穴则以少而精为原则。肺俞属足太阳膀胱经，为背部俞穴，主一身之表，又为本脏之气所注之地，故在治疗中取肺俞穴施以刺血拔罐共奏疏通卫气、温通肺络之功，以达宣肺止咳化痰之效。如外感咳嗽加列缺、大椎穴祛风解表，如内伤咳嗽则根据辨证分别配五脏之原穴。古人云："五脏六腑皆令人咳，非独肺也。"《灵枢·九针十二原》曰："五脏有疾也，应出十二原。""五脏有疾，当取之十二原。"原穴是本脏元气所经过和留止的部位，具有通达三焦元气，调整脏腑经络的功能。腧原配合，标本兼治，以使肺气得以转输、元气得以通达，从而达到宣肺清肃之功效。临床证明，此法疗效明显，简便易行，无不良反应。特别对于长时间服用药物治疗而咳嗽不止的患者，运用本法治疗，能收到良好的疗效。

● **案例四**[4]

一般资料：43 例患者，男性 25 例，女性 18 例；年龄最小 13 岁，最大 72 岁；病程最短 3 天，最长 21 天。

治疗方法：患者取俯伏坐位或俯卧位，以大椎穴（第一胸椎上缘）为中心，在面积 5cm×5cm 的范围内做皮肤常规消毒。从大椎穴开始在消毒区内用皮肤针做环行叩打，先轻后重，以微出血为宜。随之在大椎穴拔一直径 4~5cm 的火罐，留罐 5~7 分钟，以局部出现瘀紫并渗出少量血或组织液为度，时间不宜过长或过短。单纯的外感咳嗽用本法即可。症情较重、病程较长者可结合辨证配穴。鼻塞流涕、头痛身疼者，加刺列缺、合谷；发热恶风、口渴咽痛者，加刺曲池、风池；素有咳喘、风寒引发者，加刺太渊、天突、足三里。

治疗结果：43例患者中，单独使用拔罐法治愈36例，一般治疗1~3天。

临床体会：本法以大椎穴为中心进行叩刺拔罐治疗，大椎为督脉和诸阳经交会之穴，取之以通达督脉，振奋一身之阳，表散外邪而解热，可达扶正祛邪的目的。配以大杼、风门、肺俞，诸穴为足太阳膀胱经在背部的主要腧穴，符合风邪取阳部、阳经之义。风门为散风之要穴，肺俞为肺气输布之处，取之可宣肺发表，以祛风寒或风热之邪。皮肤针叩刺渗血，拔火罐致局部瘀紫，都为泻法以祛邪。故本法切中病机，疗效较为满意，且简单易行，值得推广应用。

（二）拔罐法

● 案例一[5]

一般资料：36例患者中，男性6例，女性30例；年龄5~58岁；病程最短1个月，最长半年。淋巴细胞、嗜酸性粒细胞计数升高者8例。中医辨证痰热型26例，气虚型10例。

治疗方法：取大椎、风门（双）。患者端坐位，在上三穴同时用真空拔罐器30~40mm拔罐，留罐10分钟，每日或隔日1次，3次为1个疗程。治疗期间停服一切中西药物。

治疗结果：气虚型治愈率为50%，痰热型治愈率为84.6%。拔罐后皮肤浅紫色，取罐后皮色如常为轻度；介于轻度与重度之间，多数表现为有一小部分皮下瘀点为中度；皮肤深紫红色，取罐后皮肤紫色为重度。三个部位瘀血程度不一者，以多数为准。气虚型拔罐后瘀血程度以轻度为主；痰热型拔罐后瘀血程度以重度为主。程度越重，疗效越佳。

临床体会：本文用拔罐疗法治疗流感后"久嗽"，通过中医辨证分型与疗效对比观察，痰热型的疗效优于气虚型。正如古人所言本法是以祛邪为主。它通过对经络皮部的良性刺激，产生活血祛瘀，通痹止痛，激发经气，调节脏腑的作用。为针灸治疗中一种重要的方法。大椎主治热病、咳嗽等，风门主治伤风咳嗽等，现代研究针刺大椎可以引起嗜酸性粒细胞减少，本文有8例嗜酸性粒细胞以及淋巴细胞增多者，治愈6例，提示穴位拔罐对机体有调节作用。拔罐后瘀血程度与疗效有一定的关系，瘀血程度重者疗效好，瘀血程度是拔罐疗法治疗量的标志之一。瘀血程度与罐内的负压、留罐的时间成正比。在负压恒定的情况下，与中医证型有一定的联系，气虚型多数瘀血程度轻，而痰热型多数瘀血程度重，因而有辅助诊断的意义。在治疗中还观察到，同一部位反复多次连续拔罐，瘀血程度明显减轻，而有的则相反，瘀血程度逐渐增加。

● 案例二[6]

一般资料：58例患者中，男性23例，女性35例；最大62岁.最小4岁；病程最长15天，最短2天。

治疗方法：取两侧肺俞、大椎，操作取坐位，选用大号罐，用闪罐法，迅速扣上20分钟，儿童选用小罐10分钟。

治疗结果：58例患者中，21例治疗1次痊愈，占36.2%；37例治疗2次痊愈，占63.80%。

临床体会：火罐能祛风散寒，祛湿除邪，肺俞具有解表，疏风散寒，化痰止咳之功。大椎穴可激发阳经之脉气，经穴受到良性刺激改善其功能，减轻或消除气血不通的状态。拔罐后使皮肤出现瘀血，形成自身溶血现象，从而刺激了神经末梢感受器，通过神经反射调节大脑皮质的兴奋和抑制过程的平衡。由于罐内空气热胀而形成负压，使局部血管扩张，促进血液循环，改善充血状态，加强新陈代谢，改变局部组织的营养状态，增强血管壁通透性及增强白细胞的吞噬活力，同时增强机体抵抗力，达到疏风散寒，行气活血，止咳祛痰作用。

（三）拔罐加中药[7]

一般资料：本组100例均为门诊患者，其中男性52例，女性48例。年龄6个月~12岁，平均5岁。病程最短15天，最长3个月，平均33天。

治疗方法：止嗽散为基础方，组方为桔梗、荆芥、紫菀、百部、前胡、陈皮、甘草。按年龄、体重病情而定剂量。辨证分3型，①肺阴亏耗型咳嗽，多见于病毒性感冒，气促咳嗽加五味子；潮热加鳖甲；盗汗加乌梅、浮小麦；痰中带血丝加藕节、丹皮，以养阴治本。②肝火犯肺型咳嗽，常见于阵发性痉咳，咳时面红，咳痰难出，加山栀子、丹皮，以清肝泻火；重者加知母、青黛、蛤壳。③痰湿蕴肺型咳嗽，常见咳嗽痰多，咳声重浊，因痰而咳，痰出咳平，痰黏腻或稠厚成块，色白或带灰色，每天晨起或食后咳甚痰多，多属肺炎后期，加法半夏、茯苓、苏子或二陈汤，健脾燥湿化痰；重者加莱菔子、白芥子；痰多色黄加瓜蒌、黄芩、花粉。每日1剂，连用7~14小时。配合穴位拔小火罐，取肺俞、心俞、膈俞对称穴位，每次8分钟，隔日1次，连用2周。

治疗结果：完全恢复90例，显著有效8例，无效2例。

临床体会：小儿顽固性咳嗽，多数为病后或恢复期，病程长达几年不愈，有些病例动则气短气急，咳嗽不止，有些病例时好时作，本病类似慢性阻塞性肺疾病。笔者以止咳化痰运用止嗽散加减，疏表宣肺为治则。方中紫菀、前胡、百部、陈皮理气化痰止咳；荆芥、桔梗疏风宣肺；甘草调和诸药，与桔梗同用，又能清利咽喉。中医学认为咳嗽分为外感咳嗽和内伤咳嗽，两者互为因果。外感咳嗽迁延失治，邪伤肺气，更易反复感邪；而咳嗽屡作，肺气易伤，逐渐转化为内伤咳嗽；肺脏有邪，卫外不固，易受外邪引发或加重。因此在临床上以止嗽散为基本方，根据咳嗽的时间、节律、性质、声音，以及加重的有关因素，灵活辨证，一般在1~2周可完全恢复。

（四）拔罐加TDP

● 案例一[8]

一般资料：本组104例均为小儿肺炎恢复期患儿，临床表现为咳嗽痰鸣，由儿科病房或门诊转诊而来。其中，住院患者83例，门诊患者21例；男65例，女39例；年龄1~3岁48例，4~7岁46例，8~12岁10例；病程最短15天，最长2个月。

治疗方法：拔罐，取定喘、大椎、风门、肺俞、脾俞、肺底部阿是穴。根据病情每次取3~5个穴位拔罐，肺部啰音重者取背部阿是穴。罐的口部要求光滑平整，5岁以下小儿用口径为4cm左右的小罐，7岁以上可用口径为5cm的中罐。拔罐时先在取穴区域快速闪罐10~15次（1岁以内婴儿不用闪罐），待局部皮肤潮红，再留罐3~5分钟。取罐之后，在患儿背部啰音区做TDP照射，TDP距皮肤高度为30~40cm，以患儿皮肤温热不烫为度，时间为20~30分钟。1岁以内患儿皮肤娇嫩，照射时间不能超过20分钟。拔罐和TDP照射治疗每天1次。

治疗结果：所有患儿均咳嗽痰鸣消失，肺部及支气管啰音消除，治愈率为100%。患儿全部在1周内治愈，其中，治疗3次痊愈者62例，占59.6%；治疗4~5次痊愈者34例，占32.7%；治疗6~7次痊愈者8例，占7.7%。

临床体会：小儿肺炎经西医抗炎、抗病毒、口服止咳化痰药等治疗，症状可明显减轻。但少数患儿，由于肺脾气虚，肺气宣发肃降功能减弱，出现咳嗽气喘等症状。本组结果表明，拔罐结合TDP照射疗效显著。取风门、肺俞、定喘以祛风散寒、宣肺化痰止咳，局部阿是穴拔罐以宣散局部郁结之肺气，标本同治，取效更速。加之TDP照射，以促进局部血液循环，加快痰液的吸收，并提高机体免疫力。本方法治愈率高，无创伤，无痛苦，无毒副作用，值得临床推广运用。

● **案例二**[9]

一般资料：本组 58 例均为门诊病例，将患者随机分为 2 组，治疗组 31 例，男性 19 例，女性 12 例；年龄最小 4 岁，最大 65 岁；病程最长 6 个月，最短 1 个月。对照组 27 例，男性 9 例，女性 18 例；年龄最小 5 岁，最大 60 岁；病程最长 5 个月，最短 1 个月。2 组均以咳嗽为主症，痰少色白而黏，或干咳伴咽痒，影响患者夜间睡眠。X 线胸透或胸片无明显异常，或肺纹理稍粗，并排除肺系的其他疾病，在就诊之前曾规范使用过抗生素及止咳祛痰药物无效者。

治疗方法：治疗组患者俯卧位或坐位，暴露背部，保持两肩胛部平坦。将预热后的 TDP 治疗仪对准背部。选择适合患者的玻璃罐，用闪火法拔罐。取大椎、风门、肺俞、膏肓为主穴，罐内皮肤颜色深紫者加膈俞，体弱者加脾俞。主穴起罐后，在两肺底部依次拔罐，留罐时间 5~10 分钟，视患者皮肤状况而定，并将 TDP 治疗仪依次对准主穴及两肺底部调治 10~15 分钟，待皮肤潮红为度。每日或隔日 1 次，5 次为 1 个疗程。对照组以同样穴位拔罐治疗。

治疗结果：治疗组 31 例，治愈 28 例，好转 3 例，总有效率为 100%。对照组 27 例，治愈 16 例，好转 8 例，未愈 3 例，总有效率为 88.89%。

临床体会：中医学认为"久病多瘀""久病入络""久病多虚"。31 例慢性咳嗽患者均未用外治法，由于体质的个体差异，疾病的轻重不同，在同等条件下，拔罐瘀紫的程度和部位也不同，随着每次拔罐颜色转浅，咳嗽也会逐渐减轻。邪客肺系，久则经脉受阻，瘀滞不通，肺失清肃，气道不利，津聚为痰；或脾失健运，痰浊内生，痰瘀互结，客于络脉之间。治疗当以温通之法治之，方能清肺利气。笔者采用拔罐加 TDP 治疗慢性咳嗽，直接在背部经络上取穴治疗，以活血化瘀，温经通络，温脾化痰。拔罐具有通经活络、行气活血、祛风散寒的作用，配合 TDP 磁疗，增强温经通络、活血化瘀及消痰利气的作用。上背为人体阳中之阳的部位，主穴中大椎穴能通诸阳经；风门、肺俞祛风散寒，调理肺气；膏肓能理肺气而补虚；膈俞为血会，能活血行瘀；脾俞能健脾化痰，诸穴共同达到疏通脏腑输注之气的目的。由于直接在两肺底相应部位治疗，温通经络，行气活血，使瘀化血行，脾健痰消，络通气清，咳嗽渐平。

五、分析与评价

1. 拔罐综合疗法治疗咳嗽的概况

咳嗽是中医病证名，也是西医学呼吸系统常见的一种临床症状。引起咳嗽的原因很多，如上呼吸道感染，急、慢性支气管炎，气管炎等都可引起咳嗽，而且在原发病治愈后，也经常会遗留咳嗽，迁延难愈，影响人们的日常生活。中医学认为，其发生原因有外感，内伤两类，外感为六淫犯肺，内伤为脏腑功能失调导致肺失宣降，肺气上逆发为咳嗽。外感又可分为风寒型、风热型。拔罐综合疗法在咳嗽的治疗中，对外感、内伤都有很好的疗效。刺络拔罐和单纯的拔罐法常用于治疗外感咳嗽，拔罐可以祛风活血、振奋经气、扶正祛邪；放血可以祛风、宣肺、清热凉血，且放血治疗退热快，不伤脾气，易于病后正气来复。小儿咳嗽也多用此两法，因小儿咳嗽多由外感时邪，肺失宣肃，或外邪入里，内蕴痰热，肺气郁闭所致，拔罐正好可以疏散外邪、宣肺清热。而且易于接受。内伤咳嗽多迁延日久，虚实夹杂，除了拔罐外常配合应用中药、艾灸、TDP 照射等，以补正气之虚。

2. 拔罐综合疗法治疗咳嗽的疗效及安全性评价

采用拔罐综合疗法治疗咳嗽经临床研究证明疗效确切，且对于迁延日久、缠绵不愈的顽固性咳嗽也有较好疗效。综合近十年有关文献进行分析，拔罐综合疗法对各型咳嗽疗效都不错，治愈率也很高，尤其是在小儿外感咳嗽方面相比其他治疗方法更具优势，不仅疗程短，而且易于实施。刺络拔罐主要用于风热型咳嗽，单纯拔罐风寒、风热皆可使用，配伍不同疗法，所起疗效也就不同。针对顽固性咳嗽可加艾灸、中药以整体调节，扶正祛邪。

总之，拔罐综合疗法治疗本病疗效确切，无毒副作用，适宜临床推广使用。

3. 拔罐综合疗法治疗咳嗽的规律

在治疗中首先根据辨证分型选用适当的治疗方法，再选定相应的治疗部位和穴位。拔罐和刺络拔罐常用穴位有大杼、风门、大椎、天宗和背部膀胱经穴，刺络拔罐除在背部放血外，还可加耳尖、少商，商阳、关冲等放血，注意动作轻盈、快速。拔罐除了用玻璃罐外，真空罐也较常用。不仅可用留罐法，闪罐法也可使用。刺络拔罐留罐时间以局部出现瘀紫并渗出少量血或组织液为度，不可过长或过短，单用拔罐则以皮肤紫红为度。治疗顽固性咳嗽配用中药时多以止嗽散加减以止咳化痰，疏表宣肺，标本兼治。

4. 今后的临床研究重点

咳嗽采用拔罐综合疗法治疗取得了很好的疗效，但关于何种分型采用何种治疗方法，还没有明确的研究可以证实，目前的研究多停留在对其疗效的单一的评价上，缺乏对单一疗法和拔罐综合疗法的疗效比较的横向研究。而且由于临床科研设计不严谨，病例纳入标准、诊断标准、疗效标准不一，也为各种疗法的横向比较带来困难。辨证论治是中医学的特色，在比较各种疗法的治疗效果，需把分型也考虑进去，得出的结论更有说服力。

六、注意事项

急性支气管炎应及时治疗，以防转为慢性。慢性支气管炎较为顽固，常迁延难愈，宜采用多种方法坚持长时间综合治疗。也可采用冬治"三九"、夏治"三伏"的方法，每年治疗两次。经常参加体育锻炼，增强体质，避免过劳，注意保暖，防止感冒，戒除烟酒，也可防止本病的复发。

参考文献

［1］罗敏然. 刺络拔罐治疗小儿外感咳嗽42例［J］. 广西中医学院学报，2001，4（2）：67.

［2］罗敏然. 刺血拔罐法治疗小儿咳嗽临床观察［J］. 实用中医药杂志，2002，18（9）：27.

［3］魏丹. 肺俞穴刺血拔罐法治疗咳嗽72例疗效分析［J］. 北京中医，2003，22（4）：45.

［4］王云. 大椎穴拔罐治疗外感咳嗽43例［J］. 中国民间疗法，1999，12（12）：13.

［5］黎健. 穴位拔罐治疗流感后"久嗽"［J］. 上海针灸杂志，2002，21（1）：27.

［6］迟书杰. 拔罐治疗风寒咳嗽58例［J］. 青海医学院学报，2000（1）：40.

［7］邝玉子. 止嗽散加拔罐辨治小儿顽固性咳嗽［J］. 现代康复，2000，4（4）：527.

［8］杨献英. 拔罐加TDP治疗小儿肺炎恢复期咳嗽痰鸣104例［J］. 中国针灸，2005（4）：333.

［9］林芳. 拔罐加TDP治疗慢性咳嗽31例［J］. 福建中医药，2005，36（1）：28.

哮 喘

一、中医学概述

（一）概念

本病属于中医学"哮""喘""痰饮"病范畴。哮为喉中鸣息有声，喘为呼吸气促困难，二者兼有称为哮喘。本病的主要病因是痰饮内伏，平时可不发病，遇某种因素致使痰饮搏击于气道而发病。致病因素比较复杂，凡外感风寒暑热，未能及时表散，邪阻于肺，气不布津，聚液成痰。饮食酸咸肥甘，生冷腥腻而致脾失健运，内酿痰湿，上干于肺，窒阻肺气。素禀体弱，或病后体虚，如幼年麻疹、百日咳及反复感冒，咳嗽日久，阳虚阴盛，气不化津，痰饮内生，或阴虚阳盛，热蒸液聚，痰热胶固。由此可以看出，导致本病的主要病理因素为痰。外感、饮食、病后失调，情志内伤，疲劳等均是诱发因素。

1. 风寒之邪，侵袭肌表，内阻于肺

寒邪郁闭皮毛，肺气失肃降；或因风热犯肺，肺热壅盛，清肃失职或肺有蕴热，又为寒邪所束，热不得泄，皆能导致肺气上逆而发生哮喘。

2. 痰浊阻肺，饮食失节，伤及肺气

上焦津液不布，凝聚寒饮，内伏于肺，或恣食肥甘，嗜酒伤中，脾失健运，痰浊内生，上干于肺；或病后阴伤，素体阳盛，寒痰内郁化热，热蒸痰聚，致痰热胶固，内郁于肺，遇劳欲、情志的触动，皆可发病。

3. 肺肾亏虚

因肺为气之主，司呼吸，外合皮毛，内为五脏华盖，久病咳伤，或他脏病气上犯，皆可使肺失宣降，肺气胀满，呼吸不利而致短气喘促，肾为气之根，故肾元不固，摄纳失常，则气不归元，阴阳不相接续，亦可气逆于肺而发为哮喘。

（二）辨证

1. 冷哮

临床表现：呼吸急促，喉中痰鸣，胸痞满闷如塞，咳不甚，痰少咳吐不爽，面色晦暗，口不渴，喜热饮，天冷或受寒易发，舌苔白滑，脉弦紧，或浮紧。

证候分析：寒痰伏肺，痰阻气道，胸痞满闷，肺气郁闭，不得宣畅，内有寒痰，邪未化热，故口不渴，或喜热饮，复感外寒，则见舌苔白滑，脉浮紧。

治则：祛寒宣肺，止哮平喘。

2. 热哮

临床表现：呼吸急促，气粗息涌，喉中痰鸣，胸高胁胀，咳呛阵作，痰黄黏稠，排吐不利，口渴喜饮，口苦，不恶寒，舌质红，苔黄腻，脉滑数或弦滑。

证候分析：痰热壅肺，肺失肃降，肺气上逆，故呼吸急促，气粗息涌，喉中痰鸣，胸高胁胀，咳呛阵作；热蒸液聚生痰，痰热胶结，故痰黄黏稠，排吐不利；痰火上蒸，故口苦；热伤津液，则口渴喜饮，并有痰热内盛之舌苔脉象。

治则：清热宣肺，化痰定喘。

3. 虚哮

临床表现：形体消瘦，素体怯寒，气少无力，腰酸肢软，呼吸急促，喉中痰鸣，舌淡苔少，脉象虚弱。

证候分析：肺虚多自汗怕风，易感外邪而气短声低，喉中哮鸣；脾虚多因饮食不当而气短不足以吸，肾虚，平素短气息促，动则尤甚，吸气不利，劳累后而哮易发。

治则：补益肺气，扶正固本。

二、西医学概述

（一）概念

支气管哮喘简称哮喘，为常见的发作性、肺部过敏性疾病。发作一般有季节性。大多在支气管反应性增高的基础上由过敏原或其他因素引起不同程度的弥漫性支气管痉挛，黏膜水肿，黏液分泌增多及黏膜纤毛功能障碍等变化。临床特点为发作性胸闷、咳嗽或典型的以呼气为主的伴有哮鸣音呼吸困难，可经平喘药物或自行缓解。

由于遗传和过敏体质、气候环境、生活条件、职业等因素的不同，发病率不尽一致，男性稍多于女性，农村多于城市，约1/3的患者初次发作时年龄在10岁以下。近年来该病在发达国家中的患病率有所提高。

（1）过敏因素：外源性哮喘，有过敏体质的患者在吸入过敏原微粒或发生呼吸道感染时，均可引起发病。过敏原主要是吸入花粉、屋尘、螨、动物毛屑、工业粉尘、真菌孢子；进食鱼、蟹、虾，或接触工业染料等，亦可导致过敏。免疫学研究表明，吸入过敏原可产生多量的特异性抗体E（免疫球蛋白E），附着在支气管黏膜的肥大细胞及血液嗜碱粒细胞上。若患者再次接触同一抗原，抗原即与附着在肥大细胞表面的IgE结合，发生过敏反应，释放出多种生物活性物质，使支气管黏膜充血、水肿，平滑肌痉挛与腺体分泌增加，细支气管管腔狭窄，肺通气不畅而发生呼吸困难，导致哮喘发作。

（2）感染因素：内源性哮喘，过敏原来自体内，为细菌或病毒的代谢产物，故与鼻、咽、扁桃体、肺或其他感染病灶未及时清除有密切关系。但目前由感染而激发或形成哮喘的机制尚不十分清楚。此外其与气候骤冷以及精神因素有关。精神因素的性质和作用途径是复杂的，可能是大脑皮质作用于丘脑，使丘脑功能改变而导致迷走神经的过度兴奋，分泌乙酰胆碱，从而增加了支气管平滑肌的张力。

（3）遗传因素：哮喘患者常有家族性和遗传性。

（二）临床表现

支气管哮喘的典型发作前有先兆症状，如打喷嚏、咳嗽、胸闷等。如不及时处理，可引起支气管弥漫性痉挛。表现以呼气性气急，患者被迫采取坐位，两手前撑，两肩耸起，额部冷汗，痛苦异常。严重时出现发绀。发作停止前咳出较多稀薄痰液，呼吸道逐渐通畅，哮喘停止，恢复到发病前状态。哮喘发作严重，持续24小时以上者，称为"哮喘持续状态"，患者呼吸困难加重，发绀，大汗淋漓，面色苍白，四肢冰冷，因严重的缺氧，二氧化碳潴留而导致呼吸衰竭。哮喘缓解期或非典型的哮喘，无明显体征。发作严重者，胸廓肋间隙饱满，颈静脉怒张。吸气时，各呼吸辅助肌都显著突出。甚至唇、指（趾）发绀、出汗。并发肺气肿时，叩诊胸部呈过度清音，心浊音界缩小，膈移动受限。听诊两肺满布哮鸣音，呼气延长，呼吸道感染时常常哮鸣音和湿啰音同时存在。

（三）诊断

（1）反复发作喘息、呼吸困难、胸闷或咳嗽，多与接触过敏原、病毒感染、运动或某些刺激物有关。

（2）发作时双肺可闻及散在或弥漫性以呼气为主的哮鸣音。

（3）上述症状可经治疗缓解或自行缓解。

（4）排除可引起喘息或呼吸困难的其他疾病。

（5）对症状不典型者（如无明显喘息或体征）应至少具备以下一项试验阳性：①若基础 FEV_1（或 PEF）< 80% 正常值，吸入 $β_2$ 激动剂后 FEV_1（或 PEF）增加 15% 以上。②PEF 变异率（用呼气峰流速仪测定，清晨及入夜各测一次）≥ 20%。③支气管激发试验（或运动激发试验）阳性。

三、现代常用拔罐法

【孟氏中药拔罐疗法】

发作期选穴大椎、定喘、风门、肺俞、膻中、丰隆、合谷；缓解期选穴肺俞、肾俞、足三里、血海、脾俞、中府、天突、华盖、屋翳、大椎、肩井、膻中及背部督脉和膀胱经循行部位。拔罐之前和拔罐之后分别在拔罐的局部外涂中药拔罐液。（彩图 5、彩图 6、彩图 7、彩图 8）

【火罐法】

方法一：取双侧肺俞、膈俞，用闪火法点燃后，将 4 个小型玻璃罐依次迅速扣在选定部位，留置 10~15 分钟将罐起下。拔罐结束后，局部有瘀血现象，部分患者局部出现小水疱，可不做处理，1~2 日后可自行吸收；个别较大水疱，常规消毒，用 1 次性注射器抽出水液，涂上土霉素软膏。轻型患者选每日易发作时或正在发作时进行治疗，每日 1 次；中度患者在其哮喘发作时或欲发作之时治疗，每日 2 次。

方法二：取穴大椎。根据体型选用直径 1.5~2 寸火罐 1 个，点燃蘸有 95% 酒精的棉球，在罐内快速绕转抽出，迅速将罐扣在大椎穴位上，约 10 分钟后皮肤出现瘀血和水疱，如皮肤无反应可延长拔罐时间，待皮肤出现水疱再起罐，用消毒纱布敷料盖上，7 天后水疱自行吸收，结痂而愈。呼吸困难可配针刺鱼际穴（平补平泻手法），拔罐每 7 天 1 次，5 次为 1 个疗程。

【走罐法】

取穴：上背部脊柱两侧，包括定喘、大杼、风门、肺俞。患者俯卧位，用大号火罐 2 个，以闪火罐法吸附于脊柱两侧，行走罐法。可反复走 2~3 遍，约 30 分钟。

【刺络拔罐法】

取膻中、大椎、定喘、肺俞（双）、膈俞（双）、心俞（双）、脾俞（双）、肾俞（双）。上穴随机分为两组，交替使用。儿童与体质虚弱及虚证患者用皮肤针以较轻的刺激量叩刺，用闪火法迅速在刺激部位拔火罐，微出血即可；青壮年或体质较好及实证患者，用三棱针在穴位上用力点刺 3~5 下，然后迅速用闪火法拔火罐，出血 3~5ml，或 5~10 分钟血凝为度。5 次为 1 个疗程，疗程间隔 7 日。

【梅花针叩刺加拔罐疗法】

（1）患者仰卧，用梅花针叩刺胸部，沿胸正中线从天突叩至鸠尾，然后在胸正中线至两侧腋前线之间的肋间隙进行均匀叩刺，从中间到两边，从上到下。在叩刺部位拔火罐，天突至鸠尾上拔 3 个，两旁锁骨中线各拔 4 个，两旁腋前线各拔 4 个，10~20 分钟。隔日 1 次，10 次为 1 个疗程，疗程间隔 3 日。

（2）取穴：肺俞、心俞、肾俞、膈俞、定喘、脾俞、中府、云门、膻中。叩刺至潮红，每日1次；刺毕用闪火法拔火罐5分钟。隔日1次，7日为1个疗程。

（3）用梅花针重叩双侧定喘、大椎、风门、肺俞、肩井等穴，使针眼略有血液渗出；轻叩风池、大杼、心俞、脾俞、肾俞、大肠俞等穴。然后，用多罐法在上述穴位上加拔火罐，在重叩处吸出血液，用消毒棉球擦净血液。每日1次；症状缓解后，2日1次，用中等度或轻度叩刺拔火罐，14次为1个疗程。配用体针天突、膻中、曲池、丰隆、足三里等穴；耳针（或耳压）肺、肾、内分泌、肾上腺、神门等穴。治疗1~2个疗程。

【针刺后拔罐疗法】

方法一：取定喘（双）、风门、肺俞为主穴；外感风寒配合谷、列缺；气促上逆配天突、孔最；痰多配足三里、丰隆；动则喘甚配关元、膻中；咳嗽配尺泽、太渊。用1.5~2寸毫针，定喘穴向脊柱斜刺，用热补手法，使针感向前胸部放散；风门透肺俞，先刺风门针尖斜向肺俞，提插捻转平补平泻手法。留针20分钟，中间行针2~3次。3~5岁儿童用5分毫针刺2~3分，得气后起针；不满周岁儿童用5分毫针点刺不留针。针后根据年龄选择相应的火罐拔罐，留罐10分钟，小儿适当缩短。

方法二：取华佗夹脊、肺俞、大椎、列缺。以切刺法快速刺入，140次/分钟左右的速度捻转约半分钟，快速起针后在肺俞、大椎穴拔罐，留罐3~5分钟。咽红者点刺少商；高热者针曲池加耳尖放血。每日1次，12次为1个疗程。

方法三：取孔最、鱼际为主穴，肺俞、肾俞为配穴。患者正坐微屈肘仰掌，术者右手持针，针尖迎着肺经循行方向在孔最、鱼际穴用飞针法快速进针深3~5分。行雀啄术得气后，施以"金凤展翅"泻法，即右手拇指向前捻1次（45°），向后搓3次（180°），食指、中指、无名指及小指自然分开。再行雀啄术，如此反复施术2~3次，最后快速捻转以行气，使针感达腋前及同侧胸部，如此操作30秒，再加电针留针40分钟，起针后于背部配穴拔罐10分钟，病重者可行走罐术。

方法四：主穴取肺俞、风门（均双侧，用30号1.5寸毫针斜刺1~1.2寸，儿童用1寸毫针斜刺0.5~0.8寸）、大椎。外感配合谷；咳嗽配太渊、尺泽；痰多配中脘、足三里；痰壅气逆配天突、膻中；虚喘配肾俞、关元、太溪；心悸配厥阴俞、心俞；口舌干燥配鱼际。得气后留针30分钟，每10分钟行针1次，行提插捻转平补平泻法，配穴手法不宜过大；虚证选3~5穴，用温针灸。出针后，在大椎、风门间拔火罐，留罐5分钟，1~2日1次。10次为1个疗程，疗程间隔1周。治疗3个疗程。

【针罐法】

取躯干穴位大椎、风门、肺俞、膻中、中脘、膏肓、肾俞，每次4个；四肢穴位足三里、三阴交、太溪，每次2个。均双侧取穴，各穴交替使用。进针得气后，躯干穴位留针加拔火罐10~15分钟，四肢穴位留针15分钟，中间行针2~3次，补法。每日1次，10次为1个疗程。疗程间歇3日。

【针灸拔罐法】

选穴：肺俞（双）、大椎、风门（双）。随证配穴：外感配合谷（双）；痰壅气逆配天突、膻中；脾虚痰多配中脘、足三里（双）；咳嗽日久配尺泽（双）、太溪（双）、关元；心悸配厥阴俞、心俞（双）；虚火上炎配鱼际。采用提插捻转平补平泻手法，留针20分钟左右，10次为1个疗程，针后用温和灸或拔火罐以增强疗效。

【穴位拔罐后贴敷中药疗法】

取穴：肺俞、心俞、膈俞、中府（均双侧）、天突、膻中、神阙。哮喘加针刺大椎、定喘（双）、膻中，3岁以下儿童针刺四缝，拔神阙穴；发热针刺大椎、曲池；脾虚痰多加足三里、丰隆、脾俞；肾虚加膏肓、肾俞。每穴拔5~10分钟后将参龙白芥散（肉桂、丁香、白芥子、雄黄、皂角、细辛、川芎、青木香、甘遂、吴茱萸各等量，红参为前药量1/10，海龙为前药量2%，加适量麝香、冰片）用鲜姜汁调成糊状做成直径1cm的圆饼贴穴，急性期1~2日1次，迁延期7~10日1次，每逢"三九""三伏"各穴贴3次，连续2年以上。

【经穴外治法】

（1）气管炎膏药贴敷：采用清·吴师机《理瀹骈文》中温肺膏配方，加减化裁制成膏药，并根据病情加入掺药，或加天灸药物贴于所选穴位。

（2）二龙定喘膏贴敷：将膏药贴于风门、身柱、肺俞、膏肓、脾俞、肾俞、内关、丰隆、足三里穴。

（3）脐药敷贴：生麻黄、苍耳子、佩兰、樟脑、异丙嗪等，研末置于神阙穴。2~3天为1个疗程。

【水罐疗法】

方法一：根据病证和病位，选用大小合适的水罐，术者一手持罐，将罐口紧扣于皮肤，另一手持注射器吸取药液20~40ml，注于水罐内，橡皮帽覆盖于罐排气孔上，用注射器抽出罐内空气，形成负压，然后用止血钳夹紧导管，留置20~40分钟。治疗结束后，松开止血钳及橡皮帽，用注射器吸尽罐内药液，每日1次，10次为1个疗程。

方法二：麻黄25g、苏子20g、生大黄15g、肉桂20g，水煎后备用。临近俞募取穴为主，循经选穴为辅。常取大肠俞、中府、曲池、胃俞、中脘、关元俞、腰阳关、肾俞。自制水罐，将药液注入，20~40分钟后放出药液。

方法三：肺俞穴。将麻黄50g、苏子40g、生大黄30g、地龙40g，制成40%灭菌溶液400ml。把药液加温至45℃，水罐口向下紧扣于肺俞穴，用注射器吸取药液25~45ml注于水罐内，留罐20~40分钟，每日1次，每次2个穴位，10次为1个疗程，疗程间休息3~5天。

【针罐药冬病夏治疗法】

针刺：取第2胸椎棘突与第3胸椎棘突之间，进针1~2寸，中等刺激。拔火罐5分钟。中药外敷：白芥子、细辛各20g，延胡索、甘遂各10g。研末分3次外敷，生姜40g捣烂取汁，调和药末。分别敷于肺俞、心俞、膈俞、百劳，胶布固定，10天1次。中药内服：紫河车100g，蛤蚧粉80g，地龙粉60g，五味子20g。水丸或蜜丸每次5g。

【速平法】

①针刺疗法（速平）法：取定喘、肺俞、鱼际、天突、膻中、内关、尺泽等，每次取1~5个穴，用泻法。②穴位注射法：取喘息、定喘、肺俞、合谷、丰隆、鱼际，每次取1~2个穴位，用0.1%盐酸肾上腺素0.1~0.5mg、鱼腥草2~4ml、复方丹参2ml进行穴位注射。③药烟熏吸疗法：依据李时珍的《本草纲目》和赵学敏的《串雅外编》进行改进，适用于吸烟者。④中药舌灸疗法：用款冬花、佛耳草各2g，雄黄0.5g，艾绒5g。混匀捏成锭状，置舌前1/3部中点。药锭上端点燃后熄焰，待舌部热灼感重时，弃之再置。⑤刺络放血疗法：用于肺经壅热型，针刺与拔罐并用。取风门、肺俞等穴位。⑥中药穴贴疗法：用白芥子、桑白皮各20g，细辛5g，杏仁15g，碾细粉混匀，加麻油适量调糊；取肺俞、天突、膻中、定喘、神阙，先针刺后贴药。

【分期针灸拔罐疗法】

将哮喘病分为发作期和缓解期，分别采用不同治疗方法。发作期的治疗原则是宣肺平喘，兼以固气。①取中府穴先用皮肤针叩刺后拔罐；取神阙穴拔罐；针刺太渊、太溪穴。②取肺俞穴先用皮肤针叩刺后拔罐；取肾俞穴拔罐；针刺太渊、太溪穴，两组穴位交替使用。缓解期的治疗原则是肺脾肾并补，兼以除湿祛痰。选百劳、定喘、肺俞、膏肓俞、脾俞、肾俞、关元、足三里，用麦粒灸，对病重和体质耐受能力强者，留 1 小时为佳；对病轻、耐受能力弱者，穴位仅见微红即可。

四、现代常用拔罐法的临床应用

（一）拔罐法

● 案例一[1]

一般资料：64 例哮喘急性发作期患者。治疗组 34 例中，男 20 例，女 14 例；对照组 30 例中，男 16 例，女 14 例；轻度发作 9 例，中度发作 21 例；年龄最小 22 岁，最大 70 岁；偏寒者 12 例，偏热者 18 例。

治疗方法：对轻度支气管哮喘发作的门诊患者，选其每日易发之时或正在发作之时，治疗组进行拔罐治疗，每日 1 次；对照组使用喘乐宁或特布他林气雾吸入治疗，每日 1 次或 2 次，同时均配合口服少量抗炎、解痉、化痰西药。对中度支气管哮喘的住院患者，在其哮喘正在发作或欲发之时，治疗组立即进行拔罐治疗，每日 2 次，对照组立即吸入喘乐宁或特布他林气雾剂。两组患者均连续观察 1 周。

治疗组患者取俯伏坐位，取双侧肺俞、膈俞共 4 个穴位，用闪火法点燃后，术者将 4 个小型玻璃罐依次迅速叩在选定部位，留置 10~15 分钟后将罐起下。拔罐结束后，局部有瘀血现象，部分患者局部出现小水疱，一般不做特殊处理，1~2 天自行吸收，极个别较大水疱，常规消毒，用一次性注射器抽出水液，涂上土霉素软膏即可。对照组患者必须正确使用气雾剂，嘱其呼气后张口，倒持气雾剂小瓶上下摇动后，喷雾孔对向口腔咽部，在深吸气的同时，按压小瓶气阀一下，气雾喷入口腔，吸入充分后必须憋气 15 秒钟以上，直至不能支持时再呼气。

治疗效果：治疗组大多数患者起罐 5~10 分钟后，喘促发作能逐渐缓解、减轻或欲发而未发生，且容易咳出黏痰，哮鸣音改善亦较为显著。治疗组 34 例中，临床控制 13 例，显效 10 例，好转 9 例，无效 2 例，总有效率为 94%；对照组 30 例中，临床控制 10 例，显效 6 例，好转 9 例，无效 5 例，总有效率为 83%。

临床体会：支气管哮喘属中医学哮病的范畴，为宿痰内伏于肺，每因外感、饮食、情志、劳倦等诱因而引触，以致痰阻气道，痰随气升，气因痰阻，相互搏结，使气道狭窄挛急，通畅不利，肺失肃降而致喘息哮鸣有声。大多数患者病史较长，反复发作致气阻血瘀，痰瘀互结，使气道更加壅塞，肺气不得宣降，而哮喘发作程度愈甚。

祛邪利气法是治疗哮病急性发作的重要方法。哮病总属邪实正虚之候，发作时以邪实为主，未发作时以正虚为主，故发作时治标，平时治本是哮病治疗的首要原则。元代朱丹溪首创"哮喘"病名，他认为："哮喘必用薄滋味，专主于痰"，阐明病机主要是痰，并提出"未发以扶正气为主，既发以攻邪气为急"的施治要领。祛邪利气法就是针对哮喘患者急性发作时的病机核心设立的治疗方法。只有外邪痰、瘀祛除，肺管通畅，气道挛急解除，肺之宣发、肃降得复常态，哮喘发作状态才能减轻和停止。

哮喘发作时病位在肺，故取双侧肺俞穴为主拔罐，能快速起到通畅血脉、散寒豁痰、祛邪利气的作用，从而使痰浊易于排出，肺管得以通畅，肺之宣发肃降得复常态，喘息自止。这就是许多轻中度患者经拔罐治疗后哮喘得以减轻的机制所在，其中尤以寒哮患者疗效最为显著。

● 案例二[2]

一般资料：58 例支气管哮喘患儿被随机分为治疗组 30 例及对照组 28 例，两组患儿的性别、年龄、病程、临床症状体征及有关辅助检查均无显著性差异（$P < 0.105$）。治疗组作胸部 X 线检查 25 例，对照组作胸部 X 线检查 21 例，两肺纹理均增多紊乱及透光度增高，治疗组合并斑点片状阴影 22 例，对照组合并斑点片状阴影 15 例。中医辨证结果显示，全部患儿均处于哮喘发作期，属热性哮喘 13 例，寒性哮喘 17 例。

治疗方法：对照组根据病情给予吸氧、镇静、抗感染、对症支持、克仑特罗加激素吸入疗法，并使用氨茶碱、特布他林、肾上腺皮质激素等药物。治疗组在对照组治疗的基础上给予中药及拔罐治疗。（1）中药治疗：热性哮喘以麻杏石甘汤加减组方，即麻黄、石膏、杏仁、甘草、川贝、防风、桔梗、钩藤、薄荷、冰糖。痰多者加陈皮、半夏；干咳者加枇杷叶、马兜铃；外感重者加银花、连翘；食欲不振者加鸡内金、神曲。寒性哮喘以小青龙汤加减组方麻黄、细辛、干姜、甘草、五味子、半夏；表证明显或有寒热者，加桂枝、白芍；痰多者加白芥子、苏子。

（2）拔罐疗法：取肺俞、定喘、天突、大杼，每穴 10~15 分钟，以皮肤出现隐隐瘀斑为宜，一般隔日 1 次，喘甚者每日 1 次。

治疗效果：治疗组儿童临床主要指征消除的天数均较对照组显著减少（$P < 0.105$）。

临床体会：哮喘是一种气道的慢性变态反应性疾病。在其发作期间，西医多采取 β_2 激动剂和激素吸入舒张支气管平滑肌、抗感染、调节免疫、对症支持等综合治疗措施。中医学认为，哮喘发作与肺、脾、肾三脏有关，小儿肺、脾、肾功能常不足，痰伏于内，遇新感引动而触发。麻杏石甘汤、小青龙汤均是《伤寒论》治疗喘病的经典名方。根据现代药理研究，麻黄、杏仁、川贝、桔梗均有松弛支气管平滑肌的作用，能解除因气管平滑肌痉挛而引起的呼吸困难，石膏能减低血管渗透性，并有镇静、消炎作用。定喘穴、大杼穴接受刺激后可使收缩的支气管扩张，抑制分泌，促进血液循环，故有止喘作用；肺俞穴为过肺脏之气，且有宜通肺气、清热涤痰、止咳平喘之效。我们发现许多喘憋严重的患儿在经过拔罐治疗后症状即刻改善，肺部哮鸣音明显减少。

（二）拔罐加按摩[3]

一般资料：102 例均为门诊患者，慢性支气管炎 70 例，哮喘 32 例。男 86 例，女 16 例。40 岁以下 41 例，40~50 岁 38 例，50 岁以上 23 例。病程 6 年以下 83 例，10 年以上 19 例，最短 1 周。临床主要症状为咳嗽、喘促气粗、鼻塞、喷嚏、恶寒、无汗、周身酸楚、胸脘痞闷、神疲乏力，甚则鼻翼煽动，心悸而烦，或有汗出，咽喉不利，痰多而黏腻，咳出不爽，或干咳少痰，舌质淡红，苔薄白，脉浮滑，或细。

治疗方法：以宣肺通气、止咳平喘为原则，拔罐穴位选用以下三组：①大椎，心、肺、膈俞穴；②心、肺、膈俞，定喘穴；③风门、肺俞、天突、膻中。按摩除以上三组穴位外，再加丰隆、尺泽、中脘、风池，时间为 15~20 分钟，施以按摩及点穴法。拔火罐时令患者卧床或坐位，在所选穴位拔上火罐，轻轻拍打，使之紧吸，每罐约 5 分钟。

治疗效果：慢性支气管炎 70 例，临床控制 20 例，为 28.57%；显效 33 例，为 47.14%；有效 14 例，为 20%；无效 3 例，为 4.29%；总有效率为 95.71%。哮喘 32 例，临床控制 10 例，为 31.25%；显效 14 例，为 43.75%；有效 4 例，为 12.50%；无效 4 例，为 12.50%；总有效率为 87.50%。

临床体会：人体正常的呼吸运动，主要依赖于肺、肾两脏的作用。《景岳全书》说："实喘者有邪，邪气实也，虚喘者无邪，元气虚也。"拔火罐和推拿按摩的方法具有从整体上疏散风（热）寒，解表通阳，宽胸理气，健脾燥湿，通调水道，升清降浊，增强气道残腔氧气通透性的作用，从而恢复三焦气化之功能，达到止咳平喘目的。也可以增强机体免疫功能，提高抗病能力。

（三）拔罐配合穴位贴敷

● **案例一**[4]

一般资料：本组 21 例患者中，男 17 例，女 14 例，年龄最小 10 岁，最大 50 岁，平均年龄 33 岁，病程最短 3 年，最长 8 年。

治疗方法：主穴取膻中，风门，列缺，肺俞，定喘，天突，丰隆，用 5 号火罐以闪火法拔罐 10 分钟（注意时间勿过久，以免拔出水疱），再将中药白芥子，莱菔子、苏子各 15g，细辛 5g 研极细末，每次取 15g，以姜汁调和成稀糊状药膏，分成 5 份分别贴于以上穴位，上盖 5cm×5cm 的塑料薄膜，以胶布固定，贴 10 小时，如贴药膏后烧灼疼痛感觉较重时，可提前取下，若贴后感觉舒适或有温热感，可适当延长时间，隔日 1 次，7 次为 1 个疗程，疗程间隔 4 天。

治疗效果：21 例患者中，显效 16 例，占 76.2%，有效 3 例，占 14.2%，无效 2 例，占 9.6%，有效率为 90.4%。

临床体会：支气管哮喘是由嗜酸性粒细胞，肥大细胞和 T 淋巴细胞等多种炎症细胞参与的气道慢性炎症，这种炎症使易感者对各种激发因子具有气道高反应性，并引起气道狭窄，其发病与体质，免疫功能，过敏原，气温变化，寒凉刺激等有关，在以上穴位拔罐并贴敷药物，可增强机体的非特异性免疫能力，降低机体的过敏状态。风门、肺俞属足太阳经而位近肺脏，有宣肺祛风之效；膻中为气之会，丰隆为胃之别络，二窍泻之，可顺气化痰，痰热宣之。天突，定喘为降气平喘之效穴，属近部取穴法。拔罐对以上穴位也是一种良性刺激，可祛风寒之邪，拔罐后使之毛孔开放易于贴敷药膏的吸收。另外还应重视情志调理，解除患者心理压力，避免接触哮喘发作的诱发因素。

（四）梅花针刺激拔罐[5]

一般资料：32 例支气管哮喘患者均为门诊患者，男 20 例，女 12 例；年龄 15~20 岁 2 例，21~30 岁 4 例，31~40 岁 7 例，41~50 岁 8 例，51~73 岁 11 例，最大 73 岁，最小 15 岁；病程最长 25 年，最短 1 年。辨证分型为寒哮 20 例，热哮 8 例，兼气滞血瘀型 1 例。

治疗方法：嘱患者两手扶椅背倒坐，解开内外衣纽扣，松开领口，暴露背部。酒精常规消毒，用消毒过的梅花针用力在肺俞穴区叩打，见局部皮肤轻微出血后，立即用大号玻璃火罐在肺俞穴拔罐，采用留罐法，5~10 分钟，出血量一般为 0.5~3ml，去罐后拭去瘀血，再配合有关穴位针刺治疗。寒哮者配大椎、列缺；热哮者配曲池、丰隆；兼气滞血瘀型配三阴交。手法均用泻法，留针 30 分钟，每周治疗 2 次，10 次为 1 个疗程，一般治疗 1~3 个疗程。

治疗效果：用本方法治疗哮喘 32 例，1~3 个疗程后，显效 18 例，有效 12 例，无效 2 例，总有效率为 93.7%。

临床体会：支气管哮喘属于中医的喘证、哮证范畴，哮喘气急，寒入肺俞，痰凝胸膈而起，久发不已，气失宣降，气机不畅，必致心肺同病，五脏俱伤。盖心肺同居上焦，肺主气，心主血，肺气不畅则心血瘀阻，故哮发喘满，日久必由肺病及心，气血同病，气凝血瘀，口唇发绀，青筋暴露。《丹溪心法》曰："肺胀而嗽，或左或右，不得眠，此痰夹瘀血碍气而病。"梅花针扣刺疗法具有调整脏腑虚实，调和气血、平衡阴阳、通经活络的作用；拔火罐的温热效应及负压的机械刺激，有引邪外出之功，可排出血瘀脓毒，以疏通经络，运行气血，宣畅气机，恢复组织器官功能，达到祛寒清热平喘的效果。两法配合，相得益彰，既可明显缓解症状，又能增强体质，减少本病复发。通过临床实践，本方法拔出血量多（2~3ml）则疗效好，反之（少于 0.5ml）则差。本方法简便，见效快，疗效好。多数患者经 1 次治疗后，即刻感到症状明显减轻。

（五）刺络拔罐

● **案例一**[6]

一般资料：随机选择 30 例（感染性）哮喘持续状态患者，有反复发作病史，本次发病均由气候变化，感受寒凉引发。年龄为 25~65 岁，5~10 年 15 例，10~20 年 11 例，20~30 年 4 例。男 22 例，女 8 例。血气为氧分压 4.00~6.00kPa，二氧化碳分压 27.33~9.33kPa，12 小时西医西药常规治疗病情无改变后，使用刺络拔罐。治疗前 10 分钟和刺络拔罐后 2 小时，取血标本行血气分析，进行氧分压和二氧化碳分压比较。

治疗方法：取穴肺俞、膈俞、膻中、肾俞、大椎、中府。肺俞、膈俞、膻中 3 穴常规局部消毒后，每次以三棱针点刺 3~4 点，深达皮下，根据患者胖瘦选择火罐大小，使用闪火法，中等强度吸拔，令出血 2~3ml，治疗时间 20 分钟。肾俞、大椎、中府 3 穴直接吸拔，不做点刺，余法同上。

治疗效果：30 例患者有效 29 例，无效 1 例，有效率为 96.67%。

临床体会：哮喘持续状态由于病情急重，治疗较为棘手，应采用综合治疗。肺俞、中府、俞募配用以温补肺气而化痰饮，佐以膻中、膈俞宽胸利膈以振奋胸中阳气，点刺放血以去痰瘀，宣肺气，使邪有出路，肾俞以固本纳气平喘，大椎以振奋一身阳气宣散风寒之表邪。中西医治疗结合刺络拔罐方法对哮喘症状和血气氧分压、二氧化碳分压有显著疗效，其作用机制仍需深入研究。由于哮喘持续状态是危重疾病，单纯刺络拔罐不利患者家属接受，所以结合西药常规治疗更加妥善，并且前后进行血气分析比较，在治疗上更积极，对比性更强，在治疗哮喘时要及早使用刺络拔罐以减少并发症。对哮喘患者施术刺络拔罐后，患者即刻产生轻松感觉，其机制及对呼吸肌的动力学作用，有待进一步探讨。

● **案例二**[7]

一般资料：本组 46 例患者中，男 28 例，女 18 例；年龄最小者 11 岁，最大者 65 岁；病程最长者 42 年，最短者 2 个月。

治疗方法：取穴第 1 胸椎至第 7 胸椎脊柱两旁膀胱经内侧循行线、大椎、定喘、肺俞、膈俞、丰隆。先在膀胱经走罐至局部紫红，继在大椎、定喘、肺俞、膈俞、丰隆五穴闪罐 5~6 次，再用三棱针在以上诸穴快速点刺 3~5 下，见血后以玻璃罐用闪火法拔罐，留罐 15 分钟后取罐，治疗结束。3 天治疗 1 次，10 次为 1 个疗程。

治疗效果：本组患者经以上方法治疗 1~3 个疗程并随访观察 1 年，结果：治愈 14 例，占 30.43%；显效 25 例，占 54.35%；有效 4 例，占 8.70%；无效 3 例，占 6.52%。总有效率为 93.48%。

临床体会：哮喘是机体对抗原性或非抗原性刺激引起的一种气管－支气管反应性过度增高的疾病。大致分为内源性和外源性两大类。内源性哮喘多因呼吸道感染、寒冷空气、刺激性气体及其他生物、理化、精神等非抗原性因素刺激引发；外源性哮喘则因接触过敏原而发病。两者引起的病理改变一样，主要是使气道平滑肌收缩、血管扩张、黏膜水肿、分泌亢进和嗜酸粒细胞增加等。刺络拔罐通过对经络的较强刺激及放出一定的血量，使中枢神经系统重新调节全身血液的分布，改善微循环障碍，反射性收缩变态反应性炎症器官的血管，提高其紧张性，抑制毛细血管通透性，减轻充血、水肿，达到消除炎症、降低或消除变态反应的目的。因此刺络拔罐具有抑菌、抗感染、消炎、抗过敏的作用，故以此法治疗哮喘能取得满意疗效。

● **案例三**[8]

一般资料：本组 68 例患者中，男 56 例，女 12 例；年龄最小 58 岁，最大 76 岁；病程最短 2 年，最长 8 年；其中合并肺气肿 36 例，合并肺内感染 12 例。临床表现有哮喘反复发作多年，因气候变化，受寒或受热及其他因素而激发喘息咳嗽，有家族史，胸部听诊有典型的哮鸣音等。患者病程均较长，有因感受风寒之邪而反复发作，缓解期为肺气不足，肾不纳气，发作期则表现为咳喘，口唇发绀、面色暗等气郁血滞、邪气偏盛之候，属本虚标实。

治疗方法：治则以宣肺理气，祛邪平喘为主。取穴为大杼、风门、肺俞、心俞、膈俞、夹脊。风门、肺俞、膈俞刺络拔罐。先取华佗夹脊穴直刺 1~1.5 寸，使针感有向前胸或上、下方向放射的感觉，施捻转补法，以宣肺理气；再取大杼、风门、肺俞、心俞、膈俞，留针 20~30 分钟，行捻转补法；风门、肺俞、膈俞于起针时，再用三棱针点刺 3~5 点；然后用火罐拔之，令其出血量为 5ml 左右。每 10 天为 1 个疗程，可连续治疗 2 个疗程。

治疗效果：一般治疗 10~20 分钟后症状明显缓解，听诊时两肺干湿性啰音消失。68 例患者中，基本恢复 42 例，占 62%；显效 11 例，占 16%；好转 12 例，占 18%；无效 3 例，占 4%。

临床体会：支气管哮喘为临床常见病，其发病多急骤，且有迁延及反复发作。刺络一法源于《灵枢·官针》，作用特点在于泻。《灵枢·血络论》曰"阴阳俱有余，虽为出血，而弗能虚，"均明言血尽方可邪出。哮喘久病，本虚而标实，针刺以补肺气，刺络以泻其邪，刺络加拔罐以活血行气，泄邪肃肺，故泻血祛邪应务求其尽。单纯刺络，往往不能使血尽邪出，加火罐可控制出血量，以提高疗效。

（六）穴位注射配合拔罐

● 案例一 [9]

一般资料：本组 62 例均为我院门诊患者，其中男 26 例，女 6 例；年龄最大 78 岁，最小 18 岁；病程最短 3 个月，最长 20 年，其中 3 个月 ~2 年 18 例，2~10 年 32 例，10 年以上 12 例。所有患者都经过各种其他方法治疗，效果不明显而来就诊。中医诊断为①哮喘发作期，风寒型 30 例，风热型 8 例；②慢性哮喘反复发作，肺脾肾虚型 24 例，并排除心源性哮喘、肺癌引起的呼吸困难。

治疗方法：取穴定喘（单）、肺俞（单）、大椎、膻中、膏肓俞（双）、肾俞（双），药物为曲安奈德注射液 40mg、注射用水 5ml。定喘穴、肺俞穴常规消毒后，用一次性 5ml 注射器吸取注射用水 3ml、曲安奈德注射液 1ml，以 30° 角斜向脊柱方向进针 1~2cm，局部有酸、胀、重、麻感觉，回抽无出血，每穴注射 2ml 曲安奈德稀释液，起针后按压穴位。大椎、膻中、膏肓俞（双）、肾俞（双）拔罐，以罐内皮肤青紫为度。穴位注射 5 天 1 次，2 次为 1 个疗程；拔罐隔日 1 次，5 次为 1 个疗程。一般治疗 1 次，发作后可重复使用。

治疗效果：经 3 个疗程治疗，痊愈 54 例，好转 6 例，无效 2 例，总有效率为 96.77%。

临床体会：支气管哮喘是一种发作性肺部变态反应性疾病。其临床特征为反复发作性、阵发性、带哮鸣音的呼吸困难。目前被认为是一种多细胞多因子介导的气管慢性炎症疾病，其病因和发病机制相当复杂，属于中医学的"哮喘证""喘证"及"痰饮"等范畴，发病主要由于痰饮内伏，遇到气候变化，饮食失宜、情志波动、劳累过度均可导致肺气失宣，痰饮阻塞气道而发为哮喘，病初发在肺，久病或体虚可及脾肾，故哮喘有虚实之分，正如《景岳全书·喘促》篇中云："实喘者，有邪，邪气实也；虚喘无邪，元气虚也……。"祛除内伏痰饮，避免诱发因素，增强体质就成为防治该病的关键。特异性穴位刺激，能使迷走神经兴奋性降低，交感神经兴奋性升高，从而解除支气管痉挛使通气功能改善。背俞穴是脏腑气血输注于背腰部的腧穴，肺俞是肺脏的背俞穴，主治肺部疾病；定喘穴是经外奇穴，具有止咳平喘的功能。曲安奈德穴位注射能更好地发挥其消炎、抗过敏、抗渗出等作用，从而使气管黏膜分泌减少，痉挛缓解。注射用水对穴位的刺激较大，能很好地发挥穴位的特异性。大椎诸阳经之会穴，既可祛除风邪，又可宣通肺气，平喘止咳；膻中是气之会穴，能宽胸利气、平喘止咳；背俞穴可治脏腑之疾。拔罐可调动经络，运行气血，协调阳阳，调整虚实，在外可祛除风寒，在内可调节脏腑之气。

● **案例二** [10]

一般资料：18 例患者，其中男 10 例，女 8 例。年龄分别在 18~64 岁；病程在 1 年以下 4 例，1~5 年 8 例，5 年以上 6 例。对于轻度中度患者不采用西药治疗，重度患者已长期服用西药者，待逐渐减量。

治疗方法：取穴肺俞、定喘、膻中、足三里。药物选择黄芪注射液、川芎嗪注射液。局部皮肤常规消毒后，以闪火法拔火罐于膻中穴，热哮患者在肺俞穴先以三棱针点刺出血后，再将火罐置于穴位上，留置 5~10 分钟，起罐后将点刺后拔出的瘀血擦净。对寒哮者无须点刺，只需拔罐，方法同上。然后再各取 1ml 一次性注射器，抽取黄芪注射液 1ml，川芎嗪注射液 1ml。选准穴位，局部皮肤常规消毒后，在无菌操作下，用黄芪注射液针刺足三里穴，刺入 2.5~3cm，待患者有酸、麻、重、胀感后，回抽无回血，即缓慢推入药液，每次 1ml；再以同样方法将川芎嗪注射液注射于肺俞，斜刺入 1.5~2cm。每日 1 次，10 天 1 个疗程。两侧穴位交替注射。

治疗效果：临床控制 5 例，显效 7 例，好转 4 例，无效 2 例，总有效率为 89%。

临床体会：中医学认为"喘有夙根"，支气管哮喘患者大多数因内伏于肺之痰，因外感风寒或其他诱因所触发致痰气壅塞，气道不畅，伏痰瘀阻所致。西医学认为，哮喘是嗜酸性粒细胞、肥大细胞和 T 淋巴细胞等炎性细胞参与的气道慢性炎症。这种炎症使易感者对各种激发因子具有气道高反应性。它也基本符合哮喘"本虚标实"的认识。因此治疗上，在宣肺祛痰，降气平喘基础上，应加用活血化瘀法以疏通痰瘀，使肺气复张；又根据"脾为生痰之源，肺为贮痰之器"的理论，加用益气健脾法，可减少痰液生成，以助祛痰之功效。治疗上选用定喘穴，它是经外奇穴，是呼吸系统疾病的体外病理反射区，也是治疗胸腔和肺部疾病，特别是哮喘的有效腧穴。采用定喘、膻中穴拔罐可宣肺祛痰、降气平喘。应用穴位注射不仅进针时有得气感，而且注射药物的持续刺激有类似留针的感觉。同时，通过刺激穴位可反射性地刺激大脑皮层，通过皮层控制下的丘脑和神经系统得到调整而起作用。经现代研究证实，黄芪可提高白细胞介素的活性，有类似激素样的作用而抑制过敏反应。川芎嗪能抑制血小板聚集和释放、保护抗原对豚鼠诱发哮喘。故选穴上，选用足三里穴位注射，通过刺激可益气健脾，减少痰液生成，注射黄芪注射液可提高机体抵抗力。肺俞穴注射川芎嗪注射液，可解除肺之痰瘀，减少哮喘发作。因此，采用拔罐或刺络拔罐以平喘治标，穴位注射中药可提高患者抵抗力，抑制患者变态反应，大大降低气道反应性，使肺功能稳定以治本。这样，既可缓解哮喘发作，又可延缓哮喘发作，共奏祛痰平喘、化瘀通络、标本兼治之功效。

● **案例三** [11]

一般资料：本组 52 例患者，其中男 32 例，女 20 例；年龄最大者 72 岁，最小 16 岁；病程在 2~5 年者 20 例，5 年以上者 32 例；所有患者均长期服用中西药物治疗，疗效欠佳。

治疗方法：患者取坐位，医者用 5ml 消毒注射器吸取当归注射液（自制）4ml，取双侧定喘穴常规消毒，迅速刺入穴区皮下，直刺 0.5~1 寸深，可小幅度行提插手法，使患者局部有酸胀感，待回抽无血，再缓缓推入当归注射液，每穴 2ml。然后令患者侧卧，在双侧肺俞、脾俞、肾俞拔罐，留罐 5~10 分钟。急性发作期每日 1 次，7 次为 1 个疗程，疗程间隔 1 天。缓解期隔日治疗 1 次。所有患者均在治疗前 1 周停服一切中西药物。

治疗效果：痊愈 39 例，占 75%；显效 9 例，占 17.3%；好转 3 例，占 5.8%；无效 1 例，占 1.9%。

总有效率为98%。其中1例无效患者，因对针感不适应，经治疗2次后终止治疗。

临床体会：支气管哮喘往往反复发作，随着病程延长，机体抗病能力减低，病程后期药物剂量越来越大，疗效反而不佳。中医学认为本病以痰为主，肺失输布，脾失运化，肾失开阖，以致津液凝聚成痰，伏藏于肺，每因七情、饮食、六淫等诱因引发。本法标本兼顾，用当归注射液定喘穴注射，以治其标；取肺、脾、肾俞拔罐以治其本，达到补肺固卫，宣肺平喘，健脾化痰，补肾摄纳之功效。

（七）神阙穴拔罐

● 案例一 [12]

一般资料：16例患者，其中男7例，女9例，年龄最小为3岁，最大为12岁，病程最短半年，最长为7年。16例均为经过中西医各种方法治疗而不能控制复发者。

治疗方法：主穴取神阙，配穴取膻中、肺俞、膏肓、大椎，备穴取气海、关元。主穴为每次必用之穴，配穴中每次选取一个交替使用，备穴为主穴起疱不能用时代替。上穴依据患儿年龄及耐受程度之不同选用内径大小不等的玻璃火罐以闪火法拔之，每日1次，每次10分钟，10次为1个疗程，每次拔罐后以皮肤出现明显瘀血现象为佳。

治疗结果：本组16例，痊愈12例，占75%，好转3例，占18.75%，无效1例，总有效率为93.75%。

临床体会：神阙一穴，虽在《医宗金鉴》有"主治百病"之说，但以前该穴往往用于治疗肠道疾患、水肿、脱肛及中风脱证等。而以拔罐神阙穴为主治疗能获效的原因，可能是该穴能够作用于机体的免疫系统，提高机体的免疫力，从而改变人体的过敏体质所致。据笔者初步体会，用神阙穴拔罐治疗哮喘症，时间以黄昏尤佳。

● 案例二 [13]

一般资料：52例患者，男性17例，女性35例。年龄最小7岁，最大72岁，平均42岁。病程最短1个月，最长30年，平均16年。

治疗方法：嘱患者平卧，用闪火法在神阙穴处进行闪罐，直到皮肤潮红，或者临床症状减轻为度，治疗10~20分钟。

治疗效果：52例患者中，显效27例，占51.9%；有效23例，占44.2%；无效2例，占3.8%。总有效率为96.2%。

临床体会：发病机制是外邪诱发，引动痰瘀宿根，痰浊阻滞气道，致肺气上逆。急则治其标，治当以降逆平喘为法。神阙穴虽然位于任脉循行路线上，却与肝、心、脾、肾、冲、任、督等脏腑经络均有紧密联系，尤其是冲、任、督为一源三岐，三脉经气相通，联系五脏六腑四肢百骸。神阙穴为经络之总枢，经气之会海，在神阙穴施治能够通过脐部的经络循行迅速达到病所，疏通经络，通达脏腑，扶正祛邪，调整阴阳，从而具有调节全身气机的功能。在神阙穴以闪灌法施治，以一紧一松的形势，犹如波浪运动之后浪推前浪，从而使阻滞之气机不断向前运动，最终达到气行畅达，所以，在神阙穴施以闪灌法，可起到疏通经络、调理气机的作用。西医学研究认为，火罐疗法具有机械刺激和温热效应等作用，罐内形成的负压，能使局部毛细血管充血，甚至破裂。红细胞破裂，随即产生一种组胺类物质，能刺激有关器官，增强其功能活力。机械性刺激可通过皮肤感受器和血管感受器的反射途径传导至中枢神经系统，加强对身体各部分的调节和管理功能，使患部组织代谢旺盛，白细胞吞噬作用增强，促进局部血液循环，改善充血状态，增强血管通透性及白细胞吞噬能力，从而起到治疗疾病的目的。

（八）挑刺加拔罐 [14]

一般资料：30 例患者，男 18 例，女 12 例，年龄在 20~60 岁之间。病程在 3~30 年之间，其中 10 年以上者 25 例。支气管哮喘合并慢性支气管炎、肺气肿 18 例，合并慢性肺源性心脏病者 8 例，多因久病肺虚损及脾肾，痰饮内伏，或因外邪引动内饮而发作。单纯性过敏性哮喘者 4 例。其中 7 例对鱼虾过敏，1 例对化纤制品过敏，2 例对磺胺类药物和青霉素过敏。30 例患者在挑刺前接受过止咳平喘类中西药物、抗生素及激素治疗未获满意疗效。有 8 例患者长期服用氨茶碱、抗生素维持治疗。

治疗方法：患者取坐位或俯卧位，暴露背部、取双侧肺俞或定喘穴。局部严格消毒后，先用 20% 普鲁卡因 1.5ml 做局部麻醉，未用过普鲁卡因者，先做皮试。然后用三棱针在穴位局部速刺后，于皮下行划拨刺激，使少许肌纤维组织割断，每穴每次划拨 5~10 次。挑刺后拔罐。起罐后用 75% 的酒精棉球擦拭，然后用无菌敷料覆盖。每周挑 1 次，连续 10 次为 1 个疗程。必要时休息 1 周后再开始第二和第三疗程。肺俞与定喘穴交替治疗。挑刺期间除 3 例患者因不能平卧而服少量氨茶碱药物外，其他一律停用各种药物。

治疗结果：30 例患者中，痊愈 15 例。经过 1 个疗程治疗痊愈者 9 例；有效者 12 例；到第二个疗程中显效者 13 例；痊愈 6 例；无效者 2 例，有效率为 93.3%。

临床体会：笔者在数年的挑刺治疗中体会到，挑刺对支气管哮喘疗效很显著，关键是要掌握治疗时机。哮喘发作时挑刺，收效较明显。但对于重症应配合少量药物治疗。另外，在非发病季节挑刺能使病情缓解，稳定 2~3 个月挑刺治疗常可达到根治目的。还可以"冬病夏治"，以扶正固本。在施术手法上可因人、因症而异。虚证年迈者宜轻；实证宜略重，在以上 30 例患者治疗中均未见不良反应。多数患者反应经挑刺治疗后很少发生感冒，并且食欲增加，睡眠良好。

（九）中药拔罐结合特异性脱敏 [15]

一般资料：470 例患者中，男 273 例，占 58.1%；女 19 例，占 41.9%；年龄最小 2 岁，最大 76 岁，平均 22 岁；病程半年 ~48 年；治疗前均经过各种中西药治疗而效果不佳。病例选择均按 1984 年全国中医学会哮喘病诊断标准确诊，在本专科门诊经过敏原浸液皮试阳性，坚持药罐结合脱敏治疗在 3 个月以上的患者。

治疗方法：中药穴位拔罐法。药罐采用无底清洁空瓶，瓶口盖上橡皮塞，不能漏气，在罐内装入中药提取浸液（延胡索、白芥子、甘遂、桂枝、细辛等），将药罐置于大椎、定喘、肺俞、膻中、天突穴位，每穴 1 瓶。用注射器刺入罐内，抽出罐内空气使之产生负压，吸紧皮肤，留罐 20 分钟，每周 1~2 次，3 个月为 1 个疗程，根据患者病情可连续使用 2~3 个疗程，亦可间断拔罐，连续治疗 2 年。脱敏疗法用粉尘螨过敏原反复做皮下注射，螨浸液浓度从 1：10 万开始，逐渐递增至 1：5000，每一浓度至少注射 4 次，才能提高到下一个浓度，每周 1 次。以患者的最佳剂量作为维持量，总疗程为 1~3 年（螨浸液由上海医科大学提供）。

临床体会：从疗效与疗程的关系看，药罐疗法配合脱敏治疗 3 个月至 2 年以上，总有效率为 93.2%，一般治疗 2~3 个月始见好转，疗程长者，疗效巩固。疗程 5 个月，愈显率为 41.4%，疗程 0.5~2 年以上，愈显率达 73.6%。88 例临床治愈患者中，治疗 1 年以上 30 例，2 年以上 32 例，3 年以上 16 例，5 年以上 10 例。32 例无效者中，治疗不足 4 个月 25 例，7 个月以下 7 例。由此可见，取得以上疗效的关键是治疗要持之以恒，对于慢性哮喘的治疗应建立个体化的长期规范治疗计划。

哮喘病目前治愈率很低，采用中药穴位拔罐结合脱敏治疗 470 例哮喘患者，经过 2 年随访后，实践证实，药罐法与脱敏联合应用有协同作用，可提高疗效，优于单一疗法。其具有显著的平喘止咳化痰，扶正固本及免疫调节作用，是哮喘变态反应的病因治疗。该法能改善或阻止气道过敏性炎症和降低气道的高反应性，有效预防哮喘的复发。不论哮喘类型，年龄大小，性别差异和过敏状态轻重不同都有良好的功效，与国内有关资料相比，其显效率及有效率较高。该法不只限于对哮喘的急性发作的对症治疗，且无皮质激素的不良反应，安全、经济、简便，有长期疗效，是防治哮喘的有效途径。

五、注意事项

哮喘发作期，可配合药物治疗，缓解期注意温度防止诱发哮喘。治疗过程中，避免接触过敏原。平时注意锻炼身体，增强抵抗力，饮食宜清淡，忌肥甘厚味，戒烟酒。

参考文献

［1］张虹. 拔罐治疗支气管哮喘急性发作临床观察［J］. 天津中医，2000，17（2）：11.

［2］李晓黎，田蕾. 拔罐佐治小儿哮喘 30 例临床疗效观察［J］. 全科临床荟萃，2000，4（4）：24.

［3］庞存生. 拔罐加按摩治疗慢支\哮喘 102 例临床观察［J］. 甘肃中医学院学报，1997，14（4）：24.

［4］张丽颖，尹丽曼. 拔罐配合穴位贴敷治疗支气管哮喘 21 例［J］. 黑龙江中医学报，2001，17（7）：28.

［5］吴淑珍. 梅花针叩刺放血拔罐治疗支气管哮喘 32 例［J］. 陕西中医，1997，18（5）：222.

［6］叶祖明. 刺络拔罐对哮喘持续状态氧分压、二氧化碳分压的影响［J］. 天津中医药，2003，20（1）：36.

［7］宋建华，闫进军. 刺络拔罐法治疗哮喘 46 例［J］. 中医外治杂志，2000，9（5）：47.

［8］沈燕融，官丽萍. 刺络拔罐治疗支气管哮喘 68 例临床观察［J］. 现代康复，2001，5（2）：75.

［9］廖红喜. 曲安奈德穴位注射配合拔罐治疗支气管哮喘 62 例［J］. 四川中医，2004，22（5）：91.

［10］吕英. 穴位注射及拔罐治疗支气管哮喘 18 例［J］. 天津中医学院学报，2000，19（3）：24.

［11］计秀菊. 穴位注射配合拔罐治疗支气管哮喘 52 例［J］. 湖南中医杂志，1997，13（4）：25.

［12］凌建维. 神阙穴拔罐为主治疗小儿哮喘 16 例［J］. 针灸临床杂志，1996，12（12）：48.

［13］汪胤. 神阙穴拔罐治疗哮喘急性发作 52 例［J］. 按摩与导引，2004，20（5）：29.

［14］何晶莹，董建华，闫秀清. 挑刺加拔罐治疗喘证 30 例疗效观察［J］. 黑龙江中医药，1995（1）：40.

［15］朱献生，蓬静姝. 中药拔罐结合特异性脱敏治疗哮喘 470 例［J］. 针灸与经络，1999，26（7）：316.

肺 炎

一、中医学概述

（一）概念

本病属中医学"风温""咳嗽""肺热病"等病证范畴。中医学认为，肺炎常因劳倦过度或醉后等人体正气不足之时，感受风热之邪或风寒之邪入里化热所致。邪伤肺卫，风邪束表，卫气郁闭，故见恶寒发热；肺气失宣，故咳嗽、气喘；肺不布津、聚而为痰，伤于寒邪则为白稀痰，伤于热邪或寒邪化热则见白黏痰或黄痰。邪气阻滞肺络，则致胸痛。邪伤肺络，可见咯血。若邪气过盛，正不胜邪，邪气入里，内传营血，则面唇青紫；甚则邪热内陷，逆传心包，蒙蔽心窍，出现神昏谵语或昏愦不语，若邪热郁闭不宣，热深厥深，四末厥冷，若治疗得当，邪退正复，可见热病恢复期阴虚之低热，手足心热或口干舌燥之证候。

（二）辨证

1. 风热闭肺

临床表现：发热重，恶寒轻，咳嗽，喘急，鼻煽，鼻塞流涕，喉核赤肿，舌质红，苔薄白或薄黄，脉浮数。

证候分析：风热犯肺，肺气失宣，则发热重，恶寒轻，鼻塞流涕。邪热循经，上熏咽喉，则喉核赤肿。邪热重者，闭塞于肺，则咳嗽，喘急，鼻煽并见。风热在表，故舌质红，苔薄白或薄黄，脉浮数。

治则：疏风清热，宣肺开闭。

2. 热邪闭肺

临床表现：壮热不退，咳嗽剧烈，喘急鼻煽，溲赤便秘，烦躁口渴，唇红咽红，舌红苔黄，脉数。

证候分析：热邪炽盛，闭阻于肺，故见壮热不退，咳嗽剧烈，喘急鼻煽。邪热伤津，热扰心神，则溲赤，烦躁口渴。肺与大肠相表里，肺气闭塞，大肠传导失司，故便秘。唇红咽红，舌红苔黄，脉数，均为热邪炽盛之象。

治则：清热解毒，宣肺开闭。

3. 热痰闭肺

临床表现：咳嗽痰多，喉见痰鸣，呼吸急促，发热，胸闷纳呆，泛吐痰涎，舌红苔黄厚，脉滑数。

证候分析：热痰闭肺，痰重于热，故咳嗽痰多，喉见痰鸣，呼吸急促，泛吐痰涎，发热。痰浊中阻，故胸闷纳呆。舌红、苔黄厚，脉滑数，为痰热内盛之象。

治则：清热涤痰，宣肺开闭。

4. 肺胃阴虚

临床表现：低热不退，咳嗽少痰，口干口渴，面色潮红，盗汗，唇红，舌红少苔而干，或舌苔花剥，脉细数。

证候分析：因久热久咳，耗伤肺阴，导致低热不退，口干口渴，面色潮红，盗汗。阴津受损，肺失滋养，故咳嗽少痰。唇红，舌红少苔而干，或舌苔花剥，脉细数，为阴虚有热之象。

治则：清热宣肺，养阴益胃。

5. 肺脾气虚

临床表现：微咳痰多，神疲倦怠，面色少华，自汗食少，大便稀溏，唇舌淡红，脉细弱无力。

证候分析：久咳不愈，耗伤肺脾，肺气虚弱，则咳嗽痰多。脾虚不运，则食少纳差，大便稀溏。肺脾气虚，表卫不固，故自汗。

治则：健脾益气，宣肺化痰。

二、西医学概述

（一）概念

肺炎是由多种病原体（如细菌、真菌、病毒、寄生虫等）引起的肺实质的炎症，其他如放射线、化学、过敏因素等亦能引起肺炎。临床主要症状为寒战、高热、咳嗽、咳痰、胸痛等。肺炎可按病原学分类，也可按解剖部位分为大叶性肺炎、小叶性肺炎、间质性肺炎。现临床多采用前者分类，亦可将二者结合起来分类。肺炎是常见病，在各种致死病因中居第五位，老年或机体免疫力低下者伴发肺炎时，病死率更高。病因有以下几种。

（1）细菌性肺炎：①氧革兰染色阳性球菌，如肺炎球菌、金黄色葡萄球菌、甲型溶血性链球菌等。②氧革兰染色阴性球菌，如肺炎克雷伯菌、流感嗜血杆菌、大肠埃希菌、铜绿假单胞菌、军团菌等。③厌氧菌，如棒状杆菌、梭形杆菌等。

（2）病毒性肺炎：如腺病毒、呼吸道合胞病毒、流感病毒、麻疹病毒、巨细胞病毒、单纯疱疹病毒等。

（3）支原体肺炎：由肺炎支原体引起。

（4）真菌性肺炎：如白色念珠菌、曲菌、放线菌、隐球菌等。

（5）其他病原体所致肺炎：如立克次体、衣原体、弓形体、寄生虫等。在各种病因中，细菌最为常见，近来由于抗生素的广泛应用，一些罕见的新病原体相继出现，一些非致病菌也在适宜条件下（如年老体衰和免疫抑制患者中）成为机会致病菌。在院内感染的肺炎中，肺炎球菌所致肺炎比例约为30%，葡萄球菌所致肺炎比例为10%，而革兰染色阴性杆菌所致肺炎比例增至约50%，且病死率高。而院外感染仍以肺炎球菌所致肺炎为主（约占40%）。

（二）诊断

细菌性肺炎

（1）发病急剧，有寒战、高热、咳嗽、咳脓性或血性痰，严重者出现休克症状。肺部有实变体征和湿啰音。

（2）血液白细胞计数及中性粒细胞均增高。X线表现可见分布于肺叶段的炎性阴影，也有呈大片絮状、浓淡不等的阴影，在一侧或两侧肺。

（3）痰直接涂片和培养可确定病原体。

（4）典型病例的诊断不难。但当疾病早期，肺实变体征尚未出现；或病变部位较深，肺部体征不明显；或发生在老、幼年患者；或表现为某些非特异性症状时，则诊断不易。临床上若遇到不明原因的休克、不明原因的突发寒战、高热伴有呼吸道症状者，均应考虑肺炎的可能。

病毒性肺炎

（1）本病的临床表现一般较轻，起病缓慢，有头痛、乏力、咳嗽并咯少量黏液痰。体征往往缺如。白细胞计数正常或稍增。

（2）X线检查肺部炎症呈斑点状、片状或密度均匀的阴影。

（3）本病的诊断依靠临床表现和X线检查，排除细菌性和其他病原体所引起的肺炎。确诊有赖于病原学检查——病毒培养。

肺炎支原体肺炎

（1）一般起病缓慢，多数有上呼吸道感染症状，有时可闻干啰音或湿啰音。

（2）X线表现：肺部病变无特征性，为斑点状、片状或均匀的模糊阴影，近肺门较深，下叶较多，有时阴影呈游走性。

（3）病因诊断应结合临床表现：发病2周约半数病例的冷凝集试验阳性（滴定效价在1∶32以上）。发病后10~14天血清中可检出特异性抗体（补体结合试验阳性）。有条件的单位，取患者痰、咽拭子作支原体培养。

三、现代常用拔罐法

【火罐法】

方法一：取穴大椎、身柱及肺部听诊时啰音较明显的相应区，患侧肩胛区及侧胸区稍下端。采用单纯拔罐法，留罐3~10分钟，隔日1次。

方法二：取穴以背部、胸部的穴位为主，重点为大椎、身柱、肺俞。采用单纯拔罐法。拔罐时，最好能在背部及胸部听到啰音较明显的相应区域上拔罐，每次拔4~5个穴位，留罐15~25分钟。隔日1次。

方法三：取穴大椎、身柱、肺俞、风门、膈俞。采用单纯拔罐法，留罐5~7分钟，每日1次，连拔3日。

【刺络拔罐法】

方法一：分3组选取穴位，一为风池、大杼、合谷；二为身柱、膈俞、内庭；三为肺俞、曲池、足三里。采用刺络拔罐法。留罐15~20分钟，每次选1组穴，交替使用。每日1次，10次为1个疗程。

方法二：取穴大杼、身柱、肺俞、孔最、肺啰音相应区。先在应拔部位用三棱针点刺，以微出血为度，然后进行拔火罐，留罐5~10分钟，每日或隔日1次。

起罐后，随证选用下列外敷方药：①栀黄散：栀子30g，雄黄9g，细辛6g，桃仁、杏仁各15g。共研细末，用米醋调和成稠糊状，敷于肺俞和胸部啰音相应区。要经常保持药物湿润，如干燥，用醋调湿后再敷。适用于痰鸣长久，迁延不愈的各种类型的肺炎。②麻杏石膏散：麻黄、杏仁、生甘草各9g，生石膏、鱼腥草各30g，大青叶、葶苈子、桑白皮各15g。共研细末，每取适量，用米醋调成稠糊状，分别外敷于肺俞、胸部啰音相应区和肚脐上。要经常保持药层湿润，如干燥，用醋调湿再敷，适用于急性肺炎（肺热咳喘型）。均为每日换药1次。

【针刺后拔罐法】

方法一：分两组取穴，一为大椎、风池、肺俞；二为身柱、风门、膈俞。头痛发热配外关、合谷、昆仑、行间；高热烦渴配商阳、少冲、内庭；咳嗽胸痛配定喘、尺泽、中脘、章门。先用毫针刺入即出针，然后拔火罐，留罐5~10分钟。每次选1组穴，配穴针后不拔罐。每日1次，5次为1个疗程。

方法二：选穴大椎、身柱、肺俞穴。首先在穴位上施针，然后以闪火法将罐吸拔在穴位上，留罐10~15分钟，每日1次。此外，还可以在听诊时啰音较明显的相应区，如右侧肩胛区和右侧胸区稍下端等部位拔罐。

【刀罐法】

医者常规消毒后，于成人第5~7胸椎旁开1.5~2cm处肺炎侧，用手术刀做一长4~6mm，深2~2.5mm的切口，然后用闪火拔罐法，于切口上拔一罐口直径5~7cm火罐15分钟，暗红色血从切口处徐徐流出0.5~2ml后起罐。婴幼儿则在剑突和胸椎连线病变侧旁开胸椎1cm处，做长2mm、深

2mm 的切口，于切口上拔一罐口直径为 3~4cm 的小火罐，5~10 分钟。起罐后用酒精棉球擦去血迹，敷消毒纱布。

【推拿拔罐疗法】

（1）推拿：患者俯卧，医者用双拇指揉摩肺俞穴 100 次，然后以该穴为中心，呈螺旋辐射状逐渐扩大到整个背部双侧肺野处按摩 10 分钟，以皮肤微红并有温热感为度；患者仰卧，医者右拇指端揉摩膻中穴 100 次，然后以该穴为中点，用双手掌面呈螺旋辐射状逐渐扩大到整个上胸部双肺野处按摩 10 分钟，以皮肤微红并有温热感为度；用双拇指端点揉双丰隆穴 5 分钟，手法由轻渐重，以患儿能耐受为度。每日 1 次。

（2）拔罐：肺俞、风门穴用直径 8cm 之玻璃罐或瓶；膻中穴用直径 4cm 之竹罐或硬塑料瓶。两组穴位交替使用，留罐 10 分钟。隔日 1 次。

四、注意事项

本病治疗期间，患者要注意休息，避免受凉，同时配合中西药物治疗。

参考文献

[1] 宋红秀，唐鹏，董炯超. 拔火罐辅助治疗中风合并肺感染 40 例疗效观察 [J]. 针灸临床杂志，2000；16（4）：33-34.

肺结核

一、中医学概述

（一）概念

本病在中医学归属于"肺痨"。有关肺结核的病因，根据长期的临床实践认识到外因为感染痨虫，内因为正气虚弱，气血不足，阴精耗损所致。

1. 感染痨虫

早在西晋，医家即观察到本病具有传染性，宋代已明确致病的病因为感染痨虫，对其的认识有以下 3 个方面。

（1）为慢性传染疾患：发病后积年累月，渐就顿滞，因而导致死亡。

（2）传染力强：不仅能传染，而且严重到"甚至灭门"。

（3）因直接接触传染致病：如问病、吊丧、看护，与患者朝夕相处都是导致感染的因素。

2. 正气虚弱

由于先天身体素质不强，酒色过度，重伤脾肾，耗损精血，大病久病后失于调治或生活贫困，营养不充，均能导致气血不足，正气虚弱成为痨虫入侵和发病的条件。

上述两种病因可以互为因果。痨虫是发病的因素，正虚是发病的基础，体虚感染痨虫是形成本病的关键。肺痨的发病机制为痨虫入侵后首先侵蚀肺体，肺体受损，肺阴耗伤，肺失滋润。发病后积年累月，久病不愈，肺阴更虚，继则阴虚生内热而致阴虚火旺，或因阴伤气耗，阴虚不能化气导致气阴两虚，甚则阴损及阳。肺痨久延，继传变于其他脏腑，特别是肾及脾。重者因精血亏损可以发展到肺、脾、肾三脏亏虚。故本病其病理性质以阴虚为主，但阴虚可致火旺、气虚或阴阳两虚。

（二）辨证

1. 肺阴亏损

临床表现：干咳，咳声短促，痰中有时带血，如丝如点，色鲜红，午后手足心热，皮肤干灼，或有少量盗汗，口干咽燥，胸部隐隐闷痛，苔薄，边尖质红，脉细或兼数。

证候分析：阴虚肺燥，肺失滋润，故干咳少痰。肺损络伤，则痰中有时带血，如丝如点，胸部隐隐闷痛。阴虚内热，可见午后手足心热，皮肤干灼。肺阴耗伤，故口干咽燥。苔薄，边尖质红，脉细或兼数，俱属阴虚之候。

治则：滋阴润肺。

2. 阴虚火旺

临床表现：咳呛气急，痰少质黏，或吐稠黄多量之痰，时时咯血，血色鲜红，午后潮热、骨蒸，五心烦热，颧红，盗汗量多，口渴，心烦，失眠，性急善怒，胸胁掣痛，男子可见遗精，女子月经不调，形体日渐消瘦，舌质红绛而干，苔薄黄或剥，脉细数。

证候分析：肺病及肾，肺肾阴伤，虚火内灼，炼津成痰，故咳呛气急，痰少质黏，或吐稠黄多量之痰。虚火灼伤血络，可致咯血反复发作，水亏火旺则潮热骨蒸，营阴外泄故夜卧盗汗，肝肺络脉不和，导致胸胁掣痛，心肝火炎，故心烦，失眠，性急善怒。相火偏旺则梦遗失精。冲任失养则月经不调，阴精耗伤以致形体日瘦。舌质红绛而干，苔薄黄或剥，脉细数，显系阴虚燥热内盛之象。

治则：滋阴降火。

3. 气阴耗伤

临床表现：咳嗽无力，气短声低，痰中偶或夹血，血色淡红，午后潮热，热势一般不剧，面色㿠白，颧红，舌质嫩红，边有齿印，苔薄，脉细弱而数。

证候分析：肺脾同病，阴伤气耗，清肃失司，肺不主气而为咳，气不化津成痰，肺虚络损则痰中夹血，气虚不能卫外，阳陷入阴，故见气虚身热、怕风、自汗，阴虚则内热、盗汗；气阴两伤故面色㿠白，颧红，舌质嫩红，边有齿印，苔薄，脉细弱而数。

治则：益气养阴。

4. 阴阳两虚

临床表现：咳逆喘息少气，痰中或见夹血，血色暗淡，潮热、形寒、自汗、盗汗，声嘶失音，面浮肢肿，心慌，唇紫，肢冷，五更腹泻，口舌生糜，大肉尽脱，男子滑精、阳痿，女子经少、经闭，舌光质红少津，或舌淡体胖边有齿痕，脉微细而数，或虚大无力。

证候分析：阴伤及阳，肺脾肾三脏并损，肺虚气逆则喘咳，声道失润，金碎不鸣而声嘶。脾肾两虚，故见浮肿、肾泄。病及于心，导致心慌，唇紫，虚火上炎则口舌生糜。卫虚则形寒自汗。阴伤则潮热盗汗。精气虚竭，无以充养形体，资助冲任之化源，故女子经少或经闭，大肉尽脱。命门火衰故男子滑精、阳痿。舌光质红少津，或舌淡体胖边有齿痕，脉微细而数或虚大无力，俱系阴阳交亏之候。

治则：滋阴补阳。

二、西医学概述

（一）概念

肺结核是由结核分枝杆菌引起肺部感染的传染性疾病。临床症状主要表现为咳嗽、咳痰、咯血、胸痛，甚者出现气急。本病曾经广泛流行，严重危害人类健康，经过世界人民的长期艰苦努力，现在对本病已有有效的控制和根治手段，但是在一些发展中国家仍有相当程度的流行。本病可发生在各个年龄段，但以青壮年为多，多在人体抵抗力下降时，感染结核杆菌而发病。

现代医学认为本病的病因主要由人型结核杆菌引起，约占96%，少数因牛型结核杆菌感染而致病，鼠型结核杆菌对人无致病性。开放性肺结核患者是主要的传染源。患者咳嗽、喷嚏、情绪激昂地讲话等喷射出来的细小飞沫，最易被吸入，在肺泡内沉积，当结核菌接触到易感的肺泡组织，即在其中生长繁殖而造成感染。患者吐的痰，干燥后随尘埃飞扬虽亦可造成吸入感染，但多数在上呼吸道和气管内即黏附在黏膜上，最后被咳出，不成为主要的传播方式。由于对奶牛饲养业管理的加强，因饮食带菌的牛奶造成的牛型结核菌感染已少见。由于结核菌在干燥、热、阳光下迅速死亡，所以传播途径主要为室内污染空气，室外一般不造成传染。

肺结核有以下临床表现。

1. 全身症状

发热为其主要也是常见的全身中毒性症状，多表现为长期低热，午后或傍晚开始，清晨恢复正常；或仅表现为体温不稳定，运动或月经后体温不能如常恢复正常，当病情急剧恶化进展时亦可出现高热，呈稽留或弛张热型。同时还可伴有倦怠、乏力、盗汗、食欲减退、体重减轻、心悸、烦躁、妇女月经不调等轻度毒性和自主神经功能紊乱症状。

2. 呼吸系统症状

咳嗽、咳痰、咯血、胸痛，严重者可出现气急，早期咳嗽轻微，干咳或咳少量黏液痰，慢性患者或有空洞形成时痰量增加。1/3~1/2 的患者有咯血，表现为痰血，侵及血管则为大咯血。部位不定的隐痛多为肺组织结核，部位固定的刺痛多为累及胸膜。当肺组织受广泛破坏，或伴肺气肿或肺源性心脏病时有气急。

肺部体征取决于病变性质和病情轻重。中、重度肺结核无空洞形成者多为肺实变的表现：触诊语颤增强，叩呈浊音，可闻及支气管呼吸音和细湿啰音。有空洞形成且引流通畅，位置浅表时叩呈过清音，巨大空洞可听到带金属调的空瓮音。慢性纤维空洞者可有胸部塌陷，气管、纵隔移位等。结核性变态反应表现如结核性风湿病，多见于青年女性，侵入关节引起关节痛或关节炎，损及皮肤表现为结节性红斑及环形红斑。眼部损害有疱疹性角膜结膜炎、虹膜睫状体炎、视网膜静脉周围炎、巩膜炎、虹膜炎等。

（二）诊断

1. 疑似病例

凡符合下列项目之一者，为肺结核疑似病例。

（1）肺结核菌检查阴性，肺部X线检查怀疑活动性肺结核病变者。

（2）肺结核菌检查阴性，肺部X线检查有异常阴影，患者有咳嗽、吐痰、低烧、盗汗等肺结核症状或按肺炎治疗2~4周未见吸收。

（3）儿童结核菌素试验（5单位，相当于1:2000）强阳性反应伴有结核病临床症状。

2.确诊病例

凡符合下列项目之一者，为肺结核确诊病例。

（1）痰结核菌检查阳性（包括涂片或培养）。

（2）痰结核菌阴性，胸部 X 线检查有典型的活动性结核病变表现。

（3）肺部病变标本病理学诊断为结核病变。

（4）疑似肺结核者，经临床 X 线随访、观察后可排除其他肺部病变。

（5）临床上已排除其他原因引起的胸腔积液，可诊断为结核性胸膜炎。

三、现代常用拔罐法

【火罐法】

方法一：选穴肺俞、大杼、膈俞、心俞、脾俞、肾俞、膏肓、中府、肩外俞、库房、足三里、曲池。采用单纯拔罐法，留罐 10~15 分钟，隔日 1 次。

方法二：取穴肺俞、膏肓、大椎、身柱、结核。咯血者配中府、膈俞；潮热盗汗者配复溜、神阙、太溪；食欲不振者配脾俞、中脘、足三里；腰膝酸软者配关元、志室。采用单纯拔罐法，或针刺后拔罐法，留罐 15 分钟。隔日 1 次，10 次为 1 个疗程。

【灸罐法】

取穴分两组交替使用：①百劳、肺俞、膏肓，均双侧；②中府（双）、膻中、关元、足三里（双）。隔蒜灸，每穴灸 7 壮（每壮含甲级纯艾绒 250mg），后拔罐 10~15 分钟。每周灸 3 次，3 个月为 1 个疗程。艾灸期间除每日给予异烟肼 300mg 外，停用其他抗结核药。

【针罐法】

方法一：取穴肺俞、脾俞、肾俞、尺泽、太渊、结核点、血海、太溪、足三里（均双）。选用异烟肼注射液 100mg、核酪注射液 2ml，两药交替使用，分注 2 个穴位，隔日 1 次，各穴注 20 次后，改用针刺，补法，留针 20 分钟，出针后拔罐 10~15 分钟。

方法二：取穴肺俞、大椎、阴郄、尺泽、膏肓、肾俞。咳嗽配督俞、太渊；痰多配脾俞、中脘；发热配身柱、复溜、曲池、间使；盗汗配后溪、三阴交；咯血配膈俞、列缺；大便泄泻配大肠俞、天枢、气海；食欲不振配脾俞、中脘、足三里。采用先针刺后拔罐法，留罐 15~20 分钟，每日或隔日 1 次，10 次为 1 个疗程。

【药罐法】

取穴：肺俞、肾俞、膏肓俞、足三里、神阙。气阴两亏型用月华丸加减；阴虚火旺型用秦艽扶羸汤加减。取药煎水煮罐，或取汁贮罐，留罐 15~20 分钟。每日 1 次，10 次为 1 个疗程，间隔 3~5 日再行第 2 个疗程。

【涂药拔罐法】

取穴：风门、肺俞、心俞、膏肓。先用白芥子糊（白芥子适量，炒黄，研成细末，用米醋调成糊状）涂于应拔部位，然后拔火罐 15 分钟。以皮肤发红、发痒，继而出现水疱为佳。7 日治疗 1 次。

肺气肿

一、中医学概述

（一）概念

本病属中医学的"肺胀""虚喘"等范畴，《灵枢·胀论》说："肺胀者，虚满而喘咳。"致病原因为久病肺虚，易感外邪，痰浊潴留致使病情逐渐加重演变而成，故其发生、发展有内外因两方面因素。

（1）内因为久病肺虚，如内伤久咳、哮证、支饮、肺痈等慢性肺系疾病迁延失治，经久不愈，痰浊壅肺，气还肺间，致使肺脏虚损，成为发病的基础。

（2）外因为感受外邪，肺气虚，卫外不固，外邪六淫易反复乘虚入侵，诱发本病发作。病变首先在肺，继而可影响脾、肾，后期及于心。肺主气、司呼吸，开窍于鼻，主表卫外。故外邪每易从口鼻，皮毛入侵，首先犯肺，病邪窒滞于肺，气道不利，气机升降出入失常则见喘促，咳嗽，咳痰。另肺为五脏华盖，朝百脉而通他脏，肺为娇脏，不耐邪侵，他脏之病气上犯亦可使肺失宣降，肺气胀满，塞阻气道，呼吸不利，发为喘促，内外合邪，经久不愈，反复发作，终致肺脏虚损。肺虚则气失所主，短气，喘促日益加重，日久及肾致肺不主气，肾不纳气，动则喘甚，吸入困难，呼吸短促难续。由于肺气虚，治节失职，不能辅佐心脏运行血脉；又心阳根于命门之火，肾虚，心气、心阳亦亏虚，不能鼓动血脉运行，则血行瘀滞，出现面、唇、舌、甲床青紫，喘促加重，胸满不得卧，屡屡频作，肺肾虚损日趋严重形成恶性循环，病势愈深。

（二）辨证

临床常见证型有以下 5 种。

1. 痰浊壅肺

临床表现：咳嗽痰多，色白黏腻或成泡沫，短气喘息，稍劳即著，怕风易汗，脘痞纳少，倦怠乏力，舌质偏淡，苔薄腻或浊腻，脉细滑。

证候分析：肺虚脾弱，痰浊内生，上逆干肺，则咳嗽、痰多、色白黏腻；痰从寒化饮，则痰成泡沫状；肺气虚弱，复加气因痰阻，故短气喘息，稍劳即著；肺虚卫表不和，则怕风易汗；肺病及脾，脾气虚弱，健运失常，故见脘痞纳少，倦怠乏力。舌质偏淡，苔薄腻或浊腻，脉细滑，为肺脾气虚、痰浊内蕴之候。

治则：化痰降气，健脾益肺。

2. 痰热郁肺

临床表现：咳逆喘息气粗，烦躁，胸满，痰黄或白，黏稠难咳。或身热微恶寒，有汗不多，溲黄便干，口渴舌红，舌苔黄或黄腻，边尖红，脉数或滑数。

证候分析：痰浊内蕴化热，痰热壅肺，故痰黄或白，黏稠难咯；肺热内郁，清肃失司，肺气上逆，则咳逆喘息气粗，烦躁，胸满，溲黄便干；复感外邪，风热犯肺，故见发热微恶寒，有汗不多等表证；口渴舌红，舌苔黄或黄腻，边尖红，脉数或滑数，均为痰热内郁之征。

治则：清肺化痰，降逆平喘。

3. 痰蒙神窍

临床表现：神志恍惚，谵妄，烦躁不安，撮空理线，表情淡漠，嗜睡，昏迷，或肢体瞤动，抽搐，咳逆喘促，咯痰不爽，苔白腻或淡黄腻，舌质暗红或淡紫，脉细滑数。

证候分析：痰迷心窍，蒙蔽神机，故见神志恍惚，谵妄，烦躁不安，撮空理线，嗜睡，昏迷；肝风内动，则肢体瞤动，抽搐；肺虚痰蕴，故咳逆喘促，咳痰不爽。苔白腻或淡黄腻，脉细滑数，为痰浊内蕴之象；舌质暗红或淡紫，乃心血瘀阻之征。

治则：涤痰、开窍、息风。

4. 肺肾气虚

临床表现：呼吸浅短难续，声低气怯，甚则张口抬肩，倚息不能平卧，咳嗽，痰白如沫，咯吐不利，胸闷，心慌，形寒汗出，舌淡或黯紫，脉沉细数无力，或有结代。

证候分析：脾肾两虚，不能主气、纳气，故呼吸浅短难续，声低气怯，甚则张口抬肩，倚息不能平卧；寒饮伏肺，肾虚水泛则咳嗽，痰白如沫，咯吐不利；肺病及心，心气虚弱，故心慌动悸，形寒汗出；肺失治节，气不帅血，气滞血瘀，则见舌淡或黯紫，脉沉细数无力，或有结代。

治则：补肺纳肾，降气平喘。

5. 阳虚水泛

临床表现：面浮，下肢肿，甚则一身悉肿，腹部胀满有水，心悸，喘咳，咳痰清稀，脘痞，纳差，尿少，怕冷，面唇青紫，苔白滑，舌胖质黯，脉沉细。

证候分析：肺脾肾阳气衰微，气不化水，水邪泛滥则面浮，肢体尽肿；水饮上凌心肺，故心悸，喘咳，咳痰清稀；脾阳虚衰，健运失职则脘痞，纳差；寒水内盛，故尿少，怕冷；阳虚血瘀，则面唇青紫，舌质黯；苔白滑，舌胖，脉沉细，为阳虚水泛之征。

治则：温肾健脾，化饮利水。

二、西医学概述

（一）概念

肺气肿是指终末细支气管远端部分包括呼吸性细支气管、肺泡管、肺泡囊和肺泡的持久性扩张，并伴有肺泡间隔的破坏，致使肺容积增大的病理状态。多由肺和支气管疾病或肺组织退行性改变所引起。本病多为慢性不可逆性疾病，多见于 50 岁以上的老年人。

肺气肿多继发于慢性肺及支气管病变，所以凡能引起肺及支气管炎症、阻塞的病变也都是引起肺气肿的原因。如感染、吸烟、大气污染等因素可使支气管黏膜充血、水肿、腺体肥大、分泌亢进、支气管痉挛、狭窄引起气道阻塞等。

近年来发现先天性 α_1 抗胰蛋白酶缺乏或活性减低与肺气肿的发病有关。α_1 抗胰蛋白酶是由肝脏合成的抑制多种蛋白酶活性的一种糖蛋白。α_1 抗胰蛋白酶缺乏或活性降低，不能有效地抵抗粒细胞中释放出的蛋白酶对支持组织的破坏，因此可发展成肺气肿。

肺气肿时肺大体外观容积增大，可达正常肺的 2 倍，表面苍白或灰白，弹性回缩力减低。肺气肿分为三型：腺泡中央型肺气肿，即远端的 I 级和 II 级呼吸性细支气管发生囊状扩张；全腺泡型肺气肿，即肺泡管、肺泡囊和肺泡弥漫性扩张，有的可合并肺大疱，此型多见于青壮年由于 α_1 抗胰蛋白酶缺乏所引起者。以上两种病理改变可同时存在同一肺内，则称为腺泡周围型肺气肿。

本病起病缓慢，病程长，多伴有慢性支气管炎或其他慢性肺系疾病，表现为长期反复咳嗽、咳痰，并逐渐出现气急现象，进行性加重。早期气急多表现在活动后，以后发展至走路甚至穿衣、说话时也气急，并有疲乏、纳差、消瘦等全身症状。早期体检多无异常发现，严重肺气肿时，胸部前后径增大呈桶状，肋间隙饱满，走向水平，呼吸活动减弱，语音传导减弱，叩诊回声增强，心浊音界缩小或消失，肝浊音界下移，呼吸音减弱，呼气相延长，有时可闻及啰音，还有心音遥远，心率加快，发绀等。合并肺源性心脏病右心衰竭时还有颈静脉怒张，肝肿大，下肢水肿等。

（二）诊断

自觉症状：一般症状为气急、咳嗽，患者年龄大多在 50 岁以上，时有较多的黏液痰咳出。

体征：呼气相延长，因肺组织过度扩张、膈肌运动受限致呼吸音减低，因呼气阻力增加，有时出现缩唇呼吸及喉部呼气期鼾音。病情进展时，辅助呼吸肌参与呼吸，有时因膈肌低平，当膈肌收缩时，出现胸腔径缩小的 Hoover 征。

胸部 X 线检查：肺组织过度扩张、肺野透光度增加、肺血管纹理减少，膈肌低平、胸腔前后径扩大、心胸比率减少（滴状心）等。

CT：胸部 CT，特别是高分辨率 CT（HR–CT）有助于评价肺气肿的程度和范围，但层厚 10mm 的扫描，不适用于肺气肿的定量诊断。肺气肿时 HR–CT 呈边缘不清的圆形或类圆形高透光区，根据高透光区的分布可将肺气肿分为腺泡中央型、全腺泡型及腺泡周围型三种。

三、现代常用拔罐法

【孟氏中药拔罐疗法】

平时选取肺俞、脾俞、肾俞、足三里、神阙、大椎、中府、天突、膻中，感邪时加二间、合谷、外关。拔罐之前和拔罐之后分别在拔罐的局部外涂中药拔罐液。（彩图 9、彩图 10）

【针刺后拔罐法】

取孔最、鱼际为主穴，肺俞、肾俞为配穴。患者正坐微屈肘仰掌，术者右手持针，针尖迎着肺经循行方向在孔最、鱼际穴用飞针法快速进针深 3~5 分。行雀啄术得气后，施以"金凤展翅"泻法，即：右手拇指向前捻 1 次（45°），向后搓 3 次（180°），食指、中指、无名指及小指自然分开。再行雀啄术，如此反复施术 2~3 次，最后快速捻转以行气，使针感达腋前及同侧胸部，如此操作 30 秒，再加电针留针 40 分钟。起针后于背部配穴拔罐 10 分钟，病重者可行走罐术。

【灸罐法】

急性发作期取肺俞，大椎，定喘拔火罐，后悬灸双侧丰隆，尺泽，足三里。每穴 5 分钟，每日 1 次，7 次为 1 个疗程。缓解期采用"冬病夏治"的方法，每年三伏及冬至前后灸治 1 个月。

【穴位拔罐配合中药疗法】

选用双侧肺俞、心俞、膈俞和天突、膻中、神阙等穴位；敷药用"人参，龙胆，白芥末粉"，每日 1 次。此法如用于夏季三伏天和冬季三九天对治疗老年性慢性支气管炎有效。

【经穴外治法】

①天灸药物敷贴：取天突、华盖、膻中、中府、大椎、定喘，将斑蝥 30%，细辛、白胡椒各 20%，生麻黄 22%，樟脑粉 8%，研末后用 50% 二甲基亚砜或鲜姜汁调成糊状药膏，贴于所选穴位。②气管炎膏药敷贴：采用清·吴师机《理瀹骈文》中温肺膏配方，加减化裁制成膏药，并根据病情加入掺药，或加天灸药物贴于所选穴位。③二龙定喘膏贴敷：于风门、身柱、肺俞、膏肓、脾俞、肾俞、内关、丰隆、足三里穴。④脐药敷贴：生麻黄、苍耳子、佩兰、樟脑、异丙嗪等，研末置于神阙穴。

【离子导入疗法】

在常规治疗基本上加用电火罐穴位离子导入疗法，用 SX–I 型电火罐治疗仪，电流输出端分别连接火罐内的正负极电极板，火罐内径 4cm、深 2.5cm，内置海绵垫使电极与皮肤隔开，每个火罐以注射器抽吸负压 50ml，将正极海绵垫以 2% 氯化钙 5ml，负极海绵垫以 25% 氨茶碱 5ml 浸透，正负极火罐分别吸附于肺俞，或正极吸附大椎，负极吸附于膻中，两组穴交替使用，电流 2.5mA，频率 10±2Hz，幅度 150±10v，温度 45±3℃，每日 1 次，10 次为 1 个疗程。

四、注意事项

本病多由慢性咳喘发展而来，故宜积极防治慢性咳喘。肺气肿病程缠绵，经久难愈，应坚持多法综合治疗。

参考文献

［1］韩文刚. 三针一罐治疗哮喘 38 例［J］. 山西中医，1990，6（2）：34-35.

［2］梁粹英. 灸治老年慢性支气管炎及肺气肿 50 例［J］. 中国针灸，1988，8（2）：20.

［3］臧俊歧. 针刺加拔罐治疗支气管哮喘临床观察［J］. 临床医学，1989，9（6）：255-256.

［4］刘益宾，郑玉志，刘兰荣. 穴位拔罐与中药结合治疗 482 例慢性支气管炎［J］. 中国针灸，1987，2（1）：7-8.

［5］朱慎勇. 叩刺肺气肿患者背部腧穴引起气胸 2 例［J］. 上海针灸杂志 1994，13（3）：109.

［6］张新日，刘近春，刘瑶华，等. 离子导入治疗慢性阻塞性肺病临床观察［J］. 山西中医，1996，12（4）：23-25.

第二节　消化系统疾病

急性胃肠炎

一、中医学概述

（一）概念

中医学没有急性胃肠炎的病名，根据本病的主要临床表现，属中医呕吐、腹痛、泄泻、霍乱、绞肠痧、脱证等病证范畴。其病因病机为脾胃位于中焦，脾主运化水谷，转输津精，升举清气，胃主受纳水谷，其气主降。夏秋之际，病者贪凉或误食腐馊之物，使脾胃受伤，升降失司，清浊相干，乱于胃肠而致上吐下泻，发为本病。

（1）感受时邪：夏秋之际暑湿蒸腾，若调摄失宜，感受暑湿秽浊之气，或因贪凉露宿，寒湿入侵，寒邪秽气，郁遏中焦，使脾胃受损，升降失司，清浊相干，发为本病。

（2）饮食不节：进食不洁，误进腐馊变质之物或贪凉饮冷，恣食生冷瓜果，暴饮暴食，直接损伤脾胃，导致清气不升，浊气不降，吐泻交作，发为本病。

（3）脾胃虚弱：素体脾胃虚弱，腐熟运化水谷不力，稍有饮食不慎，即水谷停滞、清浊不分，发为本病。

（二）辨证

临床上根据不同病因分为 3 种类型。

1. 寒湿证

临床表现：突然呕吐腹泻，大便稀薄如水样，腹痛肠鸣，苔白腻，脉濡缓。

证候分析：外感风寒之邪或夏令暑湿秽浊之气，内犯胃府，浊气上逆，故突然呕吐；侵袭肠胃，升降失司，清浊不分，饮食不化，传导失司，故腹泻，大便稀薄如水样；寒湿内盛，肠胃气机受阻，则腹痛肠鸣；苔白腻，脉濡缓，为寒湿内盛之象。

治则：解表散寒，芳香化湿。

2. 湿热证

临床表现：呕吐较剧，腹痛泄泻，粪色黄褐，气味臭秽，肛门灼热，苔黄腻，脉濡数。

证候分析：湿热之邪或夏令暑湿伤及肠胃，传化失常而发生泄泻。湿热之邪内犯胃府，浊气上逆，故呕吐较剧；湿热下注，故粪色黄褐，气味臭秽，肛门灼热；苔黄腻，脉濡数，均为湿热内盛之征。

治则：清热利湿。

3. 伤食证

临床表现：呕吐酸腐，肚腹胀痛，大便溏泻，臭如败卵，苔厚腻，脉滑。

证候分析：食滞内阻，浊气上逆，故呕吐酸腐；饮食不节，宿食内停，阻滞肠胃，传化失常，故肚腹胀痛，宿食不化，下注则大便溏泻，臭如败卵；苔厚腻，脉滑，为宿食内停之象。

治则：消食导滞，和胃降逆。

二、西医学概述

（一）概念

急性肠炎是夏秋季的常见病、多发病。多由细菌及病毒等微生物感染所致，其表现主要为腹痛、腹泻、恶心、呕吐、发热等，严重者可致脱水、电解质紊乱、休克等。临床上往往恶心、呕吐、腹痛、腹泻同时并见，故也称急性胃肠炎。常见病因为：

（1）细菌和毒素的感染：以沙门菌和嗜盐菌（副溶血弧菌）感染最常见，毒素以金黄色葡萄球菌常见，病毒亦可见到。常有集体发病或家庭多发的情况。如食用被污染的肉和鱼，或被污染的蟹、螺等海产品及被金黄色葡萄球菌污染的剩菜、剩饭等而诱发本病。

（2）物理化学因素：进食生冷食物或某些药物如水杨酸盐类、磺胺类、某些抗生素等；或误服强酸、强碱及农药等均可引起本病。

恶心、呕吐、腹痛、腹泻是本病的主要证候。呕吐起病急骤，先有恶心，继之则呕吐，呕吐物多为胃内容物，严重者可呕吐清水或血性物。腹痛以中上腹为多见，严重者可呈阵发性绞痛。腹泻表现为大便呈水样，每天数次至数十次不等，伴有恶臭，多为深黄色或带绿色便，很少带有脓血，无里急后重感。一般全身症状轻微，严重患者有发热、失水、酸中毒、休克等症状，偶可表现为急性上消化道出血。早期或轻病例可无任何体征，查体可有上腹部或脐周有轻压痛，肠鸣音常明显亢进。

（二）诊断

（1）有进食化学、物理刺激物及含微生物、细菌毒素的食物史，常于 24 小时内发病。

（2）具有上腹不适、疼痛、恶心、呕吐等症状，严重病例可有发热、失水、酸中毒、甚至休克，糜烂性胃炎常有上消化道出血。

（3）有腹或脐周轻压痛，肠鸣音亢进。

（4）胃镜可见胃黏膜充血、水肿、分泌物增多，或糜烂、出血，或浅表溃疡等现象。

三、现代常用拔罐法

【孟氏中药拔罐疗法】

寒湿证选中脘、天枢、大肠俞、足三里、内关、气海；湿热证选中脘、天枢、大肠俞、阴陵泉、三阴交、内关；伤食证选脾俞、胃俞、中脘、上脘、足三里、内关、梁丘。拔罐之前和拔罐之后分别在拔罐的局部外涂中药拔罐液。（彩图 11、彩图 12、彩图 13）

【火罐法】

选穴：神阙、足三里。选择适当的罐，拔于神阙和足三里上，留罐 10~15 分钟，至皮肤出现红色瘀血为度，每日 1 次，6 次为 1 个疗程。

【走罐法】

取穴：①足阳明胃经：中脘、天枢（双）、足三里（双）、下巨虚（双）。②足太阳膀胱经：大肠俞、小肠俞。在经穴部位与火罐口的边缘涂上一层润滑油，将蘸有酒精的棉球点燃后用镊子送入罐内 1~2 秒钟即取出，迅速将火罐扣在中脘穴上，然后移向左侧天枢穴，再以同法返回中脘，移向右侧天枢，如此往返移动 5~6 遍。直至患者有一种暖和舒适感后固定于中脘穴上，再于双侧天枢穴各拔上 1 罐，留罐 15~20 分钟。再于足三里各拔 1 罐，从上至下向下巨虚移动，反复 7~8 遍，然后固定在足三里穴。轻度患者 24 小时 1 次，只用一组穴；中、重度患者 12 小时 1 次，两组穴位交替进行。

【刺络拔罐法】

选穴：①天枢、大肠俞、足三里。②中脘、脾俞、上巨虚。③关元、肾俞、三阴交。每次任选一组，先用三棱针点刺 3~5 下，然后拔罐，拔出血 1~3ml。若病情较重的急性胃肠炎，可选择 2~3 组，5 天为 1 个疗程。

【推拿配刺络拔罐疗法】

令患者仰卧，术者以劳宫穴对准患者神阙穴，按顺时针方向连续摩腹 3~5 分钟。再令患者俯卧，术者用右手拇指腹推上 7 节骨，自龟尾至第 4 腰椎，手法柔和，频率为每分钟 70~80 次，连续 3 分钟。然后用左手掌沿脊柱自上而下按揉 3~5 遍，再自龟尾至大椎捏脊 3~5 遍，对肾俞、脾俞、胃俞要点按、提拿 3~5 次。最后用三棱针在龟尾穴刺络 3~5 下，其后在龟尾至 7 节骨位拔罐，留置 10 分钟。腹泻伴呕吐加点按内关、足三里，腹痛加拿肚角 3~5 次；发热加退六腑、清天河水，三棱针点刺少商、十宣；久泻加点按关元 3 分钟，加刺四缝穴。每日 1 次，3 次为 1 个疗程。治疗小儿肠炎。

【背部走罐疗法】

暴露背部，在第 1 胸椎至骶椎正中线旁开 1.5~3 寸范围内涂适量凡士林或按摩乳等润滑剂，根据患者体型选两个大小适中罐口光滑的玻璃火罐，用闪火法将其中一个罐扣在大椎穴处，紧握罐体由大椎至关元俞沿膀胱经上下移动 5~10 次，以该处皮肤发红为度，最后将罐固定在大肠俞。然后再用另一罐按上述方法在另一侧进行治疗，留罐 10 分钟。隔日 1 次，10 次为 1 个疗程。治疗中老年慢性腹泻。

【推罐法】

俯卧位，在第 1 颈椎至第 4 骶椎左右各 5~10cm 间涂少许润滑剂。用闪火法将火罐拔在第 4 骶椎处的华佗夹脊穴上，往上推至大椎穴旁，然后而返回原处，反复操作 4~6 次，局部出现潮红或少量瘀血时，将火罐按序推至关元俞、三焦穴、脾俞穴上，每穴停留 2~3 分钟，再做另一侧治疗。做完背部治疗，取仰卧位，将火罐拔在关元穴上停留 2~3 分钟，缓慢沿腹正中线推至阴交穴，向左推至胃上穴，再向右推至中脘穴，然后向右下推至同侧胃上穴直至返回阴交穴为一次治疗操作，如此反复 2~3 次即为一次全部治疗。隔日 1 次，6 次为 1 个疗程。高血压、消化道出血、腹部梗阻、肿瘤患者禁用此法。治疗慢性局限性肠炎。

【灸罐法】

选穴：①中脘、天枢、气海、内关、足三里；②神阙、关元。任选 1 组穴位，先拔罐 5~10 分钟，起罐后隔盐或隔姜温灸 10~15 分钟。每日 1 次。

【针罐法】

方法一：针刺取穴长强、天枢、足三里、神阙。用 30 号 1 寸毫针，先针长强穴，进针 0.5 寸，得气后行小幅度捻转 1~2 分钟出针。次刺天枢、足三里，中等刺激不留针。针完取 2 号火罐一只，用闪火法在神阙穴拔罐，留罐 5~10 分钟，每日治疗 1~2 次。

方法二：取合谷穴（左）、足三里（右）、神阙。患者仰卧位，术者先用毫针直刺合谷穴 3~4 分得气，足三里直刺 1.2~1.5 寸得气，然后左右手分别握二穴上的针，同时行导气针法，力求针感呈向心性，使患者自觉腹部有快感，留针 30 分钟。再在神阙穴闪罐数下，使脐部及其周边皮肤潮红，留罐 20 分钟，每 5 分钟行针 1 次。

方法三：取天枢（双）、水分、三阴交，以 30 号 1 寸毫针直刺 0.3~0.5 寸，捻转平补平泻手法，不留针。以能盖住骶骨 3/4 为准，根据年龄选择 3~4 号玻璃火罐，用闪火法，在骶骨正中行中等力度拔罐，留罐 5~10 分钟，每日 1 次。

【激光针加拔罐疗法】

取神阙、中脘、气海、天枢（双）、足三里（双）；腹胀配公孙，手足心发热加三阴交。治疗时手握激光针探头，垂直放在所取穴位皮肤上，不需加压，每穴 5 分钟；再于神阙拔罐，留罐 5 分钟。

【耳穴配火罐疗法】

取相关耳穴敏感点，贴压王不留行籽，每日按压 3~4 次，每次 1~2 分钟，隔日 1 次，两耳交替使用，10 次为 1 个疗程。拔火罐以背部（胃俞、三焦俞、大肠俞）及腹部（中脘、天枢、关元）为主，留罐 10 分钟。并辨证配穴，治疗慢性肠炎。

【针灸拔罐疗法】

方法一：主穴取长强、腹泻（位于脐下 5 分）。湿泻配刺三阴交、神阙拔罐；脾虚泻配刺足三里、百会艾灸；伤食泻加刺四缝；寒泻长强针后加灸，配刺天枢、神阙拔罐；热泻加刺尾穷骨穴（位于尾骨尖上 1 寸，一排共 3 穴）；呕吐配刺兑端。若腹泻迁延不愈配合捏脊疗法。长强穴与尾骨平行刺 1~1.5 寸，捻转 10~20 秒出针（虚寒者留针 30 分钟）；腹泻穴直刺 3 分，捻转 10~15 秒出针。

方法二：主穴取神阙。配穴取足三里。用 2 寸毫针，采用快速手法直刺神阙穴，进针 0.5~1 寸；另取 3 寸毫针直刺足三里穴，中强刺激，平补平泻手法，留针 30 分钟。起针后神阙穴拔罐 3~5 分钟。嘱患者温和灸上述二穴，每穴 15 分钟。以上均每日 1 次，5~7 次为 1 个疗程，疗程间隔 2~3 日。

【药针罐法】

外感风寒和脾胃虚弱型腹泻用敷脐法：吴茱萸 30g、胡椒 30 粒、丁香 2g 研末，用陈醋或植物油调成糊状，敷于脐部，每日换药 1 次。感寒凉性腹泻用温熨法：茴香、川椒、肉桂各 15g，研碎和食盐适量炒热，布包温熨脐部，每次 10~15 分钟。同时可配合用推拿疗法（揉鱼尾，推上 7 节骨，摩腹 5 分钟，揉脐，均每次 100~300 次）和拔罐法（选两个直径 3~5cm 的大罐拔吸患儿双侧大肠俞上，每次 5~10 分钟，每日 1 次）。并用抗生素和止泻药，如鞣酸蛋白 0.25g/ 次空腹服；碱式碳酸铋每日 3 次每次 0.3~1g 口服。

【水罐法】

选穴：①腹侧以神阙为标志，左右旁开两横指处、脐下每隔两横指处，各取 2~3 处。②背侧以命门为标志，左右旁开两横指，由此向下每侧取 4~5 处。③四肢取内关、足三里、三阴交。将青霉素瓶制成的小抽气瓶置于穴位上，紧贴皮肤，用 10~20ml 的注射器将罐中的空气抽空，注入 4~5ml 清水，小罐即紧拔于皮肤上，留罐 10~15 分钟，取罐后用干毛巾擦干。7 次为 1 个疗程。

四、注意事项

急性胃肠炎拔罐治疗应根据个体的病因辨证选穴，吐泻严重伴有明显脱水者，应配合补液治疗。

慢性胃炎

一、中医学概述

（一）概念

中医根据慢性胃炎的临床表现，将其归属于中医学"胃痞""胃脘痛"范畴，若兼"反酸"和"嘈杂"等症，则可参照相应病证辨证。

中医学认为，慢性胃炎的病因较复杂，其病位皆在于胃脘以下，始则与脾胃有关，继而损及肝肾。病因病机，多由于机体的脾胃素虚，加之内外之邪乘而袭之，主要有饮食所伤、七情失和、痰湿中阻，则蕴湿生热，湿热内聚，致使气机阻滞，又为痰浊之源，脾虚日久，则成脾胃寒湿。故病邪有寒热之辨，病机有虚实之分，实痞以邪实为主，虚痞以正虚为主，临床实际所见，以寒热夹杂，虚实兼见者为多。这是由于，一方面，本病之生乃由胃及脾，脾胃一阴一阳，喜恶相反，脾胃同病，易见本虚标实，寒热错杂；另一方面，则因脾胃乃易虚易实之脏腑，每为饮食所伤，或为六淫所感，亦可为情志所累，故气滞、血瘀、热蕴、湿阻、痰凝等邪实之证常与脾胃气虚、胃阴不足、脾胃虚寒等正虚之证兼见。

（二）辨证

1. 脾胃虚弱

临床表现：胃脘隐痛，食后腹胀，恶心纳少，舌淡苔白，脉细弱。

证候分析：脾胃虚弱病属正虚，故胃脘隐痛；脾胃气虚，受纳运化失常，故食后腹胀；恶心纳少，舌淡苔白，脉细弱，均为脾胃虚弱、中气不足之象。

治则：健脾和胃。

2. 肝胃不和

临床表现：胃脘胀满，痛连两胁，嗳气，泛酸，每因烦恼郁怒而发作疼痛，苔多薄白，脉弦。

证候分析：肝主疏泄而喜条达，若情志不舒，则肝气郁结，横逆犯胃而作痛。胁为肝之分野，而气多走窜游移，故痛连两胁；气机不利，肝胃气逆，故脘胀，嗳气；病在气分而湿浊不甚，故苔多薄白。病在里而属肝主痛，故见脉弦。

治则：疏肝理气止痛。

二、西医学概述

（一）概念

慢性胃炎是一种常见的多发病，其发病率居各种胃病之首，年龄越大，发病率越高，特别是50岁以上的更为多见，男性高于女性。慢性胃炎主要是胃黏膜遇到各种致病因子，发生慢性持续性炎症性病变，虽然病因不明，但病理过程基本相似，由轻到重，由浅表到萎缩，呈进行性发展，炎症性变化包括充血水肿、糜烂出血，病变范围主要在腺窝层。由于胃黏膜的再生改造，腺窝层的剥脱变性和坏死，最后导致固有的腺体萎缩，形成萎缩病变为主的慢性胃炎，同时，可伴有肠上皮化生和非典型增生的癌前组织学变化。

慢性胃炎缺乏特异性症状，甚至在静止期无任何症状表现，但在临床上，患者经常以胃脘胀闷、胃痛、嗳气、吞酸、嘈杂或食欲不振的症状求治，临床诊断主要靠纤维胃镜肉眼和病理活检来确定。由于慢性胃炎的发病率很高，慢性萎缩性胃炎伴有重度的肠上皮化生和非典型性增生更被认为属于胃癌前病变。

（二）诊断

慢性胃炎可分为慢性浅表性胃炎和慢性萎缩性胃炎。

1. 慢性浅表性胃炎胃镜诊断标准

（1）黏液增多，附着在黏膜上不易脱落，用水冲洗后，黏膜表面发红或糜烂剥脱与浅溃疡表面所附的白苔性质相近，需和咽下的黏液或十二指肠反流的黏液相鉴别，一般反流黏液含有气泡而且随蠕动而移动。

（2）小斑片状或线状发红，有的地方充血，有的地方不充血，所以呈斑片状发红的边界不很明显，色调鲜红，线状充血常位于皱襞隆起处。

（3）红白相间或花斑，为散在的均匀小红点，红点与红点之间的黏膜略显苍白，又像麻疹患儿的皮肤。

（4）水肿，黏膜反光强，稍苍白，肿胀感，胃小窝明显。

（5）糜烂，皱襞面黏膜剥脱，常有白苔。又可分3型：①隆起型，如丘疹状，顶端有脐样凹陷；②平坦型，不高出周围黏膜；③凹陷型，比周围黏膜低，糜烂的周围黏膜常有炎症表现。

2. 活体组织检查诊断标准

（1）胃黏膜固有层间质内细胞＞100个/HP或病理性淋巴滤泡形成。伴有中性粒细胞浸润者为慢性期，同时有多形核细胞浸润者为急性活动期，细胞浸润不明显者为静止期。

（2）被覆上皮和（或）腺上皮变性坏死，严重者可伴有糜烂形成或腺体崩裂。

活体组织检查具备一项可确诊，炎性细胞在50~100个/HP者，必须具备两项方可诊断。

3. 胃黏膜炎症分级

轻度：炎性细胞浸润位于胃小凹底部以上。

中度：炎性细胞浸润深达腺体固有层。

重度：炎性细胞浸润深达黏膜肌层。病理性淋巴滤泡体积较大（直径常＞250μm），其内有生发中心，周围有大量炎性细胞浸润，出现在黏膜肌层之外，周围有腺体破坏或消失。

4. 慢性萎缩性胃炎的胃镜诊断标准

（1）黏膜颜色改变：正常为橘红色，萎缩时呈灰白、灰黄、灰色或灰绿色；同一部位的黏膜深浅不一致，红色强的地方也带灰白色，一般灰白或灰黄的地方可有略隆起的小红点或红斑存在；萎缩黏膜的范围可以是弥漫的也可以是局部的，甚至是小灶性的，黏膜变薄而凹陷，边界常不明显。

（2）血管透见：萎缩初期可见到黏膜内小血管；重者可见到黏膜下的大血管如树枝状、暗红色，有时犹如在黏膜表面上，易与皱襞相混；胃底、贲门的血管正常时也可见到。观察血管时掌握好胃内压力。

5.慢性萎缩性胃炎的病理诊断标准

（1）固有腺体萎缩，减少 1/3 以内者为轻度，减少 1/3~2/3 者为中度，减少 2/3 以上者为重度。

（2）黏膜肌层增厚。

（3）可有肠上皮化生或假幽门腺化生。

（4）固有膜炎症。

（5）可有淋巴滤泡形成。

三、现代常用拔罐法

【孟氏中药拔罐疗法】

脾胃虚弱选穴脾俞、胃俞、中脘、太乙、气海、内关、梁丘、足三里；肝胃不和选穴肝俞、胃俞、中脘、期门。拔罐之前和拔罐之后分别在拔罐的局部外涂中药拔罐液。（彩图 11）

【火罐法】

方法一：肝胃不和取肝俞、胆俞、脾俞、胃俞、三焦俞、气海俞、大肠俞、关元俞；脾胃气虚取肺俞、大杼、脾俞、胃俞、三焦俞、气海俞；脾胃虚寒取脾俞、胃俞、三焦俞、肾俞、气海俞、关元俞；胃阴虚取肺俞、大杼、脾俞、胃俞、三焦俞。随症配大椎、陶道。每次选穴 2~4 对，取内口直径约 4.7cm 的 3 号玻璃火罐，用闪火法，留罐 30 分钟。取罐后有水疱者，除肾俞、脾俞穴外，均挑破，无菌纱布敷盖。每日 1 次，10 次为 1 个疗程，疗程间隔 7 日。

方法二：选穴：①大椎、上脘、脾俞；②身柱、胃俞、中脘。每次选用 1 组穴位，用单纯火罐法。留罐 10~15 分钟。隔日 1 次。

【闪火罐法】

选穴：中脘、天枢、关元。每次施行闪罐 20~30 下，然后留罐 10 分钟，每日 1 次，待症状缓解后隔日 1 次。

【刺络拔罐法】

选穴：大椎、脾俞、胃俞或身柱、中脘、胃俞。先用三棱针点刺以上诸穴后，拔罐 10 分钟。隔日 1 次。

【针罐法】

取中脘穴，随证加减，肝胃不和者配期门、肝俞、足三里；脾胃虚寒者配三阴交、脾俞、肝俞、胃俞；肝肾阴虚者配太冲、涌泉；气滞血瘀者配期门、肝俞、膈俞、脾俞；痰湿中阻者配天枢、丰隆、脾俞。医者将针快速刺入患者穴位皮下，轻捻缓进，待患者感到局部酸、沉、胀，并向下行至少腹，医者感到针下沉紧，如鱼吞钓饵，然后留针拔罐；10 分钟起罐取针，再行套罐 10 分钟。其余穴位除气滞血瘀配期门用三棱针刺血拔罐外，均用毫针刺法，平补平泻，隔日 1 次，7 次为 1 个疗程。

【针灸配合火罐疗法】

主穴为中脘、内关、足三里、三阴交；配穴为太冲、阳陵泉。急性胃痛加梁丘，腹胀加复溜。配穴用泻法，余穴均平补平泻。留针 30 分钟，10 分钟行针 1 次。每次针后用大号火罐沿膀胱经背俞穴由上而下行走罐疗法，待背部皮肤潮红隐见出血点后，再将火罐拔于脾俞、胃俞、肝俞穴，留罐 10 分钟。每两日 1 次，30 次为 1 个疗程，疗程间隔 5~7 日，治疗两个疗程以上。

【背部压痛点划割加火罐疗法】

在脊柱两侧找压痛点，常规皮肤消毒，用锋针或刀片分别在每侧痛点上划两条并排纵行 2cm 长的切口，以不见血为度。在切口上用普通罐头瓶拔罐，15 分钟后取罐，清除瘀血，再拔罐 15 分钟。

【水罐疗法】

方法一：根据病证和病位，选用大小合适的水罐。术者一手持罐，将罐口紧扣于皮肤，另一手持注射器吸取药液 20~40ml，灌注于水罐内，橡皮帽覆盖于罐排气孔上，用注射器抽出罐内空气，形成负压，然后用止血钳夹紧导管，留置 20~40 分钟。治疗结束后，松开止血钳及橡皮帽，用注射器吸尽罐内药液。每日 1 次，10 次为 1 个疗程。

方法二：主穴为中脘。配穴为足三里，上脘、下脘。术者将罐平放在所选择的穴位上，再将已加温到 25~30℃的中药液（干姜、白芍各 50g，延胡索 40g，赤芍 18g，甘草 15g，虚寒重者加肉桂，气滞者加香附、陈皮）用注射器通过乳胶管注入罐内，随即将侧上方管口盖小胶皮管，再以注射器通过正上方乳胶管，抽出罐内空气至负压态，并以止血钳夹紧乳胶管，使水罐固定在穴位上，留罐 20~30 分钟，治疗完毕用注射器将罐中药液回抽后弃之，取下火罐，擦净皮肤，轻揉穴位 1~2 分钟。患者有热、酸、麻、串、胀感，甚至水罐周围皮肤有瘙痒感，效果最佳。每次选择 2 个穴位，每日 1 次，2~15 次为 1 个疗程。

【水罐加针刺疗法】

水罐药物用曼陀罗 60g，延胡索、高良姜各 45g，桂枝 50g，浸泡水煎过滤成 50% 灭菌水溶液 400ml。取不同型号的水罐，罐口向下紧扣穴位，取药液 20~40ml 注于罐内，用注射器吸抽罐内空气，形成负压，然后用止血钳夹住导管 30 分钟。松开止血钳，抽尽罐内药液，每日 1 次，10 次为 1 个疗程，疗程间隔 5~7 日。中脘穴拔罐后同时针足三里穴，次日胃俞穴拔罐后针三阴交穴。治疗期间停用其他疗法及药物。

四、注意事项

本病病程较长，治疗期间患者应保持心情舒畅，饮食要有规律，宜食用清淡易消化食物。萎缩性胃炎患者，可长期服用酸牛奶及酸性食物，有助于治疗。

胃、十二指肠溃疡

一、中医学概述

（一）概念

根据慢性周期发作并有节律性的上腹部疼痛为主要表现的发病特点，本病属于中医学的"胃痛""胃脘痛""心下痛"等症的范畴。病因病机有以下 3 个方面。

（1）情志所伤：忧思恼怒，情志不畅，肝郁气滞，疏泄失职，横逆犯胃侮脾，可使脾胃升降失常，气血不畅，而致胃脘痛。

（2）饮食所伤：饥饱无常或暴饮暴食，损伤脾胃之气，脾失运化，胃气不降，则胃脘胀痛；或过食生冷，寒积胃脘，气血凝滞不通，致胃寒作痛；或恣食肥甘辛辣，过饮烈酒，损伤脾胃，以致湿热内生，阻滞中焦，气血不和，而致胃痛。

（3）脾胃虚弱：素体脾胃虚弱，先天禀赋不足；或胃病经久不愈，反复发作，耗伤脾胃之气；或劳倦内伤，耗伤脾气；或用药不当，损伤脾胃，均可导致脾胃虚弱。偏于阳虚者，常因饮食不节，或过食生冷，或触冒风寒而诱发。偏于阴虚者，常因进食燥热辛辣之品，或情志郁结而诱发，若脾虚不能统血，血渗脉外，可致呕血、便血。

依据患者的体质趋向，病情的深浅及治疗的反应，虚证可能从寒化或热化，若从寒化，脾胃气虚进一步发展为脾胃虚寒；若从热化，则引起肝胃阴虚，虚热内生，出现脾胃虚热。不论是虚寒，抑或虚热，均会导致脉络瘀阻，表现为兼见血瘀。在少数情况下，亦可兼见夹痰湿，或夹食滞，各类证候之间，常相互关联和影响，因此应结合病情注意观察分析，抓住重点灵活地进行辨证论治。

（二）辨证

1. 脾胃虚寒证

临床表现：胃脘疼痛绵绵不断，喜暖喜按，空腹时疼痛加剧，得热食痛缓，舌淡苔白，脉虚缓。

证候分析：脾胃虚寒，病属正虚，故胃脘疼痛绵绵不断；寒得温而散，气得按而行，则喜暖喜按；胃虚得食，则产热助正以抗邪，则空腹时疼痛加剧，得热食痛缓；舌淡苔白，脉虚缓，皆为脾胃虚寒，中气不足之象。

治则：温中健脾，和胃止痛。

2. 瘀血停滞证

临床表现：胃脘疼痛如针刺刀割，痛处固定拒按，或吐血黑便，舌质紫暗或有瘀斑，脉涩。

证候分析：气为血帅，血随气行，气滞日久，则导致血瘀内停，由于瘀血有形，故痛有定处而拒按；瘀停之处，脉络壅而不通，故痛如针刺；若瘀停于胃者，则多见呕血；瘀停于肠者，则多见黑便；瘀停于胃肠者，则呕血与黑便并见；血瘀则舌少滋荣，故舌质紫暗或有瘀斑；血瘀则血行不通，故脉涩。

治则：活血化瘀，理气和胃。

二、西医学概述

（一）概念

胃与十二指肠溃疡又称"消化性溃疡病"。由于溃疡的形成和发展与酸性胃液、胃蛋白酶的消化作用有密切关系，所以称为消化性溃疡。因为溃疡主要发生在胃与十二指肠，故又称胃与十二指肠溃疡。本病为常见病、多发病，可发生于任何年龄，但青壮年为多，男性多于女性，两者之比约为3:1，若防治不当可引起大出血、胃穿孔或幽门梗阻等严重并发症。

西医学认为，溃疡发生的原因常与胃酸增高、胆汁反流、胃黏膜屏障功能失调、幽门螺杆菌感染等因素有关。胃溃疡多发生在胃小弯和幽门部，以后壁为多；十二指肠溃疡多发生在十二指肠球部，以前壁为多。溃疡多为单发，但也有多发性溃疡，形态多呈圆形或椭圆形，其直径在胃部一般为5~25mm，十二指肠部一般为2~15mm，溃疡深达黏膜肌层，边缘整齐，具有炎症水肿、细胞浸润和纤维组织增生等病变，底部洁净，覆有灰白纤维渗出物。当溃疡侵及较大的血管时，能引起大量的出血，若溃疡穿透肌层及浆膜层，常引起穿孔。在溃疡的急性期，周围组织多有炎症、水肿，如病变在幽门附近，可因水肿及痉挛而致暂时性幽门梗阻。在愈合过程，由于大量瘢痕组织的形成，胃或十二指肠可有畸形，特别当溃疡位于幽门及其附近时，可形成持久性的幽门梗阻。

上腹部疼痛是溃疡病最常见的症状之一，具有节律性、周期性和长期性的特点。疼痛的性质常为隐痛、灼痛、胀痛、饥饿痛或剧痛，以阵发性中等度钝痛为主，亦有持续性隐痛者，能为碱性药物和食物暂时缓解。胃溃疡的疼痛部位在剑突下或偏左，十二指肠溃疡则偏右，后壁穿透性溃疡疼痛可放射至背部胸椎 7~12 区域。每次疼痛发作的持续时间大多为 1~2 小时，亦可持续数日。疼痛的发作有季节性，一般秋末冬初最易发病。胃溃疡疼痛发生于餐后半小时 ~2 小时，再经 1~2 小时的胃排空后缓解，其规律为进食—舒适—疼痛—舒适。十二指肠溃疡疼痛常于饭后 2~4 小时发作，持续至下次进食后才缓解，其规律为进食—舒适—疼痛，常在夜间痛醒。消化性溃疡的发作可伴有嗳气、反酸、流涎、恶心、呕吐等症状，但也有 10%~25% 的患者，尤其是老年人，常无上腹部疼痛等典型症状，而是以上消化道出血或急性穿孔而就诊。溃疡病在缓解期体征可不明显，病情发作期可有上腹部压痛，多和溃疡存在部位相一致，如胃溃疡的压痛多在剑突下左方，幽门前区溃疡多在上腹正中或稍偏右，球部溃疡多固定于脐的右上方。

（二）诊断

1. 长期反复发生的周期性、节律性慢性上腹部疼痛，应用碱性药物可缓解。
2. 上腹部有局限性深在压痛。
3. X 线钡餐造影见溃疡龛影。
4. 内窥镜检查可见活动期溃疡。

三、现代常用拔罐法

【孟氏中药拔罐疗法】

脾胃虚寒证选穴脾俞、胃俞、肝俞、中脘、梁门、气海、关元、水道、足三里；瘀血内停者选穴中脘、血海、足三里。拔罐之前和拔罐之后分别在拔罐的局部外涂中药拔罐液。（彩图 14、彩图 15）

【火罐法】

方法一：选穴上腹部和背部穴位。如上脘、中脘、梁门、幽门、脾俞、胃俞、肝俞。用单纯拔罐法，留罐 10~15 分钟。每日 1 次。

方法二：分组选穴，①大椎、上脘、脾俞；②身柱、胃俞、中脘。每次选用 1 组穴位，用单纯火罐法。留罐 10~15 分钟，隔日 1 次。

方法三：选穴中脘、天枢、关元。每次施行闪罐 20~30 下，然后留罐 10 分钟，每日 1 次，待症状缓解后隔日 1 次。

【刺络拔罐法】

选穴：①大椎、身柱、脾俞；②身柱、胃俞、中脘。先用三棱针点刺所选穴位，然后拔罐，使之出血。留罐 10~15 分钟，每日或隔日 1 次。两组交替使用，每次 1 组。

【针罐法】

取穴：足三里、三阴交、内关。拔罐脾俞、胃俞。足三里和三阴交交替针刺治疗。选用 32 号 1~3 寸毫针，先刺双侧内关穴，行针，待针感向双侧肘部传导时留针 30 分钟。然后针右足三里，左三阴交，对足三里用强刺激手法，待针感传导至大腿根部时，留针 30 分钟。次日仍取双侧内关穴，但足三里取左侧，三阴交取右侧，依次进行交叉取穴。针刺结束后在脾俞、胃俞用闪火法拔罐 20 分钟，每日 1 次，10 次为 1 个疗程。

【针灸配合火罐疗法】

方法一：主穴为中脘、内关、足三里、三阴交。配穴为太冲、阳陵泉。急性胃痛加梁丘；腹胀不甚加复溜。配穴用泻法，余穴均平补平泻。留针 30 分钟，10 分钟行针 1 次。每次针后用大号火罐沿膀胱经背俞穴由上而下行走罐疗法，待背部皮肤潮红隐见出血点后，再将火罐拔于脾俞、胃俞、肝俞穴，留罐 10 分钟。两日 1 次，30 次为 1 个疗程，疗程间隔 5~7 日。

方法二：选穴合谷、足三里、中脘、脾俞、胃俞。进针得气后，留针 40 分钟，并加艾条温和灸，每隔 10 分钟行针 1 次，出针后嘱患者侧卧，于脾俞、胃俞拔罐 15~20 分钟，起罐后按揉脾俞、胃俞片刻。

【水罐法】

选穴：①背部俞穴取肝俞、胆俞、脾俞、胃俞、三焦俞、肾俞。②上腹部取自剑突下至神阙、天枢。③四肢穴取内关、足三里、三阴交、上巨虚。将青霉素空瓶做成的小抽气罐，置于穴位上，紧贴皮肤，用 10~20ml 的注射器将瓶中的空气抽空，注入 4~5ml 水，瓶子即紧拔于皮肤上。首先拔①组，其次拔②组，自剑突下每隔两横指拔 1 罐至神阙，再次拔天枢，最后拔③组。留罐 10~15 分钟，将瓶取下后用纱布或干毛巾将局部擦干。7 次为 1 个疗程，每次用 1 组。

【药罐法】

方法一：选穴分组为①中脘、足三里（双）。②胃俞（双）。③脾俞（双）。术者一手持罐，另一手持注射器吸取药液（曼陀罗 10g，延胡索、桂枝各 15g，白芍 20g，煎煮成含药浓度为 30% 的药液 20~40ml），灌注于水罐内，将橡皮塞覆盖于罐排气孔上，用注射器或吸引器抽出罐内空气，形成负压，然后用止血钳夹紧导管，留置 20~40 分钟。治疗结束后松开止血钳及橡皮帽，用注射器连接头皮针导管，吸尽罐内药液。每日 1 次，每次用 1 组穴，10 次为 1 个疗程。疗程间隔 3~5 日。

方法二：主穴为中脘。配穴为足三里、上脘、下脘。将罐平放在所选择的穴位上，再将已加温到 25~30℃ 的中药液（干姜、白芍各 50g，延胡索 40g，赤芍 18g，甘草 15g，虚寒重者加肉桂，气滞者加香附、陈皮）用注射器通过乳胶管注入罐内，随即将侧上方管口盖小胶皮管，再用注射器通过正上方乳胶管抽出罐内空气呈负压态，并以止血钳夹紧乳胶管，使水罐固定在穴位上，留罐 20~30 分钟。治疗完毕用注射器将罐中药液回抽后弃之，取下火罐，擦净皮肤，轻揉穴位 1~2 分钟。当患者有热、酸、麻、串、胀感，甚至水罐周围皮肤有瘙痒感，效果更佳。每次选择两个穴位，每日 1 次，2~15 次为 1 个疗程。

四、注意事项

本病应坚持治疗。患者应保持情绪稳定。饮食要有规律，少食多餐，避免过饱或过饥。以清淡易消化食物为主，不吃过冷、过热和刺激性食物，戒除烟酒。

消化不良

一、中医学概述

（一）概念

中医学对本病的临床研究起步较晚，迄今对其病因病机尚无统一认识。但本病主要表现为胃痛及上腹不适、饱胀感等，可归属于"胃脘痛""痞满"范畴，故对本病的病因病机，可参照"胃脘痛""痞满"的有关阐述，由于"胃脘痛"已结合慢性胃炎及溃疡病的中西医临床进行多年的研究，对其病因病机、辨证治疗已有较完整的认识，故本章从略，重点探讨"胃痞"的病因病机。

胃脘部痞塞满闷之证为"痞满"，《伤寒论》指出"满而不痛者，此为痞"。《证治汇补·痞满》记载："痞由阴伏阳蓄、气血不运而成，处于心下，位于中央，填满痞塞，皆湿土之为病。"可见本病涉及脾、胃、肝脏，但与脾关系更为密切。其病因病机有以下几个方面。

（1）误下伤中：邪在肌表，反攻其里，损其中气，邪乘虚内陷，邪热内结于心下，或寒热交阻中焦，气机窒塞，升降失常而成痞满。

（2）饮食阻滞：贪食过饱，恣食生冷，损伤中阳，胃失和降，故食滞气阻，则为痞满。

（3）痰气搏结：痰凝气滞，壅塞中焦，清阳不升，浊阴不降，心下痞满，若痰饮上逆于胸，阴乘阳位，胸阳受阻，则胸膈满闷。

（4）湿浊内阻：寒湿阻滞或湿热中阻，气机闭塞而成痞满。

（5）情志失和：情志失和，气机逆乱，升降失调引发痞满，其中以肝郁气滞为多见。

（6）脾胃虚弱：脾胃虚弱，中气亏虚，胃呆纳钝，气滞不畅，食少虚痞。

总之，功能性消化不良病位在胃，涉及肝、脾二脏。脾虚木乘，肝气横逆，肝失疏泄，胃失和降，故脾胃虚弱为本，气滞、食积、湿痰、血瘀等邪实为标，往往本虚标实，虚实夹杂。一般认为"痞满"相当于动力障碍性消化不良；"胃脘痛"相当于溃疡型消化不良；"嘈杂"相当于反流型消化不良。

（二）辨证

1. 饮食停滞

临床表现：胸脘满闷，痞塞不舒，嗳腐吞酸，或恶心呕吐，或大便不通，腹满拒按，舌苔厚腻，脉弦滑。

证候分析：暴食多饮，饮食停滞，致胃中气机阻塞，故胸脘满闷，痞塞不舒；健运失司，腐熟无权，谷浊之气不得下行而上逆，所以嗳腐吞酸或恶心呕吐；胃中饮食停滞，导致肠道传导受阻，故大便不通，腹满拒按；舌苔厚腻，为食滞之象；脉弦滑，为宿食之征。

治则：消食导滞。

2. 痰湿内阻

临床表现：胸脘痞塞，满闷不舒，头目眩晕，恶心欲吐，身重倦怠，或咳痰不爽，小便涩，舌苔腻，脉滑。

证候分析：脾不运化，痰湿内阻，胃气不降，则胸脘痞塞，满闷不舒，恶心欲吐，或咳痰不爽；水饮上犯，清阳之气不展，故头晕目眩；舌苔腻，脉滑，为痰湿内阻之征。

治则：祛湿化痰。

3. 肝郁气滞

临床表现：胸脘不舒，痞塞满闷，心烦易怒，两胁作胀，时作叹息，舌苔薄白，脉弦。

证候分析：肝主疏泄而主条达，若情志不舒，则肝气郁结不得疏泄，横逆犯胃而胸脘不舒，痞塞满闷；邪乃肝之分野，而气多走窜游移，故两胁作胀；肝气郁结，气郁化火，故心烦易怒，时作叹息；舌苔薄白，脉弦，均为肝气郁结之象。

治则：疏肝理气。

4. 脾胃虚弱

临床表现：胸脘不舒，痞塞胀满，时满时减，喜热喜按，得温则舒，气短乏力，大便稀溏，舌淡苔白，脉弱无力。

证候分析：脾胃虚弱，中阳不振，水谷腐熟运化不及，故胸脘不舒，痞塞胀满，时满时减；寒得温则散，气得按而行，故喜热喜按，得温则舒；脾气虚弱运化无力，故气短乏力，大便稀溏；舌淡苔白，脉弱无力，乃脾胃虚弱，中气不足之象。

治则：健脾和胃。

二、西医学概述

（一）概念

功能性消化不良又称非溃疡性消化不良，包括上腹痛不适、饱胀感、早饱、嗳气、恶心、烧心等上消化道症状。功能性消化不良的发病率高，西医学认为本综合征的发病机制尚未完全明了，可能与以下因素有关。

（1）胃与十二指肠炎症：有人发现本病患者100%有胃炎，其中22.2%的患者同时有十二指肠球炎。本病症状与炎症程度有一定关系。

（2）胃运动功能失调：主要是胃窦功能异常，胃排空减慢，排空延缓与迷走神经张力低、迷走神经功能障碍、胃肠肌间神经丛异常有关。

（3）幽门螺杆菌感染：它与功能性消化不良关系尚未肯定，有人认为幽门螺杆菌感染与腹胀、嗳气有关。该菌产生的尿素酶分解胃黏膜中的尿素，产生氨与二氧化碳有关。

（4）情绪、心理因素：有的患者有不安、神经质、抑郁、生理性感觉过敏。

（二）诊断标准

（1）具有典型的上腹不适或疼痛、饱胀、易饱、纳差、恶心、呕吐、烧灼或反胃等上消化道症状，持续或间断发作，时间超过4周以上。

（2）经详细询问病史、体检、三大常规及肝、肾功能检查，以及内镜或胃肠X线检查、消化道B超检查等未能发现器质性病变存在。

（3）消化道运动功能检查提示有食管、胃运动障碍存在。

三、现代常用拔罐法

【孟氏中药拔罐疗法】

饮食停滞选中脘、梁门、下脘、内关、梁丘、足三里；痰湿内阻选中脘、膻中、内关、足三里；肝郁气滞选上脘、神阙、天枢、内关、足三里；脾胃虚弱选脾俞、中脘、神阙、天枢、内关、章门、足三里。拔罐之前和拔罐之后分别在拔罐的局部外涂中药拔罐液。（彩图16）

【火罐法】

选穴：中脘、内关、气海、关元、足三里、天枢。以上诸穴拔罐，留罐10~15分钟，每日1次。

【刺络拔罐法】

饮食停滞选中脘、下脘、内关、足三里；痰湿内阻选中脘、膻中、内关、足三里；肝郁气滞选上脘、内关、足三里；脾胃虚弱选脾俞、中脘、内关、章门、足三里。按照证型选穴，先以三棱针点刺，然后拔罐 15 分钟，每日 1 次。

【针灸拔罐疗法】

方法一：选穴合谷、足三里、中脘、脾俞、胃俞。进针得气后，留针 40 分钟，并加艾条温和灸，每隔 10 分钟行针 1 次，出针后嘱患者侧卧，于脾俞、胃俞拔罐 15~20 分钟，起罐后按揉脾俞、胃俞片刻。

方法二：主穴为中脘、内关、足三里、三阴交。配穴为太冲、阳陵泉。急性胃痛加梁丘；腹胀不甚加复溜。配穴用泻法，余穴均平补平泻。留针 30 分钟，10 分钟行针 1 次。每次针后用大号火罐沿膀胱经背俞穴由上而下行走罐疗法，待背部皮肤潮红隐见出血点后，再将火罐拔于脾俞、胃俞、肝俞穴，留罐 10 分钟。两日 1 次，30 次为 1 个疗程，疗程间隔 5~7 日。

方法三：主穴为神阙。配穴足三里。用 2 寸毫针，采用快速手法直刺神阙穴，进针 0.5~1 寸；另取 3 寸毫针直刺足三里穴，中强刺激，平补平泻手法，留针 30 分钟。起针后于神阙拔罐 3~5 分钟。嘱患者温和灸上述二穴，每穴 15 分钟。以上均每日 1 次，5~7 次为 1 个疗程，疗程间隔 2~3 日。

【针罐疗法】

方法一：取穴腹痛穴（位于足三里穴下 2 寸，偏于腓侧）。左右交替取穴，针感以远距离传导为宜，不留针。配穴胃痛穴（位于下颌骨正中）。针感以达面部为宜，不留针。脊柱两侧旁开 2 寸，以闪罐、走罐、旋罐、飞罐、提罐为主。以背部皮肤出现红润、充血为宜。隔日 1 次，5 次为 1 个疗程。

方法二：选穴①膈俞、胃俞、肝俞；②中脘、气海、天突；③足三里、三阴交、内关。每次任选 1 组。先用毫针针刺，采用平补平泻手法，取得针感后拔罐，留罐 10~20 分钟，以皮肤出现红色瘀血为度。每日 1 次，5 次为 1 个疗程。

【走罐法】

选穴：足太阳膀胱经的膈俞至胃俞，足阳明胃经的足三里至丰隆，任脉的膻中、中脘、气海。患者俯卧位，充分暴露背部，在背部两侧的膀胱经线的皮肤上涂适量的润滑油，用闪火罐法将罐拔于背部（负压不宜过大），沿着膀胱经的膈俞至胃俞穴来回走罐，至皮肤出现红色瘀血为度，然后令患者仰卧位，用同样的方法在足阳明胃经的足三里至丰隆穴走罐，至皮肤出现红色瘀血为度。然后用闪火罐在任脉的膻中、中脘、气海穴拔罐，每穴拔罐 30 次。每周治疗两次，5 次为 1 个疗程。

【指罐法】

选穴：大肠俞、中脘、神阙、关元、足三里。先用手指按压以上 5 穴各 1 分钟，再留罐 5~15 分钟。

四、注意事项

患者应注意饮食清淡，勿过量，勿食生冷及不易消化食物，同时要保持精神愉快，避免情绪紧张和激动，影响疾病康复。

胃下垂

一、中医学概述

（一）概念

本病在中医学中属于"胃缓""中气下陷"范畴，病因病机为先天不足，或后天失养，或大病久病之后脾胃虚弱，中气升举无力，导致胃下垂。

（二）辨证

1. 中气下陷

临床表现：胸脘胀闷不适，腹部有下坠感，进食后或行走时加重，平卧则减轻，食欲不振，体倦乏力，舌苔薄腻，脉弱。

证候分析：脾胃虚弱，中气不足，升举无力，故胸脘胀闷不适，腹部有下坠感；脾胃虚弱，运化腐熟无力，且劳则更伤中气，故见进食后或行走时加重，平卧则减轻，食欲不振，体倦乏力；舌苔薄腻，脉弱，为脾胃虚弱之象。

治则：补中益气。

2. 脾胃虚寒

临床表现：上腹部满胀不适，脘腹痞满，食后加重，平卧减轻，胃脏冷痛，喜温喜按，畏寒肢冷，大便溏泻，舌淡苔白，脉沉迟。

证候分析：脾胃虚寒，运化无力，故上腹部满胀不适，脘腹痞满，食后加重，平卧减轻；阳虚不能温煦，故胃脏冷痛，喜温喜按，畏寒肢冷；中焦虚寒，传导失司，故大便溏泻；舌淡苔白，脉沉迟，为虚寒之象。

治则：温中健脾，举陷升提。

二、西医学概述

（一）概念

胃下垂是在直立位时胃下缘位于髂嵴连线以下 5cm，或胃小弯弧线最低点降到髂嵴连线以下的位置，同时伴有胃的排空功能障碍的疾病。本病多见于瘦长无力体型者，可同时有肝肾等内脏下垂。所有症状如不适、饱胀、沉坠感、甚至隐痛等在直立时加重，平卧时减轻，X 线钡餐检查无溃疡的征象，而显示胃小弯最低点在髂嵴连线以下，胃呈无张力型是诊断本病的依据。主要临床表现以食欲减退、顽固性腹胀，食后症状更为突出，平卧时减轻、立位有下坠感为特点。

（二）诊断标准

（1）多发于瘦长体型、经产妇及消耗性疾病进行性消瘦者。

（2）轻者无明显症状，重者可有上腹不适，多在餐后及劳累后加重等。亦可出现站立性昏厥、低血压、心悸、乏力、眩晕及其他内脏下垂的表现。

（3）肋下角常＜90°，站立时腹主动脉搏动明显，以双手托扶下腹部往上则上腹坠胀减轻，也可同时伴有肝、肾、结肠下垂的表现。

（4）X 线检查可见胃角部低于髂嵴连线，胃幽门管低于髂嵴连线，胃呈长钩型或无力型，上窄下宽，胃体与胃窦靠近，胃角变锐。胃的位置及张力均低，整个胃几乎位于腹腔左侧。

三、现代常用拔罐法

【孟氏中药拔罐疗法】

中气下陷取穴百会、脾俞、胃俞、中脘、梁门、气海、大横；脾胃虚寒取穴脾俞、胃俞、神阙、天枢、气海、足三里、肝俞。拔罐之前和拔罐之后分别在拔罐的局部外涂中药拔罐液。（彩图 14、彩

图 17）

【火罐法】

选穴：中气下陷选中脘、气海、脾俞；脾胃虚寒选脾俞、胃俞、气海。以上诸穴采用单纯拔罐法，留罐 15 分钟，每日 1 次。

【刺络拔罐法】

选穴：百会、大椎、脾俞、胃俞、中脘、气海。先用三棱针点刺以上诸穴，然后拔罐，留罐 5~10 分钟，隔日 1 次。

【梅花针叩刺法】

选穴：①大椎、肝俞、脾俞、气海；②筋缩、胃俞、中脘。以上两组穴位每次选取 1 组，用梅花针叩刺后拔罐，留罐 20 分钟，每日 1 次。

【针灸拔罐法】

方法一：分组选穴，①中脘（直刺 1.5~2 寸，也可透下脘），胃上穴（下脘旁开 4 寸，沿皮向脐中或天枢方向横刺 2.3 寸），足三里（直刺或向上斜刺，进针 1.5~2 寸）；②胃俞（微斜向椎体，进针 1~1.5 寸），脾俞，百会（横刺，向前或向后，进针 0.5~1.5 寸）。两组穴位，每日 1 组，交替针刺，对中脘，胃俞穴还可加用艾灸或拔罐，留针 15~30 分钟。10 次为 1 个疗程。

方法二：分组选穴，① 天柱、膈俞、脾俞、梁门；② 大杼、肝俞、三焦俞、承满。每次选 1 组穴。先用温针或毫针做轻刺激，然后拔罐，留罐 15~20 分钟，罐后再用艾条灸。每日或隔日 1 次，10 次为 1 个疗程。

方法三：主穴为中脘、神阙、胃俞。配穴为内关、足三里、气海。先用毫针在中脘、胃俞穴上向四周透刺，神阙穴用梅花针叩刺周围，配穴针灸后温灸，后在主穴上拔罐，留罐 15~20 分钟。隔日 1 次，10 次为 1 个疗程。

【针刺后拔罐法】

选穴：主穴为中脘。配穴为胃俞、内关、足三里。中脘用毫针向四周透刺后拔罐，余穴拔罐，留罐 20 分钟。隔日 1 次，10 次为 1 个疗程。

【灸罐法】

选穴：百会、大椎、脾俞、胃俞、中脘、气海。首先用艾条灸百会穴，灸 5 分钟，然后采用抽气罐法吸拔于百会穴上。再用单纯拔罐法吸拔诸穴，留罐 15 分钟，隔日 1 次。

【药罐法】

选穴：中脘、神阙、关元、气海、天枢。常用方药为党参、炙黄芪各 30g，柴胡、白术、升麻各 15g。水煎药液，用药水煮罐，或用玻璃罐贮药液拔罐，留罐 20 分钟。每日 1 次。

四、注意事项

本病为慢性疾病，要坚持治疗。治疗期间，患者忌做跳跃动作。饮食要规律，加强锻炼腹部肌肉，使腹肌保持一定的紧张度。可配合服用益气健脾、升提中气的中药。

胃痉挛

一、中医学概述

（一）概念

中医学没有此病名，本病属于中医学中的"胃脘痛"的范畴。其病因是外感邪气，内伤饮食情志、脏腑功能失调等导致气机郁滞，胃失所养，以上腹胃脘部近歧骨处疼痛为主要症状。

（二）辨证

1. 饮食积滞

临床表现：脘腹疼痛，势如刀绞，拒按。伴恶心呕吐，嗳腐吞酸，面色苍白，汗出肢冷，苔白腻，脉弦紧。

证候分析：暴食多饮，饮食停滞，致胃中气机阻塞，故脘腹疼痛，势如刀绞；证属实证，故拒按；健运失司，腐熟无权，谷浊之气不得下行而上逆，所以伴恶心呕吐，嗳腐吞酸；阳气被郁，不得外达，故面色苍白，汗出肢冷；苔白腻，脉弦紧，为食滞之象。

治则：消食导滞。

2. 寒邪克胃

临床表现：脘腹疼痛，如针刺刀绞，腹皮挛急，喜暖喜按，面色苍白，汗出肢冷，苔白脉紧。

证候分析：寒主收引，寒邪内客于胃，则阳气被寒邪所遏，而不得舒展，致气机阻滞，不通则痛，故脘腹疼痛，如针刺刀绞，腹皮挛急；寒邪得阳则散，气得按则行，故喜暖喜按；阳气被郁不得外达，故面色苍白，汗出肢冷；苔白，脉紧，均属寒证。

治则：散寒止痛。

二、西医学概述

胃痉挛病因多为胃酸分泌物过多，刺激胃黏膜，导致平滑肌痉挛所致。临床表现为突然发作、其痛如刺、如灼，如绞；患者常用上肢或以拳重按，以缓解疼痛，痛甚往往向左胸部、左肩胛，背部放散。同时腹直肌亦发生挛急。或伴有恶心、呕吐，甚则颜面苍白、手足厥冷、冷汗直流，乃至不省人事。数分钟或数小时后，经嗳气，欠伸或呕吐而缓解。痛止后，健康如常，其发作1日数回，或数日数月1回。

三、现代常用拔罐法

【火罐法】

取穴：关元、急脉（腹股沟中部股动脉搏动应手处）、中脘。关元采用单纯拔罐法，留罐15~20分钟，每日1次。急脉穴用指压法，不拔罐。先让患者仰卧，伸直下肢，用拇指按压在穴位上，一紧一松，约5分钟即可。

【闪罐法】

取穴：中脘、关元、天枢。每穴闪罐10~15下，然后留罐15分钟。每日1次。

【刺络拔罐法】

取穴：中脘、关元、肝俞、胃俞、三焦俞。用刺络拔罐法，针刺后拔罐，留罐 10~15 分钟，每日 1 次。

【针罐法】

方法一：取穴中脘、足三里、内关、关元。先在鸠尾穴上以毫针斜 15° 角向下方进针 1.5 寸，得气后留针 15~30 分钟。再在上述穴位上行留针拔罐法 20 分钟后，再起罐、起针。每日 1 次。

方法二：主穴分组取穴，一组为中脘、肝俞、脾俞、气海；二组为胃俞、肾俞、胆俞、足三里。配穴为公孙、厉兑、内庭。采用针刺后拔罐法。每次选 1 组穴。先用毫针刺激穴位，后拔罐。留罐 15~20 分钟。

方法三：先取鸠尾穴，用 30 号 2 寸针呈 15° 角向下方进针约 1.5 寸，行捻转补泻 1 分钟；继而取中脘穴，垂直刺入约 1.5 寸，行捻转补泻 3~5 次，然后将酒精棉球裹于针柄之上，用火柴点燃，加拔火罐；再取内关，足三里（均双侧），分别刺入 1 寸或 2 寸深，行捻转、提插、补泻手法各 5 次。以上 4 穴均留针 30 分钟。留针期间，每 10 分钟行针 1 次，中脘穴除外，每天治疗 1 次。

【指压拔罐法】

取穴：阿是穴（压痛点）。先寻找压痛点，指压数秒至数分钟，然后拔罐，留罐 15~20 分钟。每日 1 次。

【药罐法】

取穴：中脘、神阙、关元。采用药罐法。用煮药罐方（白芍 30g，甘草 10g，延胡索 10g）水煎，头煎内服，再煎取汁煮竹罐 5~10 分钟，迅速夹出竹罐，甩干拭净罐口，立即扣于应拔部位，留罐 15~20 分钟。每日 1 次，至愈为止。

【划割加火罐法】

在脊柱两侧找压痛点，常规皮肤消毒，用锋针或刀片分别在每侧痛点上划两条并排纵行 2cm 长的切口，以不见血为度，在切口上用普通罐头瓶拔罐，15 分钟后取罐，清除瘀血，再拔罐 15 分钟。每日 1 次。

胆囊炎

一、中医学概述

（一）概念

中医学没有急性胆囊炎的病名，但根据其临床特点可归于"胁痛""黄疸""胆胀"等，慢性胆囊炎根据其临床表现的特点可归属于"胁痛"和"肝胃气痛"。

凡情志不遂、饮食不节、中焦湿热等均可导致肝胆气滞，湿热蕴阻。胆为中清之腑，以通为用。急性胆囊炎多系湿热之邪侵袭肝胆，使肝脏疏泄和胆腑通降功能失权，气血阻滞，不通则痛。湿热熏蒸肝胆，胆汁不循常道，浸淫肌肤而发黄。湿热阻滞中焦，胃失和降则恶心、呕吐。湿热久羁，耗伤肝阴，而形成慢性胆囊炎。慢性胆囊炎病位在胆，而涉及肝与脾胃。

（二）辨证

临床上常分为三型：

1. 气郁型

临床表现：右上腹隐痛，时作时止，口苦咽干，不思进食，可伴轻度黄疸，舌苔薄白，脉弦。

证候分析：肝气失于条达，阻于胁络，故右上腹隐痛。气属无形，时聚时散，聚散无常，故疼痛时作时止；肝经气机不畅，阻滞胆道，胆汁外溢，故口苦咽干，可伴轻度黄疸；肝气横逆，易犯脾胃，故不思进食；舌苔薄白，脉弦，为肝郁之象。

治则：疏肝理气。

2. 湿热型

临床表现：起病急，右上腹持续性绞痛，阵发性加剧，腹痛拒按，伴寒战、高热、黄疸，便秘尿赤，舌红苔黄，脉弦滑而数。

证候分析：湿热蕴结于肝胆，肝络失和，胆不疏泄，故右上腹持续性绞痛，阵发性加剧，腹痛拒按，出现黄疸；湿热内侵，正气奋起抗邪，故伴寒战、高热；便秘尿赤，舌红苔黄，脉弦滑而数。

治则：清热利湿。

3. 脓毒型

临床表现：持续性上腹剧痛，右上腹或全腹腹肌紧张拒按，高热寒战，黄疸、出血，神志淡漠，甚至昏迷，舌红绛，脉弦数。

证候分析：湿热夹毒，郁而化火，热毒炽盛，故持续性上腹剧痛，右上腹或全腹腹肌紧张拒按，高热寒战；脓毒内犯肝胆，迫使胆汁外溢肌肤，故出现黄疸；为热毒内陷心营，故神志淡漠，甚至昏迷，热毒迫血妄行，则见出血；肝胆热毒内盛，则见舌红绛，脉弦数。

治则：清热解毒排脓。

二、西医学概述

（一）概念

胆囊炎有急、慢性之分。急性胆囊炎是由细菌感染、浓缩的胆汁或流入胆囊的胰液的化学刺激所引起的胆囊炎症性疾病。其临床特征为右上腹持续性疼痛和压痛，可向右肩部放射，伴有发热、恶心、呕吐、轻度黄疸、血白细胞增多及核左移等。本病女性发病人数比男性多 2~3 倍，尤其多见于中年、肥胖者，90% 以上的患者伴有胆石症。

慢性胆囊炎是胆囊慢性炎症性疾病，多数为慢性结石性胆囊炎，少数为非结石性胆囊炎，如伤寒的带菌者。本病缺乏典型症状，可有不同程度的右上腹或中上腹部疼痛，伴恶心、呕吐，一般无发热及黄疸，有的患者可毫无症状。慢性胆囊炎多起病缓慢，也可由急性胆囊炎反复发作迁延而致。慢性胆囊炎患者中合并胆石症者占95%，如同急性胆囊炎一样，胆石症是引起慢性胆囊炎的主要病因，胆石症致胆囊管梗阻引起急性胆囊炎反复发作而形成慢性胆囊炎。慢性胆囊炎结缔组织增生和组织水肿使胆囊壁增厚，胆囊内含黏液、沉积物、胆沙、结石，后期肌层被纤维组织所代替，胆囊壁增厚、僵硬、瘢痕化和萎缩，有时胆囊管被纤维性肿块所梗阻。临床表现为反复发作性的上腹部疼痛，多发生于右上腹或中上腹部，少数可发生于胸骨后或左上腹部，并向右侧肩胛下区放射，疼痛常发生于夜间或饱餐后。如果胆囊管或胆总管发生胆石嵌顿时，可产生胆绞痛。发作间歇期可有右上腹胀闷不适，胃灼热感、恶心、嗳气、泛酸、食欲减退等胃肠道症状，进食油腻食物后往往加重。许多慢性胆囊炎患者可毫无症状。在慢性胆囊炎急性发作时，可呈急性胆囊炎的典型症状。体检时可发现右上腹部压痛，墨菲（Murphy）征阳性，胸椎 8~10 右侧压痛点及右膈神经压痛点压痛。当胆囊增大时，右上腹可扪及囊性包块。

（二）诊断

1. 急性胆囊炎

（1）多以食用油腻食物为诱因。

（2）突发右上腹持续性剧烈疼痛伴阵发性加重，可向右肩胛部放射，常有恶心、呕吐、发热。

（3）右上腹有压痛，肌紧张，墨菲征阳性，少数可见黄疸。

（4）白细胞及中性粒细胞计数增高，血清黄疸指数和胆红素可能增高。

（5）B超可见胆囊肥大，胆囊壁增厚或毛糙、模糊，囊内有浮动光点，伴有结石时可见结石影像。

（6）X线检查：胆囊区腹部平片可有胆囊增大阴影。

2. 慢性胆囊炎

（1）持续性右上腹钝痛或不适感，或伴右肩胛区疼痛。

（2）有恶心、嗳气、反酸、腹胀和胃部灼热等消化不良症状，进食油腻食物后加重。

（3）病程长，病情经过有急性发作和缓解交替的特点。

（4）胆囊区可有轻度压痛和叩击痛。

（5）胆汁中黏液增多，白细胞成堆，细菌培养阳性。

（6）B超可见胆囊结石，胆囊壁增厚，胆囊缩小或变形。

（7）胆囊造影可见胆结石，胆囊缩小或变形，胆囊收缩功能不良，或胆囊显影淡薄等。

三、现代常用拔罐法

【孟氏中药拔罐疗法】

气郁型选胆俞、天宗、胆囊穴、阳陵泉、足三里、外关、期门、日月、章门、太乙；湿热型选肝俞、胆俞、阴陵泉、大椎、曲池、合谷；脓毒型选肝俞、胆俞。各型均可在胁肋部排罐。拔罐之前和拔罐之后分别在拔罐的局部外涂中药拔罐液。（彩图18、彩图19）

【火罐法】

取穴：心俞、督俞、膈俞、肝俞、胆俞、脾俞、胃俞。用3~4个中号火罐，以闪罐法从上到下，每穴反复拔罐4~5遍，然后在肝俞、胆俞留罐，5~10分钟后起罐。

【刺络拔罐法】

气郁型选胆俞、期门、外关、阳陵泉。先用针点刺一侧胆俞、阳陵泉，再拔罐于诸穴10~15分钟，第二天再以同样方法吸拔另一侧诸穴，双侧交替进行，每日1次。湿热型选肝俞、胆俞、大椎、阳陵泉、曲池，先吸拔一侧诸穴10~15分钟，第二天吸拔另一侧，双侧交替进行，每日1次。

【走罐法】

选穴：膈俞至肾俞。涂润滑剂，施以走罐至皮肤潮红，然后在走罐部位用三棱针点刺或皮肤针叩刺，再拔罐吸至微出血，隔日1次。

【留针拔罐法】

选穴：肝俞、胆俞、胃俞。先用毫针刺入，有针感后留针拔罐15~20分钟。每日1次。

【针刺后拔罐疗法】

方法一：①针刺：第1组取阳陵泉、胆囊穴、足三里、丘墟；第2组取日月、期门，均沿肋间缝向外斜刺 1 寸；第 3 组取胆俞、肝俞，均向脊柱斜刺 1 寸。均取右侧，强刺激，留针 30 分钟，每 10 分钟行针 1 次。②拔罐：取胆俞穴，常规拔罐 10 分钟。

方法二：针刺取右侧胆囊穴及内关穴，进针深度分别为 2 寸、1.5 寸，得气后，用强刺激，双手同时运针数秒至两分钟，以后间隔 10 分钟运针 1 次，半小时后起针。在背部寻找阿是穴，成人用大号玻璃火罐，儿童用中号火罐，用酒精棉球投火法拔罐，留罐半小时后起罐。治疗每日不超过 3 次。

【背部压痛点划割加火罐疗法】

在脊柱两侧找压痛点，常规皮肤消毒，用蜂针或刀片分别在每侧痛点上划两条并排纵行 2cm 长的切口，以不见血为度。在切口上用普通罐头瓶拔罐，15 分钟后起罐，清除瘀血，再拔罐 15 分钟。

【按摩拔罐法】

取穴：胆俞。先用单纯拔罐法，留罐 10~15 分钟。起罐后即用右手拇指在穴位上用力按摩 15 分钟。

【推拿拔罐法】

取穴：心俞，督俞，膈俞穴为主。按揉穴位，每次 10~20 分钟，每日两次，5 天 1 个疗程。在压痛区结合拔罐。

【针罐法】

取第 6~9 胸椎旁开 1 寸处，每次取 3~4 穴。均针 1 寸深，留针 15 分钟后，拔罐 10 分钟，每日 1 次，10 次为 1 个疗程。

【拔罐加耳穴贴压疗法】

取心俞、膈俞、肝俞、脾俞、肾俞，拔罐 10~20 分钟。并取耳穴心、神门、皮质下、交感；肝脾失调配肝、胆、脾、内分泌，常规消毒，用王不留行籽贴压耳穴，以耳郭发红并感发热微痛为度，嘱患者每日自行按压 3~5 次，每周更换两次，10 次为 1 个疗程。

【电针中药综合疗法】

方法一：禁食，补充液体，纠正电解质紊乱，调整血液酸碱度，解痉止痛，待呕吐缓解后立即用中药乌梅 20g，白芍、使君子各 15g，厚朴、木香、大黄各 5g，枳壳、槟榔、延胡索各 10g，川楝子 9g，随症加减。5 小时后再服第 2 剂中药，腹痛消失 24 小时后用参苓白术散 2~3 剂。绞痛剧烈者，可先用拔罐、针灸、电针止痛或用西药镇静、解痉。

方法二：取日月、期门、胆囊、足三里穴，接 G-6805 电针仪，用疏密波，留针 30 分钟。起针后用自配药液（大黄、虎杖、威灵仙、丹参各 50g，加红酒 50ml 浸泡）蘸湿大鱼际，在胆囊区轻柔按摩 15 分钟，再用梅花针叩击至出血，拔罐 15 分钟。急性胆囊炎用外用药（大黄、虎杖、制马钱子各 10g，研粉）外敷。电针按摩每日 1 次，外用药隔日 1 次。

胃脘痛

一、中医学概述

（一）概念

胃脘痛是指胃脘以下、耻骨毛际以上部位疼痛，可伴发多种脏腑疾病。腹痛大致见于西医学的急慢性胰腺炎、急慢性肠炎、肠痉挛、胃肠神经官能症等。其病因、病机较为复杂，或寒邪侵入脏腑或过食生冷，阴寒内盛而作痛；或过食辛辣或暑热内侵，导致湿热中阻而痛；或素体中虚，脾阳受损，脏腑失于温养而痛；或饮食失节，食积内停而痛；或因情志刺激；或腹部外伤，气机不利作痛。

（二）辨证

1. 寒邪内积

临床表现：腹痛骤作，痛无休止，得温稍减，肠鸣腹泻，四肢不温，舌淡苔白，脉沉紧。

证候分析：寒为阴邪，其性收引，寒邪入侵，阳气不运，气血被阻，故腹痛骤作，痛无休止，得温稍减；中阳不足，肠道运化不健，故肠鸣腹泻，寒邪阻滞，阳气不达四末，故四肢不温；舌淡苔白，脉沉紧，为里寒之证。

治则：温中散寒。

2. 湿热壅滞

临床表现：腹部胀满，痛而拒按，大便不通，舌红，苔黄燥，脉沉实无力。

证候分析：湿热内结，气机壅滞，腑气不通，不通则痛，故腹部胀满，痛而拒按；湿热之邪耗伤津液，胃肠传导功能失常，故大便不通；舌红，苔黄燥，脉沉实无力，为湿热壅滞之象。

治则：泄热通腑。

3. 脾阳不振

临床表现：腹部隐痛，喜温喜按，神疲倦怠，大便溏泻，舌淡苔白，脉沉细。

证候分析：脾阳不足，内失温养，病属正虚，故腹部隐痛，喜温喜按；中阳不足，卫阳不固，故有神疲倦怠；脾阳不振，运化无权，故大便溏泻；舌淡苔白，脉沉细，皆为虚寒之象。

治则：温中健脾。

4. 饮食停滞

临床表现：脘腹胀满疼痛，痛处拒按，恶心纳呆，嗳腐吞酸，大便泻下臭如败卵，舌苔厚腻，脉滑有力。

证候分析：宿食停滞肠胃，邪属有形，故脘腹胀满疼痛，痛处拒按；宿食不化，浊气上逆，故恶心纳呆，嗳腐吞酸；食滞中阻，升降失司，运化无权，故大便泻下臭如败卵；舌苔厚腻，脉滑有力，均属食积之证。

治则：消食导滞。

5. 气滞血瘀

临床表现：脘腹胀痛并见，少腹积块，刺痛不移，痛处拒按，舌暗红，脉弦涩。

证候分析：气机郁滞不通，故脘腹胀痛并见；日久由气滞而导致血瘀者，以血属有形，则少腹积块，刺痛不移，痛处拒按；舌暗红，脉弦涩，为气滞血瘀之象。

治则：疏肝理气，活血化瘀。

二、西医学概述

（一）概念

胃脘痛是临床上常见症状，可见于许多疾病之中，如急性胰腺炎、胃肠痉挛、不完全性肠梗阻、结核性腹膜炎、腹型过敏性紫癜、肠道激惹综合征、消化不良性腹痛、输尿管结石等，以腹痛为主要表现。

（二）诊断

（1）凡是以胃脘以下，耻骨毛际以上部位疼痛为主要表现者，即为胃脘痛。其疼痛性质各异，但一般不甚剧烈，且按之柔软，压痛较轻，无肌紧张及反跳痛。

（2）起病多缓慢，其痛发或加剧常与饮食、情志、受凉等因素有关。

（3）腹部 X 线检查、B 超检查以及有关实验室检查有助于诊断及鉴别诊断。

三、现代常用拔罐法

【孟氏中药拔罐疗法】

寒邪内积选中脘、神阙、关元、足三里；湿热壅滞选天枢、梁丘、大肠俞；脾阳不振选中脘、足三里、肾俞、胃俞；饮食停滞选中脘、天枢、足三里；气滞血瘀选天枢、内关、足三里。拔罐之前和拔罐之后分别在拔罐局部外涂中药拔罐液。（彩图 20）

【火罐法】

方法一：选穴中脘、天枢、关元、气海、脾俞、胃俞。采用大口径火罐，每次 3~4 次，用闪火罐法或架火法，将罐拔于穴位上，留罐 10~15 分钟。每日 1~2 次。

方法二：选穴腹痛、阿是穴、背部压痛点。将罐拔于穴位上，每次 3~4 穴，每日 1~2 次。

方法三：主穴为肾俞、大肠俞、手术刀口部位及附近。配穴为足三里。在背部俞穴拔 2~4 罐，然后在手术刀口部位及其附近拔 4~6 罐，配穴可拔 1~2 罐，留罐时间均为 10~15 分钟。每天或隔天 1 次，两周为 1 个疗程。治疗手术后肠粘连腹痛。

【刺络拔罐法】

方法一：在脊柱两侧触到压痛点，常规消毒皮肤，以蜂针或刀片分别在每侧痛点上划两条并排纵行 2cm 长的切口，以不见血为度，将罐拔于切口上。15 分钟后取罐，清除瘀血，仍在原部位重复拔罐 15 分钟。

方法二：选穴手四穴（双拇指、中指末端、指甲尖部桡侧、近指甲 1 分许）、腹四穴（取患者中指第二指节骨长径为同身寸，以患者肚脐为中心、折量上下、左右各 1 寸为穴）。用三棱针点刺手四穴，深度不到半分，见血为度。次用三棱针点刺腹四穴，深度不到 2 分（根据腹壁厚薄而定），随之用火罐 1 个拔在腹四穴上，5~7 分钟后起罐，若发现某穴不出血，应重新点刺，再拔火罐 1 次。要使腹四穴皆见出血。适用于急性肠梗阻引起的腹痛。

【针罐法】

分组选穴，一组为中脘、天枢、气海、足三里、阴陵泉；二组为膈俞、脾俞、胃俞、大肠俞、肝俞。每次选用一组，隔日治疗 1 次。先用毫针针刺所选择的穴位，采用捻转补法，取得针感后，选择适当大小的火罐，用闪火罐法将罐拔于针上，留罐 15 分钟，至皮肤出现瘀血现象后起罐拔针。每周治疗 3 次，8 次为 1 个疗程。

【走罐法】

选穴：胃经的足三里至丰隆穴，脾经的阴陵泉至地机，膀胱经的膈俞至大肠俞。在穴位处涂适量润滑油，将罐拔于足三里，然后沿着胃经足三里至丰隆穴上下推动火罐，至皮肤出现瘀血现象为止。用同样的方法，在阴陵泉和地机穴之间走罐，至皮肤出现瘀血为止。在背部两侧的膈俞至大肠俞穴之间走罐，至皮肤出现瘀血为止。

【药罐法】

选穴：足三里、天枢、神阙。

方法一：在罐内放药酒（将麝香 0.3g，天南星 1.5g，藏红花 0.6g，铜丝草 12g 用好烧酒浸泡，包瓶密封，7 日后即可应用）3g，先将药罐转 1 圈，使药酒均匀地附着于内壁上。然后将罐拔于穴位上，每日 1~2 次。

方法二：将吴茱萸、小茴香、陈皮、党参、防风、乳香、没药、穿山甲各 20g，用纱布将药物包好，放入大号煎药锅内，加水 3000ml，煎 30 分钟后，药性煎出，将竹罐放入药液中，煮 5 分钟。然后用镊子夹出竹罐，甩净药液，立即用干毛巾捂住罐口，擦净罐口的药液，保持罐内的热气，然后趁热立即将罐扣于所选穴位上，手持竹罐稍加压力 1 分钟，竹罐立即吸于穴位上。留罐 10~15 分钟，至皮肤出现瘀血为止，起罐后擦净皮肤上的药液。每日或隔日 1 次。

【指压后拔罐】

选穴：承山。术者以拇指用力按压承山穴，用力要先轻后重。当患者感觉到承山穴部位酸胀明显时，术者拇指用力重按深压，同时令患者先深吸气（吸气时，患者腹部随吸气而鼓起，以吸至最大限度为准），然后屏气停约半分钟，之后将气慢慢呼出，术者拇指随之逐步放松，并轻揉数次，最后再拔罐 10~15 分钟。

【拔罐后敷贴法】

选穴：神阙。先用单纯拔罐 15~20 分钟，每日 1 次。起罐后，加敷脐法（方药为胡椒粉 1.5~2g 或干姜、木香各等份，共研细末），每取 1.5~2g 填脐，用胶布固定，每日换药 1 次。或起罐后，取食盐铺于脐眼，厚约 0.3cm，直径 2~3cm，再上置艾炷 1 壮，点燃，待烧至刚有温热感时用汤匙压灭其火（注意不宜烧得过度和压得过猛，以防烫伤）。脐部有明显的烧灼感，并向腹中扩散，从而加强了温经散寒、通络止痛的效果。

四、注意事项

胃脘痛的病因较复杂，要注意疼痛的性质、部位，做出早期诊断。治疗时应注意辨证选穴。患者在治疗期间忌烟酒、辛辣刺激性食物及生冷、不易消化的食物，切忌暴饮暴食。一些慢性胃脘疼痛患者，病程较长，体质多虚弱，应采用综合疗法，坚持治疗，以巩固疗效。

厌　食

一、中医学概述

（一）概念

本病属于中医学"呕吐"的范畴，是指胃失和降，气逆于上，胃中之物从口吐出的一种病证。病因病机多因情志失调，或饮食失常导致脾胃功能障碍，脾不运化而引起发病。

（二）辨证

1. 肝脾失调

临床表现：不思进食，胁肋胀满，恶心呕吐，每因情志刺激诱发加重，舌淡苔薄，脉弦滑。

证候分析：脾气虚弱肝气不舒，横逆犯胃，胃失和降，故不思进食，胁肋胀满，恶心呕吐，每因情志刺激诱发加重；舌淡苔薄，脉弦滑，为气滞肝旺之象。

治则：疏肝健脾，降逆止呕。

2. 脾胃虚弱

临床表现：脘闷纳呆，形体消瘦，面色苍白，神疲肢冷，食入即吐，腹胀便溏，月经闭止，舌淡苔白，脉沉弱。

证候分析：脾胃虚弱，水谷腐熟运化不及，故脘闷纳呆，食入即吐；阳虚不能温布，故形体消瘦，面色苍白，神疲肢冷；中焦虚寒，脾虚运化失常，故腹胀便溏，月经闭止；舌淡苔白，脉沉弱，为中气不足之象。

治则：温中健脾，和胃降逆。

二、西医学概述

（一）概念

厌食又称神经性厌食症，是较常见的功能性胃肠病，精神因素在本病的发生发展中起着重要作用。各种因素的刺激作用，造成中枢神经的调节和抑制作用发生紊乱，使高级中枢神经的活动失常导致胃肠功能失调。主要临床表现为厌食，患者多为青春期女性。患者多数自我感觉良好，少数患者出现呕吐，体重减轻，同时伴有闭经等神经内分泌失调的表现。

（二）诊断

患者食量较常量减少 1/2 以上，持续 2 周以上，除外其他系统疾病引起的厌食。

三、现代常用拔罐法

【孟氏中药拔罐疗法】

取脾俞、胃俞、阴陵泉、足三里、中脘、梁门、滑肉门；肝脾失调加期门、肝俞；脾胃亏虚者加关元、气海、章门。拔罐之前和拔罐之后分别在拔罐的局部外涂中药拔罐液。（见图21）

【刺络拔罐法】

方法一：选穴大椎、肝俞、神道、胆俞、脾俞、胃俞。用三棱针点刺以上诸穴，然后拔罐 15 分钟，每日或隔日 1 次。

方法二：选穴肝俞、脾俞、胃俞、足三里。先以三棱针点刺各穴，然后用闪火罐法将罐吸拔于点刺的穴位上，留罐 5 分钟，每日 1 次。

【梅花针叩刺后拔罐法】

选穴：膻中至肚脐（神阙）。先用梅花针从上至下轻叩刺 3~5 遍，然后走罐至皮肤潮红为度，再在中脘、神阙留罐 10 分钟，每日或隔日 1 次。

【针罐法】

选穴分 3 组：1 组为膈俞、胃俞、肝俞；2 组为中脘、气海、天突；3 组为足三里、三阴交、内关。以上 3 组穴位每次选 1 组。先对所选穴位进行常规消毒，用毫针针刺，采用平补平泻手法，取得针感后，用闪火罐法拔罐，留罐 10~20 分钟，以皮肤出现红色瘀血为度。每日 1 次，5 次为 1 个疗程。

【走罐法】

选穴：足太阳膀胱经的膈俞至胃俞穴，足阳明胃经的足三里至丰隆穴，任脉的膻中、中脘、气海穴。患者俯卧位，充分暴露背部，在背部两侧膀胱经线上的皮肤涂适量的润滑油，医者用闪火罐法将罐拔于背部，沿着膀胱经的膈俞至胃俞来回走罐，至皮肤出现红色瘀血为度，然后令患者仰卧位，用同样的方法在足阳明胃经的足三里至丰隆穴走罐，至皮肤出现红色瘀血为度，然后用闪火罐法在任脉的膻中、中脘、气海穴拔罐，每穴摇罐 30 次。每周治疗两次，5 次为 1 个疗程。

【药罐法】

选穴：胃俞、脾俞、足三里（均取双侧）。常用煮药罐方为白芍、延胡索、桂枝各 15g，生姜 30g，煮成浓度为 30% 的药液 20~40ml。煮罐（竹罐）3~5 分钟，将罐拔于穴位上，留罐 20~40 分钟。每日 1 次。

【灸罐法】

选穴：肝俞、脾俞、中脘、足三里。先拔火罐，留罐 10~15 分钟，起罐后，再在各穴艾灸 5 壮。每日 1 次。

四、注意事项

本病在拔罐治疗的同时，患者应调节情志，消除顾虑，注意休息，饮食宜清淡，避免不良刺激。

溃疡性结肠炎

一、中医学概述

（一）概念

中医学无溃疡性结肠炎病名，据其临床表现应归属于"泄泻""痢疾""便血""肠风""脏毒"等范畴。中医学认为，本病的主要病变在于脾胃与大小肠，而脾虚、湿盛是导致本病发生的重要因素。外因与湿邪关系最大，内因则与脾虚关系尤为密切。

（1）感受外邪：以暑、湿、寒、热较为常见，其中以湿邪最为多见，因脾恶湿而喜燥，外感湿邪，最易困阻脾土，脾失健运，水谷混杂而下，以致发生泄泻。故有"湿多成五泄"和"无湿不成泻"之说。其他寒邪和暑热之邪，既可侵袭肺卫，从表入里，使脾胃升降失司，亦可直接损伤脾胃，导致运化失常，清浊不分，引起泄泻，但仍多与湿邪相兼而致病。

（2）饮食所伤：饮食过量、停滞不化；或恣食肥甘，湿热内蕴；或误食生冷不洁之物，均可损伤脾胃，致运化失职，水谷精华不能吸收，反停为湿滞，而发生泄泻。明·张介宾《景岳全书·泄泻》篇所说："饮食不节，起居不时，以致脾胃受伤，则水反为湿，谷反为滞，精华之气不能输化，乃致合污下降而泻痢作矣。"

（3）情志失调：脾气素虚，或原有食滞，或本有湿阻，但未至发病，复因情志失调，忧郁恼怒，精神紧张，以致肝气失于疏泄，横逆乘脾犯胃，脾胃受制，运化失常，而成泄泻。若患者情绪仍抑郁不解，其后即便没有食滞、湿阻等因素，每遇大怒或精神紧张，即发生泄泻。《景岳全书·泄泻》篇指出："凡遇怒气便作泄泻者，必先怒时挟食，致伤脾胃，故但有所犯，即随触而发，此肝脾二脏之病也，盖以肝木克土，脾气受伤而然。"

（4）脾胃虚弱：长期饮食失调，或劳倦内伤，或久病缠绵，均可导致脾胃虚弱，因脾主运化，胃主受纳，脾因虚弱则不能受纳水谷和运化精微，以致水反成湿，谷反成滞，湿滞内停，清浊不分，混杂而下，遂成泄泻。

（5）命门火衰：脾之阳气与肾中真阳密切相关，命门之火能助脾胃腐熟水谷，帮助肠胃的消化吸收。若年老体弱或久病之后，损伤肾阳，肾阳虚衰，命火不足，则不能温煦脾土，运化无能，则引起泄泻。此外，"肾为胃关"，若肾阳不足，关闭不密，则大便下泄。《景岳全书·泄泻》篇指出："肾为胃之关，开窍于二阴，所以二便之开闭，皆肾脏所主，今肾中阴气不足，则命门火衰……阴气盛极之时，即令人洞泄不止也。"

本病病位在脾、肾、大肠，病初多为湿热内蕴；病久及肾，则出现脾肾阳虚、寒热错杂之证。本病不只是结肠局部的病变，而是一种全身性疾病，与脏腑功能障碍、阴阳平衡失调关系密切。也有学者认为气血瘀滞在本病中具有重要意义。

（二）辨证

1. 寒湿型（风寒）

临床表现：泄泻清稀，甚至如水样，腹痛肠鸣，脘闷食少，或并有恶寒发热，鼻塞头痛，肢体酸痛，苔薄白或白腻，脉濡缓。

证候分析：外感寒湿或风寒之邪，侵袭肠胃，或过食生冷，脾失健运，升降失调，清浊不分，饮食不化，传导失司，故泄泻清稀，甚至如水样；寒湿内盛，肠胃气机受阻，则腹痛肠鸣；寒湿困脾，则脘闷食少；恶寒发热，鼻塞头痛，肢体酸痛，是风寒外束之征；苔薄白或白腻，脉濡缓，为寒湿内盛之象。

治则：解表散寒，芳香化湿。

2. 湿热型（暑湿）

临床表现：泄泻腹痛，泻下急迫，或泻而不爽，粪色黄褐而臭，肛门灼热，烦热口渴，小便短黄，舌苔黄腻，脉濡数或滑数。

证候分析：湿热之邪或夏令暑湿伤及肠胃，传化失常，而发生泄泻；暴注下迫，皆属于热，肠中有热，故泻下急迫；湿热互结，故泻而不爽；湿热下注，故肛门灼热，粪色黄褐而臭，小便短黄；烦热口渴，舌苔黄腻，脉濡数或滑数，均为湿热内盛之象。

治则：清热利湿。

3. 食滞肠胃

临床表现：腹痛肠鸣，泻下粪便臭如败卵，泻后痛减，伴有不消化食物，脘腹痞满，嗳腐酸臭，不思饮食，舌苔垢浊或厚腻，脉滑。

证候分析：饮食不节，宿食内停，阻滞肠胃，传化失常，故腹痛肠鸣，脘腹痞满；宿食不化，则浊气上逆，故嗳腐酸臭；宿食下注，则泻下粪便臭如败卵；泻后腐浊外泄，故泻后痛减；舌苔垢浊，或厚腻，脉滑，为宿食内停之象。

治则：消食导滞。

4. 肝气乘脾

临床表现：平时多有胸胁胀闷，嗳气食少，每因抑郁恼怒或情绪紧张之时，发生腹痛，泄泻，舌淡红，脉弦。

证候分析：七情所伤，情绪紧张之时，气机不利，肝失条达，横逆犯脾，失其健运，故腹痛，泄泻；肝失疏泄，故胸胁胀闷，嗳气食少；舌淡红，脉弦，是为肝旺脾虚之象。

治则：抑肝扶脾。

5. 脾胃虚弱

临床表现：大便时溏时泻，水谷不化，稍进油腻食物则大便次数增多，饮食减少，脘腹胀闷不舒，面色萎黄，肢倦乏力，舌淡苔白，脉细弱。

证候分析：脾胃虚弱，运化无权，水谷不化，清浊不分，故大便时溏时泻；脾阳不振，运化失常，则饮食减少，脘腹胀闷不舒，稍进油腻食物则大便次数增多；久泻不止，脾胃虚弱，气血来源不足，故面色萎黄，肢倦乏力，舌淡苔白，脉细弱。

治则：健脾益胃。

6. 肾阳虚衰

临床表现：泄泻多在黎明之前，腹部作痛，肠鸣即泻，泻后即安，形寒肢冷，腰膝酸软，舌淡苔白，脉沉细。

证候分析：黎明之前，阳气未振，阴寒较盛，故腹部作痛，肠鸣即泻，又称为五更泻；泻后则腑气通利，故泻后即安；形寒肢冷，腰膝酸软，舌淡苔白，脉沉细，为脾肾阳气不足之象。

治则：温肾健脾，固涩止泻。

二、西医学概述

（一）概念

溃疡性结肠炎又称慢性非特异性溃疡性结肠炎。本病以 20~40 岁年龄者居多，男女发病率差别不明显。

（二）发病机制

本病的病因及发病机制尚不十分清楚。虽有感染、遗传、精神因素及过敏等发病学说，但都不能解释本病的全貌。

1. 感染因素

尚未发现任何病毒、细菌或原虫与本病有何特异性联系。此病急性期临床表现及乙状结肠镜检其炎性改变酷似菌痢，但反复大便培养以及结肠黏膜中未证实有细菌或病毒感染，使用抗生素疗效不佳，故多认为细菌感染不是溃疡性结肠炎的直接发病原因。但不能排除肠道细菌在溃疡性结肠炎发病中的作用。

2. 自身免疫因素

近年来最受重视，研究较深入。虽还不能全面系统化，但已初见端倪。感染为直接病因，而后引起自身免疫的致病原因，渐渐被更多的人接受。

（1）临床常伴有自身免疫性疾病。

（2）体液免疫：患者血清中存在多种自身抗体如抗结肠抗体、与结肠上皮细胞抗原起交叉反应的抗大肠杆菌抗体、一种（或一些）抑制巨噬细胞移行抑制因子。

（3）细胞免疫：细胞毒作用对本病是重要的致病作用。

（4）免疫复合物存在：患者结肠固有膜中有 IgG、补体和纤维蛋白沉积的免疫复合物，血液循环中的免疫复合物，很可能是引起肠道外病变的因素。

（5）肠壁黏膜局部含有大量的 IgG 细胞。

3. 过敏因素

特别是对食物过敏，如牛乳等。某些患者，当从饮食中剔除乳类时，可收到比较显著的治疗效果。另外临床有报道患者的肠黏膜对机械性刺激有过敏现象；还有人发现部分患者空肠中缺乏乳糖酶，疾病急性发作时，外周血中可见嗜酸性粒细胞增生，用激素治疗有效。本病患者的肠黏膜中肥大细胞增多，刺激后能释放出大量组胺物质等，均提示本病和过敏反应的关系。

4. 精神因素

本病患者的病情复发或恶化，每与精神紧张、内心冲突和焦虑不安等情绪变化有关，因此身心因素在本病的起始和延续中可能起到重要作用。现在一般认为此为诱因，是一种通过自主神经中介作用而产生的结肠的分泌、血管和运动反应失常，每使此病促发或加重恶化。

5. 溶菌酶学说

溶菌酶是一种溶解黏液的酶，其浓度在溃疡性结肠炎患者体内大量增加，溶菌酶的过度形成，使结肠失去黏液保护作用，从而形成了便于细胞侵袭的局部环境。

上述有关因素中，任何一种单独存在都不足以致病，也不能使病情病势急转多变。因此，目前认为本病是受到免疫遗传影响的宿主反应及外源性刺激交互作用而发生的多因素疾病。

本病是一种病因不明的，以直肠和结肠的浅表性、非特异性炎症病变为主的肠道疾病，主要累及直肠和乙状结肠，也可侵及其他部分或全部结肠。病变严重者，可出现 10cm 以内的反流性回肠炎。以侵犯黏膜及黏膜下层为多见，很少累及肌层。

（三）临床症状

1. 消化道症状

（1）腹泻：常反复发作或持续不愈，轻者每天 2~5 次，重者 20~30 次，黏液脓血便多见，有的表现为痢疾样脓血便。常见晨间泄泻及餐后泻，个别患者病程早期腹泻与便秘交替出现。

（2）腹痛：腹泻严重者多伴腹痛，痛则泻，泻后痛减。疼痛以胀痛、绞痛为主，较为固定，多局限在左下腹或左腰腹部，持续隐痛者也不少见，轻型可无腹痛。

（3）出血：是本病的主要症状之一，轻者血液混在大便中，重者大量血液下流，甚至休克。

（4）里急后重：本病常见。

（5）消化不良：为非特异性症状，主要有厌食、上腹部饱胀感、恶心、呕吐、嗳气等。

2. 肠道外症状 （多见于急性期患者）

（1）关节症状：与腹泻同时发生的多关节疼痛，为非侵袭性，不遗留退行性损伤或功能障碍。

（2）皮肤症状：多见于小儿，有结节性红斑，坏死性丘疹等。

（3）眼部症状：有虹膜炎、色素层炎、葡萄膜炎的相应表现。

（4）肝区不适或隐痛：为本病常见的一种表现，肝脏损害随病变程度和病变范围的变化而变化。

3. 全身症状 （多见于急性期重型患者）

（1）发热：多数为低到中度发热。

（2）消瘦：是中、重度患者常见症状，与长期腹泻便血，摄入过少，发热消耗有关。

（3）水肿：部分持续发作患者可表现为踝以下水肿，与低蛋白血症有关。

4. 本病的体征

（1）腹部压痛：左下腹固定压痛多见，左腰腹次之，严重者沿全结肠走行部位多处压痛，常伴肠鸣声亢进。

（2）腹部包块：左下腹可触及腊肠样或硬管状条索包块，系结肠痉挛或肠壁变厚之故。

（3）腹部胀满：见于急性结肠扩张者，以上腹部膨隆为著。

（四）诊断

1. 临床表现

持续性或反复发作性黏液血便、腹痛伴有不同程度的全身症状，少数患者只有便秘并无血便。既往史及体检中要注意关节、眼、肝脾等肠道外表现。

2. 肠镜所见

①黏膜有多发性浅溃疡伴充血、水肿，病变大多从直肠开始，且呈弥漫性分布。②黏膜粗糙呈细颗粒状、易出血，或附有脓血性分泌物。③可见假性息肉，结肠袋往往变钝或消失。黏膜活检呈炎症性反应，同时常见糜烂、隐窝脓肿、腺体排列异常及上皮变化。

3. 钡餐灌肠所见

①黏膜粗乱或有细颗粒变化。②多发性溃疡或假性息肉。③肠管缩短、扭袋消失可呈管状。

4. 病理解剖

肉眼可见组织学的特发性溃疡性结肠炎特点。

三、现代常用拔罐法

【孟氏中药拔罐疗法】

选穴：①脾俞、胃俞、肾俞、大肠俞、命门；②下脘、神阙、天枢、气海；③内关、足三里、上巨虚；④两侧膈俞至骶骨膀胱经循行路线。拔罐之前和拔罐之后分别在拔罐的局部外涂中药拔罐液。（彩图 15、彩图 20）

【火罐法】

方法一：分 3 组选穴，①天枢、大横、气海、关元；②脾俞、肾俞、大肠俞、中髎；③足三里、阳纲、意舍、命门。每次选 1 组穴位，留罐 15~20 分钟。每日 1 次。

方法二：主穴为中脘。配穴为神阙。先在中脘穴拔罐，如未愈，加拔神阙。均留罐 15~20 分钟。每日 1 次。

【刺络拔罐法】

分 3 组选穴：1 组为天枢、大肠俞，2 组为三阴交、足三里，3 组为肾俞、大肠俞、天枢。每次任选 1 组，用三棱针点刺后拔罐拔出 3~5ml 血液。每日 1 次，5 次为 1 个疗程。

【梅花针叩刺后拔罐法】

选穴：脊椎两侧膀胱经内侧循行线，重点在腹腔相应区。先用梅花针在应拔部位轻轻叩刺 3~5 遍，以不出血为度，然后在应拔部位和罐口涂以液状石蜡或药油、药酒，再用闪火罐法走罐（从下至上来回推罐），至皮肤潮红为度。然后将罐拔在脾俞、肾俞、命门穴上各 15 分钟。隔日 1 次，10 次为 1 个疗程。

【灸罐法】

选穴：三焦俞、气海俞、大肠俞、中脘、天枢、气海、水道、足三里。一般每次取 4 穴，交替使用，重者亦可全取。先拔罐 15~20 分钟。起罐后，用艾条灸之。每日 1 次。

【针灸罐法】

方法一：主穴为神阙。配穴为足三里。用 2 寸毫针，采用快速手法直刺神阙穴，进针 0.5~1 寸；

另取 3 寸毫针直刺足三里穴，中强刺激，平补平泻手法，留针 30 分钟。起针后神阙拔罐 3~5 分钟。嘱患者温和灸上述二穴，每穴 15 分钟。以上均每日 1 次，5~7 次为 1 个疗程，疗程间隔 2~3 日。

方法二：选穴中脘、关元、会阳、长强。上述诸穴针后灸 20 分钟，前 3 穴灸后拔罐 15 分钟，长强穴只针灸，不拔罐。隔日 1 次，5 次为 1 个疗程。

【针罐法】

方法一：取神阙、中脘、气海、天枢（双）、足三里（双）；腹胀配公孙；手足心发热加三阴交。治疗时手握激光针探头，垂直放在所取穴位皮肤上，不需加压，每穴 5 分钟，再于神阙拔罐，留罐 5 分钟。患儿俯卧在母亲手臂上，医者用两手在患儿脊椎两侧足太阳膀胱经循行路线上，由下至上挤捏，反复 2 遍，手法不宜过重。

方法二：取穴腹痛穴（位于足三里穴下 2 寸，偏于腓侧）。左右交替取穴，针感以远距离传导为宜，不留针。配穴胃痛穴（位于下颌骨正中）。针感以达面部为宜，不留针。火罐取脊柱两侧旁开 2 寸，以闪罐、走罐、旋罐、飞罐、提罐为主。以背部皮肤出现红润、充血为宜。隔日 1 次，5 次为 1 个疗程。

【推拿配刺络拔罐】

患者仰卧，术者以劳宫穴对准其神阙穴，顺时针方向连续摩腹 3~5 分钟。患者俯卧，术者用右拇指腹推上七节骨，自龟尾至第 4 腰椎，手法柔和，频率为 70~80 次 / 分，连续 3 分钟。然后用左手掌沿脊柱自上而下按揉 3~5 遍，再自龟尾至大椎捏脊 3~5 遍，对肾俞、脾俞、胃俞要点按、提拿 3~5 次。最后用三棱针在龟尾穴刺络 3~5 下，紧接其后在龟尾至七节骨位拔罐，留罐 10 分钟。腹泻伴呕吐加点按内关、足三里，腹痛加拿肚角 3~5 次；发热加退六腑、清天河水，三棱针点刺少商、十宣；久泻加点按关元 3 分钟，加刺四缝穴。每日 1 次，3 次为 1 个疗程。

【走罐法】

颈椎 1 至骶椎 4 之间，左右各 5~10cm 处。先在应拔部位和罐口涂液状石蜡，迅速拔在骶椎 4 的华佗夹脊穴上，再往上推至大椎穴旁，然后再返回原处，反复操作 5 次。待局部皮肤出现潮红或少量瘀血斑时，将火罐速拔在关元俞、脾俞穴，各停留 2~3 分钟；再将火罐拔在关元穴，留罐 10~15 分钟，然后缓慢沿腹中线推至阴交穴，向左推至左胃上穴，向右推至中脘穴，再向右推至右胃上穴，直至返回阴交穴为 1 遍，如此反复操作 2~3 遍为 1 次。隔日 1 次，6 次为 1 个疗程。

【背部压痛点划割加火罐疗法】

在脊柱两侧找压痛点，常规皮肤消毒，用蜂针或刀片分别在每侧痛点上划两条并排纵行 2cm 长的切口，以不见血为度。在切口上用普通罐头瓶拔罐，15 分钟后取罐，清除瘀血，再拔罐 15 分钟。每日 1 次。

【水罐法】

取穴：①腹侧：以神阙为标志，左右旁开两横指处；脐下每隔两横指为一处，取 2~3 处。②背侧：以命门为标志，左右旁开两横指，由此向下每侧取 4~5 处。③四肢：内关、足三里、三阴交。将青霉素瓶制成的小抽气罐置于穴位上，紧贴皮肤，用 10ml 注射器将罐中空气抽出，注入 4~5ml 清水，小罐即紧拔于皮肤上，留罐 10~15 分钟。起罐后用干毛巾将局部擦干，每日 1 次，7 次为 1 个疗程。

四、注意事项

本病较顽固，应坚持治疗较长时间以防复发。对重度患者，腹痛、腹泻较剧者，应配合药物治疗。注意肠道感染，防止交叉感染。饮食不能过于肥甘、生冷及辛辣刺激。

细菌性痢疾

一、中医学概述

（一）概念

中医学对本病称为"肠澼"或"滞下"。《诸病源候论》有"赤白痢""血痢""脓血痢""热痢"等名称，金元时期已知本病能相互传染普遍流行，因有"时疫痢"之名。本病的病因为湿热疫毒侵及肠道。或因饮食不节、误食不洁之品、过食生冷，或过食肥甘厚味等损伤脾胃，加上外感湿热疫毒乘机侵入胃肠，使湿热内蕴或寒湿滞留，而致本病。

本病的病位在肠道。急性痢疾多为湿热疫毒蕴结肠中，表现为湿热证候；中毒型痢疾（"疫毒痢"）乃疫毒内窒，热邪壅盛，蒙蔽心包，引动肝风所致，甚者邪盛正虚，出现内闭危候；如果湿热疫毒之邪上攻于胃，则胃不纳食，成为噤口痢；慢性痢疾，迁延日久，正虚邪留，或时发时愈，则成休息痢；或湿热伤阴，遂成阴虚痢；脾肾两虚，导致虚寒痢；有的也因饮食不当或受寒凉之邪，而致反复发作，则可见寒热夹杂证候。

（二）辨证

1. 湿热痢

临床表现：腹痛、腹泻、脓血便，里急后重，肛门灼热，苔黄腻，脉滑数。

证候分析：湿热之邪壅滞肠中，气机不畅，传导失常，故腹痛，里急后重；湿热熏灼肠道，气血瘀滞，化为脓血，故腹泻、脓血便；湿热下注，则肛门灼热；苔黄腻，脉滑数，为湿热之象。

治则：清热解毒，调气行血。

2. 寒湿痢

临床表现：腹痛、腹泻、脓血便，里急后重，头身困重，脘腹满闷，舌淡苔白腻，脉濡缓。

证候分析：寒湿者皆为阴邪，阴邪留着肠中，则气机阻滞，传导失常，故见腹痛，里急后重；寒湿伤于气分，故腹泻多为白冻；寒湿中阻，故脘腹满闷；寒湿困脾，健运失司，故头身困重；舌淡苔白腻，脉濡缓，皆为寒湿内盛之征。

治则：温化寒湿。

3. 疫毒痢

临床表现：便脓血鲜紫，剧烈腹痛，高热惊厥，神昏谵语，舌红绛，脉细数。

证候分析：疫毒熏灼肠道，耗伤气血，故便脓血鲜紫；疫毒之气，甚于湿热之邪，所以剧烈腹痛；毒盛于里，助热伤津，故高热；热盛动风，则惊厥；热毒蒙蔽神窍，则神昏谵语；舌红绛，脉细数，为疫毒内淫炽盛之征。

治则：清热凉血解毒。

4. 虚寒痢

临床表现：久痢不愈，腹部隐痛，口淡不渴，食少神疲，畏寒肢冷，舌淡苔薄，脉象细弱。

证候分析：痢久脾虚中寒，寒盛正虚，肠中失却温养，故腹部隐痛；胃主受纳水谷，脾主运化四旁，胃气虚弱，脾阳不振，故口淡不渴，食少神疲，畏寒肢冷；舌淡苔薄，脉象细弱，皆为虚寒之象。

治则：温补脾肾，收涩固脱。

5. 休息痢

临床表现：时发时止，日久不愈，舌淡苔腻，脉细。

证候分析：下痢日久，正虚邪恋，寒热夹杂，肠胃传导失司，故时发时止，日久不愈；舌淡苔腻，脉细，为湿热未尽正气虚弱之征。

治则：温中清肠，调气化滞。

二、西医学概述

（一）概念

细菌性痢疾简称"菌痢"，是由痢疾杆菌引起的急性肠道传染病。以结肠黏膜化脓性溃疡性炎症为其基本病理变化。以腹痛腹泻、里急后重及黏液脓血便为主要临床表现。本病终年均有发生，但多流行于夏秋季节。无论男女老幼对本病均易感，以青壮年及儿童的发病率较高，中毒性菌痢多发生于儿童。

本病系由于痢疾杆菌感染所致。急性菌痢病变常累及整个结肠，尤其是以乙状结肠和直肠最为显著。严重时，全部大肠及回肠下段均被波及。黏膜弥漫性充血、水肿，肠腔内含黏液血性渗出液，黏膜坏死部位形成许多不规则浅表溃疡。中毒性菌痢病理改变以大脑和其他脏器的弥漫性充血和水肿为主，脑微循环障碍，导致脑组织缺血、缺氧，引起脑水肿；肺微循环障碍，可引起肺瘀血、肺水肿，临床上出现急性呼吸窘迫综合征（ARDS），而肠黏膜改变轻微，仅见轻度充血和水肿，极少出现溃疡。慢性菌痢的发病机制目前尚不清楚，其中部分患者与急性菌痢治疗不及时、不彻底，或与痢疾杆菌的耐药性有关；但也有不少患者虽经及时正规治疗，仍转为慢性菌痢，可能与免疫功能低下有关。肠黏膜水肿、增厚；溃疡长期不能修复，可形成凹陷性瘢痕，溃疡周围可有息肉增生。

（二）诊断

1. 急性菌痢

（1）急性发作的腹泻（除外其他原因腹泻），伴发热、腹痛、里急后重、脓血便或黏液便、左下腹有压痛。

（2）粪便镜检白细胞（脓细胞）每高倍（400倍）视野15个以上，可以看到少量红细胞。

（3）粪便细菌培养志贺菌属阳性。

临床诊断：具备上述（1）（2）项。实验确诊：具备上述（1）（3）项。

2. 急性中毒性菌痢

（1）发病急，高热，呈全身中毒为主的症状。

（2）中枢神经系统症状，如惊厥、烦躁不安、嗜睡或昏迷；或有周围循环衰竭症状，如面色苍白、四肢厥冷、脉细数、血压下降或有呼吸衰竭症状。

（3）起病时胃肠道症状不明显，但用灌肠或肛门拭子采便检查可发现白细胞（脓细胞）。

（4）粪便细菌培养志贺菌属阳性。

临床诊断：具备上述（1）（2）（3）项。实验确诊：具备上述（1）（3）（4）项。

3. 慢性菌痢

（1）有菌痢病史，多次典型或不典型腹泻2个月以上者。

（2）粪便有黏液脓性或间歇发生。

（3）粪便细菌培养志贺菌属阳性。

三、现代常用拔罐法

【孟氏中药拔罐疗法】

基本穴位：足三里、神阙、水分、天枢、上巨虚、气海、大肠俞。湿热痢加中脘、内关、合谷；寒湿痢加阴陵泉；疫毒痢加大椎、神阙；虚寒痢加关元，神阙；休息痢加脾俞、胃俞。拔罐之前和拔罐之后分别在拔罐的局部外涂中药拔罐液。（彩图 20）

【火罐法】

选穴：天枢、足三里、阴陵泉。湿热痢配曲池、上巨虚；寒湿痢配中脘、气海；疫毒痢配委中、十二井（只点刺放血，不拔罐）；休息痢配脾俞、胃俞。采用单纯拔罐法，留罐 15~20 分钟。每日或隔日 1 次。

【刺络拔罐法】

选穴：神阙、脊椎两侧压痛点。先用三棱针在神阙周围 1cm 处围刺放血，以微出血为度，然后在脊椎两侧压痛点上用三棱针或刀片平行轻划两条 2cm 长的纵行切痕，以不见血为度。在神阙拔罐 15 分钟，在脊椎两侧压痛点切口处闪火拔罐 15~20 下，取罐再拔，留罐 15 分钟。隔日或 3 日治疗 1 次。

【梅花针叩刺后拔罐法】

选穴：气海、曲池、胃俞、足三里，以上穴位拔罐 5~20 分钟，湿热重者用梅花针叩刺曲池，出血后拔罐。

【针罐法】

方法一：分组选穴，①神阙、水分、天枢、气海；②大椎、脾俞、肝俞、大肠俞、天枢、中脘、关元。取①组，以双侧天枢为针刺点，向上透水分，向下透气海，留针 15~20 分钟，摇大针孔后出针，后在神阙上拔罐，再围绕此罐在周围拔罐 4 个，留罐 10~15 分钟。每日 1~2 次。急性症状缓解后改为隔日 1 次。取②组，用三棱针点刺使之微出血，后拔罐 5~10 分钟，每日 1 次。两组可交替使用。

方法二：选穴为中脘、天枢、气海、足三里。久病气虚配关元、腰俞、会阳。先用毫针速刺速提，留针 20 分钟。针后拔罐 15~20 分钟。湿热痢与疫毒痢可用刺络拔罐法，寒湿痢与慢性久痢可用拔罐后加隔盐灸 15 分钟。每日或隔日 1 次。

【贴药拔罐法】

主穴：足三里、中脘、三焦俞、天枢、气海；配穴内庭、公孙、十二井。湿热痢或疫毒痢用刺络拔罐法或针罐法，配合贴敷疗法。用苦参、白头翁各等份，或大黄、木香各等份，共研细末，用食醋调敷肚脐上，外以纱布固定，每日换药 1 次。寒湿痢或虚寒痢用单纯拔罐法或拔罐后加温灸法，配合贴药法。吴茱萸 30g，广木香 15g，共研细末，用米醋调敷肚脐、涌泉上，外以纱布固定，每日换药 1 次。以上均留罐 15~20 分钟，每日或隔日 1 次。

便 秘

一、中医学概述

（一）概念

中医古典医籍中有"实秘""虚秘""气秘""风秘""痰秘""冷秘""热秘""三焦秘""幽门秘""直

肠结""脾约"之称，又称大便难、大便不通、大便秘涩。明代张景岳承张仲景之说，将便秘依有火、无火而分为"阳结""阴结"两类。

（二）病因病机

中医学认为，便秘的病位在大肠，系大肠传导功能失常所致，但与肺、肝、脾、肾关系密切。肺燥热移于大肠，使大肠传导失职而便秘；脾虚运化失常，糟粕内停，大便难行；肝气不疏则郁，气郁化火，火邪伤津，肠道失润；肾精亏耗则肠津涩少，命门火衰可使阴寒凝结、传导失职而便秘。大肠的传导，须赖津液濡润和阳气推动。胃腑津液充足，脾脏输布津液功能正常，津液下润肠道，肾阴不虚，精血充则津液足、肾阳充足、阳气运行。肺气正常宣降则肠腑气血通。若气机失调，津液不足，则传导失常，腑气不通，而形成便秘。其病因病机主要有以下几个方面：

（1）热盛伤津：热盛津亏液耗，肠道失润，大便燥结为热秘。

（2）气机郁滞：忧思过度，或久卧久坐少动；或因外伤损及肠胃，致气机郁滞，通降失调，传导失职，糟粕停滞。

（3）气血亏虚：年老精血虚少；或产后失血过多；或病后气血未复；或房室劳倦损伤气血，血虚津亏则肠道失润、气虚则推动无力，均可造成便秘。

（4）阴寒凝结：常食生冷、过用苦寒，伐伤阳气；年老及病后阳气衰弱、脾肾阳虚、命门火衰、温煦无权，引起阴寒内盛、阳气不通、津液不润、糟粕不行而成冷秘之证。

（三）辨证

临床上可分为虚、实两类。

1. 实证

临床表现：大便秘结，艰涩难下，腹胀而痛，伴头痛恶心，小便黄赤，苔黄脉实。

证候分析：胃为水谷之海，肠为传导之官，若胃肠积热，耗伤津液，则大便秘结，艰涩难下；热积肠胃，腑气不通，故腹胀而痛；热伏于内，脾胃之热熏蒸于上，故头痛恶心；小便黄赤，苔黄，脉实，均为实热之象。

治则：清热润肠。

2. 虚证

临床表现：大便秘结，头晕目眩，神疲乏力，食欲不振，舌淡苔薄，脉细。

证候分析：气虚为肺脾功能受损，肺与大肠相表里，肺气虚则大肠传送无力，故大便秘结；脾虚则健运无权，化源不足，故头晕目眩，神疲乏力，食欲不振；舌淡苔薄，脉细，均为虚象。

治则：益气润肠。

二、西医学概述

（一）概念

便秘是临床常见的一种症状，是指大便排出困难，或排便时间间隔延长。

引起便秘的原因有肠道病变、全身性病变和神经系统病变，其中肠易激综合征是很常见的便秘原因。经常服用某些药物也容易引起便秘，如止痛剂、肌肉松弛剂、抗惊厥剂、抗抑郁剂、抗帕金森病药、抗胆碱能药、阿片制剂、神经节阻滞药、某些降压药，含钙、铝、铅的止酸剂，以及利尿剂等。

（二）诊断

（1）大便量太少、太硬、排出困难。

（2）排便困难合并一些特殊症候群，如长期用力排便、直肠胀感、排便不完全感或需手法帮助排便。

（3）7天内排大便次数少于2~3次。

便秘不是一种病，而是多种疾病的一个症状，不同的患者有不同的含义。

三、现代常用拔罐法

【孟氏中药拔罐疗法】

主穴：天枢、上巨虚、大肠俞、丰隆、胃俞、脾俞。实证加中脘、足三里、次髎；虚证加肾俞、关元、气海、照海。拔罐之前和拔罐之后分别在拔罐的局部外涂中药拔罐液。（彩图15）

【火罐法】

选穴：天枢、大肠俞、上巨虚、支沟。采用单纯拔罐法，留罐10~20分钟，至皮肤出现紫红色瘀血为度。

【刺络拔罐法】

取穴：支沟、天枢、中脘、大肠俞、足三里、上巨虚。将以上穴位进行常规消毒，用三棱针点刺穴位至出血。每穴点刺3~5次，然后用闪火法立即将罐拔于所点刺的穴位，留罐10分钟后起罐，每罐出血量应在10滴左右，隔日1次，6次为1个疗程。本法适用于实证便秘。

【针罐法】

方法一：取天枢、支沟、足三里、大肠俞。采用补法，留针30分钟。天枢穴针后加灸，大肠俞得气后留针。或取关元、三阴交、足三里，采用补法，留针20分钟。关元穴针后加灸并拔罐10分钟。

方法二：取穴中脘、天枢、气海、足三里、脾俞、胃俞。将以上穴位进行常规消毒，用毫针针刺，采用捻转补法，局部出现针感后，用闪火法将罐吸拔于针上，留罐10~15分钟，至皮肤出现紫红色瘀血为止。隔日治疗1次，6次为1个疗程。本法适用于虚证便秘。

【走罐法】

选穴：曲池至偏历、足三里至丰隆。操作时患者仰卧位，充分暴露四肢肘、膝关节以下部位，术者选择适当罐，分别在其两侧手阳明大肠经的曲池至偏历之间，足阳明胃经的足三里和丰隆之间走罐，至皮肤出现紫红色瘀血为止。本法适用于各型便秘。每周1次，8次为1个疗程。走罐法也可选膀胱经的肾俞至膀胱俞、督脉的命门至腰俞，方法同上。

【梅花针叩刺后拔罐法】

取穴：脊椎两侧、下腹部、脐周围、腰骶椎两侧。先在应拔部位和罐口涂以液状石蜡或凡士林油膏，再用梅花针先从背部到后腹部，由上而下反复叩刺2~3遍后（重点叩刺腰骶部两侧），然后用走罐法推罐2~3遍，再将火罐扣拔在神阙、大肠俞上，留罐15~20分钟，每日1次。若系肾阳虚引起的习惯性便秘，可于拔罐后，在神阙、大肠俞和肾俞穴加以温灸，效果更佳。

【针刺后拔罐法】

方法一：取穴大肠俞、天枢。热秘配曲池、支沟、足三里；寒秘配中脘、大横、足三里、丰隆；气秘配次髎、尺泽、中脘、足三里；血秘配支沟、次髎、三阴交、照海。先用针刺（热秘用泻法、寒秘用补法、气秘用补法、血秘用平补平泻法），针后拔罐，留罐15~20分钟。每日1次。

方法二：选穴外陵、水道、支沟、足三里、承山、太白。先用毫针刺激，留针 15 分钟。每日1次。

四、注意事项

治疗期间，患者不可滥用泻下药，以免造成对药物的依赖。积极向患者宣传排便的生理知识，纠正患者经常服用泻药或灌肠的习惯。

<h1 style="text-align:center">慢性肝炎</h1>

一、中医学概述

（一）概念

中医学无此病名，根据患病的不同阶段及不同临床表现，如以肝区痛为主者，称为胁痛；发展到肝硬化有腹水者称为鼓胀等。

（二）病因病机

（1）湿热：病初感受湿热之邪，由于失治、误治而导致余邪未尽；也有病久伤脾，湿久化热；也有反复感受湿热之邪，致湿邪或湿热之邪弥散三焦。

（2）气滞血瘀：人体情志的舒畅、气机的协调、脾胃的运化、血液的生发均与肝的疏泄密切相关。肝有体阴用阳的特殊性，故有可寒、可热、可虚、可实的病理结局，而且病久必郁，病久必瘀。

（3）脾虚：运化失常，气血不足，血不养肝。

（4）肝肾阴虚：肝肾同源，肝藏血，肝郁则血瘀，瘀久暗伤营血，营血既伤，必致肾阴不足。或久用苦寒之品，苦能伤阴化燥，亦可导致肝肾阴虚。

总之，慢性肝炎病位其始在气，继则及血，因此常涉及气血及与血气有关的脏腑和经络。慢性肝炎的发生发展过程，是正邪相争的过程，正指人体正气，邪指致病之因，正不胜邪则病久不愈。正邪相争日久，则机体脏腑俱虚，不能胜邪，所以形成正虚邪实之病因病机。

（三）辨证

1. 肝胆湿热

临床表现：胁肋胀痛，皮肤鲜亮如橘皮，发热口渴，胸闷呕恶，尿黄便干，舌红苔黄腻，脉滑数。

证候分析：湿热蕴结于肝胆，肝络失和，故胁肋胀痛；湿热中阻，升降失常，故胸闷呕恶；湿热交争，胆汁不循肠道而外溢可出现黄疸，皮肤鲜亮如橘皮，尿黄；舌红苔黄腻，脉滑数，均是肝胆湿热之征。

治则：清热利湿。

2. 寒湿困脾

临床表现：脘腹痞满，皮肤晦暗，四肢倦怠，食少便溏，舌淡苔白腻，脉沉迟无力。

证候分析：寒湿伤人，或素体脾胃虚寒，则湿从寒化，寒湿瘀滞，中阳不振，肝胆失于疏泄，故脘腹痞满，皮肤晦暗；久病脾阳受伤，运化功能失常，气血不足，故见四肢倦怠，食少便溏；舌淡苔白腻，脉沉迟无力，为阳虚湿浊不化、寒湿留于阴分之象。

治则：健脾和胃，温化寒湿。

二、西医学概述

（一）概念

慢性肝炎是指由病毒感染等原因引起，病程持续 6 个月以上的肝脏慢性炎症性病变。是覆盖面广，治疗难度大、危害人民健康的一大疾病。慢性肝炎的病原学以感染乙型、丙型、丁型肝炎病毒为主，但导致急性肝炎演变成慢性肝炎的原因很多，例如失治、误治、过劳、饮酒等，但机体免疫功能失调是其主要原因。

（二）诊断

1. 慢性迁延性肝炎

有确诊或可疑的急性肝炎病史，病程超过半年尚未痊愈，病情较轻，可有肝区痛和乏力，可有轻度肝功损害，而不够诊断为慢性活动性肝炎者，或肝活体组织检查符合慢性迁延性肝炎的组织学改变，即可诊断为慢性迁延性肝炎。

2. 慢性活动性肝炎

①症状：既往有肝炎史（有时不明确），目前有较明显的肝炎症状、如乏力、食欲差、腹胀、溏便等。②体征：肝肿大，质地中等硬度以上，可有黄疸、蜘蛛痣、肝病面容、肝掌或脾肿大，排除其他原因者。③实验室检查：SGPT 活力反复或持续升高，或血浆白蛋白明显减低，或白蛋白或球蛋白比例明显异常，或丙种球蛋白明显增高，或 SB 长期反复增高。④肝外器官表现：如关节炎、肾炎、脉管炎、皮疹或干燥综合征等，其中以肾炎较多见。以上 4 项中有 3 项为阳性，或②③两项为阳性，或肝活体组织检查符合慢性活动性肝炎的组织学改变者，皆可诊断为慢性活动性肝炎。

三、现代常用拔罐法

【孟氏中药拔罐疗法】

肝胆湿热选穴肝俞、胆俞、膈俞、大椎、风池、肩井、身柱、阳陵泉、中脘、期门、足三里；寒湿困脾选穴脾俞、胃俞、膻中、期门、内关、中脘、水分、滑肉门、阳陵泉、足三里。各型均可在胁肋部排罐。拔罐之前和拔罐之后分别在拔罐的局部外涂中药拔罐液。（彩图 8、彩图 22、彩图 23）

【针罐法】

取大椎、陶道、胸椎 1~9 旁开 1 寸处，每次 6~7 穴；针 1 寸深，留针 15 分钟后，拔罐 10 分钟，每日 1 次，10 次为 1 个疗程。

【刺络拔罐法】

选穴：大椎、肝俞、期门、胃俞或身柱、胆俞、脾俞。先用三棱针点刺，然后将罐吸拔在点刺的穴位上，留罐 5~10 分钟，每日 1 次。

【针罐法】

方法一：选穴分两组，一为大杼、膈俞、脾俞、魂门；二为身柱、至阳、三阴交、胆俞。先用毫针针刺，然后拔罐，留罐 10~15 分钟，隔日 1 次，5 次为 1 个疗程。

方法二：选穴分 3 组，一为身柱、至阳、脾俞、腕骨；二为胃俞、手三里、足三里、丰隆、内庭；三为肝俞、胃俞、膈俞、天柱、中脘。先用毫针针刺，得气后起针，拔罐15~20分钟，每次选1组穴，每日1次。

【灸罐法】

选穴分两组：一为大杼、膈俞、脾俞、魂门；二为身柱、至阳、三阴交、胆俞。先拔罐10~15分钟，起罐后再给予温和灸治之，每日1次，5次为1个疗程。

【走罐刺络法】

选穴：大椎、肝俞、期门、胃俞或身柱、胆俞、脾俞。两组交替使用。在膈俞至肾俞段上涂润滑油，施以走罐法至皮肤出现潮红，然后在走罐部位用三棱针点刺或皮肤针叩刺，再拔罐10~15分钟。每日1次。

【走罐法】

方法一：在背部两侧肺俞至肾俞之间施以走罐法，以皮肤出现紫红为度，然后将罐留于肺俞、膈俞、肾俞上10分钟，隔日1次。或先用梅花针叩刺3~5遍，以微出血为度，然后如上法走罐。3~5日治疗1次。

方法二：两侧背部肺俞至肾俞，各旁开1.5寸处（共4条线）。先在应拔部位涂以凡士林（或生姜汁、药膏、药酒），然后从左侧开始，自上至下逐条线走罐，以至皮肤紫红色为度。或先用梅花针叩刺3~5遍，然后如上法走罐。每日1次，或2~3日1次。

【刺络药罐法】

选穴分两组：一为肝俞、期门、胃俞；二为身柱、胆俞、脾俞。采用刺络拔罐法，每次选1组，每2~3日1次，每次留罐15~20分钟。如肝区疼痛较甚者，加用药物外敷。药方：穿山甲（另研）100g，桃仁、丹参、延胡索、茵陈各15g，铜绿9g（另入），冰片1.5g（另入），共研细末。每取40~50g，用米醋调成稀糊状，分别贴敷于肚脐中、肝区压痛点，外以消毒纱布覆盖，胶布固定。每日换药1次。

【指罐法】

选穴：肝俞、胆俞、脾俞、胃俞、期门、中脘、太冲、阳陵泉。先指针上穴各1分钟，然后拔罐10~15分钟，每日1次。

四、注意事项

慢性肝炎具有传染性，应注意隔离消毒。患者必须坚持治疗，并保持心情舒畅，注意适当休息。忌辛辣、生冷、油腻食物，烟酒刺激。

呃　逆

一、中医学概述

（一）概念

本病属于中医学"呃逆"范畴。其病因病机为寒邪、胃火、食滞、气郁导致胃失和降，胃气上逆动膈；或因胃阴亏虚，下元虚寒致胃气衰败，清气不升，浊气不降，气逆动膈而发生呃逆。

（二）辨证

1. 实证

临床表现：呃声响亮有力，连续发作，形体壮实，胸脘满闷，烦渴，尿黄便结，苔黄腻，脉滑实。

证候分析：多因嗜食辛辣纯酒，或过用温补之剂，胃肠蓄积实热，胃火上冲，故呃声响亮有力，连续发作；气逆于胸则胸脘满闷；胃热伤津，肠间燥结，则烦渴；尿黄便结，苔黄腻，脉滑实，为胃热内盛之象。

治则：清降泄热，止呃。

2. 虚证

临床表现：呃声低微断续，面色少华，手足不温，舌淡，脉沉细。

证候分析：脾胃职司受纳运化，能升清降浊，如脾胃虚弱，虚气上逆，故呃声低微断续；甚则生化之源不足，见形体消瘦，面色少华；阳气不固，则手足不温；舌淡，脉沉细，为阳衰气弱之象。

治则：温补脾胃，和中降逆。

二、西医学概述

（一）概念

呃逆是指膈神经受刺激而引起的膈肌不自主痉挛，可见于多种疾病中。根据病变部位的不同可分为中枢性、末梢性及反射性呃逆三种。呃逆的典型表现为间歇性喉间呃呃连声，声短而频，令人不能自制。轻症呃逆多单独存在且发作时间短暂，如继发于其他急慢性疾病过程中，则呃逆较重且发作时间较久，多伴有原发病的症状。其病因多与胃、肠、腹膜、纵隔、食管的疾病有关，不良精神因素、寒凉刺激或饮食不慎常为诱发因素。

（二）诊断

膈肌阵发性的不自主收缩所致，中枢神经、膈神经和膈肌等任何一个部位受到一定程度的刺激后均可引起膈肌痉挛。

三、现代常用拔罐法

【孟氏中药拔罐疗法】

基本穴位取膈俞、内关、脾俞、胃俞、中脘；实证加巨阙、太冲、期门、陷谷、膻中；虚证加关元、气海、足三里。拔罐之前和拔罐之后分别在拔罐的局部外涂中药拔罐液。（彩图 24）

【火罐法】

选穴：膈俞、肝俞、胆俞、脾俞、期门、中脘或膻中。选以上诸穴拔罐，留罐 20~30 分钟。每日 1 次。

【刺络拔罐法】

方法一：选穴大椎、肝俞、神道、胆俞、脾俞、胃俞。用三棱针点刺以上诸穴，然后拔罐 15 分钟，每日或隔日 1 次。

方法二：选穴肝俞、脾俞、胃俞、足三里。先以三棱针点刺各穴，然后用闪火罐法将罐吸拔于点刺的穴位上，留罐 5 分钟，每日 1 次。

【梅花针叩刺后拔罐法】

选穴：膻中至肚脐（神阙）。先用梅花针从上至下轻叩刺 3~5 遍，然后走罐至皮肤潮红为度，再在中脘、神阙穴留罐 10 分钟，每日或隔日 1 次。

【针罐法】

方法一：取穴天突、膈俞、膻中、内关。用 2.5 寸针先刺天突穴得气后拔针，不留针；然后用提插泻法针双足三里，留针 30 分钟，每 10 分钟捻针 1 次。如呃逆不止，用 1 寸针点刺膈俞穴，不留针，针后拔火罐 15 分钟。如果呃逆仍不止，用 1.5 寸针刺膻中用泻法，使针感向天突穴方向上行。

方法二：选穴攒竹、内关、中脘、足三里、膈俞、止呃。胃寒取中脘穴针上拔罐；胃热针泻陷谷；阳虚加灸气海；阴虚针补太溪；肝气横逆针泻期门、太冲。耳针取穴膈、胃、神门、交感。在穴位范围找压痛点，强刺激，留针 30 分钟。顽固性呃逆，可压丸或用埋皮内针法。

方法三：选穴分 3 组，一为膈俞、胃俞、肝俞；二为中脘、气海、天突；三为足三里、三阴交、内关。以上三组，每次可选 1 组。先对所选穴位进行常规消毒，用毫针针刺，采用平补平泻手法，取得针感后，用闪火罐法拔罐，留罐 10~20 分钟，以皮肤出现红色瘀血现象为度。每日 1 次，5 次为 1 个疗程。

【走罐法】

选穴：足太阳膀胱经的膈俞至胃俞穴，足阳明胃经的足三里至丰隆穴，任脉的膻中、中脘、气海穴。患者俯卧位，充分暴露背部，在背部两侧膀胱经线上的皮肤涂适量的润滑油，用闪火罐法将罐拔于背部，沿着膀胱经的膈俞至胃俞来回走罐，至皮肤出现红色瘀血为度，然后令患者仰卧位，用同样的方法在足阳明胃经的足三里至丰隆穴走罐，至皮肤出现红色瘀血为度，然后用闪火罐法在任脉的膻中、中脘、气海穴拔罐，每穴摇罐 30 次。每周治疗 2 次，5 次为 1 个疗程。

【药罐法】

选穴：胃俞、脾俞、足三里（均取双侧）。常用煮罐方药为曼陀罗、白芍、延胡索、桂枝各 15g，生姜 30g，煮成浓度为 30% 的药液 20~40ml，煮罐（竹罐）3~5 分钟。将罐拔于穴位上，留罐 20~40 分钟。每日 1 次。

【灸罐法】

选穴：肝俞、脾俞、中脘、足三里。先拔火罐，留罐 10~15 分钟，起罐后，再在各穴艾灸 5 壮。每日 1 次。

【拔罐后敷脐法】

选穴：中脘、神阙、膈俞。先用闪火罐法拔罐 10~15 分钟。起罐后，随证用下列药敷脐（方药：丁香、代赭石、高良姜各等份。共研细末备用）。每取药末适量（约 15g），用生姜汁、蜂蜜各半调和成糊状，敷于肚脐上）。每日 1 次。

四、注意事项

呃逆的病因较多，治疗前应明确诊断，继发于急慢性疾病者应积极治疗原发病。患者应注意饮食适量，不过食生冷；并保持精神舒畅调达。

参考文献

［1］乌兰，陈辉星. 针刺拔罐治疗术后呃逆 15 例［J］. 中国针灸，1996，16（11）：36.

［2］代二庆，李海英，刘子泉. 针刺配合拔罐治疗呃逆 63 例临床观察［J］. 现代中西医结合杂志，2003（7）：42-43.

腹　胀

一、中医学概述

腹胀是指脘腹及脘腹以下的整个腹部胀满的一种症状。腹胀多见于其他疾病如急性肠炎、肝病、腹腔手术后等。原因较为复杂，多由湿热、食积、气滞所致，其证多实。但亦有脾胃虚弱，久病虚胀。食后胀甚者，胀多在肠胃；二便通调者，胀多在脏。腹胀时轻时重，或食后胀甚，或遇情绪变化而加重，矢气则舒。多有兼症。

二、现代常用拔罐法

【火罐法】

方法一：取穴中脘（脐之上）、关元（脐之下）、天枢（脐之左右）各 1 穴。共称四募穴。先闪拔中脘，再闪拔天枢（双），最后闪拔关元。每穴闪拔数下（约 120 下），待半分钟后，依前法再续做 1 遍（前后共闪拔 240 下）。

方法二：取穴上、中腹胀取中脘、神阙；下腹胀取神阙、关元。用单纯拔罐法，留罐 10~20 分钟，每日 1~3 次。

【刺络拔罐法】

方法一：取穴肓俞（双）、神阙上下各 0.5 寸。先用三棱针点刺肓俞及神阙上下各点，以微出血为度。然后在肓俞、神阙拔罐 15~20 分钟。每日 1 次。

方法二：取穴分两组，一为三焦俞、大肠俞、胃俞；二为脾俞、小肠俞、胞肓。采用刺络拔罐法。每次选 1 组穴，留罐 10~15 分钟。每日 1 次。

【灸罐法】

取穴：天枢（双）、上巨虚（双）。先用闪火法拔罐 5~10 分钟，起罐后，再隔葱盐灸治（即用葱白 90g，食盐 30g，共捣烂如泥，分置于两侧穴位上，厚 0.5~0.8cm，每侧点燃艾条两支，每穴 1 支，两穴同时灸治），至穴位皮肤微充血为度。每日 1~2 次。

三、注意事项

本病多伴有原发病，应积极治疗原发病。

第三节　心血管系统疾病

高血压

一、中医学概述

（一）概念

中医学无高血压病名，但"眩晕""头痛"与高血压病的一般临床症状相近。而高血压病患者发生心、脑、肾并发症进行中医诊断时，则可分别归于"心悸""胸痹""中风""水肿"等病证中进行辨病辨证治疗。

（二）辨证

1. 肝阳上亢

临床表现：头痛，眩晕，面红目赤，烦躁易怒，口干口苦，便秘尿赤，舌苔黄燥，脉弦有力。

证候分析：肝阳上亢，上扰清空，故头痛，眩晕；阳升则面红目赤；肝旺则烦躁易怒；肝火过盛，煎灼津液，故便秘尿赤；口干口苦，舌苔黄燥，脉弦有力，均为肝阳上亢之征。

治则：平肝潜阳，滋养肝肾。

2. 阴虚阳亢

临床表现：头晕耳鸣，腰腿酸软，五心烦热，心悸失眠，遗精，口干，舌红少苔，脉弦细数。

证候分析：精血津液亏虚，阴气亏虚，阳气失约，故头晕耳鸣；阳亢更使阴液耗伤，故口干；肾阴不足，则腰腿酸软，遗精；心主血脉，阴血不养心，心神不宁，故心悸失眠，五心烦热；舌红少苔，脉弦细数，均为阴虚阳亢之征。

治则：滋阴潜阳。

3. 痰浊中阻

临床表现：头痛而重，胸膈痞闷，饮食不振，呕吐痰涎，肢体倦怠，苔白腻，脉弦滑。

证候分析：痰浊蒙蔽清阳，则头痛而重；痰浊中阻，浊阴不降，气机不利，胸膈痞闷，呕吐痰涎；脾阳不振，则饮食不振，肢体倦怠；苔白腻，脉弦滑，均为痰浊内蕴之征。

治则：燥湿祛痰，健脾和胃。

4. 阴阳两虚

临床表现：目眩，面色㿠白，畏寒肢冷，四肢酸软，夜尿频多，或虚烦，盗汗，颧红，舌淡红，脉沉细。

证候分析：阴阳两虚，不能濡养头窍，故目眩；阳虚则面色㿠白，畏寒肢冷；肾阴不足，则四肢酸软，或虚烦，盗汗，颧红；肾阳不足则夜尿频多；舌淡红，脉沉细，为阴阳两虚之征。

治则：益气养阴，温中补阳。

二、西医学概述

（一）概念

原发性高血压是指迄今尚未阐明原因的动脉血压升高。而因服用药物导致血压升高、妊娠性高血压、患器质性疾病等凡是能找到血压升高原因的高血压病都叫作继发性高血压。原发性高血压在中国，以及全球多个国家都是一种常见疾病。

（二）发病原因

1. 遗传

遗传是目前尚不能改变的发病因素。父母均患高血压者，其子女患高血压的概率可达到45%；而父母血压均正常者，其子女患高血压的概率仅为3%。

2. 肥胖和超重

临床观察，肥胖者患高血压病的概率是体重正常者的2~6倍。体重超重者的血压上升较快，体重下降的同时，血压也下降。

3. 钠摄取多

研究发现，氯化钠摄取量增多将使血压明显增高。

4. 饮酒

当前已有大量研究报告指出大量饮酒与高血压之间存在相关性。

5. 社会心理素质

长期置于有害社会心理环境下可使血压升高。反复紧张、精神刺激、过度忧郁、烦躁、睡眠不足，均可引起高血压。

（三）诊断

收缩压高于140mmHg，舒张压高于90mmHg，两者有1项经核实，即可确诊。

对过去有高血压史，长期（3个月以上）未经治疗，此次检查血压正常者，即不列为高血压。如一向服药治疗，此次检查血压正常者，仍列为高血压，有疑问者可在停药1个月后复查再做诊断。

三、现代常用拔罐法

【孟氏中药拔罐疗法】

选穴：血压点、大椎、风池、天柱、肩井、合谷、曲池、内关、神阙、足三里、三阴交、涌泉、肝俞、胆俞、肾俞、阳陵泉、气海、中脘。并可在背部膀胱经排罐。拔罐之前和拔罐之后分别在拔罐的局部外涂中药拔罐液。（彩图8、彩图25）

【火罐疗法】

方法一：取背部、腰、骶部督脉及膀胱经穴，涂上润滑液后，将玻璃罐用闪火法拔罐，上下走罐，每条经10~30次。辨证加取背部穴位用闪罐、摇罐或烫罐。每1~2日1次。

方法二：肝阳上亢选肝俞、太阳；气血亏虚选气海、心俞、脾俞、胃俞、膈俞；肾精不足选肾俞、脾俞、胃俞、天柱、三阴交；痰浊中阻选肺俞、脾俞、中脘、阴陵泉。以上诸穴拔罐10~20分钟，每日1次。

【刺络拔罐法】

主穴取百会、太阳、大椎、曲池、委中。肝火亢盛型加太冲、行间；阴虚阳亢型配太溪、太冲；阴阳两虚型配肝俞、肾俞、足三里；痰湿壅盛型配丰隆、内关；气血两虚型配足三里、血海。常规消毒后，用三棱针点刺穴位0.2~0.3cm，部分穴位点刺后拔罐，每次3~4穴，放血总量10~30ml。每周2次，10次为1个疗程。

【刺血拔罐法】

方法一：取大椎、百会、十宣、委中、太阳、降压沟。绷紧皮肤，三指持针，呈握笔状，露出针尖，用腕力迅速、平稳、准确地点刺穴位，深度1~2cm，大椎、太阳点刺出血加拔罐，十宣、降压沟点刺挤压出血，委中点刺静脉缓慢放血，放血量10~15ml。每日1次。

方法二：用三棱针迅速点刺大椎穴，拔大号罐，以抽紧为度，出血10~20ml；再点刺耳尖、耳背降压沟，出血数滴。隔日1次，3次为1个疗程。

方法三：取大椎穴，先拔一火罐，10分钟后取下，在拔罐处留下的印迹中，用医用采血针快速均匀点刺6~12下，再在原位拔一火罐，留罐10分钟，出血2~8ml。每日1次，5次为1个疗程。

【指罐法】

选穴：肩井、大椎、曲池、肝俞、三阴交。先指针各穴1分钟，然后拔罐，留罐10分钟。每日1次，10次为1个疗程。

【针罐法】

选穴：大椎。患者正坐垂头，用28号2寸针直刺大椎穴1~1.5寸，不提插捻转，待有下窜针感后，在针柄上放一酒精棉球点燃，叩上火罐，留罐10分钟。隔日1次，10次为1个疗程，疗程间隔5~7日。

【梅花针叩刺后拔罐法】

选穴：肝俞、筋缩。用梅花针叩刺出血，然后用闪火罐法拔罐10~15分钟，以拔出瘀血2~3ml为度。

【综合罐法】

选穴：督脉第7颈椎至骶尾部及其两侧膀胱经内侧循经线、曲池、足三里或三阴交。先在背部督脉或膀胱经走罐至局部出现皮肤紫红。有心脏病或肾脏病者，起罐后于心俞、志室上闪罐数次，然后在其余穴上用毫针刺之，依情况出针后用拔罐法，或叩针留罐，留罐10~15分钟，每1~2日1次。

【走罐法】

选穴：足太阳膀胱经的大杼至膀胱俞。患者充分暴露背部，涂适量润滑油，选择适当大小的火罐，吸拔于背部，沿着膀胱经第一侧线的大杼至膀胱俞来回推动火罐，至皮肤出现红色瘀血为度，起罐后，擦净皮肤上的油迹。每周治疗1~2次，6次为1个疗程。

【梅花针叩刺后走罐法】

选穴：肝俞（双）至肾俞（双）。先用梅花针从肝俞叩刺至肾俞，从左至右叩刺3~5遍，再以凡士林涂于罐口和皮肤，按上述循序走罐，至皮肤出现紫红色为度。再在肝俞、肾俞穴上各闪罐4~5下，每3日治疗1次。

四、注意事项

已服降压药者，拔罐时不要突然停药，应逐渐减量减次。本法有较好的降压效果，在治疗期间，患者应避免情绪波动，注意休息，饮食宜清淡，保持大便通畅。严重的高血压患者应配合中西药治疗。

低血压

一、中医学概述

（一）概念

本病在中医学中属于"眩晕""虚劳""晕厥"等范畴。其病因病机为先天不足，后天失养，大病久病致使精气耗伤而发病。

（二）辨证

1. 心气不足

临床表现：头晕目眩，畏寒肢冷，气短自汗，舌淡苔白，脉细弱。

证候分析：心气不足，不能上奉，故头晕目眩；气虚化血不足则血虚，血虚不能濡养筋脉，故畏寒肢冷；气短自汗，舌淡苔白，脉细弱，均为气虚之象。

治则：补益心气。

2. 脾阳虚

临床表现：头晕目眩，面色萎黄，纳少腹胀，便溏，舌时有齿痕，脉沉缓。

证候分析：脾阳虚，中阳不振，故头晕目眩；脾虚运化失常，故纳少腹胀，便溏，面色萎黄；舌时有齿痕，脉沉缓，均为脾阳虚之象。

治则：健脾温阳。

3. 肾阴阳两虚

临床表现：头晕目眩，腰酸肢冷，舌淡，脉沉迟；或五心烦热，遗精盗汗，舌红少苔，脉沉细。

证候分析：阴精不足，不能上充于脑，故头晕目眩；肾阳虚则腰酸肢冷，舌淡，脉沉迟；肾阴虚则五心烦热，遗精盗汗，舌红少苔，脉沉细。

治则：滋阴补阳。

二、西医学概述

（一）概念

低血压是指动脉血压低于 60~90mmHg 而言。临床一般分为原发性低血压、直立性低血压和症状性低血压三类。原发性低血压者可无症状，也可有头晕眼花、健忘、乏力、耳鸣，甚至晕厥等症状；直立性低血压者由卧、坐、蹲位突然起立或长时间站立后可出现上述症状，恢复原来体位或平卧后症状可改善；症状性低血压，多伴有原发病的临床表现。

（二）诊断

各种研究中采用的低血压诊断标准不同。世界卫生组织（WHO）在 1978 年将原发性低血压定义为非同日 3 次测量血压，收缩压低于 90mmHg，或舒张压 60mmHg，同时应排除器质性病变引起的继发性低血压和直立性低血压。国内外对于低血压的研究多局限于体位性低血压及餐后低血压等特殊类型。

三、现代常用拔罐法

【孟氏中药拔罐疗法】

主穴：血压点、关元、足三里、涌泉、风市。心气不足加心俞、膈俞、胆俞；脾阳虚加大椎、身柱、中脘、脾俞；肾阴阳两虚加肾俞、百会、三阴交、关元俞。拔罐之前和拔罐之后分别在拔罐的局部外涂中药拔罐液。（彩图 8）

【刺络拔罐法】

选穴：大椎、心俞、脾俞、肝俞、身柱、肾俞。先用三棱针点刺，每次选用 1 组，然后拔罐，留罐 15 分钟，每日或隔日 1 次。

【走罐法】

取背部、腰、骶部督脉及膀胱经穴，涂上润滑液后，将玻璃罐用闪火法拔罐，上下走罐每条经 10~30 次。辨证加取背部穴位用闪罐、摇罐或烫罐。每 1~2 日 1 次。

四、注意事项

症状性低血压者，应积极治疗原发病。

冠心病

一、中医学概述

（一）概念

冠心病全称为冠状动脉粥样硬化性心脏病，在中医学中属"胸痹""心痛""真心痛"等范畴。心痛指因外来寒邪侵袭、情志所伤，或内有所伤而致心系脉络瘀阻在两乳之中、鸠尾之间或虚里部位疼痛，甚则胸痛彻背，喘息不得卧。病因为寒邪内侵、饮食不当、情志失调、年迈体虚。

（二）病因病机

1. 气虚血瘀

因思虑烦劳过度，耗伤心气，加之终日伏案少动，胸阳不展；或因年迈体弱，脾肾两虚，心失所养，致心气不足，"气为血帅，血为气母""气行则血行"。由于心气虚，不得帅血运行，则气虚血瘀，心脉瘀阻发为心痛。如《灵枢·经脉篇》"手少阴气绝则脉不通，脉不通则血不流"。

2. 年迈体衰

①阳气虚衰：肾阳虚衰，不能鼓舞五脏之阳气，致心阳不足，血脉失于温运，血流不畅，痹阻于心则致心痛。②肾阴亏虚：肾阴亏，不能濡养于心则致心阴虚，脉道不充，血行不畅，瘀阻于心而致心痛。③也有因阴损及阳，致心气虚，故而出现气阴两虚致瘀而痛。

3. 气滞血瘀

因于情志所伤，忧思恼怒，气机不利，久则气滞血瘀，瘀阻于心系而发心痛。正如《灵枢·口问篇》"忧思则心系急，心系急则气道约，约则不利"。《灵枢·经脉篇》又曰"心系实则心痛"。

4. 饮食不节

恣食肥甘厚味，生冷或嗜酒成癖，日久损伤脾胃，运化失常，聚湿生痰，上犯心胸清旷之区，清阳不展，气机不畅，心脉闭阻，发为心痛。

5. 寒邪内侵

素体阳虚，或心阳不足者，复感寒邪，则阴寒之邪乘虚而入，寒凝胸中，胸阳失展，心脉痹阻，发为心痛，正如《类证治裁·胸痹》"胸痹胸中阳微不运，久则阴乘阳位，而为痹结也"。又如《医门法律·中寒门》"胸痹心痛，然总因阳虚，故阴得乘之"。心痛病位在心，病性为本虚标实，本虚为心气虚，心阳不足，阴血亏虚；标实为血瘀、痰浊、寒凝气滞。

（三）辨证

1. 心气亏虚

临床表现：心前区隐痛，气短乏力，神疲自汗，舌淡苔白，脉细弱。

证候分析：气虚则无以行血，血行不畅，气血瘀滞，故见心前区隐痛；气短乏力，神疲自汗，舌淡苔白，脉细弱，均为气虚之征。

治则：益气活血。

2. 心阴不足

临床表现：胸痛隐隐，眩晕耳鸣，潮热盗汗，舌红少苔，脉细数。

证候分析：阴虚则脉络不利，气血运行不畅，瘀滞痹阻，故见胸痛隐隐；肾阴不足，则耳鸣，潮热盗汗；水不涵木，肝阳上亢，故见眩晕；舌红少苔，脉细数，均为阴血亏虚、心脉痹阻之征。

治则：滋阴安神，益肾养心。

3. 心阳不振

临床表现：心胸闷痛，形寒心悸，面白肢冷，舌淡苔白，脉沉迟或微细。

证候分析：阳气虚衰，胸阳不运，气机痹阻，血行瘀滞，故见心胸闷痛；心阳不振，故见心悸；肾阳虚衰，故见形寒，面白肢冷；舌淡苔白，脉沉迟或微细，均为阳气虚衰、瘀血内阻之征。

治则：益气温阳，活血通络。

4. 痰浊闭阻

临床表现：心胸闷痛，头身困重，纳呆，痰多体胖，苔腻，脉滑。

证候分析：痰浊盘踞，胸阳失展，故心胸闷痛；痰浊困脾，脾气不运，故头身困重，纳呆，痰多体胖，苔腻，脉滑，均为痰浊闭阻之征。

治则：通阳泄浊，豁痰开结。

5. 心血瘀阻

临床表现：心胸刺痛，入夜痛重，心悸怔忡，舌暗有瘀斑，脉细涩。

证候分析：气郁日久，瘀血内停，络脉不通，故见心胸刺痛；血属阴，夜亦属阴，故入夜痛重；瘀血阻塞，心失所养，故心悸怔忡；舌暗有瘀斑，脉细涩，均为瘀血内停之征。

治则：活血化瘀，通络止痛。

6. 寒凝气滞

临床表现：心胸冷痛，得寒加剧，四肢厥冷，畏寒，舌淡，苔白，脉沉迟。

证候分析：寒邪内侵，致使阳气不运，气机阻痹，故见心胸冷痛，得寒加剧；阳气不足，故见四肢厥冷，畏寒；舌淡，苔白，脉沉迟，均为阴寒凝滞、阳气不运之候。

治则：辛温通阳，开痹散寒。

二、西医学概述

（一）概念

冠心病是指冠状动脉粥样硬化导致的心肌缺血、缺氧而引起的心脏病。本病多在 40 岁以上发病，男性多于女性，以脑力劳动者为多，在欧美国家，本病为最常见的一种心脏病。我国近年来有增加的趋势。

（二）病因病机

西医学认为本病除为动脉粥样硬化所致外，还可由主动脉瓣狭窄或关闭不全、梅毒性主动脉炎、肥厚型心肌病、先天性冠状动脉畸形、风湿性冠状动脉炎等引起。劳累、情绪激动、饱食、受寒、阴雨天气、急性循环衰竭等为常见的诱因。

冠状动脉易于发生动脉粥样硬化，一是该处动脉与主动脉的交角几乎呈直角，其近端及主要分支的近端受到的血流冲击力大，易受损伤；二是该处动脉内膜和部分中膜的血供由管腔直接供给，血中的氧和营养物质直接透入内膜和中膜，因而脂质亦易于透入。

（三）分类

1. 隐匿型冠心病

患者有冠状动脉粥样硬化，但病变较轻；或有较好的侧支循环；或患者痛阈较高，因而无疼痛症状，病理学检查心肌无明显组织学形态改变。

2. 心绞痛

动脉粥样硬化致冠状动脉狭窄或部分分支闭塞时，其扩张性减弱，血流量减少，心肌的血液供给如减低到尚能应付心脏平时的需要，则休息时可无症状。一旦心脏负荷突然增加，如劳累、激动时心肌对血液的需求增加，而冠状动脉的供血不能满足心肌代谢的需要，从而引起心肌急剧的、暂时的缺血与缺氧，就会发生心绞痛。

3. 心肌梗死

在冠状动脉粥样硬化的基础上，如有血栓形成、动脉内膜下出血或动脉持续性痉挛，使管腔迅速发生持久而完全的闭塞，该处动脉血供区严重缺血，1 小时以上就可使心肌坏死。另外，饱餐后血脂增高、血液黏稠度增加，引起局部血流缓慢，血小板易于聚集而致血栓形成。睡眠时迷走神经张力增高、冠状动脉痉挛，也可加重心肌缺血而致坏死。

（四）临床表现

1. 隐匿型冠心病

患者无心肌缺血的症状，在体格检查时，发现心电图有 ST 段压低或 T 波倒置变化。

2. 心绞痛

典型心绞痛有 5 个特点：①突然发作的胸痛，常位于胸骨体上段或中段的后方，可放射至左肩，左上肢前内侧达无名指与小指。②疼痛性质为缩窄性、窒息性或严重压迫感。重者出汗、面色苍白，常迫使患者停止活动。③常有一定诱因，如劳累、激动、受寒或饱餐后发生（亦有少数为自发性）。④历时短暂，常为 1~5 分钟，很少超过 10~15 分钟。⑤休息或含用硝酸甘油片后，迅速缓解。

心绞痛又分为三大类：

（1）劳累性心绞痛：在运动或心肌耗氧量增加的情况下发病，又包括稳定型劳累性心绞痛、初发型劳累性心绞痛、恶化型劳累性心绞痛三种类型。①稳定型劳累性心绞痛：符合典型心绞痛的特点，病程持续1个月或1个月以上，此型最为常见。②初发型劳累性心绞痛：符合典型心绞痛的特点，但病程在1个月以内；过去没有或过去有过心绞痛但已数月不发者。③恶化型劳累性心绞痛：稳定型心绞痛的患者在3个月内疼痛的频率、程度、时限、诱发因素经常变动，进行性恶化。

（2）自发性心绞痛：无明显诱因或在休息时或夜间发作，持续时间较长，程度较重，服用硝酸甘油无缓解。包括卧位性心绞痛、变异性心绞痛、中间综合征、梗死后心绞痛。①卧位性心绞痛：常于休息时或熟睡时发生，可能与平卧时静脉回流增加，心脏工作量和心肌耗氧量增加有关。可以发展为心肌梗死或猝死。②变异性心绞痛：与卧位性心绞痛相似，但发作时心电图有关导联的ST抬高，与之相应导联的ST压低，为冠状动脉发生痉挛所诱患者迟早会发生心肌梗死。③中间综合征：疼痛在休息或睡眠时发生，历时较长，30分钟到1小时甚至更久，但无心肌梗死的客观证据，常为心肌梗死的前奏。④梗死后心绞痛：心肌梗死发生后1个月内又出现的心绞痛，由于冠状动脉阻塞，发生心肌梗死，但心肌尚未完全坏死，一部分未坏死的心肌处于严重缺血状态，因此，随时有再发生梗死的可能。

（3）混合性心绞痛：患者既可在心肌需氧量增加时发生心绞痛，又可在心肌需氧量无明显增加时发生心绞痛。

3. 心肌梗死

起病及先兆症状多为突然发病，少数患者起病症状轻微。有1/2~2/3的患者在起病前1~2天至1~2周或更长时间有先兆症状，常见的是由原来的稳定型心绞痛变为不稳定型心绞痛，或既往无心绞痛，突然出现心绞痛，且发作频繁、程度较重、持续时间较长。其主症有以下4个方面。

（1）疼痛：疼痛部位和性质与心绞痛相似，但程度较重，患者常有难以忍受的压榨、窒息及濒死感，持续时间可长达数小时或数天，用硝酸甘油无效。疼痛部位多在胸骨后，但范围较广，常涉及整个心前区，患者常伴有发热、烦躁不安、出汗及恐惧感。约有1/3的患者疼痛性质及部位不典型，如上腹部痛，常被误认为胃溃疡穿孔或急性胰腺炎等急腹症；疼痛位于下颌或颈部，被认为骨关节病。少数患者在整个病程中都无疼痛或其他症状。

（2）心力衰竭和休克：属于急性心肌梗死的并发症，两者发生率占全部病例的1/2，可单独或合并出现，休克的诊断标准为收缩压 < 12kPa（90mmHg），或原有高血压患者收缩压较原有的水平下降10.6kPa（80mmHg）以上，并有血流灌注不足的表现，如四肢厥冷、大汗、脉搏细弱快速、尿量 < 20ml/ 小时、精神淡漠或烦躁等。

（3）心律失常：在起病3天内心律失常的发生率达90%以上，且为急性期引起死亡的主要原因之一。

（4）胃肠症状：多见于下壁心肌梗死，特别是在早期及剧烈疼痛时，约有1/3的患者伴有恶心、呕吐的临床表现。

（五）诊断

1. 原发性心搏骤停

原发性心搏骤停是由于心电不稳定所引起；没有可以做出其他诊断的依据。如果未做复苏或复苏失败，原发性心搏骤停属于猝死。

2. 心绞痛

（1）劳累性心绞痛：由于运动或其他增加心肌需氧量的情况所诱发的短暂胸痛发作，休息或舌下含服硝酸甘油后，疼痛常可迅速消失。

（2）自发性心绞痛：胸痛发作与心肌需氧量的增加无明显关系。与劳累性心绞痛相比，这种疼痛一般持续时间较长，程度较重，且不易为硝酸甘油缓解。本型未见酶变化。心电图常出现某些暂时性的 ST 段压低或 T 波改变。自发性心绞痛可单独发生或与劳累性心绞痛合并存在。

3. 心肌梗死

（1）急性心肌梗死患者会出现严重而持久的胸痛。心电图出现异常、持久的 Q 波或 QS 波以及持续 1 天以上的渐进性损伤电流。

（2）陈旧性心肌梗死患者有肯定性心电图改变，没有急性心肌梗死病史及酶变化。如果没有遗留心电图改变，可根据早先的典型心电图改变或根据以往肯定性血清酶改变而诊断。

4. 缺血性心脏病中的心力衰竭

缺血性心脏病可因多种原因而发生心力衰竭，它可以是急性心肌梗死或早先心肌梗死的并发症，或可由心绞痛发作或心律失常所诱发。

5. 心律失常

心律失常可以是缺血性心脏病的唯一症状。在这种情况下，除非进行冠状动脉造影证明冠状动脉阻塞，否则缺血性心脏病的诊断是臆测性的。

三、现代常用拔罐法

【孟氏中药拔罐疗法】

主穴取心俞、厥阴俞、肺俞、内关、巨阙、膻中、至阳心脏投影区。气虚加气海、足三里；阳虚加大椎、关元；阴虚加三阴交、太溪；血瘀加膈俞、肝俞；痰浊加丰隆；寒凝加大陵、关元。拔罐之前和拔罐之后分别在拔罐的局部外涂中药拔罐液。（彩图 26、彩图 27）

【刺络拔罐法】

方法一：分组选穴，一组为肩井、大杼、神道、心俞、脾俞；二组为灵台、厥阴俞、肝俞、内关、中脘。每次选 1 组穴，每日或隔日 1 次。

方法二：选穴至阳、心俞、巨阙、膻中、膈俞。当心绞痛发作时取至阳，用三棱针速刺出血，后拔罐至至阳穴上，留罐 5 分钟。亦可取上穴用单纯拔罐法，留罐 10 分钟。

方法三：选穴太阳、曲泽、阳交、少海、膻中。先用三棱针点刺以上诸穴，每穴点刺 3~5 下，最好选择穴位附近的脉络瘀阻处进行点刺。然后选择大小适当的罐，拔罐 10~15 分钟，每穴拔出血 1~3ml 为度。每周治疗 1 次，7 次为 1 个疗程。

【走罐法】

方法一：选穴心俞、厥阴俞。沿膀胱经来回推罐数次。

方法二：选穴足太阳膀胱经的大杼至膈俞，任脉的天突至巨阙，手厥阴心包经的曲泽至内关，督脉的大椎至筋缩，每次选择任一条经脉。在所选的经脉上涂适量的润滑油，选择适当大小的火罐，用闪火罐法吸拔于所选经脉上，然后沿着经脉来回推动火罐，至皮肤出现红色瘀血为度。隔日治疗 1 次，8 次为 1 个疗程。

【针罐法】

方法一：分 2 组取穴，一是侠白、孔最、内关；二是风池、大杼、肩井、心俞、肝俞、侠白、尺泽、内关。先用毫针针刺，然后拔罐 5~10 分钟，或用梅花针叩刺后拔罐，至皮肤潮红为度。一般用第一组，痛发作时用第二组，同时口服硝酸甘油片以缓解疼痛。每日或隔日1次。

方法二：选穴心俞、厥阴俞、曲泽、郄门、内关。用毫针刺入得气后留针，再拔罐5~10分钟。每日或隔日1次，10次为1个疗程。

方法三：选穴心俞、厥阴俞、灵台、至阳或巨阙、内关、郄门、少海。任选1组。先用毫针针刺，采用捻转补法或平补平泻的手法，取得针感后，立即用闪火罐法将准备好的火罐拔于此，留罐10~15分钟，待皮肤出现红色瘀血为度。每周治疗2次，8次为1个疗程。

【拔罐后敷药法】

取穴：内关、心俞、膻中。寒凝心脉者配厥阴俞、郄门；痰浊痹阻配巨阙、丰隆、中脘、足三里；瘀血阻络配膈俞、郄门。以上诸穴拔罐10~15分钟，后敷药（川芎3g，冰片1g，硝酸甘油1片，共研细末，调成糊状）。隔日1次，10次为1个疗程。

【针药罐法】

分两组取穴：①心俞、厥阴俞、中脘；②膻中、膈俞、郄门。①组用刺络拔罐法，先用三棱针点刺，以微出血为度，后拔罐。②组用药煮罐法（药方：栝楼、红花、丹参各15g，冰片1.5g。寒凝血脉加桂枝30g；痰浊痹阻加制半夏、陈皮各15g；阳虚痹阻加桂枝15g，肉桂9g；气滞血瘀加延胡索、广郁金各15g、川芎9g）。每日或隔日1次，10次为1个疗程。

【拔罐、贴敷、温灸综合疗法】

取穴：①膻中、足三里（双）、中脘、巨阙；②双心俞、厥阴俞，神道。两组交替，阴虚明显加双三阴交。背部腧穴先拔火罐5分钟，取药粉0.5g（1号方含红花、血竭、芙蓉叶、冰片、樟脑；2号方含檀香、丁香、冰片、川椒、肉桂、丹参，研细粉，密封备用。）置所取穴上，用麝香止痛膏固定，保留48小时。贴敷后用灸架在1~2个穴位温和灸10~15分钟，使局部潮红，有温热感。每周3次，10次为1个疗程。

【旋转罐法】

先将玻璃火罐用热水烫温，再用闪火罐法在肺动脉瓣、主动脉瓣、二尖瓣、三尖瓣区各拔罐30次，继之用手握住罐口，以罐底隔衬衣自左向右轻轻旋转按摩左膺窗、乳根部位各300次，旋转速度为每秒3次，最后在心俞、膈俞拔罐5分钟。

四、注意事项

出现心肌梗死或心衰时，患者应卧床休息，并进行中西医结合治疗，也可在严密观察下配合拔罐疗法。治疗期间，患者应注意休息，避免劳累和情绪波动，饮食宜清淡并忌烟酒。

风湿性心脏病

一、中医学概述

（一）概念

本病属中医学"心痹""心悸""怔忡""水肿""喘证"范畴。《黄帝内经》中类似本病的描述为"脉痹不已，复感于邪，内舍于心，发为心痹"，又有"心痹者，脉不通，烦则心下鼓，暴上气而喘"等。

（二）病因病机

素体虚弱，外邪侵袭为本病的根本病因。本病初起，以外感风寒、湿热之邪而致病，邪气久羁，内舍于心，而成为心痹，发为本病。

1. 外邪致病

风、寒、湿、热之邪是引起本病的外在因素。体质虚弱者，易于遭受外邪的侵袭。体壮之人久居湿地，或保暖失宜，或冒雨涉水，或汗出当风，外感风寒湿邪，或邪入日久化热也可成为本病。

2. 体虚感邪

患者先天不足或病后体质虚弱，气血不足，卫外不固，易于感受外邪。病后又无力驱邪外出，以致风、湿、热之邪逐渐深入，留于筋骨血脉而为痹证。阳虚卫外不固易为风寒湿邪所伤，患者又多为阴虚之体，阳气相对偏盛，脏腑经络，先有蓄热，风、寒、湿邪侵入人体后即会从阳化热，而成为风热湿痹。

3. 邪气归心

邪客于脉日久，或脉痹不已复感于邪，内舍于心，则心悸、胸闷、胸痹，甚者喘息不得卧，为风湿性心脏病的主要表现。

二、西医学概述

（一）概念

风湿性心脏病是指风湿热后所遗留下的心脏病变，以心脏瓣膜病变为主。故亦称为风湿性心瓣膜病，简称风心病。发病年龄一般在 20~40 岁，青壮年为多见。风湿性心脏病最常累及二尖瓣，患者占比为 50%~60%，其次为主动脉瓣与二尖瓣联合损害；单纯主动脉瓣病变，三尖瓣常与二尖瓣或主动脉病变同时发生，风湿性肺动脉瓣病变则极少见。

（二）诊断

（1）风湿热和风湿性心脏病史与本病无关。有病理性心尖部收缩期杂音，心尖部舒张中期杂音，或心底部舒张期杂音者；或有风湿热、风湿性心脏病史，心脏杂音又出现有病理性变化者。

（2）X 线显示心脏明显扩大者。

（3）有心包摩擦音、心包液潴留或心电图显示明显心膜炎者。

（4）在儿童或 25 岁以下患者中，出现无其他原因的充血性心力衰竭者。

以上只要有其中的 1 项，就可以怀疑为活动性（急性）风湿性心脏病。

三、现代常用拔罐法

【孟氏中药拔罐疗法】

常用穴有膻中、关元、郄门、内关、足三里、厥阴俞、心俞、至阳、肾俞、关元俞。并可在心脏投影区和背部膀胱经排罐。拔罐之前和拔罐之后分别在拔罐的局部外涂中药拔罐液。（彩图 28、彩图 29）

【刺络拔罐法】

选穴：太阳、曲泽、阳交、少海、膻中。先用三棱针点刺以上诸穴，每穴点刺 3~5 下，最好选择穴位附近的脉络瘀阻处进行点刺。然后选择大小适当的罐，拔罐 10~15 分钟，以每穴拔出血 1~3ml

为度。每周治疗 1 次，7 次为 1 个疗程。

【走罐法】

选穴：足太阳膀胱经的大杼至膈俞；任脉的天突至巨阙；手厥阴心包经的曲泽至内关；督脉的大椎至筋缩。每次选择任一条经脉，涂适量的润滑油，将适当大小的火罐，用闪火罐法吸拔于上，然后沿着经脉来回推动火罐，至皮肤出现红色瘀血为度。隔日治疗 1 次，8 次为 1 个疗程。

【针罐法】

选穴：① 心俞、厥阴俞、灵台、至阳；② 巨阙、内关、郄门、少海。任选 1 组穴位。先用毫针针刺，采用捻转补法或平补平泻的手法，取得针感后，立即用闪火罐法将准备好的火罐拔于针刺处，留罐 10~15 分钟，待皮肤出现红色瘀血为度。每周治疗 2 次，8 次为 1 个疗程。

【拔罐后敷药法】

取穴：内关、心俞、膻中。寒凝心脉配厥阴俞、郄门；痰浊痹阻配巨阙、丰隆、中脘、足三里；瘀血阻络配膈俞、郄门。以上诸穴拔罐 10~15 分钟后敷药（川芎 3g，冰片 1g，硝酸甘油 1 片，共研细末，调成糊状）。隔日 1 次，10 次为 1 个疗程。

【针药罐法】

取穴：①心俞、厥阴俞、中脘。②膻中、膈俞、郄门。①组用刺络拔罐法，先用三棱针点刺，以微出血为度，后拔罐。②组用药煮罐法（药方：瓜蒌、红花、丹参各 15g，冰片 1.5g。寒凝血脉加桂枝 30g；痰浊痹阻加制半夏、陈皮各 15g；阳虚痹阻加桂枝 15g，肉桂 9g；气滞血瘀加延胡索、广郁金各 15g，川芎 9g）。每日或隔日 1 次，10 次为 1 个疗程。

【旋转罐法】

先将玻璃火罐用热水烫温，再用闪火罐法在肺动脉瓣、主动脉瓣、二尖瓣、三尖瓣区各拔罐 30 次。继之用手握住罐口，以罐底隔衬衣自左向右轻轻旋转按摩左膺窗、乳根部位各 300 次，旋转速度为每秒 3 次，最后在心俞、膈俞拔罐 5 分钟。

<h1 style="text-align:center">肺源性心脏病</h1>

一、中医学概述

（一）概念

肺源性心脏病（肺心病）属于中医学中的"喘证""痰饮""心悸""水肿""肺胀"等病证范畴。

（二）病因病机

肺主气，外合皮毛。风寒之邪侵袭人体，首先犯肺。若反复感受风寒，则肺伤气弱，痰饮留滞，气道不畅。"肺伤日久必及于心。心肺同居上焦，心主血脉，肺主气、朝百脉，辅心而主血脉，肺病血瘀，必损心气。""邪之所凑，其气必虚"，肺心病的发生，首先在于机体正气不足，抵抗能力低下，邪气侵袭人体，肺先受之，肺气宣降失司，发为喘咳。若反复感受邪气，则肺伤气弱，痰饮留滞，日久正气必衰，而进一步累及心、脾、肾诸脏。心气虚无以推动血行，心血瘀阻而见心悸、胸闷、憋喘、发绀、舌暗。脾主运化，脾失健运，水谷不化，痰湿内生，上涌犯肺，而见咳痰量多，肾主水，肾虚无以制水，水气凌心，则加重心悸、气短。又肾主纳气、肺主呼吸，肺气应下行归肾，肾气又有摄纳肺气的作用，若肾气虚不能摄纳肺气，则发为虚喘。因此，肺心病的发生，在于肺、心、脾、肾四脏功能失调。如病至后期，痰浊蒙蔽心窍，而引起神昏谵语、烦躁不安；痰热互结，热极引动肝风则见惊厥、抽搐；病势严重，阴绝阳脱，而出现大汗淋漓、四肢厥冷、脉微欲绝之危重之候。

二、西医学概述

肺心病又称慢性肺源性心脏病，是由于肺、胸廓或肺动脉的慢性病变所致的肺循环阻力增加、肺动脉高压，进而引起右心室肥厚、扩大，甚至发展为右心衰竭的疾病。发病年龄多在 40 岁以上，急性发作以冬、春季多见。临床上以反复咳喘、咳痰、水肿、发绀为特征。可分为代偿及失代偿两个方面。

三、现代常用拔罐法

【孟氏中药拔罐疗法】

选穴：腰背部选大椎、定喘、风门、肺俞、厥阴俞、心俞、肾俞；胸腹部选膻中、紫宫、璇玑、后髎、巨阙、关元、气海；四肢部选曲泽、内关、足三里、三阴交。拔罐之前和拔罐之后分别在拔罐的局部外涂中药拔罐液。（彩图 10、彩图 30）

【刺络拔罐法】

取天突、肺俞（双）、大椎，三棱针点刺 3~4 下，然后拔罐 10 分钟。每日 1 次，连续 3 次，后隔 2 日 1 次。

【刺络放血拔罐法】

取大椎、肺俞、孔最、丰隆，用三棱针点刺深约 1~2 分，再拔罐 10 分钟，使血充分流出。每日 1 次，治疗 6 日后改为隔日 1 次，14 日为 1 个疗程，疗程间隔 3 日，治疗 2 个疗程。

【针刺加拔罐法】

主穴取孔最、鱼际。配穴取肺俞、肾俞。患者正坐微屈肘仰掌，术者右手持针，针尖迎着肺经循行方向在孔最、鱼际用飞针法快速进针，深 3~5 分。行雀啄术得气后，施以"金凤展翅"泻法，即：右手拇指向前捻 1 次（45°），向后搓 3 次（180°），食指、中指、无名指及小指自然分开。再行雀啄术，如此反复施术 2~3 次，最后快速捻转以行气，使针感达腋前及同侧胸部，如此操作 30 秒，再加电针留针 40 分钟。起针后于背部配穴拔罐 10 分钟，病重者可行走罐术。

【穴位拔罐贴药疗法】

方法一：主穴取肺俞（双）、心俞（双）、膈俞（双）、天突、膻中、神厥。哮喘加大椎、定喘。脾虚加脾俞、足三里、丰隆；肾虚加肾俞、膏肓。（药物用参龙白芥散：白芥子、细辛、甘遂、吴茱萸、苍术、青木香、川芎、雄黄、丁香、肉桂、皂角各等量，红参 1/10 量，每 10g 用海龙 1 条研细末，使用前加适量麝香、冰片。）每穴拔罐 5~10 分钟，起罐后用姜汁将药调成糊状贴穴位上，20 小时后取下。每年夏天三伏天和冬天三九天均行治疗，一年 6 次为 1 个疗程，连治 2 个疗程。

方法二：取穴大椎、身柱、灵台、至阳、天突、大杼、肺俞、心俞、肩井、中府、屋翳、膻中、辄筋、命门、阳关、神阙、气海、中脘、天枢、血海、承山、三阴交、丰隆、曲池、手三里、涌泉、鱼际。将药（子午效灵膏：白芥子、山栀子各 20g；白芷、川乌、草乌、甘遂、使君子、皂角、桃仁、杏仁、决明子各 10g；细辛、白胡椒各 5g；共研细末。）调成糊状敷在穴位上，每穴 8g。后拔罐。

病毒性心肌炎

一、中医学概述

（一）概念

中医学中并无病毒性心肌炎的病名，但根据该病的临床症状特点，可归于温病的风温以及内科杂病的心悸、胸痹、喘证、水肿范畴。

中医学认为，该病病位在心。素体禀赋不足之人，或因肺卫失司，感受温热病邪；或为脾胃适逢亏欠，感受湿热疫毒。热邪耗气伤阴，致心气虚衰，气虚帅血无力，表现为心悸怔忡，气短懒言，神疲乏力，胸痛胸闷，舌红或暗，脉软少力或结代。热伤阴于心血，则可使心阴不足，表现为五心烦热，口干及心神不宁、夜寐欠安，脉细数，舌红少津。本病以禀赋不足或心肺脾肾有不同程度亏虚为本，温热邪气、湿浊瘀血为标，正邪交争，相互作用，形成了不同类型的病理过程。当温热或湿热病邪耗气伤阴至极，则阴阳两虚，临床表现为喘息胸满不得卧，浮肿乏力不能行，脉虚结代，或迟缓。

（二）辨证

1. 邪热犯心

临床表现：心悸气短，胸闷胸痛，肌肉酸痛，伴有头痛，流涕，恶寒发热，咳嗽，咽痛，舌质红，苔薄黄，脉浮数或促。

证候分析：外邪从口鼻或皮毛而入，正邪相争，则恶寒发热；热毒上扰，则头痛，肺失清肃，则咳嗽，咽痛，流涕；热毒之邪，侵犯于心，故见心悸；气机不畅，则胸闷胸痛；舌质红，苔薄黄，脉浮数或促，均为热毒之征。

治则：清热解毒，宁心复脉。

2. 气阴两虚

临床表现：心悸怔忡，胸闷气短，少气懒言，神疲倦怠，心烦失眠，夜寐不安，口干咽燥，盗汗或自汗，舌红少津，脉细结代。

证候分析：气虚则心悸怔忡，胸闷气短，自汗；阴液受损则口干咽燥，盗汗；阴虚则生内热，虚火上炎即出现心烦失眠。舌红少津，脉细结代，为气阴两虚之征象。

治则：益气养阴，宁心复脉。

3. 心阳虚弱

临床表现：头晕心悸，神疲乏力，四肢不温，形寒自汗，甚则大汗淋漓，四肢厥冷，口唇及指趾青紫，呼吸微弱，舌质淡暗，舌苔薄白，脉象细数，或脉微欲绝。

证候分析：心阳虚弱，鼓动无力，气血运行不畅，故头晕心悸；胸阳不振，心脉瘀阻，则胸闷胸痛；阳气不达于四末，则形寒肢冷。若阳气暴脱，则大汗淋漓，四肢厥冷，口唇及指趾青紫，呼吸微弱，脉微欲绝。

治则：温振心阳。

4. 痰瘀互阻

临床表现：心悸气短，胸闷胸痛，咳嗽有痰，舌质紫黯或有瘀斑，舌苔白腻或黄腻，脉象细涩或结代。

证候分析：多因病程迁延，犯肺损脾，聚津生痰，痰浊内生，袭居心位。两者皆可使胸阳失展，气机不畅，心脉痹阻，则心悸气短，胸闷胸痛；若进一步发展，则气滞血瘀，而见舌质紫黯或有瘀斑。舌苔白腻或黄腻，脉象细涩或结代，均为痰热内盛之象。

治则：化痰宁心，活血化瘀。

5. 正虚邪恋

临床表现：面色萎黄，神疲乏力，心悸气短，胸闷叹息，纳呆食少，自汗盗汗，反复感冒，鼻塞流涕，喷嚏频频，咽痒不适，舌淡苔白，脉缓无力或结代。

证候分析：正气虚损则面色萎黄，神疲乏力；心气受损，则心悸气短，胸闷叹息，舌淡苔白，脉缓无力或结代；脾气受损则纳呆食少；正气受损，卫外功能降低，则反复感冒；邪气留连则鼻塞流涕，喷嚏频频，咽痒不适。

治则：扶正祛邪，养心复脉。

二、西医学概述

（一）概念

病毒性心肌炎是指人体感染嗜心性病毒，引起心肌非特异间质性炎症。炎症可呈局限性或弥漫性，病程可以是急性、亚急性或慢性的。急性病毒性心肌炎患者多数可完全恢复正常，很少发生猝死，一些慢性发展的病毒性心肌炎可以演变为心肌病。病毒性心肌炎以柯萨奇病毒引起的最多，多发生于秋冬季，40 岁以下患者为多，男性多于女性。

本病约有半数患者在发病前（一般为 1~3 周）有上呼吸道感染和消化道感染史，症状轻重不同，有时常轻到易被患者所忽视，须仔细询问才被注意到。心脏受累的症状可表现为胸闷、心前区隐痛、心悸、气促等。

（二）诊断

（1）有心力衰竭和心律失常的急性心功能不全，射血分数明显减少。冠状动脉和心脏造影除外冠心病和心脏瓣膜病。

（2）发病前 8~10 天有上呼吸道或肠道病毒感染。

（3）有病毒感染的血清学证据，在感染过程中抗体滴定度升高。

（4）心肌活检标本中光学显微镜检查示心肌炎改变。

符合以上 4 项中 3 项可诊断本病。

三、现代常用拔罐法

【孟氏中药拔罐疗法】

选穴：心俞、膻中、合谷、曲池、手三里、内关、神门、外关、巨阙。心脏投影区及背部膀胱经排罐。拔罐之前和拔罐之后分别在拔罐的局部外涂中药拔罐液。（彩图 29、彩图 31）

【刺络拔罐法】

选穴：太阳、曲泽、阳交、少海、膻中。先用三棱针点刺以上诸穴，每穴点刺 3~5 下，最好选择穴位附近的脉络瘀阻处进行点刺。然后选择大小适当的罐，拔罐 10~15 分钟，以每穴拔出血 1~3ml 为度。每周治疗 1 次，7 次为 1 个疗程。

【走罐法】

选穴：足太阳膀胱经的大杼至膈俞，任脉的天突至巨阙，手厥阴心包经的曲泽至内关，督脉的大椎至筋缩。每次选择任一条经脉。在所选经脉上涂适量的润滑油，选择适当大小的火罐，用闪火罐法吸拔于其上，然后沿着经脉来回推动火罐，至皮肤出现红色瘀血为度。隔日治疗 1 次，8 次为 1 个疗程。

【针罐法】

选穴：① 心俞、厥阴俞、灵台、至阳；② 巨阙、内关、郄门、少海。任选 1 组穴。先用毫针针刺，采用捻转补法或平补平泻的手法，取得针感后，立即用闪火罐法将准备好的火罐拔于此，留罐 10~15 分钟，以皮肤出现红色瘀血为度。每周治疗 2 次，8 次为 1 个疗程。

贫 血

一、中医学概述

（一）概念

本病在中医学中属于"虚劳""血虚"等范畴。病因病机为饮食失调，损伤脾胃，气血生化乏源；或思虑过度，心血暗耗；或久病失血，大病消耗等，导致气血亏虚，脏腑组织器官失养。

（二）辨证

1. 心脾两虚

临床表现：心悸气短，纳少乏力，面色苍白，肢冷腹满，便溏，舌淡，脉细无力。

证候分析：心虚则血行不畅，脾虚生化之源不旺，气血不足，则心悸气短，纳少乏力；脾虚健运失司，故面色苍白，肢冷腹满，便溏；舌淡，脉细无力，均为心脾两虚之证。

治则：健脾养心。

2. 肝肾阴虚

临床表现：头晕目眩，耳鸣，盗汗，畏寒，腰膝酸软，舌红少苔，脉弦细数。

证候分析：肝肾不足，气化无权，肝虚阳亢，故头晕目眩；肾虚则不能上奉，故耳鸣，盗汗，腰膝酸软；舌红少苔，脉弦细数，均为肝肾阴虚之证。

治则：补气养血，滋阴潜阳。

3. 肾阳虚

临床表现：形寒肢冷，四肢不温，面色㿠白，夜尿频数，舌淡苔白，脉沉细。

证候分析：元阳不足，气化无权，温煦失司，故形寒肢冷，四肢不温，面色㿠白；水湿内停，故夜尿频数；舌淡苔白，脉沉细，均为阳虚之证。

治则：温肾补阳，益精生髓。

4. 脾虚湿困

临床表现：面色晦暗或发黄，脘闷纳少，或浮肿，舌淡苔腻，脉沉迟。

证候分析：脾阳不振，寒湿停聚中焦，运化失职，故面色晦暗或发黄，脘闷纳少；气不化水，故浮肿；舌淡苔腻，脉沉迟，均为脾虚湿困之证。

治则：补脾燥湿，分清降浊。

二、西医学概述

（一）概念

贫血是指外周血液在单位体积中的血红蛋白浓度、红细胞计数和（或）红细胞压积低于正常最低值。临床上常见的贫血有缺铁性贫血、再生障碍性贫血、巨幼细胞贫血和失血性贫血。临床表现有：皮肤黏膜苍白、心悸、气急，严重者可发生贫血性心脏病，心脏扩大肥厚并出现心脏杂音、心动过速；头痛、头晕、晕厥、失眠、疲乏无力、耳鸣、记忆力下降；食欲不振、恶心、腹痛腹泻或便秘；多尿、低比重尿、蛋白尿、肾功能障碍及月经紊乱、闭经、性功能减退等。

（二）诊断

成年男性 Hb < 120g/L，成年女性 Hb < 105g/L。

临床表现以面色萎黄或苍白为主，常伴有心慌气短、神疲体倦等。

缺铁性贫血诊断标准：

（1）有缺铁病史、慢性失血（如溃疡病、痔疮、月经过多等），需要铁量增加而摄入量不足（如多产、哺乳等），或铁剂吸收利用障碍等病史。

（2）血清铁蛋白 < 14μg/L。

（3）血清铁 < 9μmol/L。

（4）总铁结合力 > 64.44μmol/L。

（5）转铁蛋白饱和度 < 0.15。

（6）游离红细胞原卟啉测定（FEP）> 0.9μmol/L。

（7）骨髓铁染色显示骨髓小粒可染铁消失，铁粒幼红细胞 < 15%。

（8）小细胞低色素性贫血（MCV < 80fl，MCH < 26pg，MCHC < 0.30）。

（9）铁剂治疗有显著疗效。

具备（2）~（7）项中 2 项以上者可诊断为缺铁症，缺铁症加上贫血者可诊断为缺铁性贫血。

三、现代常用拔罐法

【孟氏中药拔罐疗法】

选穴：气海、足三里、三阴交、肺俞、膏肓、涌泉。膀胱经排罐。拔罐之前和拔罐之后分别在拔罐的局部外涂中药拔罐液。（彩图 29）

【火罐法】

选穴：气海、心俞、脾俞、胃俞、膈俞。采用单纯拔罐法，留罐 10~15 分钟。每日 1 次。

【穴位敷贴疗法】

用党参、苍术、白术、茯苓、黄芪、丹参、骨碎补、陈皮、使君子、莱菔子、丁香、肉桂、冰片等制成药膏，敷贴于血海、足三里、三阴交、膈俞、脾俞、神阙、气海、中脘，每次取单侧 4 穴，先拔罐10 分钟，后每穴敷药直径 1cm，外覆消炎止痛膏，每 3 日换药 1 次。配用硫酸亚铁每日 0.15g，口服。

【针灸罐法】

先灸后针。取穴分两组，一组为膏肓（只灸不针）、肺俞、心俞、膈俞、脾俞、胃俞、肝俞、肾俞、内关、足三里、悬钟、太溪（均双）；另一组为膻中、中脘、气海、关元、大椎、血海（双）、三阴交（双）、神门（双）、太冲（双）。两组穴位隔次轮流取用。每次先用艾炷悬灸穴位 4~5 分钟，随后用毫针刺入所灸之穴，行平补平泻手法，留针 15~20 分钟，出针后拔罐 10 分钟。

【针药罐法】

（1）血虚心悸型取脾俞、膈俞、通里、神门、足三里、印堂、内关、血海、悬钟。中药用归脾汤。

（2）脾胃虚弱型取脾俞、胃俞、足三里、悬钟、中脘、关元、肝俞。中药用八珍汤。

（3）血枯经闭型取肾俞、关元、三阴交、膏肓、悬钟、足三里、血海。中药用当归补血汤。每次选 4~5 穴，针用补法，留针 20~30 分钟，其中足三里、悬钟、中脘、关元、膏肓、脾俞、肾俞、胃俞予温针。出针后拔罐 10 分钟。每日 1 次，12 次为 1 个疗程，疗程间隔 3~5 日。

四、注意事项

贫血的原因复杂，治疗前应明确诊断，针对病因治疗。严重者配合输血治疗。

第四节　泌尿生殖系统疾病

急性肾小球肾炎

一、中医学概述

（一）概念

急性肾小球肾炎的病名，中医认为属《黄帝内经》的"肾风"。《金匮要略》则名之为"风水"，但肿势严重者则称为"皮水"。

（二）病因病机

1. 风邪外袭、肺失通调

由于风邪外袭，肺主皮毛，风邪内舍于肺，肺失宣降，通调失司，以致风遏水阻，风水相搏，流溢肌肤，发为水肿。

2. 湿毒浸淫、内归肺脾

肺主皮毛，疮疡湿毒浸于皮肤，内归于肺，则水道不通；脾主肌肉，疮疡痈毒于肌肉，内侵于脾，则运化失司，均可导致水液代谢受阻，溢于肌肤，而成水肿。

3. 水湿浸渍、脾气受阻

冒雨涉水、居住潮湿，水湿之气内侵，脾为湿困，失其健运，水湿不运，泛于肌肤，而为水肿。

4. 湿热内窒、三焦阻滞

湿热侵袭，或湿郁化热，或热久湿生，中焦脾胃不能升清降浊，三焦气机阻滞，水道不利，而为水肿。

5. 风热内侵、下焦热盛

风热内侵，亦可风去热存，热留下焦，脉络受损，血热妄行，以致出现血尿。

（三）辨证

1. 风水相搏

临床表现：眼睑先肿，继而四肢，甚则胸腹。皮肤光亮，按之不凹陷。小便短黄，多有血尿。兼有发热恶风，咳嗽，喉核赤肿疼痛，苔薄白，脉浮。

证候分析：外感风邪，内停水湿，风水相搏，溢于肌肤，故肌肤浮肿；风性向上，善行数变，故浮肿首见于头面，渐及四肢，继而全身浮肿，且来势迅速；邪气犯肺，水道通调失常，故小便短少；水肿按之即起，为风水之象；若夹有湿热，蕴于下焦，血络受损，故有血尿；风热上受，肺失宣发，故发热恶风，咳嗽，喉核赤肿疼痛，苔薄白，脉浮。

治则：疏风利水。

2. 湿热内侵

临床表现：面目浮肿，小便短赤，多有血尿，皮肤疮毒，舌质较红，苔薄黄，脉滑数。

证候分析：湿热浸淫，流注三焦，水道通调失职，水湿泛于肌肤而成水肿。湿热流注膀胱，故小便短赤；热伤血络，则见血尿；湿热疮毒未愈，故皮肤仍见脓疮；舌质较红，苔薄黄，脉滑数，为湿热内侵之象。

治则：清热解毒，淡渗利湿。

3. 肺脾气虚

临床表现：浮肿不著，或无浮肿，面色少华，倦怠乏力，易汗出，易感冒，舌淡苔白，脉缓弱。

证候分析：邪去正虚，脾气虚弱，生化乏源，故面色少华，倦怠乏力；肺气虚弱，卫外不固，则易汗出，易感冒；舌淡苔白，脉缓弱，为肺脾气虚之象。

治则：健脾益气。

4. 水气上凌心肺

临床表现：少尿或无尿，肢体浮肿，咳嗽气急，心悸胸闷，神情烦躁，难以平卧，口唇青紫，指甲发绀，苔白或白腻，脉细数无力。

证候分析：水气上逆，凌心射肺，心失所养，肺失所降，故咳嗽气急，心悸胸闷；气为血帅，气滞则血瘀，故口唇青紫，指甲发绀；心阳虚衰，则脉细数无力；水湿泛滥，则苔白或白腻。

治则：泄肺逐水，温阳扶正。

5. 邪陷心肝

临床表现：头痛眩晕，视物模糊，烦躁，甚或抽搐，昏迷，舌质红，苔黄糙，脉弦。

证候分析：热毒湿邪，郁于肝经，耗损肝阴，使肝气横逆，厥阴之脉上巅顶而络目系，肝阳上亢，故头痛眩晕，视物模糊；肝主筋，筋失濡养，筋脉拘急，可致抽搐；水毒之邪，内陷厥阴，故可有昏迷；舌质红，苔黄糙，脉弦，皆为热毒内犯之征。

治则：泻火利湿，平肝潜阳。

6. 水毒内闭

临床表现：全身浮肿，尿少或尿闭，头晕头痛，恶心呕吐，甚或昏迷，舌苔腻，脉弦。

证候分析：肾气不足，开合不利，浊邪壅塞三焦，气机升降失常，水毒内闭，致水湿泛滥，故全身浮肿，尿少或尿闭；全身气化不利，中焦格拒，上下不通，湿浊壅阻上焦，则恶心呕吐；水毒上蒙清窍，则头晕头痛，甚或昏迷；舌苔腻，脉弦，均为水毒内闭之象。

治则：辛开苦降，辟秽解毒。

二、西医学概述

（一）概念

急性肾小球肾炎（简称急性肾炎）是常见病、多发病，以急性起病，临床上以血尿、水肿、蛋白尿、高血压为主要症状的一组疾病，可由多种原因引起，以链球菌感染后的急性肾炎最为多见。任何年龄均可发病，但以学龄儿童最为多见，青年次之，中年及老年较少见。

（二）诊断

（1）起病急，病情轻重不一，大多数预后良好，一般在数月至一年内痊愈。

（2）有蛋白尿、血尿（镜下或肉眼血尿）、管型尿，常有水肿、高血压或短暂性氮质血症，B超检查肾脏无缩小。

（3）部分病例有急性链球菌感染史或其他感染史，在感染后1~3周发病。

三、现代常用拔罐法

【火罐法】

方法一：取穴神阙、天枢、气海、中脘。肾炎初起，兼见发热等全身症状者，配身柱、风门、肺俞。采用单纯拔罐法，留罐20分钟，每日或隔日1次。10次为1个疗程。气虚或阳虚，罐后加温灸。阴虚，亦可用针刺后拔罐或留针拔罐。实证用刺络拔罐法或罐后加敷脐法，其中神阙只拔罐。

方法二：取穴阴陵泉、三阴交。风热外感者配肺俞、大椎、水分；湿毒浸淫者配曲池、血海、水分；脾肾两虚者配脾俞、肾俞、中脘、足三里；脾肾气虚者配脾俞、肾俞、气海、足三里；脾肾阳虚者配脾俞、肾俞、膀胱俞、神阙；肝肾阴虚者配风池、阳陵泉、曲池。均采用单纯拔罐法。风热外感及湿毒浸淫型亦可用刺络拔罐法；脾肾气虚，阳虚型可罐后加温灸；肝肾阴虚型亦可用针刺后拔罐法。均留罐20分钟。阳水类每日治疗1次，阴水类隔日治疗1次，10次为1个疗程。

【刺络拔罐法】

方法一：选穴分两组，①肾俞、三焦俞、大肠俞。②胃仓、京门、志室、次髎。每次取1组穴，采用刺络拔罐法，先用三棱针点刺微出血后，急用闪火法将罐吸拔在点刺穴位上，留罐5~10分钟，每日1次。

方法二：取穴分两组，一为三焦俞、气海俞、大肠俞、足三里；二为肾俞、关元俞、天枢、关元。梅花针在应拔部位反复轻轻叩刺后，然后拔罐，留罐10~15分钟。脾肾阳虚者，罐后温和灸治5~10分钟。每日或隔日1次，10次为1个疗程。

【针罐法】

方法一：主穴取中脘、关元、足三里、复溜；配穴取内关、公孙。采用留针拔罐法。初起加用配穴针刺，留针30分钟。起针拔罐，留罐20~30分钟。每日或隔日1次，10次为1个疗程。

方法二：分2组取穴，一为天柱、肾俞、肺俞、外关；二为风门、大肠俞、章门、合谷、阴陵泉、三阴交。采用针刺后拔罐法。每次选用1组穴。先用毫针做中强度刺激，不留针，针后拔罐10~20分钟。隔日1次，5次为1个疗程。

【针刺配合走罐法】

取穴：脊椎两侧（大杼至关元俞）膀胱经内侧循行线。用梅花针针刺后走罐，虚证按顺时针方向；实证按逆时针方向。先用梅花针叩刺 3~5 遍后，再在应拔部位和罐口涂以液状石蜡（或特制的药油、药酒）走罐。重者 3 遍，轻者 2 遍。每日 1 次，待诸证缓解后，改为隔日 1 次，10 次为 1 个疗程，至愈为止。

慢性肾炎

一、中医学概述

（一）概念

根据临床表现，本病属于中医学"水肿""虚劳""腰痛""血尿"等范畴。慢性肾炎的病因，根据中医文献中的有关论述，可以归纳为素因、主因、诱因三大类：

1. 素因

本病的发生多由于外邪侵袭，内伤脾肾，但外因必须通过内因而起作用，因此脾肾虚损实为本病的素因。《丹溪心法·水肿》云："夫人之所以得全其性命者，水与谷而已，水则肾主之，谷则脾主之，惟肾虚不能行水，惟脾虚不能制水，胃与脾合气，胃为水谷之海，又因虚不能传化焉，故肾水泛滥，反得以浸渍脾土，于是三焦停滞，经络壅塞，水渗于皮肤，注于肌肉而发肿矣。"由此可以看出，发生水肿的因素，主要是脾肾虚损。

2. 主因

《素问·气交变大论》说："岁土太过，寒气流行，邪害心火……甚则腹大肚肿。"说明了外界气候的寒冷、潮湿，可以引起身体沉重，腹大肚肿。在五行中湿属土，寒属水，外湿侵袭多能伤脾，寒水外受多致伤肾。另外，脾虚则易有湿邪为患，肾阳不足则可寒水泛滥，故《医宗必读·水肿胀满》说："虚人水肿者，上虚不能制水也，水虽制于脾，实统于肾，肾本水脏而元阳寓焉，命门火衰，既不能自制阴寒，又不能温养脾土，则阴水不从阳而精化为水，故水肿之证多属火衰也。"慢性肾炎急性发作也与风邪有关，如《黄帝内经》中提到的"风水"。故慢性肾炎的主因与风、寒、湿有关。

3. 诱因

《医宗必读·水肿胀满》说："凡诸实证，或六淫外客，或饮食内伤，阳邪急促，甚至必暴，每成于数日之间；若是虚证，或情志多劳，或酒色过度，日积月累，其来由渐，每成于经月之后。"慢性肾炎一般多属阴水，故其诱因与酒色、饮食、劳累有关，慢性肾炎急性发作者，亦可属于阳水，当与外感客邪诱发有关。

慢性肾炎水肿的病机主要是与肺、脾、肾三脏及三焦对水液代谢功能的失调有关。《景岳全书·肿胀》说："凡水肿等证，乃肺脾肾三脏相干之病，盖水为至阴，故其本在肾；水化于气，故其标在肺；水惟畏土，故其制在脾。"三焦为水液运行的道路，三焦气化的正常与否，直接与肺、脾、肾三脏的功能有关，另外，肝主疏泄，肝气失于条达，亦可使三焦气机窒塞，决渎无权，而至水湿内停，因此间接也与肝的功能有关。同时在临床上还应注意气、血、水三者的关系。蛋白是人体的精微物质，精微物质由脾生化，又由肾封藏，因此蛋白尿的形成，实与脾肾两脏的虚损密切相关，脾肾气虚，即脾气下陷，肾气不固，另外，他脏功能失调或邪扰肾，亦可影响肾之封藏而致蛋白尿。肾性高血压以肝肾阴虚，肝阳上亢者居多，亦有气阴两虚肝阳上亢者。血尿的病因病机可以概括为热、虚、瘀三个方面，其中以阴虚内热为最常见，血热妄行而出血或气不摄血，血不归经而出血。慢性肾炎经久不愈，脾气进一步虚损时，运化失职，生化无权，必然逐渐发生贫血；肾藏精，精血同源，由于肾气失固，精微不断下泄，故亦必然逐渐产生贫血，故贫血在一定程度上反映了脾肾亏损的情况。

（二）辨证

1. 阳水

（1）风水泛滥

临床表现：眼睑浮肿，继则四肢、全身皆肿，来势迅速，多有恶寒发热，肢节酸楚，小便不利，偏于风热者，伴咽喉红肿疼痛，舌质红，脉浮滑数。偏于风寒者，兼恶寒，咳喘，舌苔薄白，脉浮滑或紧。

证候分析：风邪袭表，肺失宣降，不能通调水道，下输膀胱，故见恶寒发热，肢节酸楚，小便不利，全身皆肿；风为阳邪，其性轻扬，风水相搏，推波助澜，故水肿起于面目，迅即遍及全身；若风邪兼热，则咽喉红肿疼痛，舌质红，脉浮滑数；若风邪兼寒，邪在肌表，卫阳被遏，肺气不宣，则恶寒，咳喘，舌苔薄白，脉浮滑或紧。

治则：散风清热，宣肺行水。

（2）湿毒浸淫

临床表现：眼睑浮肿，延及全身，小便不利，身发疮痍，甚则溃烂，恶风发热，舌质红，苔薄黄，脉浮数或滑数。

证候分析：肌肤乃脾肺所主之域，故身发疮痍；湿毒未能及时清解消散，内归脏腑，使中焦脾胃不能运化水湿，失其升清降浊之能，使肺不能通调水道，而小便不利；风为百病之长，故病之初起，多兼风邪，是以眼睑浮肿，延及全身，有恶风发热之象；舌质红，苔薄黄，脉浮数或滑数，是风邪夹湿毒所致。

治则：宣肺解毒，利湿消肿。

（3）水湿浸渍

临床表现：全身水肿，按之没指，小便短少，身体困重，胸闷纳呆，泛恶，苔白腻，脉沉缓。

证候分析：水湿之邪，浸渍肌肤，壅滞不行，以致全身水肿；水湿内聚，三焦决渎失司，膀胱气化失常，所以小便短少；水湿日增而无出路，横溢肌肤，所以按之没指；脾为湿困，阳气不得舒展，故见身体困重，胸闷纳呆，泛恶；苔白腻，脉沉缓，亦为湿盛脾弱之象。

治则：健脾化湿，通阳利水。

（4）湿热壅盛

临床表现：遍体浮肿，皮肤绷急光亮，胸脘痞闷，烦热口渴，小便短赤，或大便干结，苔黄腻，脉沉数或濡数。

证候分析：水湿之邪，郁而化热，或湿热之邪，壅于肌肤、经髓之间，故遍体浮肿，皮肤绷急光亮；由于湿热壅滞三焦，气机升降失常，故见胸脘痞闷；若热邪偏重者，津液被耗，故烦热口渴，小便短赤，或大便干结；苔黄腻，脉沉数或濡数，均为湿热之征。

治则：分利湿热。

2. 阴水

（1）脾阳虚衰

临床表现：身肿，腰以下为甚，按之凹陷，不易恢复，脘腹胀闷，纳减便溏，面色萎黄，神倦肢冷，小便短少，舌质淡，苔白腻或白滑，脉沉缓或沉弱。

证候分析：中阳不振，健运失司，气不化水，以致下焦水邪泛滥，故身肿，腰以下为甚，按之凹陷，不易恢复；脾虚运化无力，故脘腹胀闷，纳减便溏；脾虚则面无华色，阳不温煦，故面色萎黄，神倦肢冷；阳不化气，则水湿不行则小便短少；舌质淡，苔白腻或白滑，脉沉缓或沉弱，均为脾阳虚衰、水湿内聚之征。

治则：温运脾阳，以利水湿。

（2）肾气衰微

临床表现：面浮身肿，腰以下尤甚，按之凹陷不起，心悸，气促，腰部冷痛酸重，尿量减少或增多，四肢厥冷，怯寒神疲，面色灰滞或㿠白，舌质淡胖，苔白，脉沉细或沉迟无力。

证候分析：腰膝以下，肾气主之，肾气虚衰，阳不化气，水湿下聚，故身肿，腰以下尤甚，按之凹陷不起；水气上凌心肺，故见心悸，气促；腰为肾之府，肾虚而水气内盛，故腰部冷痛酸重；肾与膀胱相表里，肾阳不足，膀胱气化不行，故尿量减少；或因下元不固，而多尿，故有浮肿于多尿并见；肾阳亏虚，命门火衰，不能温养，故四肢厥冷，怯寒神疲；阳气不能温煦上荣，故面色灰滞或㿠白；舌质淡胖，苔白，脉沉细或沉迟无力，均为阳气虚衰、水湿内盛之候。

治则：温肾助阳，化气行水。

二、西医学概述

（一）概念

慢性肾小球肾炎由多种病因引起，通过不同的发病机制、具有不同病理改变、原发于肾小球的一组疾病。其临床特点为病程长，多为缓慢进行性。本病是内科常见病、多发病，可以发生于不同年龄，以青壮年为多见。临床表现多种多样，有的毫无症状，有的可有明显水肿、尿检异常（蛋白尿，血尿及管型尿）和高血压等症状，有的甚至出现尿毒症。本病预后较差，因此应早期诊断，积极治疗。

（二）诊断

（1）起病缓慢，病情迁延，时轻时重，肾功能逐步减退，后期可出现贫血，电解质紊乱，血尿素氮、血肌酐升高等情况。

（2）有不同程度的蛋白尿、血尿、水肿及高血压等表现。

（3）病程中可因呼吸道感染等原因诱发急性发作，出现类似急性肾炎的表现，也有部分病例可有自动缓解期。

（4）根据临床表现可进一步区分为以下3种类型。

普通型：有肾炎的各种症状，但无突出表现。

高血压型：除一般肾炎表现外，有高血压的突出表现。

急性发作型：在慢性过程中出现急性肾炎综合征表现。

三、现代常用拔罐法

【孟氏中药拔罐疗法】

选穴：腹部选中脘、水分、气海、关元、中极；背部选肝俞、脾俞、肾俞、三焦俞、肓门、命门；下肢选足三里、三阴交、太溪。拔罐之前和拔罐之后分别在拔罐的局部外涂中药拔罐液。（彩图12、彩图32）

【火罐法】

方法一：选穴分两组，①志室、胃仓、京门、大横；②天枢、气海、腰阳关、足三里、三阴交及第11至第12胸椎棘突间、第1至第2腰椎棘突间、十七椎下。任选1组穴位，采用单纯拔罐法，留罐10~15分钟，每日或隔日1次。

方法二：选穴中脘、关元、神阙、足三里、膀胱俞。采用单纯拔罐法。实证配委中点刺放血，或用刺络拔罐法，同时配用牵牛散外敷神阙和涌泉；虚证可用拔罐后加温灸或针刺后拔罐法，同时配用加味理中散外敷神阙和涌泉。均留罐20分钟。隔日1次，10次为1个疗程。

方法三：选穴肾俞、脾俞、三焦俞、足三里、三阴交。采用单纯拔罐法，每日吸拔一侧，两侧交替进行。每日1次。

【刺络拔罐法】

选穴：肾俞、三焦俞、京门、志室、次髎。每次选穴2~3个穴，先用三棱针点刺，然后拔罐，留罐15~20分钟。隔日1次，10次为1个疗程。

【针刺配合梅花针加拔罐疗法】

取八风、八邪、外关、悬钟，常规消毒后，用1寸毫针，进针后施泻法，得气后留针20分钟出针。将患部消毒，以梅花针自外向内围刺，稍出血后拔罐，留罐10分钟，起罐后擦去污迹，常规消毒。每日1次，5次为1个疗程，患处两日不沾水，以防感染。

【梅花针叩刺后走罐法】

选穴：脊椎两侧（大杼至关元俞）膀胱经内侧循行线上。虚证按顺时针方向，实证按逆时针方向。先用梅花针叩刺3~5遍后，在应拔部位和罐口涂液状石蜡走罐。重证3遍，轻证2遍，每日1次，症状缓解后隔日1次，10次为1个疗程。

【留针拔罐法】

选穴：主穴取中脘、关元、足三里、复溜。配穴取内关、公孙。初起加配穴针刺，留针30分钟，然后留针拔罐20~30分钟。每日或隔日1次，10次为1个疗程。

【针灸拔罐法】

主穴取肾俞，足三里。配穴取人中，后溪（双侧）。患者站立，术者先取其人中，继取后溪，疼痛较重用泻法，轻者用平补平泻，绵绵不愈者用补法。边行针边活动，每日1次。足三里，脾俞，肾俞用补法，加艾条灸针柄5~10分钟，留针20分钟，每日1次。血瘀者三棱针点刺后拔罐。

四、注意事项

本病较顽固，应坚持长时间治疗。肾功衰竭患者，配合中西药物治疗。饮食宜选用优质蛋白、低盐，适当限制饮水。

尿路感染

一、中医学概述

（一）概念

本病在中医学中属于"淋证"范畴。病因病机为感受湿热之邪，或情志失调，饮食失节，或劳倦太过，导致膀胱气化无权或不利。

（二）辨证

1. 热淋

临床表现：小便短数，灼热刺痛，溺色黄赤，少腹拘急胀痛，或有寒热，口苦，呕恶，或有腰痛拒按，或有大便秘结，苔黄腻，脉濡数。

证候分析：湿热蕴结下焦，膀胱气化失司，故见小便短数，灼热刺痛，溺色黄赤；腰为肾之府，若湿热之邪，侵犯于肾，则腰痛拒按；若湿热内蕴，邪正相争，可见寒热，口苦，呕恶；热甚波及大肠，则大便秘结；苔黄腻，脉濡数，均系湿热之象。

治则：清热利湿通淋。

2. 石淋

临床表现：尿中时有砂石，小便艰涩，或排尿时突然中断，尿道窘迫疼痛，少腹拘急，或腰腹绞痛难忍，尿中带血，舌红，苔薄黄，脉弦或带数。

证候分析：湿热下注，煎熬尿液，结为砂石，故为石淋；砂石不能随尿排出，则小便艰涩、疼痛；如砂粒较大，阻塞尿路，则排尿时突然中断；并因阻塞不通，而致绞痛难忍；结石损伤脉络，则见尿中带血；湿热偏盛，故舌红，苔薄黄，脉弦或数。

治则：清热利湿，通淋排石。

3. 气淋

临床表现：（1）实证：小便涩滞，淋沥不已，少腹满痛，苔薄白，脉沉弦。

（2）虚证：少腹坠胀，尿有余沥，面色㿠白，舌质淡，脉虚细无力。

证候分析：少腹乃足厥阴肝经循行之处，情志抑郁，肝失条达，气机郁结，膀胱气化不利，故见小便涩滞，淋沥不已，少腹满痛，苔薄白，脉沉弦。如病久不愈，或过用苦寒疏利之品，耗伤中气，气虚下陷，故见少腹坠胀；气虚不能摄纳，故尿有余沥；面色㿠白，舌质淡，脉虚细无力，均为气血亏虚之征。

治则：实证利气疏导；虚证补中益气。

4. 血淋

临床表现：（1）实证：小便热涩刺痛，尿色深红或夹有血块，疼痛满急加剧，或见心烦，苔黄，脉滑数。

（2）虚证：尿色淡红，尿痛涩滞不显著，腰酸膝软，神疲乏力，舌淡红，脉细数。

证候分析：湿热下注膀胱，热盛伤络，迫血妄行，以致小便热涩刺痛，尿色深红或夹有血块；血块阻塞尿路，故疼痛满急加剧；如心火亢盛，则可见心烦；苔黄，脉滑数，为实热之象。病延日久，肾阴不足，虚火灼络，络伤血溢，则可见尿色淡红；尿痛涩滞不显著，腰酸膝软，神疲乏力，舌淡红，脉细数，为血淋之虚证。

治则：实证清热通淋，凉血止血；虚证滋阴清热，补虚止血。

5. 膏淋

临床表现：（1）实证：小便浑浊如米泔水，置之沉淀如絮状，上有浮油如脂，或夹有凝块，或混有血液，尿道热涩疼痛，舌红苔黄腻，脉濡数。

（2）虚证：病久不已，反复发作，淋出如脂，涩痛反见减轻，但形体日渐消瘦，头昏无力，腰酸膝软，舌淡，苔腻，脉细弱无力。

证候分析：湿热下注，气化不利，脂液失于约束，故见小便浑浊如米泔水，尿道热涩疼痛等实证。如日久反复不愈，肾虚下元不固，不能制约脂液，故见淋出如脂，形体日渐消瘦，头昏无力，腰酸膝软等虚证。

治则：实证清热利湿，分清泄浊；虚证补虚固涩。

6.劳淋

临床表现：小便淋沥不已，时作时止，遇劳即发，腰酸膝软，神疲乏力，舌质淡，脉虚弱。

证候分析：诸淋日久，或过服寒凉，或久病体虚，或劳伤过度，以致脾肾两虚，湿浊留连不去，故小便淋沥不已，时作时止，遇劳即发；气血不足，故舌质淡，脉虚弱。

治则：健脾益肾。

二、西医学概述

（一）概念

尿路感染是由细菌（极少数为真菌、病毒、原虫）等引起的肾盂肾炎、膀胱炎、尿道炎的总称，本病女性多见。尿路感染有急慢性之分。急性肾盂肾炎表现为寒战、发热、恶心呕吐、尿频、尿急、尿痛、腰痛，其中以发热腰痛为主要症状；慢性肾盂肾炎表现为面色萎黄、低热、头昏、疲乏、食欲减退、尿频、尿急、腰痛。急性膀胱炎表现为尿痛、尿频、尿急、尿浊、血尿、轻度腰痛、中等度发热；慢性膀胱炎症状与急性膀胱炎症状相同，但程度较轻。急性尿道炎主要表现为尿道出现脓性分泌物，伴尿痛、尿频和尿急；慢性尿道炎症状多不明显，或仅在晨起后见少量浆液性分泌物黏着在尿道外口。

（二）诊断

（1）正规清洁中段尿（要求尿停留在膀胱中4~6小时及以上）细菌定量培养，菌落数≥105/ml。

（2）参考清洁离心中段尿沉渣白细胞数＞10个/高倍视野，或有尿路感染症状者。

具备上述（1）（2）可以确诊。如无（2）则应再做尿菌计数复查，如仍≥105/ml，且两次的细菌相同者，可以确诊。

（3）做膀胱穿刺尿培养，如细菌阳性（不论菌数多少），亦可确诊。

（4）做尿菌培养计数有困难者，可用治疗前清晨清洁中段尿正规方法的离心尿沉渣革兰染色找细菌，如细菌＞1/油镜视野，结合临床尿感症状，亦可确诊。

（5）尿细菌数在104~105/ml者，应复查，如仍为104~105/ml，需结合临床表现来诊断或做膀胱穿刺尿培养来确诊。

三、现代常用拔罐法

【孟氏中药拔罐疗法】

急性期选穴水道、次髎、三焦俞、膀胱俞。慢性期选穴脾俞、肾俞、关元、中极、三阴交。拔罐之前和拔罐之后分别在拔罐的局部外涂中药拔罐液。（彩图12、彩图33）

【火罐法】

分两组选穴，一为命门、脾俞、肾俞。二为阳交、肝俞。三为关元、箕门。每次选用1组，拔罐15分钟。每日或隔日1次。

【刺络拔罐法】

分3组选穴，一为命门、脾俞。二为中枢、肾俞。三为中极、箕门。采用刺络拔罐法，每次选用1组，拔罐15分钟。每日或隔日1次。

【梅花针叩刺后拔罐法】

分两组选穴，一为大椎、脾俞、膀胱俞、关元、三阴交。二为身柱、肾俞、大肠俞、中极、足三里。每次选用1组，实证用梅花针叩刺后拔罐，虚证用拔罐后加温灸。均留罐15~20分钟。每日1次，10次为1个疗程。

【针罐法】

选穴：水道、阴陵泉、三焦俞、膀胱俞或脾俞、肾俞、关元、中极。若急性发作取水道、阴陵泉、膀胱俞，施以刺络拔罐法。先用三棱针点刺各穴，然后将罐吸拔于点刺的穴位上，留罐5分钟，每日1次。若患者为体虚者，取脾俞、肾俞、关元、中极，施以单纯火罐法或用贮水罐法，留罐10分钟，每日1次。

【针灸罐法】

选穴：三焦俞、督俞、次髎。先用毫针轻刺激，针后拔罐10~15分钟。起罐后，辅以艾条灸治。必要时，加针刺足三里、委中。每日1次，10次为1个疗程。

四、注意事项

急性期全身症状明显者，配合中西药物治疗。患者在治疗期间禁忌一切辛辣和肥腻食品，禁房事，避免过劳。多饮水以增加尿量，促使细菌及炎症渗出物迅速排出，并保持外阴清洁。

前列腺炎、前列腺肥大

一、中医学概述

（一）概念

本病在中医学中属于"淋证""癃闭"范畴。其发生与外感毒热，饮食不节，房事过度，肾阳虚损，气滞血瘀有关。

（二）辨证

1. 膀胱湿热

临床表现：小便点滴不通，或量极少而短赤灼热，小腹胀满，口苦，口黏，或口渴不欲饮，或大便不畅，苔根黄腻，舌质红，脉数。

证候分析：湿热壅积于膀胱，故小便点滴不通，或量极少而短赤灼热；湿热互结，膀胱气化不利，故小腹胀满；湿热内盛，故口苦，口黏；津液不布，故口渴不欲饮；大便不畅，苔根黄腻，舌质红，脉数，均因下焦湿热所致。

治则：清热利湿，通利小便。

2. 肺热壅盛

临床表现：小便涓滴不通，或点滴不爽，咽干，烦渴欲饮，呼吸短促，或有咳嗽，苔薄黄，脉数。

证候分析：肺热壅盛，失于肃降，不能通调水道，下输膀胱，故小便涓滴不通；肺热上壅，气逆不降，故呼吸短促，或有咳嗽；咽干，烦渴欲饮，苔薄黄，脉数，均为里热内郁之征。

治则：清肺热，利水道。

3. 肝郁气滞

临床表现：情志抑郁，或多烦善怒，小便不通，或通而不畅，胁腹胀满，苔薄或薄黄，舌红，脉弦。

证候分析：七情内伤，气机郁滞，肝气失于疏泄，水液排出受阻，故小便不通，或通而不畅；胁腹胀满，为肝气横逆之故；脉弦，多烦善怒，是肝旺之征；苔薄或薄黄，舌红，是肝郁有化火之势。

治则：疏调气机，通利小便。

4. 尿路阻塞

临床表现：小便点滴而下，或尿如细线，甚则阻塞不通，小腹胀满疼痛，舌质紫暗，或有瘀点，脉涩。

证候分析：瘀血败精阻塞于内，或瘀结成块，阻塞于膀胱尿道之间，故小便点滴而下，或尿如细线，甚则阻塞不通；小腹胀满疼痛，舌质紫暗，或有瘀点，脉涩，都是瘀阻气滞的征象。

治则：行瘀散结，通利水道。

5. 中气不足

临床表现：小腹坠胀，时欲小便而不得出，或量少而不畅，精神疲乏，食欲不振，气短而语声低细，舌质淡，苔薄，脉细弱。

证候分析：清气不升，则浊阴不降，故小便不利；中气不足，故气短而语声低细；中气下陷，升提无力，故小腹坠胀；脾气虚弱，运化无力，故精神疲乏，食欲不振；舌质淡，苔薄，脉细弱，均为气虚之征。

治则：升清降浊，化气利水。

6. 肾阳衰惫

临床表现：小便不通，或点滴不爽，排出无力，面色㿠白，神气怯弱，畏寒，腰膝冷而酸软无力，舌质淡，苔白，脉沉细而尺弱。

证候分析：命门火衰，气化不及州都，故小便不通，或点滴不爽；排出无力，面色㿠白，神气怯弱，是元气衰惫之征；畏寒，腰膝冷而酸软无力，舌质淡，苔白，脉沉细而尺弱，都是肾阳不足之征。

治则：温阳益气，补肾利尿。

二、西医学概述

（一）概念

前列腺炎是各种原因引起的前列腺组织的炎症性疾病。本病有急慢性之分。急性前列腺炎多发于20~40岁的青壮年，临床上首先出现寒战、高热，继之出现尿频、尿急、尿痛，甚则血尿，会阴部胀痛，严重者可致尿潴留。慢性前列腺炎临床表现为轻度的尿频、尿急、尿痛，终尿有白色分泌物滴出，会阴、腰骶、小腹及外生殖器刺痛及坠胀感，性功能障碍。

前列腺肥大又称前列腺增生症，为常见男性老年病。临床表现早期为夜尿多，进行性排尿困难、尿潴留及充盈性尿失禁，晚期可致尿毒症。

（二）诊断

1. 前列腺炎

（1）症状：尿频，残尿感，尿痛，会阴、下腹部及肛门周围疼痛不适。

（2）前列腺触诊：表面不平或不对称，可触及不规则的炎性硬结，压痛，质地失去正常的均匀弹性。

（3）分段尿试验（Stamery 试验）：根据 EPS 或 VB$_3$ 和 VB$_1$ 比较，至少有 1 个对数以上的差别者即可诊断为前列腺炎。VB$_1$ 的菌数比 VB$_3$ 多时，可考虑是前尿道的感染，VB$_1$ 和 VB$_3$ 菌数较少者，以 EPS 结果确诊。EPS 取不到时，将 VB$_3$ 的结果乘以 100 即为 EPS 值。

（4）前列腺液检查：白细胞 $> 1500/mm^3$，或 400 倍镜下白细胞 > 10 个 / 视野，即可确诊。前列腺液 Zn 含量降低。正常 pH 为 6.8 左右，偏碱性者多合并感染。

（5）精液检查：由于前列腺按摩的局限性，或前列腺液不能取得时，可取精液检查，白细胞 > 5 个 / 高倍视野者即可确诊前列腺有炎症，但应以染色片为准。

（6）超声波检查：断面轻度变形，但多不扩大，被膜凹凸不整，不连续，往往伴有前列腺结石及声影。

2. 前列腺肥大

（1）排尿困难：排尿踌躇，费力费时，尿线细、无力、残余尿感，夜尿频数，甚至有尿失禁。

（2）肛门指诊：前列腺两侧叶扩大，或中间沟消失。

（3）超声波检查：经直肠超声断层最为理想，见前列腺大部密度均匀，对称性扩大，重量 $> 20g$。

（4）残余尿量测定：采用 B 超法或导尿法。

（5）尿流率测定：尿量 ≥ 200 毫升为宜，最大尿流量 < 15 毫升 / 秒。

（6）尿道膀胱造影：可发现向上的对膀胱的压迹及后尿道被压变长，侧位片呈半展的扇形影像。

（7）尿道膀胱镜检查：可发现前列腺两侧叶或中叶增生，凸向尿道或膀胱。

（8）实验室检查：血尿素氮、血肌酐，肌酐清除率。

三、现代常用拔罐法

【孟氏中药拔罐疗法】

急性前列腺炎选穴：肾俞、次髎、关元俞、照海、膀胱俞、中极、三阴交。慢性前列腺炎选穴：关元、气海、中极、三阴交、太溪、肾俞、膀胱俞。前列腺肥大选穴：关元、气海、水道、中极、三阴交、太溪、肾俞、膀胱俞。拔罐之前和拔罐之后分别在拔罐的局部外涂中药拔罐液。（彩图 12、彩图 33）

【火罐法】

选穴：神阙、关元、中极、肾俞。采用单纯拔罐法，留罐 10~15 分钟。急性期每日 1 次，慢性期隔日 1 次，10 次为 1 个疗程。起罐后配合敷脐疗法。

【刺络拔罐法】

方法一：取三焦经下合穴委阳，三棱针刺络拔罐，再刺阴陵泉，三阴交，先泻后补，每日 1 次。

方法二：分 3 组选穴，①命门、三焦俞；②阳关、肾俞；③关元、箕门。每次选用 1 组，三棱针点刺后留罐 15 分钟。每日或隔日 1 次。

【针罐法】

方法一：选穴中极、水道、阴陵泉、三阴交、头维。上穴常规消毒，用毫针刺之，采用平补平泻的手法，取得针感后，选择适当大小的罐，吸拔于针上，留罐 15 分钟，待皮肤出现红色瘀血后，起罐拔针，头维加电脉冲刺激 20 分钟。每日 1 次，3 次为 1 个疗程。

方法二：选穴关元、天枢、足三里、三阴交、太冲。先针刺关元、天枢，后拔罐。针关元进针向曲骨方向斜刺 2.5~3 寸，大幅度刮针，使针感传至前阴部。足三里、三阴交用强刺激捻转提插手法，太冲用平补平泻法，留针 30 分钟，每 5 分钟行针 1 次。

【针灸拔罐法】

选穴：腰俞、中极、百会（不拔罐）、三阴交。先用毫针轻刺，然后拔罐 15~20 分钟，起罐后再以艾条灸之。每日或隔日 1 次，10 次为 1 个疗程。

四、注意事项

急性前列腺炎症状明显者，应配合服用中西药物。慢性前列腺炎和前列腺肥大患者疗程较长，应坚持治疗。

男性性功能障碍

一、中医学概述

（一）概念

本病在中医学中属于"阳痿""早泄"范畴。其病因病机为劳神过度，耗伤心肾，阴虚火旺或忧愁思虑，损伤心脾。

（二）辨证

1. 阴虚火旺

临床表现：遗精早泄，失眠多梦，头晕目眩，小便短黄，舌红少苔，脉细数。

证候分析：阴虚生内热，虚火内动，火扰精室，故遗精早泄；心火内动，神不守舍，故失眠多梦；精不养神以上奉于脑，故头晕目眩；心火下移小肠，故小便短黄；舌红少苔，脉细数均为阴虚火旺之征。

治则：滋阴清热。

2. 心脾两虚

临床表现：阳痿早泄，头晕失眠，神疲肢倦，纳呆腹胀，舌淡苔白，脉细弱。

证候分析：脾气虚，气不摄精，故阳痿早泄；心主藏神，思虑过度，则神不安定，故头晕失眠，神疲肢倦；脾弱运化失职，故纳呆腹胀；舌淡苔白，脉细弱均为心脾气血不足之象。

治则：调补心脾，益气摄精。

二、西医学概述

（一）概念

男性性功能障碍又称"性神经衰弱"。男子性功能某一环节发生障碍而影响性功能完善时，即称为男性性功能障碍。临床上最为常见的男性性功能障碍是遗精、阳痿和早泄。阳痿是指男子在有性欲的状态下阴茎不能勃起，或虽勃起不能维持足够的时间和硬度，无法完成正常的性生活。早泄一般指性交过程中过早地射精现象。

（二）诊断

包括与心理因素有关的性兴趣缺乏，不能产生满意的性交所必需的生理反应及快感缺乏。不包括器质性病因、躯体因素及衰老引起的性功能障碍。

1. 性欲减退或缺乏

患者的主要症状为性活动不易发动，或对性活动缺乏兴趣，但不一定没有性的兴奋或快感，不包括继发于其他性功能障碍（如阳痿或性交疼痛）的性欲障碍。

诊断标准

（1）男性年龄为 20~65 岁。

（2）对配偶缺乏性的兴趣或性活动的要求。

（3）病程至少持续 3 个月。

（4）不存在器质性病因、躯体疾病，或酒精、药物的滥用。

（5）并非继发于其他性功能障碍之后。

2. 阳痿

成年男性由于心理因素难以产生或维持满意的性交所需要的阴茎勃起，尽管在手淫时、睡梦中或与其他对象性交时可以勃起。

诊断标准

（1）男性年龄为 20~65 岁。

（2）有性交欲望，但性交时阴茎不能勃起、勃起不充分或历时短暂，以至于阴茎不能插入阴道。

（3）病程至少 3 个月。

（4）并非由器质性或躯体疾病引起，也没有酒精或药物滥用。

3. 早泄

男性不能适当控制射精使性交双方获得快感。严重病例可在阴茎插入阴道前或尚未勃起时就射精。

诊断标准

（1）性交时过早射精，即阴茎尚未插入阴道，或尚未勃起，或尚未引起双方适当的快感时即射精。

（2）病程至少 3 个月。

（3）并非由器质性或躯体疾病引起。

4. 性高潮缺乏

男性在性交时不射精或射精显著延迟，难以达到性高潮。

诊断标准

（1）男性在性交时不射精或射精显著延迟。

（2）病程至少 3 个月。

（3）并非由器质性或躯体疾病引起。

5. 性交疼痛

性交引起生殖器疼痛。

诊断标准

（1）性交引起男性生殖器疼痛。

（2）并非由局部病变引起。

三、现代常用拔罐法

【孟氏中药拔罐疗法】

阴虚火旺选穴：心俞、肾俞、身柱、膀胱俞、次髎、神道、中极。心脾两虚选穴：心俞、肾俞、三焦俞、关元、气海、足三里。拔罐之前和拔罐之后分别在拔罐的局部外涂中药拔罐液。（彩图 12、彩图 33）

【火罐法】

选穴：气海、关元、中极。采用单纯拔罐法，留罐 15~20 分钟。每日 1 次。

【按摩拔罐法】

选穴：关元、曲骨。术者用右手中指按摩患者关元、曲骨各 1~2 分钟，然后拔罐 5~10 分钟。每日 1 次，10 次为 1 个疗程。

【针灸罐法】

选穴：心俞、神门、内关、关元。每次选穴 3~5 个穴位，先用毫针针刺。针后拔罐 15 分钟。起罐后再用艾条灸治 5~10 分钟。隔日 1 次，10 次为 1 个疗程。

【针罐法】

方法一：补肾俞、复溜、太冲，泻内关、神门、然谷。每日 1 次。

方法二：阴虚火旺型分两组选穴，①心俞、肾俞、身柱；②中极、神道。第一天选第一组，先用三棱针点刺，后拔罐 5 分钟。第二天选第二组，拔罐 5 分钟。心脾两虚型选心俞、脾俞、命门、关元。拔罐 5 分钟。每日或隔日 1 次。

方法三：选穴为关元、三阴交。梦遗加神门、内关、肾俞、关元俞；滑精加气海、命门、肾俞、关元俞、上髎。针刺后拔罐。留罐 15~20 分钟。隔日 1 次，10 次为 1 个疗程。

【灸罐法】

选穴：① 肾俞、气海、关元、三阴交；② 膈俞、胃俞、肾俞、命门、腰阳关、关元、中极。每次选 1 组穴位，先拔罐，留罐 20 分钟。起罐后加用艾条灸 10~15 分钟。每日 1 次。

【走罐法】

方法一：选穴神阙至中极。涂适量润滑油，依次从神阙至中极往返走罐至皮肤潮红为度，然后将罐拔于神阙、中极上，留罐 15 分钟。每日或隔日 1 次。

方法二：选穴肾俞、志室、关元俞、膀胱俞。在背部和罐口涂以润滑油，施以走罐法，至皮肤出现潮红为度，然后拔罐于肾俞、志室上，留罐 10~15 分钟。隔日 1 次，10 次为 1 个疗程。

四、注意事项

治疗期间，应保持心情舒畅，消除紧张情绪。注意生活起居，不要过度劳累，加强体育锻炼，增强体质，勿过量饮酒及大量吸烟，注意节制性生活。

遗 精

一、中医学概述

（一）概念

遗精是指不因性交而精液自行外泄的一种男性疾病。有梦而精液外泄者为梦遗；无梦（或醒时）而精液外泄者为滑精，统称遗精。多为性器官及性神经功能失调所致。一因烦劳过度，阴血暗耗；或由于多思妄想，恣情纵欲，损伤肾阴，以致阴液不足，则生内热，热扰精室，因而遗精。二因手淫频繁，或早婚，损伤肾精，肾不藏精，精关不固，因而遗精。三因饮食不节，醇酒厚味，损伤脾胃，内生湿热，湿热下注，扰动精室而发生遗精。遗精次数过频（每周2次以上），常伴有精神萎靡、腰酸腿软，心慌气喘。如果偶有遗精（每周不超过2次），且无任何不适，属于生理现象。

（二）辨证

1. 君相火动，心肾不交

临床表现：少寐多梦，梦则遗精，伴有心中烦热，头晕目眩，精神不振，体倦乏力，心悸怔忡，善恐健忘，口干，尿短赤，舌红，脉细数。

证候分析：心火内动，神不守舍，故少寐多梦，心中烦热；火扰精室，故梦则遗精，寐少神疲，精神不振，体倦乏力；精不养神，无以上奉于脑，故头晕目眩；心主神志，心火旺，则火耗心血，故心悸怔忡，善恐健忘；火灼阴伤，阴虚火旺，故心中烦热，口干；心火下移小肠，故尿短赤；心主血脉，开窍于舌，心火旺则舌红，脉细数。

治则：清心安神，滋阴清热。

2. 湿热下注，扰动精室

临床表现：遗精频作，或尿时少量精液外流，小便热赤浑浊，或溺涩不爽，口苦或渴，心烦少寐，口舌生疮，大便溏臭，里急后重，或见脘腹痞闷，恶心，苔黄腻，脉濡数。

证候分析：湿热下注，扰动精室，故遗精频作；湿热注于膀胱，则分利失职，故见小便热赤浑浊，或溺涩不爽；湿蕴热生，热扰心神，故口苦或渴，心烦少寐，口舌生疮；湿注于下，传化失常，故大便溏臭，里急后重；湿阻中焦，健运无权，故脘腹痞闷，恶心。

治则：清热利湿。

3. 劳伤心脾，气不摄精

临床表现：心悸怔忡，失眠健忘，面色萎黄，四肢困倦，食少便溏，劳则遗精，苔薄质淡，脉弱。

证候分析：心主藏神，曲运神机，思虑过度，则神不安定，故心悸怔忡，失眠健忘；脾主运化，脾弱运化失职，化源不足，故面色萎黄，食少便溏；脾气虚乏，不充四肢，故四肢困倦；过劳则更伤中气，气虚则神浮不摄，而见遗精；苔薄质淡，脉弱，均为心脾气血不足之征。

治则：调补心脾，益气摄精。

4. 肾虚滑脱，精关不固

临床表现：梦遗频作，甚至滑精，腰膝酸软，咽干，心烦，眩晕，耳鸣，健忘，失眠，低热颧红，形瘦，盗汗，发落齿摇，舌红少苔，脉细数。部分患者久遗精滑，可兼见形寒肢冷，阳痿早泄，精冷，夜尿多或尿少浮肿，尿色清白，或余沥不尽，面色㿠白，或枯槁无华，脉沉细，苔白滑，舌淡嫩有齿痕。

证候分析：先天不足，或手淫，房劳过度，遗精日久等均可导致损伤肾精，肾虚不藏而见梦遗频作，甚至滑精；腰为肾之府，肾虚故腰膝酸软；肾阴不足，不能生髓上盈脑海，故眩晕、耳鸣、健忘、失眠；阴虚生内热，而见低热颧红、咽干、心烦；阴虚阳浮，逼液外泄，故见盗汗；肾主骨，其华在发，肾虚故发落齿摇；舌红少苔，脉细数，悉为阴虚内热之候。滑精日久，阴虚及阳，精关不固，命门火衰，不能温养形体，故见形寒肢冷，阳痿早泄，精冷；肾阳既衰，膀胱气化失司，固涩无权，故见夜尿多或尿少浮肿，尿色清白，或余沥不尽；阳气虚衰，不能上荣于面，故面色㿠白，或枯槁无华；脉沉细，苔白滑，舌淡嫩有齿痕，悉为阳虚之征。

治则：补益肾精，固涩止遗。

二、西医学概述

（一）概念

西医学中无此病名，属于神经衰弱、前列腺炎等疾病的症状。

（二）诊断

已婚男子已有正常性生活，但仍有较多遗精，或未婚男子频繁发生遗精（1~3 天 1 次），伴有头昏、乏力、腰酸等症，持续 1 个月以上者，即可诊断为本病。

三、现代常用拔罐法

【火罐法】

方法一：取穴气海、关元、中极。采用单纯拔罐法，均留罐 10~15 分钟。每日 1 次。

方法二：分组选穴，① 神阙、关元、气海、中极。②肾俞、气海俞、关元俞、志室。采用单纯拔罐法，或罐后加温灸。每次选 1 组穴，留罐 20 分钟。每日 1 次，10 次为 1 个疗程。

【按摩拔罐法】

选穴：关元、曲骨。采用按摩拔罐法。患者仰卧，术者先用右手中指按摩患者关元、曲骨各 1~2 分钟，后拔罐 5~10 分钟。每日 1 次，10 次为 1 个疗程。

【针灸拔罐法】

取穴：心俞、神门、内关、关元。每次选 3~5 个穴位，先用毫针做轻刺激，针后拔罐 15 分钟。起罐后，再用艾条灸治 5~10 分钟。隔日 1 次，10 次为 1 个疗程。

【针罐法】

选穴：关元、三阴交。梦遗加神门、内关、肾俞、关元俞；滑精加气海、命门、肾俞、关元俞、上髎。采用针刺后拔罐法，滑精加灸，留罐 15~20 分钟。隔日 1 次，10 次为 1 个疗程。

四、注意事项

戒手淫，禁刺激性食物，睡前泡脚，有利于巩固疗效。

第五节　内分泌系统疾病

甲状腺功能亢进症

一、中医学概述

（一）概念

中医将本病归于"瘿瘤"范畴。患者气郁化火，炼液为痰，痰气交阻于颈前，则发于瘿肿；痰气凝聚于目，则眼球突出。

（二）辨证

1. 气郁痰阻

临床表现：颈前正中肿大，质软不痛，胸闷、喜太息，或见胸胁窜痛，病情的波动常与情志因素有关，苔薄白，脉弦。

证候分析：气机郁滞，痰浊壅阻颈部，故致颈前正中肿大，质软不痛，因情志不舒，肝气郁滞，故胸闷、喜太息，或见胸胁窜痛，病情的波动常与情志因素有关；脉弦为肝郁气滞之象。

治则：理气舒郁，化痰消瘿。

2. 痰结血瘀

临床表现：颈前出现肿块，按之较硬，或有结节，肿块经久未消，胸闷，纳差，苔薄白或白腻，脉弦或涩。

证候分析：气机郁滞，津凝成痰，痰气交阻，日久则血行不畅，血脉瘀滞，气、痰、瘀壅结颈前，故瘿肿较硬，或有结节，肿块经久未消；气郁痰阻，脾失健运，故胸闷，纳差；苔薄白或白腻，脉弦或涩为内有痰湿及气滞痰瘀之象。

治则：理气活血，化痰消瘿。

3. 肝火旺盛

临床表现：颈前轻度或中度肿大，一般柔软光滑。烦热，容易出汗，性情急躁易怒，眼球突出，手指颤抖，面部烘热，口苦，舌质红，苔薄黄，脉弦数。

证候分析：痰气壅结颈前，故出现瘿肿，郁久化火，肝火旺盛，故见烦热，急躁易怒，面部烘热，口苦等症，火热迫津液外泄，故易出汗；肝火上炎，风阳内盛，则致眼球突出，手指颤抖；舌质红，苔薄黄，脉弦数，为肝火亢旺之象。

治则：清泻肝火。

4. 心肝阴虚

临床表现：瘿肿或大或小、质软，病起较缓，心悸不宁，心烦少寐，易出汗，手指颤动，眼干，目眩，倦怠乏力，舌质红，舌体颤动，脉弦细数。

证候分析：痰气郁结颈前，故渐起瘿肿；火郁伤阴，心阴亏虚，心失所养，故心悸不宁，心烦少寐；肝阴亏虚，筋脉失养，则倦怠乏力；肝开窍于目，目失所养，则眼干，目眩；肝阴亏虚，虚风内动，故手指及舌体颤动；舌脉均为阴虚有热之象。

治则：滋养阴精，宁心柔肝。

二、西医学概述

（一）概念

甲状腺功能亢进症简称"甲亢"，是由甲状腺激素分泌过多所引起的临床综合征。其特征为甲状腺肿大，基础代谢增加及自主神经系统的失常。

（二）诊断

1. 病史

发病前有精神刺激、感染、妊娠、手术史，或有其他自身免疫性疾病史。

2. 临床表现

（1）怕热，多汗，疲倦，烦躁，心悸，手颤，食欲亢进，消瘦，大便量多，月经紊乱。

（2）心动过速，心音增强，脉压差增大，早搏，房颤，周围血管征阳性。

（3）甲状腺弥漫性或结节性肿大，局部可有细震颤及血管杂音，但也可无明显甲状腺肿大。

（4）可伴有或不伴有突眼征及甲亢眼征，舌手震颤，局限性胫前黏液性水肿，杵状指（趾），皮肤温湿，潮红。

3. 理化检查

（1）基础代谢率升高，甲状腺摄 I131 率升高（3 小时大于 25%；24 小时大于 45%），高峰值提前（3 小时的摄 I131 率为 24 小时的 80% 以上），甲状腺片或 T_3 抑制试验阴性（不能抑制）。

（2）血清总甲状腺素（TT_4）、总三碘甲状腺原氨酸（TT_3）、游离甲状腺素（FT_4）升高，血清促甲状腺激素（TSH）水平降低或正常，且对促甲状腺激素释放激素（TRH）兴奋试验无反应。

（3）免疫学检查：甲状腺自身抗体如甲状腺球蛋白抗体、甲状腺微粒抗体阳性，其他自身抗体如心肌抗体、平滑肌抗体也是阳性。

三、现代常用拔罐法

【孟氏中药拔罐疗法】

选穴：风池、大椎、肩井、人迎、天突、气海、水道、关元、阴陵泉、三阴交，或背部风门至肾俞的膀胱经循行部位排罐。拔罐之前和拔罐之后分别在拔罐的局部外涂中药拔罐液。（彩图 8、彩图 34）

【针罐疗法】

取穴：气瘿（相当于水突穴，视甲状腺肿大程度，定位稍有出入）、内关、间使、足三里、三阴交。气瘿用捻转泻法，余穴用捻转提插泻法，留针 30 分钟。出针后拔罐 10~15 分钟。每 1~2 日 1 次，50 次为 1 个疗程。

【针药罐法】

取双侧太冲，垂直进针 1 分，呈 45° 角向上斜刺，得气后每穴注射灭菌用水 2.5ml。后拔罐 10~15 分钟。每隔 3 日 1 次。

【综合疗法】

（1）电离子导药：用柴胡、香附、穿山甲、生牡蛎、鳖甲等炮制的药液，浸泡纱布垫 2 个，敷于两侧甲状腺体，导药 20 分钟，隔日 1 次。

（2）针罐：取神门、内关用泻法，三阴交、足三里用补法，留针 20 分钟，出针后拔罐 10~15 分钟，隔日 1 次。目突眼胀者加风池、鱼腰、球后、攒竹、睛明，用泻法，不留针，每次 2~3 穴；甲状腺肿硬者加水突、扶突、天鼎，泻法，不留针，每次 1~2 穴。

（3）用药：党参、生黄芪各 15~20g，木瓜、乌梅、五味子、柴胡、香附各 10g，首乌、夏枯草、白芍、鳖甲各 12~15g，生牡蛎 30g，随症加减。

【针罐加氦－氖激光照射】

取穴：甲前穴（廉泉与天突连线中点）、甲上穴（廉泉与甲前穴连线中点）、甲下穴（天突与甲前穴连线中点）、甲左穴（左下颌骨与左锁骨各中点连线之中点）、甲右穴（右侧与甲左穴对称点）。局部消毒后，用 28 号 2 寸毫针分别在甲上、甲下、甲左、甲右穴呈 45° 角向肿大甲状腺体方向刺入腺体 1/3，甲前穴直刺入腺体 1/3，得气后分别提插 3 次，捻转 2 周。然后用氦－氖激光，光束直接在针眼缝隙处照入，每穴 3 分钟，照后即拔针拔罐 15 分钟。每日 1 次，10 次为 1 个疗程。

糖尿病

一、中医学概述

（一）概念

根据本病患者多饮、多食、多尿、消瘦的临床特点，属于中医学"消渴"的范畴。在世界医学史中，中医学对本病的认识最早，并详细记载了糖尿病的症状，并发症及治疗方法。

（二）病因病机

1. 病因

（1）饮食不节：过食肥甘、醇酒厚味，损伤脾胃，脾失健运，酿成内热，消谷耗精，发为消渴。

（2）情志不调：五志过极，郁而化火，消灼津液，引发消渴。

（3）劳逸失度：素体阴虚、五脏柔弱之人，劳逸失度，房室失节，致津液亏耗，肾阴受损，肾失固摄，精微下注，故为下消。

2. 病机

消渴是由肺、胃、肾三脏热灼阴亏，水谷转输失常所致的疾病。糖尿病的基本病机是阴虚燥热，阴虚为本，燥热为标，两者互为因果，燥热甚则阴愈虚，阴愈虚则燥热愈甚。病变脏腑在肺、脾、肾三者之中可各有偏重，互相影响。上焦肺燥阴虚，津液失于输布，则胃失濡润，肾乏滋助；中焦胃热炽盛，灼伤津液，则上灼肺津，下耗肾阴；下焦肾阴不足，上炎肺胃，致使肺燥、胃热、肾虚三焦同病。早期阴虚火旺，中期伤气出现气阴两虚，晚期阴损及阳导致阴阳双亏。临床上以口渴多饮为主者为"上消"，以消谷善饥为主者为"中消"，以小便频数、尿量增多、腰酸疼痛为主者为"下消"。

（三）辨证

1. 上消

临床表现：烦渴多饮，口干舌燥，尿频量多，舌边尖红，苔薄黄，脉数。

证候分析：肺热炽盛，耗液伤津，故烦渴多饮，口干舌燥；肺主治节，燥热伤肺，治节失职，水不化津，直趋于下，故尿频量多；舌边尖红，苔薄黄，脉数，是内热炽盛之象。

治则：清热润肺，生津止渴。

2. 中消

临床表现：多食易饥，身体消瘦，大便干燥，苔黄，脉滑实有力。

证候分析：胃火炽盛，腐熟水谷力强，故多食易饥；阳明热盛，耗伤津血，无以充养肌肉，故身体消瘦；胃津不足，大肠失其濡润，故大便干燥；苔黄，脉滑实有力，是胃热炽盛之象。

治则：清胃泻火，养阴增液。

3. 下消

（1）肾阴亏虚

临床表现：尿频量多，浑浊如脂膏，或尿甜，口干唇燥，舌红，脉沉细数。

证候分析：肾虚无以约束小便，故尿频量多；肾失固摄，水谷精微下注，故小便浑浊如脂膏，或尿甜；口干唇燥，舌红，脉沉细数，是肾阴亏虚、虚火妄动之象。

治则：滋阴固肾。

（2）阴阳两虚

临床表现：小便频数，浑浊如膏，甚至饮一溲一，面色黧黑，耳轮焦干，腰膝酸软，形寒畏冷，阳痿不举，舌淡苔白，脉沉细无力。

证候分析：肾失固藏，肾气独沉，故小便频数，浑浊如膏；下元虚惫，约束无权，而致饮一溲一；水谷精微随尿液下注，无以熏肤充身，残留之浊阴未能排出，故面色黧黑不荣；肾主骨，开窍于耳，腰为肾之府，肾虚故耳轮焦干，腰膝酸软；命门火衰，宗筋弛缓，故见形寒畏冷，阳痿不举；舌淡苔白，脉沉细无力，是阴阳俱虚之象。

治则：温养滋肾固摄。

二、西医学概述

（一）概念

糖尿病为相对或绝对胰岛素分泌不足所引起的糖、脂肪、蛋白质、水及电解质代谢紊乱。其主要特点是高血糖及糖尿。临床表现早期无症状，发展到症状期，可出现多饮、多食、多尿、疲乏、消瘦等症候群，严重时发生酮症酸中毒。常见的并发症及伴随症有急性感染、肺结核、动脉粥样硬化、肾和视网膜等大小血管病变以及神经病变。

（二）诊断

凡符合下述条件之一者可诊断为糖尿病。

（1）有糖尿病症状，任何时间血糖 ≥ 11.1mmol/L（200mg/dl），或空腹血糖 ≥ 7.8mmol/L（140mg/dl）。

（2）有糖尿病症状而血糖未达上述标准，进行 75g 口服葡萄糖耐量试验，2 小时血糖 ≥ 11.1mmol/L（200mg/dl）。

（3）如无糖尿病症状，除上述标准外须另加一项标准，即口服葡萄糖耐量试验 1 小时血糖 ≥ 11.1mmol/L（200mg/dl），或另一次口服葡萄糖耐量 2 小时血糖 ≥ 11.1mmol/L（200mg/dl），或另一次空腹血糖 ≥ 7.8mmol/L（140mg/dl）。

三、现代常用拔罐法

【孟氏中药拔罐疗法】

主穴选胰俞、肺俞、肾俞、膀胱俞、涌泉、气海、水道、中极、足三里、太溪。上消者加太渊；中消者加中脘、下脘、天枢、梁门、胃俞；下消者加命门、关元、三阴交、涌泉。拔罐之前和拔罐之后分别在拔罐的局部外涂中药拔罐液。（彩图 29、彩图 35）

【火罐法】

方法一：选穴脾俞、胰俞（第 8 胸椎棘突下旁开 1.5 寸）、膈俞、足三里。上消配肺俞、大椎；中消配胃俞、曲池；下消配肾俞、关元、复溜。采用单纯拔罐法，留罐 10~15 分钟。隔日 1 次，10 次为 1 个疗程。

方法二：选穴肾俞、肺俞、胃俞、大肠俞、阳池。每次选用 1 侧穴，留罐 15~20 分钟。每日 1 次，10 次为 1 个疗程。

【梅花针叩刺后拔罐疗法】

方法一：选穴阳池（双）、华佗夹脊。先以梅花针叩刺阳池，随即拔罐 15~20 分钟，再在华佗夹脊从上至下轻叩 3~5 遍（以不出血为度）。然后在应拔部位和罐口涂石蜡，走罐至皮肤潮红。每日或隔日 1 次，10 次为 1 个疗程。

方法二：选穴胸 6~12 夹脊，腰 1~5 夹脊。用梅花针叩刺后拔罐，留罐 20 分钟，隔日 1 次。

【针刺后拔罐法】

选穴分两组：一为肺俞、肝俞、脾俞、肾俞；二为廉泉、中脘、关元、太渊、神门、三阴交、然谷。第 1 组用梅花针叩刺 3~5 遍，以不出血为度；第 2 组用毫针针刺，其中太渊、然谷只针刺，不拔罐。针后留罐 10~15 分钟。隔日 1 次。肺俞、脾俞、关元、命门用艾条灸。10 次为 1 个疗程。

【走罐法】

选穴：背部肺俞至肾俞段。涂润滑油，然后在肺俞至肾俞段走罐，皮肤出现潮红或出现瘀点为止。隔日 1 次。

四、注意事项

本病患者应坚持长期拔罐治疗，可配合服用中药。治疗时防止皮肤烫伤或破溃，杜绝感染，治疗期间，控制和调节饮食，多食蔬菜、豆制品及蛋白质、脂肪类食物。

肥胖症

一、中医学概述

（一）概念

中医称肥胖患者为"肥人"。早在《灵枢·逆顺肥瘦篇》及《卫气失常篇》已有论述。并将肥胖分为膏、脂、肉三类，对目前临床仍有指导意义。

（二）病因病机

1. 饮食不节

食量过大，善食肥甘。过食肥甘厚味，可损伤脾胃，脾胃运化失司，导致湿热内蕴，或留于肌肤，使人体肥胖。

2. 好静恶动

中医认为"久坐伤气"，静而不动，气血流行不畅，脾胃气机呆滞，运化功能失调，水谷精微输布障碍，化为膏脂和痰浊，滞于组织、肌肤、脏腑、经络，而致肥胖。

3. 七情

怒则伤肝，肝失疏泄，或思虑伤脾等情绪变化，都可影响脾对水液的布散功能而引起肥胖。另外，情绪温和，举止稳静，不易紧张，激动，脾胃功能正常，水谷精微充分吸收转化，也可出现肥胖。俗称"心宽体胖"。

4. 体质

中医学早已注意到体质即遗传因素对肥胖的影响。

（三）辨证

1. 胃热滞脾

临床表现：多食，消谷善饥，形体肥胖，脘腹胀满，面色红润，心烦头昏，口干，口苦，胃脘灼痛，嘈杂，得食则缓，舌红苔黄腻，脉弦滑。

证候分析：胃热脾实，精微不化，膏脂淤积，故多食，消谷善饥，形体肥胖，脘腹胀满；胃热则口干，口苦，胃脘灼痛，嘈杂；舌红苔黄腻，脉弦滑，为胃热脾实之象。

治则：清胃泻火，佐以消导。

2. 痰湿内盛

临床表现：形体肥胖，身体重着，肢体困倦，胸膈痞满，痰涎壅盛，头晕目眩，口干而不欲饮，嗜食肥甘醇酒，神疲嗜卧，苔白腻或白滑，脉滑。

证候分析：痰湿内盛，困遏脾运，阻滞气机，故形体肥胖，身体重着，肢体困倦；痰湿内盛，聚肺为痰，上蒙清窍，故痰涎壅盛，头晕目眩；痰湿内盛，阻滞气机，气不布津，故口干而不欲饮；苔白腻或白滑，脉滑，为痰湿内盛之征。

治则：燥湿化痰，理气消痞。

3. 脾虚不运

临床表现：肥胖臃肿，神疲乏力，身体困重，胸闷脘胀，四肢轻度浮肿，晨轻暮重，劳累后明显，饮食如常或偏少，既往多有暴饮暴食史，小便不利，便溏或便秘，舌淡胖，边有齿痕，苔薄白或白腻，脉濡细。

证候分析：脾胃虚弱，运化无权，水湿内停，故肥胖臃肿，神疲乏力，身体困重，胸闷脘胀，四肢轻度浮肿，晨轻暮重，劳累后明显；暴饮暴食损伤脾胃，导致脾胃虚弱，脾失健运，小便不利，便溏或便秘；舌淡胖，边有齿痕，苔薄白或白腻，脉濡细，均为脾胃虚弱、水湿内停之象。

治则：健脾益气，渗水利湿。

4. 脾肾阳虚

临床表现：形体肥胖，颜面虚浮，神疲嗜卧，气短乏力，腹胀便溏，自汗，气喘，动则更甚，畏寒肢冷，下肢浮肿，尿昼少夜频，舌淡胖，苔薄白，脉沉细。

证候分析：脾肾阳虚，气化不行，水饮内停，故形体肥胖，颜面虚浮，神疲嗜卧，气短乏力，腹胀便溏；脾气虚，则自汗；肾虚，纳气不足，故气喘，动则更甚；脾肾阳虚，失其温煦，故畏寒肢冷；阳虚气不化水，故下肢浮肿，尿昼少夜频；舌淡胖，苔薄白，脉沉细，均为脾肾阳虚之征。

治则：温补脾肾，利水化饮。

二、西医学概述

（一）概念

肥胖症是指机体内热量的摄入大于消耗，造成体内脂肪堆积过多，导致体重超常，实测体重超过标准体重 20% 以上，称为肥胖。肥胖症系单纯性肥胖，即除外内分泌 – 代谢病为病因者。肥胖发生率女性多于男性，35 岁以后发生率增高，以 50 岁以上最高。

（二）病因

1. 遗传因素

单纯性肥胖者多有家族史。父母肥胖子女也常常出现肥胖，有人统计父亲或母亲仅一方肥胖，其子女肥胖约占 40%；父母双方肥胖，其子女肥胖约占 60%。遗传因素造成的肥胖常自幼发胖，且伴有高脂血症或高脂蛋白血症。

2. 饮食因素

热量摄入过多，尤其高脂肪或高糖饮食均可导致脂肪堆积。

3. 活动与运动因素

运动是消耗能量的主要方式。运动减少，能量消耗降低，未消耗的能量以脂肪形式储存于全身脂肪库中，就会肥胖。

4. 神经精神因素

实验及临床证实，下丘脑在高级神经调节下为调节食欲的中枢，其中腹内侧核为饱食中枢（又称"厌食中枢"），兴奋时有饱感而食欲减退，抑制时食欲大增。腹外侧核为食饵中枢（又称"嗜食中枢"），兴奋时食欲旺盛，抑制时则厌食或拒食。正常情况下二者相互调节，相互制约，当二者功能紊乱时，饱食中枢抑制或食饵中枢兴奋均可提高食欲而致肥胖。

5. 代谢因素

肥胖者合成代谢亢进，与正常人相比有着显著差别。特别是脂肪合成增加而分解减少，在休息和活动时能量消耗均较一般人为少。此外，体温升高，基础代谢要随之增高，而肥胖者对环境温度变化之应激反应低下，所以肥胖者用于产热的能量消耗减少，把多余的能量以脂肪形式贮藏起来，形成和维持肥胖。

6. 内分泌因素

肥胖者胰岛素分泌偏多，促进脂肪合成抑制脂肪分解，另一方面肥胖者又存在胰岛素抵抗，脂肪细胞膜上胰岛素受体较不敏感，也促进脂肪合成。进食过多可通过对小肠的刺激产生过多的肠抑胃肽，肠抑胃肽刺激胰岛 β 细胞释放胰岛素，同样促进脂肪合成，随年龄增高甲状腺功能、性腺功能亦趋低下时，脂肪代谢发生紊乱，体内脂肪分解减慢而合成增多，使脂肪堆积。

单纯性肥胖轻者没有明显症状，中、重度肥胖表现有乏力、怕热、出汗、动则气短心悸，以及便秘、性机能减退，女性可伴有月经不调等症状，部分患者由于内分泌功能失调而浮肿，也可因为脂肪过多或活动减少，下肢血液、淋巴液回流受阻而引起浮肿。肥胖者胸腹部脂肪过度堆积，呼吸时胸廓活动受限；又由于腹壁、大网膜、肠系膜中亦有大量脂肪堆积，使膈肌抬高，胸腔容积变小致使肺活量减低，同时影响心脏舒张功能，患者表现为，心慌、气促。此外，心脏周围大量脂肪组织及心脏内脂肪沉积，降低心脏功能，减少每搏输出量，使得患者对运动耐量大大降低，不能进行体力劳动及体育运动，甚至于影响日常生活，出现动则喘，以及心慌、汗出、头晕等。

（三）诊断

体重：实测体重超过标准体重 10%~19% 为超重；超过 20% 为肥胖，20%~30% 为轻度肥胖，30%~50% 者为中度肥胖，超过 50% 者为重度肥胖。

成人标准体重（kg）＝［身高（cm）−100］×0.9

体重指数（BMI）＝体重（kg）/ 身高（m²）

当体重指数大于 24 时为肥胖。

脂肪百分率（F%）测定：F%=（4.75/D−4.142）×l00%

其中 D（体密度）测算：男性 D=1.0913−0.00116x，女性 D=1.0879−0.00133x。其中 x= 肩胛角下皮皱厚度（mm）+ 上臂肱三头肌皮皱厚度（mm），取右侧。脂肪百分率超过 30% 者即为肥胖。

三、现代常用拔罐法

【孟氏中药拔罐疗法】

选穴：脾俞、胃俞、肾俞、中脘、神阙、天枢、关元、梁门、丰隆、三阴交。拔罐之前和拔罐之后分别在拔罐的局部外涂中药拔罐液。（彩图 14、彩图 29、彩图 36）

【火罐法】

方法一：选穴脾俞、胃俞。脾胃湿热配天枢、曲池、内庭、三阴交；脾胃俱虚配中脘、气海、关元、肾俞、足三里；真元不足配肾俞、命门、三阴交、太溪。采用单纯拔罐法，留罐 20~25 分钟。隔日 1 次，10 次为 1 个疗程。

方法二：选穴脾俞、三阴交、足三里。第 1 次配关元、水道；第 2 次配中极、天枢。交替使用。采用单纯拔罐法，留罐 20 分钟，每日或隔日 1 次，10 次为 1 个疗程。

【留针拔罐法】

分两组选穴：一为中脘、天枢、关元、足三里；二为巨阙、大横、气海、丰隆、三阴交。先针刺，留针拔罐，留罐 15 分钟。大腿围、臀围较大者，加箕门、髀关。每日 1 次，10 次为 1 个疗程。

【走罐法】

于小腹部左右走罐 10~20 次。

【药罐法】

选穴：肾俞、脾俞、天枢。脾胃偏虚配胃俞、中脘、建里；真元不足配气海、关元、中极、命门。方药为：山楂、泽泻各 30g，甘遂 10g，白术、桂枝各 15g，水煎成 30% 药液，取汁煮药罐或贮药罐法，留罐 15~20 分钟。每日 1 次，10 次为 1 个疗程。疗程间隔 5 日。

四、注意事项

治疗前应注意区别单纯性肥胖和继发性肥胖。单纯性肥胖可用拔罐疗法，继发性肥胖进行病因治疗。拔罐期间，配合腹部按摩效果更佳。

参考文献

［1］李明高，李树人. 针刺拔罐治疗单纯性肥胖症80例临床观察［J］. 中国针灸，1991，11（6）：297-298.

［2］黄风芹. 单纯性肥胖证临床研究概况［J］. 河北中医，1994，16（3）：47.

［3］王秀兰. 耳压结合按摩拔罐治疗肥胖症50例［J］. 陕西中医，1994，15（8）：367.

［4］谌剑飞. 痛性肥胖针刺治疗的研究［J］. 上海针灸杂志，1998，17（4）：6-7.

第六节　风湿免疫系统疾病

类风湿关节炎

一、中医学概述

（一）概念

本病属于中医学"痹证"范畴。病因病机为风寒湿侵袭人体，久则痰浊内生，痰瘀痹阻。

（二）辨证

类风湿关节炎临床上常见两种证型。

1. 风寒湿痹

临床表现：关节肿胀疼痛，屈伸不利，得寒加剧，遇温痛减，形寒肢冷，舌淡有齿痕，苔白腻，脉濡细。

证候分析：风寒湿邪外袭，闭阻经络，致气血运行不畅，不通则痛。筋脉关节缺乏气血的濡养，故关节肿胀疼痛，屈伸不利。以寒邪偏盛，故得寒加剧，遇温痛减，形寒肢冷；舌脉为外邪侵袭之象。

治则：祛风通络，散寒除湿。

2. 痰瘀痹阻

临床表现：痹证日久，关节梭形肿胀，屈伸不利，关节周围肌肉僵硬，面色晦暗，舌暗红有瘀点，苔白腻，脉细涩。

证候分析：痹证日久，久则痰浊内生，痰瘀痹阻经络，致气血运行不畅，不通则痛，故关节梭形肿胀，屈伸不利，关节周围肌肉僵硬；面色晦暗，舌暗红有瘀点，苔白腻，脉细涩，均为痰瘀痹阻之象。

治则：化痰祛瘀，搜风通络。

二、西医学概述

（一）概念

类风湿关节炎是一种非特异性炎症的多发性和对称性的关节炎。它的特征是病程发展缓慢、关节疼痛和肿胀反复发作，关节畸形逐渐形成，是一种全身性结缔组织疾病的局部表现。对于发病原因，西医学认为与免疫机制有关。本病好发年龄在 15 岁以后，高峰为 35~45 岁，女性居多。临床表现随发作方式、部位、严重程度和进展速度而异。病程发展缓慢，但常有急性发作。开始时可有多关节性疼痛，常见的受累关节依次为手、腕、膝、肘、足、肩和髋。关节病变往往是双侧对称。早期的全身表现有低热、乏力、消瘦、贫血等。儿童患类风湿关节炎者称为史蒂尔（Still）病，可有高热、贫血。常见的局部症状为隐痛、关节僵硬，早晨起床时特别明显，但受累关节的五个炎性表现即红、肿、热、痛、功能障碍，越来越明显，但这些症状在怀孕期间可缓解。关节有压痛，早期即可见关节畸形，自主活动和被动活动均受限。有时可见皮下类风湿结节，或伴有其他结缔组织疾病，如心包粘连、血管炎、网状内皮组织病变等。日久关节发生骨性强直，如髋关节则强直于屈曲外展位，手的掌指关节强直于尺偏畸形位。实验室检查类风湿因子阳性及 X 线的相应改变均有助于诊断。

（二）诊断

（1）晨僵。

（2）至少有一个关节有压痛或活动时疼痛。

（3）一个关节有软组织肿胀或积液。

（4）至少有另一个关节软组织肿胀或积液，而无症状的间隔少于 3 个月。

（5）对称性的关节肿胀，即同一关节左侧、右侧同时受累。

（6）皮下结节，常在骨突处、伸面及关节附近出现。

（7）典型的放射线改变并包括关节端的脱钙，但退行性病变不能除外类风湿关节炎。

（8）血清类风湿因子阳性。

（9）滑膜液加入醋酸以后，黏蛋白凝固形成不佳。

（10）滑膜活检等符合类风湿关节炎改变。

（11）类风湿结节活检呈典型病理改变。

诊断时典型的类风湿关节炎须具备 7 项，肯定的类风湿关节炎须具备 5 项，可能是类风湿关节炎须具备 3 项。

注：

①上述第（1）~（5）项症状与体征至少存在 6 周以上。

②晨僵表示滑膜炎症有活动性。

③上列（2）~（6）项必须为医生所见。

④远端指关节受累在类风湿关节炎中罕见，故不能作为上述关节炎计算。

三、现代常用拔罐法

【孟氏中药拔罐疗法】

主穴取外关、曲泽、内关、环跳、合谷、足三里、承山及背部督脉和膀胱经循行部位。风寒湿痹加大椎、气海；痰瘀痹阻加膈俞、脾俞、血海。亦可在背部膀胱经、督脉循行部位施排罐法。拔罐之前和拔罐之后分别在拔罐的局部外涂中药拔罐液，还可在四肢疼痛部位每天涂 3 次中药拔罐液。（彩图 8、彩图 53）

【火罐法】

方法一：阿是穴及邻近有关穴位拔罐，留罐 10~15 分钟。隔日治疗 1 次，10 次为 1 个疗程。

方法二：①风寒湿痹：上肢选大椎、气海、肩髃、曲池、外关；下肢选环跳、阳陵泉、昆仑、身柱、腰阳关，拔罐 10~15 分钟，每日 1 次。②痰瘀痹阻：上肢选膈俞、脾俞、血海、肩髃、曲池、外关；下肢选膈俞、脾俞、血海、环跳、阳陵泉、昆仑；脊柱选膈俞、脾俞、血海、身柱、腰阳关。先以针点刺诸穴 3~5 次，然后拔罐以拔出 1~2 滴血为度。每日 1 次。

【刺络拔罐法】

取穴：①大椎、身柱、神道、至阳、筋缩、脾俞、肾俞、小肠俞、委中、阳陵泉、足三里、太溪、天宗、秩边；②阿是穴；③与病痛相应的耳穴；④督脉经两旁。第①组穴用补法轻刺，天宗穴用"合谷刺"（古刺法名，指针刺得较深，达于肌肉之间，然后提至浅层，再向上下左右各斜刺 1 针，成"鸡爪"形的针刺方法），使针感向肩部放射；秩边用"输刺"（古刺法名，指直刺深入骨），使针感向下肢放射。第②组阿是穴局部治疗，是对腕、踝、膝关节肿胀部位和络脉瘀结处用三棱针点刺出血，然后拔罐；手指关节屈伸不利者用三棱针在四缝穴处刺出黏液。第③组穴每次取 2~3 穴，先用探针寻找压痛点，后用王不留行籽压在穴位上，用橡皮膏固定。第④组穴用叩刺拔罐法，沿督脉经两旁用皮肤针轻叩至出血，加拔罐，每周 2 次，10 次为 1 个疗程，疗程间休息 2 周，再行第 2 个疗程。

【针罐法】

方法一：主穴取大椎、命门、肝俞（双）、肾俞（双）、足三里（双），每穴各灸 3 壮。湿热阻络配曲池、阴陵泉（均双），针刺用泻法；寒湿阻络配脾俞（双），各灸 3 壮；寒热错杂加曲池、三阴交（均双），平补平泻，并配合局部治疗。湿热阻络用皮肤针叩刺局部肿胀处以出血为度；肿痛甚者加刺络拔罐，留罐 3~5 分钟；寒湿阻络用皮肤针轻叩至皮肤潮红为度，肿痛处加麦粒灸 3 壮；寒热错杂治疗法同湿热阻络。2 日 1 次，1 个月为 1 个疗程。

方法二：主穴选曲池、外关、阿是穴。肩关节炎配肩井、肩髃、肩髎；肘关节炎配天井、手三里；腕关节炎配阳池、阳溪、合谷；指关节炎配中渚、八邪、后溪；髋关节炎配秩边、环跳、关元俞、风市；膝关节炎配梁丘、血海、膝眼、阳陵泉、委中、足三里；踝关节炎配悬钟、昆仑、解溪、丘墟；趾关节炎配申脉、足临泣、公孙、八风；四肢串痛配合谷、阳陵泉、足三里；全身串痛配大椎、风池、肝俞、关元俞、申脉。以上诸穴灵巧取穴，每次 1 个主穴，2~3 个配穴。先用毫针刺入，留针 10~15 分钟。出针后拔罐，留罐 15~20 分钟。隔日治疗 1 次。

【留针药罐法】

选穴：肩髃、曲池、外关、合谷、风市、血海、阳陵泉、足三里、绝骨（均取双侧）。先用毫针得气后，将大小不等的竹罐药煮（药用伸筋草、透骨草、鸡血藤、钩藤、羌活、独活、艾叶各 20g，防风、威灵仙、木瓜、牛膝、当归、川芎、乳香、没药、穿山甲、红花、川椒、栀子、生甘草、麻黄各 15g，忍冬藤 40g，共装入布袋，加水蒸煮 15 分钟，取出布袋，再以药液煮竹罐 3 分钟），然后夹出罐迅速叩于针上，15 分钟后起罐、起针。隔日 1 次。

四、注意事项

本病较顽固，应争取早诊断、早治疗。拔罐要持之以恒，坚持到底。在治疗期间，配合药物内服、外洗则疗效更佳。患者应慎起居，避风寒，以免症状加重或复发。

参考文献

[1] 奚永红，浦蕴星，陈桂玲. 针刺治疗早期类风湿关节炎34例临床观察 [J]. 上海针灸杂志，1985（4）：1.

[2] 朱江，李晓泓，田春岭. 竹管疗法治疗类风湿关节炎35例 [J]. 上海针灸杂志，1991，10（1）：6-7.

[3] 冯建国，陈汉平，奚永江. 针灸对早期类风湿关节炎患者抗氧自由基酶类的影响 [J]. 上海针灸杂志，1991（3）：3-4.

[4] 王厚生，汪功卿，罗意春. 中西医结合治疗类风湿关节炎60例的体会 [J]. 江西中医药，1992，23（5）：300-303.

[5] 张羽. 竹罐针刺法治疗类风湿关节炎64例 [J]. 天津中医，1992（6）：38.

[6] 马旭. 类风湿关节炎医案 [J]. 中国针灸，1994，4（增刊）：274.

[7] 黄迪君，王再谟，周志昆. 麦粒灸加叩刺拔罐法治疗类风湿关节炎120例 [J]. 成都中医药大学学报，1996，19（1）：17-19.

[8] 周志昆，曾红兵. 针灸治疗类风湿关节炎30例临床观察 [J]. 河北中医药学报，1998，13（2）：37-40.

[9] 高虹，蓝肇熙，黄迪君. 麦粒灸加叩刺拔罐法治疗类风湿关节炎 [J]. 四川中医，2000，18（3）：53-54.

强直性脊柱炎

一、中医学概述

（一）概念

强直性脊柱炎属中医学"骨痹""肾痹"范畴，中医学认为，痹证是人体脏腑亏损，营卫气血失调，肌表经络受风，寒、湿、热之邪侵袭，使气血经络为病邪所阻，局部失养，而引起的经脉肌肉关节筋骨的疼痛、麻木、重着、肿胀、屈伸不利，甚至强直畸形，损及脏腑的一类疾病。

（二）辨证

根据临床经验，强直性脊柱炎分为两大证型。

1. 肾督阳虚

临床表现：背脊深部冷痛或刺痛，腰臀处疼痛尤著，可上行至颈及胸椎，下涉臀腿酸痛，得温则痛减，或背脊僵硬，挛痛，活动不利，甚或背柱严重强直，畸形，不能直立，弯腰，平视或伴有其他关节疼痛，活动受限，较常人畏寒，神疲乏力，或纳少便溏，或带下清稀，舌淡紫，苔薄白腻，脉沉细。

证候分析：寒湿之邪，侵袭腰背，痹阻经络，寒性收引，湿性凝滞，故腰背拘急疼痛且感觉冷；得温则气血较为通畅，故其痛减；遇寒则血凝滞，故疼痛加重；风湿寒邪或留于髋股，或下注膝胫，故痛引髋股或膝胫；风寒束表，营卫不和，故见寒热。苔白腻。

治则：治宜温肾壮督，散寒通络。

2. 肾督阴虚，湿热瘀滞

临床表现：背脊部钝痛，腰臀酸着板滞，甚或掣痛欲裂，脊柱强直，畸形，活动严重障碍，形体消瘦，五心烦热，或有低热，口干，肌肉萎缩，舌红苔薄黄腻，脉细数。

证候分析：肝肾阴精不足，督脉失养，风寒湿邪乘虚而入，邪恋经脉，痰瘀阻闭经脉，损伤筋骨，气血不畅则发生骨痹。或长夏之际，湿热交蒸，寒湿蕴积日久，郁而化热，湿热之邪浸淫经脉，痹阻气血，筋骨失养而致本病。湿热之邪壅滞背、腰、腿部，经脉痹阻，气血郁遏不通，故至疼痛；活动后气机稍有舒展，湿滞得减，故痛或可减轻；湿热内盛，故不畏寒，但恶热；热灼津液，且内有湿邪，故口干不欲饮；舌红苔黄厚腻，脉濡数，皆湿热之象。

治则：宜滋养肝肾，清化湿热瘀滞。

二、西医学概述

（一）概念

强直性脊柱炎是指一种原因尚不明确，以脊柱为主要病变的慢性疾病。病变主要累及骶髂关节，引起脊柱强直和纤维化，造成弯腰活动障碍，并可有不同程度的眼、肺、心血管、肾等多个器官的损害。强直性脊柱炎以年轻男性多见，40岁以上发病很少见，20岁左右是发病的最高峰年龄。

（二）诊断

1. 临床表现

（1）腰背痛：本病起病较隐袭，初期症状多不明显，疼痛多为隐痛，难以定位，常不被患者所注意。随着病情发展，症状逐渐加重，疼痛可发展为双侧或持续性，并可上行至胸椎、颈椎。如胸椎受累，可出现胸痛，胸部扩张受限；如颈椎受累，可出现不能低头，后仰及左右转动困难，严重时患者睡觉痛醒、翻身困难。

（2）晨僵：此为本病的另一常见症状。患者清晨或久坐起立时腰背发僵，轻微活动后缓解。晨僵常是患者的早期症状，同时也是监测患者疾病活动的一个指标。

（3）脊柱强直：晚期由于整个脊柱自下而上发生强直，患者的脊柱活动明显受限，不能弯腰，甚至出现驼背畸形及整个脊柱强直。但大部分患者只限于部分脊柱受累，甚至仅限于骶髂关节病变。

2. 诊断标准

（1）背痛至少持续3个月，运动时缓解。

（2）腰椎前屈、后仰、侧弯3个方向活动受限。

（3）第4肋间隙水平测量胸廓呼气与吸气活动度差值小于2.5cm。再加上骶髂关节的特异性改变即可诊断为强直性脊柱炎。这个标准较为严格，不能诊断早期强直性脊柱炎。为了能早期诊断、早期治疗，使病情得到完全控制而不发展到比较严重的程度，在临床上还要结合患者的家族史、HIA-B27是否阳性、有无肌腱端附着点部位的疼痛进行综合分析。一个有经验的医生应该在尚未出现典型骶髂关节改变时，即能做出大致的诊断，并及早施治。

3.检查

（1）腰椎活动度试验：患者直立，医者在患者背部正中线髂嵴水平做一标记为零，向下 5cm 做标记，向上 10cm 做另一标记，然后令患者弯腰保持双膝直立，测量两个标记间的距离，若增加少于 4cm，提示腰椎活动度降低。

（2）指地距离：患者直立，弯腰伸臂，医者测其指尖与地面距离。

（3）枕墙距离：患者靠墙直立，双足跟靠墙，双腿伸直，背贴墙，收腹，眼平视，医者量其枕骨结节与墙之间的水平距离。正常应为零，如枕部不能贴墙为异常。

（4）胸廓活动度：患者直立，医者用刻度软尺测其深呼吸胸围差，小于 2.5cm 为异常。

三、现代常用拔罐法

【孟氏中药拔罐疗法】

取穴：大椎、风池、肩井、阿是穴及背部膀胱经循行部位排罐。拔罐之前和拔罐之后分别在拔罐的局部外涂中药拔罐液。（彩图 8）

【刺络拔罐法】

取督脉大椎至腰俞诸穴，足太阳膀胱经大杼至白环俞诸穴。重点在大椎、命门、腰阳关、肾俞、大肠俞、关元俞、膀胱俞、中膂俞及病变部位附近的胞肓、秩边。患者俯卧位，常规消毒，术者用梅花针先在上述经脉部位从上至下连续叩刺，落针稳，起针快，轻重均匀，叩成三条直线至皮肤潮红；再选 4~6 个重点穴位行重叩手法至皮肤微出血，最后选择大小合适的玻璃罐每经各拔 4~6 个穴位，留罐 10~15 分钟，起罐后用棉球擦净出血。症状改善后及巩固治疗时，梅花针叩刺用中、轻手法至皮肤潮红即可，拔罐后可不出血。隔日 1 次，10 次为 1 个疗程，疗程间隔 5 日。

【梅花针叩刺后拔罐法】

取穴：阿是穴、华佗夹脊、大椎、身柱、腰俞、肾俞、委中。术者用梅花针叩刺患椎及委中出血，然后诸穴拔罐并留罐 15~20 分钟。每日 1 次。

【针刺后拔罐法】

主穴：肝俞、膈俞、夹脊穴、肾俞、血海、足三里。配穴：合谷、委中、阿是穴、丰隆、阳陵泉、曲池、风池、三阴交、悬钟、环跳、太冲、承山。取主穴 3~5 个轮流使用，毫针刺法。根据病变脊柱选用相应夹脊穴向脊柱方向斜刺，余穴直刺。用 G-6805 治疗仪连续波刺激 30 分钟，再配腰背局部拔罐。每日 1 次，10 次为 1 个疗程，疗程间隔 2~3 天。

四、现代常用拔罐法的临床应用

● 案例

一般资料：本组 48 例患者中，男 41 例，女 7 例；年龄 16~20 岁 4 例，21~30 岁 33 例，31~40 岁 11 例；病程 5~8 年，平均 6 年。实验室检查血红蛋白降低（85~105g/L）19 例，血沉增快（24~48mm/h）31 例，免疫复合物阳性 26 例，类风湿因子弱阳性 5 例；X 线显示均有不同程度的骶髂关节及脊柱异常改变：骶髂关节面硬化、间隙模糊 44 例，囊性变 8 例，间断融合 1 例，关节下 1/3 韧带钙化 41 例，椎后关节 2 个节段以上间隙消失 48 例，韧带轻度钙化 40 例，椎体方形变 5 例。

治疗方法：针灸取穴大椎、命门、腰阳关、肾俞、腰俞、腰眼、与病变脊柱相对应的华佗夹脊穴。术者进行穴位常规消毒后进针，采用提插捻转开阖补泻手法。命门、腰阳关用补法，华佗夹脊穴用泻法，其他诸穴用平补平泻法，留针 15~20 分钟，中间行针 1 次，针刺大椎、命门后加灸，温灸时间为 5~7 分钟。出针后在腰骶部及针孔处用闪罐法反复吸拔多次，至皮肤潮红为度。拔罐后让患者俯卧，术者先用擦法施术于腰背部，再用掌根揉两侧骶棘肌及脊柱棘突部，轻而不浮，重而不滞，使腰脊肌充分放松，用一指禅推法揉督脉及两侧膀胱经的 5 条经络线路，弹拨华佗夹脊两条线，自下而上掌按脊柱及两侧骶棘肌，力要贯足，慢慢移动，刺激缓和。拇指按揉膀胱经背俞穴，弹拨棘突下，直推督脉，横擦带脉，推按腰骶部。最后令患者取坐位，拿肩井，风池，拨颈椎夹脊，被动扩胸后，结束手法治疗，时间约 30 分钟。每日 1 次，1 个月为 1 个疗程，疗程间隔 3~5 天。2 个疗程后评定疗效。

临床体会：强直性脊柱炎属中医学"骨痹""腰痛"范畴。其病多位于腰骶、脊柱，腰为肾之府，脊柱为督脉循行所在。本病本虚标实，主因先天禀赋不足，肾气亏虚，又遇风湿寒之邪侵袭而致督脉及膀胱经经气失调，经络痹阻，气血瘀滞，不通则痛。治疗取督脉及膀胱经经穴为主，辅以经外奇穴。针补命门、腰阳关可补肾壮阳、散寒除湿；平补平泻肾俞、腰俞、腰眼、大椎穴可益肾气，壮筋骨，散湿热；针泻华佗夹脊穴可活血化瘀，除痹止痛。温灸大椎、命门 2 穴，意在直接激发督脉之经气。拔罐可祛风、散寒、除湿，温经通痹止痛。按摩可舒筋活络、滑利关节，振奋人身之阳气。针灸拔罐按摩相配合，补泻兼施，标本同治。临床实践体会到本病诊治一定要突出"早"字，即早发现，早治疗，早锻炼；单一疗法难奏良效，故要综合治疗；柔和深透贯穿手法治疗的全过程；阳性结节物、棘突间及华佗夹脊穴为重点施治部位。此外，锻炼对强直性脊柱炎患者有重要意义，如晨跑、飞燕式等方法，但一定要持之以恒，以防脊柱畸形的发生。

五、分析与评价

1. 拔罐综合疗法治疗强直性脊柱炎的概况

强直性脊柱炎属中医学"骨痹""肾痹"等范畴，中医学认为痹证是人体脏腑亏损，营卫气血失调，肌表经络受风、寒、湿、热之邪侵袭，使气血经络为病邪所阻，局部失养，而引起的经脉肌肉关节筋骨的疼痛、麻木、重着、肿胀、屈伸不利甚至强直畸形，损及脏腑为特征的一类疾病。应用拔罐综合疗法治疗强直性脊柱炎，主要是通过温热效应刺激背部经络、穴位，以改善脊背的血液循环，使其经络气血能濡养组织皮毛，从而起到治疗作用。拔罐配合针刺疗法有温热、解毒之效，可使血液往复灌注，毛细血管扩张，血液循环加快，以改善组织细胞缺氧状态，从而达到营养肌肉的目的。因此拔罐等综合疗法治疗强直性脊柱炎越来越受到人们的重视。

2. 拔罐法治疗强直性脊柱炎的疗效及安全性评价

经大量临床研究实践证明，拔罐综合疗法治疗本病有较好的疗效，而且早期治疗疗效更佳，只是刺激量不宜过大。早期应用刺络拔罐疗法较常规针刺疗法相比可以提高治愈率，缩短疗程。大部分患者 1~2 次即可见效。拔罐的温热刺激和吸拔作用可疏通经络，促邪出表，对强直性脊柱炎的治疗大有裨益。

拔罐综合疗法治疗本病安全可靠，不良反应较少，只是刺络拔罐须注意控制出血量及拔罐时间。另外配合针刺治疗时，早期最好不用电针，手法也不宜过重，以免矫枉过正。

3. 强直性脊柱炎应用拔罐疗法的治疗规律

本病应争取早期治疗，以有效控制病情。为巩固疗效，愈后仍应每月治疗 1 次，巩固治疗半年以减少复发。

4.今后强直性脊柱炎的临床研究重点

强直性脊柱炎是临床常见病、多发病，不仅严重影响患者的正常生活，而且影响患者的心理状态。目前普遍认为强直性脊柱炎的发病是由于先天不足以及后天感受外邪所致，但也有不少病例没有明确的发病史，因此有必要加强这方面的研究，以期对照病因找出更佳的治疗方法。拔罐综合疗法尽管在强直性脊柱炎的治疗中取得了不错的疗效，但是疗程普遍较长，如何缩短疗程也是一个值得研究和关注的问题。

六、注意事项

本病病程长，应坚持治疗。患者应积极配合药物治疗及其他疗法。

参考文献

[1] 王凡星，王广思，曹淑芹，等. 针灸拔罐按摩综合治疗早期强直性脊柱炎48例 [J]. 中国针灸，2003，23（9）：518.

[2] 周燕媛. 针刺治疗强直性脊柱炎15例 [J]. 中国针灸，1999，19（3）：166.

[3] 曲宝萍. 刮痧拔罐治疗强直性脊柱炎27例 [J]. 新中医，2001，33（10）：49.

第七节 神经系统疾病

头 痛

一、中医学概述

（一）概念

中医学称本病为"头痛"。头为诸阳之会，是手、足三阳经脉聚会之处，五脏六腑之气血皆上走于头。无论外感与内伤皆可引起头部气血不和，经脉阻滞不通而致头痛。病因病机不外风寒外袭，上犯巅顶；或风热上扰，气血逆乱；或因肝郁化火伤阴，上扰清空；或由脾虚致气血生化不足，不能上荣于脑或由脾不化湿，痰浊内生，或为肾精亏虚，脑失所养而致病。

偏头痛是最常见的一种反复发作的头痛病。本病与颅脑血管舒缩功能失调有关，常因体内的一些生化因素和激素变化而引起发作。本病有家族史，多见于女性，在青春期容易发作。发作呈周期性，频度因人而异。本病病因病机为肝失疏泄，肝阳上亢，上扰清窍。

传统中医学中也有"偏头痛"这一概念（如《兰室秘藏·头痛门》中就有偏头痛的描述），但是它与西医学"偏头痛"外延不完全重叠。中医学偏头痛是指疼痛部位发生在头侧颞颥部的一类头痛，又称为"偏头风"，辨证属少阳头痛，主要与阳明前头痛、太阳后头痛和厥阴头顶痛相分别。西医学的偏头痛的疼痛部位约有60%位于侧头部，而20%位于前额、头顶、后枕部甚至全头，而另一些侧头部头痛（例如颞动脉炎引发的头痛）属于中医偏头痛范畴，但还不能诊断为西医学的偏头痛。

（二）辨证

偏头痛的发病不外风、火、痰、瘀、虚，实证居多，与本病的发生关系密切的是少阳及厥阴经，胆经和肝经尤其重要。

1. 风寒侵袭

临床表现：每因天气变化时发病，外感风寒客于筋脉可发头痛，舌苔白，脉浮紧。

证候分析：此类患者常有卫气不足，表虚自汗；外感风寒客于筋脉，气血凝涩，筋脉拘急可发头痛，或当遇有风寒侵袭，遂现气失温煦，经脉拘急而见头痛。舌、脉所见也是风寒之象。

治则：祛风散寒，通络止痛。

2. 痰浊闭阻

临床表现：头痛如裹如束，或全头钝痛，呕吐痰涎，头昏脘痞，苔白腻，脉迟而滑；女性患者常兼有带下量多。

证候分析：患者素体肥胖，滞湿壅盛，或见痰湿黏滞，阻遏气机；中焦受阻则呕吐痰涎，清阳不升可发头昏；痰湿阻络，经脉失养，则头痛绵绵。白腻舌苔、迟滑脉象都是痰湿阻滞，气机不畅的证候。

治则：化痰通经，去湿通阳。

3. 瘀血阻滞

临床表现：头痛每于血经前发，痛如锥刺，经后缓解，或有外伤史，舌质暗，舌边瘀斑，舌下静脉黯紫，脉细涩或沉涩。女性患者多有痛经和月经不调等症。

证候分析：外伤或经前发病、经后痛减的病史提示患者体内有瘀血停滞，瘀血作痛，痛如锥刺，痛处不移；舌质黯淡、瘀斑或舌下粗紫静脉，脉象涩或细或沉，皆由内停瘀血引起。

治则：活血化瘀，通经止痛。

4. 肝阳上扰

临床表现：头痛如劈如裂，伴头晕耳鸣，失眠多梦，面目红赤，口干口苦，小便黄赤，大便秘结，舌红、苔黄，脉弦数。女性患者多有乳房胀痛、扪及包块。

证候分析：素体肝阳亢盛，可因情志不遂发病。气血上冲，充斥脉络，则面目红赤、痛势剧烈，伴头晕耳鸣；心神被扰，魂魄飞扬，故失眠多梦；肝胆之热裹挟胆汁上充，则见口干口苦。二便、舌脉都是内热赤盛之象。

治则：平肝潜阳，降逆止痛。

5. 血虚失养

临床表现：头痛绵绵，月经后加重，头昏不适，或兼有失眠健忘，舌质淡，脉细弱。女性患者常兼见月经量少，色淡。

证候分析：血虚头痛由血不养脉所致，故虚痛绵绵，痛势力不盛，血不养神故头昏不爽，失眠健忘。血虚则气也不足，舌质淡和细弱之脉都是气血两虚的证候。

治则：安神定志，养血止痛。

二、西医学概述

（一）概念

头痛是许多疾病的一种极为常见的症状，一般是指头的上半部自眼眶以上至枕下之间的疼痛。可见于现代医学内、外、神经、精神、五官等各种疾病中。在内科临床上常见到的头痛多见于感染性、发热性疾病、高血压、颅内疾病、神经官能症、偏头痛等疾病。头痛严重者称为"头风"。

患者通常把任何一种阵发性头痛都当作偏头痛。在西医学，偏头痛有其规范的概念，戴维森内科学（Davison's Principles and Practice of Medicine）一书建议最好把偏头痛看作是阵发性头痛、呕吐和局灶性神经症状（通常是视觉的）的三联症，具备以上三个症状的是典型偏头痛；不伴发局灶性神经症状，有或没有呕吐症状的，则归为普通型偏头痛。

偏头痛在不同人群中的患病率和发病率有很大差别：欧美人患病率高出国内1倍之多；两者的发病率差别更大，有百倍之多。该病患病有明显的性别差异，男女比例约为1∶4；职业脑力劳动者高于体力劳动者，重体力劳动高于轻体力劳动者，除农民男性高于女性外，其他职业均为女性高于男性；另有调查显示，90%以上的人口在40岁以前有过偏头痛发作的经历。

本病有遗传倾向。女性生理周期的某个时相、食物（如奶酪、巧克力和红酒）、心理应激、过劳、气候因素（如冷、热、阴天、大风）都与该病发作有关。

（二）诊断

1. 头痛

（1）主要临床表现：反复发作或持续性头痛；疼痛部位在额颞、前额、巅顶、后枕，或左或右辗转不定；疼痛的性质多为跳痛、刺痛、胀痛、昏痛、隐痛或头痛如裂；头痛发作和持续时间长短不一，可以数分钟到数日不等。

（2）发病特点：急性、亚急性或慢性起病，病发可有诱因，未发前可有先兆症状。

（3）性别、年龄特点：好发于青壮年，女性多于男性。

（4）经神经系统检查及理化、CT、MRI等检查可以除外脑出血、蛛网膜下腔出血、硬膜下水肿、脑瘤等脑内器质性病变者。

2. 偏头痛

依据国际头痛协会（International Headache Society，IHS）制定的诊断标准分为无先兆偏头痛和有先兆偏头痛。

（1）无先兆偏头痛：曾称普通型偏头痛、单纯型偏头痛。临床表现为自发的、复发性头痛发作，持续4~72小时。头痛的典型特征是局限于单侧的搏动性头痛，程度可为中度或重度，可因日常躯体活动而加重，伴恶心、怕声和畏光。

（2）有先兆偏头痛：曾称典型偏头痛、经典型偏头痛、复杂型偏头痛。临床表现为自发性的复发性头痛，表现为可明确定位于大脑皮层或脑干的神经系统症状，通常经5~20分钟逐渐发生，持续时间通常少于60分钟。头痛、恶心或畏光。在神经系统先兆症状之后接着发生，也可有不到1小时无症状间歇期。头痛常持续4~72小时，但也可完全不出现头痛。

（3）其他类型偏头痛：眼肌麻痹性偏头痛、视网膜型偏头痛、儿童周期性偏头痛综合征（可能是偏头痛预兆，或与偏头痛有关无先兆偏头痛）。

偏头痛主要与紧张性头痛（包括发作性紧张性头痛和反复发作的紧张性头痛）、丛集性头痛相鉴别。

三、现代常用拔罐法

【孟氏中药拔罐疗法】

选穴：上印堂、太阳、风池、大椎、肩井、翳风、合谷、膀胱经排罐。风寒头痛加风间、外关；

风热头痛加大椎、曲池；肝阳头痛加外关；血虚头痛加太冲、三阴交；痰浊头痛加内关、足三里；肾虚头痛加肾俞、太溪；血瘀头痛加膈俞、血海。拔罐之前和拔罐之后分别在拔罐的局部外涂中药拔罐液。（彩图 2、彩图 29、彩图 37）

【刺络拔罐法】

方法一：取双膈俞穴压痛点。三棱针快速刺入，出针后加拔火罐。每穴放出少许血液。可加刺太阳、合谷、太冲。

方法二：主穴为大椎，配穴为夹脊（大椎两侧旁开 0.5 寸）。在常规消毒后，用三棱针刺入上述穴位 0.1~0.2cm，随后在大椎穴拔罐 15 分钟，每日 1 次，3 次为 1 个疗程。

方法三：主穴取阿是穴，配印堂、头维、百会、太阳、晕听区等。坐位或卧位，常规消毒，用弹簧刺血针或三棱针快速点刺穴位深 0.1~0.3cm，再轻揉挤压针刺周围皮肤，令每穴出血 3~5 滴，肌肉丰满处可点刺后拔罐。每日 1 次，5 次为 1 个疗程，疗程间隔 2 日。

方法四：取大椎穴，先拔一火罐，10 分钟后取下，在拔罐处留下的印迹中，用医用采血针快速均匀点刺 6~12 下，再在原位拔一火罐，留罐 10 分钟，出血 2~8ml。并辨证选穴针刺，前额疼痛取印堂、中脘；巅顶部疼痛取百会、太冲；后头部疼痛取至阴、透刺双侧风池；颞侧部疼痛取丝竹空透率谷、足临泣；全头空痛取太溪、足三里。每日 1 次，5 次为 1 个疗程。

【梅花针叩刺后拔罐法】

1. 刺激部位

（1）头部：以前发际为起点，后发际为止点，从前向后，两侧各刺激 5~6 行。

（2）颈外侧部：从下颌骨角后向下至锁骨外 1/3 处做一连线，在此线两侧各宽 1cm 内刺激 3~4 行。

（3）胸腰部：从第 1 胸椎向下至第 5 腰椎，以正中线两侧各旁开 3~4cm 处刺激 3~4 行。

（4）重点刺激部位：头部压痛明显处，有索状物及结节处。

2. 辅助治疗

梅花针刺激后，在耳垂下缘与乳突下缘连线稍下方各拔一小号火罐，胸腰部各拔 3 个中号火罐。每日 1 次，10 次为 1 个疗程。

【针罐疗法】

方法一：主穴取患侧天宗。肝阳上亢刺太冲、天宗，泻法，挤出血 1 滴；气血虚弱刺三阴交、天宗，补法，挤出血 1 滴；气滞血瘀刺天宗，挤出血 4~5 滴；外感型刺风池，留针 15 分钟，刺天宗挤出血 1 滴。取直径 5~6cm 火罐，闪火法拔在天宗穴，半小时取下可见针孔处有少许血及有灰白色分泌物。隔周治疗 1 次，6 次为 1 个疗程。

方法二：分 3 组取穴，风池、百会、太阳；合谷、后溪、列缺；太冲、三阴交。伴头痛如裹可在印堂穴拔火罐。阳经穴位斜刺 1~1.5 寸，阴经穴位直刺 1~2 寸，用捻转泻法，强刺激。留针 25 分钟，每 5 分钟行针 1 次。3 组穴交替使用。每日 1 次，10 次为 1 个疗程。

方法三：主穴列缺配太阳、风池、悬颅、晕听区（头针）、足临泣，捻转提插泻法，留针 20 分钟，拔罐 10 分钟。每日 1 次。

方法四：取坐位，两上肢自然放在桌子上，双肩要平。取背部正中线左或右旁开 4.5 寸，与第 3 胸椎棘突下方相平，取痛侧。针尖向头侧斜刺，快速进针、捻转，每分钟 300 次左右，强刺激。得气后不留针，拔针后双手挤压针眼出黑紫色瘀血。针后取一口径 5~6cm 火罐，放入药棉和少许酒精，点燃，扣前吹灭火焰，在穴位处拔火罐约 30 分钟，取下。针处可见少许出血及白色分泌物。

【综合针罐法】

取穴：颈 1~ 胸 4 夹脊穴（用磁圆针，用一虚一实中度弹刺手法，叩刺 3~5 遍至皮肤潮红，然后取 2~4 穴，用 28 号毫针针刺，得气后即出针）、风池、天柱（均双，用 28 号毫针针刺，得气后出针）、悬颅、曲鬓、率谷、阿是穴（均患侧，可触到条索状物 1~3 穴，用锋钩针钩割）、大椎（三棱针速刺 0.5~1 分，挤出 1~3 滴血后，用 1 号火罐拔 5~10 分钟）、中脘、足三里（恶心呕吐施补法，留针 15~20 分钟）。隔日 1 次，5 次为 1 个疗程，疗程间隔 5 日。

【走罐法】

选穴：足太阳膀胱经的大杼至膀胱俞，督脉的大椎至命门。患者充分暴露背部，将背部涂适量润滑油，用闪火法将罐拔于背部膀胱经线上，然后沿着大杼至膀胱俞、大椎至命门来回推拉火罐，至皮肤出现红色瘀血为度。每周治疗 1 次，6 次为 1 个疗程。

【手法配合针刺拔火罐疗法】

方法：用理筋手法，拇指或肘尖以切、按、压、揉法，依次松解手、足少阳经筋阳性筋结点，每点 1~3 分钟，用毫针刺入该点基底部，得气后调整角度，分别刺入该点的前后左右，不留针。用火罐，循手、足少阳经筋走向依次施闪火罐（头面部除外），留罐 5~10 分钟。

四、现代常用拔罐的临床应用

针罐疗法[1]

一般资料：顽固性偏头痛 100 例，男 38 例，女 62 例；年龄：18~25 岁 8 例，26~40 岁 27 例，41~55 岁 52 例，55 岁以上 13 例；病程 6 个月 ~25 年。其中三叉神经痛引起者 12 例，鼻窦炎引起者 17 例，其余均为血管性偏头痛。文章中提到的偏头痛指疼痛部位在侧头颞部位的头痛，包括三叉神经痛引起者和鼻窦炎引起者。

治疗方法：取穴背部正中线左或右旁开 4.5 寸，与第 3 胸椎棘突下方相平，取痛侧。针法取坐位，两上肢自然放在桌子上，双肩要平。针尖向头侧斜刺，快速进针、捻转，每分钟 300 次左右，强刺激。以针刺部位酸胀，并向肩臂部放射为得气，不留针。拔出针后双手挤压出黑紫色瘀血或白色液体，以直径为 5~6cm 的玻璃罐，投火法拔 30 分钟。

治疗效果：痊愈 57 例，明显好转 26 例，好转 11 例，无效 6 例。总有效率为 94%。

临床体会：心理因素是发作的重要诱因，医生应设法帮助患者建立信心。

五、分析与评价

偏头痛是临床常见病、多发病。本病的治疗方法多，体针、电针、耳针、皮肤针、放血、针刀在偏头痛的治疗中都有运用。对比西药，特别是止痛药长期服用可能出现的药物成瘾性（包括躯体成瘾和心理成瘾），中药、针灸疗法的特点表现在它们安全、没有不良反应和成瘾性上；两者比较，针灸更加简便易行。偏头痛治疗的难点在于它容易复发，治愈的疗程比较长以及某些长期服用止痛药患者的药物依赖的戒除上，临床报道中已经有了相应的探索。

纵观 1994~2002 年近 10 年的医学刊物治疗偏头痛的报道，可以展示偏头痛治疗的总体情况、各种疗法的特点、规律，以及临床研究中有待进一步解决的问题。

1. 拔罐治疗本病概况

由于偏头痛患病率比较高的特点，给临床病例收集带来了方便，因此大样本的研究报道不少见。

多种综合疗法介入了偏头痛的治疗，为本病临床优势疗法的筛选提供了有力的前提和基础。但是由于中西医偏头痛概念外延交叉的情况，使得诊断标准、疗效标准缺乏严谨性的现象普遍存在，这就需要研究者和临床工作者在借鉴这些疗法和经验时提起应有的注意。

作者对从1994~2002年近10年针灸治疗偏头痛的报道（个案除外）15篇进行了统计，结果显示：以体穴的运用是最普遍的；拔罐方法选用单纯拔罐12篇，针罐结合3篇。上述文献的分部特点提示，治疗方法的共同点是刺激的强度和量都比较大，共涉及近11篇。这与中医学对偏头痛病因以风、痰、湿、瘀和辨证的实证为主，以虚为次的认识是一致的。

2. 拔罐治疗本病的疗效及安全性评价

拔罐对本病的疗效高而且肯定，而且没有不良反应，尽管各种报道所采用的诊断和疗效评定标准不同，但是远期的临床治愈率有的为50%~93%，而总有效率在80%~100%。虽然，对于偏头痛而言，拔罐也不是包治百病的疗法，对于拔罐无效，或已经有药物依赖的患者，在必要的时候还需用西药止痛，但是总体看来，中医，特别是拔罐作为偏头痛的首选疗法是值得信赖和肯定的。

3. 本病的拔罐治疗规律

拔罐治疗偏头痛，规律性比较明确。选穴原则突出了局部和近部取穴为主，与远部取穴的配合，局部和近部以太阳（单取太阳一穴、以太阳为主穴或主穴之一，或以太阳为配穴之一运用）、风池（单取风池一穴、以风池为主穴或主穴之一，或以风池为配穴之一选用）。远端取穴颈部、胸背部督脉及两侧膀胱经分布区域。

4. 今后本病的临床研究重点

首先，从文献报道看，研究偏头痛的病例在筛选时，诊断标准的疗效规范性存在问题，疗效的评判标准也存在同样的问题，这使研究结果横向比较的价值受到影响。疗法的选择，包括穴位和刺法的选用庞杂不精，致使结果和结论直接联系的必然性受到质疑，当然透过这类研究也不易筛选出"最佳"（高效、安全、方便、经济）的疗法。

其次，今后的重点应放在特定疗法与特种类型或特殊发病周期的时相针对性的筛选上，如减少复发、提高顽固头痛疗效，类同的、缺乏新意的研究和报道应尽量避免。

最后，偏头痛作为一种受心理和情绪影响的疾病，临床上需要患者积极地介入、合作，中医疗法的特色的临床表现在此也可见一斑。对这一操作的重要程度有必要在严谨、规范的科研设计中予以评估。

六、注意事项

本病治疗应明确诊断，积极治疗原发病。治疗期间患者应调节情志，防止情绪紧张、焦虑和疲劳。饮食清淡，注意休息。拔罐对于血管神经性头痛效果尤为明显。

参考文献

［1］多秀瀛. 针罐疗法治疗顽固性偏头痛100例［J］. 江苏中医，1998，19（9）：39.

三叉神经痛

一、中医学概述

（一）概念

三叉神经痛是指三叉神经分布范围内反复出现的阵发性闪电样短暂而剧烈疼痛的综合征。中医典籍中无三叉神经痛病名的记载，但根据其发病特点属于偏头痛、偏头风、面痛等病证范畴。在中医学文献中可以发现许多对本病的症状描述及证治论述。

中医学认为本病的病因可分为外感、内伤两大类，但是，无论何种原因引起的疼痛均多与火邪有关。正如《证治准绳》中所言："面痛皆属火盛。"本病的发生主要是由于风寒之邪自表侵袭，闭阻经络；或由情志不畅，气郁化火，肝胆郁火循经上扰；或由素体阳明热盛，加之喜食辛辣炙煿，肥甘厚味，致使胃中积热上扰颜面；或由久病入络，气血瘀滞，不通则痛。

（二）辨证

1. 风寒证

临床表现：面侧呈短阵性刀割样剧痛，每因冷天或感风寒而发作或加重，头面畏寒喜热，面肌抽搐，有紧缩感，四末厥冷或冷麻，舌苔薄白，脉浮紧或沉迟。

证候分析：风寒之邪侵犯少阳、阳明之经，经脉闭阻，经气不利则面部剧痛，遇冷发作或加重；寒为阴邪易伤阳气，则头面畏寒喜热；寒主收引，则面肌抽搐，有紧缩感；寒性凝滞，阻遏阳气，阳气不达于四末，则四末厥冷或冷麻；舌苔薄白，脉浮紧或沉迟，均为风寒之象。

治则：疏风散寒，通络止痛。

2. 肝火亢盛证

临床表现：患侧呈频繁之阵发性电击样疼痛，疼时面红目赤，烦躁易怒，怒则发作或加重，胁肋胀痛，口苦口干，溲赤便秘，舌质红，苔黄，脉弦数。

证候分析：暴怒伤肝或情志久郁，郁而化火，循经上扰，灼伤脉络，故见面颊频繁阵发性电击样疼痛，怒则发作或加重；肝开窍于目，肝经火旺则面红目赤；热扰心神则烦躁易怒；肝胆郁火内炽，则口苦；热伤津液，则口干溲赤便秘；肝经"布胁肋"，胆经"循胸过季胁"，郁火难发，经气不利，则胁肋胀痛；舌红苔黄，脉弦数，均为肝火亢盛之象。

治则：清肝泻火，通络止痛。

3. 胃火上攻证

临床表现：面颊呈短阵性剧痛，其痛如灼，昼轻夜重，遇热诱发，牙痛似脱，龈肿口臭，胃脘灼痛，口渴喜饮，便干溲黄，舌质红，苔黄，脉滑数。

证候分析：足阳明胃经循行于面部，为多气多血之经，气实热盛，若素体阳盛或喜食辛辣炙煿，肥甘厚味，以致胃中积热循经上扰，则面颊剧痛，其痛若灼，遇热诱发；胃经"入上齿中"，阳明热盛熏蒸，则牙痛似脱，龈肿口臭；胃中积热伤及胃腑则胃脘灼痛；热伤津液，则口渴喜饮，便干溲黄；舌红苔黄，脉滑数，均为胃火之象。

治则：清胃泻火，散热止痛。

4. 气滞血瘀证

临床表现：病程较长，痛如锥刺刀割，痛处固定不移，疼痛反复发作，面色晦暗，舌质紫黯或见瘀斑瘀点，脉弦细或细涩。

证候分析：因情志不畅，肝失疏泄，气不行则血不畅，久之气滞血瘀，或久病入络，瘀血内阻，而致颜面疼痛如锥刺刀割，且疼痛反复发作痛处固定不移；瘀血阻络，颜面失荣，则面色晦暗；舌质紫黯而见瘀斑瘀点，脉弦细或细涩，均为瘀血内阻之象。

治则：行气活血，通络止痛。

二、西医学概述

（一）概念

三叉神经痛指三叉神经分布区反复发作性、短暂性的剧痛。疼痛每次可持续数秒，每日发作数十次至数百次，痛如电击样、刀割样、烧灼样或针刺样。本病多发于成年和老年人，40岁以上的患者可达70%~80%，女性略多于男性。三叉神经痛以第二支和第三支分布区的疼痛较为多见，大多为单侧性的，双侧性的较少。严重者，洗脸、刷牙、说话、咀嚼、吞咽等动作均可诱发剧烈疼痛，以至于不敢做上述动作。

三叉神经痛可分为原发性和继发性两大类。继发性三叉神经痛指的是有明确原因造成的三叉神经痛，它可以因脑桥小脑角肿瘤、三叉神经根或半月神经节部的肿瘤、血管畸形、动脉瘤、蛛网膜炎、多发性硬化等病引起。而原发性三叉神经痛指的是病因不明的三叉神经痛。但是，随着近年来显微血管减压术的大量开展，这类三叉神经痛的病因也基本弄清。其主要原因是邻近血管，如小脑上动脉、小脑前下动脉等压迫三叉神经根所致。

其临床表现为：三叉神经分布区域突然出现的短暂而剧烈的疼痛。疼痛发作前常无先兆，突然发作，突然停止。每次发作可持续数秒钟至1~2分钟，间歇期常无任何疼痛，一切如常。发病早期，发作次数较少，间歇期较长，可以数日发作1次。大多数患者病情会逐渐加重，疼痛发作次数会逐渐频繁，以至于数分钟1次，甚至终日不止。疼痛可以呈周期性发作，每次发作期可持续数周至数月，缓解期可由数天至数年不等，很少有自愈者。部分患者发作似与气候有关，冬、春季较易发病。疼痛可以呈针刺样、刀割样、撕裂样和烧灼样。发作时患者表情痛苦，常以手掌或毛巾紧按病侧面部或用力擦面部，以期能减轻疼痛。有的患者还可以出现痛性抽搐。患者的疼痛常先起始于三叉神经的一个分支，逐渐扩散到其他两支。触碰三叉神经分布区的某些敏感点，即可诱发三叉神经痛，该处即为三叉神经痛的"触发点"，亦称"扳机点"，因此，咀嚼、刷牙、洗脸、打呵欠、说话、饮水、剃须及冷、热刺激皮肤、转头等均可诱发三叉神经痛。三叉神经痛多为一侧性的，少数双侧疼痛者，也往往先在一侧出现疼痛，或一侧疼痛较对侧严重，经治疗一侧疼痛消失后，对侧发作随之加重。疼痛受累以第三支最为多见，第二支次之。两支同时发作者，以第2、3支合并疼痛者最为常见，少数可三支同时疼痛。神经系统常无异常改变。有时因局部皮肤粗糙，局部痛、触觉可有轻度减退，做过封闭治疗者也可有面部感觉减退。

（二）诊断

（1）面部或额部的阵发性疼痛，持续几秒至两分钟。

（2）疼痛至少有下列特点中4项：

①沿三叉神经的一支或几支散布；

②特征为突发、剧烈、尖锐、浅表、刀刺样或烧灼样；

③疼痛剧烈；

④从扳机点促发，或因某些日常活动，如吃饭、谈话、洗脸或刷牙诱发；

⑤发作以后，患者完全无症状。

（3）无神经系统体征。

（4）每个患者有其刻板的发作。

（5）病史、躯体检查及必要时所做的特殊检查可排除导致面痛的其他原因。

三、现代常用拔罐疗法

【孟氏中药拔罐疗法】

主穴：上印堂、阳白、丝竹空、四白、太阳、翳风、巨髎、下关、颊车、地仓、大杼、肝俞、肾俞、合谷。寒痰者加风池、外关，热痰加大椎、曲池。拔罐之前和拔罐之后分别在拔罐的局部外涂中药拔罐液。（彩图 38、彩图 39）

【锋针点刺拔罐疗法】

主穴取太阳。第一支痛配阳白透鱼腰；第二支痛配四白；第三支痛配下关、夹承浆；感受风寒配风池、合谷；肝胃火盛配内庭、阳陵泉；阴虚火旺配照海、三阴交、太冲、太溪。以消毒锋针点刺主穴，进针 0.2~0.3cm，起针后立即拔火罐，使出血 2~3ml。配穴用毫针刺，补虚泻实，寒证加灸法。两日 1 次，3 次为 1 个疗程。疗程间隔 3~5 日。

【刺络拔罐疗法】

方法一：选穴分两组，①太阳、地仓、攒竹；②太阳、颧髎、颊车。先取①组，以太阳透地仓、攒竹。施捻转的泻法 1 分钟；然后取②组用刺络拔罐法，每罐拔出血 5ml。每日 1 次。

方法二：①大椎、风池、合谷、下关、颊车、四白、禾髎，均取患侧；②阿是穴。先用毫针捻转之泻法，留针 15 分钟，每 5 分钟行针 1 次。出针后在患侧太阳、阳白、颧髎、下关、巨髎处寻找痛点，任选 2 穴用三棱针点刺 2~3 点（刺入皮下或皮内），然后加火罐于点刺处令之出血 1~2ml。每日 1 次或隔日 1 次，10 次为 1 个疗程。

【梅花针叩刺后拔罐法】

选穴：下关、太阳、合谷、太冲、肝俞。先在太冲、肝俞穴上用梅花针叩刺至出血，然后诸穴拔罐，留罐 10~15 分钟。每日 1 次。

【针罐法】

方法一：主穴取合谷，配下关透迎香、颊车透地仓、风池、太阳，捻转提插泻法，留针 20 分钟，隔日行背部大椎、肺俞刺络拔罐。用挑刺拔罐法。

方法二：主穴取合谷、翳风、阿是、背部反应点，加减配穴，阿是、大椎点刺拔罐，每日 1 次，每次 40 分钟，10 次为 1 个疗程，疗程间隔 3 天。

【穴位埋线配合火罐出血法】

取穴：主穴取天柱透风池、颧髎透下关。配穴取穴时，第一支痛配太阳透上关；第二支痛配巨髎透四白；第三支痛配夹承浆透大迎。在局麻下，将羊肠线 0.6cm 埋入穴位肌层，埋线后在穴位上拔火罐 5~10 分钟，使针孔出血 1~2ml。3 次为 1 个疗程，拔罐后盖压针孔。每次间隔 10 天左右。

【丛针捣刺加拔罐疗法】

取穴：主穴取下关。另按三叉神经分布取穴：第一支加太阳、丝竹空、阳白或鱼腰穴；第二支加迎香；第三支加颊车、大迎或承浆。再根据疼痛部位加压痛点，每次任选 4~6 穴。用快速捣刺法，直至皮破出血为度。再拔小火罐 5 分钟。间隔 4 天再行第二次。2 次为 1 个疗程。

【药罐法】

选穴：患侧气户、风池、丝竹空、颊车等穴。每次选 2 穴，以面粉调少量玉树神油，或松节油、樟脑水、薄荷水等，做成后约 0.2cm 的饼，贴于穴位上，然后拔罐 10~15 分钟，隔日 1 次。6 次后改为每周 1 次，12 次为 1 个疗程。

四、现代常用拔罐法的临床应用

（一）刺络拔罐

● 案例一[1]

一般资料：59 例门诊患者，其中男性 24 例，女性 35 例；年龄 24~65 岁，平均为 44 岁；病程最短 2 天，最长 1 年。其中三叉神经第一，第二支同时痛 8 例，第二支痛者 21 例，第三支痛者 9 例，三支合并痛者 21 例，全部为单侧痛。将其随机分为针刺组 28 例，刺络拔罐组（简称刺拔组）31 例。两组病例性别、年龄、病程之间经统计学处理（$P > 0.05$）无显著性差异。

治疗方法：针刺组以患者下关穴为主，第一支痛配攒竹透鱼腰、太阳；第二支痛配四白、迎香；第三支痛配颊车透地仓、承浆。肝郁者加太冲、足三里；风寒侵袭加风池、翳风、合谷。用毫针针刺穴位得气后，留针 60 分钟，每间隔 20 分钟捻针 1 次，每天治疗 1 次，10 次为 1 个疗程。疗程间休息 4 天。刺拔组取穴以下关为主，第一支痛配阳白、太阳；第二支痛配四白、颧髎；第三支痛配颊车。每次取穴 1~2 穴，先用碘酒，再用 75% 酒精局部消毒后，用三棱针（将针尖折弯成钩状）迅速刺入穴位，并挑断一些表皮组织，挑刺 1~2 次后，迅速在穴位上用小玻璃罐拔罐。观察出血情况，一般以 3~5ml 为宜。治疗隔 2 日 1 次，3 次为 1 个疗程。疗程间休息 5 天。

治疗效果：针刺组平均治疗 25 次，总有效率为 82.14%，刺拔组平均治疗 6 次，总有效率为 93.54%，刺拔组在镇痛效果及疗效持续时间上均优于针刺组。

临床体会：中医学认为，三叉神经痛属于"齿痛""颧骨痛""面痛""偏头痛"等病证范畴。病因多由于风寒，风热之邪侵袭少阳、阳明之经，或肝经郁火，胃中积热循经上扰，或由于气机郁滞，久病入络而成气滞血瘀之证。我们采用面部腧穴挑刺结合拔罐疗法治疗本病，乃是遵《黄帝内经》"宛陈则除之"之旨，达到瘀去络通，通则不痛的目的，因而较常规针刺组有较好的疗效。

● 案例二[2]

一般资料：此 200 例均属风寒型下颌支痛。年龄最小 18 岁，最大 67 岁；男 69 例，女 131 例；病程最短 1 天，最长 15 年；其中 18~30 岁 25 例，30~40 岁 62 例，40~55 岁 85 例，55 岁以上 28 例。以中年以后发病率较高，女性的发病率几乎是男性的 2 倍。

治疗方法：取 3 寸长温针 6 支，第一支针先从迎香穴垂直刺入 3~5 分，当鼻部出现酸沉感后，调转针柄斜刺向巨髎穴；第二支针直刺下关 3~5 分再透刺向颊车穴；第三支针以 30° 角由地仓透颊车；第四支针地仓透承浆；第五支针地仓透人中；第六支针迎香透地仓。把 6 支针同时用双手捻转，直至疼痛减轻或消失。或在扳肌点阿是穴梅花针点刺出血再加拔火罐。留针 2 小时，用艾绒或卫生香施灸针尾。再准备好 0.6~1 寸口径的小瓶，消毒干净，用面粉和成不稀不干一小团面球，用手搓成 0.8cm 直径的小面条，约 3 寸长，把面条围到瓶口沿上，使小瓶密封不漏气，并在任何部位都能吸附。这时，把 3 根同时划燃的火柴，迅速投入瓶内，当里边火苗蹿出瓶口 1cm 时，准确的叩到所拔部位，留罐 20 分钟。

治疗效果：经一次治疗痊愈 13 例，显效 35 例，有效 120 例，有效率为 84%，经三次治疗，所有患者全部产生疗效，总有效率为 100%。

临床体会：温针透刺与拔罐并施，旨在面颊疼痛部位直接发挥温热和物理刺激的双重作用，使局部组织温度升高，血液循环加快，促进物质代谢，缓解肌肉痉挛，消除面神经水肿。中医学讲寒者温之，此法温经散寒，活血化瘀，祛风止痛，故获良效。

● **案例三**[3]

一般资料：120 例患者中，男 46 例，女 74 例；年龄最小 38 岁，最大 70 岁；病程最短 20 天，最长 9 年。以上患者均经门诊专家检查确诊后来我科治疗。

治疗方法：主穴取天柱透风池，颧髎透下关。配穴取穴时，第一支痛配太阳透上关，第二支痛配巨髎透四白；第三支痛配夹承浆透大迎。穴位选定后行常规消毒，然后用 1% 的普鲁卡因局麻，之后用特制医用埋线针将消毒后的羊肠线（肠线用 "3%" 的型号，剪成长约 0.6cm，用 75% 的酒精浸泡消毒备用）1~2 根推入穴位肌层，埋线后在穴位上拔一火罐（一般用罐口为 5~8cm 直径的标准玻璃火罐），拔火罐的时间为 5~10 分钟，使针孔出血 1~2ml，起罐后擦拭血液，用 75% 的酒精棉盖压针孔，并用胶布固定。3 次为 1 个疗程，每次间隔 10 天左右。

治疗效果：120 例患者临床治愈 88 例，占 73.3%，显效 12 例，占 10.0%，好转 15 例，占 12.5%，无效 5 例，占 4.2%，88 例临床治愈者 1 年后随访，复发 16 例，占 18.2%，总有效率为 95.8%。

临床体会：本法是一种中西医配合的综合性治疗方法。首先是局麻药对三叉神经起到麻醉阻滞作用，进而是埋线针通过穴位产生的粗针重刺作用，再是出血法的作用，最后是羊肠线组织疗法的长效刺激作用，以上的几种治疗作用形似接力式，既可迅速止痛，又可巩固疗效，具有祛风、通经、活络、化瘀、止痛的效果，且方法简便易行，并能重复治疗，有临床应用推广的实用价值。

● **案例四**[4]

一般资料：本组经西医确诊为原发性三叉神经痛的 42 例患者，均采用中西药、针灸和局部封闭等法治疗未曾获良效。其中男 25 例，女 17 例；年龄最小 21 岁，最大 78 岁，以 40~70 岁居多；病程最短 2 个月，最长 51 年（1 年以内 3 例；1~19 年 26 例；20~39 年 9 例；10 年以上 4 例）。受累神经支：第一支 2 例，第二支 1 例，第三支 4 例，第一 + 第二支 11 例，第一 + 第三支 7 例，第二 + 第三支 5 例，第一 + 第二 + 第三支 12 例。

治疗方法：针具用直径 0.40mm 的不锈钢毫针 7 枚。距针尖约 6cm 处将其剪断，然后用缝合线将 7 枚针扎成一捆。用口径约 3cm 的小火罐数只。主穴取下关。另外按三叉神经分布部位取穴，第一支痛加太阳、丝竹空、阳白或鱼腰穴；第二支痛加颧髎、迎香穴；第三支痛加颊车、大迎或承浆穴。再根据疼痛部位，可适当选加压痛敏感点。每次任选 4~6 穴。采用捣刺法，在已选定穴位的皮肤上用 75% 酒精棉球消毒，然后滴上少许陈醋，随即将针对准陈醋之处进行快速反复捣刺数十次乃至上百次，直至皮破出血为度，再拔小火罐 5 分钟，起罐后用消毒纱布擦干血迹。间隔 4 天再行第 2 次治疗，2 次为 1 个疗程，一般 1 次痛止，2 次即愈。

治疗效果：痊愈者 39 例，占 92.86%；好转 2 例，占 2.38%；无效 1 例，占 2.38%，有效率为 97.62%。

临床体会：原发性三叉神经痛属中医学的 "偏头痛" "头风" "面痛" 等范畴，中医学认为其是风毒之邪袭于阳明经，气血痹阻所致。用中西药及传统针灸等法治疗，其效欠佳。笔者以《灵枢·九针十二原》"虚则实之，满则泄之" 和 "宛陈则除之" 之理，结合临床实践，用丛针捣刺加吸罐法疏通经络，逐瘀泻邪，从而切中病机而获效。本法辅醋之意，在于取醋有散瘀解毒等功效。并借捣刺直达病所，助捣刺逐邪通络，从而达到邪去络通、通则不痛之目的。捣刺之前，必须消毒。捣刺后痛缓，但捣刺处略有红肿，7 天后脱痂，无色素沉着及瘢痕。

● **案例五**[5]

一般资料：45 例患者中，男 20 例，女 25 例（其中术后复发者 4 例）；年龄最小 23 岁，最大 65 岁；病程最短 1 个月，最长 8 年；属风寒袭络型 12 例，症见面痛，遇寒加重，舌质淡，苔白，脉浮紧；风热型 25 例，症见面痛，口臭而干，舌质红，苔黄，脉浮数；痰湿阻滞型 8 例，症见面痛，身重体乏，舌质淡，舌体胖有齿印，苔薄腻，脉弦滑。

治疗方法：主穴取合谷、翳风、阿是穴，背部反应点（在十二胸椎以上的膀胱经或督脉经上寻找红点或紫黑色斑点）。眼支痛配鱼腰，上颌支痛配四白，下颌支痛配下关（以上穴位均取患例）。其中风寒袭络型加风池；风热侵袭阳明经者加内庭、大椎；风热侵袭少阳经者加太冲、大椎；痰湿阻滞型加足三里、三阴交。鱼腰、四白两穴进针后出现放射样传感，内庭、太冲用泻法，足三里、三阴交用补法，其余穴位平补平泻，施术完毕后接 6805 治疗机，选用断续波，刺激量以患者耐受为度，每日 1 次，每次 40 分钟，10 次 1 个疗程，疗程间休息 3 天。阿是穴、大椎用三棱针点刺拔罐，出血量约 2ml，隔日 1 次。若背部有反应点者，用锋钩针刺入约 0.4cm 然后用力挑断白色纤维组织数根即可，然后用创可贴外敷，5 日 1 次，每次 2~3 个反应点。

治疗效果：45 例经 1~3 个疗程的治疗后，痊愈 30 例，占 66.67%，显效 14 例占 31.11%，无效 1 例，占 2.22%，总有效率为 97.8%。

临床体会：本病属中医学"面痛"范畴，多因风寒、风热之邪侵袭阳明、少阳经脉，或痰湿闭络、气血瘀阻所致。在本病例的治疗中，分清证型后，以循经取穴和局部取穴相结合的原则选穴组方。循经取穴以泻其经之有余，补其经之不足。风热侵袭阳明、少阳经者，分别取其经或相表里经之荥穴内庭、太冲，"荥主身热"泻之能祛其经之邪热。而痰湿阻滞型乃为虚实夹杂，脾虚湿困，湿邪阻于面部而致本病，故取脾胃经的两穴足三里、三阴交，用补法以健脾胃，除湿邪。而局部取穴，达到了激发经气、活血通络之目的。中医学认为"痛则不通"，面痛久病入络，瘀血停滞，按"宛陈则除之"的原则，阿是穴刺血拔罐可起到活血化瘀、通络止痛之效。背部的红、紫、黑色斑点，是脏腑气血邪热或寒邪、瘀血在背部的反映，在其挑刺可祛除邪热，疏解寒邪，通经活络。气血疏通，阴阳得调，则病可除。

● **案例六**[6]

一般资料：65 例患者中，男性 30 例，女性 35 例；年龄 18~68 岁；病程 5 天~20 年。其中以第一支痛为主者 13 例，第二支为主者 28 例，第三支为主者 19 例，第二、第三支均痛者 3 例，3 支均痛者 2 例。患者均曾服用多种止痛药物，并进行针灸、穴位注射及中药治疗等，疗效不佳，或好转后又有反复发作。

治疗方法：针刺取穴以牵正穴为主穴。第一支痛配太阳、阳白、攒竹；第二支痛配下关、颧髎、迎香；第三支痛配颊车、地仓、承浆。穴位局部常规消毒后，取 30 号 1.5 寸毫针刺入患侧牵正穴0.8~1 寸，以针感放射至颜面部为佳。其他穴位按常规针刺操作，留针 60 分钟。每日针刺 1 次，10 次为 1 个疗程。刺血拔罐法取患侧疼痛支痛点（扳机点）常规消毒后，用三棱针点刺至出现出血点，选相应口径的玻璃罐用闪火法在点刺局部拔罐，吸拔 3~5 分钟，吸至出血 1~2ml 为宜。每 3 日 1 次，3 次为 1 个疗程。

治疗效果：本组 65 例患者中，经治疗治愈 36 例，显效 18 例，有效 10 例，无效 1 例，总有效率为 98.4%。

　　临床体会：三叉神经痛多由于风寒、痰火、胃热以及情志不遂，肝失条达，导致气郁不畅，侵犯阳明、少阳致经络瘀阻，不通则痛。本法所取诸穴均位于三叉神经分布区，具有疏通患部经气之效。取扳机点刺血拔罐乃"以痛为输"之意，达到"宛陈则除之"的目的。在刺血拔罐治疗中，因激发点疼痛难忍，故应做到操作迅速，手法轻巧，尽量减少患者痛苦，达到疏通经络气血、通络止痛的目的。

● 案例七[7]

　　一般资料：治疗 18 例患者，其中男 7 例，女 11 例；年龄最小 18 岁，最大 61 岁；病程最短 21 天，最长 3 年。三叉神经以第一、二支同时受累 5 例，第二、三支同时受累 10 例，第一、二、三支同时受累 3 例。

　　治疗方法：第一支取风池、耳门、太阳、阳白、丝竹空、攒竹；第二支取风池、听宫、四白、颧髎、下关、迎香、口禾髎；第三支取风池、听会、大迎、颊车、地仓、夹承浆。耳门、听宫、听会、下关均用 30 号 2 寸毫针直刺入 1.8 寸，使酸麻胀感向面部放射，其他面部穴浅刺。针刺之后在疼痛局部用三棱针点刺出血后拔罐，出血量可达 5ml，留罐 5 分钟，至瘀血流尽起罐。针刺每天 1 次，刺络拔罐隔日 1 次，10 天为 1 个疗程，疗程间休息 2~3 天，若患者正在服用卡马西平等止痛药，针刺后不宜骤然停服药物，应缓慢减量以至停药。

　　治疗效果：经过治疗 1~5 个疗程不等，18 例临床治愈 10 例，好转 5 例，无效 3 例，总有效率为83.3%。

　　临床体会：三叉神经痛属于中医"面痛"范畴，多由风寒、风热以及情志不遂，肝失条达导致气郁不畅，阻于阳明经络，影响筋脉气血运行，形成气滞血瘀而致面痛。在治疗时取风池穴能祛风通络，疏肝理气，降逆镇痛，耳门、听宫、听会均距三叉神经出颅部位最近，与其他面部穴位均属于局部选穴。由于气滞血瘀，经络不通而引起疼痛，根据"宛陈则除之"的治疗原则，刺络拔罐可疏通面部筋脉，使气血调和，通则不痛。因此此疗法有较好的止痛疗效。

● 案例八[8]

　　一般资料：治疗 18 例患者，其中男 7 例，女 11 例；年龄最小的 18 岁，最大的 61 岁；病程最短的 21 天，最长的 3 年。以第一、二支同时受累 5 例，第二、三支同时受累 10 例，第一、二、三支同时受累 3 例。

　　治疗方法：主穴取外关、足临泣，根据灵龟八法逐日开穴环周盘查出外关或足临泣的开穴时间，择时进行针刺。配穴第一支取耳门、太阳、丝竹空；第二支取听宫、颧髎、下关；第三支取听会、颊车、地仓。耳门、听宫、听会、下关均用 30 号 2 寸毫针直刺入 1.8 寸，使酸麻胀感向面部放射，其他面部穴浅刺。针刺之后在疼痛局部用三棱针点刺出血后拔罐，出血量可达 5ml，留罐 5 分钟，至瘀血流尽起罐。针刺每天 1 次，刺络拔罐隔日 1 次，10 天为 1 个疗程，疗程间休息 2~3 天，若患者正在服用卡马西平等止痛药，针刺后不宜骤然停服药物，应缓慢减量以至停药。

　　治疗效果：经过治疗 1~5 个疗程不等，18 例临床治愈 10 例，好转 5 例，无效 3 例，总有效率为83.3%。

　　临床体会：三叉神经痛属于中医"面痛"范畴，多由风寒、风热以及情志不遂，肝失条达导致气郁不畅，阻于经络，影响筋脉气血运行，形成气滞血瘀而致面痛。灵龟八法取穴针刺治疗痛证具有一定的优越性，足临泣是足少阳胆经的经穴，外关是手少阳三焦经的经穴，根据"经脉所过，主治所及"选取足临泣、外关。耳门、听宫、听会均距三叉神经出颅部位最近，与其他面部穴位均属于局部选穴。由于气滞血瘀，经络不通而引起疼痛，根据"宛陈则除之"的治疗原则，刺络拔罐可疏通面部筋脉，使气血调和，通则不痛。因此，此疗法有较好的止痛及根治效果。

● 案例九[9]

一般资料：治疗组 35 例，均为本科门诊或住院患者，其中男 20 例，女 15 例；年龄最大 67 岁，最小 36 岁，平均 53.6 岁；病程最长 6 年，最短 1 年，平均 2.3 年；肝肾阴虚型 21 例，痰血瘀阻型 14 例。常规针灸组 30 例，其中男 19，女 11 例；年最大 68 岁，最小 35 岁，平均 46.7 岁；病程最长 5 年，最短 2 年，平均为 3.2 年；肝肾阴虚型 18 例，痰血瘀阻型 12 例。颈部僵硬不适者共 21 例，与颈部活动姿势有关 9 例，伴有偏头痛者 12 例，颈部有不适感者 16 例，颈部无症状，疼痛与活动姿势无关者 7 例。两组患者年龄、病程及两组的中医证型无显著差异（$P > 0.05$），具有可比性。

治疗方法：（1）治疗组采用三步针罐疗法。主穴：双侧中平穴（平衡针穴，外踝最高点与外膝眼连线的中点）、下关（患侧）、阿是穴、颈夹脊；配穴：第一支痛配攒竹，第二支痛配四白，第三支痛配夹承浆。肝肾阴虚型配阳陵泉、肾关（平衡针穴，阴陵泉下 2 寸），痰血瘀阻型配膈俞、脾俞。操作方法：第一步，患者取坐位或仰卧位，暴露取穴部位，常规消毒，术者用 30 号 2.0 寸毫针直刺双侧中平穴，用动气针法，作对抗性颈部活动 2 分钟；第二步，患者取侧卧位，术者用 30 号 1.5 寸毫针针刺下关、阿是穴及其配穴，使阿是穴有放电样针感向四周放射为佳，达到"气至病所"的目的，然后针刺患侧颈夹脊，入针 0.8~1.2 寸，用 KWD2808 型电针仪，选择疏密波脉冲刺激 20 分钟，颈夹脊的电流强度略高于面部的电流强度；第三步，取针后在阿是穴处进行刺络拔罐，令出血 3~5ml。以上三步针罐法，每天 1 次，10 次为 1 个疗程，每个疗程结束后休息 2 天，共观察 3 个疗程。

（2）对照组采用常规针灸疗法。主穴：患侧四白、下关、夹承浆、合谷；配穴：第一支痛配攒竹、太阳；第二支痛配迎香；第三支痛者配地仓；肝肾阴虚型配肝俞、肾俞、太溪；痰血瘀阻型配膈俞、脾俞。留针 30 分钟，疗效观察时间与治疗组相同。

治疗效果：治疗组总有效率为 94.3%，与对照组 80% 的总有效率相比有显著差异（$P < 0.05$）。治疗组痊愈 15 例，对照组痊愈 9 例，其中治疗组在第一个疗程痊愈 4 例，第二疗程痊愈 7 例，与对照组在第一个疗程痊愈 1 例，第二疗程痊愈 3 例相比差异显著（$P < 0.05$，$P < 0.01$）。在各组不同证型与疗效关系的比较中，治疗组肝肾阴虚型及痰血瘀阻型的总有效率分别为 95.2%，92.9% 与对照组 83.3%，75% 相比亦有显著性差异（$P < 0.05$）。

临床体会：颈源性三叉神经痛一般为椎动脉型颈椎病引起。按经络辨证，其主要与循行于颜面部的手足经脉经气不利、气血瘀滞有关。三步针罐疗法以"通"为用，采用平衡针法、夹脊电针、刺络拔罐等三步综合有序治疗。第一步，取中平穴，此穴在多气多血之足阳明经上，而此经于目内眦交足太阳经，其分支与督脉交汇于大椎，所以用动气针法针刺该穴，可疏通颈部经气，活血止痛。第二步，深刺颈夹脊，并予以电针刺激，既能加强脑部血液循环和血氧供应，又可改善局部血循环，促进致痛物质的代谢吸收。第三步，阿是穴刺络拔罐吸出瘀血，能起到行气活血、解痉止痛的功效。临证观察表明，三步针罐疗法治疗各证型颈源性三叉神经痛的临床疗效均优于常规针灸组，其临床治愈率为 40%，总有效率达 94.3%，因此采用三步针罐疗法可快捷有效地缓解或消除本病的临床症状和体征，促进颈源性三叉神经痛的缓解或治愈。

● 案例十[10]

一般资料：84 例均为本院门诊患者，其中男性 36 例，女性 48 例；年龄 18~75 岁；病程最短 4 天，最长 13 年；大部分病例为累及三叉神经第二支或第三支，少数为第一支，尚有少数兼有三支或两支痛者。患者均经各种治疗而病情反复、缠绵难愈。

治疗方法：采用刺络拔罐法治疗。首先在疼痛局部取穴，三叉神经第一支痛取鱼腰、太阳；第二支痛取下关、四白；第三支痛取夹承浆，以三棱针点刺出血后拔罐，视患者具体情况决定拔罐放血量的多少。一般每穴出血量宜控制在 1~3ml，隔日治疗 1 次，5 次为 1 个疗程。视病情治疗 1~2 个疗程，疗程间隔 1 周。

治疗效果：84 例中痊愈 54 例（64.29%），其中治疗次数最少 1 次，最多 5 次。好转 26 例（30.95%）。无效 4 例（4.76%，均为病程长、年龄偏大、体质较弱者），总有效率为 95.24%。

临床体会：三叉神经痛属中医学"面痛"范畴，多因火热之邪上乘，致阳明经气壅滞，"不通而痛"。其病急，其痛剧，治当"急则治其标""实则泻之"。临床上需根据患者病情之轻重、体质之强弱、年龄之大小等灵活掌握其"泻"的尺度。对有出血倾向、较重贫血患者及低血压者，尤当慎重。对继发性患者，需积极治疗原发病，不可拘泥于一法。

● **案例十一**[11]

一般资料：本组 26 例均为门诊病例，其中男 15 例，女 11 例；年龄最小 18 岁，最大 57 岁；病程最短 3 天，最长 18 个月。

治疗方法：嘱患者反坐在靠背椅上，露出背部皮肤，术者先在其背部 T_1~T_2 范围内寻找阳性反应点。反应点一般隆起如粟粒状，呈粉红或紫红色；或呈卵圆形，散在发生，不高出皮肤。根据病情轻重，可找出 5~8 个反应点，局部皮肤常规消毒后，用三棱针对准反应点垂直刺入 2~5mm，迅速出针，随后用闪火法于点刺局部拔火罐，拔出 3~5ml 黑血，10 分钟左右起罐，消毒针孔，用小纱布块盖住针孔。每天治疗 1 次，每次治疗重新选取反应点，刺后不按不揉。3~5 天为 1 个疗程，2~3 个疗程后评定疗效。

治疗效果：痊愈 12 例，占 46.2%；显效 11 例，占 43.2%；有效 2 例，占 7.7%；无效 1 例，占 3.8%，总有效率为 96.2%。

临床体会：《素问·针解》说："宛陈则除之者，出恶血也。"刺血与拔罐疗法正好符合这一治疗原则。笔者采用的阳性点大多分布在足太阳膀胱经的循行部位上，在此处进行刺血，放出恶血邪气，旨在通过对神经的机械刺激来调节神经功能。同时，皮部—孙络—络脉和经脉之气血得以畅通，既可起到疏通经络、调节气血、协调阴阳的作用，又可给邪气一条出路，使之随血排出体外，从而达到疼痛症状迅速缓解的目的。术者在操作过程中应注意避风寒，拔罐时不要发生烧烫伤，同时避免拔罐时间过长而出现拔罐部位的组织液渗出形成水疱，并保持心情舒畅。以上病例未做跟踪随访，对于远期效果，尚需进一步临床观察。

（二）闪罐法[12]

一般资料：62 例患者中，男 27 例，女 35 例；年龄最小 27 岁，最大 65 岁；病程最短 1 个月，最长 6 年。

治疗方法：梅花针取局部病点（用手触摸最痛的部位）叩刺至微出血，继而用玻璃罐在叩刺部位闪罐至吸出小量血液。每日 1 次，10 次为 1 个疗程，疗程间休息 1 周。

治疗效果：共观察 62 例，其中痊愈 34 例占 54.8%，显效 13 例占 21.0%，好转 11 例占 17.2%，无效 4 例占 65%。有效率为 93.5%。

临床体会：本病属中医学"中风""眉棱骨痛""面痛"范畴，多属寒邪侵袭筋络或瘀阻闭络，气血流通受阻所致。梅花针有调经气、通经络作用，火罐有祛风除湿散寒作用，两者合用使受阻的气血得以畅通，"通则不痛"，从而达到治目的。

五、分析与评价

1.拔罐治疗三叉神经痛的概况

拔罐治疗三叉神经痛效果较好，但临床文献报道较少，从 1995~2005 年近十年针灸治疗三叉神经痛的文献来看，运用拔罐疗法治疗此病的仅十余篇（个案未作统计），并且没有一篇是单独运用拔罐疗法的，多是在刺络放血的基础上辅以拔罐，同时还需要结合其他疗法，如毫针（一般刺法、透刺、温针）、艾灸、埋线、局部麻醉等。

2.拔罐治疗三叉神经痛的疗效及安全性评价

根据发表的针灸论文来看，拔罐治疗三叉神经痛有较好的疗效，整体有效率较高，在83.3%~100% 之间，其中多数有效率在 90% 以上，说明拔罐治疗三叉神经痛的疗效是肯定的。由于文献中多采用的是刺络拔罐法，因此无法对各拔罐疗法的疗效做出统计比较。直接影响疗效的因素包括患者的年龄、体质、情绪、病程的长短、有无合并症等，但疗效的好坏并不一定与这些因素成正比。虽然文献中多采用的是刺络放血加拔罐这种微创性治疗，但相对于西医手术和药物所带来的痛苦及不良反应，广大患者还是可以接受这种治疗的，且从文献报道来看，并未出现任何的不良反应及后遗症，这充分体现了拔罐疗法治疗本病的优越性。但刺络拔罐毕竟属于泻法范畴，对于年老体弱的患者要谨慎使用，即便采用也要把握好放血的量及留罐的时间，对于有出血性倾向的患者要禁用，以免出现不良后果。

3.拔罐治疗三叉神经痛的规律

从所取的部位来说，以局部的痛点及扳机点最为常用，其次是面部周围的腧穴，再次是背俞穴及背部的阳性反应点。对于面部的腧穴而言，第一支痛常选鱼腰、攒竹、太阳；第二支痛常选四白、颧髎、下关；第三支痛常选颊车、地仓、夹承浆。从治疗的方法来看，以刺络拔罐最为常用，其次是闪罐。通过刺络来达到行气活血、瘀去新生、通则不痛的目的，结合拔罐负压产生的自体溶血现象及温热效应对局部血液循环，新陈代谢的调节，有助于整个机体功能的恢复，从而使疾病的转归向好的一面发展。

4.今后本病的临床研究重点

（1）探讨原发性三叉神经痛的病因。原发性三叉神经痛的病因及发病机制尚不清楚，有些假说尚未得到科学的印证。中医在治疗本病时，根据临床症状，采用了辨证分型，但本着"治病求本"的原则，在临床和实验研究中，应对发病的原因进行深入的探讨，深化对机制的研究，以便治疗时不仅从症状着手，更要注意针对病因的治疗，方可进一步提高中医对本病的治疗效果。

（2）推广诊断标准。纵观全部文章，首先，多数文章没有诊断标准（包括西医学诊断及中医学的分型诊断），即使有诊断标准的也均为自拟，很不统一。这一方面可能是由于篇幅所限，各医家未能将诊断标准写入文章；另一方面可能是有些医家将三叉神经痛的概念直接作为了诊断标准。目前对于本病已有规范的诊断标准，建议使用最新的权威诊断标准的同时，注意写作及文章发表的规范要求，以便使读者更能准确清晰地把握文献中的信息。其次，中医学的辨证分型不统一，除风寒、肝火亢盛、胃火上炎、气滞血瘀四型外，尚有风热伤络、风痰阻络、气血不足、阴虚火旺等证型。当然，中医学的证候分型是复杂多变的，患者不可能局限在某一或某几个证型之内，但在现阶段还是建议使用统一的辨证分型，这一方面为我们临床上的诊断治疗提供了可靠的依据，另一方面也为我们研究各个证型的发病率、有效率等指标，分析证型之间的关系，探讨本病的发生、发展、预后规律打下了基础。当然，随着临床研究的深入，我们也可以对现有诊断标准中的证型进行删减和修正。

（3）规范疗效标准，设立对照组。从文献中分析可以看出，本病的疗效评判标准很不统一，多数为自拟，临床研究设计也不够严谨，几乎很少有设立对照组的，虽然拔罐疗法治疗三叉神经痛的有效率较高，但由于缺乏与西医疗法进行客观的对比，因此使得这种高有效率的说服力大打折扣，所以建议在今后的研究中注意设立对照组，这样才能突出本法的优越性。此外，拔罐治疗本病在疗程设置上随意性很强，有2次、3次、5次、10次等为1个疗程，疗效统计也有在1个、2个、3个、4个疗程之后的差别，这对于有效率，治愈率的统计必然产生较大的差异。随访时间也长短不一，短的为半年，长的为两年，故对本病的远期疗效的统计及复发率的统计也很难准确。对于本病的疗效评判标准，也已有明确的规定，建议在以后的研究中严格执行。

（4）探索多样的治疗手段

拔罐治疗三叉神经痛的有效率虽然较高，但临床文献量较少，方法也较为单一，多为刺络拔罐，且需要其他疗法的支持，这说明拔罐疗法在治疗本病上并非起主导作用，但其作用亦不可完全忽视。因此，结合现代的高科技技术，探索出一套以拔罐为主导因素的综合疗法是非常必要的。

六、注意事项

原发性三叉神经痛较顽固，应坚持治疗。继发性三叉神经痛应查明病因，积极治疗原发病。患者应注意休息，避免刺激性食物和受凉。

参考文献

[1] 王文龙. 刺络拔罐治疗原发性三叉神经痛疗效观察 [J]. 中国针灸, 1995 (S1): 24.

[2] 李凌山. 温针拔罐法治疗风寒型下颌支三叉神经痛200例 [J]. 中国民间疗法, 1995 (2): 9.

[3] 李国臣, 罗明云, 王树林. 穴位埋线配合火罐出血法治疗三叉神经痛120例 [J]. 中国针灸, 1996 (11): 25.

[4] 黄桂兴. 丛针捣刺加拔罐治疗原发性三叉神经痛 [J]. 中国农村医学, 1998, 26 (4): 48-49.

[5] 陈萍, 王春霞. 针刺拔罐治疗三叉神经痛45例 [J]. 针灸临床杂志, 1998, 14 (6): 19.

[6] 尚艳杰. 针刺配合扳机点刺血拔罐治疗三叉神经痛65例 [J]. 中国民间疗法, 2003, 11 (2): 15-16.

[7] 张继红. 针刺加刺络拔罐治疗三叉神经痛 [J]. 河北中医药学报, 2003, 18 (4): 41.

[8] 张继红, 寇胜玲. 灵龟八法加刺络拔罐治疗三叉神经痛. 针灸临床杂志, 2003, 19 (5): 34.

[9] 蒋戈利, 夏喜云, 李坚将. 三步针罐疗法治疗颈源性三叉神经痛的临床观察 [J]. 中西医结合学报, 2004, 2 (2): 139-140.

[10] 连远义. 刺络拔罐治疗三叉神经痛84例 [J]. 中国中医急症, 2004, 13 (9): 620-621.

[11] 徐刚, 李爽. 刺血、拔罐治疗原发性三叉神经痛26例 [J]. 中国针灸, 2005, 25 (8): 576.

[12] 郑沛仪. 梅花针、闪罐治疗三叉神经痛 [J]. 针灸临床杂志, 1997, 13 (4、5): 85.

癫 痫

一、中医学概述

（一）概念

中医学"痫证"即指本病。但在《黄帝内经》称为"癫疾"。内容包括了精神异常的"癫狂"，《灵枢·癫狂》所云："癫疾始作，先反僵，因而脊痛""癫疾始作而引口啼呼喘悸者"是指痫证发作时肌肉强直，发出畜类啼叫声，因而俗称"羊癫风"或"羊痫风"。至隋、唐以后，癫、狂、痫逐渐明确为三个不同的病证。《备急千金要方》首次提出了"癫痫"的病名，并将证候归纳计12条。因痫证初发年龄多为儿童，因而在儿科医著中论述颇多，且首先使用痫证之名，后世多数医家称癫痫为痫证，有别于癫狂之证。《杂病广要·痫》说："痫字从病，从间，以病间断而发，不若别证相连而病也。"

1. 先天因素

若母体突受惊恐，一则导致气机逆乱，一则导致精伤而肾亏，所谓"恐则精却"，胎儿发育产生异常，出生后发生痫证。

2. 七情失调

主要原因是突受大惊大恐，造成气机逆乱，正如《素问·举痛论》所说"恐则气下""惊则气乱"。进而损伤脏腑，如肝肾受损，可生热动风；脾胃受损则痰浊内聚，一遇诱因，风火痰热上窜脑神，蒙蔽清窍，是以痫证作矣。

3. 脑部外伤

外伤之后，神志逆乱，气血瘀阻，络脉不和，发为痫证。

4. 外邪、内伤致痫

外感时疫瘟毒，或虫积脑络，均可直接损伤脑窍发为痫证。饮食不节，劳累过度，或患他病之后，均可造成脏腑虚损，功能失调，如脾失健运，痰浊内生，肾阴亏损，水不涵木，风阳夹痰，上巅犯脑，致成痫证。

综上所述，痫证多由惊恐伤肾，先天禀赋不足，或跌仆撞击，瘀阻脑络，或食积伤脾，痰浊内生，一旦肝失条达，气机逆乱，阳升风动，触及宿痰，乘势上逆，蒙蔽清窍，即致癫痫发作，因而痫证与肾、脾、肝三脏关系最为密切，病机转化与风、痰、瘀有关，尤以痰邪作祟最为重要。若痫证久发不愈，必致脏腑愈虚，痰浊愈结愈深，而成顽痰；痰浊不除，则痫证复作，痰浊需由逆乱之气上引巅顶，引发癫痫，气聚也易散，散则诸症缓解，假若逆气不散，则可导致癫痫持续状态。

（二）辨证

临床上可见虚实两型：

1. 实证

临床表现：病程短，发作时突然昏倒不省人事，手足抽搐，两目上视，牙关紧闭，角弓反张，苔白腻，脉弦滑。

证候分析：病属实证，故起病急，病程短；肝风内动，痰随风动，风痰闭阻，心神被蒙，故突然昏倒不省人事，手足抽搐，两目上视，牙关紧闭，角弓反张；苔白腻，脉弦滑，为肝风挟痰浊之象。

治则：涤痰息风，开窍定痫。

2. 虚证

临床表现：病程长，多为发作日久，抽搐强度减弱，神疲乏力，头晕目眩，腰膝酸软，食少痰多，舌淡脉弱。

证候分析：由于癫痫反复发作，日久不愈，导致心血不足，肾气亏虚，故神疲乏力，头晕目眩，腰膝酸软；食少痰多，舌淡脉弱，为脾肾俱虚之象。

治则：补益心肾，健脾化痰。

二、西医学概述

（一）概念

癫痫是一种发作性的疾病。有反复发作倾向者称为癫痫症。19世纪神经病学家 Jackson 假设癫痫发作是由脑部某些神经元突然过度的病态放电引起的脑功能短暂紊乱，而现代电生理学尚无反面的证据。由于过度放电神经元的部位不同和扩散的范围不同，临床上可表现为短暂的感觉障碍、肢体抽搐、意识丧失、行为障碍或自主神经功能异常等不同症状，或兼而有之。癫痫发作为常见的神经症状，在神经科疾病中仅次于中风。

（二）诊断

大多数患者的癫痫（发作）是由脑内外各种疾病所引起，称为继发性癫痫。目前原因不明的称为原发性癫痫。

1. 继发性癫痫

（1）脑部病变：①先天性：脑穿通畸形、小头畸形、先天性脑积水、结节性硬化症、脑血管瘤、脑性瘫痪等。②损伤：颅脑外伤和产伤。③炎症：包括细菌性、病毒性、真菌性、寄生虫性颅内感染。④肿瘤：脑瘤和脑转移癌。⑤脑血管疾病：颅内出血、血栓形成、脑血管畸形、脑动脉硬化、结缔组织疾病的脑血管损害等。⑥变性疾病：进行性肌阵挛性癫痫、阿尔茨海默病、Pick 病等。⑦脱髓鞘疾病：多发性硬化（约 5% 可有癫痫发作）、希尔德病。

（2）全身性疾病：①缺氧：一氧化碳中毒。②代谢及内分泌障碍：急、慢性肾衰竭，低血糖（胰岛细胞瘤），低血钙（甲状旁腺功能减退），急性重型肝炎等。③心血管疾病：高血压脑病、房室传导阻滞（阿－斯综合征）、子痫。④儿科疾病：软骨病、急性感染（发热、惊厥）、维生素缺乏等。⑤其他：长期服用安定、苯巴比妥，嗜酒突然戒断，常可诱发癫痫发作。铅、汞中毒等，也可引起癫痫。

2. 原发性癫痫

目前原因仍未探明，其发病年龄有 2 个高峰：5 岁前后和青春期。其阳性家族史明显高于一般人群（4~7.2 倍）。器质性癫痫患者家属中的癫痫患病率也高于人群中癫痫患病率，为后者的 2~3.6 倍。但由常染色体显性基因所遗传的癫痫仅占癫痫患者的 0.5%~3%。属于几个基因有关的遗传现象，主要表现为惊厥阈值低于正常，可在脑部疾病或内、外环境因素的影响下，引起一过性的或周期性的阈值降低，而产生原发性癫痫、继发性癫痫或发热惊厥。

癫痫发作的症状可表现为多种形式。各类发作既可能单独地也可能不同组合地出现于同一个患者身上。各类发作由于异常放电的扩散还可能转化，例如，单纯部分性发作可以发展为复杂部分性发作或进而出现大发作。随着病程的发展，也可能开始表现为一种类型的发作，以后转为另一类型，例如，在儿童期出现的失神小发作可在青春后期转为大发作；也有起初大发作，以后发生复杂部分性发作等。癫痫（发作）的共同特点为间歇性、短时性和刻板性。癫痫发作反复发生者为癫痫症，包括继发性癫痫和原发性癫痫，表现为各种临床综合征。

（三）癫痫发作的类型

1. 全面性发作

（1）全面性强直阵挛性发作：也称大发作，以意识丧失和全身抽搐为特征，可为原发性或继发性，目前认为大部分属继发性。发作可分三期：

①先兆期：部分继发性大发作患者在发作前一瞬间可出现一些先兆症状，有感觉性（如上腹部不适、胃气上升感、眩晕、心悸等）；运动性（如身体局部抽动或头、眼向一侧转动等）或精神性（如无名恐惧、不真实感或如入梦境等）。先兆历时极短暂，但大多能回忆。

②强直期：全身肌肉强直性收缩，表现为双眼上翻；喉部痉挛，发出叫声；口先强张而后突闭，可能咬破舌尖；颈部、躯干先后反张；上肢内收、屈曲、前旋，下肢强烈伸直，足内翻；呼吸肌强直收缩，呼吸暂停，脸色由苍白或充血转为青紫。强直期一般持续 10~20 秒。

③阵挛期：全身肌肉间歇性痉挛，即间有短促的肌张力松弛，呈现一张一弛交替抽动。由于胸部的阵挛活动，气体反复由口中进出，形成白沫或血沫。阵挛频率逐渐减慢，松弛时间逐渐延长，在最后一次强烈痉挛后，抽搐突然中止。此期一般持续 0.5~3 分钟。意识由昏迷、昏睡、意识模糊而转为清醒。醒后感头痛（常为搏动性）、全身酸痛和疲乏，对抽搐全无记忆。个别患者在完全清醒前有自动症或情感变化，如暴怒、惊恐等。

大发作若在短期内频繁发生，以致发作间歇时意识亦持续昏迷者，称为癫痫持续状态。常伴有高热、脱水、血白细胞增多和酸中毒，如不及时中止发作，患者可因衰竭而死亡。突然停用抗癫痫药物和全身感染是诱发持续状态的重要原因。继发性癫痫的大发作持续状态较原发性者为多。

（2）失神发作：以意识障碍为主。单纯型仅有意识丧失，复合型则伴有简短的强直、阵挛或自动症，以及自主神经症状。

①典型失神发作：也称小发作，以 5~10 岁起病者为多，15 岁以后发病者绝无仅有。症状可见仅有意识障碍，突然发生，突然中止，发作无先兆，事后立即清醒，对发作亦无记忆，一次持续时间为 5~20 秒。患儿当时停止活动，呼之不应，两眼凝视无神，既不跌倒，亦无抽搐。同时伴有轻微阵挛，表现为眼睑、口角或上肢每秒 3 次的颤抖。或伴有失张力表现，出现头部、上肢的下坠，则手中持物可能坠落。此种情况才偶见患儿跌倒。或伴有肌强直，出现头后仰或偏向一侧，背部后弓，可能造成突然后退动作。或伴有自主神经症状，如苍白、潮红、流涎、大便失禁等。或伴有各种自动症，特别在失神持续状态中多见。

典型小发作的脑电图呈弥漫性双侧同步每秒 3 次的急、慢波。患儿智力不受影响，但发作频繁，一天达数十次以至百余次者，可影响学习。

②不典型失神发作：意识障碍的发生和中止并不很突然，但肌张力改变则较明显。脑电图呈不规则 2.5 次 / 秒以下的急、慢波，常不对称或不同步。

2. 部分性发作

（1）单纯部分性发作：为大脑皮质局部病灶引起的发作，脑电图变化在症状对侧相应的皮质区域。意识通常清醒，但可发展至大发作，这时意识就丧失，并出现全身性惊厥发作。若局限性发作很快转成全身性发作，这种部分性发作或感受就成为"先兆"。有时这种扩展非常迅速，甚至患者还来不及"感受"或"意识"到有先兆时即失去意识，四肢抽搐，醒后不能回忆，这种情况很难区别究竟为原发性还是继发性发作。单纯部分性发作可表现为：

①单纯运动性发作：强直性或阵挛性抽搐自一侧口角、手指、足趾、眼睑开始或局限于该处。较严重的发作后，发作部位可能遗留暂时性的瘫痪。局部抽搐偶然持续数小时、数月，甚至更长时间，而意识始终清醒，称为部分性癫痫连续发作（持续状态）。

②体感性或特殊感觉性发作：包括体感性、视觉性、听觉性、嗅觉性、味觉性、眩晕性发作。多为简单幻觉，例如针刺、闪光、嗡嗡声等。

③自主神经症状发作：如胃气上升感、呕吐、腹痛、苍白、出汗、潮红、竖毛、瞳孔扩大等。

④精神症状发作：包括记忆障碍性发作（似曾相识感、快速回顾往事等）；认识障碍性发作（环境失真感、梦样状态等）；情感性发作（恐惧、发怒、忧郁、欣快等）；错觉性发作（视物变大或变小，听声变强或变弱，以及感觉本人身体一部分变化等）；复杂幻觉性发作（人物、音乐、景象）。

（2）复杂部分性发作：又称精神运动性发作，颞叶癫痫或边缘（脑）发作。以意识障碍与精神症状为突出表现，即突然与外界失去接触，对别人语言不起反应，精神模糊，进行一些无意识的动作（自动症），如咂嘴、咀嚼、吞咽、舔舌、搓手、抚面、解扣、脱衣或机械地继续其发作前正在进行的活动，如行走、骑车或进餐等。也可表现为精神运动性兴奋，如突然外出、无理吵闹、唱歌、脱衣裸体、爬墙跳楼等。每次发作持续数分钟或更长时间，神志逐渐清醒，事后不能回忆。颞叶癫痫也可能发展为大发作。

3. 特殊综合征

（1）婴儿痉挛症：又名 West 综合征。以屈曲的婴儿痉挛、智能运动发育迟滞和脑电图高峰节律紊乱构成本病的三联症。发病以 3~7 个月婴儿为多。发作表现为短促的全身性强直性痉挛，以屈肌为主，出现突然的屈颈、点头、弯腰动作，涉及四肢，并出现上肢屈曲上举，下肢亦卷曲，因此也称为点头或敬礼痉挛或折刀样抽搐。每次发作极为短暂，常连续发作数次至数十次，每次痉挛时可伴有发声。这种"丛集"性发作，每天可发生数次，以睡前和醒后最为密集。脑电图呈"高峰失律"，即弥漫性不规则的高电位尖波、棘波和慢波发放，每次发放后有一低电位的间歇期。病因有先天、难产、代谢疾病、结节性硬化症、脂肪沉积病等，小部分为隐源性。预后取决于正确诊断与应用激素治疗的早晚，一般较差，常有智能运动发育迟缓，并可转化为全身强直阵挛发作或不典型失神发作，成为 Lennox-Gastaut 综合征（一种儿童多形式的发作），预后不良。

（2）良性儿童中央区 – 颞叶棘波癫痫：发病多在 3~13 岁（9~10 岁最多）；发作较稀少，表现为睡眠中开始的一侧口唇、齿龈、颊黏膜的感觉异常，以及一侧面部、口唇、舌和咽喉部肌肉的强直性、阵挛性抽搐，偶然涉及同侧上肢，使患者惊醒，但不能言语，往往在发展为大发作后才惊醒了家长，所以很少发现局限性口、面部抽搐而误认为单纯大发作。

（3）儿童枕部放电灶癫痫：发病年龄为：1 岁半 ~17 岁（平均 7 岁）。发作先有视觉症状如视幻觉（移动的光点）或错觉（视物变小），常继以偏侧阵挛发作或自动症，偶可有大发作。发作后可有头痛，闭眼时脑电图上在枕部有高幅棘波或尖波，睁眼时消失，可与不典型失神发作等鉴别。此型较少见，基本为良性。

（4）诱发性癫痫：约有 5% 的癫痫患者，在某些特定体内、外因素如缺睡、饮酒或药物撤除等情况下诱发发作。此类患者用抗癫痫药的治疗效果不佳，需避免诱发因素。例如防止电视性癫痫可用单眼观看或不要过于靠近电视机，室内电灯不要全闭。

三、现代常用拔罐法

【孟氏中药拔罐疗法】

发作期选穴人中、百会、太冲、神道、上印堂；缓解期取风池、大椎、天柱、肩井、风门至关元、膻中、神厥、内关、合谷、足三里、三阴交、涌泉。拔罐之前和拔罐之后分别在拔罐的局部外涂中药拔罐液。（彩图 8、彩图 40）

【刺络拔罐法】

选穴：百会、印堂。采用刺络拔罐法，先以三棱针点刺放血，用抽气罐拔于穴位上，留罐 10 分钟，每日 1 次。

【刺血拔罐疗法】

用硝普钠 60mg，加 5% 葡萄糖液 1000ml，避光、静脉滴注；20% 甘露醇 250ml 静脉快速滴注；地西泮 10~20mg 静脉推注。并用刺血疗法：取大椎、百会、十宣、委中、太阳、降压沟。绷紧皮肤，刺手拇食中三指持针，呈握笔状，露出针尖，刺手用腕力迅速、平稳、准确地点刺穴位，深度为 1~2 分。大椎、太阳点刺出血加拔罐，十宣、降压沟点刺挤压出血，委中点刺静脉缓慢放血，放血量为 10~15ml。

【点刺拔罐法】

大椎至长强，大杼至白环俞从上向下推按。取三棱针刺会阳（双）、长强穴，用火罐拔针孔，由上向下平推并拔罐。

【针罐法】

选穴：大椎。取大椎穴，施以毫针出针罐法。先用 2 寸毫针由大椎穴进针，向上约 30° 角斜刺，进针约 1.5 寸深，若患者有触电感时，立即出针，然后拔罐于大椎穴上，留罐 10 分钟。隔日 1 次。

【割治罐法】

选穴：①大椎、癫痫、腰奇。②陶道、膈俞（双）、命门。③身柱（双）、阳关。患者俯卧位，充分暴露背部，以上 3 组轮流使用。术者将割治穴常规消毒，局麻，用手术刀割长约 0.5cm 切口，并将皮下纤维组织挑净。然后在穴位上拔罐，留罐 30 分钟。起罐后，在割治部位消毒，敷以消毒纱布，用胶布固定。每周 1 次，10 次为 1 个疗程。

【小针刀拔罐加埋线疗法】

用 I 型 4 号小针刀（朱汉章发明），取身柱、至阳、脊中、腰阳关穴，均向上斜刺 0.5~1.0 寸；长强穴紧贴尾骨前面斜刺 0.8~1 寸；刀口线与肌肉纵轴平行，加压迅速刺入皮下，待得气后做纵行疏通和横行剥离，再连续顺时针方向旋转针刀 3~5 圈，然后摇大针孔逐渐退出针刀，每治疗 1 个穴位更换 1 把小针刀。再用 2 号玻璃火罐拔施术处，吸出 1~2ml 血，消毒后用创可贴固定。埋线第 1 次取大椎、足三里，第 2~3 次各取一侧心俞透督俞、肝俞透胆俞、肾俞透气海俞，第 4 次取腰奇，第 5 次取丰隆。常规消毒，用 2% 的利多卡因做局麻，用持针器夹住带羊肠线的缝针，于一侧局麻点刺入，从对侧穿出，紧贴皮肤剪断羊肠线，无菌纱布敷盖 3 天。每周 1 次，5 次为 1 个疗程。

【针药结合拔罐法】

（1）急则治标：三棱针刺人中、十宣。毫针刺心俞、肝俞，泻法。针后拔火罐 10~20 分钟，以出血为宜。再用泻法针刺合谷、内关、神门、涌泉。

（2）缓则治本：用代赭石 100g，青礞石、龙骨、牡蛎、郁金、桃仁、大黄、菖蒲、黄连、胆星、沉香、大枣各100g。每日1剂，水煎服，随症加减。每日3次口服，每次5g，7日为1个疗程。

四、注意事项

原发性癫痫较顽固，应坚持较长时间治疗；继发性癫痫应治疗原发病。大发作的患者注意防止跌伤和碰伤，用缠布的压舌板或饭勺、毛巾塞入患者牙齿之间，可以防止其咬伤舌头。患者还应避免劳累、攀高及在炉火旁工作或活动。饮食宜清淡，忌辛辣和油腻食物。

参考文献

［1］蒋立基，蒋运祥，蒋运胜．点刺拔罐会阳及长强穴治疗癫痫23例［J］．安徽中医学院学报，1988（3）：39．

［2］陈克年，李志华．陈慰苍治疗杂病的经验［J］．中医杂志，1994，35（2）：85-86．

［3］熊磊．中药敷贴穴位治疗原发性癫痫38例［J］．甘肃中医，1996，9（6）：33．

［4］孙仁平，吴峰，邱凤翱，张雪芳．小针刀拔罐加埋线治疗癫痫病1000例体会［J］．中国针灸，1999，19（9）：547-548．

中风后遗症

一、中医学概述

（一）概念

中风是指猝然昏仆、不省人事伴半身不遂、口眼歪斜、言语不利；或不经昏仆而以半身不遂为主症的一种疾病。中风后遗症是中风经抢救后留有的半身不遂、言语不利、口眼歪斜等后遗症。

在临床上引起中风的原因很多，主要在于患者平素气血亏虚，心、肝、肾三脏阴阳失调，加之忧思恼怒，饮酒饱餐，劳累过度，外邪侵袭等诱因，导致气血运行受阻，肌肤筋脉失于濡养；或阴亏于下，肝阳暴张，阳化风动，血随气逆，夹痰夹火，横窜经络，蒙蔽清窍所致脏腑功能失调，阴阳逆乱。中风病可分为中风先兆、中经络、中脏腑。本病属于中风病的中经络（病位浅、病情轻）、中脏腑（病位深、病情重）。

（二）辨证

1. 中经络

（1）络脉空虚，风邪入中

临床表现：肌肤不仁，手足麻木，突然口眼歪斜，语言不利，口角流涎，甚则半身不遂，或兼见恶寒、发热、肢体拘急、关节酸痛等症。苔薄白，脉浮数。

证候分析：正气不足，气血衰弱，故肌肤不仁，手足麻木；正气不足，脉络空虚，卫外不固，风邪得以乘虚入中经络，痹阻气血，故口眼歪斜，语言不利，口角流涎，甚则半身不遂；风邪外袭，营卫不和，正邪相争，故恶寒、发热、肢体拘急、关节酸痛等症。苔薄白，脉浮数。

治法：祛风，养血，通络。

（2）肝肾阴虚，风阳上扰

临床表现：平素头晕头痛，耳鸣目眩，少寐多梦，突然发生口眼歪斜，舌强语謇，或手足重滞，甚则半身不遂等症。舌质红或苔腻，脉弦细数或弦滑。

证候分析：肾阴素亏，肝阳上亢，故平素头晕头痛，耳鸣目眩；肾阴不足，心肾不交，则少寐多梦；风阳内动，夹痰走窜经络，脉络不畅，故突然发生口眼歪斜，舌强语謇，半身不遂；脉弦，主肝风；弦细而数，舌质红系肝肾阴虚而生内热；若苔腻，脉滑是兼有湿邪。

治法：滋阴潜阳，息风通络。

2. 中脏腑

（1）闭证：主要表现是突然昏仆，不省人事，牙关紧闭，口噤不开，两手握固，大小便闭，肢体强痉。

①阳闭

临床表现：除上述闭证的症状外，还有面赤身热，气粗口臭，躁扰不宁，苔黄腻，脉弦滑而数。

证候分析：肝阳暴张，阳升风动，气血上逆，挟痰火上蒙清窍，故突然昏仆，不省人事；风火痰热之邪，内闭经络，故见面赤身热，气粗口臭，躁扰不宁，苔黄腻，脉弦滑而数。

治法：清肝息风，辛凉开窍。

②阴闭

临床表现：除上述闭证的症状外，还有面白唇暗，静卧不烦，四肢不温，痰涎壅盛，苔白腻，脉沉滑缓。

证候分析：痰湿偏盛，风夹痰湿，上蒙清窍，内闭经络，故突然昏仆，不省人事，口噤不开，两手握固，肢体强痉等症。痰湿属阴，故静卧不烦，痰湿阻滞阳气，不得温煦，故四肢不温，面白唇暗；苔白腻，脉沉滑缓，均为湿痰内盛之象。

治法：豁痰息风，辛温开窍。

（2）脱证：

临床表现：突然昏仆，不省人事，目合口张，鼻鼾息微，手撒肢冷，汗多，小便自遗，肢体软瘫，舌痿，脉细弱或脉微欲绝。

证候分析：阳浮于上，阴竭于下，阴阳有离绝之势，正气虚脱，心神颓败，故见突然昏仆，不省人事，目合口开，鼻鼾息微，手撒肢冷，小便自遗，肢体软瘫，舌痿等五脏败绝的危症。呼吸低微，多汗不止，四肢厥冷，脉细弱或脉微欲绝，均为阴精欲绝，阳气暴脱之征。

治法：益气回阳，救阴固脱。

二、西医学概述

（一）概念

中风相当于西医学的脑血管意外，一般分为出血性和缺血性两大类。前者包括脑出血和蛛网膜下腔出血，后者包括脑血栓形成和脑栓塞。脑血栓形成最常见为动脉粥样硬化，其次见于动脉炎或先天性脑动脉狭窄等，在动脉壁病变的基础上，血压降低、血流缓慢、心动过缓、血液黏滞性增加等因素，可促进脑血栓形成，临床表现为某一脑动脉供血区的脑功能缺损（三偏征），多无明显意识障碍及脑膜刺激征。伴有心脏病或其他栓子来源时，应考虑脑栓塞。意识障碍较重，常有头痛呕吐及脑膜刺激征，血压常明显升高，提示为脑出血。蛛网膜下腔出血常突然剧烈头痛、呕吐及出现脑膜刺激征。

（二）诊断

1. 短暂性脑缺血发作

（1）为短暂的、可逆的、局部的脑血液循环障碍，可反复发作，少者1~2次，多至数十次，多与动脉粥样硬化有关，也可以是脑梗死的前驱发作。

（2）可表现为颈内动脉系统或椎 – 基底动脉系统的症状和体征。

（3）每次发作持续时间通常在数分钟至1小时，症状和体征在24小时内完全消失。

2. 脑血栓形成

（1）常于安静状态下发病。

（2）大多数无明显头痛和呕吐。

（3）发病可较缓慢，多逐渐进展，或呈阶段性进行，多与脑动脉粥样硬化有关，也可见于动脉炎、血液病等。

（4）一般发病后1~2日内意识清楚或轻度障碍。

（5）有颈内动脉系统或椎 – 基底动脉系统症状和体征。

（6）腰穿脑脊液一般不应含血。

（7）CT检查发现脑梗死部位。

3. 脑栓塞

（1）多为急骤发病。

（2）多数无前驱症状。

（3）一般意识清楚或有短暂性意识障碍。

（4）有颈动脉系统或椎 – 基底动脉系统的症状和体征。

（5）腰穿脑脊液一般不含血。

（6）同时伴有其他脏器、皮肤、黏膜等栓塞症状。

4. 腔隙性梗死

（1）呈急性或亚急性起病。

（2）多无意识障碍。

（3）腰穿脑脊液无红细胞。

（4）临床表现都不严重，常有纯感觉性中风、纯运动性轻偏瘫、共济失调性轻偏瘫、构音不全、手笨拙综合征或感觉运动性中风等。

（5）CT扫描发现梗死部位。

5. 脑出血

（1）常于体力活动或情绪激动时发病。

（2）发作时常有反复呕吐、头痛和血压升高的表现。

（3）病情进展迅速，常出现意识障碍、偏瘫和其他神经系统局灶症状。

（4）多有高血压病史。

（5）腰穿脑脊液多含血。

（6）脑超声波检查多有中线波移位。

（7）CT 检查发现脑出血部位。

6.蛛网膜下腔出血

（1）发病急骤。

（2）常伴剧烈头痛、呕吐。

（3）一般意识清楚或有意识障碍，可伴有精神症状。

（4）多有脑膜刺激征，少数可伴有颅神经及轻偏瘫等局灶体征。

（5）腰穿脑脊液呈血性。

（6）脑血管造影可帮助明确病因。

（三）中风病分期标准

（1）急性期：发病在 2 周以内，中脏腑最长至 1 个月。

（2）恢复期：发病 2 周至半年。

（3）后遗症期：发病半年以上。

三、现代常用拔罐法

【孟氏中药拔罐疗法】

选穴：大椎、肩井、风池、百会、天柱、肩髎、涌泉，背部膀胱经循行部位，上肢三焦经和心经循行部位，下肢胃经、胆经、膀胱经循行部位。采取排罐疗法效果佳。拔罐之前和拔罐之后分别在拔罐的局部外涂中药拔罐液。（彩图 8、彩图 41）

【刺络拔罐疗法】

方法一：上肢瘫取肩髎、曲池、合谷、太溪；下肢瘫取髀关、阳陵泉、足三里、绝骨、太冲、血海、阴陵泉、三阴交。先针健侧，后针患侧，留针 20 分钟。然后用皮肤针叩击患者上背部，以脊柱正中的督脉和膀胱经的两侧线为主，使其皮肤隐隐出血，再用数枚火罐，拔出其中瘀血。隔日 1 次，10 次为 1 个疗程，疗程间隔 6~7 日。

方法二：用七星针从大椎穴至长强穴沿督脉叩击，使皮肤微出血，再用闪火法将火罐从大椎穴开始至长强穴依次拔罐，5~10 分钟起罐，然后速刺常规穴位加被动运动。

【刺血拔罐疗法】

以三棱针点刺印堂、双侧太阳及廉泉，共放出瘀血 20~30ml，每周放血 2 次。放血期间并用针刺，取廉泉、太阳、百会、印堂，并针对患者其他病证如偏瘫等随症配穴，常规针刺。经治疗后能说话但不清楚者，以三棱针点刺金津、玉液放血（以左手垫消毒纱布拽住患者舌头，右手持三棱针快速点刺金津、玉液，出血后令患者反复漱口至血止）。

【针罐法】

方法一：主穴取内关、三阴交、人中、极泉；配穴取委中、尺泽、丰隆、百会。上肢瘫痪配曲池、合谷；下肢瘫痪配环跳、阳陵泉；言语障碍配翳风、风池、金津、玉液；面瘫配四白、颊车。每次选用 8~12 穴，泻法，得气后留针 20~30 分钟。每日 1 次，15 次为 1 个疗程。部分患者同时配合电针、头针及拔罐疗法。

方法二：主穴取华佗夹脊穴胸椎 1~5，针刺 1~1.5 寸；风府 1.5~2 寸。配穴对症选取曲池、外关、合谷、环跳、足三里、下关、颧髎、哑门。针刺得气后，要求针感传导直达病所，配穴根据寒热虚实施行补泻手法，留针 20 分钟加火罐 15 分钟，10 次为 1 个疗程。

方法三：选穴取夹脊穴。胸椎 2~8，腰椎 1~5 旁开 5 分取穴，部分患者配合头穴。行刺法时，常规消毒后，将针快速刺入皮下，针头慢慢向椎体推刺，当有麻胀感觉时立即停止进针，将针退出。在针刺部位加拔火罐 15 分钟，每日或隔日 1 次，10 日为 1 个疗程，一般以 5 个疗程为限。

方法四：取风池、肩髃、曲池、外关、合谷、肾俞、大肠俞、环跳、髀关、伏兔、风市、阳陵泉、足三里、解溪、昆仑等，常规消毒，用毫针刺入，并根据体质虚实，施以补泻手法，留针 20 分钟，每日 1 次，8 次为 1 个疗程，疗程间隔 3 日。并用拔罐，取阳明经通过的上肢屈肌群、下肢伸肌群的穴位，及背部腧穴和肩井、肩三针作为拔罐点，先涂抹红花油，再选用大小合适的火罐拔罐，留针罐 15 分钟，每日 1 次，8 次为 1 个疗程，疗程间隔 3 日。

方法五：主穴取内关、三阴交、人中、极泉。配穴取委中、尺泽、丰隆、百会。上肢瘫痪配曲池、合谷；下肢瘫痪配环跳、阳陵泉；言语障碍配翳风、风池、金津、玉液；面瘫配四白、颊车。每次选用 8~12 穴，泻法，得气后留针 20~30 分钟。每日 1 次，15 次为 1 个疗程。部分患者同时配合电针、头针及拔罐疗法。

方法六：偏瘫者分组取穴，一组取肩髃、曲池、合谷、环跳、风市、阳陵泉；二组取手三里、外关、后溪透劳宫、髀关、足三里、三阴交、解溪；每日 1 次，两组交替使用，针后加拔火罐，口眼歪斜、语言不利、口角流涎者取水沟、地仓、颊车、廉泉、金津、玉液（此穴点刺放血，隔 4 日 1 次）。均留针 20 分钟，每疗程 2 周，疗程间隔 5 日。

【头针配合皮肤针拔罐】

取穴运动区配华佗夹脊穴，同时根据患者上下肢体瘫痪的症状选择相应督脉经和华佗夹脊穴。感觉区配督脉经相应脊椎。采用加强一个刺激区的方法，进针后每隔 10 分钟捻转 1 次，一般行针 2~3 次，留针 30~120 分钟。皮肤针的刺激量根据不同的病情辨证下针，经穴外头针刺激区需要叩刺，叩刺后除有头发部位均要拔罐，拔罐用闪火法。头针与皮肤针交替轮换，每日 1 次，10 次为 1 个疗程，休息 3 天后接受下 1 个疗程治疗。

【头针拔罐法】

主治：脑卒中后遗哭笑症。

方法：头针取情感区、精神区、额中区、生殖区。情感区和额中区为一组，精神区和生殖区为另一组。用平刺，情感区、精神区采取捻转手法，200 次 / 分钟，留针 20 分钟，重复捻转并留针 2 次后起针；额中区、生殖区用提插手法，提插时体针应在 1 分范围内向里、向外有节奏地一提一插，行针 2 分钟，留针 20 分钟，重复提插并留针 2 次后起针。每日 1 次，两组隔日交替施针，10 次为 1 个疗程，疗程间隔 5 日。体针取内关、太冲为一组，合谷、内庭为另一组，均取双侧穴，快速针刺法，大幅度捻转、提插，得气后快速起针，不留针；每日 1 次，两组隔日交替施针，10 次为 1 个疗程，疗程间隔 5 日。

四、现代常用拔罐的临床应用

（一）刺络拔罐

● **案例一**[1]

一般资料：62 例患者都有一侧肢体瘫痪的症状，并经 CT 确诊为脑梗死或脑出血。随机分为刺络拔罐组、对照组。其中刺络拔罐组 31 例，男 26 例，女 5 例；年龄最大 82 岁，最小 54 岁。病程最长 15 个月，最短 3 个月。对照组 31 例，男 25 例，女 6 例；年龄最大 78 岁，最小 56 岁；病程最长 13

个月，最短 3 个月。两组在年龄、病程方面无显著差异（$P > 0.05$）。

疗效标准：肌张力减低 2 级或 2 级以上为显效。肌张力减低 1 级为有效。肌张力减低不足 1 级为无效。

治疗方法：刺络拔罐组取患侧上肢肘横纹上的肱二头肌肌腱处，在尺泽穴与曲泽穴之间，局部可扪及肌紧张点。采用双头牛角七星针，在患侧肱二头肌腱紧张点处叩刺，以局部皮肤渗血并布满叩刺部位为度，叩刺后拔罐 10 分钟，起罐后擦净瘀血，每星期 2 次，1 个月为 1 个疗程。

对照组取穴曲池、合谷、尺泽、曲泽、内关。用长 40mm 毫针直刺 1~1.2 寸，行捻转手法，得气后温针灸 2 壮，留针 30 分钟，起针后在尺泽和曲泽穴之间的部位拔罐。每星期 2~3 次，1 个月为 1 个疗程。

治疗结果：刺络拔罐组总有效率明显优于对照组。

临床体会：肌张力是指在休止安静情况下肌肉的紧张度。脑血管意外锥体束损伤引起的肌张力增高，称为痉挛性肌张力增高，是锥体束及伴随锥体束下行的锥体外束纤维对下运动神经元——脊髓前角细胞的抑制减弱或消失，由于运动神经元的损害，使脊髓水平的反射从抑制状态释放出来，产生肌张力亢进状态。

肌张力在脑血管意外休克期时处于减弱或消失状态，随着休克期的逐渐消失（通常在发病后 1~6 个星期），逐步呈现肌张力增高、腱反射亢进及病理反射阳性等上运动神经元损伤的临床表现，它标志着脑血管意外后的脊髓休克期已经过去，但大脑皮层高级中枢对脊髓低级中枢的抑制作用及运动功能的控制尚未恢复，表现为肌张力增高，肌肉协调异常的特定模式，在上肢表现为屈肌群、旋前肌肌张力增高，呈屈曲模式，其中前臂屈曲、内收。

神经电生理学研究表明，刺激某已知肌肉表面皮肤（尤其是摩擦和敲击），会导致支配相应肌肉的牵张感受器传出神经活化，使得感受器对生理性肌肉牵拉更易反应，同时刺激肌肉表面的皮肤，引起皮质运动神经细胞兴奋，这些锥体细胞的轴突沿皮质脊髓束下行，与支配该肌肉的 α 运动神经元形成突触联系，引起相应的肌肉活动。因此采用梅花针叩击配合走罐的方法是有临床意义的。

中风后遗症属于中医学"痉证"范畴。中医学认为其多由病久入络，瘀血内结，血行不畅，肝肾亏虚、筋脉失养所致。而刺络拔罐属于皮肤针范畴，是古代"半刺""浮刺""毛刺"等针法的发展。《灵枢·官针》曰："浮刺者，傍入而浮之，以治肌急而寒者也。"采用刺络拔罐法刺激皮表，调整脏腑、经络之气，可达到活血化瘀、运行气血、平衡阴阳、舒筋柔筋、通络止痉的目的，改善瘫痪肢体的肌肉痉挛状态，有利于患肢的功能恢复，大大降低脑血管意外的致残率。从临床治疗结果发现，刺络拔罐组可显著减低脑血管意外患者上肢肌张力的增高，其疗效优于对照组，说明刺络拔罐对改善上肢肌张力增高有较好的效果。

● 案例二[2]

一般资料：本组 56 例，均系门诊患者。其中，男 30 例，女 26 例；年龄 50~70 岁；病程最短 3 个月，最长 1 年余。脑出血 21 例，脑梗死 35 例，全部经头颅 CT 或 MRI 确诊。其主要症状均有半身不遂。

治疗方法：刺络拔罐放血部位分 4 个区域，头部有风池、风府、百会、前顶、囟会、太阳、头维和阿是穴。胸部有膺窗、璇玑、紫宫、膻中等。背部有大椎、膏肓、命门、天宗、阿是穴。其他有曲泽、委中、十宣、十二井穴。刺络拔罐放血部位皮肤常规消毒，以检验科采血针散刺，然后用抽气式拔罐器拔罐，待出血停止时起罐。同时配合头针，顶颞前斜线（即运动区）全线分成 5 等份，在上 1/5 处用 28 号 1.5 寸不锈钢毫针，针尖与头皮呈 30° 角刺入帽状腱膜下，上下对刺两针，左侧肢体不遂取右，右侧肢体不遂取左。伴半身感觉障碍者加取顶颞后斜线（即感觉区）。伴言语不利者，取言语二区及言语三区。治疗期间嘱患者注意活动锻炼。本组患者，头部每天选 3~5 个穴刺络拔罐放血和头针同时进行 1 次。胸背部 3 天刺络拔罐放血 1 次。曲泽、委中、十宣、十二井穴，每周刺络拔罐放血 1 次。2 个月后，评定临床疗效。

治疗结果：治疗组 56 例中，基本痊愈 31 例，占 55.36%；显效 12 例，占 21.43%；有效 8 例，占 14.29%；无效 5 例，占 8.93%，总有效率为 91.07%。

临床体会：《普济方》载有"忽中风，言语謇涩，半身不遂，……穴百会，耳前发际……神效"。风池、太阳为治风要穴。另外，在中风患者头部穴位刺络拔罐放血，有利于大脑病灶部位的侧支循环的建立，恢复病灶部位大脑的功能。在胸背部膺窗、璇玑、紫宫、膻中、大椎、膏肓、命门等穴刺络拔罐放血可增强心肺肾功能，培元固本。十宣穴与头首末相应，十二井穴网络全身，可通调全身经络气血，增强机体防御和康复功能。现代研究发现，手十二井穴针刺放血具有明显增加脑血流量的作用，可改善脑循环，对减轻中风后遗症有重要作用。曲泽、委中为全身杂陈秽污之血淤积之处，放血可排除淤阻的秽物，通调全身气血，畅通经络，促进机体功能。同时配合头针治疗，头针能直接刺激与大脑皮层功能相关的头皮区域，改善大脑皮层血液循环，加速脑组织的修复和脑细胞代谢的恢复，效果明显。

（二）刺络拔罐加康复训练

● 案例一[3]

一般资料：48 例患者，其中男 42 例，女 6 例；年龄 42~79 岁；病程 15~80 天，平均 42.5 天；颅脑 CT 或 MRI 显示脑梗死 32 例，脑出血 16 例；肩部疼痛 48 例，手肿胀 26 例，关节活动障碍 48 例。

治疗方法：取穴患肢的肩髃、曲池、合谷。每次选上述穴位中两穴。若手背肿痛明显加经外奇穴八邪。每穴皮肤上用 75% 酒精常规消毒后，用细三棱针点刺或挑刺 3~5 次，深达皮内，可见血液自然流出。然后施闪火拔罐法，每罐出血 3~5ml 为度，留罐时间为 10~15 分钟。八邪穴因不能拔罐，可用手指挤出血。隔日 1 次，持续 20 天为 1 个疗程。治疗期间医生每日指导患者做康复训练 1 次，每次 60 分钟；或嘱其家属协助自行训练，每日 2 次以上，每次 15 分钟。主要是进行上肢和手的功能训练，包括主、被动运动。①诱发肌肉及训练伸向物体的控制能力；②维持肌肉长度，防止挛缩；③诱发手操作的肌肉活动和训练运动控制，同时借助于器械进行上肢训练。

治疗结果：48 例中 13 例治愈（肿胀消失，完全无痛，关节活动不受限），26 例显效（肿胀基本消失，疼痛好转，关节活动轻度受限），6 例有效（仍有肿胀，疼痛稍有好转，关节活动受限明显），3 例无效（症状无改善）。

临床体会：中风病机多为本虚标实，本虚则肝肾不足，气血亏虚，标实多为风、痰、瘀血、郁热相因为患。由于风痰瘀血内阻经脉，不通则痛，因而出现患肢肩、肘、腕等关节疼痛，活动功能下降，手部肿胀，直接影响患者生存及中风康复的质量。这些关节大多为手阳明经所过，阳明经为多气多血之经，对手阳明经主穴刺络放血，并利用火罐之吸附力，能温通经脉，使瘀血外出，邪有出路，以达活血祛瘀、通络止痛之功。终使"血行风自灭"，手、腕、臂等关节的活动功能自然恢复。本法除了在镇痛方面有显著作用以外，对神经、肌肉的生理功能亦有良好的调节作用，同时避免应用大量镇痛药所造成的不良反应。偏瘫是中风的主症之一，单纯采用某种治疗方法是不够的。所以采用针灸与康复训练相结合的方法治疗肩手综合征。

● 案例二[4]

一般资料：偏瘫肩痛患者 26 例，其中男 18 例，女 8 例；年龄 27~75 岁；入院时病程 10 天 ~18

个月，脑梗死 20 例（其中 2 例 2 次以上脑梗死），脑出血 6 例，右肩痛 12 例，左肩痛 14 例，其中伴有肩关节脱位 10 例，肩手综合征 3 例，肩胛骨粘连 5 例。

治疗方法：（1）刺络拔罐：医者立于患者的患侧，双手循按患者肩部找出肩关节各方向活动（如外展、屈曲、外旋、内旋等）时的最痛点，做好标记，用三棱针点刺放血 3~5 滴，再用闪火法闪罐数次后，留罐 10 分钟，至瘀血流尽起罐，隔日 1 次，15 次为 1 个疗程，休息 3~5 天后开始下 1 个疗程。

（2）康复训练：①保持良好体位，避免不正确放置，使肩胛骨充分前伸。②按摩局部组织，手法活动肩胛骨。治疗者一手托住患者患肢肘后上臂，另一手放在肩胛骨脊柱缘近下角处，向上、向外和向前充分活动肩胛骨。③肩关节可动范围内的被动活动：在充分活动肩胛骨的基础上，尽量保持肩关节各个方向的被动活动度，如前屈、外展、后伸、内外旋以及肩胛骨的上提和外旋。活动中应注意避免肩关节及其周围结构出现疼痛或疼痛加剧。④患侧上肢负重：患者取坐位，重心稍向患侧移，患侧上肢作为支撑，患肩外旋、稍外展，伸肘屈腕，手指伸直并拇指外展。⑤根据病情的不同阶段采用相应的促进技术，每次治疗 30 分钟，每日 1 次，30 次为 1 个疗程。

临床体会：偏瘫肩痛的确切机制目前尚不完全清楚，但一般认为与下列因素关系密切，如肩关节周围肌肉的松弛或痉挛状态、肩关节半脱位、软组织损伤以及肩手综合征等等，且常常是以上几种因素互为因果，相互叠加的结果。中医学认为，偏瘫肩痛的病机要点在于脉络瘀阻，不通则痛，故而在肩部常见痛点，如肩胛骨的脊柱缘内上角、中点、内下角、大圆肌肌腹、肩峰下痛点及喙突处痛点等处，采用刺络拔罐以活血化瘀、通络止痛，达到"通则不痛"的目的。在整个康复训练过程中，始终注意患肢正确肢位的摆放，对预防肩关节半脱位、肩胛骨回缩，避免肩关节囊和韧带的继发性损伤，防止肩痛有着极其重要的临床意义。在弛缓期，肩关节的被动活动可以促进患侧上肢的功能恢复，防止因制动引起的关节粘连性病变，但应注意不适当的活动或牵拉极易导致关节周围软组织损伤和肩痛加剧。在痉挛期，患侧上肢负重、肩部按摩和肩胛骨松动术可以改善患侧上肢的异常肌张力，如屈肌痉挛，促进局部的血液循环，防止关节僵硬和粘连，减轻肩痛，使患者在上肢活动中，肩胛骨能充分地前伸，协调完成肩关节的各向活动。

（三）巨刺加刺络拔罐

● 案例一 [5]

一般资料：本组 92 例中，男 53 例，女 39 例；年龄最小 48 岁，最大 83 岁；病程最短 1 个月，最长 2 年。

治疗方法：上肢瘫取肩髃、曲池、合谷、后溪；下肢瘫取髀关、足三里、阳陵泉、绝骨、太冲、血海、阴陵泉、三阴交。先针健侧穴位，后针患侧穴位，留针 20 分钟起针。然后用皮肤针叩击患者上背部，以脊柱正中的督脉和膀胱经的两侧线为主，使其皮肤隐隐出血，然后加用数枚火罐，拔出其中瘀血。一般总量 5~10ml 为宜，或可根据患者体质和病程而适当加量。隔日 1 次，10 次为 1 个疗程，休息 6~7 天进行第二个疗程的治疗，一般 3~6 个疗程即可。

治疗结果：92 例中，痊愈 74 例，占 80.5%；好转 13 例，占 14.1%；无效 5 例，占 5.4%。

临床体会：《灵枢·刺节真邪》曰："营卫稍衰，则真气去，邪气独留，发为偏枯。"外邪乘虚而入，气血紊乱，脉络瘀滞，形成了偏瘫。一直以来，针刺患侧穴位治疗中风偏瘫的临床报道不胜枚举，然而，采用巨刺及皮肤针叩刺上背后拔罐放血来治疗中风偏瘫却鲜有耳闻。

巨刺，起源于《黄帝内经》，乃是一种左病取右，右病取左，在健侧肢体上取穴施治的针刺方法。巨刺也是以中医学的整体观为理论依据，不是以瘫治瘫，故疗效明显优于在患侧肢体上施术。刘光亭的实验对比也充分证明了这一点。巨刺能更好地改善病侧脑的血液循环，促进脑组织的修复，并能调摄全身气血，达到阴阳平衡，从而促使患肢的康复。

皮肤针叩击的部位不局限于腧穴，而着眼于经络皮部，上背以脊柱正中的督脉和其两侧膀胱经侧线为主。叩击皮部可疏通经络和脏腑之气机，起到调整脏腑功能之作用。从现代医学观点来看，皮肤是人体免疫系统中最大的免疫器官，通过叩击皮部并拔火罐，使瘀阻之气血随罐而出，从而改善血液循环，提高机体免疫功能，使患侧肢体尽快地得到恢复。

● 案例二[6]

一般资料：98 例中风偏瘫患者，男 53 例，女 45 例；年龄最小 46 岁，最大 83 岁；病程最短 1 个月，最长 2 年；其中诊断为缺血性中风偏瘫者 60 例，出血性中风偏瘫者 38 例。设立针刺对照组 72 例，男 34 例，女 38 例；年龄最小 43 岁，最大 81 岁；病程最短 1 个月，最长 1.5 年；其中诊断为缺血性中风偏瘫者 43 例，出血性中风偏瘫者 29 例。

治疗方法：（1）巨刺疗法：上肢瘫取肩髃、曲池、外关、合谷、后溪；下肢瘫取血海、阳陵泉、足三里、绝骨、太冲、三阴交。先针健侧穴位，后针患侧穴位，30 号毫针针刺，平补平泻，留针 30 分钟起针。

（2）刺络拔罐法：先用皮肤针叩击患者上背部，以脊柱正中的督脉和膀胱经的两侧线为主，使其皮肤隐隐出血，然后加用数枚火罐，拔出其中瘀血。一般总量 5~10ml 为宜，或可根据患者体质和病程而适当加量。

（3）疗程：巨刺法每日 1 次，刺络拔罐法每 5 日 1 次，10 次为 1 个疗程，休息 6~7 天，进行第二个疗程的治疗，一般 1~3 个疗程即可。

临床体会：中风偏瘫即中风后遗症，表现为一侧肢体不能随意运动，可伴见口眼歪斜、语言謇涩等症。针灸临床上大多采用毫针针刺患侧肢体，这种治疗方法往往经年不愈，造成患者生活长年不能自理，给患者及其家庭带来沉重的精神和经济负担。健侧患侧同时施以巨刺结合刺络拔罐，取得了较为满意的疗效。

巨刺主要治疗经脉病，临床上常用于治疗经脉阻滞，气血不通而引起的肢体疼痛与活动障碍。笔者在临床应用中深有体会，巨刺是以中医学的整体观为理论依据，不是单单在患侧肢体上施术，而是让健、患侧的气血交通，从而疏通阻滞的经脉。《素问·皮部论》说："凡十二经脉者，皮之部也。是故百病之始生也，必先于皮毛。"十二皮部与经络、脏腑联系密切，运用皮肤针叩刺皮部，可激发调节脏腑经络功能，疏通经络，从而达到防治疾病的目的。皮肤针叩击的部位不局限于腧穴，而着眼于经络皮部，上背以脊柱正中的督脉和其侧膀胱经侧线为主，上背乃为心、肺重要脏器之居宅，可疏通经络和脏腑之气机，调和气血，调整脏腑功能，促使机体恢复正常。

（四）梅花针加拔罐[7]

一般资料：对照组 38 例，其中男 21 例，女 17 例；年龄 37~73 岁；病程 28~89 天，运用体针疗法加电针治疗。治疗组共 44 例，其中男 23 例，女 21 例；年龄在 39~76 岁；病程在 26~87 天，除运用对照组的方法外，再加用梅花针和拔罐配合治疗。

治疗方法：对照组根据患者患侧的部位不同，取穴有所侧重。上肢取肩髃、曲池、尺泽、手三里、外关、八邪；下肢取环跳、承扶、殷门、风市、足三里、飞扬、阳陵泉、解溪、八风；躯干部取穴渊腋、辄筋、大包、京门、章门及患侧背部夹脊穴，并根据病情选用 1~3 组电针（上肢组，下肢组，躯干组），采用疏密波，电量由小到大，以患者能忍受为度，每次留针 30 分钟，每日 1 次，20

次为 1 个疗程。治疗组除采用对照组的方法治疗外，隔日于针刺结束后，应用梅花针沿经络走向在患侧主要感觉障碍区轻扣 2~3 行，至皮肤潮红，随后拔罐，留罐 5 分钟，使有少量渗血，10 次为 1 个疗程。两组治疗 2 个疗程后，进行疗效比较。

治疗结果：对照组痊愈 26 例，好转 8 例，无效 4 例，总有效率 89.47%。治疗组痊愈 41 例，好转 3 例，无效 0 例，总有效率为 100%。痊愈率及总有效率经统计学处理，（$P < 0.05$），说明两组间疗效有明显差异。

临床体会：脑中风后遗症偏身感觉异常，中医学认为是气血亏虚，经络失养，瘀血风痰阻滞经络，气血运行不畅而致经气痹阻，血行受阻。笔者在体针基础上，加用梅花针沿患侧经络走向扣刺并予拔罐，便可通过皮部－经络－络脉－经脉，起到调整脏腑虚实、调和气血、疏通经络、化瘀祛痰、平衡阴阳的作用。从西医学理论来说，脑中风后，由于脑细胞缺血缺氧坏死，而致大脑皮层的感觉中枢受到损害，因而出现偏身或局部的神经支配异常，梅花针加体针可调整人体的交感、副交感神经功能状态，延长对神经末梢的刺激时间，加强大脑对自主神经功能的调节作用。同时，通过拔罐，吸出少量血液或渗液，能化瘀生新，活血通络。因此，应用此法治疗中风后遗症，疗效甚佳。

（五）拔罐加体针 [8]

一般资料：82 例均为住院患者，其中男 45 例，女 37 例；年龄最小 45 岁，最大 72 岁；脑出血 51 例，脑梗死 31 例；病程最长 2 年，最短 3 个月。按随机原则分为针罐组 52 例，针刺组 30 例。

治疗结果：针罐组与针刺组疗效比较有显著差别，经统计学处理，$P < 0.05$。火罐与针刺结合临床疗效优于单纯针刺治疗。

治疗方法：（1）针刺组按传统取风池、肩髃、曲池、外关、合谷、肾俞、大肠俞、环跳、髀关、伏兔、风市、阳陵泉、足三里、解溪、昆仑等，常规消毒后，用毫针刺入，并根据体质虚实，施以补泻手法，留针 20 分钟，每日 1 次，8 次为 1 个疗程，疗程间休息 3 天，共 3 个疗程。

（2）针罐组按常规针刺治疗，取穴同针刺组。根据"治痿独取阳明"的原则，主要选阳明经通过的上肢屈肌群、下肢伸肌群，背部腧穴和肩井、肩三针作为拔罐点。先涂抹红花油，再选用大小合适火罐拔罐，留针罐 15 分钟，每日 1 次，8 次为 1 个疗程，疗程间休息 3 天，3 个疗程后观察其疗效。

临床体会：中医学认为血虚、血瘀、痰饮为中风之源，肝肾阴虚，外邪乘虚侵入经脉，邪气瘀滞，痰热上扰，风痰阻络，经气不得流通而致偏枯。治疗上以疏通经络，行气活血，促进患肢功能改善为原则。火罐疗法除有疏通经络之功外，更有行气活血、调和营卫之作用，加之针刺穴位增加了疗效，故针罐结合比单纯针灸治疗的疗效明显。西医学认为，由于牵张反射失去高级中枢控制，而处于亢进状态，导致肌张力增高和肌协调异常。火罐疗法借热力和负压来缓解、消除肌肉僵硬，扩张末梢血液循环。火罐和针灸同时应用可使局部血流加快，血供增加，使关节周围肌肉松解，各关节活动度增加，对中风半身不遂有明显改善作用。

五、注意事项

临床治疗时，应根据患者的具体情况，辨证施治。若属年老体衰，肝肾不足者，应偏于补肝益肾，可取肝俞，命门，关元，采用补法；若属痰瘀气滞，腑气不通者，应偏于理气化痰，可取丰隆、膻中；若属气虚血瘀或气血不足者，应偏于气血方面的调理，可取足三里、中脘、脾俞、胃俞、膈俞等。具体的病例情况还会有所不同，应根据患者的情况随证处方，必要时配合西医学的一些治疗方法，以达到最好的治疗效果。

此外，中风后遗症病程较长，可配服中药以提高疗效。治疗期间，患者还应加强功能锻炼。

参考文献

［1］倪卫民，沈洁. 刺络拔罐法对减低中风后上肢肌张力增高的临床研究［J］. 上海针灸杂志，2004，23（7）：10–11.

［2］唐英，严晓慧. 刺络拔罐放血法治疗中风偏瘫56例分析［J］. 中医药学刊，2005，23（1）：124.

［3］中华神经科学会. 各类脑血管急病判断要点［J］. 中华神经科杂志，1996，29（6）：3792.

［4］欧阳顺，黄建良. 刺络拔罐配合康复训练治疗偏瘫肩痛［J］. 中国针灸，2001，21（4）：213–214.

［5］温凌洁，俞兰英. 巨刺加刺络拔罐治疗中风偏瘫92例［J］. 上海针灸杂志，2000，19（1）：23.

［6］温凌洁，俞兰英. 巨刺结合刺络拔罐法治疗中风偏瘫98例临床观察［J］. 江西中医药杂志，2003，9（34）：43–44.

［7］崔素芝. 梅花针加拔罐治疗中风后遗症疗效观察［J］. 中医外治杂志，2000，4（10）：37.

［8］丁邦友，崔毅军. 针罐结合治疗中风偏瘫关节挛缩52例［J］. 上海针灸杂志，2000，3（119）：28.

周围性神经炎

一、中医学概述

（一）概念

周围性神经炎是以口眼歪斜为主要症状的疾病。任何年龄均可发病，但以青壮年为多见。本病发病急速，为单纯性的一侧面颊筋肉弛缓，无半身不遂、神志不清等症状。本病又称"口僻""口眼歪斜"等。

本病的临床表现与中医学"中风"中的"中络"颇为相似，故其临床诊断应为中络，亦有称之为"面瘫""吊线风""口眼歪斜"的。在本病的发生前，多数患者均有劳累和体力下降的情况，正气虚是本病发生的基础，风寒之邪内侵则是本病发生的直接病因。风寒之邪侵袭人体，导致经络阻滞，气血痹阻经脉，筋脉失养，则见口眼歪斜。

（二）辨证

1. 风寒型

临床表现：起病突然，每在睡眠醒来时，发现一侧面部板滞、麻木、瘫痪，不能做蹙额、皱眉、露齿、鼓颊等动作；口角歪斜，漱口漏水，进餐时食物常常停滞于病侧齿颊之间；病侧额纹、鼻唇沟消失，眼睑闭合不全，迎风流泪等症。病程延久，部分患者口角歪向病侧，名为"倒错"现象。

证候分析：面颊部为阳明、少阳经筋所布，风寒之邪侵袭阳明经络，导致经气失和，经筋失养，纵缓不收。风邪善行数变故起病突然，出现面颊瘫痪不能自主的表现。

治则：活血通络，祛风散寒。

2. 风热型

临床表现：往往继发于感冒发热、中耳炎、牙龈肿痛之后，伴有耳内、乳突轻微作痛。起病突然，每在睡眠醒来时，发现一侧面部板滞、麻木、瘫痪，不能做蹙额、皱眉、露齿、鼓颊等动作；口角歪斜，漱口漏水，进餐时食物常常停滞于病侧齿颊之间；病侧额纹、鼻唇沟消失，眼睑闭合不全，迎风流泪等症。病程延久，部分患者口角歪向病侧，名为"倒错"现象。

证候分析：面颊部为阳明、少阳经筋所布，风寒之邪侵袭阳明经络，导致经气失和，经筋失养，纵缓不收。风邪善行数变故起病突然，出现面颊瘫痪不能自主的表现，若热邪郁滞少阳可出现耳后疱疹、耳痛、听觉及味觉障碍。

治则：活血通络，疏散风热。

二、西医学概述

（一）概念

本病在西医学中称为特发性面神经麻痹、面神经炎，是指茎乳孔内非化脓性炎症所引起的周围性面神经麻痹。临床表现主要是患侧面部表情麻痹，如眼睑闭合不全，口角歪向病侧，有的伴有下颌角或耳后疼痛。本病可发生于任何年龄和任何季节，但以青年为多。

本病的确切病因目前尚不清楚，部分患者发病前常有局部受风、着凉或有上呼吸道感染病史，因此，通常认为局部受风寒后，营养神经的血管发生痉挛，使局部神经组织出现缺血、水肿、受压而致病。

本病通常呈急性起病，部分患者在发病前还有面瘫侧耳后、耳内或乳突区的疼痛。大多数患者往往在晨起洗漱发现患病侧口角漏水，面部活动不灵，口角歪斜；或于进食时发现食物存积于一侧的齿颊间隙，并常有口水从口角淌下。此外典型的面瘫还可以具备以下临床表现，不能做闭目、皱眉、鼓气等动作，部分患者还有病侧面部发僵以及汗出减少等。

（二）诊断标准

（1）起病突然。

（2）患侧睑裂大，眼睑不能闭合，流泪、额纹消失，不能皱眉。

（3）患侧鼻唇沟变浅或平坦、口角低并向病侧牵引。

（4）根据损害部位不同而又分：

①茎乳突孔以上影响鼓索神经时，则有舌前 2/3 味觉障碍。

②损害在镫骨神经处，可有听觉障碍。

③损害在膝状神经节，可有乳突部疼痛，外耳道与耳郭部的感觉障碍或出现疱疹。

④损害在膝状神经节以上，可有泪液、唾液减少。

三、现代常用拔罐疗法

【孟氏中药拔罐疗法】

选穴：丝竹空、阳白、四白、下关、颧髎、迎香、人中、地仓、承浆、牵正、颊车、风池、大椎、合谷。拔罐之前和拔罐之后分别在拔罐的局部外涂中药拔罐液。（彩图 42）

【闪罐法】

取穴：风池、攒竹、地仓、颊车、合谷，配阳白、四白、承浆、牵正。留针 15~20 分钟。酒精棒点燃。放入罐内，对准穴位抽拔。

【刺络拔罐法】

方法一：取患侧太阳、下关、颊车、地仓，患者侧伏坐位，穴位常规消毒后，术者取小号三棱针对准穴位点刺 2~3 点，深 3~4mm，轻轻挤压针孔周围，令出血数滴，用内口直径约 3.5cm 的小号玻璃火罐，用闪火法拔之，留罐 5~10 分钟。每次取穴 3 个，交替使用，隔日 1 次，3 次为 1 个疗程，疗程间隔 3 日。

方法二：取患侧阳白、颧髎、下关、颊车等为主穴，配以患侧面部经筋透刺、排刺及随证加减。刺法用主穴 1~2 个，术者双手拇、食指对捏至主穴局部皮肤呈暗红色，再用三棱针或 28 号 1 寸毫针点刺 4~5 下，速用闪火拔罐，使其出血 2~4ml，留罐 8 分钟，4 个主穴交替使用，每日 1 次，10 次为 1 个疗程。对久病难愈者，宜在后期予隔日 1 次刺络拔罐。阳白以两针向上星、头维透刺，进针 1~1.3 寸，捻转补法；太阳以毫针透向地仓，进针 2.5~3 寸，捻转补法；地仓以毫针透向颊车，进针 2.5~3 寸，捻转补法。沿颊车至地仓穴每间隔 1 寸刺 1 针，入皮肤为度，捻转补法。取双侧风池向对侧眼球斜刺入 1.5~2 寸，捻转泻法；双足三里予以提插捻转补法；双阳陵泉直刺 0.8 寸，予提插捻转泻法，令针感下传。以上毫针每日 1 次，留针 20 分钟，10 次为 1 个疗程。

【针罐疗法】

方法一：（1）针刺组：颊车、地仓、完骨、攒竹、太阳、四白、合谷、承浆等穴。

（2）拔火罐组：颊车、地仓、阳白、完骨。

（3）混合组：除针刺，拔火罐以外还有点刺（放血法），叩刺（梅花针），透穴，艾灸等法。一般选患侧腧穴 2~3 穴，留针 10~20 分钟，起针后选大，中，小号火罐，用闪火法进行闪拔，每次反复 3~5 遍，每日或隔日 1 次。

方法二：（1）取穴：太阳、阳白、四白、攒竹、下关、颊车、地仓、合谷。

（2）操作：①针刺：用 30 号毫针在患部取穴，每次 3~5 穴，各穴交替使用。发病 10 天后带电疗机断续波 10 分钟。②闪罐法，将罐叩在患侧穴位上，吸住后马上取下，如此反复，至面部皮肤潮红为止。

方法三：取面瘫 1 号（下关直下 1 寸处），面瘫 2 号（地仓），面瘫 3 号（太阳）为主穴。辅助穴为印堂，风池。三棱针点刺出血，火罐扣于穴位上。5~10 分钟起罐。每次 3 穴，每天 1 次，3 次为 1 个疗程。

方法四：主穴为地仓、迎香（均双侧）、阳白、四白、下关、颊车（均患侧）；配穴为合谷、太冲、足三里。眼睑闭合不全加睛明，人中沟歪斜加水沟，乳突后疼痛加翳风。面部俞穴用平补平泻法，合谷、太冲用提插泻法。得气后留针 30 分钟，起针后患侧面部拔火罐。每日 1 次，10 日为 1 个疗程，疗程间隔 2 日。

【灵龟八法】

采用灵龟八法临床开穴加局部取穴，阳白针后加灸，阴白针或梅花针叩出血后加拔罐。

（1）开穴：灵龟八法临床开穴，为主穴。配对穴，如公孙、风关互为配对穴。开公孙则同时取内关。

（2）局部配穴：完骨、风池、阳白等。

施徐疾、提插、捻转、雀啄等手法，令针下得气，气循经行或气至病所。

【透穴加火罐法】

分组取穴：第 1 组取类承浆透大迎、巨髎透承泣、瞳子髎透太阳、合谷；第 2 组取地仓透颊车、颧髎透牵正、阳白透鱼腰、绝骨。两组穴位交替使用（均为患侧）。毫针快速进针透穴得气后，轻捻转，小角度，慢频率，柔和指力，留针 15~20 分钟，5 分钟运针 1 次，出针时先慢后快而闭其针孔。然后在透穴出针处用闪火法拔罐 5~10 分钟。每日 1 次，13 次为 1 个疗程，疗程间隔 3 日。

【刺血拔罐法合用加味牵正散疗法】

自制小气罐，用青霉素小玻璃瓶，保留铝帽和橡胶塞，将瓶底磨平，切口必须光滑。取穴太阳、阳白、四白、颧髎、牵正、颊车、地仓，每次用 2~3 穴。患者取健侧卧位，穴位皮肤常规消毒，术者以消毒三棱针点刺穴位 2~3 下，深 2~3mm，速以小气罐紧扣穴位，用 7 号注射针头抽净罐内空气，使罐内成负压，穴位点刺出血 1~2ml。3 日治疗 1 次，6 次为 1 个疗程，疗程间隔 1 周。药用加味牵正散（白附子、僵蚕、全蝎、川芎、地龙、蝉蜕各等份，研细末），每日 10g，2 次口服。

【针罐加蓖麝膏疗法】

主穴：患侧翳风、颊车、地仓、太阳、下关、四关、合谷，每次取 5~7 穴。配穴：风池、攒竹、丝竹空、颧髎、迎香、完骨、外关，每次取 3 穴。用平补平泻手法，病重酌情用透穴法，得气后留针 20~30 分钟。起针后在患侧太阳、颊车、颧髎拔火罐约 15 分钟，然后局部按摩。再用蓖麝膏（沉香粉 6g，麝香、冰片各 1g），调匀，加蓖麻仁适量，共砸为膏，制成绿豆大小，置于 15mm×15mm 橡皮膏中心，贴敷所针穴位，嘱患者每日按 3 次，每次 2~3 分钟。隔日治疗 1 次。

【火罐加针灸法】

方法一：取地仓、颊车、下关、阳白、合谷、翳风为主穴；取风池、牵正、颧髎、太阳、瞳子髎等为配穴。采用透穴法，如地仓透颊车、瞳子髎透太阳、阳白透鱼腰等。前 1~3 天以弱刺激为主，症状稳定或好转时，手法以平补平泻为主，留针时间可适当延长，一般为 30 分钟，间隔 10 分钟行针 1 次，以使气至病所。在留针期间用艾灸，以助针力，可配以拔火罐，一般 10 分钟，隔日 1 次。发病初期每日针灸 1 次，持续 1 周，好转后改为隔日 1 次，一针 3~5 次，13 次为 1 个疗程，如需第 2 疗程，休息 3~5 天后再针。

方法二：发病 1 周内，用局部温灸，隔日在患侧腮部用锋针泻血，配合针刺合谷、足三里。当炎症缓解，患侧局部无浮肿时用经穴为主，配以循经取穴，取颊车、地仓、承浆、迎香、下关、四白、丝竹空、瞳子髎、攒竹、颧髎及合谷、风池等穴（每次轮流选用）；兼见恶寒微热，脉浮，配风池、曲池；气血不足，脉来细弱，配足三里、三阴交；兼有肝风，配太冲、太溪。局部弱刺，用补法，循经远隔穴强刺，用泻法。留针 30 分钟，并在局部针上通电；对病程长、局部肌肉明显萎缩、肌力极差，均加用拔罐。1~2 日 1 次，12 次为 1 个疗程，疗程间隔 3~5 日。

【吊针配合刺络拔罐法】

主穴为翳风、风池、足临泣。配穴为丝竹空、瞳子髎、四白、迎香、禾髎、地仓、颧髎、下关。主穴取双侧，配穴取单侧。常规消毒后以 30 号毫针迅速刺入，让针身、针柄垂吊，造成牵拉之势，手法轻巧。顽固性面肌痉挛，禾髎、下关、四白、阳白刺络拔罐，每次放血 2~3ml，针后用指腹轻揉患处，用拿法分拿两侧头部，嘱其回家双手心对搓至发热后干浴面，在面部发热、舒适为度，每日针 1 次，10 次为 1 个疗程。

【梅花针加拔火罐疗法】

方法：医者持梅花针叩刺阳白、太阳、四白、牵正、颊车、人中，再配合口眼周围环行叩刺，使局部轻微出血，用小火罐吸拔 5~10 分钟，隔日 1 次，7 次为 1 个疗程。

【电针拔罐法】

方法：分组取穴，1 组取患侧阳白透鱼腰，四白透巨髎，地仓透颊车，并取下关。2 组取患侧攒竹透睛明，太阳透丝竹空，并取牵正，夹承浆。3 组取患侧阳白、翳风。三组均配足三里、合谷、太冲。进针得气后行平补平泻手法，用 G6805 电针疏密波，每日 1 次，每次 20~30 分钟。另配合拔罐、悬灸。

【分期疗法】

方法一：初期（病程＜1 周）取双侧风池、合谷、太冲，用泻法，留针 30 分钟，起针后下关拔火罐 10 分钟，每日 1 次；中期（1 周~1 月）取阳白透鱼腰、地仓透颊车、承浆透地仓、四白、风池取患侧，合谷、足三里取双侧，平补平泻，留针 30 分钟，患侧用红外线照射，每日 1 次，起针后下关拔罐 10 分钟，隔日 1 次。后期（病程＞1 月）取颊车透地仓、大迎透承浆、两组交替，得气后单向捻转至捻不动为止，有规律快速牵拉约 30 次后用力将针拽出，红外线照射患部，起针后用梅花针轻叩，至有少许皮下出血点为止。隔日 1 次。

方法二：取穴合谷（双）、翳风（患）、下关，阳白、丝竹空、太阳、承泣、迎香、地仓、颊车。急性期合谷、翳风或下关进针 0.5~0.8 寸，平补平泻。面部选穴 3~5 个，皮下浅刺，针体倒伏于体表，针尖方向与面肌纤维走向垂直，不提插捻转。恢复期穴位同急性期，面部穴位用透刺法，每隔 5 分钟行针 1 次。2 组均留针 30 分钟，起针后拔罐 3~5 分钟，每日 1 次，5 次为 1 个疗程，疗程间隔 2 天。

【多种针刺拔罐疗法】

用经筋排刺，在地仓与颊车的连线上排刺 3~4 根针。透刺：阳白透印堂、阳白透头维、阳白透上星、阳白透丝竹空、地仓透颊车、太阳透地仓。刺络：取太阳、阳白、四白、颧髎、颊车、地仓等穴。刺络拔罐法每次选用 2 个穴位，用三棱针点刺 3~5 遍后拔罐，每罐出血 3~5ml。

【针灸配合拔罐、推拿疗法】

取阳明经穴为主，配合少阳、太阳。病程在 1 个月内者印堂、神庭施用平刺；太阳、下关、地仓、翳风、风池、合谷（健侧），用直刺，泻法，不留针；病程在 1 个月以上者，印堂、神庭用平刺；地仓、太阳、下关、翳风、风池等用温针 10~15 分钟，患侧合谷用补法直刺，留针 20~30 分钟。均于针后在太阳、下关、地仓处拔罐 5~10 分钟。取罐后患者取仰卧位，术者用一指禅手法沿督脉从印堂至神庭推拿 3~6 遍；然后用两拇指用一指禅推法沿阳白 - 丝竹空 - 太阳 - 四白 - 下关 - 地仓循环推拿 3~6 遍，健侧手法稍轻，患侧稍重。再侧卧位，沿少阳经采用同样手法推拿 3~6 遍；再于翳风、风池处施用拿法 6~9 遍；于患侧面颊肌用拿法。每日 1 次，10 日为 1 个疗程。

【针药罐法】

方法一：内服当归 12g，川芎、白芍、全蝎、白附子各 10g，熟地 12g，防风、白僵蚕、甘草各 6g，蜈蚣 3g，随症加减，每日 1 剂水煎服。针灸取患侧足阳明经的下关、颊车、地仓、太阳，平补平泻法为主，并于患侧下关、太阳点刺放血、拔火罐、隔姜灸，每日 1 次。

方法二：（1）急性期：①风痰阻络型用牵正散（白附子、僵蚕、全蝎、蝉蜕、川芎、枳实、川楝子、陈皮各 10g，板蓝根、大青叶、鸡血藤、忍冬藤各 20g）。取患侧阳白、太阳、风池、迎香、地仓、牵正、颊车、下关及对侧合谷穴针刺。用维生素 B_1 100mg、维生素 B_{12} 500mg、川芎嗪 40mg、地塞米松 5mg，每次选上穴 3 个行穴位注射，每穴注药 2ml，交替使用。每日 1 次，10 次为 1 个疗程。②风热入络型用柴葛解肌汤：柴胡、丹皮、赤芍、蝉蜕、川楝子、僵蚕、牛蒡子、连翘各 10g，板蓝根、鸡血藤、忍冬藤各 20g。取患侧阳白、太阳、风池、迎香、地仓、颧髎、水沟、太冲及对侧合谷针刺，均浅刺轻刺，加电脉冲，留针 30 分钟，每日 1 次。穴位注射同上。

（2）恢复期：补阳还五汤（黄芪 60g，当归、生地、川芎、赤芍、僵蚕、连翘、地龙、茯苓、陈皮各 10g，板蓝根、鸡血藤各 20g）。取地仓透颊车、牵正透太阳、丝竹空透阳白、迎香、翳风、足三里，直刺或平刺，中等刺激，平补平泻法，加用电脉冲，并施以艾灸 15 分钟，每日 1 次。

（3）后遗症期：圣愈汤（黄芪60g，太子参30g，当归、川芎、白芍、白术、僵蚕、茯苓、全蝎、蜈蚣各10g，忍冬藤、鸡血藤各20g）。取阳白、太阳、牵正、颊车、下关、四白，用皮肤针叩刺后拔罐放血，并配合缪刺对侧地仓、牵正，直刺双侧足三里、三阴交，面部穴位每次选用2~3个，隔日1次。均10次为1个疗程。

方法三：分两组取穴，①阳白、颧髎、地仓；②太阳、下关、颊车。两组交替使用，用30号1寸毫针针刺，得气后出针，在针刺穴位处用自制药罐拔罐，用针筒抽出罐内空气，使其形成负压，再往罐内注入药液（桂枝、川芎各30g，防风、当归、白芍、香附、路路通各50g，薄荷梗20g，加60%酒精1L，浸泡2周）3ml，每次30分钟，2日1次，10次为1个疗程。

【针刺加刺络拔罐疗法】

方法一：取少阳、阳明经穴，患侧翳风、地仓透颊车、四白、阳白、健侧合谷。舌麻、味觉消失加廉泉；听觉过敏加听宫；耳郭及外耳道疱疹配耳穴、神门。常规消毒后，用毫针刺翳风、合谷，用泻法，强刺激，留针15分钟。余穴以1寸毫针浅刺，轻刺激，发病7日内不宜用重手法，留针15分钟。起针后，选定完骨或耳后压痛点，每次一穴，常规消毒后，用三棱针点刺出血，再于点刺处拔火罐，即可见有浓稠血吸出，血量以5ml为宜，留罐5分钟后，取罐，以消毒棉球拭去血迹。每日1次，6日为1个疗程，疗程间隔1日。

方法二：取足三里（双）、上巨虚（双）、大椎；足三里、上巨虚均强刺激，行提插捻转补法，深刺2寸，留针30分钟，10次为1个疗程；1个疗程后改隔日1次。大椎刺络拔罐，隔日1次，5次为1个疗程。

【针罐结合穴位敷贴】

针刺法：发病7日内，针刺双侧合谷、太冲、大椎穴刺络放血拔罐，以泻法为主；发病8~13日，针刺双侧合谷，患侧四白、攒竹、睛明、瞳子髎、阳白、地仓、颧髎、颊车、夹承浆等穴位，平补平泻；发病30日以上，针刺健侧或双侧，取印堂、人中、四白、攒竹、睛明、瞳子髎、阳白、地仓、颧髎、颊车、夹承浆、合谷等穴，健侧以泻为主，患侧以补为主。每日1次，留针20分钟，其间行针1次，10次为1个疗程。同时加用药膏（天南星、白及、白僵蚕、草乌头、羌活、细辛等份共研末，每次取药粉4g，用鲜姜汁调成膏状），分别敷贴患侧的太阳、下关、地仓，夜间敷贴10~12小时，隔日敷1次，5次为1个疗程。

【透针加闪罐疗法】

方法一：取阳白透鱼腰、太阳透下关、人中透地仓、承浆透地仓、颊车透地仓。卧位，取患侧穴，用1.5~2.5寸毫针，以15°角采用透刺法刺入上穴，经捻转提插取得针感后，留针20分钟，取针后在穴位施以闪罐，6~7次即可，每日1次，10次为1个疗程。

方法二：用3寸毫针沿皮下透刺；口角向健侧歪斜，面颊肌肉板滞、麻木，不能做露齿、鼓颊者，太阳透颧髎，用3寸毫针从太阳进针穿过颧骨弓向颧髎透刺；流泪明显加刺睛明、承泣；鼻唇沟平坦加迎香；人中沟明显歪斜配人中、承浆；乳突后痛配翳风；并结合循经远道取穴如合谷、内庭、太冲等。每日1次，留针30分钟，每隔10分钟行针1次，10次为1个疗程。起针后以罐口直径为3.5cm左右的火罐，在患侧阳白、太阳、下关、地仓、颊车、大椎等穴位依次施用连续闪罐法，每穴闪扣20次，治疗后嘱患者戴上口罩。

【针灸、皮肤针、穴位注射、拔罐综合疗法】

在患者患侧面部用梅花针叩至局部皮肤潮红，瘫痪较重部位进行重点叩刺。针刺：主穴取地仓、颊车、翳风、下关、健侧合谷；上嘴唇歪者配人中；下嘴唇歪者配承浆；眼睛闭合不全者配睛明、四白；额纹消失者配阳白、攒竹、丝竹空、头维、上星。自翳风向鼻尖方向进针1.5~2.0寸，用泻法；四白、下关、健侧合谷直刺，用补法；地仓透颊车，阳白四透（攒竹、丝竹空、头维、上星），用捻转泻法；后期患者可施补法，合谷、翳风、下关等穴用温针灸法。每次留针15~20分钟，每日1次，10日为1个疗程，疗程间隔2~3日。急性期患者以针刺为主，针刺5日疗效不明显者，用加兰他敏0.5ml，选距瘫痪部位较远的一个穴位及合谷注射。对于迁延失治及难治患者，1个疗程后改用隔日穴位注射1次。针灸完后，局部配合闪罐。

四、拔罐法的临床应用

（一）刺络拔罐

● 案例一[1]

一般资料：50例患者，其中男32例，女18例；年龄20~70岁，平均年龄45岁；病程最短1天，最长达2年。

治疗方法：用75%酒精棉球消毒患侧面部治疗部位。左手拇指、食指、中指三指挟紧被刺部位，右手持三棱针，用拇指、食指捏住针柄，中指指腹紧靠针身下端，针尖露出1cm，以手腕力量均匀而有节奏地对准已消毒部位弹刺，落针要稳、准，提针迅速，针尖与皮肤垂直接触，点刺3~5点，使之微微出血。将火罐扣在点刺后的部位上，留置5~10分钟后取下，用无菌纱布擦净出血，每日1次，20天为1个疗程。

治疗效果：50例患者经治疗痊愈38例，显效10例，有效2例。

● 案例二[2]

一般资料：96例均为本院门诊患者；病程均在10天以内；其中男40例，女56例；年龄最大80岁，最小7岁，以青壮年居多。按初诊次序随机分为两组，即观察组和对照组，每组48例。

治疗方法：两组患者均分急性期、恢复期两阶段治疗。

（1）急性期：对照组取患侧太阳、颧髎、地仓、颊车、外关、健侧合谷，均用泻法，留针30分钟；观察组用三棱针对准翳风刺络出血，后拔罐5分钟。两组均隔日治疗1次。

（2）恢复期（发病10天以后）：均取患侧阳白、四白、攒竹、颧髎、地仓、颊车、迎香、禾髎、牵正、健侧合谷，用G6805电针治疗仪，一组输出线接攒竹、颧髎（或阳白、四白），另一组接地仓、牵正，用疏密波，强度以患者能耐受为度，留针30分钟，7次为1个疗程，疗程间隔3天。

临床体会：针灸治疗面神经麻痹，急性期以尽早控制炎症、消除水肿、改善局部微循环、解除受压状态为主。恢复期以增强神经营养、刺激神经纤维再生、提高其兴奋性和传导功能、恢复肌肉的运动功能为主。翳风属手少阳三焦经穴，有祛风散寒、疏通气血的作用，局部解剖深部为面神经干从颅骨穿出处，局部刺络拔罐能扩张血管，改善微循环，减轻面神经水肿，故急性期及早使用本法能缩短病程、提高疗效。

（二）针刺加刺络拔罐

● 案例一[3]

一般资料：80例患者中，男48例，女32例；年龄最小8岁，最大81岁；发病时间最短1天，最长18个月，多数在7天内就诊。

治疗方法：选定穴位，皮肤常规消毒后以1.5寸毫针刺翳风、合谷，用泻法，强刺激，留针15分钟。余穴以1寸毫针浅刺，轻刺激，发病7天内不宜用重手法，留法15分钟。起针后，选定完骨或耳后压痛点，每次1穴，常规消毒后，用三棱针点刺出血，再于点刺处拔火罐，即可见有浓稠血吸出，血量以5ml左右为宜，留罐5分钟后，取罐，以消毒干棉球拭去血迹。

临床体会：本病多由阳明、少阳经脉空虚，风寒风热之邪乘虚侵袭面部筋脉，致经气阻滞，肌肉纵缓不收而成。本法治疗取阳明、少阳经穴行针刺，并配合耳后完骨刺络拔罐以疏通经络，行气活血，消肿止痛。治疗期间，注意冷暖，配合面部功能锻炼，有助于尽快康复。

● **案例二**[4]

一般资料：60例周围性面瘫急性期患者，其中男24例，女36例；年龄20~71岁；病程均＜2天。排除外伤、中耳炎、迷路炎、乳突炎并发的耳源性面神经麻痹、后颅窝肿瘤或脑膜炎引起的周围性面瘫。排除针刺禁忌证，如血友病、血小板减少症等凝血功能障碍性疾病。

治疗方法：将60例患者随机分为治疗组和对照组，每组30例。治疗组针刺健侧阳白、鱼腰、下关、迎香、地仓、颊车等穴，不接电针，每日1次，每次留针20分钟；同时配合病侧翳风刺血拔罐疗法，使用一次性采血针快速刺入翳风，深度达0.2寸，再选用1号玻璃罐在该穴区拔罐，留罐5~10分钟。刺血拔罐仅在患者初诊时进行1次治疗。对照组只采用针刺健侧的方法进行治疗，具体方法同治疗组。至起病第8天，两组均采用常规针刺方法进行治疗。

临床体会：翳风位于耳垂后的凹陷中，与面神经茎乳孔临近。周围性面瘫急性期，面神经充血水肿，表现为耳后、枕、颞部的疼痛，属于热毒壅滞经络。针对这一病机，我们在患侧翳风施行刺血拔罐，能够清泄热毒、活血化瘀、疏通经络。但急性期周围性面瘫患者不宜接受过于强烈的刺激，所以刺血拔罐仅用1次。针刺健侧穴位加患侧翳风刺血拔罐治疗周围性面瘫急性期，患者治愈所需的治疗次数与常规方法比较有所减少、治疗组痊愈病例仅需治疗12次左右，而对照组一般需要22次左右。

● **案例三**[5]

一般资料：治疗组42例患者中，男23例，女19例；年龄最小11岁，最大76岁；病程最短1天，最长3个月。对照组34例中，男19例，女15例；最小11岁，最大76岁；病程最短1天，最长2个月。

治疗方法：（1）治疗组患者取仰卧位或坐位，取患侧太阳、阳白、攒竹、迎香、地仓、颊车、翳风、双侧合谷，每次选6~8穴，皮肤常规消毒后，用30号一次性毫针，针刺浅刺行平补平泻手法，每10分钟行针1次，得气为度，留针30~40分钟，取针后选上穴2~3处，用一次性梅花针叩打皮肤至轻度渗血后行拔罐，颈部留罐10~15分钟，面部3~5分钟，每日1次，10次为1个疗程，治疗间隔2天，再继续下1个疗程。

（2）对照组采用常规针刺治疗方法，取患侧阳白、攒竹、四白、迎香、地仓透颊车、翳风、双侧合谷，行平补平泻手法，每10分钟行针1次，得气为度，留针30~40分钟，10次为1个疗程，治疗间隔2天，再继续下1个疗程。

临床体会：周围性面神经麻痹中医学称"口眼㖞斜"，是面神经损伤最常见类型，笔者在临床工作中体会到，周围性面神经麻痹如能尽早接受治疗并采取针刺结合刺络拔罐的方法，能迅速改善局部瘀血、水肿，恢复神经的功能。针刺后结合刺络拔罐治疗面瘫比常规针刺治疗有明显优势，主要表现在疗程短，疗效快。

（三）针刺加拔罐

● **案例一**[6]

一般资料：200例患者，其中男性92例，女性108例；年龄最小者1岁，最大者81岁；病程最短者 1 天，最长者 12 天。

治疗方法：先行针刺法，患侧取阳白透鱼腰，攒竹透丝竹空，四白透承泣，太阳透下关，地仓透颊车，承浆透大迎，对侧合谷。若日久正气虚者配足三里；肝气郁结配太冲。健侧取太阳、颧髎，地仓透颊车，对侧合谷。发病 10 天以内为急性期，发病 10 天以上至半年为恢复期，半年以上为后遗症期。急性期每日斜刺 1 次，针患侧 3 次，针健侧 1 次，用泻法，轻刺激，留针 30 分钟。恢复期每周针刺 4 次，针患侧 3 次，针健侧 1 次，用平补平泻法，中等刺激强度，留针 30 分钟。后遗症期每周针刺 4 次，针患侧 3 次，针健侧 1 次，用补法，轻刺激，留针 30 分钟。再行拔罐法，每次针刺结束后，于两侧风池穴、大椎、风门、肺俞拔罐，留罐 10 分钟。

临床体会：面部是六阳经及任督脉循行之处，采用针刺拔罐法治疗周围性面瘫，针刺起祛风散寒、活血止痛、温经通络的作用；火罐的热刺激和负压作用，可加速面部血液循环，促进炎症和水肿的吸收，改善面神经缺血、受压状况。二者并用起到了疏通经络、调和气血、平衡阴阳的作用，从而达到治疗面瘫的目的。针刺拔罐法针对性强，疗效佳，后遗症少，安全可靠，易于在临床上推广运用。

● **案例二** [7]

一般资料：全部病例均为门诊患者，其中男 29 例，女 23 例；年龄最小 15 岁，最大 62 岁；病程最短 2 天，最长 3 个月；左侧面瘫 34 例，右侧面瘫 18 例。

治疗方法：主穴取地仓、迎香（均为双侧）；阳白、四白、下关、颊车均为患侧。配穴取合谷、太冲、足三里。随症加减，眼睑闭合不全加睛明，人中沟歪斜加水沟，乳突后疼痛加翳风。面部俞穴用平补平泻手法，合谷、太冲以提插泻法为主。针刺得气后留针 30 分钟。起针后于患侧面部拔火罐。每日 1 次，10 天为 1 个疗程，疗程间隔 2 天。

临床体会：西医学对本病的确切病因尚未明了，通常认为可能是局部营养神经的血管因受风寒而发生痉挛，导致该神经组织缺血、水肿、受压而致病。中医学认为，本病是由于络脉空虚，风寒、风热之邪乘虚侵袭面部筋脉而致血行不畅，脉络痹阻，肌肉纵缓不收而发病。面部为阳明、太阳经所过，取足阳明之地仓、四白、颊车、下关，足少阳之阳白，手阳明之迎香，其目的在于疏通阳明、太阳经脉，调理气血。拔火罐可祛风散邪，促进经络气血运行，使外邪得于祛除。

● **案例三** [8]

一般资料：122 例患者，治疗组 62 例中，男性 36 例，女性 26 例；年龄最小 13 岁，最大 65 岁；病程最短 11 小时，最长 28 天。对照组 60 例中，男性 35 例，女性 25 例；年龄最小 15 岁，最大 68 岁；病程最短 1 天，最长 24 天。122 例患者中，主诉中 58 例有受凉史，36 例并发上呼吸道感染，其余无明确发病诱因。

治疗方法：治疗组取太阳、阳白、攒竹、下关、牵正、地仓透颊车、承浆、合谷为主穴。鼻唇沟平坦或面肌痉挛者配迎香，禾髎；鼻中沟歪斜配水沟；露睛者配承泣；耳后疼痛配翳风、听宫、风池。火罐取穴大椎，肺俞（双侧）及背部足太阳膀胱经穴，隔日拔罐 1 次。急性期主配穴交替使用，轻刺激，用泻法（针后不闭针孔）；静止期治疗以平补平泻手法；恢复期治疗以补法为主。

对照组按常规针法取地仓透颊车、牵正、太阳、阳白、合谷、攒竹、下关、承浆，配穴同治疗组。两组均每日 1 次，每次留针 30 分钟，连续 10 天为 1 个疗程，疗程间休息 7~10 天，治疗 3 个疗程评价疗效。两组患者根据病情均随症予以中药治疗。

临床体会：中医学认为，本病多因脉络空虚，外邪乘虚侵犯面部阳明、少阳脉络，以致经气阻滞，经筋失调，肌肉迟缓不收而发病。火罐疗法可拔除邪气，行气活血。大椎为手足三阳与督脉交会穴，在该穴上拔罐可以调节祛除三阳经之邪气。另外，根据六经传变规律，取太阳经拔罐，可使阳明、少阳脉络之邪气尽快地沿太阳经穴排出，从而缓解面部经脉的损害。再结合面部针刺及中药治疗使邪郁得解。

● **案例四**[9]

一般资料：79 例顽固性面神经麻痹患者，治疗组 42 例，男 39 例，女 3 例；年龄最小 4 岁，最大 50 岁；病程 1~6 个月。对照组 37 例，男 28 例，女 9 例；年龄最小 6 岁，最大 53 岁；病程 1~2 个月。

治疗方法：治疗组取穴分 2 组，第 1 组取阳白、上明、地仓；第 2 组取太阳、下关、翳风。两组穴位交替使用。分别用 0.3mm×25mm 毫针针刺，得气后接 G6805 型电针治疗仪，选择连续波，强度为患者有行针感即可。每组穴位接一组电极，留针 15 分钟。起针后立即在针眼处拔罐，同时选取风门穴（每日一侧）拔罐。针刺每日 1 次，拔罐隔日 1 次，10 次为 1 个疗程。

对照组选取阳白、丝竹空、四白、翳风、承泣、合谷、外关等穴，针刺得气后施平补平泻法，并加 G6805 型电针治疗仪，留针 15 分钟。每日 1 次，10 次为 1 个疗程。

临床体会：中医学认为，顽固性面神经麻痹多因正气不足，脉络空虚，风寒或风热之邪乘虚侵袭，致经络阻滞，气血闭阻，使面部经络、经筋、肌肉失养所致。如果病情迁延日久，病久积瘀，经络长期阻滞，气血运行迟缓，则极易导致后遗症。因此，治疗时强调活血祛瘀，祛风通络，以促进经络畅通，加速气血运行。本观察治疗组疗效优于对照组，除了电针的扶正祛邪、疏通经络的作用外，尚有拔罐的通经活络、行气活血、祛风散寒的作用。因风门是风、寒、湿、热等致病因素侵入体内的门户，故在此穴和面部拔罐，能起到良好的协同作用。针后在原针刺部位拔罐，应用拔罐的温热效应，不仅使局部血管扩张，血流量增加，且可增加血管壁的通透性和细胞的吞噬能力，并通过吸拔原理，开泄皮肤毛孔，引导各种外邪排出并清理病理产物和毒素，疏通经络、从而提高面部瘫痪肌肉的兴奋性，改善面部营养代谢，加速血液循环，促进神经功能的恢复，从而治愈疾病。

（四）针灸拔罐综合疗法

● **案例一**[10]

一般资料：本组 25 例患者中，男 18 例，女 7 例；年龄最大的 68 岁，最小 4 岁，以 20~25 岁者居多；病程最短 1 天，最长 4 年。经用中西医药或针刺方法治疗不佳者 5 例，未经治疗者 20 例。

治疗方法：（1）针刺法：主穴取下关、完骨、合骨（对侧为主）。眼睑闭合不全加阳白、攒竹；鼻唇沟平坦加迎香；鼻唇歪斜加人中；颏唇沟歪斜加承浆、地仓。针刺时，穴位皮肤常规消毒，采用 28 号 1~1.5 寸毫针刺入，针刺落空深度宜浅，每日 1 次，每次留针 15~30 分钟，7 次 1 个疗程。

（2）艾灸法：用艾条灸完骨。可以采用直接温和灸法（将艾条插在固定的座上，放在距完骨穴约 1 寸左右处，点燃艾条），以温通经络。注意在使用艾条时，防止烧伤皮肤或衣服。

（3）拔罐法：用玻璃罐，借热力排去其中的空气，产生负压，使之吸附在面颊上。留罐时间长 10~15 分钟。

治疗结果：临床治愈 18 例，好转 5 例，无效 2 例，总有效率为 92%。

临床体会：完骨是面神经通过部位，针刺加艾灸可温通经络，祛除寒湿，扩张血管，改善面神经末梢血液与营养，迅速消除面神经炎的作用。配合拔罐可以较快祛除病邪。同时拔罐的物理作用使面颊的肌肉向上拉紧，通过肌肉的牵拉使鼻唇沟、嘴唇肌恢复正常，可以加速口眼歪斜的恢复。不过面颊拔罐时间不能太长，以免产生水疱损伤皮肤。在治疗的过程中，嘱患者用热毛巾湿敷并按摩患侧面部每日 2~3 次，寒冷季节必须戴上口罩，使面部保暖，这样可以加速病情的恢复，取得理想的疗效。

● 案例二[11]

一般资料：患者为门诊患者，共计 59 例，其中男性 34 例，女性 25 例；年龄最大者 67 岁，年龄最小者 19 岁；初次发病来诊者 55 例，迁延失治，难治者 4 例。

治疗方法：（1）针刺：主穴为地仓、颊车、翳风、下关、健侧合谷。上嘴唇歪者配人中；下嘴唇歪者配承浆；眼睛闭合不全者配睛明、四白；额纹消失者配阳白、攒竹、丝竹空、头维、上星。自翳风向鼻尖方向进针 1.5~2.0 寸，捻转泻法；四白、下关、健侧合谷直刺后施以捻转补法；地仓透颊车，阳白四透（攒竹、丝竹空、头维、上星）均施以捻转泻法。对于后期患者，可施以补法。进针后选合谷、翳风、下关等穴施以温针灸法。

（2）针刺和穴位注射配合使用：急性期患者以针刺为主，针刺 5 天后，疗效不明显者，可用加兰他敏 0.5ml，选距瘫痪部位较重的一个主穴及合谷注射。对于迁延失治及难治性患者，1 个疗程后改用隔月穴位注射 1 次。针灸完后，局部配合闪罐。10 天为 1 个疗程，每日 1 次，每次留针 15~20 分钟，疗程间隔 2~3 天。

治疗结果：55 例初诊患者均在 6~28 天内症状消失，外观恢复正常，检查无异常，达到临床痊愈；4 例迁延失治患者，有 2 例患者经 3 个疗程治疗，外观基本恢复正常，但额纹相对较浅，面部肌力较差，经 2~3 个月的治疗，症状消失，检查无异常，达到临床治愈。其余 2 例无效。

临床体会：中医学认为，面瘫之成，多为络脉空虚，营卫失调，风寒风热之邪乘虚侵袭面部筋脉，气血阻滞，肌肉纵缓不收而致。西医学认为，本病多由病毒侵犯面神经所致。治愈本病的关键是及早治疗，综合治疗。

通过皮肤针的局部叩刺，可以激发经气，疏通经络，调和气血，促使受损的面神经及肌肉恢复正常。

现代研究表明，针刺有即时的良性调整作用，可以提高神经的兴奋性，改善局部营养代谢，加速恢复面部的肌肉、神经功能，从而具有治疗作用。在针刺得气的基础上，施以温针灸，借助灸火的温和热力以及药物作用通过针身传导至肌肉，在穴位局部产生更深的温热刺激，使局部的血液循环加快，从而起到温通气血，扶正祛邪，达到治愈疾病的作用。同时，局部配合闪罐，通过火罐的温热刺激及负压作用，同样有异曲同工之妙。

穴位注射加兰他敏，具有可逆性抑制胆碱酯酶的作用，能直接兴奋骨骼肌运动，促进运动神经末梢释放乙酰胆碱，使面部肌力加强，从而达到治疗疾病的目的。

从选穴特点来看，面瘫的治疗以麻痹部位取穴为主，多取阳明经穴，同时配合远部取穴，以疏通阳明及太阳经脉，起到祛风散寒清热，调和气血的作用，使筋肉得到濡润温煦，则面瘫可愈。

综上所述，针灸、皮肤针、穴位注射，火罐综合治疗面瘫，疗效显著，经济方便，是一种理想的治疗方法。

● 案例三[12]

一般资料：本组 58 例，男 36 例，女 22 例；年龄 12~56 岁，平均 34 岁；左侧 35 例，右侧 23 例；病程 4 小时 ~2 年。

治疗方法：（1）针刺治疗：以手足阳明经穴为主，手足少阳经穴为辅。采取局部近取与循经远取相结合的方法。取风池、翳风、颊车、地仓、合谷、四白、太冲、阳白、攒竹、迎香、禾髎、人中、承浆等穴，根据麻痹部位分组选穴轮换治疗。如额肌瘫，取阳白透鱼腰；眼轮肌瘫，取太阳透率谷；颊肌瘫，取四白透承泣；口轮匝肌瘫，取地仓透颊车。操作时，患者取仰卧位，局部常规消毒后，术者选用 30 号 1.5 寸毫针，自阳白进针，皮下透至鱼腰；选用 28 号 3 寸毫针，自太阳进针，皮下透至率谷；选用 30 号 1.5 寸毫针，自四白进针，皮下透至承泣穴；选用 28 号 3 寸毫针，自地仓进针，皮下透至颊车，也可颊车透地仓。采用平补平泻轻刺激手法，得气后留针 20 分钟。如耳后疼痛，选用 28 号 1.5 寸毫针，在翳风直刺 1 寸左右，得气后留针 20 分钟。每日针 1 次。10 日为 1 个疗程，疗程间隔 3 日，继续下 1 个疗程。

（2）拔罐治疗：拔罐时选择适当体位，在健侧面颊肌肉丰满的部位，选用小号火罐拔 1~2 罐，时间为 4~6 分钟，每日 1 次。

治疗结果：本组 58 例经过 1~3 个疗程的治疗，痊愈 45 例，显效 10 例，好转 2 例，无效 1 例。痊愈显效率为 94.8%，总有效率为 98.3%。

临床体会：周围性面神经麻痹属中医学口眼㖞斜范畴。《灵枢·经筋》篇扼要地叙述了本病的特征，如"卒口僻，急者目不合"。其发病原因多由脉络空虚，风寒之邪乘虚侵袭阳明、少阳脉络，以致经气阻滞，经筋失养，筋肌纵缓不收而发病。西医学又称本病为"面神经炎"，系风寒引起局部营养神经的血管痉挛、缺血水肿所致，也可能是急性格林—巴利综合征的一种变异型。取风池、翳风疏散风邪，翳风祛风止痛，适于初病耳后乳突痛；颊车、地仓同属阳明，平刺透穴以推动经气；合谷善治头面诸疾。配合神灯照射、拔罐，温通经络，行气活血，祛湿逐寒，消肿散结，改善微循环，增进消水肿、抗炎之效。此病治疗时机至关重要，针刺治疗本病必须及时，而且愈早疗效愈好，后遗症少；反之则差，后遗症多。针刺方法当适宜，就针法而言，急性期、恢复期面部诸穴宜卧针透刺（如迎香透地仓、人中透地仓、承浆透地仓、地仓透颊车），透刺的深度非常重要，太深太浅均不适宜。治疗过程中，面部除应尽量免受风寒之外，尚需配合揉搓面部，以提高疗效。因此，在传统针刺治疗基础上加用物理治疗，具有显效快、疗程短、操作简便、治疗彻底等特点。

● 案例四[13]

一般资料：门诊急性特发性面神经麻痹患者 60 例，其中男性 32 例，女性 28 例；年龄 13~60 岁；病程最短半天，最长半年。采用回顾性病例随机数字分组对照分析法，依照日本研究会制定的病情评价标准。其中治疗组 30 例，重度 21 例，中度 9 例；对照组 30 例，重度 20 例，中度 10 例。两组在年龄、病情程度上经统计学分析差异无显著性意义。

治疗方法：综合治疗组

（1）推拿方法：①患者取坐位，医者先用一指禅偏峰推法和大鱼际揉法在患侧面部推、揉 3~5 分钟。②拇指点按法：用拇指点按两侧太阳、迎香、阳白、鱼腰、地仓、睛明、颊车、人中、风池、翳风及含骨诸穴，往返 3~5 分钟。③面部擦法：用少量滑石粉涂于患者面部，小鱼际擦法往返数次，以透热为度。④拇指分推法：用拇指分推法以患者眉正中线向两边推 10~15 次，再由下往上垂直推 10~15 次。⑤擦法：用擦法于颈肩部做放松治疗 3~5 分钟。10 天为 1 个疗程，疗程间隔 1~2 天，继续下 1 个疗程。

（2）超短波：嘱患者取舒适位，将一电极置于患侧面部的颊车穴，另一电极嘱患者用一手肘压住。将机器开关从预热拨到治疗，等待电流表的指示上升，然后调节调节钮。10 天为 1 个疗程，第一疗程采用微热量，休息 1~2 天，改用正常热量，以患者感觉舒适为度。

（3）拔罐：采用闪罐法作用于患侧面部，反复吸拔多次，至皮肤潮红为度，隔日 1 次。

（4）面部针刺：攒竹透睛明、阳白透鱼腰、地仓透颊车、水沟透地仓、承浆透地仓。外加针刺合谷（病变对侧）。1 周为 1 个疗程。

对照组：针灸治疗取穴同综合治疗组。一周后取三阳经穴为主，面部针刺以透刺为主，取穴为阳白透鱼腰、翳风、攒竹透睛明、颧髎、颊车透地仓、水沟透地仓、承浆透地仓、合谷病变对侧。常规消毒后，取 30 号 2.5cm 针灸针沿皮刺阳白透鱼腰、攒竹透睛明、翳风、颧髎、颊车透地仓，取 30 号针沿皮颊车透地仓、水沟透地仓、承浆透地仓。

综合治疗组和对照组均接受同样的西医治疗，使用激素类药，抗病毒药、扩血管药及神经营养药治疗。

治疗结果：1 个疗程后治疗组治愈 18 例，好转 12 例，恢复不良 0 例，总有效率为 100%。对照组治愈 12 例，好转 16 例，恢复不良 2 例，总有效率为 93.3%。痊愈率治疗组疗效明显优于对照组，两组治疗痊愈率差异有显著性意义。3 个疗程后治愈组治愈 25 例（83.3%），好转 5 例，恢复不良 0 例，总有效率为 100%。对照组治愈 19 例（63.3%），好转 9 例，恢复不良 2 例，总有效率为 93.3%。治愈率治疗组疗效明显优于对照组，两组治疗痊愈率差异有显著性意义。

临床体会：中医学认为，该病的发病机制是因机体正气内虚，外邪乘虚侵袭面部经脉，以至经络受阻，气血运行不畅，或因素体气血不足，不能荣华于面，致肌肉纵缓不收而为病。故无论是推拿疗法，还是针刺疗法，都应该采用补法或平补平泻法。西医学认为本病是茎乳孔内急性非细菌性面神经炎致使面神经支配的表情肌失去支配与控制作用，出现面部表情肌弛缓不收的病理状态。

推拿可舒筋通络、扶正祛邪、振奋人身之阳气，手法更能直接作用于肌肤，使弛缓不收的肌肉得以补充阳气，从而将入侵之邪气快速逐于体外。拔罐可祛风散寒除湿、温筋通络，罐内之负压更能使局部脉络畅通。针灸尤其是经皮透刺，可激发多经间气血运行，面部经脉得养，从而发挥其正常功能。

大量资料报道，超短波治疗面神经炎，效果十分明显。这是由于超短波具有确切的消炎作用，其作用深度可达面神经管内，起到扩张血管、使组织细胞通透性进一步提高、改善组织营养代谢、消除茎乳孔水肿、解除面神经受压的作用。故以上诸法联用，不仅体现了中医学"补泻兼施""标本同治"的原则，更是中医学和现代物理疗法的有机结合。

针灸治疗特发性面神经炎的良好效果早已被临床证实，但是，许多学者认为，本病在前一周内一般不采用针灸治疗，因针灸可能会导致炎症在急性期内使组织渗出加重，不利于水肿的吸收，也就不利于面神经的恢复。

参考文献

[1] 杨冬梅，郭玉红. 50 例周围性面神经麻痹患者行刺络拔罐治疗的观察及护理 [J]. 护理研究，2005，19（3）：495.

[2] 卢勤妹. 翳风穴刺络拔罐为主治疗急性期周围性面瘫 48 例 [J]. 中医外治杂志，2002，11（6）：28.

[3] 余蕾，曹雪梅. 针刺加刺络拔罐治周围性面瘫 80 例 [J]. 江西中医药，1999，30（5）：44.

[4] 李黄彤，刘建华. 针刺加刺血拔罐治疗周围性面瘫的临床观察 [J]. 中西医结合学报，2005，3（1）：18.

[5] 杨建华，熊健. 针刺结合刺络拔罐治周围性面神经麻痹 42 例 [J]. 湖南中医杂志，2005，21（4）：29.

[6] 杜雅俊. 针刺拔罐法治疗周围性面瘫 200 例临床分析 [J]. 山西职工医学院学报，2003，13（2）：37.

[7] 顾莉. 针刺、拔罐治疗周围性面瘫 52 例 [J]. 河南中医药学刊，1999，14（4）：27.

[8] 周健，李萍. 针刺拔罐治疗周围性面瘫疗效观察 [J]. 针灸临床杂志，2005，21（2）：35.

［9］白芬兰，李珊，吴丽红. 电针加拔罐治疗顽固性面神经麻痹42例［J］. 河北中医，2003，25（5）：372.

［10］李平，陈惠君. 浅刺、艾灸、拔罐相结合治疗面瘫25例疗效观察［J］. 农垦医学，2000，22（2）：113.

［11］李瑞山. 针灸、皮肤针、穴注、拔罐综合治疗周围性面瘫的体会［J］. 针灸临床杂志，2000，16（2）：17.

［12］赵春娥. 针刺配合神灯照射、拔罐治疗周围性面神经麻痹58例［J］. 河北中医，2002，24（10）：764.

［13］蒋涛，齐秀芝，吴斌. 推拿超短波拔罐与针灸治疗急性特发性面神经麻痹的疗效观察［J］. 安徽卫生职业技术学院学报，2004，3（5）：46.

面肌痉挛

一、中医学概述

（一）概念

面肌痉挛属于中医学"瘛疭"范畴，在中医学里尚有"瘈疭"一证，瘈疭即抽搐。《张氏医通·瘈疭》篇说："瘈者，筋脉拘急也，疭者，筋脉弛纵也，俗谓之抽。"《温病条辨·痉病瘈疭总论》中又说："瘈者，蠕动引缩之谓，后人所谓抽掣，搐弱，古人所谓瘈也。"面部神经损伤的程度部位不同，面肌痉挛可有眼、面、口三部同时痉挛；眼、面或面、口两部痉挛；或仅有眼部痉挛。面肌痉挛是临床常见而又较为难治的一种疾病，一直是众医家关注的问题。

（二）辨证

1. 辨证要点

其病形成以虚、风、痰、血瘀四者为基本病理基础，正气虚为病之本，风、痰、瘀为病之标。

2. 辨证分型

（1）风寒袭络型

临床表现：症见面肌紧张或面部神经拘挛、抽搐、跳动，伴有患侧恶风恶寒，发热，头身疼痛，鼻塞，流涕，吐稀薄白色痰，口不渴或渴喜热饮，舌淡苔薄白而润，脉浮或浮紧。

辨证分析：风寒之邪直侵颜面，局部血运不畅，则筋脉拘急。恶寒，发热，头身痛，鼻塞，流涕等均为风寒束表之象。

治则：祛风散寒，温经通络。

（2）风热郁络型

临床表现：症见颜面肌肉拘挛，抽搐，跳动，伴有面红目赤心烦，口渴欲饮，便干溲赤，发热汗出，舌红苔黄，脉洪大而浮。

辨证分析：素有内热，热邪内伏，外感风寒，风热相合而致病。

治则：疏风清热通络。

（3）风痰阻络型

临床表现：症见面肌拘挛、抽搐、跳动，伴有胸脘痞闷，呕恶痰涎，头痛昏蒙，口渴不欲饮或口不渴，舌淡苔白滑或腻，脉弦滑。

辨证分析：饮食肥甘厚腻变生湿热，湿热生痰，痰聚而稠，故见吐呕痰涎，头痛昏蒙，痰涎阻滞经络，痹而不通，筋经脉络失养，复受风邪故致面部痉挛。

治则：涤痰祛风通络。

（4）肝胆湿热型

临床表现：症见面肌痉挛，伴有头晕目赤，耳肿疼痛，耳鸣耳聋，口苦咽干或胁痛，尿赤涩痛，大便时干时稀，舌红苔黄腻，脉弦滑数。

辨证分析：因肝胆湿热，湿热内蕴，郁而化火上炎，故头晕目赤，耳痛耳鸣，口干胁痛尿赤。

治则：清肝利胆，解毒通络。

（5）肝郁气滞型

临床表现：症见情志抑郁，胁痛纳呆，饮食减少，面肌痉挛，舌淡苔白，脉浮微弦。

辨证分析：因肝郁日久得不到疏解，致气滞血瘀，故食少纳呆。复感风邪，血不归经，瘀阻经络导致面肌痉挛。

治则：疏肝解郁，解表散寒。

（6）气血虚弱型

临床表现：症见面肌痉挛，汗出恶风，体倦乏力，舌淡苔薄，脉浮大无力。

辨证分析：体倦且脉浮无力均是因正气不足，络脉空虚。又受贼风外袭所致面部痉挛。

治则：扶正祛风通络。

（7）虚风内动型

临床表现：症见面肌痉挛或麻木弛缓，头晕头痛，肢体麻木，耳鸣目糊，性情急躁，腰膝酸软，或面红目赤心烦，患者多伴有高血压。舌红苔黄，脉弦细数或弦硬而长。

辨证分析：因阴虚于下，肝阳暴张，虚风内动，血随气逆，复受外邪，夹风夹痰挟火，横窜经脉，瘀阻经络所致。

治则：平肝滋阴，息风止痉。

二、西医学概述

（一）概念

面肌痉挛是指以一侧的面神经所支配的肌群不自主的、阵发性的、无痛性的抽搐为特征的慢性疾病。无其他神经系统阳性体征，同时脑电图正常，肌电图上显示肌纤维震颤和肌束震颤波。本病多发生于一侧，双侧者少见，好发于中年以后，有的继发于面神经麻痹。面肌痉挛病因不明，但目前越来越多的学者认为，原发性面肌痉挛主要是由于面神经在出脑干区受到血管轻微持续的压迫，导致髓鞘变薄，从而发生神经轴突间动作电流的短路。另外，由于面神经根处纤维损伤变性，可引起面神经运动神经元胞体改变，同时影响面神经核团的大脑皮层区而出现跨神经元退变，加之中枢的兴奋因髓鞘脱失不能正常下传，兴奋在中枢内不断蓄积，中枢失去对兴奋的整合功能，当电兴奋叠加到一定程度，便形成一种爆发式下传，从而使其功能发生异常，出现面肌抽搐症状。

（二）诊断

1. 临床表现

面肌痉挛病初多为眼轮匝肌间歇性抽搐，逐渐缓慢地扩散至一侧面部的其他面肌，口角肌肉最易受累。表现为电击样、抽搐发作，有间歇期，自己不能控制。发作时，患者半侧面肌强劲地、阵发性抽搐，眼睑紧闭，口角歪斜，抽搐时间短则数秒，长则 10 余分钟，严重影响视力、语言、饮食和工作，有时可和三叉神经痛同时发作。患者情况绪激动时抽搐加重，安静或入睡后停止，神经系统无其他阳性体征。晚期患侧面肌无力萎缩，舌前 2/3 味觉可能丧失。

2. 其他检查

国内外大多学者都认为，神经血管压迫是本病的主要原因。核磁检查能同时显示血管、脑组织、脑脊液的情况，提供颅神经与血管的良好的对比度，并可除外颅内其他病变，因而成为目前诊断血管神经压迫的最佳手段。

三、常用拔罐疗法

【孟氏中药拔罐疗法】

主穴：上印堂、阳白、太阳、风池、翳风、颧髎、丝竹空、四白、下关、颊车、地仓、大杼、肝俞、肾俞、合谷。寒痰者加风池、外关；热痰加大椎、曲池。拔罐之前和拔罐之后分别在拔罐的局部外涂中药拔罐液。（彩图 39）

【针灸拔罐疗法】

针刺法取穴：四百、翳风、颊车、合谷、后溪。针刺后溪穴时向劳宫透刺，针用泻法，并选 1~2 对穴位通以脉冲电流，施以中等刺激，每次 15~20 分钟，每日 1 次，10 次为 1 个疗程，疗程间隔 2~3 天。梅花针刺络拔罐操作：患者俯卧位，患侧风池穴常规消毒，术者用梅花针叩刺使之出血后，在叩刺处拔罐 10~15 分钟，并配合针刺患侧申脉穴，隔日 1 次，10 次为 1 个疗程。

【温针拔罐疗法】

治疗方法：（1）用传统温针以 30 度角从地仓穴透向迎香穴，或沿鼻侧 5 分处透过迎香穴向患侧内眼角方向斜刺 2.5~3.5 寸（视患者面颊大小而定）；后溪穴直刺 1.5~2.5 寸，最低斜刺透过 3/4 手掌部分。留针 1.5~2 小时，用卫生香施灸针尾。

（2）阿是穴刺灸法：大多数面肌痉挛患者抽动起点在嘴角或上下唇的 2cm 处，可在抽动起点的阿是穴以温针如上法透刺。

（3）拔罐：把径口 0.6~1 寸的小瓶，拔到四白穴处或抽动肌的起点处。术前小瓶常规消毒，用面粉和成糊状，再搓成 0.8cm 直径 0.9 寸长的面条，均匀围到瓶口沿上，再用 3 根火柴同时点燃，迅速投入瓶内，当火苗蹿出瓶口 1cm 时，医者用左手拇指、食指护住患者眼睛，然后把火罐准确拔到应拔部位，留罐 20~30 分钟。

【针刺加刺络拔罐疗法】

首先在健侧面部取穴，太阳、下关、颧髎（健侧针感宜轻）、上星、印堂均施捻转补法，四神聪施平补平泻手法，太冲施捻转泻法，然后在患侧阳白、颧髎采用刺络拔罐法，局部常规消毒后，用三棱针点刺至出血，以血量 10ml 为宜，闪火拔罐 5 分钟，隔日 1 次，针刺，得气后留针 30 分钟，每日 1 次。

【针刺加梅花针叩刺拔罐疗法】

取攒竹、丝竹空、太阳、下关、颧髎、迎香、听宫、合谷。上述腧穴针刺得气后，加用电针，接于面部肌肉明显抽动的腧穴，频率缓慢调至针刺部位出现节律收缩并在患者耐受度内为止，留针 20~30 分钟。出针后，患者侧卧位，患侧在上，太阳穴常规消毒后用梅花针叩刺出血后拔罐 10~15 分钟，使之出血 1~5ml，隔日 1 次，10 次为 1 个疗程。

【吊针配合刺络拔罐疗法】

主穴：翳风、风池、足临泣。风寒外袭型加列缺、大椎；气血瘀阻型加合谷、血海；气血不足型加足三里、气海；肝阳上亢型加太冲、三阴交。配穴：眼眶部取丝竹空、瞳子髎、四白；口鼻部取迎香、禾髎、地仓；面颊部取颧髎、下关。上述主穴取双侧，配穴均取单侧治疗。治疗：常规消毒后，用 30 号 2 寸毫针，迅速刺入皮下，保持针身、针柄垂吊，造成牵拉之势，手法要轻巧。对于顽固性面肌痉挛，于禾髎、下关、四白、太阳、阳白穴处分别行刺络拔罐，每次放血 2~3ml。针后用指腹轻揉患处，用拿法分拿两侧头部，并嘱患者双手心对搓至发热后干浴面，不计其数，以面部发热、舒适为度。每日针刺 1 次，10 日为 1 个疗程。

【火针加拔罐疗法】

病侧风池、颊车、四白、颧髎、地仓、太阳穴。每次选 3 穴，轮流拔罐，留罐 10~15 分钟。并在痉挛局部的阿是穴（照准局部痉挛剧烈或最早出现痉挛的部位），配合细火针行速刺法浅刺 3~5 针。火针治疗后，一天内不能洗脸，局部不要搔抓，防污染。如出现局部微红，为火针治疗后正常反应，无须特殊处理，一般 1~2 天即可自行消失。隔 5 天治疗 1 次，5 次为 1 个疗程，疗程间隔 10 天。

四、常用拔罐法的临床应用

● **案例一**[1]

一般资料：32 例均为门诊患者，其中女 31 例，男 1 例；年龄最大 70 岁，最小 38 岁，以 40~50 岁为多。

治疗方法：（1）针刺法：取穴为四百、翳风、颊车、合谷、后溪。针刺后溪穴时向劳宫透刺，针用泻法，并选 1~2 对穴通以脉冲电流，施以中等刺激，每次 15~20 分钟，每日 1 次，10 次为 1 个疗程。疗程间隔 2~3 天。

（2）梅花针刺络拔罐：患者俯卧位，患侧风池穴常规消毒，用梅花针叩刺，使之出血后，在叩刺处拔罐 10~15 分钟，并配合针刺患侧申脉穴，隔日 1 次，10 次为 1 个疗程。

治疗效果：经 1 个疗程治疗，21 例痊愈，占 65.6%；11 例好转，占 34.4%，总有效率为 100%。痊愈患者门诊随访复发率为 0，病程在 1 周内的，一般 1~2 次即可治愈。病程长，迁延不愈者经此法治疗 2~3 次即见效。

临床体会：面肌痉挛是一种难治性疾病，常因病程长，病情反复发作，迁延难愈而困扰临床医生。其发生、发展除与风痰、体虚等有关外，与血瘀也密切相关。故治疗上配合祛瘀生新，疏通经络的刺络拔罐治疗。针罐结合，标本兼治，疗效可靠，值得临床推广应用。

● **案例二**[2]

一般资料：本组患者中，年龄最小 17 岁，最大 65 岁；男 175 例，女 397 例；病程短者 3 天，最长者 36 年；由于面瘫继发者 342 例。

治疗方法：用传统温针以 30° 角从地仓穴透向迎香穴，或沿鼻侧 5 分处透过迎香穴向患侧内眼角方向斜刺 2.5~3.5 寸（视患者面颊大小而定）。后溪穴直刺 1.5~2.5 寸，最低斜刺透过 3/4 手掌部分，留针 1.5~2 小时，用卫生香施灸针尾。

拔罐：把径口 0.6~1 寸的小瓶，拔到四白穴处或抽动肌的起点处。术前小瓶常规消毒，用面粉和成糊状，再搓成 0.8cm 长的面条，均匀围到瓶口沿上。再用 3 根火柴同时点燃，迅速投入瓶内，当火苗蹿出瓶口 1cm 时，医者用左手拇指、食指护住患者眼睛，然后把火罐准确拔到应拔部位，留罐 20~30 分钟。

治疗效果：对面瘫后遗症导致继发的面肌痉挛效果显著；而对原发的面肌痉挛治疗效果较差，恢复较难。特别是痉挛始发点在下眼睑者更为困难，而始发点在嘴边的经过温针治疗都能恢复。

临床体会：本病多因正气不足，络脉空虚，风邪流窜而致气血阻滞，风邪透达不出而致病。传统温针透刺诸穴，针灸并施，可使局部组织温度升高，血液循环旺盛，从而提高细胞膜通透性，加速神经再生过程，促进炎症消失，逐渐恢复其传导功能。拔罐吸出局部风邪，疏通颜面经气，缓解面肌痉挛而获良效。

● 案例三 [3]

一般资料：本组 60 例患者中，男 24 例，女 36 例；年龄最小 28 岁，最大 66 岁，45~55 岁发病较多；病程 1 年以内者 34 例，1~3 年者 17 例，3 年以上者 9 例。

治疗方法：首先在健侧面部取穴，太阳、下关、颧髎（健侧针感宜轻）、上星、印堂均施捻转补法，四神聪施平补平泻手法，太冲施捻转泻法，然后在患侧阳白、颧髎采用刺络拔罐法，局部常规消毒后，用三棱针点刺，闪火拔罐 5 分钟，出血 10ml 为宜，针刺得气后留针 30 分钟，每日 1 次，刺络拔罐隔日 1 次。

治疗效果：治愈 39 例，占 65%；有效 18 例，占 30%；无效 3 例，占 5%；总有效率为 95%。

临床体会：中医学认为，面肌痉挛多为邪气久留经脉，而致气血瘀阻，脉络不通，肌肤失养。西医学认为其本质上是神经、肌肉处于兴奋状态。采用动静结合法配以刺络拔罐，是一整套治疗面肌痉挛行之有效的方法。"动"是人体生理功能活动的亢进，亢进就必然表现出一系列妄动的证候，即患侧抽动；"静"是相对于"动"而言，在这里指健侧，针健侧针感宜轻微，静留针，以静制动，动静结合，在健侧进行针刺治疗，在患侧采用刺络拔罐法。人体经络相通，互相制约，互相调节，经络气血出现偏盛偏衰，经与络之间也会有经盛络虚，或经虚络盛之变，采用交叉取穴是为了调整机体左右气血的偏盛偏衰，使之趋于平衡。本病采取刺络方法基于"宛陈则除之""治风先治血"之意，可获除瘀血、通经络、祛邪气、止抽挛之功。

● 案例四 [4]

一般资料：25 例患者中，男 10 例，女 15 例；年龄最小者 35 岁，最大者 72 岁；病程 6 个月~5 年。均为一侧面部发病。

治疗方法：取攒竹、丝竹空、太阳、下关、颧髎、迎香、听宫、合谷。上述腧穴针刺得气后，加用电针，接于面部肌肉明显抽动的腧穴，频率缓慢调至针刺部位出现节律收缩并在患者耐受度内。留针 20~30 分钟。出针后，患者侧卧位，患侧在上，太阳穴常规消毒后用梅花针叩刺出血后拔罐 10~15 分钟，使之出血 1~5ml，隔日 1 次，10 次为 1 个疗程。

治疗效果：在 25 例患者中，痊愈 8 例，显效 7 例，全部获效，总有效率为 100%。

临床体会：面肌痉挛是临床常见病，以中老年妇女多发。西医学认为，本病可能是面部神经通路上某些部位受到刺激性损害所致。中医学认为，"邪之所凑，其气必虚"，头部为三阳经所循行部位，风寒之邪乘虚而入，使经络闭塞而发病，针刺治疗有一定疗效。但常因其病程长，病情反复发作，迁延难愈而困扰临床。《素问·痹论》中指出："病久入深，营卫之气行涩，经络时疏，故不通。"根据这一理论，面肌痉挛的发生、发展，除与风、痰、虚等方面有密切关系外，与血瘀也密切相关，故在治疗上采取针灸配合祛瘀生新、疏通经络的刺络拔罐法，两者相辅相成。

● **案例五**[5]

一般资料：本组 21 例患者中，男 12 例，女 9 例；32~40 岁 5 例，41~50 岁 6 例，51~65 岁 10 例；病程最短 5 天，最长 6 年；其中 5 例继发于面神经麻痹之后，其余为原发性面肌痉挛。

治疗方法：主穴取翳风、风池、足临泣。风寒外袭型加列缺、大椎；气血瘀阻型加合谷、血海；气血不足型加足三里、气海；肝阳上亢型加太冲、三阴交。配穴取穴时，眼眶部取丝竹空、瞳子髎、四白；口鼻部取迎香、禾髎、地仓；面颊部取颧髎、下关。上述主穴取双侧，配穴均取单侧治疗。常规消毒后，用 30 号 2 寸毫针，迅速刺入皮下，让针身、针柄垂吊，造成牵拉之势，手法宜轻巧。对于顽固性面肌痉挛，于禾髎、下关、四白、太阳、阳白穴处分别行刺络拔罐，每次放血 2~3ml。针后用指腹轻揉患处，用拿法分拿两侧头部，并嘱其回家双手心对搓至发热后干浴面，不计其数，以面部发热、舒适为度。每日针 1 次，10 日为 1 个疗程。

治疗效果：此法治疗 21 例，疗效满意。其中痊愈 10 例，占 47.6%；显效 5 例，占 23.8%；好转 5 例，占 23.8%；无效 1 例，占 4.8%，总有效率为 95.2%。

临床体会：面肌痉挛多发生于口角、下眼睑、面颊部，均为手足少阳、阳明经所过之处，局部气血瘀阻、气血不足或寒邪外袭均可导致经脉失养而致本病。临床采用祛风散寒、活血通络、益气养血、平肝潜阳治法。西医学认为面神经兴奋性增高是导致本病的原因。笔者在治疗时有如下体会：①病室要保持安静，医者应全神贯注，施捻转手法，引导经气至病所；患者宜平心静气，闭目养神，有助于降低神经兴奋性。②采用吊针，手法要轻巧，造成牵拉之势，令收缩的面肌得以舒张，有利于抑制抽搐的发生。③采用刺络拔罐、推拿、干浴面等措施，可起到活血化瘀、祛瘀生新之功效，促进患部血液循环，通调少阳、阳明之经气。④根据辨证取穴原理，上下配合，更能协调脏腑，调和气血，扶助正气。诸法有机配合，治疗本病效果较好。

● **案例六**[6]

一般资料：本组 23 例患者中，男 9 例，女 14 例；年龄最小 21 岁，最大 67 岁；病程最短者 1 年，最长着 24 年。左侧者 8 例，右侧者 13 例，双侧者 2 例。其中，原发性面肌痉挛 16 例，继发性 7 例。

治疗方法：取病侧风池、颊车、四白、颧髎、地仓、太阳穴。每次选 3 穴，轮流拔罐，留罐 10~15 分钟。并在痉挛局部的阿是穴（照准局部痉挛剧烈或最早出现痉挛的部位），配合细火针行速刺法浅刺 3~5 针。火针治疗后，一天内不能洗脸，局部不要搔抓，防污染。如出现局部微红，为火针治疗后正常反应，无须特殊处理，一般 1~2 天即可自行消失。隔 5 天治疗 1 次，5 次为 1 个疗程，疗程间隔 10 天。

治疗效果：本组 23 例患者，治愈 17 例，占 73.9%；显效 3 例，占 13.0%；有效 2 例，占 8.7%；无效 1 例，占 4.4%。总有效率为 95.6%。

临床体会：本病病程长，经久不愈，常规治疗难以奏效，笔者借鉴现代针灸名家陆瘦燕治疗痹证和面瘫的经验，采用拔罐配合局部火针的方法治疗，起到了事半功倍的效果。拔罐正如清代医家赵学敏在《本草纲目拾遗》中所言"但见肉上起红晕，罐中有气水出，风寒尽出"，能将留滞于经络的风寒邪气拔出体外。而火针则如西晋皇甫谧在《针灸甲乙经》中所云"焠刺者，刺燔针取痹气也"，能温通经脉，去邪除痹。二者合用，息风止痉，通经驱寒，疏经活络，共凑"桴鼓"之功。

五、分析与评价

1. 各种综合拔罐疗法结合治疗本病

近年来由于病因方面的研究较少未有新的发现和突破，单纯拔罐法治疗面肌痉挛的报道也较少，一般都采用针罐结合综合疗法。以拔罐的温热刺激作用祛风活血祛邪，针灸方式、部位、刺激量的灵活多变来针对面肌痉挛复杂的病情，两者相得益彰。

面肌痉挛病情复杂多变，影响因素很多，施术方法也各有特色。但其基本治则都是疏经通络，通行气血以止痉。且及早治疗效果好。

2. 针灸拔罐综合疗法对本病的疗效及安全性评价

面肌痉挛的病因目前仍存在争论，因此治疗措施也具多样性。西医学认为，本病是由于面神经路径受到不良刺激和损害，使面部神经肌肉兴奋性增高所致。但对面神经兴奋点异常冲动定位有不同说法，有颅内的，有颅外的，但大多数与局部血流受阻受压有一定联系，故让受阻的血管保持血流通畅是治疗关键之一。中医学对本病发病机制的认识较一致，属筋急、瘛疭，由气血不足，脉络空虚，风寒乘虚入中经络或风夹痰湿阻滞络脉所致；或禀性素急，肝阳化火生风循经上扰，或因劳伤过度，阴血亏损无以上承，致经脉失养。具有温热刺激作用的拔罐疗法能使局部的浅层组织发生被动充血，促使局部血管扩张，血流量增加，血液循环加速，从而改善皮肤的血液供应；增强皮肤深层细胞的活力；增强血管壁通透性及血细胞吞噬能力，从而利于祛风除邪，使局部温度升高，达到活血化瘀、疏经通络之功。同时增强局部耐受性及机体的抵抗力，提高免疫力，促使疾病好转。刺络拔罐更能使邪有出路，并促进血液循环，加速新陈代谢与神经再生，促进炎症消失，恢复其正常功能，同时配针刺各穴可调节机体整体生理功能，共奏良效。面肌痉挛病情复杂多变，应按照病情轻重，诱因的寒热虚实，选择火针，浮针等。医者可根据个体情况的不同，辨证施治，注重施术的正确方法及安全性，对病情疗效尤为重要。而从患者角度讲，影响疗效的因素与病程和精神因素有关，故一般主张及早治疗，治疗过程中要做好患者的思想工作，积极克服精神紧张、情绪波动等使病情加重的不良因素。

3. 本病针罐疗法的治疗规律

治疗原则：本病基本发病机制属筋急、瘛疭，因此治疗中多采用疏经通络、调达气血为基本治则，要根据具体病情的不同有所侧重。

取穴规律：取穴多以近端局部穴位为主，配合远端取穴，穴位使用率较高的主要是三阳经与肝脾二经的穴位，以疏经通络，通行气血。

刺激方式：局部取穴一般主张刺激量宜小不宜大，过强的刺激反而会使已兴奋痉挛的肌肉更加趋于痉挛状态。

4. 今后本病的临床研究重点

近年来，面肌痉挛的临床治疗研究取得了较大的进展，各种治疗方法的应用，为进一步研究、治疗面肌痉挛提供了新的思路和方法，也展示了治疗本病的良好前景，但也存在一些尚待解决的问题：① 迄今针灸治疗面肌痉挛的文章多为临床报道，基础理论和实验研究尚缺乏。②设立对照组观察者较少，且报道之间缺乏可比性。③临床报道所用的诊断、疗效评定及疗效标准各不相同。

因此，深入探讨其病因及作用机制、统一疗效标准、探索新的针刺方法，开辟内服药、外敷药等新的综合疗法，乃是今后研究发展的方向。

六、注意事项

本病应及早治疗，效果佳。拔罐应取患者病侧穴位，可配合局部按摩。

参考文献

［1］曾杨桂．针罐疗法治疗面肌痉挛的体会［J］．中国乡村医药，2002，9（2）：32.

［2］李凌山．温针拔罐法治疗面肌痉挛572例疗效分析［J］．实用中医药杂志，1995（2）：18.

［3］卞金玲，张春红，石学敏．动静结合法治疗面肌痉挛60例［J］．上海针灸杂志，2005，024（6）：5.

［4］杨芳．针刺加梅花针叩刺拔罐治疗面肌痉挛25例［J］．针灸临床杂志，2000，16（9）：14.

［5］周冰，牛建华．吊针配合刺络拔罐法治疗面肌痉挛21例［J］．山西中医，1996，12（5）：30-31.

［6］石兴荣，孟宪凯．拔罐配合火针治疗面肌痉挛［J］．中国针灸，1997（10）：617.

神经衰弱

一、中医学概述

（一）概念

本病在中医学属于"不寐""郁症"范畴。多因抑郁恼怒、思虑过度、劳欲太过，导致心肝脾肾功能失调而发病。

（二）辨证

1. 心肾不交

临床表现：烦躁失眠，腰酸梦遗，头晕耳鸣，舌红，脉细数。

证候分析：肾阴不足，不能上交于心，心肝火旺，火性炎上，虚热扰神，故烦躁失眠；肾精亏耗，髓海空虚，故头晕耳鸣；腰府失养，则腰酸，心肾不交，精关不固，故遗精；舌红，脉细数为阴虚火旺之象。

治法：滋阴降火，养心安神。

2. 心脾两虚

临床表现：心悸健忘，失眠多梦，纳呆腹胀，大便稀薄，肢倦神疲，舌淡，脉细弱。

证候分析：心主血，脾为生血之源，心脾亏虚，血不养心，神不守舍，故失眠多梦，心悸健忘；脾虚健运失司，故纳呆腹胀，大便稀薄，肢倦神疲；舌淡，脉细弱，为血少气虚之象。

治法：补养心脾，以生气血。

3. 肝郁化火

临床表现：急躁易怒，失眠易惊，头昏脑胀，尿黄便干，舌红，苔黄，脉弦数。

证候分析：恼怒伤肝，肝失条达，气郁化火，上扰心神，则急躁易怒，失眠易惊，头昏脑胀；尿黄便干，舌红，苔黄，脉弦数，均为热象。

治法：疏肝泄热，佐以安神。

二、西医学概述

（一）概念

神经衰弱是一种常见的神经官能症，指由于精神忧虑或创伤，长期繁重的脑力劳动，以及睡眠不足等原因引起的精神活动能力减弱。临床表现为头昏脑涨，胸闷心慌，腹胀，关节痛；注意力不集中，记忆力减退；睡眠障碍，醒后难以入睡，彻夜不眠；心悸面红，胸闷气促等症状。

（二）诊断

（1）符合神经官能症的诊断标准。

（2）以神经衰弱症状为主要临床表现，至少有下述症状的三项：

①衰弱症状：易疲劳，感到没有精力和脑力迟钝，注意力不集中或不能持久，感到记忆差。

②情绪症状：易烦恼，易激惹，往往伴有因症状而发生的继发性焦急苦恼。

③兴奋症状：容易精神兴奋，表现为回忆和联想增多且控制不住，兴奋伴有不快感而没有言语运动增多。

④紧张性疼痛：紧张性疼痛或肢体肌肉酸痛。

⑤睡眠障碍：如入睡困难，为多梦所苦，醒后感不解乏，睡眠感消失（实际已睡，自感未睡），睡眠觉醒节律紊乱（夜间不眠，白天没精打采和打瞌睡）。

（3）不符合其他神经症的诊断标准。

三、现代常用拔罐法

【孟氏中药拔罐疗法】

选穴：心俞、神门、三阴交、失眠、风池、大椎、肩井、背部膀胱经、涌泉、内关、安眠。心肾不交者加肾俞、涌泉；心脾两虚加脾俞、足三里；肝郁化火加肝俞、合谷。拔罐之前和拔罐之后分别在拔罐的局部外涂中药拔罐液。（彩图 8、彩图 43、彩图 44）

【火罐法】

选穴：心俞、膈俞、肾俞、胸至骶段脊柱两侧全程膀胱经内侧循行线及周荣穴。以拇指指腹在心俞、膈俞、肾俞穴上反复揉按 5 次，然后在两侧膀胱经上均匀分布 4 个罐，留罐 30 分钟。起罐后，在周荣穴拔罐，留罐 30 分钟，每周治疗 2 次，6 次为 1 个疗程。

【刺络拔罐法】

选穴：心俞、肾俞、脾俞、三阴交、足三里、内关。以上诸穴先用三棱针点刺，然后拔罐，留罐 5 分钟。先吸拔一侧，第二天再吸拔另一侧，两侧交替使用，每日 1 次，10 次为 1 个疗程。

【针灸拔罐法】

（1）失眠、心慌、乏力、头昏耳鸣。治法：泻神门、内关；补复溜、三阴交、太溪，留针 20 分钟，隔 5 分钟运针 1 次。

（2）入睡困难，伴健忘、头昏眼花、乏力，食欲不振。治法：泻足三里、丰隆、内关、印堂、风池；补太白、三阴交、神门，并在耳穴神门、脾、皮质下贴王不留行籽。

（3）心慌、腰酸、头昏乏力，睡眠不熟、多梦，继则阳痿、遗精。治法：补肾俞、复溜、太冲；

泻内关、神门、然谷。

（4）平素易感冒，睡时多梦，头昏，心慌，白带多，月经量多。治法：补太白、公孙、关元、曲泉、太冲、足三里，留针15分钟，在肺俞、心俞、肝俞、脾俞、肾俞拔火罐，留罐10分钟，隔日治疗1次。

【背俞拔罐加耳穴贴压疗法】

取心俞、膈俞、肝俞、脾俞、肾俞，拔罐10~20分钟。并取耳穴心、神门、皮质下、交感；肝脾失调配肝、胆、脾、内分泌；心肾不交配肾、小肠、神经衰弱点；常规消毒，用王不留行籽贴压耳穴，以耳郭发红并感发热微痛为度，嘱患者每日自行按压3~5次，每周更换2次，10次为1个疗程。

【刺络拔罐及耳压疗法】

（1）刺络拔罐：取耳背部静脉用眼科手术刀点刺至出血3滴；用梅花针在大椎和两个肺俞三角区内叩刺，每次选1~2个叩刺点，形成15个出血点，叩刺后用2号玻璃罐闪火法拔罐，出血量小于1ml。

（2）耳穴贴压：用王不留行籽贴压于耳穴卵巢、子宫、神门、大肠、肝、内分泌、皮质下、肾上腺、枕、失眠点、褐斑点（颈椎与枕之中点），每日按压3~4次，每次取6~7穴，两耳交替。均隔日1次，10次为1个疗程。

【针罐法】

方法一：取神门、三阴交、安眠穴；思虑过度配脾俞；情志抑郁配太冲、内关；脾胃不和配中脘、足三里。仰卧，常规消毒，用30号1.5寸毫针刺入穴位，得气后用平补平泻手法，留针30分钟，每10分钟捻针1次。针刺后，患者俯卧位，在背部俞穴（取背部1~7胸椎两旁俞穴）用闪罐法，将罐拔上后，立即取下，沿背部俞穴反复吸拔，至皮肤潮红为止。每日1次，10次为1个疗程。

方法二：分3组取穴，第1组为风池、百会、太阳；第2组为合谷、后溪、列缺；第3组为太冲、三阴交。阳经穴位斜刺1~1.5寸，阴经穴位直刺1~2寸，用捻转泻法，强刺激。留针25分钟，每5分钟行针1次。3组穴交替使用。每日1次，10次为1个疗程。

方法三：取神门、三阴交（孕妇或妇女经期不用）、四神聪、合谷；心脾血亏配心俞、脾俞，补法，留针15分钟拔罐；心肾不交配心俞、肾俞、大陵，平补平泻法，留针15分钟；心虚胆怯、心神不安配心俞、胆俞，补法，留针15分钟拔罐；肝火上炎，阴虚火旺配肝俞、太冲，泻法，留针15分钟。

【走罐法】

取背部督脉大椎至腰俞；膀胱经第一侧线大杼至白环俞；第二侧线附分至秩边；华佗夹脊穴胸1至腰5。用甘油作为润滑剂，中号火罐，闪火法拔罐，并随之上下左右往返推动走罐至皮肤潮红或红紫为度，以督脉、五脏六腑俞穴为重点。虚证则轻吸轻走，实证则重吸重走。每次10~15分钟，隔日1次，5次为1个疗程，疗程间隔1周。

四、注意事项

拔罐治疗的同时，配合头部保健按摩效果较佳。在治疗期间，注意调节情志，养成良好的生活习惯。

参考文献

［1］秦亮甫. 针灸对神经衰弱的辨证论治［J］. 上海针灸杂志，1990，9（2）：11-12.

［2］徐燕林. 梅花针配合心理开导治疗神经衰弱32例［J］. 安徽中医学院学报，1995，14（3）：38.

［3］吴捷. 背俞拔罐加耳穴贴压治疗不定陈述综合征86例［J］. 中国针灸，2000，20（4）：214.

第二章　骨科疾病

落　枕

一、中医学概述

（一）概念

落枕又称"失枕"，多因体质虚弱，劳累过度，睡眠时头颈部姿势不当，或枕头过高、过硬，或因跌仆闪挫，使颈肩部脉络受伤，或因汗出当风，夜卧受寒，或久居寒湿之地，风寒侵袭人体，稽留于肌肤筋肉之间，导致经气不畅，气血瘀滞，不通则痛。久则肝肾亏虚，筋脉失养，筋骨懈惰，局部脉络受损，经气不调所致。以单纯性颈项强痛，活动受限为主要临床表现。本病为常见的颈部伤筋，一年四季均可发生，多见于成年人，儿童罹患极少，中、老年患者往往是颈椎病变的反映，并有反复发作的特点。

（二）辨证

1. 气滞血瘀

临床表现：晨起颈项疼痛，活动不利，活动时患侧疼痛加剧，头部歪向病侧，局部有明显压痛点，舌紫黯，脉弦紧。

证候分析：局部经脉气血阻滞，肌筋失养，故每于晨起颈项疼痛、活动不利、活动时患侧疼痛加剧。肌筋失养，而致肌肉拘挛，故见头部歪向病侧、局部有明显压痛点，有时可见筋结。舌紫黯，脉弦紧，为气血瘀滞之象。

治则：活血化瘀，舒筋止痛。

2. 风寒外袭

临床表现：颈项部强痛，拘紧麻木，可兼有恶风、微发热、头痛等表证，舌淡，苔薄白，脉弦紧。

证候分析：风寒外束，筋脉拘急，气血运行受阻，故见颈项部强痛、拘紧麻木。肺气失宣，卫阳被遏，故见恶风、微发热、头痛等表证。舌淡、苔薄白、脉弦紧，为风寒在表、筋脉拘急之象。

治则：祛风散寒，舒筋活络。

二、西医学概述

（一）概念

落枕，又称"失枕""失颈"，是颈项部常见的软组织损伤疾患，是急性单纯性颈项部强痛，活动受限的一种病证。以急性颈部肌肉痉挛、强直、酸胀、疼痛和颈部运动功能障碍为主要临床表现，轻者数日自愈，重者疼痛严重并可向头部及上肢放射，病程可延至数周，多见于青壮年，春冬两季发病率较高。多由于体质虚弱或劳累过度，睡眠时头颈位置不当及枕头高低不适或感受风寒，致使一侧颈部肌肉如胸锁乳突肌、斜方肌、肩胛提肌长时间受到牵拉，处于过度紧张状态而发生静力性损伤。患者常于睡眠醒后或疲劳过度后出现颈部疼痛、酸胀不适，活动受限，斜颈以及颈部僵硬等一系列症状，疼痛可牵及一侧肩背部，双侧少见。头部歪向患侧，活动不利，活动时疼痛加剧，做旋头活动时需连同上身一起转动，以腰部代偿颈部旋转。多见于现代医学的颈肌劳损、颈项纤维组织炎、颈肌风湿病、枕后神经痛、颈椎肥大等引起的斜颈。

（二）诊断

1.临床表现

（1）一般无外伤史，多因睡眠姿势不良或感受风寒后所致。

（2）急性发病，多数患者在晨起时突然感觉颈项部疼痛不适，出现一侧颈部疼痛、酸胀，头部被迫采取强迫体位，不能自由转动，俯仰也感困难。活动时患侧胀痛加剧，严重者使头部歪向患侧。

（3）患侧常有颈肌痉挛，胸锁乳突肌、斜方肌、大小菱形肌及肩胛提肌等处压痛和僵直，在肌肉紧张处可触及肿块和条索状的改变。

（4）由外感风寒所致者，患者有恶风怕冷感，风寒刺激后症状加重。严重者可向肩背部或一侧上臂放射。

2.检查

（1）颈项部肌肉紧张，胸锁乳突肌或斜方肌痉挛，可触及条索状肌束，有明显压痛，压痛点常分布在肩中俞、秉风、肩井及肩胛内上缘。

（2）颈部各项试验无神经根性压迫症状，X线检查一般无特殊发现，或仅有生理曲度改变。

三、现代常用拔罐疗法

【孟氏中药拔罐疗法】

选穴：大椎、风池、肩井、风门、外关、阿是穴。拔罐之前和拔罐之后分别在拔罐的局部外涂中药拔罐液。（彩图45）

【火罐疗法】

方法一：肌肉扭伤选肩井、后溪、阿是穴。感受风寒选肩井、曲池、风池、悬钟、阿是穴。以上诸穴拔罐，留罐10~15分钟，每日1次。

方法二：阿是穴、大椎、风池、肩井、天宗。以上诸穴拔罐，留罐10~15分钟，至皮肤出现红色瘀血为度。隔日1次，3次为1个疗程。

【刺络拔罐法】

方法一：分两组取穴，一组为大椎、肩外俞、风门；二组选阿是穴。一组每次选用1~2穴，医者用三棱针迅速刺入半分至1分，随即退出，以出血为度。然后拔罐，留罐10~15分钟，起罐后头部做旋转运动。每3~5天治疗1次。二组用梅花针中度叩打，使皮肤微见渗血，然后拔罐，留罐5分钟。

方法二：医者用叩诊锤中度叩击患侧颈项部，从风池至肩井，使皮肤微红。用梅花针由轻至重弹刺，重叩风池、肩中及压痛点，令微渗血。在弹刺部位拔罐，留罐10~15分钟，嘱患者活动颈项，做回顾仰俯动作。

【针罐法】

方法一：主穴取风池、天柱、肩中俞、风门、肺俞、外关、后溪。寒邪重加大椎，风邪重加风府，头不能后仰者加承浆，头不能前屈者加人中，疼痛严重扩散至肩背部者加天髎、肩髃，兼见头痛、身寒、发热或咳嗽鼻塞、脉浮者加上星、太阳、合谷、列缺、外关。每次取 2~3 穴，局部穴与循经穴配合应用，一般针刺用泻法，年老体弱者用补法或平补平泻法，每次留针 10~15 分钟，起针后拔罐。

方法二：取悬钟、患部或阿是穴。针刺患侧悬钟，用泻法，在留针过程中，每隔 5 分钟捻针 1 次，然后在患部或阿是穴上拔罐 1~3 个，以局部皮肤瘀血为度，每次治疗 20 分钟。

方法三：取阿是穴、外关、绝骨。充分暴露颈项部，在疼痛部位涂适量润滑油，选择适当大小的火罐，吸拔于疼痛部位，然后沿着肌肉的走行来回推拉火罐，至疼痛部位的皮肤出现红色瘀点为度。后用毫针针刺外关、绝骨穴，用强刺激泻法，至患者局部有酸麻胀感起针，然后拔罐 5~10 分钟，至皮肤出现红色瘀点为止。一般治疗 1~3 次即可痊愈。

方法四：取颈项穴、风池。用 28 号 1 寸毫针针刺健侧颈项穴，得气后留针（同时嘱患者左右方向转动颈部，逐渐加大转动幅度）不拔罐；然后用梅花针自上至下叩打患侧颈部，并重叩风池穴，以微出血为度，再拔罐于颈部（最疼处）、风池穴，留罐 10 分钟。起罐后嘱患者转动颈部数次，出针，每日 1 次。

方法五：取后溪穴，常规消毒，用毫针疾速直刺 0.5~0.8 寸，得气后用泻法捻转 2 分钟，并令患者做左右摇头摆动动作，留针 10 分钟，徐徐出针，不按针孔。针后在颈部压痛最明显的部位常规消毒，疾刺一针 1.5~2.0cm，用上述泻法捻转 1 分钟，徐徐出针，再于此处拔火罐 5 分钟。

【针刺配合点刺放血拔罐法】

取落枕穴（患侧），常规消毒，用 3 寸毫针直刺，有针感后快速捻转 30 秒后留针，每 5~10 分钟行针 1 次，同时嘱患者活动颈部，由慢到快逐渐加大幅度，反复进行；之后在患侧疼痛部位找到最痛点（阿是穴），常规消毒，右手持三棱针直刺阿是穴使其出血；最后在阿是穴处行闪火法拔火罐，留置 5 分钟，以拔出暗红色血液为度。

【针灸罐法】

主穴：天柱、肩外俞、风池、阿是穴。配穴：风寒者加大椎、后溪、列缺；睡眠体位不当者加悬钟、昆仑。取患侧主配穴先刺阿是穴不留针，后刺其他穴，捻针时嘱患者活动颈项，留针 20~30 分钟，并间歇运针，起针后拔罐 10 分钟，起罐后加艾条或热敷。每日 1 次。

【刺络拔罐加灸法】

主穴：患侧阿是穴；配穴：风池、肩井。医者用手掌根部在患侧阿是穴用力揉按片刻，后绷紧皮肤，手持三棱针快速点刺 3~5 次，以出血 2~5ml 为度，擦净血迹拔罐，留罐 10~20 分钟。在留罐期间，用上述刺络方法点刺风池、肩井后拔罐。起罐后施以温灸，以周围皮肤红润、自觉有热感为度。每日 1 次。

【动态针刺加拔罐法】

选穴：双悬钟、落枕穴、阿是穴。毫针直刺，留针，令患者放松颈部，转侧仰俯，缓慢活动，20 分钟后起针，局部加罐 10 分钟。

【指压拔罐法】

选穴：内关、承山。取内关穴时，术者左手握住患者患侧的手背，使腕关节适当屈曲（以便使腕部的屈腕肌群的肌腱松弛）；右手拇指用力掐住内关，食指、中指、无名指、小指按压内关的背侧，使患者感到该侧上肢、肩及颈部有酸、沉、困、胀的感觉，然后拔罐 15 分钟，起罐后嘱患者自由转动头部，角度逐渐加大，至转动自如为止。取承山时，患者仰卧，下肢伸直，健侧足跟上提，术者用双手拇指按压承山穴，时间 2~3 分钟（以患者能忍受为度），边按穴位边让患者左右上下活动颈部，频率由慢至快，幅度由小到大。然后拔罐 15 分钟。每日 1 次。

【药罐法】

取阿是穴。将麻黄、防风、木瓜、川椒、竹茹、秦艽、穿山甲、乳香、没药、当归各30g，用纱布包好，放入锅内，加水3000ml，煮沸后30分钟，将竹罐放入药中，煮3~5分钟。取出竹罐，甩去药液，用干毛巾捂住罐口，降低罐口温度（防烫伤皮肤），保持罐内热度，立即将竹罐拔于阿是穴，按压1分钟，至竹罐完全吸附于皮肤为止。留罐10~20分钟，至皮肤出现瘀血为度。每日或隔日1次。

【红外线罐法】

选穴阿是穴、风池、大椎、肩中俞、肩外俞。以上诸穴拔罐10~15分钟。重者施以推罐，至皮肤出现紫红色瘀点为度，再固定于相应穴位15~20分钟。起罐后，用红外线灯照射患部15~20分钟。每日1次。

四、常用拔罐法的临床应用

（一）拔罐

● **案例一**[1]

一般资料：本组15例患者中，年龄最小18岁，最大45岁；男13例，女2例；患病时间1~3天，落枕除1例为双侧外，余均为单侧。

治疗方法：拔罐部位选用大椎、风池、阿是穴及患侧背部。方法是在患侧背部涂以凡士林，然后进行走罐，以患部皮肤潮红为度，同时对大椎、风池进行点、压，并在患侧寻找压痛点（阿是穴），在相对应的健侧留罐15分钟，每天1次。

治疗效果：经1次治愈者11例，2次治愈者3例，3次治愈者1例。

● **案例二**[2]

一般资料：本组92例患者中，男性52例，女性40例；年龄40~58岁；病程2小时~1周。

治疗方法：92例患者均在排除颈椎骨质增生病变后，采用大面积拔罐法治疗。取大椎、肩髃、筋缩及患侧腋中线与第七肋相交点，四点连线所构成的四边形之内为拔罐部位。在其上采用闪火拔罐法，使拔罐处有一种紧吸感，甚至疼痛牵拉感，留罐15分钟。

治疗效果：本组92例经1次治疗全部获效，其中治愈87例，好转5例。

临床体会：落枕是因颈项部肌肉劳累、扭错、受寒所引起，拔罐是借助热力排出其中空气，造成负压，使之吸附于腧穴或应拔部位的体表而产生刺激，使局部皮肤充血、瘀血，以达到治疗的目的。《本草纲目拾遗》曰："罐得火气合于肉，即牢不可脱……肉上起红晕，罐中有气水出，风寒尽出。"在斜方肌、大小菱形肌、肩胛提肌、胸锁乳突肌位置处拔罐，可达到祛风通络、活血化瘀、松解局部肌肉紧张的效果。本法起效迅速，多数患者经拔罐法治疗1次即治愈，方法简单，安全性强，值得临床推广应用。

（二）推拿按摩加拔罐

● **案例一**[3]

一般资料：94例患者均有颈部疼痛，且头向左或向右旋转，难以将头置以正中位，若改变此牵强姿势，将加重其疼痛。多数患者有明显压痛点，如风池、肩井、天宗穴。X线摄片检查无异常。其中男性60例，女性34例；年龄最大42岁，最小23岁；病程最短1天，最长3年。

治疗方法：先全部用拔罐疗法，取穴，主穴肩中俞、天髎、天髎；配穴肩井、天宗、大椎。闪火法，留罐15~20分钟，起罐后行按摩手法，掌揉颈项部，项脊部，指揉风池、风府、天宗、天髎，拿肩井，手法的力度要小，患者能忍受为度，每日1次，治疗最少2次，最多7次。

临床体会：每年9~11月气温不定，早晚温差大，容易颈项受寒，睡时失枕、劳损、扭伤诸原因均可导致颈项筋肌拘紧、疼痛、活动障碍，治疗应从"通"从"消"着手，所谓"通"即通瘀滞，"通则不痛"。所谓"消"即消阻滞，从形态学上改变病理结构。拔罐具有逐瘀化滞，解闭通结之功，可疏通经络中塞滞的气血；推拿可改善循环，改善肌紧张和肌营养作用，对神经系统有镇静和刺激作用，促进瘀血、充血组织液及水肿的吸收。

● **案例二**[4]

一般资料：本组72例患者中，男42例，女30例；年龄16~70岁；左侧28例，右侧44例；明确为睡眠后发病者4例，其他因急性扭伤、肩扛重物、乘车时急刹车致甩鞭伤、受风寒等32例；病程1小时~7天；患者均有不同程度的一侧颈痛、颈部僵硬，一侧胸锁乳突肌痉挛，头部向患侧倾斜，下颌转向健侧，少数患者肩背部肌肉也出现痉挛和疼痛。

治疗方法：（1）理筋通络法：患者坐位，医者按、拿、揉患者颈椎的两条线（颈正中线和两边的颈肌上），上下往返治疗10分钟，重点在风池、肩井、天宗及阿是穴等处行放松手法治疗。

（2）按治法：令患者屈肘，医者左手固定患者前臂，右手拇指按压五里穴，先顺向，后逆向，揉按2分钟，得气为度。同时嘱患者前后左右摇头，幅度由小到大。大多当场治愈或明显好转，疗效不明显时，可按揉健侧，一次不愈，4小时后再行第二次揉按。

（3）抗阻力拨法：患者旋转头部疼痛受限，痛点多在同侧斜方肌、颈夹肌处；前屈疼痛受限，痛点多在肩胛提肌起止点或颈正中处；后伸疼痛受限，痛点多在肩胛内上角或斜方肌上段肌束处；侧屈疼痛受限，痛点多在同侧颈椎横突后方。擦揉以放松，保持疼痛受限位，一手扶头，嘱其继续向受限方用力，以可耐受为度。扶头的手对抗颈部用力，同时另一手拇指在痛点横拨4~8次，再顺肌束纵向揉顺4~10次，松手再找新痛点，同上法，手法宜轻柔，忌用力过度。

（4）拔罐法：先于大椎穴、风府穴、风池穴处行闪罐10~20次，继沿颈至肩斜上行走罐，每侧各10~15次，再于肩井穴、天宗穴留罐5分钟，同时嘱其摇头。拔后即感缓解。

临床体会：落枕是一种常见的证候，病因较多，如诊断不正确，盲目推拿或强扳硬扭，会造成不必要的损伤，加重患者的痛苦。上述简便手法可使紧张痉挛的肌肉放松，从而加强局部气血的运行，促进水肿的吸收，同时可减轻因张力增加而造成的对颈椎的牵拉力，达到恢复颈部肌群平衡。通则不痛，建立良性循环促进活动自如，再配合拔罐，主要是通过罐体边缘及负压吸引，刮烫皮肤，牵拉挤压浅层肌肉，刺激经络、穴位，循经感传，由此及彼，由表及里，以达脉道通，虚实调，血气行，阴阳平的目的。

● **案例三**[5]

一般资料：50例患者中，男性21例，女性29例；年龄最大的60岁，最小的16岁。

治疗方法：取穴风池、大椎、肩井、天柱、肩中俞、肩外俞、天宗、大杼、外关、后溪。若疼痛严重放射到肩背者，加天髎、肩髃点穴。循经取穴配阿是穴，在其疼痛周围用轻按、揉、捏、滚等手法，使其局部肌肉放松，促使血液加速循环，达到舒筋活络、散瘀止痛之目的。要依据患者体质、年龄、耐受力之不同，行端提颈、纳正颈、松颈筋等手法施治。手法多以刚中有柔为宜，待疼痛稍缓解，颈部肌肉得以松弛，即可行拔罐。如若遇风寒侵袭较重者，还可配合局部涂抹红花油、"频谱"照射等治疗方法，以巩固疗效。

治疗效果：经治疗，1次治愈12例，2~3次治愈28例，4~5次治愈10例。

（三）针刺加拔罐

● **案例一**[6]

一般资料：本组均系门诊患者，共75例，按门诊先后随机分为2组。治疗组38例，其中男21例，女17例；年龄23~56岁。对照组37例，其中男19例，女18例；年龄24~53岁。两组患者发病至就诊时间均在3小时~4天；因睡眠后突然发病者68例，其他急性扭伤等因素引起者7例；症状发生于颈部一侧71例，发生于颈背部正中4例。两组在性别、年龄、病程、病情等方面均无显著差异。

治疗方法：（1）治疗组：取阳陵泉，采用巨刺法（右病取左，左病取右的取穴刺法）。若症状位于颈背部正中，取双侧穴位。直刺1寸左右，行提插捻转强刺激，以患者能够耐受为度，同时令患者活动颈部，5分钟行针1次，至症状减轻或消失为止，起针后在局部症状明显处拔罐，6~7分钟后起罐，每日1次，直到痊愈为止。

（2）对照组：局部循经取穴（如随证选取风池、颈夹脊穴、肩中俞、肩外俞、肩井、曲垣、秉风、天宗等穴）和阿是穴。常规针刺，行提插捻转，产生得气感应后，留针20分钟，配以电针，起针后在局部拔罐，每日1次，直到痊愈为止。

治疗效果：两组患者经5次治疗均能完全病愈，其中治疗组经3次治疗，治愈率即达100%；对照组经3次治疗，治愈率达75.68%。说明两组经3次治疗总治愈率有极显著差异，治疗组疗效明显优于对照组。

临床体会：落枕，西医学尚无明确定义，称谓有"斜方肌综合征""急性颈筋膜炎""急性斜颈"或"局部型颈椎病"。多因睡眠时颈部姿势不当，或局部受风寒，或运动时颈部突然扭转致颈部肌肉痉挛或肌肉筋膜发炎，临床上以晨起突感一侧颈项部牵强、疼痛和转动不灵为特征，头倾向一侧，有时牵涉肩背部不适，局部有压痛。中医学又称落枕为"失枕"，其病因病机与西医学理论相符，即因睡眠姿势不当，垫枕高低不适，致使颈部经筋络脉受损，气滞血瘀，或因感受风寒，致局部经络阻滞，气血运行不畅，从而出现颈部疼痛，甚则拘急，不可俯仰转动。落枕大多累及足少阳经，取该经穴位阳陵泉，有远道循经取穴之意，再则本病出现的痉挛状态属"筋病"范畴，阳陵泉为八会穴中的筋会，历代医家均把该穴列为专治筋病的要穴，故选用阳陵泉治疗落枕有其特殊意义。治疗时，关键在于阳陵泉应采用巨刺法，针刺须强刺激（有痛点转移效应），同时令患者配合做颈部活动，使痉挛的肌肉缓解，疼痛减轻，功能恢复。目前该方法在软组织损伤疾病中运用比较广泛，称为运动疗法或动气疗法，它具有提高痛阈、改善血循环及组织营养、调节肌张力等作用。另外，对该病患者临床上常常在针刺后予以拔罐，拔罐具有祛风散寒、行气活血、通络止痛的功效，常与针刺配合，起辅助作用。综合上述中西医理论，可见选用阳陵泉巨刺法配合运动加局部拔罐治疗落枕是非常可行的。

● **案例二**[7]

一般资料：50例患者，病程最短2小时，最长7天，经1~4次治疗后，全部治愈，其中1次治愈38例。

治疗方法：选准穴位，单侧痛取患侧穴位，双侧痛取双侧穴位。常规消毒后，用30号1.5寸毫针从液门透向中渚，得气后边运针边令患者前后左右活动头部。每次治疗10分钟。针刺结束后再在患处拔罐数次，最后在患处压痛点留罐5分钟。每日治疗1次。

治疗效果：经1~4次治疗后，全部治愈，其中1次治愈者占76%。

临床体会：施以透刺则有增强疏通少阳经络，调和少阳气血之效，通则不痛。再加上局部拔罐，可调气活血，舒筋散寒。二法合用，相得益彰，故疗效满意。

● 案例三[8]

一般资料：352 例患者，男 265 例，女 87 例；年龄最小 11 岁，最大 68 岁；病程最短半天，最长 7 天。所有病例均排除颈椎病及其他器质性病变。

治疗方法：患者取端坐位，两手自然放松，取穴患侧风池、大椎、阿是穴，常规消毒皮肤后，术者用毫针迅速刺入穴中，并以强刺激捻转数次后留针 5 分钟后起针，再选用适当型号的火罐，闪火法在阿是穴拔罐 5 分钟。

治疗效果：352 例患者均 1 次治愈，治愈率达 100%。

临床体会：失枕多为睡眠姿势不良或枕头过高过低或过硬，头颈过度偏转，使局部肌肉处于过度紧张状态而发生的静力性损伤，治疗的关键在于舒筋活络，针刺配合拔罐可以促进血液循环，调节神经功能，解除肌肉痉挛，故收效较好。

● 案例四[9]

一般资料：本组 102 例患者中，年龄最大 56 岁，最小 18 岁；男性 54 例，女性 48 例；病程最长 15 天，最短 1 天。

治疗方法：（1）毫针疗法：选用大椎穴，患者取俯伏坐位，常规消毒后，术者选用 30 号，1.5~2 寸的不锈钢针，快速进针，稍向上斜刺 0.5~1 寸，然后将针尖方向调向患侧，行龙虎交战手法，使气至病所，留针 20 分钟，每隔 5 分钟行针 1 次，留针期间嘱患者配合做颈部左右、前后活动。每日 1 次。痛甚者，选痛点做配穴。

（2）拔火罐法：出针后在局部进行坐罐法，留罐 10~15 分钟，每日 1 次。

治疗效果：经治疗，痊愈 78 例，占 76.4%，显效 20 例，占 19.6%，无效 4 例，占 3.9%。总有效率为 96.1%。

临床体会：落枕常因睡眠时体位不当，致经脉气血运行受阻，或因风寒侵袭项背，血凝气滞，经络不通所致。祛风散寒，舒筋活络为其治疗原则。督脉总督人一身之阳气，大椎为督脉之要穴，为三阳经之交会穴，针之能激发振奋诸阳经之气，推动经气运行，气机调畅则血脉流通；龙虎交战手法具有宣和营卫，疏通经气，活血止痛之功；再配合具有温经散寒通络，行气活血作用的拔罐法，共同起到祛风散寒、舒筋通络、疏通气血之良效。

● 案例五[10]

一般资料：56 例患者中，男 20 例，女 36 例；年龄最大 68 岁，最小 15 岁；37 例有局部风寒史，其他患者无明显诱因。

治疗方法：后溪穴常规消毒，术者用毫针疾速直刺 0.5~0.8 寸，得气后采用泻法捻转 2 分钟，同时令患者做左右摇头摆动动作，留针 10 分钟后，徐徐出针，不按针孔。针后溪留针的同时，在颈部压痛最明显的部位常规消毒，疾刺一针 1.5~2.0cm，亦采用上述泻法捻转 1 分钟，徐徐出针，再于此处拔火罐 5 分钟。

治疗效果：56 例患者经上述方法治疗，50 例 1 次治愈，6 例 2 次治愈，总有效率 100%。

临床体会：落枕又称颈部伤筋，是由睡眠时颈部位置不当，或风寒侵袭颈背，局部脉络受损，经气不调所致。《灵枢·杂病》说："颈痛不能俯仰，刺足太阳，不可顾刺手太阳。"后溪穴属手太阳小肠经，是八脉交会穴之一，通于督脉，有疏通经络、调理气血、舒筋止痛的作用。依《黄帝内经》所言"以痛为输"，取其压痛点针刺，并在此部位针后拔罐，增加了祛风散寒、舒筋止痛的作用。

● 案例六[11]

一般资料：本组 12 例患者中，男性 3 例，女性 9 例；年龄 23~58 岁；病程 1~7 天。患者多于早晨起床后突感一侧颈项强直疼痛，活动受限，不能俯仰转侧，疼痛向同侧肩背及臂部扩散，患部肌肉紧张、压痛明显或酸困不适。

治疗方法：取落枕穴（轻握拳，穴位在手背面 2、3 掌骨间，掌指关节后 5 分处），轻症只针左侧落枕穴，重症则针双侧落枕穴。患者坐位，手置桌上，穴位皮肤常规消毒后，术者用 1 寸毫针对准穴位快速入针，直刺 0.5~0.8 寸，捻转提插，强度以患者能耐受为度，得气后留针 10~15 分钟，其间行针 2 次。取阿是穴，局部皮肤常规消毒，用 1.5 寸毫针在痛点中央进针，等捻转手法，若痛点面积较大，捻转后将针慢慢退至皮下，再依次向四周刺入并捻转后出针。在行针和留针期间嘱患者活动颈部，活动幅度可逐渐加大。如此处置后，多数患者疼痛明显减轻或消失，但病情较重者可能仍感患部肌肉拘紧不适，此时可在患部拔罐，坐罐 10~12 分钟。上述治疗每日 1 次。

治疗效果：12 例中 1 次治愈者 8 例，2 次治愈者 3 例，3 次治愈者 1 例。

临床体会：落枕多因睡眠时枕头过高、过硬，颈部位置、姿势不当或风寒侵袭项背、外伤，致使颈项肌肉痉挛、肌肉筋膜发生炎症，局部经脉气血滞阻。落枕穴为传统治疗落枕的经验效穴，刺之可理气祛风散寒、通络止痛；针刺阿是穴可调和气血、改善微循环、缓解肌肉痉挛、疏通局部经络；拔罐法有温经通络、行气活血的作用。针刺加拔罐，则使经气顺通、血脉畅行，而通则不痛，颈背部活动亦恢复正常。

● **案例七** [12]

一般资料：55 例患者中，男 34 例，女 21 例；年龄最小 19 岁，最大 59 岁；病程最短 1 天，最长 5 天。

治疗方法：取落枕穴，位于手背部第 2、3 掌骨间掌指关节后约 0.5 寸。左右计二穴。患者取坐位，双手放至胸前桌上，取双侧落枕穴。用 1.5 寸 28 号毫针，针刺 0.5~1 寸。得气后施提插捻转泻法，嘱患者活动其颈部，动作由慢到快，幅度由小到大，采用强刺激或中等刺激，留针 5~10 分钟。将患者头部往左右方向转动 2~3 次，稍停再次捻转毫针给予中等刺激，随即拔针，项痛可显著好转。最后取火罐在颈部患侧用闪火法局部拔罐，留罐 10 分钟。

治疗效果：以临床症状、体征消失、颈部活动自如判定痊愈。55 例患者经过 3 次治疗后均获痊愈，治愈率为 100%。其中 46 例经 1 次治疗后痊愈，占 83.6%。7 例经 2 次治疗后痊愈，占 12.7%。2 例经 3 次治疗后痊愈，占 3.7%。

临床体会：落枕是颈部软组织常见的损伤之一，又称失枕，多见于青壮年，男多于女，春冬两季发病较高，为临床常见疾病之一。多因筋肉锻炼，身体衰弱，气血不足，循行不畅，舒缩活动失调，复遭受风寒侵袭，致经络不舒，肌肉气血凝滞而痹阻不通，僵凝疼痛而发病。药物治疗往往无明显疗效，针灸及按摩疗法常可取得满意效果。本方法选用的落枕穴，属经外奇穴，具有消肿解痉止痛的作用，主治落枕。拔罐疗法，能通过吸拔作用温通经络气血，祛除风寒之邪。现代研究表明，罐中的负压能刺激末梢神经兴奋，使毛细血管扩张，毛孔扩大，皮下渐次增强渗透压，改善局部的血液循环，使局部肌肉、神经、血管得到充分营养，因此，对落枕患者采用针刺落枕穴配合局部拔罐进行治疗，能起到疏通经络、活血止痛的目的，从而使病证得以治愈。通过对 55 例患者的治疗观察，说明本法具有治愈率高、痛苦小，易被患者接受等优点。为临床治疗落枕较好的方法之一。

● **案例八** [13]

一般资料：30 例患者中，男性 14 例，女性 16 例；病程半天 ~2 年；年龄最小者 21 岁，最大者 90 岁；左侧 19 例，右侧 11 例，以上病例均经 X 线摄片，已排除其他颈椎病变。其中斜方肌痉挛患者 11 例，斜方肌劳损 10 例，肌筋膜炎患者 9 例。按中医辨证分型，气血凝滞型 18 例，寒湿凝滞型

12 例。

治疗方法：（1）针刺：主穴取后溪、风池、压肩。患者取坐位，局部皮肤常规消毒，术者先针刺患侧后溪穴，得气后，大幅度捻针使得气感强烈，然后请患者活动颈部，待疼痛减轻，留针 10 分钟后，再针刺风池、压肩，得气后，再留针 20 分钟，可加用 G6805 电针治疗仪，强度以患者耐受为度。

（2）拔罐疗法：取针后，患者取坐位，暴露患部皮肤，以阿是穴为主加用大椎、压肩两穴，用闪火法拔罐，留罐 15 分钟后取下。

治疗效果：30 例中，治愈 27 例，占 90%，其中 7 例经 1 次治疗后症状基本消失；好转 3 例，占 10%，总有效率 100%。

临床体会：落枕多因睡眠姿势不当，枕头不适，致颈部肌肉经长时期过度牵引而发生痉挛所致，或外感风寒致经脉阻滞而致。后溪为远端取穴，位属手部，为手太阳经的腧穴，"输主体重节痛"，常被用来治疗痛证。后溪又为八脉交会穴，通督脉。风池为足太阳经要穴，督脉和足太阳膀胱经同循行于颈部，而手太阳小肠经和足太阳膀胱经又存在流注关系，"经脉所过，主治所及"，故取后溪、风池以疏经活血。近年来的研究证明，带针运动是增强疗效的方法，针刺同时配合患者自行转动颈部，可达事半功倍之效。压肩穴为著名针灸医家管遵惠经验穴之一，该穴位于肩部，崇骨穴旁开 3 寸，为近部取穴，使气速至病所。在临床中，各种原因引起的颈肩部疼痛均可取之，针刺施术后，加之拔火罐可振奋阳经气血，御邪外出。

（四）刺络拔罐

● **案例一**[14]

一般资料：笔者自 1980 年起在门诊运用刺络拔罐加艾灸治疗落枕患者 60 例，1 次治愈者 28 例，2 次治愈者 23 例，3 次治愈者 9 例。

治疗方法：取患侧阿是穴为主穴；配穴为风池、肩井穴。

治疗方法：患者取坐位，医者先用掌根在患者压痛明显处用力揉按片刻，然后用碘酒消毒，左手绷紧皮肤，右手三棱针快速点刺 3~5 针使之出血。一般以出血 2~5ml 为度。用干棉球擦净血迹后，取火罐用闪火法吸附于上，留罐 10~20 分钟，在留罐期间用上述刺络方法点刺风池、肩井穴。起罐后施以温和灸，以施灸处周围皮肤红润、患者自觉有温热感为度。每天治疗 1 次。

治疗效果：用刺络拔罐加艾灸治疗落枕患者 60 例，1 次治愈者 28 例，占 46.7%，2 次治愈者 23 例，占 38.3%，3 次治愈者 9 例，占 15%。

临床体会：落枕多由于局部经络组织过度伸展而疲劳，复受风寒侵袭而发生疼痛，颈部转动不灵。运用刺络法使之出血，旨在祛除瘀滞、疏通经络。配合拔罐加强局部血液循环，缓解肌肉痉挛、疼痛。艾条施灸具有温通经络、散寒止痛作用。初愈时，嘱患者多活动头颈及用毛巾热敷患部，可提高疗效和防止复发。

● **案例二**[15]

一般资料：本组 50 例患者，其中男 30 例，女 20 例；年龄最小 18 岁，最大 48 岁；病程最短者 2 小时，最长者 3 天。

治疗方法：患者坐位，取患侧风池穴，医者用右手拇指点按，左手扶着患者头部对侧，点按的力量以患者能忍受为度，点按持续时间为 2 分钟。然后在患侧颈、肩、背部的天应穴用无菌粗毫针刺 3~4 针，深度约 1 寸，不留针，起针后，迅速用闪火拔罐法拔罐 10 分钟，拔出血液 1~2ml。

治疗效果：本组患者，经 1 次点按患侧风池穴，50 例患者颈部活动全部恢复正常。其中，颈、肩或背部痛，经天应穴刺络拔罐 1 次消失的有 38 例，2 次治疗疼痛消失的 12 例，治愈率 100%。

临床体会：落枕，一方面是由于睡眠时头颈部位置不当，使局部肌肉处于紧张状态而发生痉挛；另一方面是颈背部遭受风寒侵袭，使局部肌肉气血凝滞，经络痹阻，功能障碍。点按风池穴，可以强筋活络，改善局部的血液循环，解除肌肉的痉挛，使肌肉间的力学平衡恢复，从而使疼痛减轻或消失。刺络拔罐并拔出少量血液，可通其经脉，调其气血，疏通经络之壅滞，达到祛邪逐瘀，通络止痛之效。

● **案例三**[16]

一般资料：本组 68 例患者，男性 37 例，女性 31 例；年龄最小 16 岁，最大 58 岁，平均 38.7 岁；病程最短 1 天，最长 5 天。

治疗方法：取养老穴、阿是穴。先针刺养老穴，患者取坐位，穴位常规消毒后，医者用 28 号 1.5 寸毫针，嘱患者深呼吸，在患者吸气时进针，针尖向上斜刺 0.8~1.0 寸，得气后施大幅度捻转提插手法 1 分钟，使针感向上传导，留针 30 分钟，每 10 分钟行针 1 次，留针期间嘱患者活动颈肩部及患侧上肢。起针后，取局部疼痛最明显的一点，用三棱针点刺 2~3 下，刺入 1~2 分深，然后拔火罐，留罐 10 分钟。上述治疗每日 1 次，一般经 1 次治疗即可治愈，病程长及症状重的患者需治疗 3~5 次。

治疗效果：治疗 68 例患者，1 次治愈 50 例，2 次治愈 15 例，3 次治愈 3 例。总有效率 100%。

临床体会：落枕为单纯性肌肉痉挛，主要是胸锁乳突肌、斜方肌、肩胛提肌痉挛，病理变化主要为局部正常解剖组织的改变及肌肉、神经、血管、滑膜等软组织损伤，多由于劳累过度、睡眠时枕头高低不适、卧姿不良、颈肩部感受风寒或颈部突然扭转，使气血凝滞，经络痹阻而发生颈肩部僵硬、拘急疼痛。治疗宜舒筋活血，通经活络。手太阳小肠经循行于颈部及肩部，养老穴为手太阳小肠经郄穴，郄穴对本经脉的急性、发作性病证有较好的止痛作用，故取养老穴采用强刺激手法并配合活动患部，达到疏调太阳经气、解痉止痛的作用。根据"以痛为输"及"宛陈则除之"的理论，取局部压痛最明显的一点刺络拔罐，可以温经通络，行气活血。落枕反复发作者多为颈椎病的早期征兆，应加以注意。

（五）锋勾针配合拔罐

● **案例一**[17]

一般资料：本组 26 例患者，男性 18 例，女性 8 例；年龄最大 64 岁，最小 16 岁；病程最短 1 天，最长 2 周。

治疗方法：患者取侧卧位，患侧上肢向上，使颈部肌肉充分舒展，以压痛最明显处为进针点，医者用左手食指、中指绷紧所刺的部位，右手持锋勾针迅速刺入皮下组织，患者感到有酸麻胀感时停止进针，然后上下提针柄，即可听到割断皮下纤维的嚓嚓声，钩割完毕即可出针。出针时将针柄恢复到进针时的针向与角度，可减轻患者的疼痛。出针后在施术部位上拔火罐，瘀血在火罐负压作用下流出，再将罐取下。3 天 1 次，3 次为 1 个疗程，疗程间隔 1 周。

临床体会：锋勾针在临床上根据不同部位及病情，既可起到刺脉络放瘀血的作用，又可割断皮下一些脂肪及肌纤维，通过穴位刺激，可疏通局部之壅滞；配合拔罐放血达到活血、通络之功。两种方法合用可宣通脉络，疏导气血，恢复颈部的功能活动。

（六）针刺加梅花针拔罐[18]

一般资料：笔者运用针刺经外奇穴"颈项点"，加梅花针拔罐治疗落枕 50 例，其中男 30 例，女 20 例，病程最短 6 小时，最长 35 天；合并颈椎病者 4 例，风湿关节痛 3 例，经治 1 次获愈者 41 例，

2 次获愈者 7 例，3 次获愈者 2 例。

治疗方法：患者坐位，医者取患侧或健侧颈项点穴（位于手食指掌指关节背侧尺侧缘，半握拳取之），用 28 号 1 寸毫针刺之，得气后留针。令患者向左右方向转动颈部，逐渐加大转动幅度，然后用梅花针由上至下叩打患侧颈部，并重叩风池穴至皮肤潮红，以微出血为度，再拔火罐于最痛处，留罐10 分钟。起罐后嘱患者转动颈部数次，出针。

治疗效果：经治 1 次获愈者 41 例，占 82%。2 次获愈者 7 例，占 14%。3 次获愈者 2 例，占 4%。

临床体会：落枕是以手三阳经病变为主。颈项点穴在手大肠经和手三焦经所过附近，针刺此穴与效果有密切关系，多数病例针刺得气后颈部症状已明显减轻，部分病例症状立即消失。久病必入络，久痛多有瘀。故病情重，病程长者，用梅花针重叩患部，拔火罐以微出血如绿豆大为佳。

五、注意事项

在治疗期间，注意保暖，治疗后要适当活动，并保证正确的睡眠姿势，枕头高低、软硬要适度，劳作时注意防颈部肌肉的扭伤。

参考文献

［1］姜寿科. 拔罐治疗落枕 15 例［J］. 临床军医杂志，2002，30（1）：8.

［2］焦海英，张晓兵. 大面积拔罐治疗落枕 92 例［J］. 中国民间疗法，2002，10（4）：31–32.

［3］刘国琴，冯淑娟. 拔罐加推拿治疗落枕 94 例［J］. 实用医技，2000，7（3）：165.

［4］左惠荣，周敏，韩峭青. 简便手法配合拔罐治疗落枕 72 例［J］. 中国疗养医学，2005，14（5）：333.

［5］杨小琰，马丽萍. 按摩配合拔罐治疗落枕 50 例小结［J］. 新疆中医药，1995（4）：26–27.

［6］王美娟，李祖剑. 阳陵泉巨刺法配合运动加局部拔罐治疗落枕［J］. 福建中医药，2002，33（3）：9–10.

［7］邓青，温百玲. 液门透中渚加局部拔罐治疗落枕［J］. 中国针灸，2000（6）：355.

［8］王莹，李湘奇. 针刺拔罐治疗失枕 352 例［J］. 光明中医，1995（2）：46.

［9］郑建宇. 针刺大椎穴加拔罐治疗落枕 102 例［J］. 右江民族医学院学报，1996（2）：238.

［10］张玉会. 针刺合拔罐治疗落枕［J］. 山东中医杂志，2000，19（8）：511.

［11］周曼颖，周曼奕，周道仁. 针刺加患部拔罐治疗落枕［J］. 中国中医急症，2004，13（2）：90.

［12］庞海燕. 针刺落枕穴配合拔罐治疗落枕 55 例临床观察［J］. 北京针灸骨伤学院学报，1998，5（2）：21–22.

［13］王艳梅，胡素萍. 针刺配合拔罐治疗落枕 30 例［J］. 陕西中医函授，2001（4）：26–27.

［14］李宇俊. 刺络拔罐法加灸治落枕［J］. 四川中医，1985（10）：45.

［15］张超云. 点按配合刺络拔罐治疗落枕 50 例［J］. 上海针灸杂志，2001，20（2）：47.

［16］王锐超. 针刺养老穴阿是穴刺络配合拔罐治疗落枕 68 例［J］. 针灸临床杂志，2005，21（9）：49.

［17］李萍，王黎明. 锋勾针配合拔罐治疗落枕 26 例［J］. 青海医药杂志，2000，30（5）：31.

［18］郭瑞兰. 针刺颈项点穴加梅花针拔罐治疗落枕 50 例［J］. 四川中医，1987（7）：52.

颈椎病

一、中医学概述

（一）概念

本病在中医学中属于"骨痹""肩颈痛""风湿痹痛""痿证""头痛""眩晕"范畴。多由肝肾亏虚，气血不足，筋骨失于濡养，或长期颈部劳损，复受风寒湿邪阻滞经络所致。

（二）辨证

1. 风寒湿型

临床表现：颈肩不适，肩臂沉重，上肢及手指麻木，针刺样痛感，夜间痛甚，得热则舒，遇寒则剧，舌质淡，苔薄白，脉沉缓。

证候分析：风寒湿邪侵袭，导致筋脉拘急，气血运行受阻，故见颈肩部强痛、拘紧麻木；寒为阴邪，气血凝滞，故夜间痛甚，遇热气血复通，故得热则舒，遇寒则剧；舌淡、苔薄白、脉沉缓，为风寒湿邪侵袭、筋脉拘急之象。

治则：祛风散寒除湿，通络止痛。

2. 血瘀气滞型

临床表现：有外伤史或慢性劳损史，颈部僵硬，筋肉紧张，颈肩部疼痛如折，痛有定处，活动不利，上肢及手指呈刀割样疼痛、麻木，痛而拒按，舌质紫暗或有瘀点，苔薄白，脉涩或弦。

证候分析：外伤或劳损后局部经脉气血阻滞，肌筋失养，故颈部僵硬，筋肉紧张；局部瘀血阻滞，故痛有定处，活动不利，上肢及手指呈刀割样疼痛、麻木，痛而拒按；舌质紫暗或有瘀点，苔薄白，脉涩或弦，均为血瘀气滞之象。

治则：行气活血，通络止痛。

3. 气血虚弱型

临床表现：颈肩部不适，颈软无力，头痛，头晕，面色无华，神疲乏力，上肢麻样疼痛，手软无力，坐立时痛甚，卧则痛减，舌质淡红，苔薄，脉细濡。

证候分析：营卫虚损，气血不足无以充养经脉，清窍、肢体失养，故见上述临床表现；舌质淡红，苔薄，脉细濡，为气血虚弱之象。

治则：补益气血，通经活络。

二、西医学概述

（一）概念

颈椎病是指因颈椎退行性病变引起颈椎管或椎间孔发生变形、狭窄，刺激、压迫颈部脊髓、神经根、交感神经，从而造成其结构性或功能性损害，此病多见于40岁以上患者。

（二）诊断

（1）多见于中老年人，青壮年人若有损伤史、劳损史、颈部畸形或其他诱因亦可发病。

（2）多数为缓慢性发病。若有颈部创伤史或劳损史，也可急性发作。病程较长，时轻时重，可反复发作。

（3）分型和临床表现

①颈型：主诉头、颈、肩部疼痛或出现异常感觉，并伴有相应的压痛点。

②神经根型：具有典型的根性症状（麻木、疼痛），其范围与颈神经支配的区域相一致，压颈试验或上肢牵拉试验阳性。

③脊髓型：有脊髓受压表现。中枢型症状先从上肢开始，周围型症状先从下肢开始，肢体萎软力弱，行动困难，或有束带感，感觉异常，生理反射亢进，病理反射出现，如霍夫曼征或巴宾斯基征阳性等。

④椎动脉型：曾有突然昏倒发作，并伴有颈性眩晕，旋颈试验阳性。

⑤交感神经型：头晕，眼花，耳鸣，手麻，心动过速，心前区疼痛等一系列交感神经症状。

⑥混合型：兼有上述两型以上的症状和体征。

（4）X线片显示：颈椎曲度改变，不稳或骨赘形成，钩椎关节骨质增生，韧带钙化，脊髓型见椎管矢状径狭窄。

（5）实验室检查：基本正常。

（6）其他检查：有条件者可做脊髓造影、CT、MRI检查，有助于本病诊断。椎动脉血流图及脑电图对椎动脉型颈椎病的诊断有参考价值。

三、现代常用拔罐疗法

【孟氏中药拔罐疗法】

气滞血瘀型选上印堂、曲泽、内关、大椎、肩井、天宗；肝肾精亏型选大椎、风池、天柱、大杼、肾俞；风寒外袭型选大椎、风池、肩井、外关、合谷。拔罐之前和拔罐之后分别在拔罐的局部外涂中药拔罐液。（彩图2）

【火罐疗法】

风寒外袭型选风池、大椎、曲池、昆仑穴；气滞血瘀型选大椎、膈俞、颈椎夹脊穴；肝肾不足型选风池、天柱、三阴交、颈椎夹脊穴。以上诸穴拔罐，留罐5~10分钟，每日1次。

【刺络拔罐法】

方法一：选穴大椎、肩外俞、风门。每次选穴1~2个，用三棱针迅速刺入半分至1分，随即迅速退出，以出血为度，后拔罐，留罐10~15分钟。去罐后头部做旋转运动，每3~5天1次，一般治疗3次。

方法二：选穴第5、6、7颈椎棘突，大椎、风门（双）、肺俞（双）。诸穴可交替选用，用七星针叩打至出血，然后拔罐5~10分钟，每穴拔出瘀血1~3ml。伴有神经根刺激症状者，沿手阳明及手太阴经循行路线选穴施治，每周治疗2~3次。

方法三：辨证取穴，颈部不适选颈灵（C_4~C_5之间）、天宗；配穴取太阳、百会。臂痛取肩中俞、颈灵；配少冲、关冲。后背痛选颈灵、臂臑，配阳溪、商阳。用小宽针快速进针并迅速拔出，后拔罐，每穴出血1ml起罐。7天1次，3次为1个疗程。

【针刺后拔罐法】

方法一：天宗、肩贞、阿是穴。用铍针直入直出深至骨膜，出针后拔罐，留罐10分钟。去罐后局部按摩，头部做旋转运动，每3~5天1次，一般治疗3次。

方法二：取C_2~C_7夹脊穴（相应病变椎体）。配穴为肩井、天宗、曲池、外关、百会、风池、内关。用28号2寸毫针以平补平泻手法，得气后接电针，治疗30分钟，出针后在背部阿是穴拔罐6~10个，留罐 5~10 分钟，再用梅花针叩刺，手法由轻到重，令皮肤出血，每日 1 次，10 次为 1 个疗程。

方法三：针刺颈三针（大椎穴、颈椎两侧的夹脊穴），出针后在大椎穴上拔罐 10~15 分钟，每日 1 次，10 次为 1 个疗程。

【针罐法】

方法一：选华佗夹脊穴。先用拇指沿夹脊穴向下按压滑动，找出敏感点，以 1.5~2 寸毫针向脊椎方向斜刺，至出现针感停止进针，施以相应手法加强针感；在敏感穴对侧，用上法刺 1 针，针上分别拔罐，留针罐 20 分钟。对脊椎两侧反应点不对称者，仍可应用上述方法针刺、拔罐。

方法二：取颈夹脊穴，风池穴，大椎穴。夹脊穴针 1~1.5 寸，针尖向脊柱斜刺，使针感向颈肩背部放射。大椎穴直刺 1~1.5 寸，使局部产生酸麻胀感并向两肩扩散。风池穴针 1~1.5 寸，针尖向对侧眼眶斜刺，使局部产生酸麻胀感并向头顶部或眼眶扩散。留针，将一艾条套在针柄上点燃，待毫针完全冷却后出针，并在大椎穴上加拔罐。每日 1 次，每次 5~15 分钟，10 次为 1 个疗程。疗程间休息 3~5 天。

方法三：以大椎穴为中点，取大椎穴上 5 分处项脊旁开各 5 分为 2 个针刺点，再取大椎穴下 5 分处旁开 5 分夹脊穴为 2 个针刺点。用 28 号 1.5 寸毫针，各刺入 5 分 ~1.2 寸深，不提插，接治疗仪 30 分钟；起针后在针刺点区拔罐 10~15 分钟，能拔出血为佳，拔罐后用颈椎牵引器牵引 15 分钟，每日 1 次，5 次为 1 个疗程。

【挑治拔罐法】

在颈部寻找病变椎旁压痛点，或患侧肩臂麻痛、条索、硬结激发点为挑治部位。若无明显压痛点，可在骨质增生部位的椎体棘突间旁开 1~2cm 处为挑治部位。每次选 2~3 点，用 0.5% 利多卡因皮下做浸润麻醉后，将皮肤挑破长 0.3~0.5cm，挑断皮下纤维索条，针尖在肌肉内做上下左右剥离，有酸麻胀感觉时退出针体，然后迅速在术口处拔火罐，见火罐内积血 5~10ml 时起罐，用消毒纱布包扎。7~10 日挑治 1 次，2 次为 1 个疗程。

【梅花针叩刺后拔罐法】

方法一：分两组取穴，一组为大椎、肩中俞、肩外俞；二组为大杼、肩井、肩髃。每次选用一组或两组全用。先用梅花针叩刺至皮肤发红，并有少量出血，然后拔罐 10~15 分钟，以拔出瘀血为度。每日或隔日 1 次，10 次为 1 个疗程。

方法二：用梅花针叩刺病变椎体周围的压痛点、阳性反应物或 C_4~C_7 旁 0.5 寸处，至皮肤出血后拔罐 5~10 分钟，如此反复 3 次，每次罐内可见黄浊黏液，擦净后用艾条温灸 10 分钟。隔日 1 次，10 次为 1 个疗程。

【药罐法】

主穴：曲池、大杼、风门。配穴：天宗、肩井、肩髃、曲池，或取阿是穴。用艾叶、防风、杜仲、麻黄、木瓜、川椒、穿山甲、土元、羌活、独活、苍术、苏木、红花、桃仁、千年健、透骨草、海桐皮各 10g，乳香、没药各 5g。水煎煮罐 3 分钟，拔于上述诸穴 7~8 分钟，隔日 1 次，10 次为 1 个疗程。

四、常用拔罐法的临床应用

（一）刺络拔罐

● 案例一[1]

一般资料：本组患者中，男性 102 例，女性 84 例。最大为 68 岁，最小为 24 岁。病程最短者为

10 天，最长 20 年。随机分为治疗组 116 人，对照组 70 人。

治疗方法：（1）治疗组：梅花针加拔罐法治疗：患者伏案式坐位，用梅花针叩打大椎穴。手法轻重适度，以局部出现轻微渗血为度，然后在出血部位拔火罐，留罐 20~30 分钟，火罐内可见有少量渗血，隔 2 天治疗 1 次；10 次为 1 个疗程；一般需 1~2 个疗程。

（2）对照组：取风池、大椎、夹脊穴、阿是穴、曲池和列缺。常规消毒，用 28~30 号，1~1.5 寸毫针针刺，留针 20~30 分钟，其间运针 1 次。每日 1 次，10 天为 1 个疗程，一般 1~3 个疗程。

治疗结果：治疗组显效 82 例，好转 31 例，无效 3 例。对照组显效 31 例，好转 34 例，无效 5 例。

临床体会：根痛型颈椎病的病变实质是颈椎骨关节变化累及其周围软组织，压迫或刺激颈神经及臂丛神经而出现的一系列临床证候群。中医学认为"痹证"因风寒湿三气杂至，合而为痹。运用梅花针叩刺可改善局部微循环。《本草纲目拾遗》中提到火罐的作用："罐得火气，合于内，即牢不可脱……肉上起红晕。罐中有气水出，风寒尽出。"两种方法合用可增加周围软组织的营养供应，以解除痉挛，消除炎症，减轻或解除神经根的刺激症状，使其恢复正常。

- 案例二[2]

一般资料：本组 240 例患者中，男性 105 例，女性 135 例；其中 30~40 岁 66 例，41~50 岁 111 例，51~60 岁 57 例，60 岁以上者 6 例；工人 93 例，干部 120 例，教师 27 例；病程最长者 6 年，最短者 20 天，多无明显外伤史。其中神经根型 114 例，椎动脉型 78 例，脊髓型 3 例，交感型 6 例，混合型 39 例。均有反复"落枕"史，颈肩部，颈背部或颈臂部不适，疼痛及颈部活动障碍等症状。神经根型以一侧上肢放射性疼痛为主；颈动脉型以头痛、恶心、耳鸣等为主；脊髓型以两上肢麻木，步履不稳，下肢无力为主；交感型以头痛，偏头痛，视力减弱，咽部有异物感为主；混合型则多见两型或两型以上的症状。

治疗方法：患者两手扶椅背倒坐，解开内外衣纽扣，松开领子，暴露大椎穴区。医者以碘酒、酒精常规消毒，用消毒过的梅花针用力在大椎穴区叩打 15 次左右，以局部皮肤轻微出血为度，然后用大号玻璃火罐在大椎穴拔罐，采用闪火法，待拔罐部位充血发紫，并拔出少量瘀血黏液。每次拔 10~15 分钟。起罐后，用消毒干棉球拭净恶血黏液，外敷抗菌软膏以防感染。叩打和拔罐总出血量控制在 10~20ml，隔 2 天治疗 1 次，1 次为 1 个疗程。

治疗结果：基本治愈 120 例（占 50%），显效 75 例，有效 42 例，无效 3 例，总有效率为 98.7%。治疗最长 5 个疗程，最短 5 次。

临床体会：颈椎病属中医学"骨痹"范畴，为中老人的多发病。颈椎乃督脉所通过，大椎穴为督脉之经穴，乃手足三阳和督脉之会，可通达周身之阳气。督脉痹阻，气血凝滞，累及手足三阳之经，就会出现有关部位的酸冷板滞，放射性酸痛等症状。治宜通瘀蠲痹，疏畅督脉，取穴大椎。因梅花针扣刺加拔火罐，可振奋阳气，改善椎管周围血液循环，解除对椎动脉、颈神经根及脊髓的压迫与刺激，从而缓解临床症状。

（二）针刺加刺络拔罐

- 案例一[3]

一般资料：本组病例 500 患者，其中男 220 例，女 280 例，30~40 岁 50 例，41~50 岁 240 例，51~60 岁 150 例，60 岁以上 60 例；疗程在 3 年以下者 250 例，3~5 年者 140 例，5 年以上者 110 例。

治疗方法：（1）刺络拔罐：在颈项部找出明显压痛点，选 1~2 处，先以 75% 酒精局部消毒，用三棱针局部点刺 3~5 下，令其出血，再以闪火法拔罐，出血 3~5ml 为度。

（2）颈椎夹脊刺：以 X 线片为依据，在增生椎体旁开 5 分处，用 1 寸毫针刺入 0.5~0.8 寸，施以平补平泻手法，令针感达整个颈肩部。

（3）针刺头肩穴：有单侧或双侧上肢痛麻者，针刺一侧或双侧头肩穴，令针感达手指（闪电样放射于患侧手指部）。以上方法每日治疗 1 次，7 次为 1 个疗程，疗程间休息 2~3 天。

治疗结果：本组 500 例患者经上述方法治疗后，总有效率达 100%，显效率与痊愈率合计达 90%。治疗时间最短者仅 2 次，大多为 1~2 个疗程，最长者达 3 个疗程。

临床体会：本组病例的痊愈率达 64%，显效率达 20%，好转率达 16%，其总有效率达 100%。这表明刺络拔罐法治疗颈椎病是一种取效快捷的好方法。从疗效分析表明，刺络拔罐法对不同年龄组的患者均可取效，而尤以病程短者为佳，疗程最短者仅经 2 次治疗即愈。大多患者经 1~2 个疗程即可获得满意疗效。

颈椎病是常见病，尤以中老年为多见，其形成与职业、劳损或外伤有密切关系，主要的病机是营卫失和，筋脉失养，进而气血瘀滞，经脉闭塞，刺络拔罐法可去其瘀血，促进气血运行，从而改善颈项部的血液营养状态，正如张子和在《儒门事亲》中所言："出血者，乃所以养血也。"而且取穴以局部痛点为腧和颈项夹脊刺，其目的也在于疏调局部气血而达其治疗的目的。

为了获取满意的疗效，患者在治疗期间除了要注意纠正不良姿势，如坐姿及卧姿，必须要配合功能锻炼或在医生指导下行颈部运动操。

● 案例二[4]

一般资料：本组 108 例患者中，男 66 例，女 42 例；年龄最小 32 岁，最大 68 岁；病程多为 1~4 年。

治疗方法：以行气活血，通络止痛，补益肝肾为主。主穴取颈椎夹脊穴、养老穴。若颈项疼痛加风池、天柱、昆仑；手指麻木加外关、合谷、八邪。颈椎夹脊，于颈椎旁开 0.5 寸，进针约 1 寸，针尖方向斜向脊柱，用捻转补法，使局部有酸重感；养老穴可向上斜刺 0.5 寸，行捻转泻法；如颈臂部有明显的压痛点，可以痛为腧，以三棱针点刺出血，闪火拔罐，令其出血 5ml 左右；风池穴可向对侧外眼角方向斜刺 1~1.5 寸；天柱直刺 1 寸，均以捻转补法；昆仑直刺 1~1.5 寸，行捻转泻法；伴手指麻木加刺外关，直刺 1 寸；合谷直刺 0.5~1 寸，行泻法；八邪直刺，行捻转补法，以上诸穴均留 20~30 分钟。每日针刺 1 次，配穴可随证应用，10 天为 1 个疗程，疗程间隔为 2~3 天，可连续治疗 2~3 个疗程。

治疗结果：经 2~4 个疗程综合治疗后，临床症状完全消失 73 例，占 84.9%。临床症状基本消失 8 例，占 9.3%。临床症状无改善 5 例，占 5.8%。

● 案例三[5]

一般资料：96 例患者随机分为两组。治疗组 66 例，男性 29 例，女性 37 例；年龄最大 65 岁，最小 34 岁；病程最短 3 个月，最长 10 年。对照组 30 例，男性 13 例，女性 17 例；年龄最大 62 例，最小 35 岁；病程最短 4 个月，最长 8 年。

治疗方法：治疗组主穴取大椎、大杼、C_5~C_7 夹脊穴；随症配穴，头晕配风池、百会，失眠配百会、印堂；耳鸣配听宫、听会、翳风；肩痛配肩髃、肩髎；手部疼痛配外关、中渚、合谷。用 0.38mm × 40~50mm 毫针，主穴以大椎穴为中心围刺 6~8 针，均从周边向中心斜刺 0.8~1.2 寸；配穴风池向下斜刺 1~1.5 寸；百会、印堂平刺 0.8~1 寸，其余配穴直刺 0.5~1.5 寸。行平补平泻手法，有针感后，连接电针机，采用疏密波，电量以患者感到有麻胀感为宜，每日 1 次。刺络拔罐，取大椎、大杼、C_5~C_7 夹脊穴，消毒穴位后，将三棱针针尖置酒精灯上烧 1~2 分钟，用酒精棉球擦拭冷却，用左手将穴位处皮肉捏紧略上提，右手持三棱针在所取穴位处快速散刺 6~12 针，进针 0.1~0.2 寸，微微出血即可，用新型罐疗器在散刺处拔罐，视罐内散刺处出血程度决定罐的负压大小，留罐 10~15 分钟，吸拔出血 5~15ml，隔天 1 次。对照组除不行刺络拔罐外，其余均同治疗组。两组均以电针 10 次为 1 个疗程，疗程间休息 3 天。共观察 3 个疗程。

治疗结果：治疗组 66 例，痊愈 21 例，显效 23 例，有效 21 例，无效 1 例，总有效率 98.5%。对照组 30 例，痊愈 6 例，显效 8 例，有效 13 例，无效 3 例，总有效率 81.8%。两组经统计学处理，$P < 0.01$，差异有极显著意义，治疗组疗效明显优于对照组。

临床体会：颈椎病是由于肝肾亏虚、气血衰少，卫外不固，风寒湿邪乘虚侵入机体，导致气滞血瘀，搏结于颈项筋骨，经脉不通，气血运行不畅，筋骨肌肉失于气血的温煦和濡养所致。大椎为督脉要穴，并为诸阳之会，主治项强等证。大椎穴针后加拔罐，可使督脉乃至六阳经所辖颈项部的功能得到调整，缓解项强、头痛的症状。大杼穴属足太阳膀胱经，具有调节全身阳气的作用，此穴为骨之会穴，可强壮骨髓而治骨病；又是手足少阳、太阳之会，有祛风除湿之功。夹脊穴为经外奇穴，位于颈背部夹督脉伴足太阳经而行。在局部解剖上每穴都有相应的椎骨下方发出的脊神经后支及其相应的动、静脉丛。因此，依据"经脉所过，主治所及"的理论，针刺颈部夹脊穴，能直达病所，疏通经络、气血，使局部血液循环加快，改善其周围组织营养，同时能通过脊神经和交感神经及体液调节，使颈部功能趋于协调。本组病例治疗组疗效优于对照组。

● **案例四**[6]

一般资料：所有病例均为门诊患者，临床观察分为两组，电针加刺络拔罐为治疗组，共 66 例，其中男 27 例，女 39 例；年龄最小 28 岁，最大 70 岁；病程最长 20 余年，最短 2 周。单纯用电针为对照组，共 42 例，其中男 18 例，女 24 例；年龄最小 35 岁，最大 73 岁；病程最长 20 余年，最短 1 个月。治疗组 66 例中，颈型 21 例，神经根型 25 例，椎动脉型 9 例，混合型 11 例。对照组 42 例中，颈型 14 例，神经根型 16 例，椎动脉型 5 例，混合型 7 例。

治疗方法：（1）电针治疗：取颈夹脊、风池、肩井（均双侧），并随症加减。头胀痛或偏头痛加头维、率谷（患侧）；臂痛、麻木加天宗、肩髃、曲池。患者取正坐位；取 30 号 1.5 寸不锈钢毫针，取 C_2~C_7 颈夹脊，针刺方向朝下，稍偏向内，进针 1~1.2 寸，用提插捻转泻法，使患者感到有明显的局部酸胀感；风池针刺方向朝同侧的嘴角，进针 1 寸许，捻转泻法，要求针感向头顶放射；肩井穴针向脊柱方向斜刺，进针 1 寸左右，捻转泻法，以得气为度；头维、率谷穴，沿皮向后平刺；天宗穴直刺，进针 1 寸左右。针刺得气后，接通 G-6805 电针仪，频率为 1Hz，电流强度以患者能耐受为度，留针 30 分钟。

（2）刺络拔罐：治疗组患者在电针治疗后，加用刺络拔罐法。取阿是穴（通常在脊柱两侧或肩胛骨内上角寻找压痛点），皮肤局部消毒后，用七星针由中度到重度快速叩刺 3~5 秒，使皮肤出现细小的血珠。叩刺结束后，选用大小合适的真空抽气罐吸拔叩刺部位。留罐 3~5 分钟，可拔出瘀血 5~20ml。起罐后，用消毒干棉球擦净瘀血，每周治疗 2 次，10 次为 1 个疗程，连续治疗 2 个疗程。

临床体会：针灸治疗颈椎病具有疗效显著、操作简单、费用低、不良反应少的特点，临床应用较多。笔者在临床上早期采用单纯电针治疗，也能取得较好的疗效，电脉冲可以使局部肌肉有节律地收缩，改善肌肉的血液循环和组织营养，促进渗出物的吸收，消除局部肿胀。同时，电针还可以使局部痉挛的肌肉得以松解，加快损伤部位的修复，收到临床治疗效果。但单用电针治疗颈椎病，临床上仍有部分患者的症状不能获得明显改善，而这部分患者往往疼痛明显，局部体检可扪及肌肉痉挛结节。笔者认为，此即中医学理论谓之瘀血阻络，不通则痛，试用刺络拔罐法，在阿是穴处拔出瘀血，临床疗效非常满意。笔者以电针加用刺络拔罐法作为颈椎病的常规治疗方法，与单纯用电针治疗对照，效果明显提高，说明刺络拔罐法对颈椎病疗效确切。

（三）针刺加拔罐

● **案例一**[7]

一般资料：本组 145 例患者，其中男 78 例、女 67 例，年龄 25~45 岁 31 例，46~65 岁 90 例，65 岁以上 24 例。分型以神经根型 15 例，椎动脉供血不足型 83 例，交感或混合型 47 例。各型颈椎病 X 片结果几乎都显示不同程度的颈椎骨质增生，椎体边缘唇样变，项韧带钙化，颈椎生理曲度变直，甚而反曲。

治疗方法：取新设、百劳穴。患者取俯伏坐位或俯卧位头向下低，常规消毒后，先在新设穴进针，得气后在双侧新设穴拔罐，用小罐、再在双侧百劳穴进针，得气后，在双侧百劳穴拔罐总共 4 只罐。留罐 15~20 分钟。时间不可再长，否则容易起疱，以皮肤发紫黑色为最佳，隔天 1 次，7 次为 1 个疗程。

治疗结果：治愈 39 例，显效 57 例，好转 41 例，无效 8 例，总有效率 94.4%。

临床体会：颈椎病在中老年知识分子及某些长期处于单一工作姿势的人群中，为多发病，且有年轻化的趋势。轻则时有头部眩晕，颈部僵硬不适，重则恶心、晕倒，严重影响患者的学习和工作。本组治疗结果表明，对于年纪尚轻，颈椎仅有轻度骨质增生，颈椎生理曲度尚在，或仅仅颈部有炎症反应，应用本法往往 2~3 次即可治愈。对于年事已高，项韧带严重钙化，椎体严重增生，颈椎生理曲度消失，甚而反曲及颈部有外伤史者，则疗效较差。总之，针罐合用具有疏通经络、活血化瘀、调节经脉之气的作用。对消除增生及粘连组织对脊神经及血管的压迫，恢复颈部良好的血液循环及神经传导，缓解颈椎病的各种症状均有很好效果。

● **案例二**[8]

一般资料：本组 70 例患者中，男 38 例，女 32 例；病程最长 8 年，最短 3 个月；其中神经根型 43 例，椎动脉型 27 例。

治疗方法：针刺主穴取大椎、C_4~C_7 夹脊穴。神经根型选配肩髃、肩髎、曲池、外关、中渚、合谷，均取患侧；椎动脉型选配风池、天柱、太阳及头针晕听区，双侧均取。选 28~30 号 1.5 寸毫针，常规消毒后依部位进针；夹脊穴直刺或稍向脊椎方向斜刺，施平补平泻手法，使颈部穴有胀感或向上肢传导。每次留针 30 分钟，每日 1 次。起针后，大椎穴选用真空拔罐，以拔出瘀血为度，然后留罐 10 分钟。隔日 1 次。

治疗结果：治疗结果显效 52 例，占 74.3%，有效 16 例，无效 2 例，总有效率 97.1%。其中神经根型显效 30 例，有效 12 例，总有效率 97.7%；椎动脉型显效 22 例，有效 4 例，总有效率 96.3%。

临床体会：颈椎病一般认为多由慢性劳损、外伤损伤血络，瘀血内停或感受风寒湿邪，经脉为邪所阻，导致气血不通，累及手臂则酸麻胀痛，累及椎基底动脉则供血不足，出现头晕、头痛、视物不清、耳鸣、恶心等症状。中医学认为"诸髓者皆属于脑""头者，精明之府也"。《医学从众录·眩晕》指出："血少则脑失濡养，精亏则髓海不足而易致眩晕。"颈夹脊穴虽属奇穴，但位居督脉，可调节全身阳经经气，改善颈部软组织血液循环，解除痉挛，消除炎症，减轻或解除刺激和压迫症状。配合拔罐法能够逐寒除湿，活血化瘀，缓解痉挛。

● **案例三**[9]

一般资料：本组 156 例患者中，男 69 例，女 87 例；年龄 23~74 岁；病程 2 个月 ~20 年。

治疗方法：主穴根据 X 线片或 CT 提示的病变部位选颈夹脊、大椎穴。肩背部酸痛配肩井、天宗；手指及前臂酸痛、麻木配曲池、臂中、后溪；头晕、心悸配百会、风池、风府。患者取坐位，选定穴位后，常规消毒，医者用 28 号 1~3 寸毫针针刺。夹脊穴刺 1~1.5 寸，针尖向脊柱斜刺，得气后施以提插手法，使针感向颈肩背部放射；大椎穴直刺 1.2~1.5 寸，施以捻转手法，使局部及肩臂酸胀；风池穴针尖向对侧眼球方向刺入，深刺 1.5 寸，使酸胀感遍及整个头部；百会穴针尖向前顺督脉走行方向刺入；肩井、天宗穴据患者胖瘦情况针刺 1~1.5 寸，针感局部酸胀，并向颈部及手臂放射；其他穴位得气后施以平补平泻手法。然后在针柄上套置一长 2cm 的艾条，在接近穴位的一端点燃，让艾条完全燃尽后出针，其中大椎穴及颈夹脊穴出针时摇大针孔，不按压，立即在该处用闪火法拔上口径合适的火罐，留罐 10 分钟左右，以拔罐部位呈紫红色及出血为度。每日 1 次，1 次为 1 个疗程。

治疗结果：经治疗 1~2 个疗程，156 例患者中，临床治愈 76 例（48.7%）；69 例（44.3%）显效；11 例（7.0%）有效。

临床体会：颈椎病多因体虚感受寒湿，导致经络气血阻滞，或因闪挫等外力损伤颈部脉络，导致经气不通而痛。针刺加艾灸能起到温经通络、散寒消瘀、扶正祛邪、增强体质的作用，更配以拔罐通经气，行血脉，散瘀消肿止痛。三者合用疗效显著。

● **案例四**[10]

一般资料：本组 83 例患者中，男 38 例，女 45 例；年龄最小 40 岁，最大 72 岁；其中病程最短半年，最长 9 年。

治疗方法：主穴取相应病变颈椎夹脊穴、局部压痛点、大椎穴；头晕、头痛可加风池、风府、哑门穴；肩背酸痛加肩井；合并肩周炎加肩髎、肩贞；前臂及手指麻痹取曲池、外关穴。患者取俯伏坐位，选定穴位，皮肤常规消毒后，医者选择 29 号或 30 号 3 寸毫针，深刺得气后施以平补平泻手法，然后留针，将 2~2.5cm 的艾条套在针柄上，在接近穴位的一端点燃，让艾条完全燃尽，毫针完全冷却后出针。出针后，在大椎穴、颈部夹脊穴等处吸拔口径合适的火罐，在罐口上涂上一薄层凡士林以增加吸力。夹脊穴深刺 1~1.5 寸，视肌肉层厚薄而定，针尖向脊柱斜刺，并使针感向颈肩背部放射；大椎穴可直刺 1~1.5 寸，使局部产生酸胀感并向下或两肩扩散；风池穴可深刺 1~1.5 寸，针尖向对侧眼眶斜刺，使局部产生酸胀感并向头顶颞部、前额或眼眶扩散。留罐时间为 5~15 分钟，以拔罐局部出现红晕为度。每天治疗 1 次，10 次为 1 个疗程，疗程之间可休息 3~5 天。

治疗结果：83 例中，临床近期治愈者 29 例，占 34.9%；显效 33 例，占 39.8%；有效 17 例，占 20.5%，无效 4 例，占 4.8%，总有效率为 95.2%。

临床体会：颈椎病的发病机制较为复杂，患病初期症状较轻，尽早进行针灸治疗多能获得较佳疗效。本组病例采用深刺风池、夹脊穴、大椎穴等穴位的方法治疗，是因为颈椎病在痹证中属于"骨痹"的范畴。《灵枢·官针》有"输刺者，直入直出，深内之至骨，以取骨痹"的论述。深刺颈部夹脊穴等穴位即如"输刺"，因而能"取骨痹"。采用温针加拔罐治疗颈椎病，是因为温针具有温经散寒、祛风通络、调和气血、除湿利关节的作用，更配以拔罐通经络行气血、散瘀消肿止痛，二者合用则疗效更加显著。

（四）**刮痧加拔罐**

● **案例一**[11]

一般资料：本组病例均为门诊患者，其中男 30 例，女 38 例；年龄最小 16 岁，最大 85 岁；病程最短 3 天，最长 19 年。

治疗方法：（1）刮痧：刮拭部位为颈部 3 条线即督脉及双侧的胆经，主要穴位有风府、大椎、命门、风池、肩井、曲池。暴露治疗部位，局部涂刮痧油。医者右手持拿刮痧板，蘸取刮痧油（一边刮拭，一边蘸油），利用腕力和臂力，以刮痧板边缘 1/3 处触及患部皮肤并倾斜 45° 角，用力均匀适中，由轻渐重，按血液循行方向和经脉线由上而下、由内而外顺次刮拭。刮拭面应尽量拉长，每个部位刮30~60 次，以患者能耐受或出痧为度。每次刮拭 30~45 分钟。初次治疗时间宜长但手法不宜太重。间隔 3~5 日再行下一次刮拭，直到患处无痧斑、瘀块，病证自然痊愈为止。通常连续 4~5 次为 1 个疗程，间隔 10 天再行下 1 个疗程。如果刮拭 2 个疗程仍无效者，应进一步检查，必要时加定罐、走罐和叩击术。

（2）拔罐：部分患者刮痧后行局部定罐和走罐术，主要在大椎、肩井等穴位，留罐时间一般为15 分钟左右。起罐后再行轻刮或按搓定罐部位，最后叩击风府、天柱。每 5 日施术 1 次，一般治疗3~5 次，最多不超过 10 次。

治疗结果：本组 68 例经上述治疗全部获效。痊愈 45 例，占 66.2%，其中经 1 次治疗痊愈者 2 例，2 次治疗痊愈者 9 例，3 次以上治疗痊愈者 34 例；好转计 23 例。

临床体会：由于颈椎生理解剖上的特殊性，使附着在横突周围的软组织很容易受到撕裂损伤，从而引起局部组织炎性肿胀、充血、液体渗出等病理变化，继而发生滑膜、纤维组织、纤维软骨的增生、瘢痕粘连、筋膜肌腱挛缩等病理变化，产生相应症状。刮痧是中医学的传统疗法之一，能达到疏经活络、调气行血止痛、松解粘连、改善局部血液循环、促进细胞代谢、增强机体免疫力的功效，是治疗颈椎病有效的自然疗法之一，再配合局部拔罐、叩击，三者作用互补、相得益彰而起舒筋活血化瘀、行气通络止痛的功效。

● 案例二 [12]

一般资料：65 例均为门诊患者，随机分为观察组及对照组，观察组 39 例，男 27 例，女 12 例，年龄 35~57 岁，病程最短 2 个月，最长 5 年；对照组 26 例，男 17 例，女 9 例，年龄 32~59 岁，病程最短 1 个月，最长 3 年。两组一般情况经统计学处理，无显著性差异（$P > 0.05$），具有可比性。

治疗方法：观察组先经络刮痧后刺络拔罐，经络刮痧采用水牛角制成的长方形刮痧板，介质采用中国中医研究院（现中国中医科学院）研制的刮痧油，刮拭经络以督脉、手足太阳、手足少阳经为主，路线分主线和配线，主线有风府—身柱、风池—肩井；配线有天柱—膈俞、大椎—巨骨。一般主线为必刮线，再根据酸痛所在部位选取相应的配线，操作时先在所刮部位涂少许刮痧油，刮痧板与皮肤成 45° 角，由上而下，先主线后配线，先中线后旁线，刮拭力量以患者可耐受为宜，先轻后重，缓缓而行，刮至皮肤明显见痧，即皮肤出现红色粒状、片状潮红、紫红色或暗红色的血斑、血疱即可。酸痛处及风池、百劳、肩井、肩中俞、肩外俞、曲垣、天宗等可重点刮拭。刺络拔罐是从痧斑中寻找紫红色或暗红色的血斑或血疱，常规消毒，用三棱针刺破皮肤，每次 3~5 个，然后用闪火法在其上拔罐 10 分钟，可有瘀血拔出，每隔 5~7 天治疗 1 次，也可待痧退后再治疗，4 次后观察疗效。

对照组以阿是穴、百劳为主穴，据病位配取风池、肩井、肩中俞、曲垣、天宗等穴，常规消毒后，取对毫针，垂直皮肤进针，得气后留针 30 分钟，每 10 分钟行针 1 次。起针后在阿是穴及其周围拔罐 10 分钟。每日 1 次，每周 5 次，4 周后观察疗效。

治疗结果：观察组 39 例中，痊愈 19 例，显效 12 例，好转 7 例，无效 1 例。对照组 26 例中，痊愈 7 例，显效 6 例，好转 10 例，无效 3 例。两组总有效率比较无显著性差异，但是愈显率比较则有显著性差异，说明观察组的痊愈率及显效率明显优于对照组。

临床体会：刮痧实际上是一种民间疗法，一方面通过对病痛局部及其相关经络腧穴的刮拭，使人体的神经末梢及感受器受到刺激，并通过神经及体液等调节肌肉、内脏、心血管的生理功能，调动机体的免疫功能及愈病能力；另一方面，通过局部大面积的刮拭，能使局部毛细血管扩张，促进机体病痛局部的血液循环和新陈代谢，使病痛局部的软组织得到修复。刺络拔罐具有活血通络，破瘀生新，散寒祛湿，调和气血的作用。因此，两法相辅疗效显著。

（五）挑刺加拔罐

● 案例一[13]

一般资料：共 324 例患者，均符合颈椎病神经根型的诊断标准。

治疗方法：选穴时，充分暴露患者颈背部，反坐在带靠背的椅子上，头向前低屈。医生在自然光线下寻找阳性反应点，反应点不明显时，可将治疗点选在患者椎体的体表相应华佗夹脊穴作为挑刺点，每次治疗 3~5 穴，但其中的一穴须在督脉上。选择好治疗穴位后，局部常规消毒，用 2% 的利多卡因在皮肤做直径 1cm 左右的浸润麻醉，然后用三棱针将麻醉的皮丘挑破，使其出血或黏液流出，再将三棱针刺入皮下 0.3cm，将皮肤下部分纤维组织挑断。依次将选择的治疗点挑刺，将火罐拔在挑刺点上，留罐 5~10 分钟，在取罐的同时用消毒液将挑刺点重新消毒敷上鲜姜片，用纱布覆盖胶布固定。每周挑刺 1 次，3 次为 1 个疗程。

治疗结果：共治疗 324 例，治愈 94 例，显效 194 例，有效 18 例，无效 18 例。

临床体会：笔者认为通过三棱针挑刺加拔罐疗法，有疏通经络、行气活血、祛风散寒、温经通痹、消除瘀滞的作用。从西医学角度讲，可以消除局部肌肉紧张，调节关节内外力学平衡状态，从而消除炎症、水肿、粘连，改善血液供应，促使局部病变组织修复而使疾病痊愈。

● 案例二[14]

一般资料：124 例患者均来自门诊或病房，其中男 78 例，女 46 例；年龄最小 28 岁，最大 72 岁，28~40 岁 15 例，41~50 岁 35 例，51~60 岁 52 例，61 岁以上者 22 例；病程最短者 10 天，最长者 12 年。

治疗方法：C2~C7 夹脊穴、肩井、肩外俞、天柱、大杼、风门穴。每次选 2 穴，每日 1 次，7 日为 1 个疗程，休息 3 日，接下 1 个疗程。患者坐位，所选穴位常规消毒，医者以 2% 普鲁卡因在所选穴位皮下注射约 1cm 皮丘，然后用小号巾钳钳到皮下固定，用右手持巾钳柄，沿经脉走向或肌腱走向来回上下摇挑 100 次左右，至摇挑穴位周围组织瘀血，松开巾钳，再用火罐拔在摇挑的穴位上，吸出瘀血，约 10 分钟后瘀血出尽，起罐，用干棉球清理罐中及挑治伤口的瘀血，消毒创口后，外贴无菌小纱垫，胶布固定。嘱患者当日洗浴时不要污染伤口。

治疗结果：治疗 1 个疗程痊愈 41 例，显效 20 例；2 个疗程痊愈 25 例，显效 12 例，好转 6 例；3 个疗程痊愈 13 例，显效 7 例。

临床体会：针挑疗法是《黄帝内经》"毛刺""浮刺""半刺""络刺""直针刺"等刺法的发展，其作用机制是通过挑治局部穴位、十二皮部和络脉，起到疏通经脉、调和气血、扶正祛瘀的作用。用小巾钳摇挑后拔火罐，吸出瘀血，是把针挑、火罐、刺络放血三种疗法有机结合，加强了疏通经脉、调和气血阴阳、扶正破瘀生新之功。

● 案例三[15]

一般资料：89 例患者中，男性 40 例，女性 49 例；年龄 30~62 岁；病程均在 2 年以上。

治疗方法：选择病变椎体及其两侧 2cm 处或肩背部压痛敏感点作为挑刺点。患者面对椅背而坐，两上肢放在椅背上，背向术者。定好挑点后，术者先消毒再用 2% 普鲁卡因皮下注射麻醉。用挑刺针尖对准挑点，挑破表皮约 0.3cm 深，然后深入表皮内再挑，针尖由深到浅牵拉皮内白色纤维，挑断为止。每次挑 3~4 个点，在肩部压痛敏感点有硬结及条索状物处加挑 1~2 个点，效果更好。一般每周挑刺 1 次，严重者可每周挑 2 次，3 次为 1 个疗程。挑刺结束后，选用适当的玻璃罐在挑刺创口上闪火拔罐，留罐时间为 5~10 分钟，拔出瘀血，根据患者的体质和病程决定拔出血量，如拔出瘀血呈紫黑色，可在挑口处连拔 2~3 罐，直至拔出鲜红色血为止。起罐后拭干血水，消毒，然后盖一层鲜姜片，纱布覆盖，胶布固定即可。

治疗结果：本组患者经治疗后痊愈 82 例，好转 6 例，无效 1 例。

临床体会：中医学认为，颈椎病乃气血阻滞所致，通过挑刺，能疏通经络，活血止痛。在挑口上拔罐，拔出黑色瘀血，有散结止痛作用。用生姜片敷盖挑口，能温经散寒，促进局部血液循环。

五、注意事项

拔罐法治疗早期的颈椎病可取得较好的临床效果，如配合按摩则疗效更佳。在治疗期间，患者应注意纠正不良的姿势与习惯，避免颈部长时间处在一个姿势，时常做摇颈动作，以缓解颈部肌肉群的紧张与痉挛。在睡眠时，应尽量用低枕，防止颈部疲劳。

参考文献

［1］陈焕农. 梅花针加拔罐法治疗神经根型颈椎病 186 例报告［J］. 安徽医学，1997，18（5）：56.

［2］刘贵仁. 梅花针加拔罐治疗颈椎病 240 例［J］. 陕西中医，1995，16（4）：175.

［3］乔静芬，杨晔. 刺络拔罐治疗颈椎病 500 例［J］. 天津中医学院学报，1997，16（3）：18.

［4］沈燕融，宫丽萍. 针刺结合刺络拔罐治疗颈椎病 108 例疗效观察［J］. 现代康复，2001，5（2）：114.

［5］王仙梅，周子信. 电针围刺加刺络拔罐治疗神经根型颈椎病 66 例［J］. 陕西中医，2004，25（1）：60.

［6］吴九伟. 电针加刺络拔罐治疗颈椎病 66 例临床观察［J］. 中西医结合学报，2003，1（3）：214.

［7］贺海荣. 针刺加拔罐治疗颈椎病 145 例［J］. 陕西中医，1997，18（4）：179.

［8］侯凤琴. 针刺颈夹脊穴配合拔罐治疗颈椎病 70 例［J］. 陕西中医，1999，20（7）：321.

［9］孙利，张燕. 温针加拔罐治疗颈椎病临床观察［J］. 中国民间疗法，2001，9（3）：50.

［10］刘若谷. 温针加拔罐治疗颈椎病 83 例临床观察［J］. 中国针灸，1996（5）：15.

［11］杨现新. 刮痧加拔罐治疗颈椎病 68 例［J］. 中国民间疗法，2004，12（11）：35.

［12］廖小七，李接凤，刘海宏. 经络刮痧配合刺络拔罐治疗颈型颈椎病 39 例［J］. 上海针灸杂志，2004，23（9）：28.

［13］王承山，张盛之，秦明珍. 挑刺加拔罐治疗神经根型颈椎病［J］. 中医药研究，2000，16（1）：28.

［14］练汉健. 摇挑加拔罐治疗神经根型颈椎病疗效观察［J］. 中国针灸，1997（3）：175.

［15］邢玉梅，刘志美. 挑刺拔罐治疗颈椎病 89 例［J］. 中国民间疗法，2004，12（4）：13.

肩关节周围炎

一、中医学概述

（一）概念

肩关节周围炎简称肩周炎，中医学称之为漏肩风，指肩周围疼痛，活动功能障碍的病证。其名称较多，如本病好发于 50 岁左右患者而称"五十肩"；因患肩局部畏寒怕冷，且功能活动明显受限，形同冰冷而固结，故称"冻结肩"。此外，还有"肩凝风""肩凝证"等称谓。

（二）辨证

1. 外邪内侵

临床表现：肩部窜痛，遇风寒痛增，得温病缓，畏风恶寒，或肩部有沉重感，舌淡，苔薄白，脉弦滑或弦紧。

证候分析：风寒湿邪侵袭肩部，阻滞肩部经脉，风性主动，故见肩得温痛缓、畏风恶寒，或肩部有沉重感。舌淡、苔薄白、脉弦滑或弦紧，为风寒湿邪侵袭、经络阻滞之象。

治则：祛风散寒，化湿通络。

2. 气滞血瘀

临床表现：肩部肿胀，疼痛拒按，以夜间为甚，舌黯或有瘀斑，苍白或黄，脉弦或细涩。

证候分析：肩部外伤，或久病入络，气血瘀滞于肩部，故见肩部肿胀、疼痛拒按以夜间为甚。舌暗或有瘀斑、苔白或黄、脉弦或细涩，为气血瘀滞之象。

治则：活血化瘀，消肿止痛。

3. 气血虚弱

临床表现：肩部酸痛，劳累后疼痛加重，或伴头晕目眩、气短懒言，心悸失眠、四肢乏力，舌淡，苔少或白，脉细弱或沉。

证候分析：营卫虚损，气血不足无以充养经脉，故见肩部酸痛、劳累后疼痛加重，气血虚弱，清窍、肢体失养，故见头晕目眩、气短懒言，心悸失眠、四肢乏力。舌淡苔少或白，脉细、弱或沉，为气血虚弱之象。

治则：益气养血，补气宣痹。

二、西医学概述

（一）概念

肩关节周围炎简称肩周炎，是肩周肌肉、肌腱、滑囊及关节囊的慢性损伤性炎症，上述结构的慢性损伤主要表现为增生、粗糙及关节内、外粘连，从而产生疼痛和功能受限。后期粘连变得非常紧密，甚至与骨膜粘连，此时疼痛消失，但功能障碍却难以恢复。本病好发于 40 岁以上的中老年，女性多于男性，左侧多于右侧，亦可两侧先后发病。

（二）诊断

（1）多在 50 岁左右发病，肩部疼痛，活动不灵，逐渐加重，病程较长，疼痛可向颈、耳、前臂和手部放射。

（2）肩关节活动渐受限制，尤以外展、外旋、后伸为甚，最后成"凝结肩"。

（3）患肩肌肉萎缩，肩部有广泛压痛，肩外展外旋障碍。

（4）X线摄片检查，肩关节多为阴性，有时可见骨质疏松或肩峰下钙化阴影。

三、现代常用拔罐疗法

【孟氏中药拔罐疗法】

主穴：肩髃、肩髎、肩贞、肩前、臑会、天宗、曲垣、肩井、天柱、大椎、天窗、缺盆、中府、阿是穴。风寒袭络加大椎、肩中俞、外关、曲池；经脉失养加大椎、中脘、曲池、外关。拔罐之前和拔罐之后分别在拔罐的局部外涂中药拔罐液。（彩图46、彩图47）

【火罐疗法】

风寒袭络选肩井、肩髃、曲池、外关。筋脉失养选①肩髃、曲池、天宗、大杼；②肩井、肩贞、臂臑、外关。

【刺络拔罐法】

方法一：取肩关节周围阿是穴。用七星针叩打皮肤微出血，继而拔罐令瘀血流出5ml，隔日1次。严重者用锋钩针痛点挑刺，进针深度0.5cm，钩断粘连的纤维，拔罐。

方法二：取穴病变局部、条口。在肩关节周围涂适量润滑油，拔罐，然后在疼痛范围内行走罐，至皮肤出现瘀血为止。用三棱针点刺条口出血后，拔罐10分钟，拔出数滴或使皮肤出现红色瘀血为止，每周治疗1次，8次为1个疗程。

【针罐疗法】

方法一：交叉取头区，常规消毒后进针，每分钟捻转200次，在肩关节痛区拔罐，每日1次，7日为1个疗程。

方法二：选阿是穴、肩俞、肩前、肩贞、曲池、臂臑。常规消毒后进针，得气后留针15~30分钟，起针后拔罐，每日1次。

方法三：取阿是穴。以1.5寸毫针快速刺入痛点，以针体平放、无疼痛不适、无酸麻胀感为佳。1分钟后，让患者带针活动肩关节，并配合拔罐，每日1次，10次为1个疗程，疗程间隔2日。

【针刺后拔罐疗法】

方法一：取患肩压痛点2~3处，用28号3寸毫针刺入2~3寸，提插，得气后留针15~20分钟，起针后拔罐，留罐7~12分钟，以针孔有渗血为佳。病情轻者隔日1次，重者每日1次。治疗6次。

方法二：主穴取肩三针（肩髃、肩前、肩贞）、曲池、外关、阿是穴。随症配穴。进针得气后，接电针仪刺激15分钟，强度以患者能忍受为度，起针后，患肩拔1~3个游走罐，配合功能锻炼并按摩患肢肩前，肩后和肩外侧。

【放血拔罐法】

方法一：交替取肩前（经外奇穴）、肩髃、大椎穴。用三棱针迅速刺入穴位2~3分，随即退针使其出血，如血液不畅可于针孔周围按压，选肩井、肩髃、天宗、肩贞、天泉、大椎穴拔罐，且可走罐，每次治疗20分钟，两日1次，10日为1个疗程。

方法二：取穴肩前、肩贞、肩井、臑俞、阿是穴。拔罐5~15分钟，待局部出现红晕或发绀后取下，用三棱针点刺使局部出血后再行拔罐，每罐出血量10~20ml，每次取穴2~3个，3日1次，3次为1个疗程，疗程间隔3~5天。

【针刺推拿配合刺络拔罐法】

针刺条山穴，令针感上行；并在患肩部运用点、按、揉、拿及分筋和龙虎交战等推拿手法，使患部疼痛明显减轻后，嘱患者做自主上举、前伸、旋转肩关节的运动，至活动度渐加大后出针，后在肩部压痛点进行刺络拔罐，每3~5日1次，并适当配合使用非甾体类药物抗炎。

【按摩、拔罐、刮痧疗法】

按摩：用掌揉法、滚法施于肩周肌肉，点揉肩俞、天宗、肩前、肩贞等穴，配合拔罐、刮痧疗法，每日1次，6次为1个疗程。

【透刺配合火罐疗法】

采用肩髃穴透刺极泉穴，肩内陵透肩贞穴，行泻法，留针20分钟后，进针处各拔火罐。

【刮痧加拔罐疗法】

后颈部由天柱至胸椎，肩上由颈侧至肩井，肩胛部取魄户、天髎、天宗、膈关一带，肩后取肩贞，肩前取中府，三角肌取肩髃、压痛点，前臂取曲池至外关。暴露治疗部位，常规消毒，右手持刮痧片，刮痧片的钝缘应与皮肤之间呈45°角，用力均匀适中，由轻渐重，按血液循行方向和穴位范畴的经脉线，由上而下，由内而外顺次刮拭，刮拭面应尽量拉长，每个部位刮20次左右，以患者能耐受或出痧为度，每次刮治时间20~25分钟，初次治疗时间不宜过长或手法不宜太重，治疗间隔5~7日，至患处无瘀块，自然痊愈为止。刮痧后行局部拔罐，10~15分钟后起罐。

【穴位注射加拔罐疗法】

取穴肩关节局部，阿是穴。在肩关节周围涂适量润滑油，拔罐，然后在疼痛范围内沿肌肉行走罐，至皮肤出现瘀血为止。然后将维生素B_{12}注射液5ml分别注射在压痛最明显点。每次注射2~3点，每周治疗1次，6次为1个疗程。

【针药罐法】

方法一：取肩三针（肩髃、肩前、肩贞）、臂臑、巨骨、阿是穴。针刺得气后，拔贮药罐（桂枝、红花各6g，苍术、乌梢蛇各9g，羌活、独活、木瓜、威灵仙各10g，乳香、没药各5g，水煎20分钟）20分钟，每日1次，10次为1个疗程。

方法二：用羌活、防风、白芷、芫花、白芍、吴茱萸、肉桂、姜黄、当归、花椒、川乌、细辛、威灵仙等，装入纱布袋中与竹罐同时放入锅内，加适量清水煮沸20分钟。主穴取阿是穴、条口；配穴取肩髃、肩髎、肩贞、肩内陵、曲池、内关。每次主穴必取，配穴可根据疼痛部位酌取3~4穴。穴位常规消毒，条口穴透刺承山穴，得气后施捻转提插强刺激手法，留针20分钟，出针前行针1次，然后将锅中药罐取出，滤去药液，在所针穴位上拔罐20分钟，每日1次，10次为1个疗程，疗程间隔5日。

【刺络药罐法】

取穴臂臑、肩髎。以上诸穴用7号针头缓慢刺入5~8cm，急速出针，摇大针孔并不闭针孔，然后在穴位周围呈放射状轻点刺，点与点间距较密，使皮肤微出血，擦净血迹，将野木瓜白药糊（野木瓜注射液1支，与云南白药混合成糊状），轻涂于刺血处，然后点燃酒精棉球，使药糊烘干。拔罐，留罐10~15分钟，操作完毕后用无菌纱布覆盖，隔日1次，5次为1个疗程。

【综合疗法】

取风池（双）、大椎、中渚、后溪、阳陵泉。患者俯卧位，胸部垫枕，双手交叉置于额前，风池穴针尖朝向鼻部，得气后留针；并在大椎穴上用闪火法拔罐20分钟，起罐后再起针。患者取坐位，取穴患侧后溪、对侧中渚、阳陵泉，得气后留针30分钟，留针期间不停捻转阳陵泉穴的毫针，保持强刺激，以患者能耐受为度。并令患者做肩部上举、后伸、前后晃动等动作。隔日 1 次。针灸间歇期嘱患者进行肩部功能锻炼，如弯腰晃肩法、体后拉手、甩手锻炼、爬墙活动，并对其进行心理疏导。

四、现代常用拔罐法的临床应用

（一）刺络拔罐

● 案例一[1]

一般资料：本组 50 例患者中，男 26 例，女 24 例；年龄 30~70 岁。

治疗方法：在患侧肩部寻找压痛点，常规消毒后，在痛点及周围处，以三棱针点刺 3~5 次，再在其上拔罐 10~15 分钟，每周 2~3 次，5 次为 1 疗程。在治疗期间，嘱咐患者每天进行甩臂、爬壁等肩关节锻炼。

治疗结果：经 1~2 个疗程后，痊愈 33 例，占 66%；显效 10 例，占 20%；有效 5 例，占 10%；无效 2 例，占 4%。

临床体会：肩周炎为肩关节囊及周围肌肉、肌腱、韧带和滑囊等组织发生的退行性变化和慢性无菌性炎症，其病机则为局部气血凝滞，筋脉拘挛。治疗当以温经活血、疏通经脉为主要原则。肩部痛点为气血瘀滞的部位，寻找这些明显的疼痛处，运用三棱针点刺后，再拔以火罐，可以有效地改善局部血液循环，达到瘀去痛止的效果，配合功能锻炼，从而使肩关节恢复正常的生理功能。

● 案例二[2]

一般资料：患者 80 例中，男性 38 例，女性 42 例；其中因外伤引起者 12 例，感受风寒湿邪引发者 50 例，不明原因者 18 例，年龄 30~55 岁。病程 1 个月至 3 年不等。

治疗方法：取肩关节周围之阿是穴，局部常规消毒后，用七星针叩刺至皮肤微出血，继而局部拔罐令瘀血流出约 5ml，隔日治疗 1 次。病情严重者采用锋钩针痛点挑刺后拔罐，以释放出深部的瘀血。锋钩针治疗时，用左手拇食指绷紧皮肤，右手持锋钩针，进针深度 0.5cm，钩断粘连的纤维，拔上火罐，使瘀血尽出。治疗期间嘱患者配合功能锻炼。

临床体会：肩关节周围炎中医称为"肩凝"，多由于局部外伤、受凉、过度劳累性劳损，致气血运行不畅，络脉痹阻，瘀血凝滞，而出现关节顽固性疼痛，活动不便。早期单侧肩部酸痛，偶见两侧同时受累，其痛可自颈部和上臂放散或呈弥散性疼痛，静止痛为本病的特征，表现为日轻夜重，晚间每可痛醒，晨起稍活动疼痛可获减轻。由于疼痛肩关节外展和内旋等活动明显受限，局部按压出现压痛，后期瘀血痹阻，组织粘连，功能障碍随之加重。对此，笔者采用梅花针于阿是穴叩刺放血或者采用锋钩针挑刺放血，放血量每次约 5ml，以使恶血去新血生，筋脉得养，气血调和，经脉通畅，阴阳平衡，功能恢复。

● 案例三[3]

一般资料：108 例患者，其中男 59 例，女 49 例；年龄 34~69 岁；病程最短 27 天，最长 20 年；发病部位左肩 46 例，右肩 53 例，双肩 9 例。初期表现患肩酸痛，夜间为重，局部有明显压痛，但无功能障碍 29 例；中期除肩部疼痛及压痛等症状外，出现明显的功能障碍，肩关节活动受限，影响上举、外展、内外旋转功能 57 例；晚期肩部肌肉组织产生粘连，患肩活动固定在一定范围内 22 例，其中有 5 例是经手术治疗无效者。

治疗方法：取患肩部最明显的压痛点 1~2 处，常规消毒后，用梅花针在压痛处叩刺，每个点叩刺 5~10 分钟，初期患者宜中等刺激，中晚期宜强刺激，以局部皮肤明显发红湿润并有轻度出血为度，然后用贴棉法或闪火法在叩刺部位加火罐，留罐 15~20 分钟，以局部呈现紫色或黯紫色并拔出 1~2ml 血水为宜，可每隔 3~4 天治疗 1 次，每次都要重新寻找压痛点。6 次为 1 个疗程，1 个疗程未愈者，休息 1 周，进行下 1 个疗程。

治疗结果：显效 74 例，有效 24 例，好转 10 例。总有效率 100%。

临床体会：肩周炎是极为常见的中老年疾病之一。其多因风寒湿邪侵袭肩部经脉，导致肩部经脉气机阻滞，气血运行不畅所致。因此，治疗的重点应在于疏通肩部经脉气血。梅花针疗法是以《灵枢·官针》中毛刺、扬刺、半刺为基础的多针浅刺的一种疗法，具有疏通经络气血的作用。肩周炎多由外邪侵犯肩部阳明经脉所致，阳明经为多气多血之经，用梅花针叩刺，轻度出血加罐，拔出瘀血，从而使肩部气血通畅，起到疏通经络、调和气血、祛除病邪的作用。所以，在治疗过程中，用梅花针叩刺时，患者感觉肩部发热，疼痛减轻，拔火罐后，即时感到肩部轻松。使用梅花针叩刺时，应根据病情，以选择中、强刺激为最佳。拔罐时间不能少于 15 分钟。

● 案例四 [4]

一般资料：本组病例 100 例，男 58 例，女 42 例；年龄 42~75 岁；病程短者 7 天，长者半年；初期共 24 例，中期共 47 例，后期共 29 例。

治疗方法：取患侧肩髃、肩贞、臑俞、天宗、曲垣、肩外俞。每次选取其中 2~3 个穴位，常规消毒后，以三棱针每穴迅速点刺 3~5 点，再以闪火法拔罐 5~10 分钟，令每罐出血 5~8ml 为宜，每日 1 次，15 天为 1 个疗程。

治疗结果：经统计，根据临床分期的不同，其总有效率为：初期痊愈率 45.83%，有效率 41.67%；中期痊愈率 31.91%，有效率 46.81%；后期有效率为 56.52%。结果可以看出病程越短，疗效越好，有效率亦越高。

临床体会：肩周炎又称"肩痹"，属中医痹证范畴，是由于肩部经络遭受风、寒、湿邪侵袭而引起的经络痹阻，气血凝滞的一种病证。采用刺络拔罐法使经络气血运行通畅，达到祛瘀生新、行气活血、通络止痛的目的，瘀去络畅则痛自消。所取腧穴均位于肩背部，其穴位深层有大圆肌、冈上肌、冈下肌、斜方肌、肩胛提肌、小菱形肌；分布着桡神经、腋神经、肩胛上神经、肩胛背神经。这些肌肉和神经有支配上臂外旋、内旋、外展、内收及肩胛上举的作用。通过刺络拔罐，促进筋肉内血液循环代谢，增加关节的血运，达到活血散瘀、消肿止痛的目的；另一方面缓解肌肉痉挛，从而改善肩关节的运动功能。

● 案例五 [5]

一般资料：本组共 15 例患者，其中男 7 例，女 8 例；年龄最小 39 岁，最大 62 岁；病程最短 5 天，最长 2 年。

治疗方法：患者侧卧位，在肩部阿是穴，用消毒过的三棱针刺入皮下，以轻微出血为宜。用闪火法拔罐留罐 30 分钟左右，依罐吸力的强弱而延长留罐时间，每天 1 次，3 次为 1 个疗程。

治疗结果：本组 15 例，痊愈 13 例，占 86.7%；好转 2 例，占 13.3%，总有效率为 100%。

临床体会：刺血具有疏通经络、祛瘀生新、活血止痛的功效。《本草纲目拾遗》记载："罐得火气合于内，即牢不可脱，肉上起红晕，罐中有气水出，风寒尽出。"因此可知拔罐的主要功效是散寒除湿，活血化瘀。刺血和拔罐两者同时结合应用，疗效高，疗程短，简单易学，费用低，广大患者易于接受，值得推广。

（二）推拿加刺络拔罐

● **案例一**[6]

一般资料：本组 36 例患者中，男性 21 例，女性 15 例；年龄 45~61 岁；病程 3~15 个月。因睡眠时肩部受凉引起肩痛者 20 例，慢性劳损引起者 10 例，外伤引起者 6 例。

治疗方法：患者取坐位，医者站于患侧，用揉法、拿法交替施术于患肩 5 分钟。后用拇指与食指将患肩压痛点处的肌肉、肌腱拿捏并提起后迅速放开。手法以患者能耐受为度，每处重复拿捏 50 次。再用拇指偏峰顺着痛点处肌肉及肌腱的走向进行弹拨，各痛点各施术 5 分钟。最后对肩关节周围皮肤用梅花针叩刺，重点叩刺压痛点处，叩至出血如珠。用闪火法拔罐，罐口的中心正对压痛点，每罐拔出血量约 15ml。至局部皮肤色紫后起罐，以消毒干棉球擦净皮肤上血迹，无菌敷料覆盖。隔日治疗 1 次，7 次为 1 个疗程。休息期间嘱患者做蝎子爬墙、凤凰展翅、白马分鬃等动作。

治疗结果：本组经治疗全部获效，其中第 1 疗程内治愈 29 例，第 2 疗程内治愈 7 例。

临床体会：肩周炎多由于年老体虚或因长期劳累致肝肾精亏，气血不足，筋膜失养；又因肩部露卧受凉致寒凝筋膜或外伤后致气滞血瘀，筋膜粘连，致肩关节活动受限。弹筋拨络可活血消肿，祛瘀止痛，缓解痉挛，振奋筋络，松解粘连。刺络拔罐法可散寒祛瘀，引邪外达。两法合用可使寒邪外达，气行瘀散，粘连解除，关节滑利，从而使肩关节周围疼痛消失，关节恢复正常活动。

● **案例二**[7]

一般资料：本组 136 例患者中，男 52 例，女 84 例；年龄最小 32 岁，最大 70 岁；病程最长 1 年 6 个月，最短半个月；左肩 96 例，右肩 40 例，全部为单肩。

治疗方法：（1）推拿手法：①患者取仰卧位，医者立于患侧，一手握住患者前臂，另一手以一指禅推法，在患者肩前痛处治疗，时间约 10 分钟；然后患者侧卧位，医者立于背侧部，以同样手法在患者肩后痛处治疗，时间约 10 分钟。②患者仰卧，医者一手托住患侧肘部，一手扶住患肩胛部，做环旋缓慢摇动，幅度由小到大，由轻到重。以患者能够忍受为度，时间约 8 分钟。每日 1 次，10 天为 1 个疗程。

（2）刺络拔罐：在痛点处，酒精消毒，用梅花针轻敲至微出血，再用 2 号火罐吸之，约 10 分钟后取下火罐，擦净患处。5 天 1 次，3 次为 1 个疗程。

（3）自主活动（功能锻炼）：①爬墙运动：面对墙壁，患侧手沿墙缓缓向上爬行，使上肢尽量高举，到极限时，用另一手掌扶住患肩部向前用力压数十次。反复进行。②环转摇肩：患肩靠墙，伸直前臂，用单手在墙上做 360° 前后环转摇动。幅度由小到大，反复进行。③体后下蹲：背向桌子，双手向后扶住桌沿，身体缓缓向下尽量下蹲，然后再缓缓站起，反复进行。以上动作每天锻炼 3 次，每次时间约 30 分钟。

治疗结果：经 1~2 个疗程治疗，本组 112 例痊愈，24 例有效。

临床体会：肩周炎是因人到中年后，形体气血渐衰，骨节疏弛。复感受风寒湿邪，或因跌扑挫伤致使肩部气血凝滞，筋失濡养所致。早期以痛为主，且夜间加剧。若不及时进行有效的治疗，日久往往发展成为肩关节粘连（冻结肩）。因此肩周炎的早期治疗应以祛邪通络，行气止痛为主。采用推拿、刺络拔罐之法，起到活血散瘀、舒筋通络的作用，使局部的血液循环得到改善，通则不痛。同时辅以主、被动活动，既能有利于局部气血运行，又能滑利关节，松解粘连，从而使功能得到较快恢复。

（三）刺络拔罐加穴位注射

● 案例[8]

一般资料：67 例患者，其中男 28 例，女 39 例；最小者 37 岁，最大者 83 岁；病程最短者 1 周，最长者约两年半；主诉均为肩部酸楚疼痛和不同程度的活动受限，且疼痛每因寒冷或阴雨天而加重，肩痛多为单侧。

治疗方法：全部患者均先行阿是穴刺络拔罐法：用皮肤针叩刺至皮肤微红或微出血，再于叩刺部位拔罐，留罐 10~15 分钟，然后给予穴位注射。常用药物以当归寄生注射液和黄芪注射液为主，病程较久，肌肉出现萎缩，肩臂抬举无力者，酌配维生素 B_1 和维生素 B_{12} 等维生素类药物。常用穴位为阿是穴或肩髃、肩贞、肩髎、巨骨、天宗、臂臑、曲池、手三里等，每次选用 2~3 个穴位，每穴注入药液 2~4ml，隔日治疗 1 次，10 次为 1 个疗程，各疗程间隔 5~7 天。对于晚期粘连形成者，嘱患者坚持配合肩关节功能锻炼，同时嘱患者治疗期间避免患肩过劳，注意保暖，勿令受寒。

治疗结果：67 例患者中，痊愈 44 例，好转 19 例，无效 4 例。总有效率 94%，其中治疗 3 次者为 7 例，治疗 1 个疗程者 40 例，2~3 个疗程者 20 例。

临床体会：肩周炎多因肩部受寒和长期劳累而诱发，也可继发于肩部外伤后，主要表现为肩关节周围疼痛和活动逐渐受限。早期以疼痛为主，部位不定，且日轻夜重，随病情进展疼痛逐渐加重，甚则持续疼痛，并可向颈部或臂部放射，严重者略受牵拉即可引起剧烈疼痛，患部常畏寒喜暖。中医学认为，本病的发生乃肝肾精气渐衰，风寒湿邪乘虚侵袭，客于肩部筋脉、筋肉所致。故本病治疗应以益气活血、祛寒除湿、舒筋通络为主。首先采用压痛点刺络拔罐法，能刺激穴位，拔除局部瘀血及寒湿，促进局部血运，加速局部无菌性炎性物质的排出，增强局部血供，使组织细胞得以充分营养。然后取当归寄生注射液与黄芪注射液穴位注射，充分运用针刺对穴位的刺激作用与药物本身的药理作用，对人体产生较持久的治疗效应。其中当归甘辛温，既能补血又能活血，善止血虚、血瘀之痛，且又有散寒之功效；寄生善祛风湿，舒筋络，且补益肝肾，对肝肾虚衰，气血不足、筋脉失养又感风寒湿邪所致之痹痛尤为适宜；黄芪善补脾气，脾主肌肉四肢，脾气旺盛，运化得健，则气旺血盛，肌肉四肢得养，血畅筋舒。诸药相合，更使气血得养，寒湿得除，筋络得舒，通则不痛，诸症自平。

（四）针刺加刺络拔罐

● 案例[9]

一般资料：所有病例均系本院门诊患者，并随机分为治疗组和对照组。其中男 56 例，女 30 例；年龄最大 68 岁，最小 37 岁；病程最长 4 年，最短 1 个月。

治疗方法：取穴肩髃、肩髎、肩贞、肩内陵、肩外陵、臂臑、曲池、合谷、条口、承山。让患者取端坐体位，暴露小腿，左肩关节疼痛取右侧穴，右肩关节疼痛取左侧穴。皮肤常规消毒后，用 3 寸毫针从条口穴向承山穴方向透刺，进针约 2 寸，行捻转提插强刺激，患者感觉腓肠肌或整个小腿均有酸麻胀感。与此同时嘱患者活动患侧肩关节，尽量寻找疼痛体位，留针 5~10 分钟后起针。然后让患者取侧卧位，患侧朝上，垂肩屈肘，用同号针自肩髃穴进针向下经过肌层刺到臂臑，提插捻转同泻法，以肩关节有较强的酸麻胀感为度，得气后出针，再用同号针取肩贞穴向肩内陵穴透刺，使患肢局部有较强的酸麻胀感并向前和手指放散。进针时针尖销向外斜，以免误入胸腔，引起气胸，得气后出针。再用 1.5 寸毫针常规消毒后直刺肩髃、肩髎、肩外陵、臂臑、曲池、合谷，弱刺激，留针 20~30 分钟。起针后寻找最疼痛部位用三棱针点刺 3~5 下，加大号玻璃罐拔之，出血量 5~10ml。针刺每日 1 次，10 次为 1 个疗程。刺络拔罐每周 2 次，疗程间休息 3~5 天。对照组单纯用 1.5 寸的毫针，针刺得气后留针 20~30 分钟，不用长针透刺，起针后不刺络拔罐，取穴疗程同治疗组。两组均治疗 2 个疗程后评定疗效。

治疗结果：治疗组 43 例，痊愈 36 例，好转 7 例，无效 0 例，有效率 100%，痊愈率 83.72%。对照组 43 例，痊愈 26 例，好转 10 例，无效 7 例，有效率 83.72%，痊愈率 60.47%。

临床体会：肩周炎是临床常见病，又称"漏肩风""五十肩"，为中年后多发病，尤以男性多见。本病的特点是肩关节局部因疼痛活动受限，肩周组织有压痛、甚至肿胀，属中医学痹证范围。用长针透刺，一针达二穴，强刺激，能疏通经络，再用短针弱刺激以调和气血。强，弱刺激配合，共同起到改善局部血液循环，加速炎性渗出物吸收，降低神经兴奋性，从而达到消炎止痛、促进功能恢复的目的。条口为足阳明胃经穴、承山为足太阳膀胱经穴，能散寒通经舒筋，条口透承山用"巨刺法"为治疗肩周炎之经验穴。肩髃、臂臑为手阳明大肠经穴，二穴相透，能疏通经络，止痛荣筋。本病的治愈时间与病程长短、体质强弱有密切关系，故对病程长、体质弱的患者加足三里、手三里、血海、膈俞以补益气血。在本病治疗过程中，嘱患者配合功能锻炼能缩短病程，达到预期的效果。

（五）针刺加拔罐

● 案例一[10]

一般资料：40 例均为门诊患者。其中男 10 例，女 30 例；年龄 40~45 岁 3 例，46~48 岁 5 例，49~52 岁 20 例，53~55 岁 9 例，55 岁以上 3 例；左肩 10 例，右肩 27 例，双肩 3 例；病程 1~3 个月 22 例，3~6 个月 11 例，半年以上 7 例。有外伤史者 2 例，肩部有受风及过劳史者 20 例，余皆无明显诱因。

治疗方法：患者取坐位，尽力外展患肩，直到不能再外展为止。患者即述某点疼痛，该痛点即"扳机点"。如患者述说不清痛点，医者可在疼痛范围内按压寻找最痛点。在"扳机点"处常规消毒，根据患者肌肉厚薄选适当的毫针针刺，得气后复加一针旁刺，施提插泻法，出针，不按针孔，立即用适当口径的火罐用闪火法在针孔上拔罐。嘱患者尽力抱对侧肩，注意使肘部紧贴胸部。用上述同样方法行"扳机点"针刺拔罐。嘱患者尽力后背，施法同上。每日或隔日 1 次，10 次为 1 个疗程。

治疗结果：痊愈 35 人，其中 1 个疗程痊愈 10 人；2 个疗程痊愈 21 人，3 个疗程 4 人，显效 4 人，好转 1 人。

临床体会：肩周炎为经络循行受阻，气血瘀滞不通所致。治疗的关键是打破疼痛与粘连的恶性循环，即"痛"与"不通"的恶性循环。"扳机点"也就是粘连点或不通点，按"以痛为输"之意，通过针刺拔罐，使患处气血畅通，去痛而致松，松而去痛，从而形成良性循环而病愈。

● 案例二[11]

一般资料：本组 100 例，随机分为两组，每组 50 例。治疗组男 12 例，女 38 例；年龄最小 43 岁，最大 68 岁，平均年龄为 56 岁；病程最短 2 周，最长 3 年，平均病程为 1 年。对照组男 15 例，女 35 例；年龄最小为 40 岁，最大为 67 岁；病程最短为 1 周，最长 3 年，平均病程为 11 个月。

治疗方法：取大椎穴及压痛点。若压痛点较多，病变是双侧，应酌情适量取之；一般宜取 2~6 个压痛点。对照组取 1~2 寸毫针，于大椎穴及压痛点施以平补平泻手法，留针 20~30 分钟，中间行针 1 次。治疗组所有病例则于针刺后拔罐，留罐 15 分钟，治疗每日 1 次，5 次为 1 个疗程，休息 2 天后进行下 1 个疗程。

治疗结果：治疗组痊愈 34 例，显效 12 例，好转 4 例，无效 0 例。对照组痊愈 21 例，显效 15 例，好转 10 例，无效 4 例。

临床体会：肩凝症也属"痹证"范畴，多因年老气血虚衰，劳作过度或感受风寒，致经络阻滞，气血不畅而为病，故以温经散寒、活血通络、调和气血为治疗方法，患者若能注意患处保暖，避免过度劳累，不仅能缩短治疗时间，还能防止本病复发。刺激大椎穴，可振奋全身阳气，调整一身之气血，疏风散寒，故大椎穴为治疗肩凝症的重要效穴。针后拔罐治疗加强了温经散寒、疏通气血的功效。所以针刺结合拔罐治疗肩凝症疗效明显优于单纯针刺。

● **案例三**[12]

一般资料：患者 158 例，男 95 例，女 63 例；年龄最小者 31 岁，最大者 78 岁；以 40~60 岁为最多；病程最短 2 个月，最长 3 年。

治疗方法：根据肩关节疼痛部位和经络循行路线的关系，辨证分经取穴治疗。如病在太阳经，肩贞配后溪；病在阳明经，肩髃配曲池、合谷；病在少阳经，肩髎配中渚。也可结合病因随症加减。患者取侧卧位，常规消毒，医者用 28~30 号毫针，将针刺入穴位或痛点，行提插捻转，使之得气，然后接上 G6805 型治疗仪，频率为每分钟 100~150 次，波型为疏密波，电流强度以患者能耐受为度，每次刺激时间为 20~30 分钟。出针后即加拔罐，留罐 10 分钟（拔罐 3~5 天 1 次，一般 5 次即可）。针刺每日 1 次，10 次为 1 个疗程，间隔 5 天，可行第 2 个疗程。

治疗结果：经针刺加拔罐治疗 1 个疗程，患肩活动自如，疼痛症状与体征消失 101 例，2~3 个疗程治愈 57 例。总有效率为 97%。

临床体会：《灵枢·筋经》谓："足太阳之筋，其病肩不举，手太阳之筋，其病绕肩胛引颈后痛。"肩痛的发生与肩部所过之经脉的病变有关。因此针灸宜在循经取穴的基础上，痛点阿是穴乃疾病在经络上的反应点，通过有效的刺激，能激发经络的功能，疏通经气，调整气血，使阴阳平衡，功能恢复。针后加拔罐，以促进活血化瘀，消肿止痛、散寒化湿之功，在治疗期间要求患者配合肩部功能锻炼，避免提重物，注意肩部保暖。

● **案例四**[13]

一般资料：将 60 例经门诊确诊为肩周炎的患者，按就诊顺序随机分为治疗组和对照组。观察组 30 例，男 8 例，女 22 例，年龄 40~70 岁，病程 3 个月 ~2 年；对照组 30 例，男 9 例，女 21 例，年龄 38~68 岁，病程 2 个月 ~2 年。两组资料比较差异无显著性，具有可比性。

治疗方法：（1）治疗组：取患者肩部疼痛敏感点，并压之有筋脉聚结处，常规消毒后，用左手示指、中指绷紧进针部位皮肤，右手持针迅速将针刺入皮下（刺入时，针尖与皮肤呈 75° 角），针头刺入后将针体扭正（与皮肤垂直），将皮下白色纤维挑起，然后上下提动针柄，进行钩割。钩割完毕，即可出针（出针时应将针体恢复到进针时的角度，使针尖部顺针而出）。出针后在针孔处加拔火罐。3 天治疗 1 次，3 次为 1 个疗程。治疗期间患者切勿洗澡，以免针孔感染，同时每天活动患肢，以增进疗效。

（2）对照组：患侧肩髃、肩髎、臑俞。配穴外关、阳陵泉、肩贞。直刺进针，行提插捻转泻法，得气后留针 30 分钟，间歇行针 3 次，每日治疗 1 次，10 次为 1 个疗程。

治疗结果：观察组 30 例，临床治愈 7 例，好转 22 例，无效 1 例，有效率 96.7%。对照组 30 例，临床治愈 2 例，好转 22 例，无效 6 例，有效率 80.0%。

临床体会：五旬之人，肾气不足，气血渐亏，加之长期劳累，肩部露卧受凉，肩周肌肉、肌腱、滑囊和关节囊等软组织形成慢性炎症，出现充血、水肿，炎性细胞浸润，组织液渗出，纤维组织增生，筋脉聚结，肌肉痉挛，从而阻碍肩部活动。锋钩针是师氏九针之一种，其针尖锋利，尖端带钩，在增生粘连部位进行钩割，可以松解肩部粘连的软组织，解除痉挛。在针孔处辅以拔罐，以达到祛风散寒、活血化瘀之目的，并能恢复肩关节周围的正常血运，使肩关节活动恢复正常。

● **案例五**[14]

一般资料：本组 86 例患者中，男 20 例，女 66 例；年龄最小 26 岁，最大 64 岁；病程最短 5 天，最长 3 年。

治疗方法：患者取坐位或仰卧位，右肩周疼痛者取头针左上肢感觉区；左肩周疼痛取头针右上肢感觉区；若双肩疼痛者取头针双上肢感觉区。医者对其局部进行常规消毒，用 26~28 号 1.5~2.5 寸长的不锈钢毫针，针与头皮呈 30° 角进针。每分钟捻转 200 次左右，捻转 2~3 分钟，留针 5~10 分钟。捻针或间隔时嘱咐患者或家属协助活动上肢，加强对患肢功能的锻炼。头针起针后，随即在肩关节上最痛点拔罐，留罐 5~10 分钟。病情较轻者可隔日治疗 1 次，7 天为 1 个疗程。

治疗结果：本组 86 例全部治愈。其中 1 个疗程内治愈 27 例，2 个疗程以上治愈 59 例。

临床体会：肩周炎是肩关节软组织的急、慢性无菌性炎症，继发肩周围动力肌腱广泛粘连，肩关节囊萎缩，到后期形成肌肉萎缩，肩关节僵硬，严重影响肩关节功能。现运用头针配合拔火罐，不仅有良好的镇痛作用，且具有效的抗炎作用。对肩关节的运动功能障碍，又起到了松解粘连的作用。方法简便经济，患者容易接受，值得推广。

● **案例六**[15]

一般资料：本组 30 例患者中，男 12 例，女 18 例；年龄最小 34 岁，最大 69 岁；病程最短 7 天，最长 6 年以上。

治疗方法：根据肩部疼痛的部位及痛点的分布循径取穴，如痛点在臂内侧上段、肩腋前沿及中府穴处取太渊穴；痛点在肩峰及臂前廉取合谷穴；左肩肘臂外侧及肩胛肿痛取中渚穴；痛点在肩胛上段前沿肩胛骨中央或肩胛部外下缘等处取后溪穴；对多个痛点的患者针刺取穴亦相应采用多个穴位。并可循径选 1~2 个穴位作为配穴。常规消毒后，采用 28 号 1 寸不锈钢针快速刺入所取穴位，以明显得气感为宜，疼痛重者用泻法，疼痛较轻者平补平泻，每 5~10 分钟行针 1 次，留针 30 分钟，每日 1 次，10 次为 1 个疗程。起针后再在肩关节周围拔火罐，拔罐部位主要以痛点为主，根据个体胖瘦差异及部位选择合适的罐型，用闪火法，留罐 15~20 分钟，隔日 1 次，也可在痛点与痛点周围每日交替进行。同时嘱患者进行功能锻炼。

治疗结果：经过 1~2 个疗程的治疗，本组 30 例患者中痊愈 26 例（其中 1 个疗程痊愈 22 例，2 个疗程 4 例）占 86.7%，显效 3 例，占 10%；好转 1 例占 3.3%；无效 0 例，总有效率为 100%。

临床体会：肩周炎起病主要与肩部的外伤、过劳或受风寒有关。中医学认为，其病机不外乎瘀血内阻、筋失濡养及寒凝气滞使局部经络气血运行不畅所致，仅针刺肩关节，虽然也能使局部舒筋活络，但却不能令邪有出处，导致疗效差、疗程长，增加了患者的痛苦，而根据经脉所通，主治所及的经络原理采用循经远道取穴，不仅能舒筋活络，还能引邪外出，促进局部炎症的吸收，再配合拔火罐温经散寒，活血化瘀，二法共用，收到满意疗效。

（六）温针加拔罐

● **案例一**[16]

一般资料：本组 65 例患者中，男 38 例，女 27 例；年龄 43~72 岁，平均 53.2 岁；病程最长 2 年，最短 20 多天；全部病例均有典型肩周炎症状，其中 9 例有患侧肩关节肌肉萎缩，7 例有上肢肌肉萎缩。

治疗方法：局部选穴取肩前、肩髃、肩髎、肩贞、臂臑、阿是穴；远部循经取曲池、中渚、外关、合谷穴。患者取舒适体位，常规消毒，针刺得气后，在针柄上插上长约 2.5cm 的艾条（艾条要求结实，艾绒细而干），从接近穴位表面的艾条一端点燃，直至艾条烧尽，待针柄冷后出针。然后在局部拔罐，通常取肩前、肩髃、肩贞、阿是穴，5~10分钟后起罐，10次为1个疗程，第1疗程每天治疗1次，第2疗程后可隔天治疗1次，疗程之间可休息3~4天（点燃艾条后若局部皮肤感觉太热，可在针刺部位垫上一张纸片）。

治疗结果：65例中，痊愈42例；好转22例；无效1例。总有效率为98.4%。

临床体会：中医学认为，肩周炎的发生，多因卫气不固，腠理空虚，或劳累之后汗出当风，或久卧湿地，或闪挫扭伤后，风寒湿之邪乘虚而入，致使经络阻滞，气血运行不畅，经筋失养，关节不利。因该病遇冷则痛剧，得热则舒，故采用温针温通经脉、行气活血，配以拔罐通经络，行气血，散瘀消肿止痛，二法合用，相得益彰，因而取得较好的疗效。

● 案例二[17]

一般资料：105例患者中，男性46例，女性59例。年龄最小35岁，最大84岁，其中44岁以下者8例，45~60岁者78例，61岁以上者19例。病程最短者半个月，最长者13年。

治疗方法：主穴为肩髃、肩髎、肩前、天宗、臑俞、臂臑。配穴为肩井、肩贞、巨骨、曲池、外关、合谷、后溪、阿是穴。每次取主穴3~4个，配穴2~4个。患者取端坐位，患肢屈曲枕于治疗床上，医者选定穴位，皮肤常规消毒，然后选取29号或30号适宜长度的毫针，针刺得气后施以平补平泻手法，其中肩部诸穴应深刺4~6cm，针感以向肩周扩散为好。针刺留针后，立即取长约2cm的艾条套在主穴的针柄上，在近穴端点燃，至艾条完全燃尽，毫针完全冷却后出针。出针后立即在主穴及疼痛较明显处吸拔适当口径的火罐。留罐10~15分钟，以拔罐部位出现红晕或紫绀色为度。针刺每日1次，10次为1个疗程，疗程之间可休息3~5日；或者每周针刺5次。

治疗结果：本组105例，最少治疗5次，最多治疗4个疗程。痊愈74例，占70.5%；显效13例，占12.4%；有效16例，占15.13%；无效2例，占1.9%总有效率为98.1%。

临床体会：肩周炎是一种临床常见软组织疾病，其发病原因较为复杂，多与气血亏虚，外感风寒湿邪及外伤劳损所致。气血亏虚、筋失所养，血虚生痛，日久则筋脉拘急不用；风寒湿邪侵袭，痹阻筋脉，"在于脉则血凝而不流""在于筋则屈而不伸"，外伤劳损，损伤筋脉，瘀血内阻，脉络不通，不通则痛，久而久之，筋脉失养，肩关节及其周围软组织的细胞破裂，炎性渗出，局部产生大量致痛物质而出现剧烈疼痛。损伤在自我修复过程中出现结疤粘连，从而导致局部微循环障碍。当肩关节勉强活动时就会出现明显的肌肉痉挛，使病损的软组织受到刺激，引起剧痛。

由于本病主要的病理机制是肩关节及其周围软组织炎症粘连和微循环障碍，从而限制了肩关节的活动，因而治疗的关键就在于改善微循环，松解粘连。取肩髃、肩髎、肩前、天宗、臂臑等穴，运用温针温通加拔罐，具有祛湿逐寒、温经通络、调和气血、疏利关节作用，能较好地改善局部微循环，减少致痛物质的产生而达到止痛目的。同时配合肩关节功能锻炼，有松解粘连、扩张肩关节囊的作用。治疗与功能锻炼相辅相成，共同达到治愈本病之目的。

本组病例的治疗还显示了另一个特点和规律，即病程较短（3个月以内）者，虽疼痛较重，但肩关节功能障碍相对较轻，治疗效果较好，多在1~2个疗程治愈；而病程较长，反复发作者，虽疼痛较轻，但肩关节功能障碍多较重，疗效则相对较差。因而，本病应强调早期治疗。

（七）电针加拔罐

● 案例一[18]

一般资料：均为门诊病例，男36例，女53例；年龄最小28岁，最大66岁，平均48.5岁；病程最短 1 个月，最长 14 个月，平均 4 个月。

治疗方法：在肩部找准痛点，一般在肱二头肌长、短头起始端，冈上肌抵止端，小圆肌，冈下肌抵止端，然后顺肌纤维方向另取一点，选好部位常规消毒后，选 30 号毫针用指掐进针法快速刺入，施平补平泻法，得气后接 G6805 型电针治疗仪，以患者耐受为度。留针 30 分钟，出针后于痛点拔罐 10 分钟。针刺每日 1 次，拔罐隔日 1 次，10 天为 1 个疗程。

治疗结果：治疗 3 个疗程统计疗效，结果痊愈 65 例，显效 18 例，有效 6 例，无效 0 例，痊愈率 75.28%，总有效率 100%。

临床体会：肩周炎属中医学"漏肩风""肩痹""肩凝""五十肩"的范畴，营卫虚弱，风寒侵袭或筋脉受压致气血阻滞而肩痛。西医学认为，肩周炎是关节囊和关节周围软组织的退行性炎症性疾病，当肌肉肌腱长期反复或突然受到外力的牵拉、扭转、磨损、缺血、寒冷侵袭以及肌肉伸缩功能失调等因素影响时，常在肌肉起止端附近受累较大，可使肩部某些肌肉痉挛、萎缩、粘连，出现无菌性炎症及组织学的变化，妨碍肩关节的功能活动。从临床中观察到，肩周炎的好发部位于肱二头肌长、短头起始端，冈上肌抵止端，小圆肌及冈下肌抵止端，据此找准敏感点，直接针刺这些部位，也取得了较好疗效。应用电针后可以使肌肉有节律地收缩，改善肌肉的血液循环和组织营养，促进渗出物的吸收、配合拔罐温经散寒，消肿止痛，松解粘连，可加快损伤部位的修复。患者应尽早治疗，以免拖延疗程。治疗期间配合功能锻炼也是重要一环。

● 案例二[19]

一般资料：62 例患者中，女 34 例，男 28 例；最大年龄为 68 岁，最小年龄为 30 岁；病程最短 5 天，最长 10 余年；右肩 35 例，左肩 27 例；根据疼痛部位分阳明经 28 例，少阳经 15 例，太阳经 11 例，混合经 8 例；治疗次数最少 3 次，最多 15 次。

治疗方法：手阳明经取肩髃、臂臑、曲池、合谷；手少阳经取臑会、外关、中渚；手太阳经取肩贞、臑会、天宗、曲垣。皮肤常规消毒，针刺所选穴位，均采用平补平泻法，针刺得气后加电脉冲医疗治疗仪，电流以患者能忍受为度，留针 30 分钟。起针后即采用酒精燃烧内火法在患处拔罐 15 分钟，每日 1 次，10 次为 1 个疗程，疗程间休息 1 周后继续第 2 疗程治疗。

治疗结果：62 例患者经过本方法治疗，痊愈 20 例，占 32.25%；显效 24 例，占 38.73%；好转 15 例，占 24.19%；无效 3 例，占 4.83%。总有效率占 95.17%。

临床体会：电针、拔罐两法并用，先用针法疏通穴道，再利用火罐的负压吸附作用，对经络腧穴有较强的刺激，起到温经散寒，疏通气血，散风除湿的作用，对风寒湿痹尤为适宜。治疗期间患者应注意保暖并加强功能锻炼。

（八）刮痧加拔罐[20]

● 案例

一般资料：25 例患者，其中男 10 例，女 15 例，发生于左肩者 14 例，右肩者 11 例，上述二者均无显著差异。年龄最小 35 岁，最大 69 岁，以 51~60 岁为最多，平均年龄为 53.3 岁。病程最长者 2 年，最短 25 天，全部病例均有典型肩周炎症状，其中 5 例患侧肩关节肌肉萎缩，4 例有上肢肌肉萎缩。

治疗方法：①确定刮拭部位：后颈部由天柱至胸椎；肩上由颈侧至肩井；肩胛部取魄户、天宗、膈关一带；肩后取肩贞；肩前取中府；三角肌取肩髃、压痛点；前臂取曲池至外关。②暴露治疗部位，用 75% 酒精擦拭消毒，右手持拿刮痧片，蘸取刮痧油（一边刮拭，一边蘸油），利用腕力和臂力操作。刮痧片的钝缘应与皮肤之间呈45°角，用力应均匀适中，由轻渐重，按血液循行方向和穴位范畴的经脉线，由上而下，由内而外顺次刮拭，刮拭面应尽量拉长，每个部位刮20次左右，以患者能耐受或出痧为度。每次刮治时间以20~25分钟为宜。初次治疗时间不宜过长，手法不宜太重。间隔5~7天行第2次治疗，直到患处无瘀块，病证痊愈。通常连续7~10次为1个疗程，间隔10天再行下1个疗程。如果刮拭2个疗程仍无效者，应进一步检查，必要时改用其他疗法。

治疗结果：25例中，痊愈18例，好转6例，无效1例，总有效率96%。

临床体会：中医学认为，肩周炎的发生多因卫气不固，腠理空虚，或劳累之后汗出当风，或久卧湿地，或闪挫扭伤，风寒湿之邪乘虚而入，致使经络阻滞，气血运行不畅，经筋失养，关节不利。刮痧疗法能疏经活络，行气止痛，改善血液循环，促进细胞代谢，增强机体免疫力，为治疗肩周炎很有效的自然疗法，再配合拔罐，二者合用，相得益彰，故取得较好的疗效。这种方法操作简单易掌握，且患者容易接受，可以进一步普及和推广。

（九）针刺拔罐中药综合

● 案例一[21]

一般资料：本组138例中，男62例，女76例；年龄25~73岁；其中小于30岁7例，31~40岁15例，41~50岁50例，51~60岁56例，60岁以上10例；病程3天~2年；病位在左肩的54例，在右肩的78例，双肩6例。

治疗方法：（1）针灸：按疼痛部位取穴，肩内廉痛取巨骨、肩髃、曲池透尺泽；肩前廉痛取肩井、肩髎、外关；肩后廉痛取臑俞、肩贞、后溪。常规消毒后，选28号1~3寸长的毫针，快速刺入皮下，行提插捻转手法，使之得气。针刺患侧条口、承山，得气后，行平补平泻手法，同时嘱患者用力活动患侧肩部，力量由小到大，循序渐进，逐渐加大力度。手指握拳，上举6~10次；手臂旋转，正转6~10次，反转6~10次。以上治疗10次为1个疗程。第1疗程结束后，休息3~5天，根据症状再行第2个疗程。

（2）拔罐：采用中号玻璃罐（身材瘦小者可用小号玻璃罐），在患部（颈、肩、背）涂红花油，将罐吸拔好后，以手握住罐底，稍倾斜，即推动方向的后边着力，前边略提起，慢慢向前推动，来回推拉数次，至皮肤潮红为度，在患部循行的手少阳三焦经或手太阳小肠经以及疼痛局部，循经走罐。

（3）外敷中药：外敷药剂组方为川乌、草乌、三七、赤芍、乳香、没药、当归各30g，威灵仙、桑枝、桂枝各60g，将上药分别粉碎过40目筛，用40%的酒精浸泡半月，过滤，制成40%酊剂备用，选择疼痛部位的皮肤表面，将酊剂浸透于纯棉针织布上，敷于上述部位，加盖塑料薄膜并固定，每次60分钟，10次为1个疗程。

治疗结果；临床痊愈83例，好转40例，有效15例，无效0例，有效率100%。治疗最少2次，最多20次。

临床体会：临床多采用针灸及中药治疗肩周炎效果不佳，近几年来，采用针灸、拔罐、外敷中药综合治疗，取得了较为满意的疗效。针刺经络所过经穴，调气血，畅经络，气至而有效。条口透承山是有效经验穴，配以合理运动，使粘连组织松解，血液循环改善。拔罐具有负压作用，温热作用和调节作用，在机体自我调整中产生行气活血、舒筋活络、消肿止痛、祛风除湿等功效。在此基础上，走罐还具有与按摩疗法、保健、刮痧疗法相似的效应，可以改善皮肤的呼吸和营养，有利于汗腺和皮脂腺的分泌，促进周围血液循坏，可增加肌肉的血流量。循经走罐还能分别改善各经功能，有利于经络整体功能的调整。中药外敷酊剂中，川乌、草乌祛风散寒止痛；三七、赤芍、乳香、没药、当归活血行气，祛瘀止痛，威灵仙、桑枝、桂枝祛风通络止痛。中药外敷，使药物分子通过皮肤的组织间隙与细胞间隙，较多的进入体内，使敷药患区形成较高药物浓度区，以利于药物发挥作用，加强局部血液循环，改善局部无菌性炎症，以达到治疗目的，长期应用不易损伤皮肤，无痛苦，患者易于接受。

● **案例二** [22]

一般资料：92 例患者，女 49 例，男 43 例；年龄最大 78 岁，最小 36 岁；按就诊时间分为治疗组 60 例，对照组 32 例。

治疗方法：（1）取穴：治疗组取肩髃、肩贞、合谷、后溪、鱼际、内关、中渚、足三里、五透穴（神堂透天宗，膏肓透天宗，魄户透天宗，附分透曲垣，曲垣透巨骨），其中五透穴针刺时都采用横刺。对照组取肩髃、臂臑、巨骨、肩髎、肩贞、天宗、肩井、极泉。

（2）针刺方法：治疗组先针肩背臂部，或膏肓透天宗，产生针感后，虚者补之，实者泻之，出针后随之拔火罐 10 分钟起罐后再根据患者肩背臂疼痛部位，循经取穴如取鱼际或中渚，运用补泻手法留针 30 分钟，隔日 1 次，10 次为 1 个疗程，各疗程间隔 4~6 天。对照组根据患者病情及疼痛部位，产生针感后运用补泻手法 1 分钟，留针 15 分钟，出针后随之拔罐 10 分钟，隔日 1 次，10 次为 1 个疗程，各疗程间隔 4~6 天。

（3）方药：治疗组、对照组都用此方药。风寒湿型用麻桂温经汤，温经通络祛湿。瘀滞型用活血舒筋汤（经验方）由归尾，赤芍，姜黄，伸筋草，羌活，桂枝等组成，祛瘀通络。气血虚型用黄芪桂枝五物汤，温补气血。

治疗结果：治疗组 60 例患者中，治愈 52 例，好转 8 例，未愈 0 例，总有效率 100%；对照组：治愈 1 例，好转 17 例，未愈 4 例，总有效率 87.4%。

临床体会：肩周炎是肩部、臂部的疼痛和活动受限，临床上常见。风寒湿邪侵袭人体，客于肩部筋脉，致气血运行失畅，"不通则痛"；风寒湿邪溢于筋肉，则屈伸不利，久则痿而不用，故本病治疗当以温经通络，祛瘀通络，温补气血为主。为达"通则不痛"之目的，首先选用压痛点旁的腧穴和"五透穴"针刺拔罐，随之辨证施穴刺激经络，以使肌肉四肢得养，筋舒血畅，活动自如，肩痹得愈。

五、分析与评价

1. 拔罐综合疗法治疗本病的概况

综合近 20 年来拔罐综合疗法治疗本病的相关临床文献进行总结研究可以发现，刺络拔罐以及刺络拔罐配合推拿、穴位注射、红外线照射等疗法在肩周炎的治疗中占据了相当重要的地位。肩周炎是由于肩部经脉气机阻滞，气血运行不畅所致，刺络拔罐法可祛其邪气瘀血，使经络气血运行通畅，达到祛瘀生新，行气活血，通络止痛的目的，瘀去络畅则痛自消。对于肩周炎初期疼痛明显者，效果尤其好。除此以外，拔罐配合毫针、电针、中药内服外敷、穴位注射、艾灸、刮痧、推拿、红外线照射在肩周炎的治疗中也取得了很好的疗效。针刺和中药可以从整体上调节人体功能，对肩周炎晚期或年老患者属正气亏虚，虚实夹杂的有较好效果。穴位注射结合了针刺和药物的双重作用，通过经络系统对人体产生的较持久的治疗效应。灸法多用于正气不足，风寒湿邪侵入人体而致气血阻滞的患者。刮痧是一种常用的民间疗法，将其应用于肩周炎的治疗中能达到疏经活络、行气止痛、改善血液循环、促进细胞代谢、增强机体免疫力的功效，为治疗肩周炎很有效的自然疗法，简单易用。

2. 拔罐综合疗法治疗本病的疗效及安全性评价

肩周炎是一种临床常见疾病，尤以中老年人多发，早期以剧烈疼痛为主，到晚期出现肩关节粘连，活动障碍等不良后果，严重影响人们的日常生活。拔罐综合疗法治疗本病疗效确切，绝大多数总有效率都在90%以上，部分甚至达到100%。病程较短（3个月以内）者，虽疼痛较重，但肩关节功能障碍相对较轻者，治疗效果较好；而病程较长，反复发作者，虽疼痛较轻，但肩关节功能障碍较重者，疗效则相对较差。因而，本病临床应强调早期治疗。疾病初期，寒凝气滞，疼痛较剧者单用刺络拔罐就可取得很好的疗效，到晚期一般采用综合疗法，进行整体调节。灸法可温通经脉，补益气血，对年老体弱，寒邪较盛者尤为适用。临床上治疗肩周炎多采用综合疗法，疗效可靠，而且在很多报道中患者都采用了功能锻炼，这对提高临床疗效也大有裨益。拔罐综合疗法治疗本病安全可靠，只要严格按照操作规定规范操作，一般不会出现不良反应。

3. 本病的拔罐综合疗法治疗规律

肩部痛点则往往为气血瘀滞的部位，这些明显的疼痛处是刺络拔罐的常用穴位。另外，患侧肩髃、肩贞、臑俞、天宗、曲垣、肩外俞等穴也可使用。刺络拔罐手法宜采用强刺激，以祛瘀生新，一般出血量为5~10ml。除了留罐以外，还可采用肩部走罐，也是以出血为度。针刺时局部取肩前、肩髃、肩髎、肩贞、臂臑、臑俞、天宗、阿是穴，远部循经取曲池、中渚、外关、合谷、后溪穴，一针透刺法也较常用，如经验穴条口透承山，还有神堂透天宗、膏肓透天宗、魄户透天宗、附分透曲垣、曲垣透巨骨也有使用。针刺时手法以平补平泻和泻法为主。病程较长、年老体弱者可用温针灸以补益正气，或辨证论治加用中药以加强疗效、促进恢复。因肩周炎有一定的自愈性，在患者接受被动治疗的同时，需嘱其注意保暖、加强功能锻炼，可达事半功倍之效。

4. 今后本病的临床研究重点

本病是临床常见疾病，临床实践证明，采用拔罐综合疗法治疗本病疗效确切，各种疗法都取得了很好的疗效。但是从总有效率来看，单一的刺络拔罐并不比综合了数种方法的疗法效果差，目前的临床研究多是停留在对各种疗法的疗效总结上，缺乏对各种疗法疗效的横向比较研究，而且对无效病例也缺乏进一步的深入研究探讨。肩周炎具有自愈性，到底各种治疗方法所起的作用有多大，也不能准确评估，因此应考虑设置空白对照组。另外在临床研究的各篇报道中采用的评价标准不一，也是制约今后临床研究进一步深入开展的障碍之一。

六、注意事项

拔罐对本病疗效较好，若积极配合针灸、按摩、药物等疗法，则效果更佳。在治疗期间，患者应积极进行肩关节功能锻炼，如肩外展，肩外旋，肩上举，擦汗、展旋等动作；保持双肩温暖，避免受寒，以免加重症状或复发。

参考文献

［1］许国新. 刺络拔罐法治疗肩周炎50例疗效观察［J］. 中国临床医生，2001，29（3）：48.

［2］王秀芬，徐金秀，张玉竹. 刺络拔罐治疗肩关节周围炎80例［J］. 河北中医药学报，1998，13（4）：40.

［3］裴景春，上官毅. 刺络放血拔罐治疗肩周炎108例［J］. 辽宁中医学院学报，1999，1（1）：35.

［4］高淑红，蔡斐. 刺络拔罐治疗肩周炎100例疗效观察［J］. 天津中医，1999，16（5）：31.

［5］麦伟虎. 刺血拔罐法治疗肩周炎15例临床观察［J］. 邯郸医学院院报，2001，14（1）：38.

［6］李长寿，徐国文. 弹筋拨络结合刺络拔罐治疗肩周炎36例［J］. 中国民间疗法，2000，8（12）：26.

［7］袁相龙. 推拿加刺络拔罐治疗肩周炎136例［J］. 内蒙古中医药，1999，18（1）：34.

［8］肖宝香，田明萍. 刺络拔罐合穴位注射治疗肩周炎67例临床报道［J］. 针灸临床杂志，2002，18（5）：17.

［9］朱俊珂. 长短针配合加刺络拔罐治疗肩周炎疗效观察［J］. 针灸临床杂志，2003，19（4）：38.

［10］张计臣. "扳击点"针刺拔罐法治疗肩周炎40例［J］. 中医外治杂志，2002，11（2）：42.

［11］王重新. 针刺拔罐治疗肩凝证的体会［J］. 天津中医学院学报，1996，15（4）：26.

［12］朱赤. 针刺加拔罐治疗漏肩风158例［J］. 针灸临床杂志，1999，15（4）：15.

［13］宋素艳，郑国栋，刘玉顺. 锋钩针加拔罐治疗肩关节周围炎30例［J］. 华北煤炭医学院学报，2004，6（1）：82.

［14］王雪锋，万青. 头针配合拔罐治疗肩周炎86例［J］. 河南中医药学刊，1998，13（2）：43.

［15］高崇群，所东，寇壮铃，等. 循经远道取穴法配合拔罐治疗肩周炎30例［J］. 针灸临床杂志，2000，16（5）：43.

［16］刘若谷. 温针加拔罐治疗肩周炎65例［J］. 新中医，1995（6）：34.

［17］郑邦荣. 温针加拔罐治疗肩周炎105例临床观察［J］. 川北医学院学报，1997，12（2）：74.

［18］貌英存. 电针拔罐治疗肩周炎89例疗效观察［J］. 针灸临床杂志，2001，17（7）：43.

［19］王金香，刘中蓉. 电针加拔罐治疗肩周炎62例疗效观察［J］. 内蒙古中医药，2000，19（1）：33.

［20］陈晓珊. 刮痧加拔罐治疗肩周炎25例［J］. 实用中医内科杂志，2000，14（1）：46.

［21］王同斌，柴国忠. 针刺拔罐中药外敷综合疗法治疗肩凝证138例体会［J］. 中国临床康复，2002，6（8）：1187.

［22］闫和利，胡新国，倪训涛. 针刺拔罐治肩关节周围炎局部取穴与辨证施治疗效观察［J］. 针灸临床杂志，2003，19（6）：20.

肱骨外上髁炎

一、中医学概述

（一）概念

本病在中医学中属于"痹证""肘痛""伤筋"范畴。其病因病机为肘部劳损，气滞血瘀，络脉痹阻；或气血亏虚，筋脉失养；或外受风寒湿邪，气滞血瘀。

（二）辨证

1.寒湿凝滞

临床表现：肘部疼痛，劳作尤甚，不能旋臂，提物困难，舌暗有瘀点，苔白腻，脉细涩。

证候分析：寒湿凝滞，肘部经络阻滞不通，则肘部疼痛，劳作尤甚，不能旋臂，提物困难；寒湿阻滞，气血运行不畅，故舌暗有瘀点，苔白腻，脉细涩。

治则：散寒除湿，通经活络。

2. 肝肾不足

临床表现：肘部疼痛，入夜尤甚，无力持重，伴头晕目眩，腰酸耳鸣，舌红少苔，脉细弱。

证候分析：肝主筋，肝阴不足，筋脉失养，不荣则痛，故肘部疼痛，无力持重；素体肝肾阴虚，夜又属阴，故入夜尤甚；肝肾精亏，不能上荣，故头晕目眩，耳鸣；腰为肾之府，肾精不足，故腰酸；舌红少苔，脉细弱，均为阴精不足之象。

治则：补肝益肾，通经活络。

二、西医学概述

（一）概念

肱骨外上髁炎是一种肱骨外上髁处的伸肌总腱起点处的慢性损伤性炎症。因早年发现网球运动时易发生此种损伤，故俗称"网球肘"。

（二）诊断

（1）本病多见于钳工、木工、电工、厨师、理发师等，特别是在举臂状态下从事手工作业的人。尤其网球、羽毛球运动员，由于频繁地伸腕、伸肘，更易发生本病。

（2）早期肘关节外侧酸困不适，常在工作时出现，休息时消失，后期发展为持续性疼痛。多为钝痛，有时伴烧灼感，亦有剧痛难忍者。举臂、持物、用力伸肘时、伸腕关节或旋转前臂，如做端壶、扫地、拧毛巾等动作时，可诱发或加剧疼痛。疼痛可波及前臂外侧、上臂，甚至肩背部。

（3）患臂无力，持物不牢。

（4）肱骨外上髁及其前下方有局限、敏感的压痛点。

（5）Mill试验、Cozen试验多为阳性。

三、现代常用拔罐法

【孟氏中药拔罐疗法】

主穴选少海、尺泽、肩井、曲池、气海、肘关节局部；寒湿凝滞加合谷、足三里、曲泽；肝肾不足加肝俞、肾俞、三阴交。拔罐之前和拔罐之后分别在拔罐的局部外涂中药拔罐液。（彩图48、彩图49）

【火罐疗法】

方法一：（1）寒湿凝滞型：选穴曲池、手三里、肘髎、外关，以上诸穴拔罐，留罐15分钟；

（2）肝肾不足型：选穴①肝俞、肾俞、膈俞、三阴交（以上诸穴均为双侧）；②肘髎、曲池、手三里、足三里（以上诸穴均为双侧），每天选1组穴位，拔罐，留罐10分钟。

方法二：取尺泽、孔最、曲池、阿是穴。留罐10~15分钟，隔日1次，10次为1个疗程。

【刺络拔罐法】

方法一：取阿是穴。用三棱针迅速刺入约半分至1分，随即迅速退出，以出血为度，然后拔罐，每3~5天1次，一般治疗3次，最好不要超过5次。

方法二：取曲池、手三里、肘尖。先行针刺，用中等强度刺激，针后在患处用皮肤针轻轻叩刺，以皮肤微微出血为度，然后拔罐，每日或隔日治疗1次。

【梅花针叩刺后拔罐法】

方法一：取阿是穴。先用梅花针叩刺皮肤至微出血，后拔罐 10 分钟。起罐后，外敷丁香散（丁香、肉桂、片姜黄、延胡索各 15g，冰片 1.5g，共研细末。每取药末适量，用生姜汁调敷患处，外以胶布固定）。再在胶布外施以艾条灸，使局部产生温热舒适感。每 2~3 日治疗 1 次，5 次为 1 个疗程。

方法二：选病变部位、尺泽、孔最、阿是穴。先用梅花针叩刺病变部位和其他穴位，至皮肤微出血，然后在尺泽、孔最、阿是穴上拔罐，留罐 10~15 分钟。每日或隔日 1 次，5 次为 1 个疗程。

【针刺后拔罐法】

方法一：在肱骨外上髁至桡骨颈间寻找压痛点，常规消毒后，用中火针在酒精灯上烧至发白亮，对准压痛点快速刺入 2~3 针，留针 1~2 分钟，针后拔火罐 10 分钟。2 日 1 次，3 次为 1 个疗程。

方法二：患者取坐位，手放在桌上或自己的腿上，半握，放松肌肉。取毫针 4 根，常规消毒，术者左手拇指、食指绷紧囊肿周围皮肤，右手持针，把囊肿周围分为相等的三点，每点 1 针斜刺入囊肿底部，囊肿顶点垂直刺入 1 针，留针 30 分钟，隔 5 分钟行 1 次针。起针后，拔罐 20 分钟。每日 1 次，5 次为 1 个疗程，疗程间隔休息 2 日。

方法三：取曲池、手三里、手五里、阿是穴。先针刺，留针 15 分钟，出针后拔罐 10~15 分钟。每日 1 次。

【留针拔罐法】

取阿是穴、曲池、臂中。先针刺，得气后留针拔罐 10 分钟，每日 1 次。

【挑摇拔罐配合 TDP 照射疗法】

取局部阿是穴、曲池、手三里、手五里等。常规消毒，用 2% 盐酸普鲁卡因于挑点皮肤局麻，术者用挑钳钳住挑点皮肤 1~1.5cm，深达皮下，左右摇摆，上下挑摇，频率每分钟约 60 次，每点操作 15~20 分钟；然后在挑点上拔小火罐令针眼出血，同时以 TDP 照射局部（距离 30cm），15~20 分钟除罐并擦净血污。3 日 1 次，最多挑 5 次。

四、现代常用拔罐法的临床应用

（一）拔罐法

● **案例**[1]

一般资料：本组 19 例患者中，男 7 例，女 12 例；25~30 岁 3 例，31~40 岁 11 例，40 岁以上 5 例；病程 1 个月者 8 例，2~3 个月者 7 例，4 个月以上者 4 例。

治疗方法：令患者屈肘，采用大号玻璃罐或大口瓶于肘部压痛明显处闪火法拔罐，使局部皮肤充血，留罐 20 分钟，每日 1 次，5 天为 1 个疗程。

治疗效果：19 例患者 13 例痊愈，4 例好转，2 例无效。1 个疗程痊愈者 9 例，2 个疗程痊愈者 4 例。

临床体会：本病多发于频繁伸腕的体力劳动者和家庭妇女，常因活动不当，引起局部肌肉腱膜损伤，加之局部皮下组织薄弱容易受寒侵袭，使经络瘀阻，气血凝滞不通，筋脉挛急而发病。拔火罐可以通过温热和负压作用，温通经络气血的运行，温散寒湿，松解粘连，促进炎症的吸收，起到治疗作用。

（二）针刺配合拔罐

● **案例一**[2]

一般资料："网球肘"患者 100 例，病程最短 1 个月，最长 14 个月，治疗次数最少 1 次，最多 4 次。

治疗方法：患者取坐位，患肢呈 90° 角屈曲与心脏水平位置放置。在肱骨外上髁周围寻找痛点或压痛点，并做好标记。患肢局部和针具常规消毒，医者用右手拇指食指捏住三棱针柄，中指指端紧靠针身下端，对准压痛点和痛点周围刺 3~5 针，以小号透明玻璃罐一只，用闪火法将罐拔在刺血部位，留罐 10 分钟。起罐后局部用干棉球稍加压迫止血即可。隔日 1 次，治疗期间注意患肢制动。贫血体弱，有血液病者慎用。

治疗效果：72 例痊愈，28 例好转；总有效率 100%。

临床体会："网球肘"属中医学"痹证"的范围。痹，即闭阻不通之意。刺血拔罐疗法治疗时根据《灵枢》"宛陈则除之"的治疗原则而设，以痛为输，局部针刺放血以去瘀生新，散寒通络，使筋脉通畅，气血调和，通则不痛，从而达到治愈疾病的目的。

● **案例二**[3]

一般资料：本组 50 例患者中，男 25 例，女 25 例；年龄最小 20 岁，最大 58 岁；病程短者 2 月，长者 2 年。

治疗方法：在肱骨外上髁上方的痛点常规消毒，用 1.5 寸毫针在其痛点及其周围皮肤快速刺入，留针 30 分钟后取下，随之取直径 2.5~4cm（火罐大小依患者胖瘦及痛点范围而定）抽气火罐置于被刺部位皮肤，以抽气皮球反复抽出罐内空气，使火罐紧紧吸附于皮肤，留罐约 10 分钟，留罐期间间断抽吸罐内残气 2 次，起罐以消毒棉球擦去瘀血。每日 1 次，3 次为 1 个疗程，治疗期间避免患肢旋转、用力及腕关节屈伸运动。

治疗效果：经 1~3 个疗程治疗，治愈 40 例；好转 8 例；无效 2 例；总有效率 96%。半年后随访其中 35 例，3 个月复发者 2 例，6 个月复发者 1 例。

临床体会：肱骨外上髁炎病因多为慢性损伤，采用丛刺拔罐法局部治疗，可激发和调节经络功能，具有温经散寒、疏经通络、调气活血、消肿定痛之功，集多种治法于一体，形成治疗的综合效应，故疗效较好。

● **案例三**[4]

一般资料：本组 68 例，男 26 例，女 42 例；年龄最大 60 岁，最小 19 岁，平均 36 岁；左侧 21 例，右侧 47 例；病程最长 16 个月，最短 3 天。

治疗方法：在肱骨外上髁处找准阿是穴，以甲紫（龙胆紫）做标记，局部常规消毒。选用 20~22 号粗针，在酒精灯上烧红后，在皮肤标记处垂直进针，深达骨质后立即出针，反复啄刺 5 次，针间距 0.3~0.5cm，然后将火罐罩在针刺的部位上即可，针刺处常流出淡黄色炎性分泌物或出血少许，再次局部消毒，无菌敷料包扎。不愈者，7 天后重复治疗 1 次。

治疗效果：68 例患者经 1~2 次治疗，治愈 53 例，好转 15 例，未愈 0 例，无 1 例针眼感染，有效率为 100%。

临床体会：肱骨外上髁炎俗称"网球肘"，属中医的"伤筋"范畴，常因慢性牵拉劳伤所致，局部筋脉气血运行不畅，失之濡养，风寒之邪乘虚而入，结聚该部，发为本病。临床上常表现为肘外侧疼痛，或向前臂放散，关节拘挛屈伸不利，中医诊断为"筋痹"或"寒痹"。《黄帝内经》曰："寒者热之，结者散之。"火针点刺阿是穴，一则开泄腠理，使邪有出路；二则借温热及机械刺激，使气血畅行，祛风散寒；辅以拔罐，一则因势利导，引邪外出，二则行气活血，加强驱邪之力。二者合用，切中病机，力专效宏，临床效果显著。

● 案例四[5]

一般资料：本组 30 例均为门诊患者，其中男 24 例，女 6 例；年龄最小 18 岁，最大 50 岁，平均年龄 28 岁；病程最短 30 天，最长 4 个月。

治疗方法：患者仰卧充分暴露肘部及前臂，皮肤常规消毒，医者左手扶住其肘部以加强固定，右手持硬柄梅花针，运用手腕力量使梅花针保持均匀的力量轻轻叩刺患处，使局部皮肤上呈现密集出血点为度，用小号玻璃罐采用闪火法沿叩刺出血区域拔罐 10 分钟。每隔 2 天治疗 1 次，10 次为 1 个疗程。

治疗效果：本组 30 例患者，痊愈 22 例；其中治疗 2 个疗程 10 例，占 33%，3 个疗程 12 例，占 40%；好转 8 例；其中 2 个疗程 3 例，占 10%，3 个疗程 5 例，占 16%；总有效率为 100%。

临床体会：肱骨外上髁炎又称肱骨外髁骨膜炎，多因长期劳损，伸腱肌起点反复受到牵拉刺激，引起局部滑膜增厚，骨膜下出血，形成小血肿，血肿逐渐机化，导致骨膜炎。中医学认为，局部筋膜劳损，瘀血阻滞，气血运行不畅，血不养筋，经络失养，久则发生疼痛及功能活动受限，采用梅花针叩刺配合拔罐治疗，能激发经气，促进局部气血运行，使肿消瘀散，经络得养，恢复其正常功能。经临床验证，此法简便易行，疗效可靠。

● 案例五[6]

一般资料：治疗组 31 例患者，男 19 例，女 12 例；年龄最小 35 岁，最大 68 岁；病程最短 1 个月，最长 8 个月；单侧患病 28 例，双侧患病 3 例。对照组 27 例，男 16 例，女 11 例；年龄最小 35 岁，最大 63 岁；病程最短 1 个月，最长 6 个月；单侧病变 25 例，双侧病变 2 例。

治疗方法：治疗组取穴以阿是穴为主，配曲池、手三里，局部常规消毒后，用皮肤针反复重度叩刺，以渗出血珠为度。擦净出血后，原部位加拔火罐，使血液在负压下流出约 2ml，5 分钟后将火罐取下，24 小时内治疗处不得沾水，隔日治疗 1 次，3 次 1 个疗程，复发者重复治疗同样有效。对照组取阿是穴、曲池、手三里、外关，针刺得气后，诸穴均用 1cm 长的艾条置于针柄进行温针灸，每日 1 次，5 次 1 个疗程。

治疗效果：治疗组 31 例，临床治愈 25 例，有效 6 例。对照组 27 例，临床治愈 10 例，有效 11 例，无效 6 例，两组对比观察，治疗组疗效明显高于对照组，经统计学处理，两组对比差别有显著差异。

临床体会：本病因长期劳损，气血不足，再加风寒湿邪所客，致局部气血凝滞，筋脉失和，不通则痛而发为痹，肱骨外上髁炎有时病程较长，气机郁闭日久，气行不利，致络脉瘀阻，正如前人所谓"久病入络"，本病病位较浅，是皮肤针疗法之适应证。皮肤针由《黄帝内经》络刺、扬刺等刺法演进而来。采用皮肤针叩击体表阳性点及经络循行分布的穴位，通过刺激皮肤起到调整虚实、调和营卫之气、活络通经的作用；辅以火罐治疗，促进针刺祛邪逐瘀，行气活血、消肿止痛，使血脉通和，筋骨受濡而诸证皆除。采用皮肤针治疗，操作简便，痛苦较小，患者易于接受。但是否应针对不同的病情轻重程度，采用不同程度的刺激量，以取得更为满意的疗效，尚待进一步探讨。

● 案例六[7]

一般资料：治疗 39 例，其中男 22 例，女 17 例；年龄最大 49 岁，最小 19 岁。

操作方法：首先在压痛最明显处做常规消毒，再用七星针在该处皮肤表面进行叩刺，皮肤潮红或有少量出血点。然后用闪罐法将玻璃罐吸附于此，留罐 10~15 分钟，吸出 1~5ml 血性液体或无色透明液体。起罐后用消毒纱布擦干该处，每周治疗 2 次。

临床结果：其中 38 例经 2~3 次治疗而愈，仅 1 例经 4 次治疗而愈。

临床体会："网球肘"的治疗采用口服中药，针灸，刮痧，推拿等方法治疗均不如七星针拔罐疗法收效快。该疗法对人体无毒副作用。

● **案例七** [8]

一般资料：31 例患者年龄 20~50 岁，其中 20~30 岁者 13 例，31~40 岁者 11 例，41~50 岁者 7 例；病程 1 个月 ~5 年，其中 1 个月 ~1 年 17 例，1~2 年 9 例，2~5 年 5 例。

治疗方法：（1）围针刺拔罐法：在原发病灶疼痛部位，用酒精消毒后取 30 号毫针在疼痛部位外围 2~3cm 处，针呈 30~45° 角斜刺，针尖指向疼痛部位中心区，根据疼痛部位的大小，用 4~8 根针围成圈状，针刺后施行捻转泻法，逐根运针各 5 分钟后出针。然后在疼痛部位拔罐，因疼痛在关节周围，所以选择适宜型号的火罐以及选择合适的拔罐角度和位置十分重要。10 次为 1 个疗程。

（2）穴位注射：将患肘曲池穴部位皮肤常规消毒后，医者用注射器抽取野木瓜注射液 2ml。以注射针直刺穴位，至患者感到酸麻胀感。稍留针片刻，回抽无血即可注入药液。每日 1 次，10 次为 1 个疗程。

治疗效果：本组经治疗治愈 13 例，好转 11 例，无效 5 例，复发 2 例。有效者均在治疗 3~15 次时见效。

临床体会：本病多因积累性损伤造成局部急慢性无菌性炎症，日久导致肉芽组织和粘连形成、出血、机化、肥厚等组织病变，使关节僵直疼痛，功能障碍，活动受限。中医学认为，本病主要是由于劳损所致。久作劳损，必有伤于气血，使经脉运行无力，经筋因而瘀阻，加之感受外邪，致使因痹而痛。因此在疼痛局部围针，能改善局部血液循环，促进经脉气血流通。拔罐有消炎作用，吸拔之后使局部血液循环改善，可迅速带走炎性渗出物及致痛因子，消除肿胀和疼痛。吸拔之后局部白细胞数目轻微增多，吞噬功能增强。用于穴位注射的野木瓜注射液有祛风止痛、舒筋活络以及良好的抗炎和消肿作用。针、罐、药结合使用可使疗程缩短，疗效增强。

● **案例八** [9]

一般资料：本组病例 20 例，其中男性 13 例，女性 7 例；年龄 24~55 岁；病程在半年内。

治疗方法：取阿是穴，肩髃穴（患侧）。患者取坐位，屈肘，常规消毒，取 30 号 1.5 寸毫针刺入阿是穴，行针有胀感后留针，用点燃的酒精灯烧灼针柄 15 分钟，使针柄烧至发红发白，同时在肩髃穴拔罐。

治疗效果：治愈 15 例，有效 5 例，有效率为 100%。

临床体会：首次发病未经过封闭治疗的效果较好。

● **案例九** [10]

一般资料：本组 50 例，均为门诊患者，其中男 13 例，女 37 例；年龄最小者 23 岁，最大者 68 岁；右侧 36 例，左侧 14 例；病程最短 7 天，最长 2 年。

治疗方法：患者取坐位，患肢置于桌上，前臂旋前，肘关节半屈位，局部按压找准压痛点，皮肤常规消毒后，医者取 28 号 1.5 寸毫针直刺入痛点深处，提插捻转，得气后，将针退至皮下，依次向该痛点上、下呈 45° 角斜刺 1 寸左右，手法遵前，分别得气后再将针退至皮下，复直刺至前位，把长约 2cm 的艾炷套在针柄上点燃，艾炷燃灭后即可出针。患处皮肤重新叩击，范围略大于罐口，见皮肤出血后，用闪火法将小口径火罐叩上，留罐 5 分钟。起罐后用消毒棉签将血污擦净。隔 2 日治疗

1 次，5 次为 1 个疗程，疗程间休息 1 周。

治疗效果：经过 1~3 个疗程治疗，痊愈 38 例，显效 8 例，有效 2 例，无效 2 例。

临床体会：肱骨外上髁炎是临床常见病、多发病。多因前臂旋转活动用力不当，引起桡侧腕伸肌起点损伤而造成。近年来笔者采用温针加刺络拔罐治疗该病，疗效满意。

（三）针刀加拔罐

● 案例[11]

一般资料：本组 69 例患者中，男 30 例，女 39 例；年龄 23~45 岁；病程 1 个月 ~4 年；右侧 48 例，左侧 20 例，双侧 1 例；全部病例经其他治疗无效或又复发者。

治疗方法：患者取坐位，将患侧肘关节屈曲 90°，平放于治疗桌上以肱骨外上髁压痛最敏感部位作为进针点，并做好标记，常规皮肤消毒，以进针点为中心铺洞巾，术者戴手套以左手拇指、食指绷紧待进针点皮肤，右手持小针刀，刀刃与伸肌腱平行，迅速进针，到达骨膜后，顺肌腱方向行纵行疏通剥离 3~5 下，再横行剥离 2~3 下，患者有酸胀感时出针，棉球压迫消毒。选择大小适宜的火罐，以闪火法扣在进针处，拔出积血 1~2ml，5 分钟起罐，棉球消毒，创可贴覆盖针眼。嘱咐患者注意休息，但要做肘部功能活动，1 次不愈者，于 2 周后再做治疗。

治疗效果：本组 69 例中，1 次痊愈者 52 例，2 次痊愈者 17 例，随访 1~2 年未见复发病例。

临床体会：小针刀集刀与针的双重作用，通过刀的剥离，可以分离局部的粘连组织，松解肌肉，解除神经血管的卡压，使局部血液循环得以改善，降低致痛物质浓度，消除局部无菌性炎症，使疼痛迅速缓解。针刺可使经络气血畅通，通则不痛，使痛证速愈。拔罐以祛瘀生新，散寒通络，从而达到止痛和临床治愈目的。注意操作时必须熟悉局部解剖，剥离不宜过深过重，防止加重损伤，术后即可加强患肢功能锻炼，以免发生局部组织粘连再发病。

（四）拔罐的其他综合疗法

● 案例[12]

一般资料：本组共 40 例，其中男 29 例，女 11 例；年龄 27~53 岁；病程 6 个月 ~5 年。

治疗方法：局部阿是穴、曲池、手三里、手五里等。针挑穴位常规消毒，以 2% 盐酸普鲁卡因于挑点皮肤注射一直径 1.5~2cm 皮丘，术者持无菌针挑钳（可用小号外科巾钳或特制针挑钳）钳住挑点皮肤 1~1.5cm，深达皮下，左右摇摆，上下挑提，频率约每分钟 60 次，每点操作 15~20 分钟，然后在挑点上拔小火罐令针眼出血，同时以 TDP 照射局部（距离 30cm），15~20 分钟后出罐并拭净血污。3 天挑 1 次，最多挑 5 次后统计疗效。

治疗效果：本组经治疗治愈 35 例，好转 5 例。治愈率 87.5%，总有效率 100%。

临床体会："网球肘"属中医学"痹证"范畴，多因局部劳倦过度，筋络损伤，气血瘀阻不畅，加以脉络空虚，风寒湿邪乘虚而入，稽留经脉，加重了局部气血瘀阻的程度，经脉失养，关节屈伸不利所致。挑摇加拔罐有疏通经脉、消肿止痛之功，TDP 照射能温经散寒祛湿通络，诸法配合使用，可使疗效增强。

五、分析与评价

1. 拔罐法治疗本病的概述

本病多发于频繁伸腕的体力劳动者和家庭妇女，常因活动不当，引起局部肌肉腱膜损伤，加之局部皮下组织薄弱容易受寒侵袭，使经络瘀阻，气血凝滞不通，筋脉挛急而发病。拔火罐可以通过温热和负压作用，温通经络气血的运行，温散寒湿，松解粘连，促进炎症的吸收，起到治疗作用。

针刺拔罐法局部治疗，可激发和调节经络功能，具有温经散寒，疏经通络，调气活血，消肿定痛之功，集多种治法于一体，形成治疗的综合效应，故疗效较好。

2. 拔罐法治疗本病的疗效与安全评价

拔罐法对本病有较好的疗效，且治愈率较高。

3. 拔罐法治疗本病的规律

本病的拔罐法治疗多采用局部治疗，取局部的阿是穴。配合其他疗法也多采用局部治疗。

4. 今后本病的临床研究重点

拔罐及拔罐配合其他的疗法治疗本病疗效肯定。但是任何疾病的发生都不仅仅是局部的病变，中医的精华在于整体治疗和辨证论治，因此可以考虑取远端的腧穴，进行整体的治疗，并可根据辨证分型给予适当的中药治疗。

六、注意事项

本病配合针灸、按摩等方法可取得更佳的疗效。在治疗过程中，患者应积极配合功能锻炼，如手提重物、手划桨、摇橹、拉皮筋、拉网、引体向上、爬杆、荡秋千等动作，同时注意不要做用力背伸的动作，并保暖，避免受寒凉刺激，以免加重症状。

参考文献

[1] 王全仁，侯美玲. 拔罐法治疗肱骨外上髁炎 [J]. 中医外治杂志，2001，5（6）：11.

[2] 张春玲. 刺血拔罐疗法治疗网球肘 [J]. 中医正骨，1995（4）：31.

[3] 周新宇. 丛刺拔罐治疗肱骨外上髁炎 [J]. 针灸临床杂志，2005，21（6）：46.

[4] 郭文青，张会华. 火针配合拔罐治疗肱骨外上髁炎68例 [J]. 河南中医，2005，25（7）：69.

[5] 王英，王苓，郭喜军. 梅花针叩刺配合拔罐治疗肱骨外上髁炎30例 [J]. 光明中医，1999，34（5）：56.

[6] 姜劲峰，李玉堂. 皮肤针加拔罐与温针灸治疗肱骨外上髁炎疗效对比 [J]. 新疆中医药，2002，20（5）：37.

[7] 赵平平. 七星针拔罐治疗网球肘39例 [J]. 中国运动医学杂志，2000，19（2）：217.

[8] 岳延荣，曾展鹏，劳永生. 围针灸拔罐法结合穴位注射治疗网球肘31例 [J]. 中国民间疗法，2001，9（2）：19.

[9] 吴光英. 温针加拔罐治疗肱骨外上髁炎20例 [J]. 广西中医药，2002，25（6）：21.

[10] 夏筱方. 温针加刺络拔罐治疗肱骨外上髁炎50例 [J]. 甘肃中医，1995，8（6）：35.

[11] 何新伟，张雷. 针刀配合拔罐治疗顽固性网球肘 [J]. 中国骨伤，2000，13（2）：26.

[12] 黄柳和. 挑摇拔罐配合TDP照射治疗顽固性网球肘40例 [J]. 中国民间疗法，2000，8（2）：22–23.

腱鞘囊肿

一、中医学概述

中医学称为"腕结筋""筋聚"等名。其病因病机多因劳伤或伤后筋膜劳损，气滞血瘀，血不荣筋，夹痰瘀凝结而经脉不通所致。

二、西医学概述

（一）概念

腱鞘囊肿是指发生于关节和腱鞘附近的囊肿，多附着于关节囊上或腱鞘内，可与关节腔、腱鞘沟通。本病好发于青壮年，女性多见。腱鞘囊肿常见于腕背部、腕关节的掌侧面、手指背面和掌面、足背部、膝的侧面和腘窝等处。临床见囊肿内充满胶状黏液，有单房性或多房性。囊肿多逐渐发生，成长缓慢，外形一般光滑，出现一种发展缓慢的小肿块，呈圆形或椭圆形，高出皮面。初起触诊时呈饱胀感，有时可有波动，且周缘大小可能发生变动。日久纤维化后，则可变硬，多无症状，少数按之有酸胀、疼痛或自觉无力感。发于腘窝内者，直膝时呈鸡蛋大，屈膝时则在深处而不易摸清楚。有部分腱鞘囊肿可自消，但时间较长。若囊肿和腱鞘相连，患部远端会出现软弱无力的感觉。西医学认为，本病发病原因不明，与外伤有一定的关系，是滑液由关节囊或腱鞘内向外渗出而形成的疱状物，或是结缔组织内局部胶样变性等因素所致。

（二）诊断

（1）该病多见于从事体力劳动的中青年女性。

（2）易发于腕部，占70%。腕背腱鞘囊肿最多见，起于腕舟状骨背侧关节囊，位于指伸肌腱及拇伸肌腱之间；其次多见于腕掌面偏桡侧，起源于大多角骨周围的关节囊，或手腕中或腕桡关节而产生腕管综合征；亦可见于掌指关节指屈肌腱鞘处，呈疝出的瘤性小结节，质坚硬。

（3）囊肿特点。囊肿生长缓慢，一般呈半球状隆起，似蚕豆大或指腹大。可时隐时现，时小时大。触之有囊性波动感，不与皮肤粘连，不突出皮外（除非创伤或感染）。

（4）有腕部胀痛及腕力减弱的感觉。

（5）周围神经、血管压迫症状，即感觉运动障碍症状。

三、现代常用拔罐法

【火罐法】

选穴：局部取囊肿部位（宜针罐）、太渊、神门、委中、阴陵泉、阳陵泉。以上诸穴采用单纯拔罐法，留罐10~15分钟，每日1次。

【梅花针叩刺后拔罐法】

取穴：囊肿局部。先用梅花针从囊肿中央向外环形施以重手法叩刺，令局部发红，并见点状微出血，然后拔罐，留罐10~15分钟。每日或隔日治疗1次。

【针罐法】

方法一：患者取坐位，手放在桌面上或自己的腿面上，手半握拳，放松肌肉。取毫针4根，常规消毒，术者左手拇指、食指绷紧囊肿周围皮肤，右手持针，把囊肿周围分为相等的三点，每点1针斜刺入囊肿底部，囊肿顶点垂直刺入1针，留针30分钟，隔5分钟行针1次。起针后用闪火法拔火罐，20分钟起罐。每日1次，5次1个疗程，疗程间隔休息2日。

方法二：选穴囊肿局部。用毫针先从囊肿周围基部向囊肿中心，按上下左右刺入4针，再从囊肿中心直刺1针，留针拔罐10~15分钟，或留针30分钟，出针后，再拔罐。隔日1次。

方法三：取穴囊肿处局部。先用毫针从囊肿顶端刺入，穿过基底部囊壁，出针后拔罐，以吸出少许黏液为度（约20分钟）。每3日治疗1次。

方法四：取穴肿处局部。前臂桡侧配曲池、偏历、列缺、阳溪、合谷；腕部配外关、阳溪、阳池。先以毫针在肿处用围刺后拔罐15~20分钟；配穴用平补平泻法针刺，留针10~20分钟，不拔罐。每日1次。

【火针罐法】

方法一：常规消毒，术者以左手拇指食指捏住囊肿部位，右手持烧红的粗火针迅速刺入囊肿内，深度以穿透囊肿壁为宜，刺入后留针1分钟，每囊肿部位均用扬刺方法，根据面积大小差异决定针孔间隔距离，若面积很小，可选用细头针以齐刺之法刺之。火针刺后迅速加拔火罐，令吸出囊肿内容物；反复进行，以拔罐时无囊肿内容物吸出为止。术后局部涂紫药水防感染。每周1次。

方法二：选穴囊肿部位。先在囊肿部位用碘酒、酒精消毒，然后将火针烧红迅速从囊肿顶端刺入，穿过囊壁便立即出针，然后迅速将罐具吸拔其上；亦可以粗毫针在囊肿基底部的前、后、左、右及其顶端各刺1针，穿过囊壁，摇大针口，出针后立即拔罐。留罐20分钟，可吸出少许黏液。术后局部加压包扎约1天。不愈者，1周后再施术1次。

四、注意事项

在进行拔罐时要求严格消毒，术后用无菌纱布包扎，以防伤口感染。治疗期间患者应避免劳累以防复发。

参考文献

［1］张吉庆. 针刺加拔火罐治疗腱鞘囊肿11例［J］. 陕西中医，1989，10（8）：367.

［2］张允英. 温针加拔罐治疗腱鞘囊肿21例［J］. 陕西中医，1992，13（2）：81.

［3］胡玲香，唐勇. 火针拔罐治疗腱鞘囊肿45例［J］. 针灸临床杂志，1999；15（10）：34.

急性腰扭伤

一、中医学概述

（一）概念

本病在中医学中属于"腰痛"范畴。其病因病机为负重过度，跌仆闪挫，导致气血运行不畅，脉络阻塞不通，不通则痛。本病以实证为多。腰痛一证在古代文献中早有论述。《素问·脉要精微论》言：

"腰者，肾之府。"首先明确提出了腰与肾之间的密切联系。《素问·刺腰痛论》则根据经络的循行，阐述了足三阴、足三阳以及奇经八脉为病所致的腰痛病候，并有相应的针灸治疗方法。《诸病源候论·腰背病诸候》将突然发作的腰痛称为"卒腰痛"。《金匮翼》上说："瘀血腰痛者，闪挫及强力举重得之。盖腰者，一身之要，屈伸俯仰无不由之。若一有损伤，则血脉凝涩，经脉壅滞，令人卒痛不能转侧，其脉涩，日轻夜重者是也。"《证治汇补·腰痛》提出"初痛宜疏邪滞，理经隧"的治疗原则。本病的主要病机是因跌扑闪挫后，局部经筋、脉络受损，气滞血瘀，脉络不通，经脉运行不畅，"不通则痛"，导致出现局部疼痛，转侧困难，行动受限。

（二）辨证

1. 经气闭阻、络脉不畅（扭伤轻证）

临床表现：腰部胀痛拘急或刺痛拒暗、转侧不利、伤处无青紫、无红肿、舌质正常或紫暗、脉紧涩。

证候分析：由于局部损伤之后，导致局部经气不通，不通则痛，由于扭伤较轻，故见腰部胀痛拘急或刺痛拒暗、转侧不利，伤处无青紫、无红肿。

治则：舒筋通络，行气止痛。

2. 络脉损伤、瘀血内停（扭伤重证）

临床表现：扭伤之后，腰痛剧烈，如针刺刀割，或如撕如裂，痛处红肿或青紫，按之则痛甚，转侧不利，舌质紫暗或有瘀斑，脉弦涩。

证候分析：由于局部损伤较重，局部气滞血瘀较为严重，扭伤之后，腰痛剧烈，如针刺刀割，或如撕如裂，痛处红肿或青紫，按之则痛甚，转侧不利。舌质紫暗或有瘀斑，脉弦涩为瘀血脉象。

治则：祛瘀通络，行气止痛。

3. 扭伤腰痛兼肾阳虚证

临床表现：腰痛拘急，转侧不利，兼见腰膝酸软，神疲乏力，头晕目眩，畏寒肢冷，遇劳则加重，舌淡红苔薄白，脉沉细无力。

证候分析：患者平素有肾阳虚见证，故见腰膝酸软，神疲乏力，头晕目眩，畏寒肢冷，加之腰部扭伤，故见腰痛拘急，转侧不利。

治则：温肾壮阳，行气止痛。

4. 扭伤腰痛兼肾阴虚证

临床表现：腰痛拘急，转侧不利，兼见腰膝酸软，虚烦，溲黄，舌红苔少，脉细数。

证候分析：患者平素有肾阴虚见证，故见腰膝酸软，虚烦，溲黄，加之腰部扭伤，故见腰痛拘急，转侧不利。

治则：滋阴补肾，行气止痛。

5. 扭伤腰痛兼风寒湿痹证

临床表现：腰痛重着，拘急不舒，转侧不利，阴雨天加重，得热则舒，舌淡胖，苔薄白，脉沉迟或涩。

证候分析：患者平素有风寒湿痹，寒性凝滞，湿性重着，加之扭伤之后经气不利，故见上述见证。

治则：祛风散寒，除湿通络，行气止痛。

二、西医学概述

（一）概念

急性腰扭伤又称为"闪腰"，是指腰部的肌肉、筋膜、韧带、椎间小关节、腰骶关节或骶髂关节因过度扭曲或牵拉超过腰部正常活动范围所致的急性损伤。多由搬抬重物时动作不协调、用力过猛或身体突然扭转引起。多发于青壮年男性，体力劳动者多见，亦可见于平素缺乏体育锻炼的人群。本病首先应与腰椎间盘突出症、臀上皮神经损伤、腰椎滑脱症、第三腰椎横突综合征等其他腰部疾病进行区别，并应注意排除腰椎压缩性骨折，腰椎结核和肿瘤等骨关节病变。

（二）诊断

本病的诊断较为简单，患者往往有明确的外伤史，结合临床症状和体征，并结合 X 线所见，排除其他可引起腰部疼痛的疾病，即可明确诊断。

诊断依据：

（1）多有腰部明确外伤史。

（2）伤后腰部立即出现剧烈疼痛，疼痛为持续性，休息后可减轻但不消除，咳嗽、喷嚏、用力大便时可使疼痛加剧。

（3）腰部不能挺直，行走不便，严重者卧床难起，辗转困难。

（4）腰肌痉挛，压痛明显。压痛最明显的部位即多为损伤之处。

（5）直腿抬高试验阳性。

（6）X 线摄片多无异常显示，可排除关节突峡部或横突骨折。

三、现代常用拔罐法

【孟氏中药拔罐疗法】

气滞型选穴肾俞、腰眼、关元俞、委中、阿是穴；血瘀型选穴肾俞、腰眼、关元俞、委中、血海、阿是穴。拔罐之前和拔罐之后分别在拔罐的局部外涂中药拔罐液。（彩图 12、彩图 50）

【火罐疗法】

方法一：气滞型选穴大肠俞、委中、阿是穴；血瘀型选穴大肠俞、委中、血海、阿是穴。以上诸穴留罐 10~15 分钟，每日 1 次。

方法二：腰骶关节部、双侧髂后上棘处拔罐 1 个，腰椎 2~3 旁开 3cm 处各拔 1 个，胸椎 10~11 旁开 3cm 处各拔 1 个，留罐 15~20 分钟，每日或隔日 1 次。

【刺络拔罐法】

方法一：选穴阿是穴、委中（患侧）。用三棱针点刺阿是穴至微出血，并薄薄地涂一层液状石蜡油，行走罐，罐中有瘀血时起罐，然后在委中穴点刺出血数滴。每日 1 次，3 次为 1 个疗程。

方法二：主穴为阿是穴、肾俞、腰阳关、大肠俞，配穴为腰俞、中脘、殷门。先取主穴，用三棱针点刺至微出血，然后拔罐 15~20 分钟。配穴按摩加针刺，不拔罐。每日 1 次，5 次为 1 个疗程。

方法三：取委中穴。术者用三棱针点刺患者委中穴（若委中穴处有充盈的静脉可直接点刺之）1~3 次，在点刺处拔罐 5 分钟，同时令患者活动腰部，做试探性前俯、后仰及旋转。

方法四：患者取俯卧位，常规消毒，用皮肤针快刺重叩患处皮肤 5~6 遍，至皮肤出血为度。继用中号玻璃火罐，闪火法分别在压痛处拔罐。每日 1 次，每次 30 分钟。

【针刺后拔罐法】

方法一：取阿是穴。在压痛点用毫针直刺 1.5 寸，并在其上下左右各 1.5 寸处针刺，留针 10 分钟，然后用梅花针叩刺至皮肤出血，拔罐 10 分钟，以出血 1ml 为佳，还可配合委中、飞扬用泻法针刺。隔日 1 次，10 次为 1 个疗程。

方法二：取养老、阿是穴。针刺养老穴，得气后出针。在腰部痛处拔罐 2~3 个，留罐半小时。去罐后术者用手掌掌面紧贴患处皮肤，轻、重按摩约数分钟，使腰肌放松，循环改善，疼痛缓解。

方法三：取支沟穴。术者用 30 号 1.5 寸毫针，针尖稍向上快速进针 1 寸左右，提插捻转得气后，令患者深呼吸或咳嗽，于吸气时大幅度捻转快速进针，呼气时慢出针，使针感传至肩或胁部，令患者带针做起坐、弯腰、行走、转侧、踢腿、下蹲等活动。留针 20 分钟，每 5~10 分钟行针 1 次。起针后局部拔罐 10~15 分钟。

【针罐配合推拿】

①推拿捏背法：患者取卧位，医生右手用㨰法施于患者腰部数次，然后用双手拇指螺纹面自悬枢穴揉按至关元穴，重点是在阿是穴，然后沿督脉长强穴捏背至悬枢数穴，至皮肤微红为止。②针刺加活动：患者取坐位，医生用 2 寸 28 号毫针，取经外奇穴常规消毒，进针得气后，令患者做前屈后仰活动，然后用直腰旋转扳法，左右各 1 次，留针 10~15 分钟。③梅花针叩刺加闪火拔罐法：患者取卧位，取阿是穴，用梅花针叩刺出血，然后用闪火拔罐法拔于叩血处，待拔出血后稍留起罐。三法共30~35 分钟。

【叩刺拔罐法】

方法一：选穴肾俞、志室、大肠俞、华佗夹脊、腰阳关。每次选穴 2~3 个，用梅花针重叩至皮肤微出血，拔罐 10~20 分钟，以拔出少量瘀血为佳。

方法二：取阿是穴，患者俯卧位，先用皮肤针在阿是穴上重叩出血，然后在该处拔火罐，视出血量多少留罐 5~10 分钟。取委中穴，在留罐期间，常规针刺双委中穴，用泻法，每 3~5 分钟行针 1 次，留针 30 分钟。

【针罐法】

方法一：取阿是穴及其上下左右各 2cm 处。先用毫针在阿是穴及其上下左右各 2cm 处进针，直刺 0.5~1 寸，得气后留针。在阿是穴上用三棱针强刺数次，以出血为度，然后留针拔罐 15 分钟，起罐后再留针 5 分钟，同时嘱患者活动关节，最后出针。

方法二：取阿是穴。选腰部阿是穴常规消毒，拔罐 15~20 分钟。起罐后用三棱针刺血数次，然后再拔罐 15 分钟，吸出 50~100ml 血，无效者加腘窝静脉放血术。

方法三：取手三里穴，一侧腰痛取患侧，双侧腰痛取双侧。患者取立位，皮肤常规消毒后，术者直刺 0.8~1.2 寸，得气后用提插捻转法，刺激 10~20 秒；同时嘱患者做各个方向的腰部活动，幅度由小到大，至腰部症状改善，一般留针 15 分钟，再予腰部痛点拔罐 8~10 分钟。每日 1 次，连续治疗 3 次。

方法四：患者取俯卧位，常规消毒，术者用三棱针点刺腰部压痛点 3 针至微出血，用闪罐法拔罐，10~15 分钟取下。掌心贴于胸前，拇指与食指伸成直角，拇指腹于颈前凹陷处（天突穴）、肘、肩约在同一水平位，曲池穴常规消毒，用毫针垂直进针 1.5 寸，有酸胀感为度，嘱患者活动腰部的同时，另一手握拳状反手拍打腰部，以能忍受为度，留针 30 分钟，每日 1 次，6 次为 1 个疗程。

【穴位注射加针罐法】

选穴：腰阳关、后溪、中渚、人中、委中、气海俞、太冲。先针刺腰阳关、后溪、中渚，让患者做腰部前后左右动作 3~5 分钟，然后针人中，手法以患者全身出汗为度。委中穴点刺出血，气海俞用提插捻转泻法，针后加拔罐。起罐后，用地塞米松注射液 5mg 和 1% 盐酸普鲁卡因 4ml 于腰阳关穴进行穴位注射。

【穴位注射配合拔罐疗法】

取腰眼穴，注射针头强刺激，推注当归药液，拔罐至针口出血及局部瘀血。

【药罐走罐法】

选穴：阿是穴、委中、腰阳关。将防风、荆芥、栀子、红花各 25g，艾叶、透骨粉各 30g，乳香、没药、当归、秦艽各 20g，白芷 10g，一并装入布袋内，加水煮沸 20 分钟。将竹罐放入再煮沸 3~5 分钟。取出药罐在应拔部位进行旋转滑动走罐，走罐后留罐 10~15 分钟。每日或隔日 1 次，10 次为 1 个疗程。

【药酒罐】

取阿是穴。用青霉素瓶制成的罐具，内装半瓶左右药酒，扣在患处皮肤上，再用注射器从橡皮盖处抽出空气，如损伤部位较大，药罐可在 10 分钟内移动 1 次，去罐后可施加温灸，这样疗效更佳。

【推拿罐法】

取阿是穴。在患者腰部找到压痛点后，从背部至腰部用五指散揉，反复数次，待局部肌肉松弛适应后，用右食指、中指、无名指着于压痛点按揉 5 分钟。然后用揉法自腰部的痛点（骶髂关节处），揉捻至小腿腓肠肌，并点揉肾俞、大肠俞、环跳、委中、承山约 5 分钟。手法完毕后，在痛点周围用 2~3 个罐交替吸拔，以皮肤红润为度，时间约 15 分钟。隔日 1 次。

四、现代常用拔罐法的临床应用

（一）刺络拔罐

● 案例一[1]

一般资料：本组 136 例均为门诊患者，其中男 87 例，女 49 例；年龄最小 18 岁，最大 62 岁；病程最短 6 小时，最长 5 天。全部病例均经检查排除其他器质性病变，确诊为急性腰扭伤。

治疗方法：①皮肤针叩刺拔罐：取阿是穴。患者俯卧位，穴位常规消毒。术者首先用皮肤针在阿是穴上重叩出血，然后在该处拔火罐，视出血量多少留罐 5~10 分钟。②针刺：取委中穴。在留罐期间，常规针刺双侧委中穴，用泻法，每 3~5 分钟行针 1 次，留针 30 分钟。

治疗效果：本组 136 例经治后，痊愈 110 例，显效 26 例，总有效率为 100%。

临床体会：急性腰扭伤属中医学闪挫腰痛，乃因外伤使经脉受损，恶血停留，血瘀气滞，脉络不和而致。局部取阿是穴刺络拔罐可行瘀活血，消肿止痛。因足太阳经脉抵腰络肾，故取委中以通调足太阳经气，祛邪通络以止痛。

● 案例二[2]

一般资料：58 例均为门诊患者，男 35 例，女 23 例；年龄最小 18 岁，最大 64 岁，平均 32.5 岁；病程最短 40 分钟，最长 6 天，平均 1.5 天。单侧腰扭伤 34 例，双侧腰扭伤 14 例，脊柱正中腰扭伤 10 例。

治疗方法：患者取俯卧位。将皮肤针和扭伤部位的皮肤常规消毒后，术者手握皮肤针快刺重叩患处皮肤 5~6 遍，至皮肤出血为度。继而取中号玻璃火罐，用闪火法分别在压痛处拔罐。每天治疗 1 次，每次 30 分钟。

治疗效果：58 例中痊愈 51 例，好转 7 例，本组总有效率 100%。治疗次数最少 1 次，最多 7 次。

临床体会：在治疗上，笔者突出"以痛为输"的局部取穴原则，采用皮肤针快刺重叩患处皮肤出血，以加速局部气血运行，改善微循环，达到活血通络，消肿止痛的目的。本病多属实证，根据"实则泻之""宛陈则除之"的治疗原则，在刺络出血的基础上，复加拔火罐则更促进血液循环，活血化瘀，消炎导滞，推陈致新之功，从而强化了刺血效果。现代研究认为，刺络拔罐疗法的实质是一种特殊的物理疗法。一方面通过刺血手段，对局部皮肤或某些穴位进行一定程度的刺激，使人体神经末梢或感受器产生效应，通过神经反射将刺激信号传递入中枢神经系统，经中枢神经的综合分析，对机体各部功能产生协调作用并达到新的平衡；另一方面通过拔罐所形成的负压，使局部产生热效应，局部的微血管和毛细血管扩张，局部的血流量增加而加快，从而有利于受损的细胞活化和死亡，促进受损组织的再修复、更新与功能的恢复。

- **案例三**[3]

一般资料：200 例患者中，男 123 例，女 77 例；年龄最大 70 岁，最小 15 岁，以 25~40 岁居多；病程最短 0.5 小时，最长 1 周；服用药物治疗不见疗效者 42 例。

治疗方法：①梅花针叩刺加拔罐治疗：患者平卧床上，暴露腰部皮肤，术者在其腰部选好压痛点，然后用 2% 稀碘酊消毒，用梅花针先在压痛点周围叩刺，先轻后重，并逐渐向压痛点移动，最后在压痛点重叩，共 7~8 分钟。叩刺完毕用火罐在压痛点外拔吸约 10 分钟，取下罐后擦去罐及皮肤上的血。②推拿治疗：手法为揉法、擦法、按压、弹拨法、擦法、斜扳。取穴为阿是穴、肾俞、大肠俞、秩边、委中、承山等。操作时，患者俯卧位，术者站其患侧，先以柔和的指揉法或掌根揉法在两侧腰肌与压痛点周围轻轻操作 2~3 分钟。点按肾俞、大肠俞、腰阳关及委中、承山等穴，每穴约 1 分钟，按揉双侧腰肌。患者侧卧位，术者行腰椎斜扳法，动作要平稳、缓和。术者在伤处周围涂以红花油或按摩乳，用掌根擦法将局部擦至热力深透为度。

治疗效果：200 例中，治愈 183 例，占 91.5%；好转 17 例，占 8.5%。总有效率 100%。

临床体会：梅花针叩刺及拔罐配合推拿能提高痛阈，增强血液循环，所以取得明显疗效。该病属于中医学"扭挫伤"范畴，辨证为瘀血腰痛，《黄帝内经》明确提出"宛陈则除之""血实宜决之"的治疗原则，用梅花针叩刺后，再用火罐在其压痛点上拔吸，可去其瘀血，同时配合推拿，三种方法相结合可以舒筋活络、祛瘀止痛，纠正小关节功能紊乱，使腰部痉挛的肌肉得到缓解而疼痛消失。

（二）推罐

- **案例**[4]

一般资料：100 例患者随机分成 2 组。治疗组 60 例，男 42 例，女 18 例；年龄最大 55 岁，最小 18 岁；18~20 岁 3 例，21~30 岁 13 例，31~40 岁 27 例，41~50 岁 15 例，50 岁以上者 2 例。腰痛伴腰不能活动及不能行走者 16 例，腰痛伴腰活动受限可扶持行走者 28 例，腰痛伴腰部活动受限可行走者 8 例，腰痛活动后疼痛加剧，腰部活动稍受限者 8 例。病程最短 6 小时，最长 6 天，3 天内就诊者达 42 例。对照组 40 例，男 27 例，女 13 例；年龄最大 50 岁，最小 28 岁；21~30 岁 9 例，31~40 岁 16 例，41~50 岁 15 例。腰痛伴腰不能活动者 12 例，腰痛伴腰活动受限可扶持行走者 18 例，腰痛伴腰部活动受限能独自行走者 5 例，腰痛活动后疼痛加剧、腰活动稍受限 5 例。病程最短 8 小时，最长 7 天，3 天内就诊者达 30 例。2 组患者性别、年龄、病程、病情相近，$P > 0.05$，具有可比性。

治疗方法：2 组病例均常规给予卧硬床休息及腰部保暖。治疗组先用万花油适量润滑腰部皮肤，后以中号火罐沿腰背部两侧膀胱经及华佗夹脊从上而下、从内至外推罐至皮肤潮红，在腰部最痛压痛点留罐 3~5 分钟（每侧 1 个点），隔日 1 次。对照组用 2% 普鲁卡因 4~6ml（普鲁卡因过敏者改 2% 利多卡因）、维生素 B_{12} 500mg、地塞米松 5~10mg，每次选 2~3 个最痛点封闭，3 天一次；口服吲哚美辛 25mg，每日 3 次（有溃疡病者改口服云南白药 0.5g，每日 3 次）。

治疗效果：治疗组愈显率为 95.0%，一次治愈率为 63.3%；对照组愈显率为 87.5%，一次性治愈率为 37.5%。

临床体会：作者认为本病治疗总的原则是卧硬床休息理疗，消除局部充血水肿，促进炎症吸收，解除肌肉痉挛，防止发展为慢性腰痛。地塞米松能有效地改善局部循环，消除炎症充血水肿；普鲁卡因能阻断疼痛刺激传导，解除肌肉痉挛；维生素 B_{12} 能营养神经。上述 3 药合用封闭，效果更加明显。本文推罐治疗急性腰扭伤效果与封闭治疗类似，说明推罐也具有消除炎症充血水肿，解除肌肉痉挛，改善血循环的作用，治疗急性腰扭伤疗效可靠。推罐治疗急性腰扭伤，一次治愈率、年复发率均明显优于封闭治疗，说明推罐治疗急性腰扭伤能缩短治疗时间，减少复发率。急性腰扭伤属中医学"闪挫腰痛"范围，中医学认为，外伤扭闪腰部引起肌肉瘀血阻滞，气机不畅，不通而痛。足太阳膀胱经，华佗夹脊正好经过腰部，因此《素问·刺腰痛论》认为"足太阳脉，令人腰痛引项脊尻背如重状，其郄中，太阳正经出血"。《灵枢经》也认为"足太阳膀胱经主筋所生病"。因此，在足太阳膀胱经及华佗夹脊进行活血祛瘀是治疗闪挫腰痛的基本方法。推罐能祛除局部瘀血，疏通经气，通而不痛，因此治疗急性腰扭伤，疗效明显。

（三）针罐

● 案例一[5]

一般资料：72 例中，男 70 例，女 2 例；年龄 17~38 岁。病程 2 小时 ~3 天。

治疗方法：取双侧腰眼、阿是穴。患者取俯卧位，常规消毒皮肤，术者用 29 号长 1.5 寸不锈钢毫针直刺入穴 1 寸，行平补、平泻法反复捻转，使患者"得气"（即有明显酸胀感），再将火罐直接扣在针刺部位，20 分钟后取下火罐及毫针。起罐时，术者一手持罐，一手用拇指轻按罐口皮肤，使空气进入罐内后，将罐取下，然后快速将针拔出。每天治疗 1 次，5 次为 1 个疗程。治疗时须防止肌肉收缩引起弯针，并避免将针撞压入深处造成损伤，胸背部腧穴均应慎用；中度及重度心脏病、血友病、出血倾向性疾病、极度衰弱者，以及身体过瘦、小儿及老年人、孕妇禁用针罐疗法。

治疗效果：治疗 1 个疗程后，本组病例治愈 66 例，有效 4 例，无效 2 例。总有效率为 97.2%。

临床体会：中医学认为，急性腰扭伤多以气滞血瘀型为主，治疗当以泻法及疏通经气为主，以达到"通则不痛"的目的。腰眼穴位于腰背筋膜、背阔肌和髂肋肌中，分布有第 3 腰神经后支，其深层为腰丛，归属足太阳膀胱经分支。当腰部肌肉扭伤时，运用针刺腰眼及阿是穴，可以调整支配腰部肌肉群的神经功能，疏通膀胱经，使病变组织得以恢复，再结合局部拔罐治疗，能明显缓解腰肌痉挛，从而达到治疗目的。

● 案例二[6]

一般资料：58 例患者中，男 33 例，女 25 例；年龄 20~63 岁。皆表现为腰部剧痛，运动受阻，活动受限。其中 16 例曾经药物治疗疗效不佳。

治疗方法：患者取俯卧位，暴露腰部，术者根据其胖瘦选用长 5~10cm 毫针 3~4 枚，钊刺阿是穴及压痛点，直刺 1.6~3.3cm，上下缓慢提插，有酸胀感后强刺激 3~5 分钟，留针。取一小瓶盖置留针附近，内装 95% 酒精棉球，点燃后将大口火罐同时罩在留针和小瓶盖上，15~20 分钟后起罐拔针，缓慢活动腰部。病情重者推拿 3~6 分钟。每天 1 次。

治疗效果：58 例中，显效 31 例，有效 19 例。好转 8 例。该法治疗急性腰扭伤，疗效明显，年龄小，治疗及时效果更佳。

临床体会：针刺镇痛原理的研究已深入到神经细胞、神经递质及其受体的分子水平，在国内外已形成共识。针刺及拔火罐直接或间接激活内源性镇痛系统，内源性镇痛系统与伤害性信息在中枢神经各个水平相互整合的结果达到镇痛的效果。针刺可兴奋中枢神经，达到镇痛和调节人体生理功能的作用。拔火罐可温通经络，消肿止痛，扩张局部血管，加速血液循环。二者并用即可舒筋活血，滑利关节，缓解肌肉韧带痉挛，增加肌肉、韧带的活动能力。在急性腰扭伤治疗中，针刺与拔火罐合并使用，不失为一种简便易行、行之有效的方法，值得推广。针刺与拔火罐是中医传统疗法，国际上两位研究疼痛权威学者也把它们称作"超强刺激镇痛"，且作用的关键因素是刺激强度。笔者将针刺与拔火罐两种治疗方法合并使用，改进了操作方法，探索了适宜的刺激强度。应用于临床，取得较好疗效。

（四）针刺结合拔罐

● 案例一 [7]

一般资料：本组 80 例患者中，男 58 例，女 22 例；18~40 岁 65 例，40 岁以上 15 例；发病 1 天以内 48 例，2 天 20 例，3 天以上 12 例。

治疗方法：①针刺法：取双侧后溪穴，患者端坐，常规消毒，术者用 30 号 2 寸不锈钢毫针直刺1~1.5 寸，得气后，用泻法捻转 1 分钟，嘱患者起立，做前倾、后仰、左右旋转等腰部活动，活动幅度随疼痛减轻逐渐增大。5 分钟行针 1 次，留针 20~30 分钟。②走罐法：患者俯卧，腰部肌肉放松，皮肤涂擦万花油适量，以拔火罐形式，将中号玻璃火罐吸于体表，从胸椎 10 至腰骶部两侧均匀用力施以推拉、移旋、挫滑走罐手法，至皮肤微红温热即可，反复 10 次左右。上述治疗方法每日 1 次。

治疗效果：本组 80 例，全部治愈，其中 1 次治愈 42 例，2 次治愈 28 例，3 次治愈 10 例。

临床体会：走罐起到热效应和物理效应的作用，能温通经络，缓解肌肉痉挛，调节神经反射，促进血液和淋巴循环，增强组织新陈代谢，使气血通畅，达到"通则不痛"的目的。因此，通过走罐能使损伤的软组织迅速修复，生理功能尽快恢复。腰部急性扭伤的患者，若有不慎，易致多次扭伤，故治愈后，一定要嘱咐患者适当卧床休息，一周内避免腰部剧烈旋转运动，并坚持做些适宜的腰背肌功能锻炼活动，这对加速软组织的修复及预防复发都是十分必要的。

● 案例二 [8]

一般资料：58 例患者中，男 32 例，女 26 例；年龄最大 59 岁，最小 17 岁；病程最短 1 天，最长 1 周。

治疗方法：取后溪、人中为主穴；肾俞、委中、阿是穴为配穴。①患者取仰靠坐位，如不能坐者扶墙站立也可，然后针刺后溪穴及人中穴进针，得气后提插捻转，一边行针一边嘱咐患者用腰部做前后俯仰左右侧弯的运动，在此期间可间歇行针，并嘱患者活动。留针 15 分钟后取针，以第一步治疗取得显效为好。②出针后再让患者平俯卧位于床上，全身放松。针刺肾俞（双）、委中（双）、阿是穴，并用 TDP 照射腰部，留针 15 分钟。③腰部、委中穴拔火罐 5~10 分钟后起罐，每次治疗 30~40分钟，每日 1 次。

治疗效果：58 例中，1~3 次治愈 46 例，占 79.31%；4~6 次治愈 9 例，占 15.52%；7~10 次治愈 2

例，占 3.45%；1 例无效，占 1.72%。

临床体会：气滞血瘀是本症的主要病机，因此，治宜通调督脉及膀胱经经气，以行气化瘀。人中系督脉经穴，督脉又行于脊里。《玉龙歌》指出："脊背强痛泻人中，挫闪腰酸亦可攻。"针刺人中，可通调督脉经气，后溪为八脉交会穴通督脉，加之为手太阳小肠经穴，手太阳经和足太阳经为同名经相通，故即可通调督脉经气也可疏通膀胱经经气。腰为肾之府，故取肾俞、阿是穴既能疏通太阳经经气，又可行气化瘀利腰脊，治疗腰脊强痛。四总穴中"腰背委中求"，即委中穴为治疗腰背痛的循经远道取穴。拔火罐可使其收缩后转为松弛，以解除肌肉痉挛之苦，改善病变部位血液循环，促进新陈代谢，以善其后。

● 案例三[9]

一般资料：72 例均为门诊患者，其中男 45 例，女 27 例；年龄最小 18 岁，最大 60 岁；病程最短 2 小时，最长 3 天。

治疗方法：督脉腰痛针刺人中及阿是穴刺络拔罐；足太阳经腰痛针刺昆仑及阿是穴刺络拔罐。取 30 号 1.5 寸毫针，人中穴向鼻中隔方向斜刺 0.3 寸，施以雀啄法，以双眼流泪为度，留针 30 分钟，同时让患者活动腰部，做腰椎前屈、后伸和下蹲动作。取患侧下肢昆仑穴时，令患者取站立位，双手扶于椅背上，患侧下肢屈膝跪于椅子上取穴，直刺 1~1.2 寸，施以提插泻法，留针 30 分钟，同时让患者做腰椎前屈、后伸动作，如患者在活动中疼痛加重，可适当增加行针次数。取腰部最明显的压痛点（阿是穴）1~2 个，用三棱针点刺 3~5 下，然后加拔火罐，以出血 5~10ml 为佳。每日 1 次，5 次为 1 个疗程，1 个疗程后统计疗效。

治疗效果：72 例中治愈 60 例，好转 9 例，未愈 3 例，总有效率 95.8%。

临床体会：本病因属新病卒发，病情属实证，治疗应以活血祛瘀、通经止痛为原则，宜用泻法。临床上常规针刺治疗本病，多取患部腧穴为主。笔者体会到急性腰扭伤后腰部肌肉本已处于痉挛状态，如再于患部针刺，施以手法过重，则易加重肌肉痉挛，反不利于疾病的恢复，故本着"远近配穴"的原则，先刺远端穴通经止痛，后于患部刺络拔罐活血祛瘀，收效较好。人中通督止痛，《玉龙歌》有"强痛脊背泻人中，挫闪腰酸亦可攻"之歌诀。昆仑为足太阳膀胱经经穴，"经脉所过，主治所及"，故可治疗腰痛。针刺后活动腰部，可以促进经脉气血的流通，加强针刺的疗效。阿是穴刺络拔罐以活血祛瘀。针刺加刺络拔罐治疗本病安全、可靠，且疗效较好，值得临床推广应用。

● 案例四[10]

一般资料：本组 65 例患者中，男 39 例，女 26 例；年龄 16~62 岁，平均 39 岁；病程最短 2 小时，最长 14 天，平均 7 天。

治疗方法：①针刺：患者取正坐位，两手平放于桌上，半握拳。常规消毒后，医者用 50mm30 号毫针快速直刺后溪穴，针尖向劳宫穴方向透刺，得气后再予以强刺激，行捻转、提插泻法，患者有强烈的针感，然后令患者做弯腰、下蹲动作，鼓励患者最大限度地活动腰部。每隔 10 分钟行针 1 次，留针 30 分钟。每天 1 次，10 次为 1 个疗程。②刺络拔罐：针刺后让患者俯卧于治疗床上，找到压痛点，用三棱针点刺，然后在针孔处迅速以闪火法拔火罐，留罐 5~10 分钟。起罐，擦净瘀血，用消毒棉球按压针孔片刻。每天 1 次，10 次为 1 疗程。

治疗效果：本组 65 例，治疗最少 1 次，最多 10 次。均于治疗 1 个疗程后，按上述标准评定疗效。结果治愈 55 例，好转 10 例，总有效率 100%。

临床体会：治疗的关键是解除痉挛，消除疼痛。后溪穴为手太阳小肠经之输穴，手太阳与足太阳为同名经，两经脉气相通，"输主体重节痛"，同时，后溪穴又为八脉交会穴之一，通于督脉。急性腰扭伤多使督脉及膀胱经气受损，据"经脉所过，主治所及"的原则，针刺后溪穴能使气至病所，行气血而通经络。三棱针刺法，古代称为"刺血络"或称"刺络"，即用三棱针刺破皮肤表浅血管，使之少量出血，达到治病之目的。此法刺激强度较大，活血化瘀功能尤佳。针刺加刺络拔罐，即疏通了督脉及膀胱经之经气，又改善了病变部位的血液循环，加速了炎症的吸收，罐内负压可使深部瘀血由针孔吸拔而出，使离经之血，瘀血随血流而去，祛瘀生新，调节腰背部经络气血，共同起到"通则不痛"之作用。

● **案例五**[11]

一般资料：本组 46 例患者，其中男 35 例，女 11 例；年龄最小者 19 岁，最大 56 岁；病程最短 1 天，最长 1 个月；左侧腰痛 15 例，右侧腰痛 27 例，双侧腰痛 4 例。

治疗方法：①针刺腰痛穴治疗：腰痛穴，位于手背部，伸指总肌腱的两侧，腕背横纹下 1 寸处，适对第二和第四掌骨间后隙后部，一手两穴。左侧腰痛取右手穴位，右侧腰痛取左手穴位，两侧腰痛两手同时取穴。患者取坐位，手自然微屈，对局部皮肤常规消毒。取 1 寸毫针常规消毒，进针方向从手背向掌面直刺，注意不要刺入骨膜，进针深度一般为 0.5~0.8 寸。采用强刺激手法，得气后令患者进行弯腰转侧活动，痛止后不能马上出针，必须继续捻转留针 10~15 分钟，以巩固疗效。②点刺拔罐治疗：取腰背部阿是穴或肾俞、志室等俞穴，对局部皮肤和三棱针常规消毒后，采用点刺手法，点刺深度以刺破表面为度，针间距离 1 个米粒左右，不超过拔罐瓶口。用闪火法拔罐，留罐时间 10 分钟左右。

治疗效果：46 例患者，治疗 1 次即愈者 24 例，占 52%；治疗 2~3 次治愈者 20 例，占 44%；无效者 2 例，占 4%；总有效率 96%。

临床体会："经络内连脏腑，外络肢体"，针刺手部穴位，可以达到调整经络气血，治愈内脏或其他部位的疾病。配合三棱针点刺局部俞穴加拔罐治疗，可以温经通络，祛湿逐寒，行气活血及消肿止痛。两种治疗方法共用，同奏疏通经络、调和气血、散瘀止痛及消瘀祛邪的功效，使气血壅滞的病理变化恢复正常，从而达到治疗目的。

● **案例六**[12]

一般资料：20 例患者中，男性 14 例，女性 6 例；年龄 15~55 岁，平均 35 岁；病程 4 小时 ~2 天。

治疗方法：患者俯卧位，取阿是穴，常规消毒后用三棱针点刺出血或皮肤针叩刺皮肤 3~5 下，用 45mm 口径的火罐行拔罐；同时取患侧的委中穴，常规消毒后以毫针刺入 1.5 寸，得气后以快速捻转泻法行针，留针 15 分钟，每 5 分钟行针 1 次。起针、罐后，嘱患者做蹲起动作数次。以上治疗每日 1 次。

治疗效果：本组 20 例患者，经治疗 1~3 次全部获效，其中痊愈 18 例，显效 2 例。

临床体会：中医学认为本病属筋经病，为筋经气血运行失常，脉络瘀滞所致。阿是穴即是疼痛点所在，通过对疼痛局部拔罐可畅通经络，消散瘀滞，而达"通则不痛"之目的；委中穴属足太阳膀胱经的下合穴，主治腰间疼痛，下肢痿痹，针刺委中穴可达行气活血、舒筋活络解痉之效；蹲起动作可促进气血运行。诸法合用，可舒筋活血通络，使疼痛消除，功能恢复。

● **案例七**[13]

一般资料：50 例皆为门诊患者，均有搬重物腰部扭伤史。其中男 43 例，女 7 例；年龄最小 18 岁，最大 65 岁；病程最短 24 小时，最长 1 周。此组病例经 X 片检查全部排除骨折、脱位及增生。

治疗方法：取穴压痛点、曲池。患者俯卧，松开腰带，于腰部压痛点常规消毒，三棱针点刺 3 针致微出血，用口径为 4~5cm 透明玻璃火罐 1 个，闪罐法拔罐，10~15 分钟取下火罐，用消毒干棉球拭去吸出的血液；用 2% 碘酒消毒针眼。嘱患者起身站立，屈患侧手肘（若腰痛在正中，则任取一侧手肘即可）。掌心贴于胸前，拇指与食指伸成直角，拇指腹置于颈前凹陷处（天突穴），肘、肩约在同一水平位，于曲池穴常规消毒后，用 2 寸毫针垂直进针 1.5 寸，有酸胀感为度，嘱患者活动腰部，同时用另一手握拳状反手拍打腰部，以自己能忍受为度，留针 30 分钟，每日 1 次，6 次为 1 个疗程，一般 1 个疗程即愈。

治疗效果：痊愈 45 例，有效 5 例。痊愈率 90%，总有效率 100%。

临床体会：压痛点点刺拔罐，引瘀血外出，经脉通畅；曲池穴是临床治腰痛之经验穴。远近相配，相得益彰，气机得以通畅，有立竿见影之功。

● 案例八 [14]

一般资料：男 47 例，其中 5 例为加纳士兵，15 例是柬埔寨当地群众或华侨，其余是我国工程兵大队的维和官兵。女 11 例，其中 2 例是比利时赴柬埔寨维和部队后勤官员，其余是柬埔寨当地群众。年龄 19~50 岁。病程 0.5 小时 ~12 天。其中病程 1 天以内 21 例，2~3 天 15 例，4 天以上 22 例。

治疗方法：①温针选取腰椎夹脊穴 L_{3-5} 棘突下旁开 0.5 寸处，双侧同取计 6 个穴位，并取肾俞、大肠俞及阿是穴。针刺得气后，针柄装上艾条，连续灸 30 分钟。每次治疗须将硬纸小板（6cm × 5cm）剪成中间细缺口，然后夹住针身，防火星烫伤皮肤。②拔罐：取穴同温针法。待温针起针后，按压针孔片刻，即在上述穴位同时用口径为 40~45mm 的真空拔罐器拔罐，留罐 10 分钟。温针结合拔罐每天 1 次。治疗期间停用一切中西药物。

治疗效果：经治疗 2~6 次，治愈 49 例，好转 8 例，无效 1 例，有效率 98.3%。痊愈的 49 例无 1 例复发。

临床体会：采用温针的方法，是针刺与艾灸有机地结合，具有较好的解痉和消肿作用；它还可使血浆皮质醇升高而达到抗炎消肿作用；增加机体细胞的免疫功能和调节体液免疫作用，从而达到温经通络止痛作用。拔罐疗法是对皮肤的良性刺激，有活血祛瘀、通痹止痛、激发经气和调节脏腑平衡的作用。针后配合拔罐疗效更好，这一点在本组病例中也得到验证，绝大部分患者治疗 2~3 次即获痊愈，有效率高达 98.3%。行拔罐疗法时应注意，拔罐后瘀血程度重者疗效好，瘀血程度是拔罐疗法治疗量的标志之一。瘀血程度与罐内负压、留罐时间成正比。我们认为，温针结合拔罐对急性腰扭伤有肯定的疗效。治疗后，患者倍感舒服。而且扭伤病程越短，效果愈好，愈能提高治愈率。

● 案例九 [15]

一般资料：86 例患者中，男 62 例，女 24 例；年龄最小 17 岁，最大 65 岁，以 25~50 岁为最多；单侧腰扭伤 35 例，双侧腰扭伤 51 例；病程 1~3 天 57 例，4~6 天 20 例，7 天以上 9 例。

治疗方法：①针刺：取奇穴手背腰痛点，该穴位于腕背横纹下 1.5 寸，第二指伸肌腱桡侧及第四指伸肌腱尺侧缘，一手两穴。若左侧腰扭伤，则取右手背奇穴；右侧腰扭伤，则取左手背奇穴；双侧腰扭伤，取双手背奇穴。令患者站立，五指自然微伸，手背向上。医者左手托住患者手掌，右手在正确取穴消毒后，用 28~30 号 1.5 寸之毫针，针尖稍斜向掌心快速刺入所选奇穴，深度约 0.8 寸左右，避免刺穿手掌。行针得气后施提插或捻转泻法，强度以患者能耐受为度。同时嘱患者做转侧、俯仰等腰部活动，幅度由小到大，每隔 5 分钟行针 1 次，留针 30 分钟。留针期间，嘱患者继续活动腰部，待患者腰部肌肉明显松弛，腰痛显著减轻后出针。②刺络拔罐：让患者俯卧，在腰部压痛点及患侧委中穴常规消毒后，术者用七星针叩刺至微出血，叩刺范围略大于火罐口，然后立即用闪火法将中号或大号玻璃罐拔于其上。根据瘀血吸出情况，留罐 5~10 分钟，每个拔罐部位吸出瘀血 2~3ml，起罐后用消毒干棉球擦去污血。每日 1 次，7 次为 1 个疗程。

治疗效果：86 例患者中，在 1 个疗程内治愈 66 例，占 76.8%，有效 18 例，占 20.9%，无效 2 例，占 2.3%，总有效率为 97.7%。

临床体会：笔者根据本病的病因病机以及通则不痛的治疗原则，采用针刺手背奇穴结合刺络拔罐治疗急性腰扭伤，旨在舒筋通络，活血止痛。因手背腰痛点确为治疗该病的有效奇穴，针刺时嘱患者活动腰部，能松弛局部肌肉之过度紧张，舒筋通络；在压痛点及委中穴施以刺络拔罐，能促进局部血液循环，活血止痛。针刺与刺络拔罐相结合，故治疗效果显著。

（五）委中穴拔罐

● 案例一 [16]

一般资料：25 例均系门诊病例，其中男 17 例，女 8 例；年龄最小 23 岁，最大 67 岁，平均 35 岁；病程最短 12 小时，最长 5 天；临床辨证均属气滞血瘀型。

治疗方法：令患者站立，暴露双委中穴，常规消毒；用三棱针点刺委中穴（若委中穴处有充盈的静脉可以直接点刺）1~3 次；以点刺处为罐口中心拔罐，火力大小要适中；令患者活动腰部，试探性地前俯、后仰及旋转；5 分钟后起罐，用干棉球擦净皮肤上的血迹，然后用酒精棉球再次局部消毒。

治疗效果：1 次治愈 18 例，2 次治愈 2 例，好转 4 例，无效 1 例，总有效率 96%。

临床体会：足太阳膀胱经循行经过腰部，通过在膀胱经的委中穴刺血拔罐以活血祛瘀，调理气机，从而达到气血行、疼痛止的效果。《针灸大成》云："足太阳膀胱经令人腰痛，引项脊尻背如重状，刺其郄中太阳经出血。"在《灵枢》中，称委中穴为"血郄"。可见于委中穴处刺血拔罐治疗急性腰扭伤，在临床上是行之有效的。

● 案例二 [17]

一般资料：本组 50 例均为体力劳动者，其中男 39 例，女 11 例；年龄 20~55 岁；病程 1~7 天。

治疗方法：循足太阳经取委中穴，直刺 1~1.5 寸，20 分钟后起针，然后迅速拔上火罐，拔出瘀血，10 分钟后起罐。每日 1 次，每次 30 分钟，一般 1~3 次即显效。

治疗效果：本组 50 例患者中，痊愈 30 例，有效 18 例，无效 2 例。

临床体会：腰扭伤局部早期呈现充血、水肿、渗出增加，且多伴有小血管支的断裂，此种改变由于造成正常组织内的缺血及缺氧，继而可招致小血管的扩张及血流缓慢，代谢产物堆积，从而刺激周围末梢神经，使局部肌肉处于痉挛状态，从而出现一系列临床症状。本方法采用针刺委中穴，佐以火罐治疗，具有活血化瘀，温经散寒，疏通督脉之作用，从而改善了局部血液循环及消除创伤代谢产物淤积的作用。

● 案例三 [18]

一般资料：本篇 50 例均为本院门诊患者，均排除腰椎骨折、腰椎间盘突出症等。其中男 33 例，女 17 例；年龄最小 16 岁，最大 58 岁；病程最短 1 小时，最长 3 天；左侧腰痛 34 例，右侧腰痛 16 例。

治疗方法：①刺络拔罐法：患者俯卧位，医者对双侧委中穴及周围皮肤依次用 75% 的酒精棉球消毒，局部皮肤干燥后，依次用三棱针快速深刺 1~2 次，然后迅速加拔大号火罐一只，拔出瘀血，3~5 分钟后起罐。每日 1 次。②推拿手法：患者俯卧位，医者采用按、揉、擦、弹拨等法，放松患侧腰肌 10~20 分钟，然后患侧在上侧卧位，做腰部斜扳 1 次。每日 1 次。

治疗效果：治疗 3 天后统计，50 例患者中，1 次治愈 27 例，占 54%；2 次治愈 12 例，占 24%；3 次治愈 5 例，占 10%，好转 4 例，占 8%；无效 2 例，占 4%。总有效率为 98%。

临床体会：经云"实则泻之"，故急性腰扭伤的治疗当泻法治之，以疏通经气为主，达到"通则不痛"的目的。《四总穴歌》有"腰背委中求"之说，委中穴是足太阳膀胱经合穴，为"血郄"。故取双侧委中穴，用三棱针刺络放血，则能迅速疏通膀胱经气，缓解腰痛。再结合腰部推拿手法治疗，既能明显松解腰肌痉挛的症状，又能整复腰椎小关节的紊乱，从而恢复腰椎两侧的力学平衡，则诸证自消。

（六）穴位注射结合拔罐

● **案例**[19]

一般资料：58 例患者中，男 38 例，女 20 例；年龄 15~60 岁，平均 35 岁；以中年男性居多。

治疗方法：①定位：患者取俯卧位，术者以手掌轻抚患处并嘱放松腰部肌肉，然后点按第 4 腰椎棘突下旁开 1.5 寸凹陷处的腰眼穴，可引起强烈的酸麻胀重感，并可向臀部及大腿后侧放射，在此压痛点用指甲做"十"字压痕标记。②注射：用 5ml 一次性注射器抽取当归药液 2ml，常规消毒后，以左手轻推穴位周围皮肤，使之绷紧，右手持针垂直快速刺入，然后大幅度上下提插，以取较强刺激。当患者感觉有强烈酸麻胀重针感时，即可快速推注药液，然后出针，不必压迫针口止血。③拔罐：取中号玻璃罐，用闪火法，当看到针口吸出数滴瘀血即起罐，用消毒棉球压迫针口止血，然后再留罐 10 分钟，患者可感觉腰部发热、发紧及疼痛缓解。治疗结束后，让患者站立，做腰部轻微环转运动，有助于腰部肌肉、韧带、关节等更进一步放松。嘱卧硬板床，一周内限制腰部活动。隔日治疗 1 次，3 次未愈者改用其他治疗方法。

治疗效果：痊愈 54 例，治愈率 93 10%，其中 1 次治愈 30 例，2 次治愈 14 例，3 次治愈 10 例；好转 4 例。全部病例有效，有效率达 100%。

临床体会：腰眼穴位于下腰部凹陷处，是治疗腰痛的有效穴位，主治腰腿痛、腰扭伤及骶髂关节疼痛等。穴位注射具有针刺与药物的双重作用，通过注射针头快速大幅度提插，对该穴产生类似传统针刺的强刺激作用，从而达到强刺激后抑制与镇痛的目的。治疗期间，要注意卧硬板床及限制腰部活动，并在腰下垫以薄枕，从而使受损的腰部软组织得以充分松弛与休息，缓解肌痉挛而有助康复；而限制腰部活动，可避免尚未完全恢复的软组织再次损伤。部分患者因未能重视此两点以致影响治疗效果，可见"三分治疗，七分调理"的重要性。

（七）空心针结合拔罐

● **案例**[20]

一般资料：72 例均为针灸科门诊患者，其中男 52 例，女 20 例；年龄最大 60 岁，最小 16 岁；病程最长者 3 天，最短者 1 小时。

治疗方法：取穴为肾俞（双）、阿是穴。选用无菌注射用 7 号针头，皮肤消毒后，按毫针刺法刺入双侧肾俞穴和阿是穴。行平补平泻手法，得气后，用闪火法将玻璃火罐扣罩在留有空心针的穴位上。留针罐期间有少量瘀血经空心针孔吸拔而出。15 分钟后，移去火罐，拔出注射针头。每日治疗 1 次，6 次为 1 个疗程。

治疗效果：1 个疗程后，痊愈 52 例，显效 11 例，有效 7 例，无效 2 例，有效率达 97%。

临床体会：本疗法集针刺、拔罐及刺血疗法于一体，发挥了各疗法的优势。空心针刺入穴位的操作和主治证候等同于毫针刺法。得气后，在留有空心针的穴位上加拔火罐，借火罐的温热作用以温经通络。罐内负压可使深部瘀血经由空心针针孔吸拔而出，类似于三棱针刺血疗法的作用。急性腰扭伤多因气滞血瘀、经脉闭阻，表现为腰部疼痛以及活动受限。中医学认为，"腰为肾之府"，所以取肾俞和局部阿是穴，用空心针刺入穴位后加拔火罐，可活血祛瘀，调节腰背部经络气血，共同起到"通则不痛"的作用。

（八）针刀结合拔罐

● 案例一[21]

一般资料：本组 28 例均系我院门诊患者，其中男 18 例，女 10 例；年龄 16~62 岁；病程最短 3 小时，最长 15 天；扭伤部位：左侧 9 例，右侧 13 例，双侧 6 例。

治疗方法：①针刀治疗：患者俯卧，腹下垫枕，尽量使患部肌肉被动牵伸，肌紧张痉挛暴露更明显。术者在其腰部痉挛呈条索状的骶棘肌中找准明显压痛点，1~5 个不等，用 1% 甲紫做上标记。局部皮肤常规消毒，铺巾，左手中、食指扪及条索状的骶棘肌并固定于术点两侧，右手持 4 号汉章针刀，刀口线与肌索走向平行快速刺入，当感到已穿透深筋膜后再缓慢进入肌腹中，待患者有较强的酸胀感时稍顿，说明针刀已达病变部位，纵行疏通 2~3 次，留针；同法做其他术点，待所有施术点均做完，即可出针刀。②拔罐：针刀术后迅速以闪火法将大号火罐拔吸各术点，留罐 3~5 分钟，取罐，擦除瘀血，创可贴覆盖针孔。随后用 TDP 照射患处 3~5 分钟，结束治疗。大多患者经治疗后即刻能明显见效，一般 1 次可治愈，效果不明显者 3 日后重复治疗 1 次。嘱患者注意腰部保暖。

治疗效果：本组 28 例全部痊愈，其中 7 例经 2 次治疗而愈。随访 3 月，无 1 例复发。

临床体会：针刀既有中医"针"的作用，可直接刺入压痛点，有较强的针感，以舒筋活络、行气活血而解痉止痛；又可发挥西医"刀"的作用，切开深筋膜和部分肌纤维，起到减压减张和解痉的作用，能快速恢复人体软组织的动态平衡；同时又改善了局部组织微循环，有利于受损组织修复。术后拔罐所形成的负压可进一步降低肌筋膜内的高压，又可直接排除局部的瘀血，兼能祛风散寒，达到达邪于外，通则不痛的效果。本组综合两种疗法，分步进行治疗，相互补充，标本兼顾，既提高疗效，缩短疗程，又减轻了患者的痛苦和经济负担。只要熟悉局部解剖和无菌操作知识，掌握一定的针刀操作技能的医务人员，即能运用该简便、有效而安全的疗法。

● 案例二[22]

一般资料：治疗组 50 例，男 32 例，女 18 例，其中，工人 27 例，农民 9 例，干部 7 例，其他 7 例。年龄 21~72 岁，病程 3 小时 ~7 天。对照组 30 例，男 17 例，女 13 例，其中，工人 12 例，农民 8 例，干部 8 例，其他 2 例，年龄 25~65 岁，病程 5 小时 ~7 天。

治疗方法：（1）治疗组：患者俯卧位，局部常规消毒，以压痛点或疼痛点为进针刀穴位，待患者有酸胀感时做纵向疏通剥离、横向剥离、平行推动；针刀感达到疼痛部位后即可出针刀，再以针刀进针处为中心，用真空火罐在施术处行负压拔罐，火罐使用酒精或碘伏消毒。拔出瘀血 5~10ml，拔罐时间 5~10 分钟，以局部颜色暗红、发紫为度，起罐后用无菌干棉球清除瘀血，再用创可贴贴刀口以防感染。术后护理中注重卧位及翻身方法，防止牵拉腰部。

（2）对照组：取阿是穴、委中穴，进针后平补平泻，留针 20 分钟，每隔 5 分钟行针 1 次，针后在阿是穴拔火罐 5~10 分钟，以局部颜色暗红、发紫为度，最好能拔出瘀血数滴，起罐后用无菌干棉球清除瘀血。每日针灸 1 次，3 次为 1 个疗程，1 个疗程后观察疗效。术后注意观察患者反应，嘱患者平卧，翻身方法同实验组。

治疗效果：治疗组 50 例，治愈 38 例（76%）；好转 12 例（24%）；无效 0 例（0%）。对照组 30 例，治愈 17 例（56%）；好转 5 例（40%）；无效 8 例（2.3%）。

临床体会：小针刀是中医针灸的"针"与西医外科的"刀"融为一体的产物，它一方面可以发挥中医针灸的特点，利用"针"的作用，刺激局部穴位来调节肌肉功能以治疗疾病，另一方面，可以发挥外科手术"刀"的作用，对局部粘连、瘢痕、肌纤维等具体病灶进行松解、剥离、切割，配合拔火罐，使局部瘀血尽出，减轻水肿，周围组织压力减轻，最终达到生理平衡而病愈。急性腰部扭挫损伤的发生，主要是肌肉在外力作用下发生充血、水肿、痉挛、嵌顿而引起的一系列症状，因此减轻局部压力，缓解肌肉痉挛是治疗本病的关键。在痛点进针刀，旨在刺激局部，使局部微循环得以改善，血脉得以流通，筋肉得以松解，神经受压得以改善，配以拔罐，可使局部瘀血尽出，炎性水肿减轻，一般均可治愈。较其他方法，该法经济、简单，效果好，收效快，后遗症少。

（九）针刺拔罐结合手法

● 案例一 [23]

一般资料：356 例患者中，男 214 例，女 142 例；年龄最小 16 岁，最大 71 岁；病程 30 分钟~3 天；左侧腰痛 122 例，右侧腰痛 156 例，双侧腰痛 86 例；有 89 例有习惯性腰扭伤史；脊柱活动中度受限 239 例，重度受限 117 例；骨盆回旋试验均呈阳性。

治疗方法：①针刺：针刺常用穴位，阿是穴、肾俞（双）、膀胱俞（双）、委中（双）、承山（双），疼痛加重时加人中穴。令患者俯卧于床上，用毫针于上述诸穴泻法深刺，留针 20 分钟。②拔罐：取针后，患者保持原姿势，用玻璃火罐以闪火法拔于患者针眼处，留罐 20 分钟，以针眼处出少许血为佳。第一步用摩法，患者保持针刺拔罐姿势不变，医生立于一侧，垂肩伸肘，背伸腕关节，掌心向下平铺于皮表，沿两侧肩胛骨内缘，以颈向臀部为序，做持续协调的环旋抚摩，用力轻而不浮，柔缓均匀，反复操作 10~15 次；第二步用拨法，医生一上肢伸肘、伸腕，拇指外展伸直，置于肩胛骨内侧缘，另一手掌加压按于拇指背侧，沿骶棘肌走行，由颈向骶部做横向往返拨动，凡遇肌肉痉挛处，则拨动稍用力，以达缓解之效，拨动速度适中，反复操作 10~15 次；第三步用分推法，医生双上肢伸肘腕，前臂外旋，掌根相对，五指微屈、分指，自上而下沿后正中线向两侧分推至腋前线处，再用拇指桡侧缘向上挑起，注意患者吸气时不要推，随呼气做分推动作，用力略重，速度稍慢，反复操作 10~15 次；第四步用牵按法，患者保持原位，但双上肢扶握床头，助手立其足侧，两手提握踝关节，沿肢体纵轴线向远心端牵拉，医生双手掌根重叠置于患者腰部痛点处向下按压，在助手用力牵拉的同时，医生也用力按压，以局部有"喀"的弹响声为佳，或助手牵拉左下肢，医生用力按压右侧腰肌，反之，助手牵拉右下肢，医生则按压左侧腰肌，如此均匀有序，配合默契，牵拉 1 次，同时按压 1 次，反复操作 10 次左右；第五步用侧扳法，患者侧卧位，上肢屈肘后伸，下肢屈髋外侧，两肘先同时向前后摆动，以摇晃放松躯干部，反复操作 8~10 次后，再徐徐向下同时行按压之力，至适度时，再稍施顿挫之力，即可闻及"喀喀"之声，以示成功，注意用力应稳妥适中，以患者有轻松感为宜。

治疗效果：356 例患者中，痊愈 286 例，好转 70 例，有效率为 100%。

临床体会：急性腰扭伤的发病原因多半是腰部姿势不适所引起的。这种"不适"并非一定是体力劳动或肩部负重才引起，在日常生活中，有的患者一觉醒来，就感到腰部不对头，有的走路不慎，或弯腰拣拾东西起就不行了，真有些防不胜防，尤其是那些患有习惯性腰扭伤的患者，稍有不慎就遇到麻烦。至于治疗，方法很多，有的用药物封闭，有的用理疗，有的单纯用毫针刺穴，有的单纯用手法治疗，如此等等，笔者都曾尝试过，其疗效也各有千秋，但笔者一次用三种方法结合治疗，其疗效又觉更胜一筹。

● 案例二 [24]

一般资料：62 例均为门诊患者，其中男 41 例，女 21 例；病程最短者 12 小时，最长者 4 天；无慢性腰痛史者 43 例，有慢性腰痛史者 19 例。

治疗方法：①侧卧斜扳法：患者侧卧，患侧在上，医者面对患者站立，用相对的肘部固定患者的骨盆，手掌轻扶痛处以下的脊柱；另一只手用力将患者的肩轻而缓慢地向后推，当腰被旋转至最大限度后，两手同时用力做相反方面的扳动，即可听到或触到弹响。②针罐治疗：整复后患者俯卧，取阿是穴，穴位局部常规消毒后，以 28 号 2~2.5 寸长不锈钢针，直刺 1.5~2 寸，得气后用大号罐闪火拔罐法拔针刺处（针在罐内），留罐 10~15 分钟。

治疗效果：本组 62 例，治愈 45 例，其中 1 次治愈 38 例，3 次治愈 7 例；有效 15 例；无效 2 例。总有效率 96.6%。

临床体会：侧卧斜扳法治急性腰扭伤，疗效明显可靠，关键在于手法熟练，用力准确，并注意推肩的手用力要向后上方向。整复过程中听到或触到弹响，说明整复到位，疗效最好。针刺选准压痛点并要得气，拔罐时间在不起疱的前提下可适当延长，长者可达 25 分钟。此法可通过整复，恢复错位的小关节，配合针罐直达病所。进而改善局部微循环，加快渗出物消散和吸收。松解痉挛的软组织，解除神经纤维的压迫，从而达到新的平衡，气血调和，经络通畅，"通则不痛"，使疾病痊愈。

（十）推拿结合拔罐

● 案例一 [25]

一般资料：50 例确诊患者，均有急性外伤史，并经 X 线摄片排除实质性病变。其中男性 35 例，女性 15 例；最小年龄 28 岁，最大 60 岁。

治疗方法：患者俯卧位，术者位于患者患侧。先采用一指禅推法、揉法对患侧痛点四周进行放松治疗，然后逐渐移向痛点。手法由轻到重，治疗以局部轻微发热为度，一般为 10~15 分钟。再用拇指按揉肾俞，腰阳关，大肠俞，环跳，委中及局部阿是穴 10 分钟左右，手法宜轻柔深透；患者俯卧位，暴露腰背部皮肤，以痛点为中心对局部皮肤进行常规消毒。然后用已消毒备用的梅花七星针对痛点局部皮肤进行叩刺，手法要求稳、准、狠。叩刺以局部皮肤发红，出现轻微渗血点为度。再用闪火法进行拔罐，约 10 分钟。取下火罐后用消毒棉球拭净污血；嘱患者侧卧，患侧在上。术者立于患者正侧，对患者施行侧扳法治疗。

治疗效果：以治疗 3 次后进行疗效统计。治愈为 48 例，好转为 2 例，无效 0 例，总有效率为 100%。其中治疗 1 次后所有体征消失为 36 例。

临床体会：采用一指禅推法、揉法及穴位点按治疗使局部气血运行正常，经络通畅；利用侧扳法使出巢之筋，错缝之骨得以整复；再结合刺络拔罐，使瘀去新生，气血调和。3 个方面有机结合而达到病变局部气血调和、经络畅通，而其痛自止。

● 案例二 [26]

一般资料：本组患者中，男 25 例，女 10 例；年龄 18~45 岁；病程 1 小时 ~3 天。

治疗方法：（1）推拿：①点按揉法：治疗前先按摩松解软组织。患者俯卧于治疗床上，医者站于患者左侧，用点按揉法，自大杼穴自上而下按揉足太阳膀胱经直至足跟部，反复施术 3~5 遍，其中委中、昆仑穴按揉后再弹拨 5~8 遍，以疏通经络。在腰部损伤部位或腰骶部肌肉痉挛与条索状硬结处反复施术 5~10 分钟，以解除肌肉痉挛。②侧卧位斜扳法：患者侧卧，患侧在上，医者面对患者站立，用相对的肘部固定患者骨盆，手掌轻扶患处以下脊柱，另一手用力将患者肩部扶住，然后由轻至重晃动并旋转患者腰部，旋转至最大限度后，两手同时用力做相反方向扳动，以听见或触及弹响为度。推拿治疗每日 1 次，5 天为 1 个疗程。

（2）拔罐：急性腰扭伤 24 小时后行拔罐治疗。每次治疗时，将 24 个不同型号的罐具自上而下依次叩拔于背部腧穴上。其中督脉的大椎穴、长强穴各拔 1 罐，足太阳膀胱经左右对称各拔 10 罐（天柱距脊柱正中 2.5cm，秩边穴 6cm，其余各穴均距正中 3cm），手太阳小肠经的天宗穴（肩胛冈下窝的中央处）左右各拔 1 罐，经吸拔 5~15 分钟后全部取下。然后根据病证选穴拔罐，气滞型选腰眼、昆仑、委中、阿是穴；血瘀型选腰眼、委中、血海、阿是穴。每日 1 次，5 天为 1 个疗程。

治疗效果：本组 35 例患者，经 1 个疗程治疗，治愈 33 例，有效 2 例，治疗率 94%，有效率为 100%。

临床体会：推拿拔罐疗法治疗急性腰扭伤，是以经络学说为指导，在患部和穴位上运用各种手法配合拔罐调节机体病理状况，舒筋通络，理筋整复，达到治疗目的。腰部是人体躯干和下肢活动的枢纽，当暴力直接或间接传导时，往往会集中在腰骶、骶髂关节或两侧骶棘肌等腰部软组织，致使这些部位气机不通、腰肌痉挛，产生疼痛、活动受限等一系列症状。点按揉法能放松肌肉，缓解痉挛，使气血经络通畅，舒筋止痛；扳法使错位的小关节恢复正常位置，使气机通畅；拔罐能疏通经络，调和气血。治疗急性腰扭伤以局部取穴为主，并结合循经取穴或经验穴。局部穴位可起到消散壅塞、舒筋止痛的作用；循经取穴可以疏通经络、通畅气血。根据多年临床体会，对腰部疼痛剧烈，活动功能明显受限的小关节紊乱的病例，采用扳法，使其小关节紊乱得到纠正。若腰肌扭伤，局部肿胀明显，则不宜采用扳法，以免加重肌肉的损伤。急性腰扭伤只要诊断明确，手法运用得当，均能取得满意效果。正如《医宗金鉴·正骨心法要旨》提出："按其经络，以通郁闭之气，摩其壅聚，以散瘀结之肿，其患可愈。"治疗中笔者发现，重体力劳动并非急性腰扭伤的唯一原因，一些平时极少运动的人群如机关干部和家庭妇女，也是急性腰扭伤的易患者，因其缺乏运动以致肌肉协调性极差，日常的轻微姿势不当即可致病。治疗过程中注意事项包括卧硬板床及限制腰部活动，并在腰下垫以薄枕，能使受损的腰部软组织得以充分松弛与休息，缓解肌痉挛而有助康复；而限制腰部活动，可避免尚未完全恢复的软组织再次损伤。由于多数患者会出现焦虑恐惧心理，担心预后，及时给予心理护理十分重要。护士应多与患者交谈，消除患者顾虑，生活上给予必要的帮助，使之配合治疗，以促进早日康复。

● **案例三**[27]

一般资料：156 例患者中，男性 122 例，女性 34 例；年龄 16~55 岁；发病时间最短为 1 小时，当天治疗的 28 例，1 周内治疗的 128 例。

治疗方法：①松解法：患者俯卧位，先以轻快柔和的滚法、掌揉法、肘揉法，以松解腰部肌肉的紧张痉挛，缓解疼痛，进而以推拿手法加强效果，约 15 分钟。②斜扳法：急性腰扭伤患者，大部分伴有腰后小关节错位，查体时见脊柱腰段棘突向左或向右侧偏歪；患者仍取俯卧位，向左侧偏歪的，术者站在患者左侧，左手拇指顶按在偏歪的棘突左侧，余四指按压住腰部，右手置于患者右肘部，左手拇指用力前顶，右手用力后扳，双手协调向相反方向用力斜扳，此时听到患者腰部有轻微的"喀"声即可，向右侧偏歪者，则在相反的方向斜扳，再在腰部做轻揉 2 分钟以顺气理筋。③拔火罐：以 3 号玻璃罐 2 个，用闪火法在棘突双侧旁开 1 寸腰骶关节处吸住后向上走行至肩胛骨内侧中上段即起罐，重复 5~6 次，以皮肤潮红为度，然后在腰部痛点处双侧对称留罐 3~5 分钟。

治疗效果：156 例中治愈 143 例，占 9.12%；显效 8 例，占 5.1%；好转 4 例，占 2.5%；无效 2 例，占 1.2%，有效率为 98.8%。治疗效果差的患者，做 2 次治疗后病情无变化，后经 MRI 检查，均提示有腰椎间盘中央型突出、合并硬膜囊受压。

临床体会：作者认为急性腰扭伤主要是闪挫、扭转等各种原因导致腰部气血瘀滞而发病，该病特点为起病急、疼痛较重。大部分患者扭伤后当时疼痛急剧，少数患者当时疼痛较轻，晚上睡眠后疼痛加重，屈伸转侧困难。因其病因明确，故诊断不难，只要治疗方法得当，均可取得立竿见影的效果。其原理主要是通过推拿手法以解除腰部软组织的痉挛，利用斜扳手法以纠正腰椎小关节的错位，同时以走罐温通经脉，行气活血，解除腰部血脉的凝涩及经络的壅滞，使腰部气血运行通畅，诸证悉除，因而能起到立竿见影的效果。156 例患者，大部分患者经 1 次治疗就可痊愈。若伴有腰椎、椎间盘及椎管内病变的患者，应配合牵引等其他方法治疗。

● **案例四** [28]

一般资料：本组 82 例均为门诊患者，其中男 60 例，女 22 例；年龄 18~50 岁，平均 30 岁；病程最短为 1 小时，最长 10 天，平均 3 天；检查棘突病理性偏歪，以 L_4 发生者居多，共 64 例，占 78.1%；其次发生于 L_5，共 16 例，占 19.5%；L_3 2 例，占 2.4%。

治疗方法：①分筋理筋手法：患者坐在复位凳上，术者坐在另一凳上，于患处涂上少许万花油，用单或双拇指在腰部棘突两旁行分筋理筋，自上而下，由轻到重，反复数遍，使其腰肌松弛。②腰椎旋转复位法：行分筋理筋手法后，用双或单拇指触诊法查清病理性棘突偏歪处，以 L_4 棘突偏左为例，嘱患者右手抱头，左手放在右胸侧旁，术者坐于其右后侧方的另一凳上，用左手拇指按在 L_4 偏左的棘突上，右手从患者右侧腋下穿过，扶在对侧肩部，助手用双膝将患者左下肢固定，左手置于患者左上臀外侧，右手放在患者左肩上，复位时，嘱患者适当挺腰右侧转身，术者右手徐徐用力将患者上身向右侧旋转，至最大限度时，术者、助手相互配合，顺势做小幅度的旋转动作，术者左手拇指同时将偏歪棘突向左推，出现"咯"的响声后，表示复位成功。然后在对侧相邻的上、下棘突定位，按同样的操作方法重复 1 次。③走罐：嘱患者俯卧床上，适当行分筋理筋手法后，在两侧腰肌皮肤上涂上适量的万花油以起润滑作用。再以闪火法将火罐吸拔于腰部皮肤上，然后医生用手捏住罐体在两侧的腰部来回推移，至腰部皮肤充血出现红晕为止。以上治疗方法每天 1 次。

治疗效果：本组 82 例，治疗最少者 1 次，最多者 3 次。治愈 46 例，显效 27 例，有效 9 例，无效 0 例，本组总有效率 100%。

临床体会：笔者采用手法治疗解除滑膜嵌顿，缓解腰肌痉挛，使关节位置恢复正常，恢复脊柱的正常活动功能。配合走罐疗法，可进一步促进局部血液和淋巴循环，加速局部瘀血的吸收，改善局部组织代谢，并可提高局部组织的痛阈，使气血通畅，从而起到舒筋活络、消肿止痛的作用。

五、分析与评价

1. 拔罐治疗本病概述

拔罐治疗本病有较好的临床治疗效果，且因其操作简单，痛苦少，无副作用，疗效确切而得到医生和患者的信任。拔罐治疗急性腰扭伤，主要有刺络拔罐、走罐、闪火罐、留罐以及拔罐结合针灸、推拿、中药等的综合疗法。拔罐疗法治疗急性腰扭伤主要采用局部阿是穴，局部膀胱经穴位，委中穴刺络拔罐，背部膀胱经走罐、留罐等。一般认为拔罐具有疏通局部气血，消除瘀滞，改善局部微循环的作用。

2. 拔罐治疗本病的疗效与安全性评价

拔罐治疗本病疗效确切，临床报道以拔罐治疗本病可起到立竿见影的临床治疗效果，而且较少出现副作用及后遗症。本病主要发于青壮年男性，亦可发于缺乏体育锻炼的老年人及妇女。临床治疗效果以青壮年为最佳，老年人因其生理性退化，在发生本病时常并发其他疾病，且因其年老体弱，临床较难治愈，且易于引起并发症，遗留后遗症。

3. 拔罐治疗本病的治疗规律

急性腰扭伤是跌仆闪挫，导致局部脉络、经筋受损，气血运行不畅，不通则痛。本病以实证居多，治疗上也应当以疏通经络，行气活血为治疗原则。由于循行于腰部的主要经脉有足太阳膀胱经和督脉，因而治疗本病所选取的穴位也主要位于这两条经脉上及与这两条经脉脉气相通的穴位，如沿膀胱经循经远取委中、昆仑等穴位；循督脉取人中、大椎等穴位以及与督脉脉气相通的后溪穴。拔罐治疗本病主要采用刺络拔罐的方法，该方法可有效地疏通壅滞于局部经络之气血，达到泻邪通络、疏通瘀滞之目的，因而对本病有较好的治疗作用。

六、注意事项

拔罐治疗本病可取得满意的效果，若配合按摩则疗效更佳。但急性腰扭伤后局部有瘀血者，需24小时后拔罐，以免引起出血加重或再次出血。治疗期间，患者应卧平板床，避免受寒，并进行轻度功能锻炼。

参考文献

［1］邢孝民，黄志华．皮肤针叩刺拔罐为主治疗急性腰扭伤136例［J］．国医论坛，2000，15（4）：33.

［2］李剑波．刺络拔罐疗法治疗急性腰扭伤58例［J］．广西中医药，2000，23（2）：33.

［3］刘民，薛连峰．叩刺拔罐推拿治疗急性腰扭伤200例［J］．山东中医杂志，2000，19（9）：542.

［4］陈志明，潘虹霞．推罐治疗急性腰扭伤60例疗效观察［J］．安徽中医临床杂志，2000，12（6）：531-532.

［5］申淑英，丁勇，马敬伟．针罐治疗急性腰扭伤72例［J］．人民军医，2005，48（4）：245.

［6］王天玉，武彬．针罐法治疗急性腰扭伤方法探讨（附58例报告）［J］．苏州医学院学报，1999，19（11）：1223.

［7］钟山，杨清．走罐加针刺治疗急性腰扭伤80例［J］．深圳中西医结合杂志，1995，5（4）：24-25.

［8］哈力甫．针刺加拔罐治疗急性腰扭伤58例临床报道［J］．新疆中医药，2002，20（4）：33.

［9］刘军，鲁德会．针刺加刺络拔罐治疗急性腰扭伤72例［J］．中国民间疗法，2005，13（3）：24.

［10］郭燕．针刺加刺络拔罐治疗急性腰扭伤65例临床观察［J］．中医正骨，2004，16（10）：44-45.

［11］陈玉贵，官秀花．针刺加点刺拔罐治疗急性腰扭伤46例［J］．实用中医内科杂志，1999，13（4）：49.

［12］章跃忠．针刺配合拔罐治疗急性腰扭伤20例［J］．中国民间疗法，2004，12（1）：29.

［13］王一汴．一针一罐治疗急性腰扭伤50例［J］．新疆中医药，2000，18（2）：28.

［14］顾亚夫．温针加拔罐治疗急性腰扭伤58例［J］．人民军医，2003，46（7）：413.

［15］汪洪明．针刺手背奇穴结合刺络拔罐治疗急性腰扭伤86例［J］．针灸临床杂志，1999，15（7）：24-25.

［16］衣华强．委中穴刺血拔罐治疗急性腰扭伤［J］．山东中医杂志，1998，17（4）：166.

［17］李莉．针刺委中穴加火罐治疗急性腰扭伤50例［J］．临床医药实践杂志，2004，13（6）：452.

［18］还剑东，宋亚光. 委中穴刺络拔罐法配合推拿治疗急性腰扭伤50例［J］. 针灸临床杂志，
　　　2003，19（11）：46.

［19］洪笃瑞，江秀清. 穴位注射合拔罐治疗急性腰扭伤58例［J］. 中医外治杂志，2000，9（1）：
　　　10-11.

［20］田开宇，孙彦奇. 空心针加拔罐治疗急性腰扭伤72例［J］. 河南中医，2002，22（5）：43.

［21］陈立，孟海滨. 针刀加拔罐治疗急性腰肌扭伤28例［J］. 四川中医，2004，22（4）：90-91.

［22］王帅华，曾立志. 小针刀配合拔罐治疗急性腰部扭挫伤的护理及疗效观察［J］. 临沂医学专科
　　　学校学报，2003，25（2）：159.

［23］李明文. 针刺拔罐结合手法治疗急性腰扭伤356例［J］. 中医外治杂志，2003，12（3）：22.

［24］于爱利，冷美波. 侧卧斜扳法加针罐治疗急性腰扭伤62例［J］. 时珍国医国药，2000，11
　　　（12）：1122.

［25］厉巧，陈煜民. 推拿结合刺络拔罐治疗急性腰扭伤50例［J］. 浙江中医学院学报，2005，29
　　　（2）：66.

［26］文秀娟. 推拿拔罐结合治疗急性腰扭伤25例［J］. 现代中西医结合杂志，2005，14（22）：
　　　2972.

［27］张嗣家，叶树发. 推拿加走罐治疗急性腰扭伤156例报告［J］. 时珍国医国药，2001，12（2）：
　　　126.

［28］蓝彦，满伟军. 手法配合走罐治疗急性腰扭伤82例［J］. 广西中医药，1999，22（51）：20-21.

腰肌劳损

一、中医学概述

（一）概念

本病在中医学中属"腰痛"范畴。病因病机为寒湿外袭，阻滞腰络；或跌打损伤，气血瘀滞；或肾精亏虚，腰府失养。

（二）辨证

1. 寒湿型

临床表现：腰部冷痛重着，活动转侧不利，阴雨天加重，休息后不缓解，舌苔白腻，脉迟缓。

证候分析：当寒湿之邪侵袭腰部，痹阻经络时，因寒性收引，湿性凝滞，故腰部冷痛重着，活动转侧不利；湿为阴邪，得阳运始化，静卧则湿邪更易停滞，故虽静卧疼痛不减，阴雨寒冷天气则寒湿更甚，故疼痛加剧；苔白腻，脉迟缓，均为寒湿停聚之象。

治则：散寒行湿，温经通络。

2. 瘀血型

临床表现：腰部刺痛，固定不移，疼痛拒按，舌紫暗或有瘀斑，脉细涩。

证候分析：瘀血阻滞经络，以致气血不能通畅，故腰痛如刺，固定不移，疼痛拒按，舌紫暗或有瘀斑，脉细涩，夜间加重，均为瘀血内停之象。

治则：活血化瘀，理气止痛。

3. 肾虚型

临床表现：腰部酸痛，绵绵不止，喜按喜揉，腰膝无力，劳累痛重，休息缓解，苔白，脉沉细。

证候分析：腰为肾之府，肾主骨髓，肾之精气亏虚，则腰脊失养，故腰部酸痛，绵绵不止，喜按喜揉，腰膝无力，是为虚证所见；劳则气耗，故劳累痛重，休息缓解；苔白，脉沉细，皆为阳虚有寒之象。

治则：温补肾阳。

二、西医学概述

（一）概念

腰肌劳损是指腰部肌肉及其附着点筋膜，甚至骨膜的慢性损伤性炎症，为腰痛常见原因。腰部受力最集中，长期如此，肌肉即产生代偿性肥大、增生。甚至呈痉挛状态，使小血管受压，供养不足，代谢产物积聚，刺激局部而产生慢性炎症。如一组肌肉发生慢性劳损，对侧或上下的肌肉群可进行对应性调节，故临床上可表现为一个部位腰痛随时间而向上、向下或对侧发展。部分患者因急性腰扭伤治疗不当迁延成腰肌劳损。临床主要表现为无明显诱因的慢性疼痛。患者休息后可缓解，但卧床过久又感不适，稍事活动后又减轻，活动过久又加重，随气候变化或受寒湿加重。疼痛点有压痛，但轻叩反可减轻。

（二）诊断

（1）腰背疼痛，多为隐痛，时轻时重，反复发作。

（2）休息后疼痛减轻，劳累后、阴雨天疼痛加重，喜用双手捶腰，以减轻疼痛。

（3）脊柱外形一般正常，腰部俯仰等活动多无异常，腰部压痛广泛。

（4）X 线摄片可有腰椎生理弧度变直，或有腰椎骨质增生。

三、现代常用拔罐法

【孟氏中药拔罐疗法】

主穴选肾俞、大肠俞、关元俞、委中、承山、昆仑。寒湿型加腰阳关；瘀血型加膈俞、次髎、三阴交；肾虚型加三阴交。拔罐之前和拔罐之后分别在拔罐的局部外涂中药拔罐液。（彩图 12、彩图 50）

【火罐疗法】

寒湿型选肾俞、腰阳关、阿是穴；瘀血型选委中、三阴交、膈俞、次髎；肾虚型选肾俞、气海、三阴交、阿是穴。拔罐 10~15 分钟，每日 1 次，两侧交替进行，10 日为 1 个疗程。

【走罐法】

选压痛点。在罐口上涂一层凡士林，拔罐部位涂抹冷开水，然后拔罐。当罐吸紧后，从上向下移动罐约 2cm，即将罐向上提到一定程度火罐倾斜走气即取下，再由下向上照前法操作（也可从脊柱两侧走罐，或绕疼痛点走罐）。每日 1 次，5 次为 1 个疗程。

【刺络拔罐疗法】

方法一：选穴阿是穴、委中。常规消毒，用皮肤针叩刺出血，然后拔罐 10~15 分钟，每日或隔日 1 次。

方法二：在疼痛局部常规消毒，用皮肤针重叩，使皮肤红晕；或用滚刺筒在局部上下来回滚刺 3~5 分钟，至皮肤红晕，微出血，然后拔罐 5~10 分钟。

方法三：在第 5 腰椎棘突与骶骨间旁约 1.5 寸明显压痛处，用梅花针叩刺至微出血，然后拔罐 10~15 分钟，以拔出紫色瘀血为度。隔日 1 次，5 次为 1 个疗程。

方法四：局部经穴、压痛点（或局部暴露之络脉）、委中。先在局部揉按 5 分钟，再用三棱针点刺出血，然后拔罐 5~10 分钟，每日或隔日 1 次。

【针罐法】

方法一：选第 2 腰椎旁开 2cm，腰部阿是穴、足三里。开始针身与皮肤呈 90° 角，当触到腰 2 横突后再提针转向与皮肤呈 45° 角，进针 5~10cm，留针 5~10 分钟，每隔 3~5 分钟捻针 1 次，每次 30 秒。起针后拔罐，隔天或每日刺 1 次，5~7 次为 1 个疗程。

方法二：选穴肾俞、关元俞。寒湿型配环跳、委中、昆仑；肾虚型配命门、腰眼、上髎。先用毫针针刺（寒湿型用烧山火法，肾虚型用补法），留针 20~30 分钟，每 3 分钟捻 1 次。针后拔罐 10~15 分钟，肾虚型罐后加温灸。每日或隔日 1 次。

方法三：选穴肾俞、气海俞、腰眼、带脉，针后拔罐 5~10 分钟，寒湿型或肾虚型起罐后加艾灸，3 日 1 次。

【药罐法】

选穴疼痛局部。将竹罐放入药水（麻黄、祁艾、防风、木瓜、川椒、竹茹、秦艽、透骨草、穿山甲、乳香、没药、千年健、地龙、羌活、苍术、防己、当归尾、刘寄奴、乌梅、甘草各 6g 水煎去渣存液）中煮 3~5 分钟，夹出后甩净擦干，迅速叩在疼痛局部。每次拔 3~5 个，每日 1 次，每次 10~15 分钟，15 次为 1 疗程，疗程间休息 5~7 天。

【综合罐法】

分组选穴，一组选肾俞、腰阳关、次髎。二组选各患侧足太阳膀胱经的背部俞穴。第一组拔罐，留罐 5~15 分钟。反复吸拔数次，至皮肤潮红为止。第二组用走罐或排罐法，先将患侧皮肤沿足太阳膀胱经的走向，涂以少量清水，待拔罐吸拔于上部俞穴后，即向下用力，使罐沿膀胱经走向，同时拔数个。

【拔罐加推拿法】

术者在患者腰背部行擦法 10 分钟，双手大拇指点按脾俞、肾俞、大肠俞、环跳、委中、委阳、承山、昆仑等穴。双手重叠自上而下以小鱼际压住骶棘肌，同时行揉法 2~3 遍，以拇指于痛点或条索处行弹压法。对腰部旋转受限或腰肌紧张明显者可行侧扳法。然后从上至下沿背部膀胱经拔闪罐，两侧各 5 遍，直皮肤发红后，将罐停在肾俞上。最后分别在环跳、委中、委阳穴上拔罐，停留 20 分钟。10 日为 1 个疗程，疗程间隔 5 日。

【针罐加推拿法】

针刺肾俞、八髎、秩边、委中，用平补平泻法，留针 20 分钟；再以针眼为中心拔火罐 15 分钟；继之推拿腰及臀部，用指掌摩法、指掌揉、前臂揉法，指压、肘压法。每次 15~20 分钟，每日 1 次。

【针罐加中药外敷法】

先行针灸、拔火罐治疗 15 分钟，穴位取双侧肾俞、大肠俞、委中穴及阿是穴。火罐取下后，在拔罐局部皮肤毛孔扩张情况下，外敷中药活血止痛液，再以 TDP 治疗仪照射 15 分钟。活血止痛液药用威灵仙 30g，乳香、没药、赤芍、当归、羌活各 15g，牛膝、穿山甲各 10g，浸入 50% 酒精中 1 周，供外用。

四、注意事项

患者在疼痛初期宜休息，卧硬板床，缓解期应加强功能锻炼，经常改变体位，不要用力过度，避免感受外邪，注意节制房事。

参考文献

[1] 杨楣良. 拔罐治验总结 [J]. 浙江中医杂志，1988，23（4）：163–164.

[2] 王孜优，孙柏龄，张海发. 水罐疗法的临床观察 [J]. 中西医结合杂志，1989，9（2）：116.

[3] 詹永康. 药锭灸法为主治疗淤血腰痛：附68例疗效观察 [J]. 湖南中医杂志 1989，5（1）：31–32.

[4] 傅义. 运用温针灸配合拔罐疗法的临床体会 [J]. 内蒙古中医药，1989，8（1）：25–26.

[5] 于国祯. 药液走罐法治疗腰腿痛40例 [J]. 新中医，1992，24（9）：34–35.

[6] 陈章德. 谈治疗腰肌劳损的好方法 [J]. 大众中医药，1993（1）：33.

[7] 王志秀. 针刺治疗腰痛587例 [J]. 陕西中医，1993，14（4）：176–177.

[8] 鲍治安. 红外线真空罐和传统火罐治疗急性腰肌损伤418例对比观察 [J]. 中国针灸，1994，4（增刊）：315–316.

[9] 张明元. 药罐治疗慢性腰肌劳损性腰痛13例 [J]. 吉林中医药，1995（3）：21.

[10] 赵凤，林德和. 针刺拔罐结合治疗腰肌劳损55例 [J]. 福建中医药，1996，27（2）：43.

[11] 刘志安. 针灸配合走罐治疗寒湿型腰肌劳损 [J]. 针灸临床杂志，1996，12（10）：54.

[12] 刘香勤. 火罐加针刺治疗腰肌劳损55例 [J]. 针灸临床杂志，1996，12（12）：12.

[13] 刘敏勇，熊辉. 针罐结合治疗腰肌劳损48例 [J]. 上海针灸杂志，1997，16（1）：46.

[14] 刘德昌，张建斌. 针刺加中药外敷综合治疗腰肌劳损52例 [J]. 海南医学院学报，1998，4（1）：26.

[15] 张金森. 针刺综合疗法的临床应用及其机制探讨 [J]. 针灸临床杂志，1998，14（7）：26–28.

[16] 王琳克. 推拿拔罐治疗腰肌劳损30例 [J]. 中国骨伤，1998，11（6）：90–91.

[17] 翁希亚. 针罐结合治疗慢性腰肌劳损临床观察 [J]. 河南中医，1999，19（2）：42–43.

[18] 廖志华，周军. 针罐疗法治疗慢性腰肌劳损101例 [J]. 中国民间疗法，1999，7（7）：15–16.

[19] 乔红芳，王勤友. 针灸拔火罐及推拿治疗腰肌劳损76例 [J]. 山东中医杂志，1999，18（8）：360.

[20] 丁萍. 推罐法治疗腰肌劳损 [J]. 中医外治杂志，2000，9（2）：32.

腰椎间盘突出症

一、中医学概述

（一）概念

腰椎间盘突出症属中医学"腰痛""腿痛""痹证"范畴，系风寒湿三气杂合而为痹。该病主要由肾气虚弱，风寒湿邪乘虚而入，结于筋脉肌骨不散，加之劳伤过度，扭闪挫跌，复致筋脉受损，经络瘀阻，不通则痛，故见腰痛如折，转摇不能，腰腿酸麻拘急，患病后期又往往多数伴有肝肾亏虚、气血不足之象。

（二）辨证

1.气滞血瘀型

临床表现：多见于青壮年。有明显外伤史，腰部活动受限，疼痛难忍并向一侧或双侧下肢放射，咳嗽时疼痛加剧。后期可见下肢疼痛麻木或肌肉萎缩，舌质淡红或暗紫，苔薄黄或黄腻，脉弦涩。

证候分析：外伤后气血运行不畅，瘀血凝滞腰部，腰部活动受限，疼痛难忍并向一侧或双侧下肢放射；瘀血日久可致血虚，血虚不能濡养筋脉而见下肢疼痛麻木或肌肉萎缩；舌质淡红或暗紫，苔薄黄或黄腻，脉弦涩，均为气滞血瘀或血瘀致虚之象。

治则：行气活血，通络止痛。

2.风寒湿痹型

临床表现：多见于中年人，常有慢性劳损及风寒湿邪侵袭病史，腰部酸困疼痛重着，转侧不利，适量活动疼痛稍减，阴雨天症状加重，得热痛减，遇寒痛重，下肢沉重无力或有蚁行感，病程缠绵。舌质淡、苔白或腻，脉沉缓。

证候分析：风寒湿邪为患，故见腰部重痛、酸麻，转侧不利；腰部经脉为风寒之邪阻滞，故天寒阴雨加重；寒湿为阴邪，得热痛减，遇寒痛重，寒性凝滞，湿性重浊，故下肢沉重无力或有蚁行感，病程缠绵；苔白腻，脉沉，为寒湿内宿之象。

治则：祛风散寒，除湿通络。

3.肝肾亏虚型

临床表现：多见年老体弱，病程日久，全身乏力，腰膝酸软，伸屈不利，肢体有凉感，小腿麻木重着等，舌质淡，苔薄白，脉细缓。

证候分析：腰为肾之府，久病或年老体衰导致肝肾亏虚腰府空虚，故腰膝酸软，伸屈不利；肾阳不足，则肢体有凉感，肾为先天之本，肾虚不能濡养全身，则小腿麻木重着；舌质淡，苔薄白，脉细缓，均为肝肾不足之征。

治则：滋补肝肾，解痉止痛。

二、西医学概述

（一）概念

腰椎间盘突出症是指因腰椎间盘及腰椎骨退行性变而压迫其周围的神经、血管及其他组织而引起一系列症状的综合征。

（二）诊断

（1）疼痛好发于下腰部，且向下肢放射。

（2）有局限性压痛点。

（3）直腿抬高试验和加强试验阳性。

（4）跟臀试验阳性。

（5）皮肤感觉、肌力和腱反射的改变。

（6）脊柱姿态的改变。

（7）X线腰椎正侧位片提示脊柱侧凸或腰椎生理性前凸消失。

（8）CT或MRI提示有腰椎间盘膨出。

（9）脊髓造影提示有椎间盘突出。

其中前3项为基本诊断根据。

三、现代常用拔罐法

【孟氏中药拔罐疗法】

选穴：肾俞、志室、大肠俞、关元俞、承扶、殷门、委中、承山、昆仑、下肢胆经、膀胱经排罐。拔罐之前和拔罐之后分别在拔罐的局部外涂中药拔罐液。（彩图12、彩图51、彩图52）

【火罐疗法】

寒湿侵袭型选肾俞、大肠俞、委中、阳陵泉、昆仑；肝肾亏虚型选大肠俞、委中、阳陵泉、昆仑，偏阳虚者加肾俞穴，偏阴虚者加三阴交；瘀血停着型选膈俞、大肠俞、委中、血海、承山、三阴交。以上诸穴拔罐10~15分钟，每日1次。

【针罐法】

方法一：选穴取相应病变腰椎夹脊、阿是穴、环跳、秩边、委中、阳陵泉；病变在足少阳经者加风市、足临泣；在足太阳经者加承扶、昆仑。患者取侧卧位，患侧在上，术者以3寸毫针，针刺环跳、秩边、委中，快速进针后提插捻转，针感以放电感达到肢末为度，不留针。腰椎夹脊穴用1.5寸毫针深刺1~1.2寸，针尖向脊柱斜刺，并使针感向下肢放射，余穴用1.5寸毫针，得气后平补平泻，留针30分钟，起针后选定相应病变腰椎夹脊穴或阿是穴，每次1穴，以三棱针点刺出血并加罐，留罐5分钟或以罐内出血停止为度。针刺每日1次，10次为1个疗程，疗程间休息3天，刺络拔罐每日或隔日1次，3~5次为1个疗程。

方法二：主穴据CT所定位的腰椎间盘突出的位置，先取相应夹脊穴，如为L₄~L₅椎间盘突出者，取L₄夹脊穴，以突出的位置为中心，沿督脉在上下棘突间各取一穴，共4针。气滞血瘀型配委中挑刺放血；寒湿凝滞型配肾俞加灸；肾精亏虚型配肾俞、志室。患者俯卧，先针夹脊穴，用2.5~3.3寸毫针直刺，以患侧肢体不自主跳动一下为佳；之后在上下棘突间各针一穴，以患者产生酸胀感为宜，针后在针柄上缠上酒精棉球，点燃，将罐迅速扣下，每次针罐留置20分钟，隔日1次，10次为1个疗程。

【蒙医五疗针刺法】

（1）取椎间盘突出部位的刺棘突，旁开0.3~0.5寸，同时，在环跳、委中等穴进针，共针30分钟，隔日1次。

（2）在患处及患侧压痛处拔罐，15分钟后，用三棱针及梅花针快速针刺，至局部出血，再行拔罐，每次放血5ml，5天1次。

（3）骨宁注射液2ml加维生素B₁₂在椎间盘突出部位，进行穴位注射，注射针头长3寸。

（4）蒙药浸浴，与针灸隔日进行交替治疗。

【针刺配合走罐疗法】

取穴：大肠俞、腰阳关、秩边、环跳、殷门、委中、承山、阳陵泉。刺法：用28号1.5寸毫针与26号5寸毫针，快速刺入穴位，反复提插捻转5~10次，令针感传到下肢，似触电样，留针20~30

分钟，每日 1 次，10 次为 1 个疗程。走罐液：桂枝、细辛各 20g，当归 50g，白芥子 100g，胡椒 12g，樟脑 15g，白芷 40g，延胡索 50g 放入容器内，加 50% 酒精 1000ml，封存 10 天后滤渣，滤液中加入 250ml 温开水及 150ml 甘油，混合后备用。出针后先将药液均匀地涂在疼痛部位上，用中号或大号火罐，闪火法吸拔在最痛点，操作者用双手握住火罐快速地顺经上下走动，先沿督脉从大椎穴至长强穴，然后从足太阳膀胱经的承扶至承山穴，环跳穴至风市穴。每条经走罐 5~6 遍，至皮肤潮红或皮下稍有出血点为止，隔日 1 次，5 次为 1 个疗程。

【刺血拔罐法】

以椎间盘突出为中心，在突出部位及上下椎间盘之间刺 3 个穴位，在 3 个椎间盘之间旁开 1 寸各刺 3 个穴，以出血为度，并拔火罐，留罐 20 分钟，隔日 1 次，5 次为 1 个疗程。刺血拔罐后卧床休息 1 小时。

【针推结合拔罐】

取肾俞、阳陵泉；配 L_3~L_4 夹脊穴、环跳、足三里、三阴交、绝骨。肾俞用补法，余用平补平泻或泻法，留针 20~30 分钟；如沿坐骨神经走向腿痛严重者，以 L_3~L_4 夹脊穴为主穴，毫针直刺 3~4 寸，以患者有触电样感觉沿坐骨神经通路传到足背、足趾为佳，并于针刺部位加拔罐，留针罐 20 分钟；起针后用维生素 B_1 0.5mg、维生素 B_{12} 0.5mg 或夏天无注射液 2ml 穴位注射肾俞或腰 3~4。穴位注射后用按法、压法、斜搬伸腿法、搬腿法治疗。隔日 1 次，5 次为 1 个疗程。

【针灸拔罐法】

选穴肾俞、关元俞。寒湿侵袭型配环跳、委中、昆仑；肝肾亏虚型配命门、腰眼、上髎；瘀血停着型配志室、腰眼、阿是穴。先用毫针针刺，寒湿侵袭型用烧山火法；肝肾亏虚型用补法；瘀血停着型用平补平泻法；留针 20~30 分钟，每 3 分钟捻针 1 次，针后拔罐 10~15 分钟。肝肾亏虚型起罐后加温灸，每日或隔日 1 次。

【针刺、TDP、拔罐、牵引综合疗法】

血瘀证，取秩边、委中、承山、昆仑、腰阳关、大肠俞、环跳、肾俞、三阴交、阿是穴、腰部病变部位、华佗夹脊穴。委中穴点刺放血，余穴泻法，每日 1 次，留针 30 分钟，期间捻转提插行针 1~2 次。针刺中以 TDP 灯照射患处，针刺后在患处拔罐。腰部牵引，半屈髋屈膝位，每日 1 次，每次 30 分钟。寒湿证，取昆仑、承山、委中、腰阳关（灸）、大肠俞、秩边、环跳、肾俞、命门（灸）、阿是穴、腰部病变部位华佗夹脊。行泻法，灸命门、腰阳关，每日 1 次，留针 30 分钟，行针 1~2 次，捻转提插泻法。湿热证，取昆仑、承山、委中、秩边、环跳、阿是穴、华佗夹脊穴、膀胱俞、阴陵泉。行泻法，每日 1 次，留针 30 分钟，行针 1~2 次，捻转提插泻法。肝肾亏虚，取昆仑、承山、委中、秩边、环跳、肾俞、命门、华佗夹脊、阿是穴、太溪、三阴交，行捻转提插，平补平泻，每日 1 次，留针 30 分钟，行针 1~2 次。

【药罐法】

选穴肾俞、命门、腰阳关、腰俞、白环俞、环跳、殷门、阿是穴、居髎、阳陵泉、委中。每次选用 3~4 个穴位，用千细叶双眼龙、入地金牛、豆豉姜各 250g，生姜 500g，煎取 5000ml 药液，煮药罐，然后拔罐 15 分钟。隔日 1 次，10 次为 1 个疗程，疗程间隔 7 日。

【针挑拔罐法】

取肾俞、腰夹脊、阿是穴。在选定穴位皮下注射普鲁卡因，然后用针点刺皮肤 20 次左右，最后用拔火罐法在挑的穴位上吸出瘀血。每次选 2~3 个穴位，隔日 1 次，5 次为 1 个疗程，疗程间休 3 天。

【五点推拿拔罐法】

五点是指：①腰点：在腰 4、腰 5 棘突旁；②臀点：即环跳穴；③大腿点：即承扶穴；④腘窝点：即委中穴；⑤小腿点：即承山穴。腰点通常用震颤法和吸定搓法，另在 5 个点均用掌根揉法、多指揉法、㨰法连续操作 15~20 分钟，手法完毕后，再用闪火拔罐法在 5 个点处进行吸拔，不留罐，以皮肤红润为好，不能使皮肤充血或出现紫斑。以上方法隔日治疗 1 次，每次 20~25 分钟，5 次为 1 个疗程。

【中药药酒拔罐法】

将药酒涂于椎间盘突出部位及肾俞、大肠俞、膀胱俞、委中、承山、环跳穴。药酒面积 5~10cm^2，拔罐于穴位上，留罐 15 分钟。起罐后采用穴位按压、手掌推揉法、牵拉摆动法，每日 1 次，12 次为 1 个疗程。

四、现代常用拔罐法的临床应用

（一）刺络拔罐

● 案例一[1]

一般资料：共 47 例，其中男 21 例，女 26 例；年龄 24~60 岁；病程 2 天 ~12 年。其中 L_3、L_4 突出者 4 例，L_4、L_5 突出者 16 例，L_5~S_1 突出者 21 例，L_4、L_5 和 L_5~S_1 双突出者 6 例。13 例患者为腰椎间盘突出症急性发作，腰腿疼痛症状明显加重，腰椎活动受限，站立、行走困难。

治疗方法：根据腰椎 CT 或 MRI 检查确诊的腰椎间盘突出部位，即为主要阿是穴。腰部两侧骶棘肌和患病下肢的明显压痛点，即为配合阿是穴。选取适当体位，汗毛密集者进行刮毛，常规消毒后，七星针叩刺主要阿是穴和 1~2 个配穴，叩刺至皮肤出血，再拔火罐，10 分钟后起罐，擦干血迹即可。每 3 天 1 次，10 次为 1 个疗程。

临床体会：腰椎间盘突出症的致痛机制，目前倾向认为是由于突出的椎间盘组织机械压迫神经根后，造成其周围血液循环受阻，毛细血管渗透性增加，炎性致痛物质渗出，激惹神经根及其周围组织，产生渗出、发生粘连及组织变性、微循环改变等，使神经根及周围组织产生无菌性炎症，从而出现腰腿疼痛等一系列症状。运用刺血与拔罐相结合的方法，可起到活血化瘀、消炎止痛、祛风散寒的作用，改善局部微循环，降低血管通透性，减少炎性渗出，从而使腰腿疼痛得到缓解。

● 案例二[2]

一般资料：治疗患者 110 例，男 54 例，女 56 例；年龄最大者 65 岁，最小者 19 岁；病程最长 5 年，最短 1 天；L_3~L_4 椎间盘突出 12 例，L_3~L_4 椎间盘突出者 86 例，L_5~S_1 椎间盘突出者 12 例。临床上单纯性腰痛者 16 例，伴左下肢放射痛 40 例，右下肢放射痛 54 例。

治疗方法：根据患者的 CT 拍片和临床体检确定治疗部位，以椎间盘突出为中心，在突出部位及上下椎间盘之间针刺 3 个穴位，在 3 个椎间盘之间外开 1 寸处也各针刺 3 个穴位。局部皮肤常规消毒，用高压消毒的三棱针在选准的穴位局部直刺 1~3 分钟，以出血为度，在刺血部位即刻用大罐拔火罐，留罐 20 分钟。起罐后用 75% 酒精棉球局部消毒，无菌纱布外敷，胶布固定，隔日 1 次，5 次为 1 个疗程，刺血拔罐后卧床休息 1 小时。

治疗结果：临床治愈 56 例，显效 30 例，有效 16 例，无效 8 例，总有效率为 92.8%。

临床体会：三棱针刺血具有活血消肿、通经活络的作用。拔火罐有温通经络、祛湿逐寒、行气活血和消肿止痛的作用。通过刺血拔罐，可使软组织、韧带松弛，改善椎间隙的状态，能调理气血，疏通经络，促进局部血液循环，使水肿消失，受压迫的神经根得以恢复。

（二）针刺加拔罐

● 案例一[3]

一般资料：本组 62 例均为早期（隐性水肿期）轻中度患者。其中男 39 例，女 23 例；年龄最小者 21 岁，最大者 55 岁；病程最长 3 年，最短 2 天；病变部位 L_4、L_5 20 例，L_4、L_5、L_6、S_1 18 例，L_5、S_1 15 例，L_3、L_4、L_4、L_5 9 例。

治疗方法：（1）针刺法：腰眼、肾俞、秩边、环跳等为主穴，疼痛放射至大腿外侧的以足少阳经穴风市、阳陵泉、悬钟为配穴；疼痛放射至大腿后侧的以足太阳经穴承扶、殷门、委中、承山为配穴。穴位消毒后，用 1.5~3 寸毫针直刺 1~3 寸，行提插捻转，使患者感到局部酸胀或触电感并向足部放射，留针 30 分钟。

（2）拔罐法：起针后立即在针眼处拔火罐（主要以腰部和臀部穴位为主），用大号玻璃火罐，火力要大，以拔出瘀血为佳。5~10 分钟起罐，针罐结合，隔日 1 次，10 次为 1 个疗程。

治疗结果：62 例中，治愈 48 例，好转 13 例，无效 1 例；治疗次数最少 6 次，最多 27 次；总有效率为 98.4%。

临床体会：腰椎间盘突出症是由腰椎间盘功能退变引起的一种脊髓和神经根功能障碍性疾病。本病易发于青壮年，尤以体力劳动者为多见。临床表现为腰腿痛及下肢酸、麻木等感觉与运动障碍。中医学称为"痹症"，大多由于人体正气不足，机体功能下降，复感风寒湿邪或跌扑闪挫，导致腰椎及其周围组织经脉痹阻，气血运行不畅，气滞血瘀而发病。

笔者近三年来，采用针刺和拔火罐相结合治疗本病，具有以下特点：第一，通过针刺可以起到通经活络、活血化瘀、行气止痛的作用，可促使受损伤的肌肉韧带、神经根恢复正常功能，同时可解除腰臀部肌肉痉挛，使椎间盘周围受压神经根关系发生改变，形成一种平衡。第二，针刺后拔火罐，可拔出机体深部瘀血，从而达到温经散寒、活血化瘀、通而不痛的目的。针罐结合治疗本病可以缩短疗程，是非手术治疗腰椎间盘突出症的理想方法。

● 案例二[4]

一般资料：32 例患者，其中男 20 例，女 12 例，病程最短 1 周，最长 6 年；年龄最小 23 岁，最大 60 岁。L_4~L_5 椎间盘突出者 21 例，L_5~S_1 椎间盘突出者 8 例，L_4~L_5 及 L_5~S_1 突出者 3 例。其中中央型突出 2 例，其余均为腰椎间盘左突或右突。

治疗方法：主穴取双侧肾俞穴，再根据腰椎间盘突出部位，从其上下一水平节段起，旁开背部正中线寸许处进针，针尖斜向脊柱正中线深刺达 2.5~3 寸，具体视个人胖瘦而定，上下之间针距约 1.5cm，如压痛点明显者（临床中发现压痛明显的患者，其压痛点多在旁开脊柱正中线寸许处）先针其压痛点，使其有强烈针感并向下肢放射为佳。双向突出者，取双侧穴位。配穴根据疼痛情况分别取环跳、阳陵泉、委中等穴。留针 30 分钟，同时腰部作 TDP 神灯照射 30 分钟。起针后在腰阳关或压痛点用三棱针点刺然后拔罐 10 分钟，配合骨盆牵引，每天 1 次，重量为 10 公斤，牵引时间 1 小时。

治疗结果：总共治疗 32 例患者，痊愈 6 例，显效 14 例，有效 10 例，无效 2 例。其优良率为 62.5%，随访半年，发现痊愈病例中有 1 例复发，其原因是劳累受寒后突然起立而发。

临床体会：古人对腰椎间盘突出症早有认识，如《诸病源候论·腰腿痛候》"肾气不足，受风邪之所为也，劳伤则肾虚，虚则受于风冷，风冷与正气交争，故腰腿痛"等。根据腰椎间盘突出症之发病机制及其腰椎生理特点，采用旁开脊柱正中线 1 寸许纵方向排列作为进针处，相当于华佗夹脊穴，故针刺该穴位既能调节督脉经气，同时亦能调节足太阳膀胱经经气，促使气血通畅，并调节腰背部肌肉及骨关节间阴阳平衡。针刺肾俞能固肾壮腰、强筋充髓，TDP 神灯加强温通经络之功，压痛点或腰阳关三棱针点刺拔罐出血起到祛瘀生新之功。

● 案例三[5]

一般资料：100 例患者中，男 61 例，女 39 例；21~31 岁 17 例，31~40 岁 29 例，41~50 岁 33 例，51~69 岁 21 例；病程 2 天 ~1 个月者 27 例，1~2 个月者 39 例，2 个月以上者 34 例。腰椎 4、5 间盘脱出者为多见。

治疗方法：主穴选大肠俞、环跳、委中、阳陵泉透阴陵泉；配穴选承山、昆仑、太冲穴。医者取 26 号不锈钢 4 寸毫针，令患者侧卧位，患肢在上屈膝，健肢在下伸直，全身肌肉放松，腰臀部暴露。用 75% 酒精棉球消毒穴位处的皮肤后，立即将针刺入穴位，用提插手法，平补平泻，要求患肢有通电感，同时肌肉有不自主的收缩运动，提插 1~3 次后立即出针，针后拔罐，留罐 15 分钟。治疗完毕令患者自由活动腰部。每日针刺 1 次，每 5 天为 1 个疗程。一般治疗 1~3 个疗程。

治疗结果：本组痊愈 82 例，显效 11 例，好转 7 例。

临床体会：中医古籍无此病名的记载，结合临床表现应属中医"腰痛""痹痛""肾亏"的范畴。本病发生多因肝肾亏损，气血虚弱，风寒湿邪侵袭，经络受阻，因而产生疼痛、麻木等症状。应用针刺、拔罐意在补肝肾、活血通络、散寒止痛。针刺、拔罐治疗腰椎间盘脱出症，可促进血液循环，解除局部肌肉紧张痉挛、止痛，还有消除神经根部血肿和水肿的作用。

（三）针挑加拔罐

● 案例一[6]

一般资料：本组 68 例，其中男 35 例，女 33 例；年龄最小 26 岁，最大 60 岁；病程最长 19 年，最短 15 天。全部病例均经 CT 确诊。

治疗方法：患者俯卧位，医者在其病变的腰椎两侧夹脊穴附近寻找压痛点，痛点大多位于腰椎中线及中线旁 4cm 的范围内，查找出阳性反应点。若痛点在腰骶部，则在腰骶区选一最明显压痛点作为配穴。通常在腰椎旁取 2~4 个压痛点。常规消毒，用 2% 利多卡因打一皮丘，皮丘上切一小口，在用三棱针快速刺入挑断皮下白色纤维样物数根，用消毒后的火罐闪火反复吸拔数次，至瘀血变至鲜红为止，擦净瘀血用姜片盖住伤口，再覆以消毒纱布，胶布固定。诸点挑治完毕后，让患者口服 500ml 温水即可，每 10 天 1 次，3 次为 1 个疗程。挑治后伤处 1 周内不能接触水，忌食鱼、虾等发物，若伤口肿痛痒难忍，则取下纱布、姜片，用艾条悬灸 15~20 分钟，每日 1 次。病情轻者可正常活动，年龄偏大或疼痛重者应卧床休息。

治疗结果：经挑治 1 个疗程后，痊愈（症状完全消失，患肢直腿抬高试验正常，压痛点消失）55 例，占 80.9%；好转（症状明显减轻，腰腿部稍有不适）13 例，占 19.1%。

临床体会：穴位挑刺加火罐放血治疗腰椎间盘突出症，综合长效针刺、火罐、放血、穴位敷贴等多种疗法。长时间的刺激穴位，达到疏通经络气血、活血化瘀、祛寒止痛的功效。并能促进神经根处无菌性炎症的消散和吸收。促进局部血液循环，改善代谢和营养血管神经。

● 案例二[7]

一般资料：观察组（针挑拔罐组）50 例，男 28 例，女 22 例；20~30 岁 9 例，31~40 岁 25 例，41 岁以上 16 例；病程最短 3 天，最长达 6 年以上；半年以内 31 例，半年 ~1 年 11 例，1~5 年 6 例，5 年以上 2 例；有外伤史 36 例，无外伤史 14 例。对照组（电针推拿组）50 例，男 29 例，女 21 例；

20~30 岁 7 例，31~40 岁 29 例，41 岁以上 14 例；病程最短 5 天，最长 8 年以上；半年以内 34 例，半年~1 年 11 例，1~5 年 4 例，5 年以上 1 例；有外伤史 34 例，无外伤史 16 例。

治疗方法：对照组采用电针推拿法。使用电针时，多选取腰椎突出部位夹脊穴或腰椎棘突旁的压痛点，进针深度 2~2.5 寸左右，将针刺入穴位浅层，然后针尖向椎体方向斜刺，用提插泻法，要求患侧下肢有通电感，同时肌肉有不自主的收缩感。配腰阳关、大肠俞、关元俞、秩边、环跳、委中、阳陵泉、承山、绝骨等穴均用提插泻法进行针刺，然后采用上海产 G6805 治疗机取 2~3 对导线，一般腰部拉一对导线，臀部及下肢 1~2 对导线，体质弱者采用疏密波 30~40 次 / 秒，体质壮者先采用密波，然后改用疏密波，20~30 分钟后取出针。然后进行推拿治疗，具体步骤如下：①医者手掌在患者背部自上而下做轻松的揉按手法，反复数次，然后用拇指在腰臀部沿脊椎两侧及膀胱经、胆经做按揉法。②当发现有筋结（即条束状物）时，则需要弹拨手法，配合患肢的后伸动作，先患肢，后健侧。③再用扳肩部手法，一手扳肩部，另一手用掌根压偏歪的棘突，两手交叉使用，用力不可太猛，以免损伤患者的肩部和腰部软组织。④患者侧卧（患侧在上），医者一手扶肩部，另一手扶患者臀部，医者两手对向用力（双手反方向用力），使腰部扭转，健侧亦同样手法扭转治疗。⑤患者仰卧，医者用揉法、按法和提拿法施治于患者，由大腿而下取风市、伏兔、委中、承山、阳陵泉、丘墟等穴。⑥最后用抖法，结束 1 次治疗。电针、推拿每日 1 次或隔日 1 次，10 次为 1 个疗程。

观察组采用针挑拔罐法。选肾俞、腰夹脊、阿是穴或取足太阳膀胱经，足少阳胆经下肢穴位，如秩边、环跳、委中、阳陵泉等穴。患者俯卧位，选定穴位后常规消毒，医者以 2% 普鲁卡因在所选穴位皮下注射约 1cm 皮丘，然后用自制的针把挑点的皮肤垂直挑提（挑提法是指针尖上翘，针柄下沉，以持针手为支点做上提下放和有节奏的刺激动作约 20 次，然后针体只朝一个方向拉动，用力把皮肤向前后左右任何单一方向做牵拉的动作约 10 次。再用火罐在挑的穴位上吸出瘀血，当罐内皮肤充血或针口出血量达到要求便可起罐，用消毒干棉球清理罐中及挑刺伤口的瘀血，再用碘酊消毒伤口，外敷无菌小纱布，用胶布固定，嘱当日洗浴时不要污染伤口。每次选 2~3 穴，隔日 1 次，5 次为 1 个疗程，休息 3 天后接下 1 个疗程。

治疗结果：两组均在 2 个疗程结束后判定治疗效果。观察组治愈 41 例，好转 8 例，无效 1 例，治愈率 82%，总有效率 98%。对照组治愈 31 例，好转 14 例，无效 5 例，治愈率占 62%，总有效率 90%。两组治愈率差异有非常显著的意义。

临床体会：腰椎间盘突出症是由于突出的椎间盘组织机械压迫神经根后，造成其周围血液循环受阻，毛细血管渗透性增加，炎性致痛物质渗出，激惹神经根及其周围组织，产生渗出，发生粘连及组织变性、微循环改变等，从而出现腰腿疼痛等一系列症状。针挑治疗法是《黄帝内经》"毛刺""浮刺""络刺""直刺""分刺""半刺"等刺法的发展，通过针挑局部穴位，对十二皮部和络脉起到疏通经络、调和气血、扶正祛瘀的作用。

（四）针刺加刺络拔罐[8]

● 案例

一般资料：本组 80 例中，男 36 例，女 44 例；年龄最小 39 岁，最大 70 岁；其中病程最短 3 个月，最长 15 年。

治疗方法：主穴取相应病变腰椎夹脊、阿是穴、环跳、秩边、委中、阳陵泉；病变在足少阳经者，加风市、足临泣；在足太阳经者，加承扶、昆仑。患者侧卧位，患侧在上，选定穴位，皮肤常规消毒后，医者取 3 寸毫针，针刺环跳、秩边、委中，快速进针后，提插捻转，针感以放电感达到肢末为度，不留针。腰椎夹脊穴用 1.5 寸毫针，深刺 1~1.2 寸，针尖向脊柱斜刺，并使针感向下肢放射；余穴用 1.5 寸毫针，得气后施以平补平泻法，留针 30 分钟。起针后，选定相应病变腰椎夹脊穴或阿是穴，每次 1 穴，常规消毒后，用三棱针点刺出血，用口径适合的火罐在其上拔罐，留罐时间 5 分钟，或以罐内出血停止为度。针刺每日 1 次，10 次为 1 个疗程，休息 3 天，继续下 1 个疗程；刺络拔罐每日或隔日 1 次，3~5 次为 1 个疗程。

治疗结果：80 例中，治愈者 25 例，占 31.25%；显效 31 例，占 38.75%；有效 20 例，占 25%；无效 4 例，占 5%。

临床体会：腰椎间盘突出症在痹症中属于"骨痹"的范畴，《灵枢·官针》曰："输刺者，直入直出，深内之主骨，以取骨痹。"本法针对相应病变腰部夹脊穴深刺以达到治骨痹的目的。《灵枢·寿夭刚柔》有云："久痹不去身者，视其血络，尽出其血。"故用三棱针刺络拔罐，以通经络行气血，散瘀消肿止痛。两法合用，事半功倍。治疗期间，注意休息，适当配合功能锻炼，对本病的预后帮助很大。

（五）按摩加拔罐[9]

● 案例

一般资料：65 例中，男 50 例，女 15 例；年龄 25~60 岁；病程最短 3 年，最长 5 年。经 X 拍片，CT 检查确诊；L_4~L_5 椎间盘突出者 38 例，L_5~S_1 椎间盘突出者 16 例，L_3~L_4 椎间盘突出者 4 例，L_4~L_5 与 L_5~S_1 合并椎间盘突出 5 例，L_3~L_4 与 L_4~L_5 合并椎间盘突出 2 例，左侧突出 38 例，右侧突出 20 例，双侧突出 7 例。

治疗方法：患者俯卧位，用轻柔揉法在患者腰部两侧治疗，同时配合按压法，并重点按压腰骶部，治疗时间为 10~15 分钟，然后在腰部两侧大肠俞穴拔罐，留罐 10~15 分钟。最后双侧交替用斜扳法。10 次为 1 个疗程，隔日 1 次，病情重者每日 1 次。

治疗结果：本组 65 例中，随访 6 个月~2 年治愈 32 例，好转 29 例，无效 4 例，总有效率为 93.85%。

临床体会：本病发生多由外伤、闪挫引起纤维环破裂，髓核冲破纤维环向侧后方膨隆或突出，引起神经根，马尾神经的压迫症状，给予局部按摩加拔罐，促进患部气血运行加快，以加速髓核水分的吸收，减轻对神经根的压迫。按摩手法还可使椎间盘间隙增宽，从而降低椎间盘内压力，使突出回纳，同时扩大椎间孔和神经根管，减轻突出物对神经根的压迫。冠心病，高血压，肝肾疾病患者及孕妇禁用本法。

笔者认为该治疗方法操作简单，疗程短，疗效好，对急性腰椎间盘突出尤为有效。此外，腰椎间盘突出症的患者，急性期应以卧床休息为主，以减少椎间盘所承受的压力，有利于纤维环的修复，后期可适当进行屈膝，伸展下肢和腰背肌的功能锻炼。实践证明治疗期间坚持卧床休息的患者症状恢复快，超常活动的患者恢复慢。另外，在临床症状解除后，仍应注意合理的生活规律和正确的劳动姿势，以防复发。

（六）拔罐加热敷[10]

● 案例

一般资料：男 70 例，女 110 例；年龄 20~70 岁；病程最长 2 年，最短 1 周，平均 13 个月。症状为腰腿痛 9 例，单纯腰痛 35 例，单纯腿痛 47 例。脊柱侧弯者 128 例，单侧下肢放射痛 164 例，双侧下肢放射痛 1 例，直腿抬高试验在 30° 以下者 177 例，拇指背伸肌力下降 161 例，四头肌或腓肠肌萎缩 95 例，跟反射减弱 50 例；腰椎正侧位片示：椎间隙变狭者 127 例，有退行性变 165 例。均经 CT 检查确诊为腰椎间盘突出症，并排除腰椎占位性病变。

治疗方法：拔罐结合热敷。

（1）拔罐：①拔罐工具选用 5 号玻璃罐 10 个、4 号玻璃罐 4 个、酒精灯 1 盏、22cm 持针器 1 把、液状石蜡 20ml、95% 酒精 100ml、棉球 2 个、卫生纸 1 筒。②走罐：用持针器夹一棉球，蘸适量液状石蜡，涂擦腰部及双侧臀部，点上酒精灯，用持针器夹另一棉球，蘸上 95% 酒精，用闪火法，使一个 5 号火罐吸附在腰部皮肤上，沿着腰部皮肤纹理走向来回走罐及与脊柱相平行的方向上下走罐，至皮肤出现暗红色或者皮下出现小结节为止。③闪罐：在皮下出现小结节处或肤色明显改变处、腰腿部痛点处行闪罐。④坐罐：在闪罐处留罐 8 分钟后起罐，用卫生纸把液状石蜡擦净。每 4 天行上法 1 次，8 次为 1 个疗程。

（2）热敷：①热敷药具：微波炉 1 台，35cm×50cm 布袋 1 只，60cm×120cm 布 1 块。②热敷药物：米糠 500g，食盐 500g，糯米 500g，艾叶 100g，独活 9g，秦艽 30g，桑寄生 18g，防风 9g，杜仲 9g，牛膝 9g，当归 15g，续断 15g，白芍 9g，威灵仙 15g，川芎 9g，桃仁 9g，红花 6g。③操作方法：把热敷药物装入布袋中，袋口扎紧，放入微波炉，用中高火加热 15 分钟，垫上布置放于腰腿部热敷，以温热为度，每日 1 次，每周 1 剂。

治疗结果：180 例患者，其中 108 例 1 个疗程治愈，52 例 2 个疗程好转，14 例经 3 个疗程治愈，6 例经 2 个疗程治疗无效转外科手术治疗，治愈率为 67.8%，好转率 96.7%。

临床体会：肾虚是本病的发病关键所在，风寒湿热常因肾虚而客，否则虽感外邪，亦不致出现腰痛。《医宗必读·痹》对痹证的治疗做了很好的概括，提出祛风、除湿、散寒的治法，并适当采用补血、补肾、补脾、补气之法。

拔罐疗法能促进局部血液循环，加速新陈代谢，改善局部营养状况，有利于劳损性病变的恢复。同时，由于拔罐，使局部少量红细胞受破坏释放出类组胺的物质，随血液周流全身，可以加强各脏器的功能，提高身体的抗病能力。

热敷本质上源于灸法，具有温通经脉，活血化瘀，舒筋止痛，散寒行气，温补肾阳等功效。实验研究资料证明，灸能提高白细胞数，促进单核细胞、巨噬细胞的吞噬作用，对血液循环，神经，免疫，内分泌等系统都有促进和调整作用。

独活寄生汤首载于《备急千金要方》，备受历代医家推崇，具有祛风湿、止痹痛、益肝肾、补气血的作用；食盐能坚筋肉（《千金翼方》）；米糠具有免疫调节作用，能改善自主神经的功能障碍（《临床实用中药辞典》），在此且有调节温度的作用，可以延长药物热敷时间；糯米补五脏亏虚。

综上所述，拔罐结合热敷能使病变椎间盘周围组织活动能力增强，血液循环加快，提高了局部新陈代谢能力，改变了伤害传入信息的性质而使疼痛解除，使炎症物质和有害的代谢产物随重建的血液循环而吸收直至消失。拔罐与热敷结合，互为补充，在临床上收到良好的效果。

（七）多种疗法加拔罐

● 案例一 [11]

一般资料：本组 44 例均为门诊患者，其中男性 25 例，女性 19 例；最大年龄 65 岁，最小年龄 38 岁，平均年龄 45 岁；病程最长 10 余年，最短 1 个月。

治疗方法：选穴大肠俞、关元俞、胞肓。使用 75mm 以上的针灸针，针刺时，使针感尽可能沿足太阳膀胱经循行线向下像触电样放射。拔罐、TDP 照射以局部为主。

穴位注射药物选用维生素 B_1 注射液 100mg、维生素 B_{12} 注射液 500μg。疼痛剧烈可加地塞米松注射液 5mg。穴位常规消毒后，用 0.35mm 毫针，进针后得气即留针，在患部用 TDP 照射 20~30 分钟，取针后在患部拔上合适的火罐，留罐 10~15 分钟，取罐后用一次性注射器抽取维生素 B_1 注射液 2ml。维生素 B_{12} 注射液 1ml，分别注入腰椎间盘突出处的夹脊穴，一般 1 周为 1 个疗程，休息 5 天后再行第 2 疗程。

治疗结果：本组痊愈 28 例，有效 16 例，无效为 0 例，有效率为 100%。

临床体会：本病系腰椎间盘的纤维环因退变或外伤使之破裂形成椎间盘突出，相应的神经根受压迫而致疼痛的一种病证，以腰腿部沿足太阳膀胱经循行线疼痛为主要特征。本法取夹脊穴和足太阳膀胱经穴为主，使针刺直达病灶，疏通局部经气；加之 TDP、拔罐局部温通经络，活血化瘀，使气血运行通畅，达到"通则不痛"的目的，佐以维生素 B_1、维生素 B_{12} 注射液营养局部神经，扩张周围血管，改善局部缺血，促进受损神经恢复，故而获效。

● 案例二 [12]

一般资料：共收治 150 例患者。按就诊时间顺序随机将患者分为治疗组（针刺拔罐中药熏蒸合牵引）和对照组（单纯牵引）。治疗组 80 例，男 57 例，女 23 例；年龄最小 20 岁，最大 70 岁；病程最短 3 天，最长 3 年；L_3~L_4 椎间盘突出者 6 例，L_4~L_5 椎间盘突出者 36 例，L_5~S_1 椎间盘突出者 34 例，L_4~L_5、L_5~S_1 双突者 4 例。对照组 70 例，男 53 例，女 17 例；年龄最小 21 岁，最大 68 岁；病程最短 5 天，最长 2 年；L_3~L_4 椎间盘突出者 2 例，L_4~L_5 椎间盘突出者 36 例，L_5~S_1 椎间盘突出者 31 例，L_4~L_5、L_5~S_1 双突者 1 例。病理分型：治疗组中央型 48 例（占 60%），旁中央型 11 例（占 13.75%），旁侧型 1 例（占 1.25%），膨出者 20 例（占 25%）；对照组中央型 42 例（占 60%），旁中央型 10 例（占 14.29%），膨出者 18 例（占 25.71%）。

治疗方法：（1）牵引：患者仰卧位平躺于电动多功能牵引床上，用牵引带固定腰和骨盆处，启动开关，牵引力调至 30~50kg，以患者能耐受为度。1 周后依次递增压力至 55~70kg，牵引 30 分钟，回压力为 0，解开固定带，休息 3 分钟侧坐起床。

（2）针刺拔罐：主穴取阿是穴、肾俞（双）、大肠俞（双）、环跳（患侧）、阳陵泉（患侧）。血瘀证配血海（双）、膈俞（双）；寒湿证配腰阳关；湿热证配阴陵泉（双）、三阴交（双）；肝肾亏虚配太溪（双）、命门、悬钟（双）。用 1~2 寸华佗牌毫针针刺，行提插捻转，平补平泻，得气后接 G-6805 治疗仪连续波中频率，电流以患者能耐受为度，留针 20 分钟出针。再用闪火法将火罐拔至针眼处，留罐 3 分钟起罐。

（3）中药熏蒸：将自拟中药外用方（红花 20g，威灵仙 30g，川芎 20g，艾叶 20g，制川乌 15g，制草乌 15g，桂枝 15g，鸡血藤 30g，独活 15g，木瓜 15g，伸筋草 30g，透骨草 30g，杜仲 30g 等）浸泡 30 分钟后，煮沸，安放在自制熏蒸床下（中间有一大方孔），患者仰卧，将腰部完全暴露于方孔内，上盖以床单保暖，30 分钟后令患者擦干腰部水分，用弹力腰围固定即可。上述综合治疗，每日 1 次，15 天为 1 个疗程。治疗组用针刺拔罐中药熏蒸合牵引联合疗法，对照组单纯牵引治疗。

治疗结果：治疗组 80 例，治愈 52 例，好转 26 例，未愈 2 例，总有效率 97.5%。对照组 70 例，治愈 33 例，好转 29 例，未愈 8 例，总有效率 88.57%。两组治愈病例施治天数比较，提示在同样治愈的病例中，针刺拔罐中药熏蒸合牵引治疗天数明显少于单纯牵引组。

临床体会：腰椎间盘突出症属中医学"腰腿痛""痹证"及跌扑损伤之范畴，其病机主要是气血瘀滞不通，因此在治疗上遵循"通则不痛"的原则。本疗法采用牵引可以拉宽椎间隙，扩大椎间孔和神经根管，促使突出物回纳以减轻对神经根的压迫；针刺拔罐疗法具有解除局部肌肉痉挛、止疼、消除神经根部血肿和水肿的作用，可减轻椎间隙的压力，改善腰肌及骶棘肌的痉挛；针刺阿是穴、环跳穴针感大多强而下传，旨在宣泄局部邪气，调理局部气血，疏通局部经络；用筋会阳陵泉能调整整个下肢气血，疏通下肢经络，最终达到通则不痛的目的。中药熏蒸是通过含有药液的恒温蒸汽的热效应，使局部血液循环加快，毛细血管扩张，促进药物透皮吸收，使药物直达病灶，既能缓解局部充血水肿引起的疼痛，又能改善局部肌肉痉挛、松解粘连，促进炎性物质的吸收和局部水肿消退。

先用牵引拉宽椎间隙、针刺疏通穴道，再以火罐的负压作用促使药物渗透吸收。牵引、针、药、罐四者合用相得益彰，共奏活血散瘀、祛风除湿、温肾助阳、通痹止痛之功，从而使脱出的椎间盘得到回位康复。

五、分析与评价

1. 拔罐综合疗法治疗腰椎间盘突出症的概况

腰椎间盘突出症是临床常见病，是腰椎间盘发生退行性变之后，在外力作用下，纤维环破裂和髓核突出，刺激或压迫神经根、血管或脊髓等组织引起的以腰腿疼痛为主要症状的病证。中医学认为，其病因病机主要是肾气不足，感受风寒湿邪，正气为邪所阻，气血凝滞，久而成痹。刺血拔罐是一种临床常用的治疗方法，其治疗取效主要是通过解毒清热、活血化瘀、消炎止痛，改善局部微循环、降低血管通透性，减少炎性渗出来实现的，其疗效机制还有待深入研究。孙作露等[1]认为凡属青年患者、发病早期、急性期，尤其伴随腰部骶棘肌张力增高者，均是刺血拔罐法治疗的适应证。除了刺血拔罐法外，其他的多为拔罐和各种疗法的综合应用，常用的疗法有针刺、牵引、挑刺、按摩、中药熏蒸等。通过针刺可以加强通经活络、活血化瘀、行气止痛的作用，促使受损伤的肌肉韧带、神经根恢复正常功能，针挑配合拔火罐，是把针挑、拔火罐、刺络放血三种方法有机结合，从而达到疏通经络、活血止痛、调和气血、扶正祛瘀生新的治疗目的。按摩手法可使椎间盘间隙增宽，从而降低椎间盘内压力，减轻突出物对神经根的压迫，王西岐[9]认为该治疗方法对急性腰椎间盘突出尤为有效。配合牵引也是通过增宽椎间隙，减轻神经根压迫。拔罐综合疗法在本病的治疗中应用极为普遍，疗效也较好。

2. 拔罐法治疗腰椎间盘突出症的疗效及安全性评价

综合近十年来有关拔罐综合疗法治疗本病的临床文献来看，其疗效肯定，总有效率都在90%以上，临床治愈率也多达到50%，说明本法是一种治疗腰椎间盘突出症的可靠方法。将各篇文献的治疗结果进行横向比较后发现，各种治疗方法所得到的治疗总有效率之间并无明显差异，但在治愈率上针挑拔罐法达到了82%，明显高出其他治疗方法，与其他疗法相比挑刺拔罐刺激量较大，提示刺激量的大小与疾病的恢复程度有一定的关系。虽然横向比较来看各疗法治疗效果并无显著差别，但是在设有观察组和对照组的文献中，加用拔罐疗法的治疗组效果还是好于未用拔罐法的对照组。拔罐综合疗法治疗本病疗效确切，不止近期疗效好，远期疗效也较稳定。急性期需多休息，后期可进行适当的功能锻炼以助恢复。而且拔罐综合疗法安全可靠，未发现明显不良反应，只是对年老体弱患者采用刺血、挑刺等疗法时须注意刺激量。

3. 腰椎间盘突出症的拔罐综合疗法治疗规律

在治疗本病时，拔罐多与其他治疗方法配合使用。本病多由风寒湿邪侵袭，正气为邪所阻，气血凝滞，久而成痹。刺络拔罐时常选用局部阿是穴，另外以椎间盘突出为中心，在突出部位及上下椎间盘之间刺 3 个穴位，在 3 个椎间盘之间外开 1 寸各取 3 个穴位拔罐，以活血通痹。挑刺时除可用阿是穴外，还可取肾俞、腰夹脊或取足太阳膀胱经、足少阳胆经的穴位，如秩边、环跳、委中、阳陵泉等穴。针刺法取夹脊穴和足太阳膀胱经穴为主，使针刺直达病灶，疏通局部经气。在治疗的过程中需嘱患者多卧床休息，使腰部得到充分的放松和休息，这在疾病的治疗中也很重要，而且局部还需注意保暖，防止加重和复发。

4. 今后的临床研究重点

虽然本病的治疗取得了较好疗效，但在临床研究中仍然存在很多问题。如缺少对照组的设置，对各种治疗方法缺少对比研究。由于各篇报道采用的病例纳入、诊断、疗效的评定标准不一，也为上述研究的开展带来很大困难。而且目前的报道对无效病例、复发病例也缺乏进一步的深入研究探讨。更何况腰椎间盘突出症具有自愈性，到底各种治疗方法所起的作用有多大，也不能准确地评估。

六、注意事项

拔罐治疗本病如配合适当的按摩及药物治疗可取得更好的疗效。早期应注意休息，避免受风寒劳累，配合适当的功能锻炼，如伸背、拱桥、直腿抬举、晃腰、双手举足等动作，以增强腰背部肌肉力量，维持脊柱稳定性，预防本病的再度发作。

参考文献

[1] 孙作露，康善珠. 刺血拔罐法治疗腰椎间盘突出症的临床疗效观察 [J]. 中国针灸，1997（12）：727.

[2] 苏建华，陈清玉. 刺血拔罐治疗腰椎间盘突出症 110 例 [J]. 陕西中医，1999，20（5）：228.

[3] 马新平，姜燕. 针刺加拔罐治疗腰椎间盘突出症 62 例 [J]. 中医研究，2003，16（6）：48.

[4] 沈克艰，杨海鸥. 夹脊穴深刺拔罐治疗腰椎间盘突出症 [J]. 针灸临床杂志，2000，16（9）：35.

[5] 王占花. 针刺拔罐治疗腰椎间盘脱出症 [J]. 中国中西医结合外科杂志，1997，3（6）：390.

[6] 宋桂红. 挑刺加拔罐治疗腰椎间盘突出症 68 例 [J]. 上海针灸杂志，2004，23（12）：7.

[7] 罗灵松，黄仁芬，温乃元. 针挑拔罐治疗腰椎间盘突出症的临床观察 [J]. 新中医，1998，30（5）：25.

[8] 皮敏. 针刺加刺络拔罐治疗腰椎间盘突出症 80 例临床观察 [J]. 江西中医药，1996，27（5）：49.

[9] 王西岐. 按摩加拔罐治疗腰椎间盘突出症 65 例 [J]. 陕西中医，1998（8）：367.

[10] 翁智强. 拔罐加热敷治疗腰椎间盘突出症 180 例 [J]. 福建中医药，2005，36（3）：30.

[11] 冯胜军，王雪琴. 以针刺、拔罐为主治疗腰椎间盘突出症 44 例临床疗效观察 [J]. 针灸临床杂志，2004，20（11）：11.

[12] 陈英. 针刺拔罐中药熏蒸合牵引治疗腰椎间盘突出症 80 例 [J]. 四川中医，2005，23（2）：85.

梨状肌综合征

一、中医学概述

（一）概念

梨状肌综合征属于中医学"痹证""筋伤"的范畴。中医学认为，劳损复感风寒湿邪，痹阻经脉，筋脉失养以致疼痛。

（二）辨证

临床表现：因外伤或风寒湿邪而诱发加重臀腿疼痛，严重者自觉呈放射性疼痛，甚则臀部有"刀割样"或"烧灼样"疼痛，不能入睡，影响日常生活，严重者走路跛行。

证候分析：劳累或感受风、寒、湿邪及髋部突然扭闪，急骤外旋，损伤梨状肌，故发生循足太阳、足少阳之经筋向下放射性疼痛。风寒湿痹，痹阻经络，故疼如"刀割样"，不得入睡。触诊梨状肌部位可及梭状隆起，有钝厚感，或肌肉呈弥漫性肿胀，肌束变硬、坚韧、弹性减低等，均为风寒痹阻，经筋闭塞，经络阻滞之征。

治则：通经活络，消肿止痛。

二、西医学概述

（一）概念

由于梨状肌损伤、炎症刺激压迫坐骨神经引起臀腿痛，称为梨状肌综合征。梨状肌起于第 2、3、4 骶椎前面，穿出坐骨大孔后抵止于股骨大粗隆。梨状肌主要是协同其他肌肉完成大腿的外旋动作。梨状肌的体表投影，为髂后上棘至尾骨尖作一连线，此线中点再向股骨大粗隆顶点作一连线，此直线刚好为梨状肌下缘。梨状肌把坐骨大孔分为上、下两部分，称为梨状肌上孔及梨状肌下孔，坐骨神经大多经梨状肌下孔穿出骨盆到臀部，但有时发生解剖变异者则由梨状肌内穿过。梨状肌损伤在临床腰腿痛的患者中占有一定的比例，为常见的损伤之一。男性发病多于女性，青壮年发病率高。

（二）诊断

主要症状是臀部疼痛，向大腿放射，偶有会阴不适、甚至阳痿；有跛行或身体前俯，髋膝半屈呈佝偻姿态；肌痉挛严重者，有刀割样跳痛，咳嗽可加重疼痛，睡卧不宁。检查时，患者腰部无明显压痛和畸形，活动不受限；梨状肌肌腹有压痛，有时可触及条索状隆起肌束；直腿抬高试验小于 60°时，梨状肌被拉紧，疼痛明显，而大于 60° 时，梨状肌不再被拉长，疼痛反而减轻，患者在蹲位休息后可减轻症状或消失；拉塞格试验阳性，梨状肌试验阳性，梨状肌封闭后，疼痛消失。

三、现代常用拔罐法

【刺络拔罐法】

方法一：选穴阿是穴。先在压痛点处按揉 3~5 分钟，使其脉络怒张，再用三棱针迅速点刺 3~5下，使其出血，然后拔罐 10~15 分钟。以助瘀血排出。间日 1 次。

方法二：取穴腰骶、脊椎（命门至长强穴）中心线两侧各旁开 0.5 寸，肾俞、环跳、压痛点

（阿是穴）先用梅花针叩刺至皮肤微出血为度，然后用闪火法在腰骶椎两侧拔多罐（排罐法），其余穴用单罐拔，留罐 15~20 分钟。或叩刺后在腰骶脊椎两侧用走罐法，余穴为留罐法。每日或隔日 1 次。

方法三：取疼痛部位经脉循行的周围，阿是穴。患者取侧卧位，患肢在上。治疗部位局部皮肤常规消毒后，医者用梅花针重叩局部皮肤，使皮肤发红并微出血，然后拔火罐，如能拔出少量瘀血则疗效更佳。

【针罐法】

选穴：主穴取环跳，秩边，居髎。配穴取阳陵泉，丘墟，委中，昆仑，足三里等穴。环跳，秩边穴深刺 2~3 寸，运用提插法使之得气，针后拔火罐，或加温针灸 1~3 壮，或用电针。每日针 1 次。

【温针罐法】

选穴：阿是穴、居髎、环跳、阳陵泉。在针罐法后用红外线仪或周林频谱仪、神灯等照射，艾条温灸 20 分钟。

【药罐法】

取穴：关元俞、腰阳关、肾俞、环跳，可随症配以八髎、胞肓、殷门。用元胡 25g，透骨草、川芎各 20g，赤芍 15g，水煎，用药液煮罐，在上述诸穴拔药罐 10 分钟，隔日 1 次。

四、现代常用拔罐法的临床应用

（一）粗针齐刺法加闪火罐法

● **案例**[1]

一般资料：46 例患者均为门诊患者，男 25 例，女 21 例；年龄最小者 24 岁，最大者 69 岁；病程最短 1 个月，最长 8 年；左侧 28 例，右侧 16 例，双侧 2 例。

治疗方法：取梨状肌体表投影处阿是穴。患者侧卧位，患肢在上，医者取 26 号 3 寸针 3 根，在阿是穴直刺 1 针，两侧旁开 1 寸处（顺条索方向）分别向正中方向斜刺 2 针，提插捻转泻法，深达梨状肌病变处，出现酸麻胀并向下肢放射后留针，然后用大号火罐，用闪火法将 3 根针拔入火罐内，15 分钟后取罐，再留针 15 分钟出针，每日 1 次，5 次为 1 个疗程，休息 3 天，继续下 1 个疗程。

治疗效果：经以上方法治疗后，治愈 39 例，好转 7 例，总有效率 100%。

临床体会：西医学认为，梨状肌综合征多因蹲位用力，或在下肢外展，外旋位内收，内旋使梨状肌过度牵拉损伤，出血，渗出，粘连，水肿，痉挛，从而影响坐骨神经，出现下肢放射痛。目前尚无特效疗法。中医学认为，劳损复风寒湿邪，痹阻经脉，筋脉失养以致疼痛。治宜行气活血，祛寒通络。《灵枢·官针》谓："齐刺者，直入一，傍入二，以治寒气小深者，或曰三刺，治痹气小深者也。"火罐有散寒、行气、活血之功。粗针齐刺法除梨状肌痉挛、粘连，使渗出吸收，解除对坐骨神经的压迫，疼痛自消。此方法简、便、验，疗效好，复发率低，值得推广。

（二）巨刺拔罐法

● **案例**[2]

一般资料：治疗组 30 例，男 18 例，女 12 例；年龄 22~61 岁；病程 7~44 天。对照组 21 例。

治疗方法：治疗组在患者梨状肌体表投影部压痛最明显处拔罐，继而在健侧相应点巨刺。对照组循经取穴加经验穴为主。取环中、风市、委中、悬钟、阿是穴、后溪等穴。治疗组选用直径 5~6cm 的铝制火罐或玻璃火罐在压痛点利用负压拔罐，15 分钟后起罐，在健侧相应点施以巨刺，强刺激得气后留针20分钟，其间每5分钟行针1次，隔日1次，10天为1个疗程。对照组选用26或28号毫针，直刺常规消毒后的上述穴位，采用提插捻转手法，每日1次，10天为1个疗程。

治疗效果：治疗组30例中经1个疗程治疗后，痊愈16例；显效8例；好转4例；无效2例，总有效率93.3%。对照组1个疗程后，痊愈7例；显效5例；好转4例，无效5例，总有效率76.2%。

（三）齐刺加闪火罐法

● 案例[3]

一般资料：58例患者中，男31例，女27例；年龄最大78岁，最小19岁；病程最短3天，最长2月，平均病程6天。

治疗方法：①针刺：用28号3寸毫针首先直刺最痛点。然后在其两旁各刺1针，针尖均达痛点，若可扪及肿胀的硬结或条索状肌束，则齐刺的针尖可直达硬结深部。一般进针后只捻转不提插，得气后留针20分钟，留针期间每5分钟行针1次，出针时不闭针孔。②拔火罐：在出针后的部位行闪火拔罐法治疗，约5分钟后取下即可，以皮肤潮红为度。每日1次，5次为1个疗程。

治疗效果：58例中，治愈21例，显效25例，好转12例。治愈率36.2%，显效率79.3%。治疗次数最少2次，最多10次，平均治疗时间7.5天。

临床体会：梨状肌综合征是临床上常见的疾病，由于坐骨神经干与其有着特殊的解剖关系，发生疾病后给人们造成的痛苦和不良后果在软组织诸病中较为严重，表现的症状也比较复杂。故临床上把由于梨状肌问题所引起的疾病，统称为梨状肌综合征。中医学认为，此病多由卫气不固，腠理疏松，或涉水冒寒，久卧湿地，以致风寒湿邪乘虚侵袭肌肉，或由扭挫劳累，以致经络痹阻，不通则痛。治疗侧重祛寒除湿，疏通局部经络。采用齐刺治疗本病比单针治疗效果好，因齐刺法针刺集中，刺激量强，能够疏散深部湿邪，通络止痛。《本草纲目拾遗》记载"罐得火气合于内，即牢不可脱……肉上起红晕，罐中有气水出，风寒尽出。"由此可知拔火罐的主要功效是散寒除湿，活血化瘀。若经久不愈，湿邪偏重，可配合针刺双侧足三里、三阴交，用以调理脾胃，治本除湿；下肢症状明显者，配以足太阳膀胱经之输穴而调理本经经气，以期辅助舒筋活络。临床疗效证明，齐刺、火罐配合相得益彰，从而能够有效地提高梨状肌综合征的治疗效果。

（四）齐刺、温针加拔罐法

● 案例[4]

一般资料：50例均为门诊患者，男33例，女17例。年龄20~30岁4例；31~40岁27例；41~50岁19例。中医辨证属风寒湿型16例，血瘀型34例。患者腰部无明显畸形，臀腿有扭伤或受凉史，患侧梨状肌投影区触痛明显，有放射痛，可触及条索状隆起，直腿抬高试验阳性。

治疗方法：主穴取臀部压痛点。循太阳经循行路线疼痛加殷门、委中、昆仑；循少阳经循行路线疼痛加环跳、风市、阳陵泉、悬钟；两经混合疼痛加殷门、委中、阳陵泉、悬钟、承山、昆仑。患者取侧卧位，患侧在上，屈上腿，伸下腿，在梨状肌压痛最明显处，医者用2寸直刺1针，得气后在针周围40~60mm处（上下左右均可）各斜刺2针，针向病所，深度与直刺相同。得气后在所刺3针的针柄上进行温针灸3~7壮，每灸完1壮运针1次，整个治疗过程留针20分钟。起针后在梨状肌循行处拔罐2~3个，留罐5分钟。配穴每次选穴3~4个，毫针刺，得气为度。隔日治疗1次，10次为1个疗程。

治疗效果：显效37例，有效10例，无效3例。总有效率为94%。治疗次数最多20次，最少7次。

临床体会：梨状肌综合征属于中医学"痹证"的范畴，多由劳累、臀腿扭伤而致经络受损、气滞血瘀，或因风寒湿邪侵袭，客于经络，气血痹阻，不通而痛。齐刺，十二针法之一，出自《灵枢·官针》篇："齐刺者，直入一，傍内二，乃至寒气小深也，或曰三刺。三刺者，治痹气小深者也"。由于齐刺三针齐下，并列而立，互相协同，可增强针感，共同疏通深部的气血，使局部气血运行加快，邪气得以宣泄，经络通畅，从而达到疏风散寒，活血化瘀，通则不痛的目的。针后加用温针灸，拔罐，加强了运行气血，疏通经络，散寒止痛的功能，从而取得比常规针刺更好的疗效。

（五）小针刀配合拔罐法

● **案例**[5]

治疗方法：患者取俯卧位，常规皮肤消毒，自梨状肌体表投影区刺入小针刀，当出现酸胀感时，上下提插 3~5 刀；当出现下肢放射痛时，立刻调整小针刀位置，以防损伤坐骨神经，拔出小针刀后用投火法拔罐 20~30 分钟，无菌纱布覆盖针孔。每隔 7 天治疗 1 次。

治疗效果：症状体征消失 25 例，症状体征基本消失 15 例，症状体征部分改善 6 例，优良率 86.9%。

临床体会：正常情况下，坐骨神经由梨状肌下缘穿出，不易受卡压。但梨状肌与坐骨神经间解剖关系变异较多，如腓总神经高位分支，由梨状肌肌束间或肌束上穿出；坐骨神经由梨状肌穿出等。若梨状肌受到刺激产生痉挛、肥大、甚至挛缩时，则卡压坐骨神经引起一系列临床症状。

基于这种解剖关系，欲用小针刀松解对坐骨神经的卡压是相当困难，也是相当危险的。因此，采用上下提插的方法，一方面可破散症结，缓急止痛；另一方面能使梨状肌上形成新鲜创面，促进局部血运重建，以利于梨状肌自体修复。配合拔罐疗法使局部血管扩张，增加血液灌输量，从而改善受压神经的缺血缺氧状态。从而改善受压坐骨神经的缺血缺氧状态。两种治疗方法相互补充，切中病机，故收捷效。

（六）针刺火罐配合推拿法

● **案例**[6]

一般资料：100 例患者，男 57 例，女 43 例；年龄 30~60 岁，平均 45 岁；发病部位在右侧者 70 例，左侧者 30 例。

治疗方法：（1）针刺：患者取俯卧位，周身放松；医者位于患侧，取足三里，环跳、委中、承扶、合谷、阿是穴。常规消毒，按压各穴，取 30 号 3 寸不锈钢毫针，快速直刺入皮下，再行提插捻转 1 分钟，患者得气后留针 15~30 分钟。每 8 次为 1 个疗程，休息 3 天继续下 1 个疗程。

（2）拔火罐：患者取侧卧位，选用玻璃罐大中小号，医者用镊子夹住 95% 酒精棉签，点燃后送入罐内绕 3 圈，立即抽出，迅速将罐口按在所选的部位或穴位上。每日 1 次，6 次为 1 个疗程。

（3）推拿：患者取俯卧位或侧卧位，医者坐患侧，运用肘运环跳法 8 分钟，滚法 8 分钟，肘运腰骶法 6 分钟，擦腿运捏法 3 分钟，摇膝旋髋法 3 分钟，点按委中法 2 分钟，以患处得气为度。每次 30 分钟，8 次为 1 个疗程，休息 2 天继续下 1 个疗程。

治疗效果：经 2 个疗程治疗，100 例中，治愈 62 例，好转 36 例，无效 2 例，有效率 98.0%。

临床体会：梨状肌损伤是临床上的常见病，是人体受到外力的作用，导致肌肉软组织损伤。《金匮翼》曰："若一损伤，则血脉凝涩，经络壅滞，令人卒痛，不能转侧，其脉涩。日夜轻重是也。"病位在臀部，以臀部及下肢刺痛麻木为主症。中医学认为，损伤后血离经脉，气血不通，不通则痛，经络失濡养而麻木。舌质暗，苔薄白，脉弦涩，为瘀血阻络所致。针刺各穴位，激发经络的精气，传导感应，行气活血，消肿止痛。推拿可使气血归经，经络通畅，通则不痛。三法互相配合，故疗效显著。

（七）针刺加走罐

● **案例**[7]

一般资料：本组 93 例患者中，男 64 例，女 29 例；年龄 2~63 岁；病程最短 5 天，最长 6 年；外伤引起 41 例，慢性劳损引起 23 例，感受风寒湿引起 19 例，原因不明 10 例；左侧 43 例，右侧 46 例，双侧同时发病 4 例；伴坐骨神经痛 21 例，均为门诊患者。

治疗方法：（1）针刺疗法：取患肢环跳为主穴。腰部配肾俞或气海俞；太阳型配承扶、殷门、委中、承山、昆仑；少阳型配风市、阳陵泉、悬钟或阳辅、丘墟或昆仑；混合型则循其痛点取阿是穴，并配以委阳、外丘；各穴均取患侧。患者取侧卧位，患肢在上，常规消毒后直速进行。针刺环跳穴，当进针至一定深度得气后，再行雀啄法，要求针感沿相应的神经纤维放散，下肢远端出现麻胀感为佳。各配穴按常规针刺方法操作，针刺承扶、殷门、委中、委阳、承山、阳陵泉等穴，均以针感向下放散至足趾为佳，得气后留针 30 分钟，每日 1 次。

（2）走罐疗法：太阳型沿太阳经从肾俞吸推至跗阳与昆仑穴之间；少阳型沿足少阳经从居髎穴吸推至光明穴；混合型以压痛点放射走向上点吸推至足部为止。外伤者火力宜小，行至皮肤潮红为止。慢性劳损、风寒湿者火力稍大，行至皮肤发红为止。医者首先在施术部位皮肤上涂一层万花油，再根据患者体型胖瘦选择口径适宜的玻璃罐，用闪火法吸附。施术时，火小轻吸快推刺激量较小，使局部皮肤出现潮红斑，对局部有按摩作用，可宣行卫气，活络驱邪止痛；火大重吸缓拉慢推刺激量大，使局部皮肤出现紫红色瘀斑者，有牵提局部软组织的作用，可理筋活血，通经止痛。拉罐的方向，以循经脉走向为宜，阳经从上向下拉罐，有助阻滞的经络得以通畅。治疗以隔日 1 次为宜，5 次为 1 个疗程。选择罐口光滑之火罐，以免拉伤皮肤。

治疗效果：93 例中，痊愈 61 例，占 65.5%；显效 23 例，占 24.7%；有效 9 例，占 9.6%；总有效率为 100%。痊愈的 61 例中经 1 次治愈者 3 例；经 2 次治愈者 13 例；经 3 次治愈者 29 例；经 4 次治愈者 4 例；经 5 次治愈者 2 例；经 1 个疗程以上治愈者 10 例。

临床体会：梨状肌综合征，属中医学"痹证""伤筋"范畴。男性发病多于女性，青壮年发病率高。多由外伤、慢性劳损、感受风寒湿所致。针刺有促进血液循环，解除局部肌肉痉挛、止痛、清除瘀血及水肿的作用。针刺也使臀部及腿部经脉气血运行通畅，经气通，瘀血化，疼痛止，功能复，病证愈，也为走罐创造了有利条件。

循经走罐是以经络学说为指导，依据十二经脉皮部与十二经脉、十二脏腑相通的理论在皮部施术。走罐温热拉按的良性刺激可通经活络，激发人体阳气，祛邪外达。从现代医学角度看，火罐真空压力和行走时的拉力，可刺激皮下神经末梢，使冲动传入中枢神经系统而产生兴奋或抑制，发挥其正常功能。施术部位毛细血管扩张，局部组织高度充血使微循环得以改善，提高自身免疫力。

（八）刺络拔罐配合推拿

● **案例**[8]

一般资料：患者 105 例，男性 75 例，女性 30 例；年龄最大 60 岁，最小 35 岁，平均 40 岁；病程最长反复发作 2 年，最短 2 天。

治疗方法：（1）刺络拔罐：取阿是穴（压痛最明显处）、腰阳关、环跳。操作时，医者在选好的压痛点及穴位处常规消毒，用三棱针分别在压痛点、腰阳关、环跳穴表皮处放血，随即拔罐，待出血自然停止后，约 3~5 分钟，取罐。碘酒消毒划破皮肤处，以防感染，每穴出血量约 5ml，隔日 1 次，

5 次为 1 个疗程，休息 3 天后继续下 1 个疗程。

（2）推拿手法：①患者俯卧，医者站于患侧，先用滚法治疗腰背及臀部，往返 3~5 分钟。②用掌揉法按揉臀部数遍。③用双手拇指并拢，分拨梨状肌走行部位的压痛点 4~5 遍，然后用肘关节压按压痛点约 1 分钟，每日 1 次。

治疗效果：痊愈 30 例，显效 69 例（症状、体征消失，随访不成功者列入显效），无效 6 例，总有效率 94%。有效病例中，疗程最长的 8 次，最短的 3 次。

临床体会：（1）《灵枢·寿夭刚柔》曰："久痹不去身者，视其血络，尽出其血。"刺络拔罐具有除湿散寒、活血化瘀、通络止痛之功效，配合推拿即能疏通局部经络，止痛，又可调理整体经脉功能，祛邪外出，达到清除病邪，改善局部病理变化的双重目的。

（2）推拿疗法具有舒筋活络、理筋整复、运行气血等功能。刺络拔罐治疗梨状肌综合征配合推拿疗法可增强疗效，缩短疗程。

（3）少数梨状肌综合征患者有肿大的梨状肌移位现象，故在治疗过程中，要注意休息，防止已复位梨状肌再移位。

五、分析与评价

1. 拔罐治疗梨状肌综合征的概况

拔罐法作用部位是体表皮肤，皮肤是暴露于外的最浅表部分，直接接触外界，且对外界气候等变化起适应与防卫作用。应用拔罐治疗梨状肌综合征，旨在祛寒除湿，疏通局部经络。

其治疗作用主要表现在以下方面：

（1）排除毒素：拔罐过程可使局部组织形成高度充血，血管神经受到刺激后血管扩张，血液及淋巴流动增快，吞噬作用及搬运力量加强，使体内废物、毒素加速排出，组织细胞得到营养，从而使血液得到净化，增加了全身抵抗力，可以减轻病势，促进康复。

（2）疏通经络：人体的相互联系、有机配合是依靠经络系统的沟通得以实现的。人体各个脏腑组织器官均需要经络运行的气血温养濡润，才能发挥其正常作用。

（3）行气活血：现代医学认为，拔罐可使局部皮肤充血，毛细血管扩张，血液循环加快；另外拔罐的吸附刺激可通过神经 – 内分泌来调节血管的舒、缩功能，增强血管壁的通透性，增强局部血液供应而改变全身血液循环。

（4）扶正固本：拔罐通过肌表作用使经络气血通畅，机体正气自然便可安康。拔罐可使吸附部位毛细血管破裂，继而局部出现血液凝固，但不久破裂后产生类组胺的物质，随体液周流全身，刺激全身组织器官，增强其功能活动。自身溶血是一个良性刺激过程，可以提高机体的免疫能力。

2. 拔罐法治疗梨状肌综合征的疗效和安全性评价

针对本病的情况，宜在拔罐的基础上配合综合手法，效果更加显著。治愈的总有效率超过 90%。

拔罐通过负压吸附局部皮肤及软组织（包括皮肤、肌肉等）隆起于罐口平面以上，患者局部有牵拉、紧缩、发胀、发热、向外冒凉气、酸楚、局部发痒、舒服的感觉，部分患者感到疼痛立即或逐渐减轻、甚至完全消失；闪罐、走罐多次后，留罐数分钟后局部皮肤有潮红、紫红或紫黑色斑，或起罐后出现小水疱、罐体内有水蒸气等，这些感觉和现象均为正常现象。

正确使用拔罐手法，严格遵守注意事项及慎用、禁用证的有关提示。对过饥、过渴、过度疲劳及精神紧张、醉酒的患者不予拔罐。若万一患者出现晕罐现象，应立即起罐，让患者平卧，采用头低脚高位，让患者松衣解带，喝一杯热糖水，同时用刮痧板棱角或手指点按百会、人中、内关、合谷、足三里、涌泉穴。处理后让患者静卧片刻即可恢复。

3. 拔罐治疗梨状肌综合征的规律

在背部拔罐多选八髎、秩边。在下肢部拔罐多选环跳、承扶、殷门、委中、阳陵泉、承山、悬钟、昆仑。多使用温补的原则。

刺络拔罐具有除湿散寒，活血化瘀，通络止痛之功效，可止痛，又可调理整体经脉功能，驱邪外出，达到清除病邪，改善局部病理变化的双重目的。走罐温热拉按的良性刺激可通经活络，激发人体阳气，祛邪外达。从现代医学角度看，火罐真空压力和行走时的拉力，可刺激皮下神经末梢，使冲动传入中枢神经系统而产生兴奋或抑制，从而发挥其正常功能。施术部位毛细血管扩张，局部组织高度充血使微循环得以改善，增加自身免疫力。

4. 今后临床研究重点

今后的研究重点在于研究新的疗法配合拔罐的作用效果，因为梨状肌综合征单纯采用拔罐的效果远不如综合疗法配上拔罐的疗效。同时，通过现代科技的方法进一步确定拔罐的机制。

六、注意事项

患者在急性期最好能卧床休息，减少活动，以利于神经根水肿的吸收，缩短病程，同时患者臀部、下肢注意保温，避免风寒湿的不良刺激。治疗的当天避免洗冷水澡；治疗期间可配合服用活血行气、通络止痛的方剂。

参考文献

［1］尹凌云，姜跃斌. 粗针齐刺罐治疗梨状肌综合征46例疗效观察［J］. 针灸临床杂志，2003，19（7）：42.

［2］张明霞，巨刺拔罐法治疗梨状肌综合征30例［J］. 皖南医学院学报，1996，15（3）：274.

［3］林业焱，齐刺加火罐治疗梨状肌综合征58例［J］. 安徽中医临床杂志，2000，12（1）：55.

［4］汪邦英，齐刺、温针加拔罐治疗梨状肌综合征50例［J］. 安徽中医学院学报，1994，13（3）：71.

［5］刘元梅，张英杰，马厚平. 小针刀配合拔罐治疗梨状肌综合征46例［J］. 陕西中医，1995，16（4）：72.

［6］李保金，针刺火罐配合推拿治疗梨状肌损伤100例报告［J］. 中医药临床杂志，2004，16（5）：487.

［7］王铸，针刺加走罐治疗梨状肌综合征93例［J］. 天津中医学院学报，2001，20（1）：18.

［8］蒲祖纯，刺络拔罐配合推拿治疗梨状肌综合征105例［J］. 湖南中医药导报，1997，3（1）：30.

［9］严金保，胡达仁. 针刺治疗梨状肌综合征100例临床小结［J］. 江苏中医，1988，9（7）：21.

［10］王孜优，孙柏龄，张海发. 水罐疗法的临床观察［J］. 中西医结合杂志，1989，9（2）：116.

［11］王晶. 齐刺加温灸、拔罐治疗梨状肌综合征40例［J］. 中国针灸，1993，13（6）：309-311.

［12］汪邦英. 齐刺、温针加拔罐治疗梨状肌综合征50例［J］. 安徽中医学院学报，1994，13（3）：71.

［13］张明霞. 巨刺拔罐法治疗梨状肌综合征30例［J］. 皖南医学院学报，1996，15（3）：274-275.

［14］马勇，王建伟. 梨状肌综合征的针灸治疗概括［J］. 针灸临床杂志，1998，14（1）：52-54.

［15］滕问友，邹丽. 综合治疗梨状肌综合征40例［J］. 中国民间疗法，1998，6（5）：44-45.

［16］张有圣. 针刺为主治疗梨状肌综合征56例疗效观察［J］. 甘肃中医，1999，12（6）：40-41.

[17] 林业焱. 齐刺加火罐治疗梨状肌综合征 58 例 [J]. 安徽中医临床杂志，2000，12（1）：55.

[18] 刘柏龄. 中医骨伤科学 [M]. 北京：人民卫生出版社，1998.

[19] 王敬. 拔罐 - 中国真空拔罐健康法 [M]. 北京：北京科学技术出版社，2001：80-82.

坐骨神经痛

一、中医学概述

（一）概念

坐骨神经痛在中医学属于"腰痛""痹证"范畴。腰部因闪挫、劳损、寒湿侵袭，气阻痹经，导致腰痛，牵引一侧下肢后外窜痛麻木，咳嗽痛重，活动受限。中医学病名为"偏痹"，常见于坐骨神经痛。本病多发于中年，男性居多，患者多有腰部外伤史或过重负重史。

（二）辨证

1. 寒胜痛痹证

临床表现：腰部连及下肢窜痛，遇寒加重，得温痛减，形寒肢冷，舌淡，苔白，脉沉细。

证候分析：寒性收引，拘急作痛；寒邪为患，则见形寒肢冷，舌淡苔白。

治则：散寒宣痹，温经止痛。

2. 寒湿犯腰证

临床表现：腰部连及下肢窜痛，肢体沉重，遇寒加重，得温痛减，形寒肢冷，舌淡胖苔白，脉濡缓。

证候分析：寒性收引，湿性黏滞，寒湿侵袭，痹阻经络，不通则痛，且肢体沉重；热性胜寒，故痛遇寒加重，得温痛减。

治则：散寒除湿，宣痹止痛。

3. 瘀血犯腰证

临床表现：腰部压痛明显，连及下肢疼痛，痛如刀割针刺，入夜尤甚，舌质紫暗或有斑点，脉涩。

证候分析：血溢脉外，留滞于经，痹阻经络，故见局部压痛明显，连及下肢，疼痛性质如刀割针刺；瘀血为患，故见舌质紫暗或有斑点，脉涩。

治则：活血化瘀，宣痹止痛。

4. 湿热犯腰证

临床表现：腰部连及下肢灼热疼痛，腰部沉重，转侧不利，渴不欲饮，舌质红，苔黄腻，脉濡数或滑数。

证候分析：湿热为患，湿性黏滞，故痛性灼热，腰部沉重，转侧不利；热邪伤津，故渴；热蒸湿邪，故虽渴不欲饮；湿热侵袭，而见舌质红，苔黄腻，脉濡数或滑数。

治则：清热祛湿宣痹。

5. 肝肾亏虚证

临床表现：腰部连及下肢后外侧，腰膝酸软，头晕耳鸣，软弱无力，劳累更剧，脉弱。

证候分析：痹证病久，伤及肝肾，腰为肾府，肝为筋主，肝肾亏虚无以濡润，故腰膝酸软，腰腿窜痛；肾为先天之本，肾虚无以推动诸藏，气化无力，不能上荣营养诸身，故头晕耳鸣，软弱无力，劳累更剧，脉弱。

治则：滋补肝肾。

二、西医学概述

（一）概念

坐骨神经痛是指沿坐骨神经分布区域的疼痛，主要表现为腰臀部、大腿后侧，小腿后外侧及足背外侧的疼痛，是多种疾病引起的一种症状。发病初期可单纯表现为腰痛，也可腰腿疼痛并见。

西医学将坐骨神经痛分为原发与继发两类。原发性坐骨神经痛由感染、受寒、中毒等原因直接损害坐骨神经所引起，临床较少见。继发性坐骨神经痛由神经通路上的邻近组织病变对坐骨神经产生刺激、压迫、粘连或破坏引起。常见病因有腰椎间盘突出、脊椎结核、脊椎肿瘤及椎间关节、骶髂关节、骨盆内病变、腰骶软组织劳损等。

（二）诊断

临床上根据坐骨神经痛发病部位的不同，将坐骨神经痛分为根性坐骨神经痛及干性坐骨神经痛。

根性坐骨神经痛主要表现为下背部痛和腰部僵硬感，局部有明显压痛，直腿抬高试验和Wasserman征均呈阳性，腰骶部及下肢活动受限制或呈保护性姿态，病变加重时腰骶部出现阶段性感觉障碍、下肢无力、肌肉萎缩、腱反射减退。腰椎X片常见 L_4、L_5 椎间隙狭窄。

干性坐骨神经痛多呈持续性钝痛而有发作性加剧，发作性疼痛呈烧灼样或刀割样，常在夜间加剧，患者往往取一系列的减痛姿势（例如睡时取健侧卧位及微屈患侧下肢，若从仰卧位起坐时，即屈曲患侧膝关节，坐下时以健侧臀部先着力，站立时身体重心略向健侧倾斜，患者下肢在髋、膝关节处微屈，造成脊柱侧弯，凸部多朝向健侧）。常有下列压痛点：①臀点：相当于环跳穴，在坐骨结节与股骨大粗隆之间；②腘点：腘窝线中点向上 2cm 处；③腓肠肌点：小腿后面中央，相当于承山穴；④踝点：外踝之后，相当于昆仑穴。90% 以上直腿抬高试验阳性。另外尚可见坐骨神经所支配的肌肉如后腘肌和腓肠肌等出现肌肉松弛和萎缩，跟腱反射减弱或消失，患肢小腿外侧和足背有感觉减退区。

三、现代常用拔罐法

【孟氏中药拔罐疗法】

主穴选肾俞、腰眼、关元俞、环跳、承扶、殷门、委中、承山、昆仑、涌泉、下肢膀胱经、胆经；寒湿留着型加阴陵泉、命门、丰隆；瘀血痹阻型加血海、三阴交。以排罐法治疗效果更佳。拔罐之前和拔罐之后分别在拔罐的局部外涂中药拔罐液。（彩图51、彩图52）

【火罐法】

寒湿留着型取命门、腰阳关、环跳、肾俞、关元俞。拔罐15分钟；瘀血阻滞型选肾俞、膈俞、关元俞、委中，拔罐10分钟。

【刺络拔罐法】

选穴夹脊、阿是穴、环跳、承扶、委中、阳陵泉、悬钟。用梅花针叩刺或用三棱针点刺出血，然后拔罐10~15分钟，皮肤出现红色瘀血或拔出 1~5ml 血液为止。每次选穴 4~6 个，每周治疗 1~2 次，6次为1个疗程。

【刺血拔罐法】

方法一：取患侧委中穴，患者取俯卧位，常规消毒，医者用三棱针对准穴位直刺 3~4 针，深度 1~2mm，刺后取中号拔火罐，用闪火法吸拔针刺处，出血 5~8ml，20 分钟后起罐，擦净瘀血。针刺取患侧环跳、秩边、承山、阳陵泉、肾俞（双），常规消毒，毫针针刺得气后留针 30 分钟，每 15 分钟运针 1 次，中等刺激。隔日 1 次，5 次为 1 个疗程。

方法二：主穴取患侧大肠俞穴透夹脊穴、健侧对应压痛点；痛在太阳经配殷门、委中、昆仑穴；痛在少阳经配环跳、阳陵泉；牵涉阳明经配伏兔、足三里、解溪穴。用毫针刺主穴，垂直进针，大幅度提插捻转，得气后提针到皮下斜透夹脊穴，用 G6805 治疗仪分别接主穴和配穴，用连续波，强度以患者能耐受为宜，每次 30 分钟。针后拔火罐，每次 15 分钟，10 次为 1 个疗程。在委中穴附近找明显络脉，绷紧皮肤，刺入 1~2 分深，迅速退出，放出黑紫色血转鲜红为止，用消毒干棉球压迫，两侧交替使用，病情重者两侧同用，2~3 日 1 次。

【针刺后拔罐法】

方法一：取腰阳关（平补平泻），环跳、阳陵泉、跗阳（均泻法），太溪（补法）。得气后留针 20 分钟，隔日 1 次（急性坐骨神经痛每日 1 次）；并在环跳、腰阳关及下肢最痛处拔罐，留罐 15 分钟。10 次为 1 个疗程。

方法二：选穴肾俞、大肠俞、腰俞、气海俞、环跳、殷门、委中、阳陵泉、承山、悬钟、阿是穴。按疼痛放散部位每次选穴 4~6 个，用毫针采用平补平泻的手法针刺，使腰臀部的针感向下传，但不宜反复强针刺，以免损伤神经。取得针感后留针 15 分钟，起针后拔罐 15 分钟，皮肤出现红色瘀血现象为止。每周治疗 2~3 次，6 次为 1 个疗程。

【留针拔罐法】

分组取穴，第 1 组选大肠俞、环跳、殷门；第 2 组选新环跳（尾骨尖端旁开 3 寸）、秩边、殷下（承扶与委中穴连线之中点），每次 1 组。随症可加阳陵泉、悬钟、昆仑、风市等穴。针刺得气后在主穴上留针拔罐 10~15 分钟，起罐后继续留针 15 分钟。每日 1 次，6 次为 1 个疗程。

【针灸拔罐法】

主穴：秩边、环跳、承山、阳陵泉、肾俞；配穴：殷门、绝骨。主穴针尾加艾条温灸后，针柄上加酒精棉球点燃拔罐 15 分钟。

【穴位注射加拔罐法】

方法一：主穴为大肠俞、环跳、秩边、殷门、委中、阳陵泉、承山、昆仑；寒湿凝滞配命门、腰阳关，并加温灸；温热夹杂配阴陵泉、三阴交、丘墟，可加电针；气血郁滞配丰隆、血海，辅以拔罐；肝肾亏虚配肾俞、足三里、太溪，并内服补益肝肾，舒经和络之药。用祛痹痛注射液（南京中医药大学提供），浓度为 0.4mg/ml，用穴位注射和局部压痛点肌内注射相结合的方法，每穴或每处 1~10ml，至有酸胀感即可，每周 2 次，1 个月为 1 个疗程，椎间盘突出者可配合推拿复位。

方法二：选穴夹脊、环跳、承扶、委中、阿是穴。先用走罐法在腰骶部及大腿外侧、小腿后外侧进行走罐，至皮肤出现红色瘀血为止。上述穴位消毒后，用维生素 B_{12}、维生素 B_1 和盐酸利多卡因的混合液注射于疼痛相应的夹脊穴及环跳穴。每次选择 2~3 个穴位，在出现强烈向下放射的针感时，将针尖稍向上提，见无回血时再将药液慢慢推入。隔日治疗 1 次，6 次为 1 个疗程。

四、现代常用拔罐法的临床应用

（一）针灸加拔罐

● 案例一[1]

一般资料：本组系门诊患者，共 68 例。以就诊先后随机分组。治疗组 34 例，其中男 13 例，女 21 例；年龄为 19~68 岁。对照组 34 例，其中男 12 例，女 22 例；年龄为 20~66 岁。两组患者病程均在两周~3 个月。外感后发生 19 例，劳累、受寒凉湿冷而致 44 例，久坐受压 5 例。单侧发病 64 例，双侧前后发病 4 例。两组在性别、年龄、病因、病程、病情等表现上均无显著性差异（$P > 0.05$）。

治疗方法：（1）治疗组：取肾俞、环跳（患侧）。肾俞直刺 1 寸左右，行提插捻转强刺激。以患者能够耐受为度，每 5 分钟行针 1 次，留针 20 分钟，起针后在该穴拔罐。先从肾俞穴开始沿坐骨神经径路推罐 3~5 次，后坐罐于肾俞、环跳。5~6 分钟后起罐，每日 1 次，治疗 10 次。

（2）对照组：局部循经取肾俞、大肠俞、环跳、阳陵泉。有放射至足跟或足背者加绝骨、昆仑。常规针刺，行提插捻转，得气后，留针 30 分钟，每 5 分钟行针 1 次，每日 1 次，治疗 10 次。

治疗效果：两组患者经 10 次治疗后均能完全治愈，其中治疗组经 10 次治疗，治愈率达 100%；对照组经 10 次治疗，除 2 例无法随访外，32 例治愈率达 75.0%，证明两组患者经 10 次治疗总治愈率有非常显著的差异，治疗组疗效明显优于对照组。

临床体会：原发性坐骨神经痛多因外感、劳累、肢体遭受寒凉湿冷，或久坐肢体受压，引起局部经络气血阻滞，引发疼痛。疼痛沿坐骨神经通路干线即臀股后侧、胫外侧为主，有的可反射至足跟或足背侧。腰为肾府，肾俞为足太阳膀胱经在腰部的经穴，环跳为足少阳胆经在臀部的经穴，2 穴共为腰臀部坐骨神经起始部的要穴，针刺 2 穴，能疏通足太阳、足少阳经脉经气，调和阴阳气血，使气血通利畅通。针后加拔罐，先推罐后坐罐，以促进臀股部经脉气血，充肌腠、濡筋脉、利关节，痛可悉除，达到痊愈的目的。通过 68 例患者临床治疗观察显示，治疗组经 10 次治疗，治愈率达 100%；对照组经 10 次治疗，治愈率达 75.0% 经统计学处理，（$P < 0.05$），有显著差异，提示针刺加拔罐对本病的治疗具有疗效快、用穴少、患者易接受等特点。

● 案例二[2]

一般资料：年龄最大者 66 岁，最小者 18 岁；病程最长 12 年，最短 3 天；寒湿型 41 例，肾虚挟湿型 16 例，瘀血型 5 例；男性 33 例，女性 29 例；左侧 35 例，右侧 27 例。

治疗方法：取环跳或环中、次髎为主穴，配以风市、殷门、委中、阳陵泉、悬钟。深刺得气，对于急重体实的患者采用强刺激，一般患者采用中等刺激。针感应传导至患侧脚部，每次留针 30 分钟，留针期间每隔 10 分钟捻转 1 次，加强针感。出针后在环跳或环中、次髎、殷门、委中、承山处拔 4 号大火罐 15~20 分钟，每处 1 个（冬季火罐应湿后再拔），每日 1 次，10 次为 1 个疗程。

治疗效果：痊愈 38 例，显效 16 例，好转 5 例，总有效率 95%。治疗时间最长 50 次，最短 5 次。

临床体会：坐骨神经痛多与体虚卫气不固，腠理不密，风寒湿邪乘虚入侵，致气血受阻经络不通而引起肢体疼痛、麻胀等症，治宜温经散寒、通络止痛为主，多采用泻法。笔者在临床上对久病患者选用环跳穴，新病患者选用环中穴疗效更佳。加以拔罐增强温经散寒、行气活血的功能，达到"通则不痛"。

● 案例三[3]

一般资料：128 例患者，随机分为治疗组、对照组。治疗组 64 例，其中男 38 例，女 26 例；年龄为 20~35 岁 16 例，36~46 岁 22 例，46~61 岁 18 例，61~78 岁 8 例；病程在半个月以内 15 例，半个月 ~7 个月 32 例，7 个月 ~3 年 14 例，小于 3 年 3 例；双侧坐骨神经痛 18 例，单侧坐骨神经痛 46 例。对照组 64 例，其中男 38 例，女 26 例；年龄为 20~36 岁 14 例，36~46 岁 25 例，4~61 岁 18 例，61~78 岁 7 例；病程在半个月以内 13 例，半个月 ~7 个月 33 例，7 个月 ~3 年 15 例，小于 3 年 3 例，双侧坐骨神经痛 20 例，单侧坐骨神经痛 44 例。

治疗方法：治疗组针刺取腰阳关、环跳、阳陵泉、跗阳、太溪。环跳、阳陵泉、跗阳穴均用泻法；腰阳关用平补平泻法；太溪穴用补法。得气后，留针 20 分钟，隔日治疗 1 次（急性坐骨神经痛可每日 1 次），10 次为 1 个疗程，治愈即停止针刺。用大号或中号玻璃火罐拔在已扎针的环跳、腰阳关及下肢最痛处。留罐 15 分钟。对照组针刺取环跳、风市、足三里，均用泻法。隔日治疗 1 次，10 次为 1 个疗程。

治疗效果：治疗组治愈 30 例，显效 27 例，好转 7 例，总有效率 100%；对照组治愈 19 例，显效 24 例，好转 18 例，无效 3 例，总有效率 95.3%。

临床体会：坐骨神经痛属中医学"痹证"范畴，系风、寒、湿之邪客于经络造成气血凝滞而发病。腰阳关是督脉之经穴，督脉为"阳脉之海"，诸阳经皆在此会合；环跳穴深部正当坐骨神经，为治疗坐骨神经痛之要穴，故泻之以疏通经气；阳陵泉是八会穴中的筋会，具有舒筋通络止痛的作用。跗阳为足太阳膀胱经之郄穴，是经气深聚的地方，止痛效果最佳；太溪是足少阴肾经之原穴，是人体生命活动的原动力，补此穴可使人体元气通达，从而发挥其维护正气抗御病邪的作用，拔火罐温经补气、活血通络、祛湿除寒，与针刺配合使筋得所养，外邪得除，则经络可通，通而不痛则病瘥。

● **案例四**[4]

一般资料：126 例患者中，男 80 例，女 46 例；年龄最大者 70 岁，最小者 18 岁；病程最短者 5 天，最长者 6 年；原发性坐骨神经痛 30 例，继发性坐骨神经痛 96 例；病变在左侧 48 例，右侧 60 例，双侧 18 例。

治疗效果：经两个疗程治疗后治愈 68 例，占 53.97%；显效 42 例，占 33.33%；有效 9 例，占 7.14%；无效 7 例，占 5.56%。总有效率为 94.44%。

临床体会：坐骨神经痛属中医学"痹证"范畴，系因感受风寒湿热之邪，或跌仆闪挫，导致经络受损，气血阻滞，不通则痛。其疼痛部位多为足太阳膀胱经和部分少阳胆经分布区。大肠俞为足太阳膀胱经经穴，针刺时施捻转强刺激能疏利膀胱经经气，振奋全身之阳气，再在此处用 TDP 照射，针后拔罐，活血化瘀、温养筋肉、祛除寒湿，通则不痛。大肠俞深部为坐骨神经起始处，针之能改善微循环，减轻神经根水肿，消除炎性介质，抑制伤害性信息的传导，缓解肌痉挛，减轻或消除神经根炎症水肿；秩边穴强刺激能疏利经气、散结止痛，再在此处针后拔罐，祛瘀通络、活血止痛；阳陵泉为足少阳胆经合穴为八会穴之筋会穴，针之舒筋活血、通络止痛。如《马丹阳天星十二穴歌》曰："阳陵泉居膝下，外廉一寸中……冷痹及偏风，举足不能起，坐卧似衰翁，针入六分止，神功妙不同。"

● **案例五**[5]

一般资料：本组 48 例中，男 27 例，女 21 例；年龄 18~74 岁；病程 1 天 ~ 两年；左侧者 20 例，右侧者 28 例；48 例均经 X 线摄片排除腰骶椎管及骨质病变。均具有典型的坐骨神经分布区疼痛、压痛及直腿抬高试验阳性等主要体征。

治疗方法：针刺取穴以环跳、承扶、殷门、阳陵泉、飞扬穴为主。用 3 寸毫针针刺，施平补平泻手法，留针 15 分钟。拔罐：选取殷门、飞扬、承扶、环跳穴为主，每次取 2~3 穴，诸穴交替，留罐每次 30 分钟。上述方法每日 1 次，两者结合，5 次为 1 个疗程。

治疗效果：48 例中，痊愈 37 例，占 77.08%；显效 7 例，占 14.58%；有效 1 例，占 2.08%；无效 3 例，占 6.25%。总有效率 93.75%。治疗时间平均 2~4 个疗程。

临床体会：干性坐骨神经痛为临床常见病。针刺、拔罐相结合对其疗效显著。本法综合了两种治疗方法的长处，较单纯内治法及其他外治法效果为好。

● **案例六**[6]

一般资料：观察对象 48 例，随机分为治疗组（留针拔罐组）和对照组（单纯针刺组）。治疗组 48 例，男 27 例，女 21 例，年龄最小 18 岁，最大 68 岁，病程最短 3 天，最长 7 年。对照组 38 例，男 22 例，女 16 例，年龄最小 20 岁，最大 63 岁，病程最短 5 天，最长 6 年。

治疗方法：主穴取大肠俞、环跳、委中、阳陵泉。足太阳型（腰背部及下肢后侧疼痛）配承扶、殷门、承山、昆仑；足少阳型（股及下肢外侧疼痛）配风市、悬钟、丘墟；混合型（上两型症状均有者）配殷门、风市、承山、悬钟、昆仑、丘墟等。均取患侧穴，每次取主穴和配穴各 3~4 穴。根据取穴情况可选择侧卧或俯卧位。毫针刺采用提插或捻转手法，急性期患者疼痛剧烈，体征明显者，用泻法加强针感，留针 20~30 分钟，每日针刺 2 次。病情减轻后，用平补平泻法，留针时间宜短，一般为 15~20 分钟，每日针刺 1 次。在所取的腧穴中，凡适合于拔罐者，按其所在部位，选用大小适宜的玻璃罐，用闪火法，在留针处拔罐，根据病情拔罐 15~20 分钟。10 天为 1 个疗程。对照组只针刺不拔罐。

治疗效果：治疗组治愈 22 例，占 45.83%；显效 19 例，占 39.58%；好转 5 例，占 10.42%；无效 2 例，占 4.17%。对照组治愈 13 例，占 34.21%；显效 10 例，占 26.32%；好转 8 例，占 21.0%；无效 7 例，占 18.42%。治疗组总有效率为 95.83%，对照组总有效率 81.58%。两组疗效比较具有显著性差异（$P < 0.05$）。说明留针拔罐法的疗效明显优于单纯针刺法。

临床体会：根据经络辨证，坐骨神经痛病变多涉及足太阳膀胱经和足少阳胆经经脉。据此，笔者在治疗上以取二经腧穴为主，《通玄指要赋》曰："腰脚疼，在委中而已矣。"《针灸甲乙经》曰："髀筋着，胫痛不可屈伸，痹不仁，环跳主之。""髀痹引膝股外廉痛，不仁，筋急，阳陵泉主之。"故取大肠俞、环跳、委中、阳陵泉为主穴，针刺可起到疏通经络、行气活血、舒筋止痛的作用。拔罐法对局部皮肤有负压的吸拔作用和温热刺激，能使局部充血、血管扩张，促进血液循环，加强新陈代谢，改善局部组织的营养状态，在机体自我调整中产生行气活血、舒筋活络、温经散寒、祛风除湿的功效。留针拔罐法是将针与罐的作用有机结合，两者并用相得益彰。

（二）电针加拔罐

● **案例一**[7]

一般资料：165 例患者中，男性 104 例，女性 61 例；年龄最小 19 岁，最大 75 岁，其中 27~45 岁者占 60% 以上。病程最短 3 天，最长 15 年。3 年以内占 80%。

治疗方法：主穴取大肠俞、L_4、L_5 夹脊穴。配穴分两组，①组为秩边、殷门、委中、承山、昆仑；②组为环跳、阳陵泉、绝骨，均取患侧。太阳型主穴加第 1 组配穴；少阳型主穴加第 2 组配穴；混合型主穴加第 2 组配穴。每日 1 次，10 次为 1 个疗程，间隔 5~7 天，可行第 2 疗程。患者取俯卧或侧卧位均可，常规消毒，各穴均用直刺法，行提插捻转，待得气接上 G6805 型治疗仪，频率为每分钟 80~120 次，波型为疏密波或间断波，电流强度以患者能耐受为标准，疼痛剧烈者可以适当加大刺激量，每次刺激时间为 15~30 分钟。出针后立即拔罐，留罐 10 分钟，每 3 日拔罐 1 次。

临床体会：坐骨神经痛属于中医学"痹证"范畴。《素问·痹论篇》言："风寒湿邪杂至，合而为痹也。"本病因人体正气不足，尤以肾虚为本，感受风寒湿热之邪或跌仆闪挫，致经络受损，气血阻滞，不通则痛。因此，治疗坐骨神经痛从风、寒、湿、热、气滞血瘀及肾虚着手是取得较好疗效的关键。笔者对风寒湿热、气滞血淤之实证采用祛邪手法，辅以拔罐，吸出瘀血，以散寒化湿；对肾虚之证施以补法以扶助正气。加用 G6805 脉冲电流治疗仪，可以增强留针期间的持续刺激强度，提高治疗效果。选择波形的疏密波和间断波为佳，连续波容易使患者产生适应性，从而降低镇痛效果。

● **案例二** [8]

一般资料：将 50 例经 X 线或 CT 检查证实有腰椎间盘突出症的坐骨神经痛患者，随机分为两组。治疗组 25 例，男 18 例，女 7 例；年龄最大 55 岁，最小 24 岁；病程最长 18 年，最短两年。对照组 25 例，男 15 例，女 10 例；年龄最大 58 岁，最小 30 岁；病程最长 16 年，最短 1 年。两组病例一般资料经统计学处理无显著性差异（$P > 0.05$），具有可比性。

治疗方法：治疗组患者取俯卧位，常规消毒后，主穴取相应病变腰椎的夹脊穴，另根据经络分型酌加配穴。太阳经型加殷门、秩边、委中、承山；少阳经型加环跳、风市、阳陵泉。得气后平补平泻，加接 G6805-Ⅱ 型电针仪，刺激强度以患者感觉舒适为度，留针 20 分钟（少数剧痛者留针 3 分钟）。起针后于腰、腿部拔罐，留罐 5~10 分钟。一般隔日 1 次，剧痛者前 3 日可每日 1 次。对照组口服芬必得胶囊，每次 1 粒，每日两次，两周为 1 个疗程。

治疗效果：治疗组痊愈 14 例，显效 6 例，有效 3 例，无效 2 例，总有效率 92%；对照组痊愈 4 例，显效 5 例，有效 7 例，无效 9 例，总有效率 64%。

临床体会：坐骨神经痛多由腰椎间盘突出症及脊柱病变引起，所以针刺的重点应在腰部诸穴和相应脊段的敏感点。针刺相应穴位能调整恢复脊柱、腰椎、骨盆内外的阴阳平衡，使病变部位经脉气血通畅，通经化瘀止痛；拔罐疗法有祛风寒、通经络的作用，针罐疗效相得益彰。此外，劳逸结合和功能锻炼，对本病的恢复也有积极作用。

（三）放血加拔罐

● **案例一** [9]

一般资料：本组 27 例患者中，男性 16 例，女性 11 例；年龄最小 39 岁，最大 72 岁；病程最短者两个月，最长者 15 年；其中坐骨神经炎 3 例，梨状肌综合征 7 例，腰椎间盘脱出症 11 例，退行性腰椎病变 6 例。

治疗方法：采用刺血拔罐与针刺相结合治疗，刺血拔罐取患侧委中穴，患者俯卧位，常规消毒后，医者手持细三棱针对准委中穴直刺 3~4 针，深度 1~2mm，刺后取中号玻璃火罐，用闪火法吸拔针刺处，出血 5~8ml，20 分钟后起罐，擦净瘀血。针刺取患侧穴位：环跳、秩边，承山，阳陵泉，肾俞（双），得气后留针 30 分钟，每 15 分钟运针 1 次，中等刺激强度。以上疗法均隔日 1 次，5 次为 1 个疗程。

治疗效果：27 例患者中，痊愈 15 例，占 55.6%，其中包括 3 例原发性坐骨神经痛。显效 12 例，占 44.4%。总有效率 100%。对病程较长，年龄较大的继发性坐骨神经痛疗效较差。

临床体会：坐骨神经痛因其疼痛剧烈，应归属于中医学"痛痹"范畴，从其部位来看主要痛在下部，兼有走窜麻木。按"风伤于上，湿伤于下"可知此证必兼风湿之邪，故其病机为风寒湿邪侵及下肢，流注经络关节，凝滞气血，经脉不通则重麻疼痛，治应祛风散寒除湿。腰、臀、大腿后侧及小腿后外侧和足背外侧，属足太阳膀胱经及部分足少阳胆经的循行区域，故治疗多从膀胱经、肾经、胆经入手。临床采用委中穴刺血拔罐，使风、湿、寒邪随血外泄，祛瘀止痛。此外，拔出少量血可加速新陈代谢，刺激末梢神经兴奋，使局部肌肉、神经、血管得到充分营养，促进神经功能恢复。

● **案例二**[10]

一般资料：本组 66 例，男 42 例，女 24 例；年龄最大为 68 岁，最小 12 岁；病程最长 21 年，最短 20 天。所有病例均有典型症状：在坐骨神经分布区有放射性疼痛及酸胀、麻木、重着感，压痛明显，直腿抬高试验阳性。

治疗方法：取委中、环跳、阿是穴，一侧腰腿痛取患侧，双侧腰腿痛取双侧。用消毒过的三棱针快速刺破该穴瘀滞之浮络，任其流血，等血止时，用干棉球按揉后，将火罐以闪火法吸附其穴上，一般留罐 10~15 分钟，使每个穴位出血量在 2~10ml，嘱患者当日禁洗浴，防止感染。每日 1 次。如无效，则隔 5 天再行第 2 次。

临床体会：坐骨神经痛发病率在人体各种神经痛中占首位。中医学认为，本病的发生乃风寒湿邪侵袭人体而痹阻筋脉，其疼痛多在下肢足太阳膀胱经和足少阳胆经，委中穴位于足太阳膀胱经线上，环跳穴位于足少阳胆经线上。《素问·针解篇》云："菀陈则除之者，出恶血也。"故取委中、环跳、阿是穴三处穴位放血以祛实邪，使邪有出处；拔火罐是通过刺激皮肤，以通经脉，调血和气，使痹阻壅滞的经络得以疏通，共同达到"通则不痛"的目的，从而取得较好的疗效。本法有操作简单、安全有效、经济实用等特点。但应注意，患有出血性疾病者忌用本法治疗。

● **案例三**[11]

一般资料：32 例患者中，男 25 例，女 17 例；年龄最小 39 岁，最大 71 岁；疗程最短 3 个月，最长 15 年。其中原发性 6 例，梨状肌综合征 8 例，腰椎间盘脱出症 12 例，退行性腰椎病 6 例。

治疗方法：首先取患侧委中穴，嘱患者俯卧位常规消毒后，医者用三棱针对准委中穴直刺三四针，待出血后取中号玻璃罐拔出血液 20~30ml。针刺取穴环跳、承山、阳陵泉、肾俞（双），用 3~5 寸毫针针刺，得气后留针 30 分钟，每 10 分钟捻针 1 次，可加用电针，隔日 1 次，5 次为 1 个疗程。

治疗效果：32 例患者中痊愈 20 例，占 62.5%；显效 6 例，占 18.8%；有效 4 例，占 12.5%；无效 2 例，占 6%。从临床观察来看，疗程较长，年龄较大，退行性腰椎病的疗效较差。

临床体会：治疗坐骨神经痛取穴以足太阳膀胱经、足少阳胆经的穴位为主。刺血拔罐意在疏通经络，祛风散寒；放血疗法可加速新陈代谢，刺激末梢神经兴奋，激发神经冲动传导，从而使疼痛的症状迅速改善。针刺环跳穴不仅不会造成神经损伤，相反会激发神经冲动传导，使疼痛减轻或者消除。此法简便易行，疗程短，收效快，患者容易接受。

● **案例四**[12]

一般资料：8 个病例均为干性坐骨神经痛，其中男性 5 例，女性 3 例；年龄最大为 69 岁，最小 35 岁。

治疗方法：取患侧环跳、委中、承山、阳陵泉、悬钟、昆仑，每次选 2~3 个穴位，常规消毒后用七星梅花针叩刺至皮肤潮红，然后用闪火法拔罐 15~20 分钟，罐内有少量血渗出为宜。

治疗效果：8 个患者中 6 例治愈，2 人好转，无效 0 人。总有效率为 100%。

临床体会：梅花针叩刺是古代浮刺法发展而来的。《灵枢·官针》载有"浮刺者，傍入而浮之，以治肌急而寒者也"，说明此法有"疏通经络，调和气血"之功效。《本草纲目》中提到"火罐气"说："罐得火气合于内，即牢不可脱……肉上起红晕，罐中有气水出风寒尽出。"此外，中医理论指出"血行风自灭""通则不痛"，两者相结合，能起到很强的活血祛风，通络止痛之功，故治疗这种风寒湿邪而致的坐骨神经痛疗效显著。

● **案例五**[13]

一般资料：本组 168 例中，男 136 例，女 32 例；发病时间 3 天~20 年，坐骨神经炎 107 例，腰椎间盘脱出 61 例。

治疗方法：（1）体针疗法：取环跳、委中、昆仑、阳陵泉、悬钟、承山、八髎、风市。腰椎间盘突出症加腰骶椎华佗夹脊穴；下肢后侧疼痛取足太阳膀胱经穴；外侧疼痛取足少阳胆经穴。腰部取穴采取双侧，下肢穴位均取患侧。以上穴位选取条件为选用痛位和远部穴位配合应用。坐骨神经之通路分布区多沿足太阳膀胱经、足少阳胆经的循行路线循经取穴。根据患者情况，每次选 6~8 穴。根据病因不同取侧卧位或俯卧位，最关键的穴位是环跳、阳陵泉、腰骶椎华佗夹脊穴。环跳：垂直进针，采用大幅度捻转提插手法，一般进针 1~3 寸深，进针深度应视患者胖瘦而定，针感传导致臀、小腿至足趾部为佳，阳陵泉透阴陵泉针感传至踝关节较好。腰骶椎华佗夹脊穴则先找出脊椎两侧最明显的压痛点，棘突间隙向患侧平行离开 0.5 寸，重点针刺腰 4、腰 5、骶 1。在疼痛敏感点垂直进针，针刺深度为 1~2.5 寸，进针后轻轻提插，有强烈的触电感向下肢放射为佳。再于上下椎间隙旁各刺 1 针，3 针成一直线，有酸胀感即可。其余穴位轻、中度刺激有得气感即可。以上穴位得气后留针 40 分钟，中间行针 2 次，起针后在疼痛最明显处或按照经络压痛点施闪罐或走罐至局部红润温热。每日针刺 1 次，10 次为 1 个疗程。最长不超过两个疗程。

（2）三棱针疗法：选腰阳关、白环俞、环跳、殷门、委中、阳交、昆仑、丘墟、悬钟、阿是穴，C_2~S_1 棘突下向患侧旁开 0.5 寸。每次取患侧 3 穴，常规消毒后，医者用消毒三棱针刺破穴位周围显露的静脉血管，使之流出血液 3~5 滴，出血不畅者加拔火罐 10 分钟。刺血疗法相隔时间根据患者疼痛缓解情况，隔 4 天再进行第 2 次，若疼痛未缓解，隔日再刺。

治疗效果：本组 168 例患者中，临床治愈 136 例，占 80.9%；显效 15 例，占 8.9%；有效 10 例，占 6.0%；无效 7 例，占 4.2%；总有效率为 95.8%。对临床治愈的 136 例随访，临床治愈无复发者 121 例。

临床体会：本组中大多数患者在 1 个疗程内即获临床治愈，患者自觉症状消失，饮食、精神状态很快得到恢复。表明针刺、刺血加拔罐是治疗坐骨神经痛的有效方法。中医学认为，坐骨神经痛是外邪侵袭人体后流注经络或跌仆闪挫，而致气血运行不畅，阻闭不通，造成筋脉失养，肢体麻木，拘急而痛。针刺、刺络及拔罐，直接作用于病灶，旨在疏通经脉气血，使营卫调和，从而达到通经活络、活血化瘀、除湿祛痹之功。在华佗夹脊穴部位针刺、刺血加拔罐治疗的目的，主要是在于改变突出物与神经根之间的位置关系，减轻对神经感受器的刺激，减弱神经的敏感度，促进神经根及根轴的血液循环，解除软组织痉挛、粘连及神经根的水肿，而达到治病的目的。

（四）温针灸加拔罐[14]

一般资料：502 例患者中，男 302 例，女 200 例；年龄最小为 26 岁，最大 70 岁；病程最短半个月，最长 20 年。属足少阳胆经痛 204 例，足太阳膀胱经痛 256 例，两经混合型痛 42 例。临床随机分成治疗组 318 例，对照组 184 例。

治疗方法：（1）治疗组：主穴取穴肾俞、大肠俞、环跳、阳陵泉。足太阳膀胱经痛者加秩边、委中、昆仑；足少阳胆经痛者加风市、绝骨、足临泣；混合型以上穴均取。操作时，让患者取侧卧位，患肢在上，稍屈曲，选择 28 号毫针，深刺得气后，施以平补平泻手法，然后留针，将一根长 2~2.5cm 的艾条套在针柄上，在接近穴位一端点燃，让艾条完全燃尽，毫针完全冷却后出针。出针后，在肾俞、大肠俞、环跳穴等处吸拔口径合适的火罐。肾俞、大肠俞深刺可达 1~1.5 寸，视肌肉层厚薄而定，针尖向脊柱斜刺，并使针感向腰腿部放射；环跳穴可直刺 2~3 寸，使局部产生酸胀感并向下肢放射；阳陵泉可直刺 1~1.5 寸，使局部产生酸胀感并向足部放射。留罐时间为 5~15 分钟，以拔罐局部出现红晕或紫绀色为度。以上均取患侧腧穴，治疗每天 1 次，10 次为 1 个疗程，两个疗程间可休息 3~5 天。

（2）对照组：主穴取大肠俞、环跳、阳陵泉。足太阳膀胱经痛者加秩边、委中、昆仑；足少阳胆经痛者加风市、绝骨、足临泣。穴位常规消毒，医者取 28 号 1.5~3 寸毫针，针刺深度 0.5~2 寸，进针后行一定补泻手法，得气后留针 30 分钟，10 分钟行针 1 次，每日 1 次，10 次为 1 个疗程。

治疗效果：治疗组治愈 144 例，显效 115 例，好转 48 例，无效 11 例，总有效率为 96.5%；对照组治愈 66 例，显效 48 例，好转 44 例，无效 26 例，总有效率为 85.5%。可见，治疗组疗效明显优于对照组。

临床体会：本病属中医学"痹证"范畴，是风、寒、湿三气杂至，滞留经络，气滞血瘀所致。肾俞、大肠俞、环跳、阳陵泉为治疗本病之主穴，四穴配用能疏通经气，畅达气血，使气滞而散，血凝而行，达到通而不痛的治疗目的。其次，温针具有温经散寒、祛风通络、调和气血、除湿利关节的作用。更配合拔罐通经络行气血，散瘀消肿止痛，两者合用则疗效更加显著，且效果较稳定。

五、注意事项

本病采用排罐法效果更佳，积极配合其他手法及药物疗法。平日注意避免劳损性动作，避免风寒，以免症状加重或复发。

参考文献

［1］郑国栋. 针刺加拔罐治疗原发性坐骨神经痛 34 例［J］. 福建中医药，2003，34（2）：28.

［2］李琦玮. 针灸加拔罐治疗坐骨神经痛 62 例［J］. 江西中医药，1995（增刊）：69-70.

［3］李青. 针刺配合拔罐治疗坐骨神经痛 64 例［J］. 河北中医，2000，22（3）：205.

［4］史丙镇. 针刺配合拔罐治疗坐骨神经痛 126 例［J］. 中医外治杂志，2000，9（6）：28.

［5］吕秀文，沈广礼，吕静芬. 针刺拔罐治疗干性坐骨神经痛 48 例［J］. 中国民间疗法，2001，9（5）：16.

［6］葛建军，孙立虹，李文丽. 留针拔罐法治疗坐骨神经痛 48 例临床观察［J］. 中华实用中西医杂志，2003，3（16）：823-824.

［7］朱赤. 电针加拔罐治疗坐骨神经痛 165 例报告［J］. 甘肃中医，1999，12（6）：38-39.

［8］赵海音. 电针配合拔罐治疗根性坐骨神经痛临床观察［J］. 河北中医，2004，26（4）：280.

［9］邓伟哲，高地，黄玉柱. 刺血拔罐配合针刺治疗坐骨神经痛 27 例［J］. 针灸临床杂志，2000，16（3）：44-45.

［10］吴小明，董祖木. 刺血拔罐治疗坐骨神经痛 66 例［J］. 陕西中医，1999，20（6）：286.

［11］付慧萍，李晓光. 针刺配合刺血拔罐治疗坐骨神经痛 32 例［J］. 内蒙古中医药，2004（6）：22-23.

［12］贾雪峰，于春燕. 梅花针叩刺加拔罐治疗坐骨神经痛 8 例［J］. 青岛医药卫生，2005，37（3）：199.

[13] 汪泽宏, 戴延忠, 刘彦江, 等. 针刺、刺血和拔罐治疗坐骨神经痛 [J]. 临床军医杂志, 2005, 33 (3): 383-384.

[14] 宋玉芳. 温针加拔罐治疗坐骨神经痛318例疗效观察 [J]. 现代中西医结合杂志, 2000, 9 (22): 2290-2291.

股外侧皮神经炎

一、中医学概述

(一) 概念

股外侧皮神经炎, 中医学称之为 "肌痹" "皮痹", 属痹证范畴。由局部受压, 经气不利, 运行不畅, 或跌仆闪挫, 气血瘀滞; 或外感风寒湿邪, 筋脉痹阻, 气滞血瘀, 运行不畅, 导致局部皮肤肌肉失养, 而致麻木、疼痛、沉重。

(二) 辨证

1. 风寒湿阻络

临床表现: 大腿外侧皮肤麻木、蚁行感, 喜温畏凉, 苔薄白, 脉浮紧。

证候分析: 由于肾阳不足, 卫外不固, 或坐卧湿地, 风寒湿邪乘隙入侵, 痹阻经络, 致营卫不和, 故出现皮肤麻木、疼痛等异常感觉; 阳气不足或受损则喜温畏凉; 苔薄白, 脉浮紧, 具为感受风寒湿邪之象。

治则: 祛风散寒, 胜湿通络。

2. 瘀血阻络

临床表现: 大腿外侧皮肤麻木、烧灼感, 感觉减退, 或有刺痛, 舌质紫暗或有瘀斑, 脉细涩。

证候分析: 经络不通或外伤、受压致气血失调, 经脉损伤, 气滞血瘀, 肌肤失养而发病; 瘀血阻滞经络, 气血运行不畅, 肌肤失养而出现麻木、烧灼感; 舌紫暗, 有瘀点, 脉细涩, 为有瘀血之象。

治则: 活血通络。

3. 气血亏虚

临床表现: 大腿外侧皮肤麻木, 站立及行走后尤剧, 头昏心悸, 神疲气少, 舌质淡, 苔薄, 脉细弱。

证候分析: 素体虚弱, 动则疲乏无力; 气血不荣肌肤, 则皮肤麻木; 血少神失所养则头昏心悸; 苔薄, 脉细弱, 均为气血亏虚的证候表现。

治则: 益气养血, 柔润通络。

二、西医学概述

(一) 概念

股外侧皮神经炎又称感觉异常性股痛症, 是一种由多方面原因引起的股外侧皮神经损害导致大腿前外侧皮肤感觉异常与疼痛的综合征。

至今对该病病因的认识尚不十分清楚，大多学者认为可能与以下因素有关：机械性压迫、炎症、肥胖、外伤、骨折、盆腹腔手术、盆腔占位性病变、腰椎病、动脉硬化、糖尿病、中毒（药物、酒精）、衣着过紧、长途旅行、家庭倾向等。

（二）诊断

临床检查可发现股前外侧下 2/3 局部触觉异常、甚至皮肤萎缩。特别是常在髂前上棘内侧直下方（股外侧皮神经投影处）出现局限的压痛点，压之有向肢体远端放射感。腱反射存在，不出现肌肉萎缩。

三、现代常用拔罐法

【刺络拔罐法】

方法一：在病变范围，从上到下，从左到右以腕力弹刺，重刺法，针尖与皮肤垂直接触至微微出血。叩毕，按叩刺顺序用闪火法在病区拔罐，留罐 10 分钟。如症状仍不消失，可在 1 周后重复治疗。

方法二：常规消毒后，用梅花针在病变部位叩打，至皮肤微出血为度；再在病变部位拔火罐。每 3 日 1 次，5 次为 1 个疗程，疗程间隔 1 周。

方法三：针具和皮肤消毒后，沿腰骶部两侧由上而下各叩打 3 行，每行 7~9 遍，第 1 行距腰椎 1cm，第 2 行距腰椎 2cm，第 3 行 3~4cm，每针间隔 1~2cm。然后在阳性表面区及周围用较重手法密刺。叩刺病变皮损区域，针面对准感觉异常区，沿患部边缘开始，做圆形呈螺旋状向中心区密刺，中度手法，每分钟叩击 100 次左右，表皮微出血。然后再在病变部位拔火罐，留罐 10~15 分钟，起罐后用消毒棉球擦去血迹。隔日 1 次，7 次为 1 个疗程，疗程间休息 1 周。

【梅花针加走罐法】

消毒皮肤用梅花针均匀弹刺，以皮肤轻度出血为宜，每次 10 分钟，随后以液状石蜡涂于皮肤，拔 1 个小号玻璃罐，并在患区慢慢移动，待皮肤潮红即止。隔日 1 次，2~5 次即可痊愈。

【梅花针配合拉罐疗法】

患者取仰卧位，医者将梅花针在酒精灯上烤 30 秒，重叩患处至微微出血，然后配合拉罐 4~5 次，隔 3 日 1 次，3 次为 1 个疗程。

【梅花针加游走罐疗法】

病变区消毒，用梅花针在病变区内自上而下排列式叩刺。中强度刺激，以局部皮肤发红，微见出血为度。再用玻璃罐做闪火法游走拔罐，以微出血为度。隔日 1 次，5 次为 1 个疗程。

【梅花针、拔罐、隔姜灸疗法】

患者平卧，暴露患部皮肤，医者确定感觉迟钝区面积大小，常规消毒，用梅花针在病变区域反复叩刺，中等强度刺激，以局部皮肤发红，见有少量出血点为度。根据病变范围大小，决定拔罐的数目。隔姜灸，取 3 分厚的生姜 1 片，用针刺孔若干，上置大艾炷放在病变区域施灸，至患者感觉烫痛时，可将姜片向周围移动，直到局部皮肤潮红和湿润为止。三法交替进行，每日 1 次，每次 15~30 分钟，10 次为 1 个疗程。

【电针围刺加拔罐疗法】

取穴：阿是穴、足三里。常规消毒，用 30 号 2.5 寸毫针快速直刺阿是穴至皮下，缓慢进针至痛处，提插，使针感向四周放射。然后在距该针 2~3cm 处围刺。针身与皮肤呈 15° 角，针尖向患处。足三里平补平泻。接 G6805 型电针治疗仪，连续波，频率 110 次 / 分，电流强度以患者能耐爱为度。

留针30分钟，起针后局部拔罐。每日1次，10次为1个疗程。

【针罐法】

方法一：医者用右手拇指和食指捏住针体，控制进针深度，小指顶住针柄，以中指和无名指扶住针体，针尖与皮肤垂直，直接刺入穴位0.3~0.5寸，每周治疗1次，5次为1个疗程。

方法二：取穴风市、梁丘、足三里、阳陵泉、阿是穴。采用28号毫针直刺，行平补平泻法；阿是穴向四方各1.5寸斜刺0.5~1寸，留针20分钟，每隔5分钟行针1次。针毕拔火罐5分钟。每日1次，7次为1个疗程。

【走罐法】

患者平卧，暴露患部皮肤并用凡士林均匀涂敷。医者取中号玻璃火罐以闪火法吸住患处后，双手握住罐底，着力于后方，缓缓向前推动，一般先从膝盖上方股四头肌隆起处（即梁丘穴部），将罐推至腹股沟下沿，再向相反方向往下走罐至膝，来回5~10次，至患处皮肤潮红、间有明显紫黑色瘀点为度。4日1次，4次为1个疗程。

【综合疗法】

患者取仰卧位，医者站于患者一侧，取红花油约15滴，涂于患处皮肤，推拿搓揉60次，约5分钟，至局部皮肤发红、发热为度；2%碘酒、75%酒精局部消毒。用梅花针叩打患处，然后拔3~5个火罐，留罐5分钟，可拔出少许黑点。每日1次，5次为1个疗程。

【扬刺合药物走罐疗法】

在股前外侧皮肤感觉减退的中点垂直进1针，然后在距该针2~3cm的上下左右各斜向横透刺1针，针身与皮肤呈15°角，针尖朝向中点。并针刺环跳、阳陵泉、梁丘，平补平泻法，留针30分钟，局部用TDP照射。起针后在皮肤感觉减退区涂按摩乳或活络油，用3号罐闪火法，吸附在病变区，沿足阳明胃经及足少阳胆经往返走罐5~10次，至皮肤潮红或稍有出血点时起罐。隔日1次，5次为1个疗程。

四、现代常用拔罐法的临床应用

（一）刺络拔罐法

● 案例一[1]

一般资料：观察组共40例患者，其中男性14例，女性26例；年龄32~64岁；病程最短5天，最长4年；病变处感觉过敏者18例，感觉迟钝者22例。对照组随机选择患者30例，其中男性13例，女性17例；年龄34~60岁；病程最短4天，最长3年；病变处感觉过敏者11例，感觉迟钝者19例。

治疗方法：观察组患者侧卧床上，取髀关至梁丘的连线与风市至膝阳关连线之间感觉异常的区域，常规消毒后，用梅花针从上到下均匀叩刺，以局部充血潮红及轻微出血为度，然后用消毒干棉球擦去血迹，再取大号玻璃火罐1只，在叩刺部位处拔罐，留罐2分钟，以局部出少量血液为度，起罐后擦去血迹，再在其旁拔罐，重复上述过程，至所叩刺的部位均拔罐完毕，总出血量在3~5ml即可。隔日1次，10次为1个疗程，疗程间休息3天。叩刺部位应注意清洁卫生，以防感染。对照组口服呋喃硫胺片50mg，每日3次，肌内注射维生素B_{12}0.5mg，每日1次，疼痛较重者，口服芬必得0.3g，每日2次，治疗期间不再配合其他药物及疗法。

治疗效果：观察组治愈34例，有效5例，无效1例。对照组治愈18例，有效10例，无效2例。两组治愈例数百分比相比较，观察组高于对照组。

临床体会：股外侧皮神经炎在中医学中属"皮痹"范畴，证为经脉损伤，气滞血瘀，皮部失养所致，治拟活血通络，取足阳明与足少阳皮部，以梅花针叩刺局部，达到疏经通络，调和气血的作用，同时对叩刺部位以闪罐法，拔出少量血液，以达祛邪逐瘀之意，从而改善局部微循环障碍，促进股外侧皮神经功能的恢复。此疗法的机制与药物作用机制不同，故统计学上，疗效之间具有显著差异。股外侧皮神经炎所表现的感觉过敏与迟钝为本病发展过程中不同时期的主要症状，而从改善局部微循环，促进神经功能方面治疗，所以症状之间存在着差异，而疗效之间并无显著的差异。

● 案例二[2]

一般资料：本组 47 例皆为门诊患者，男性 34 例，女性 13 例；年龄 11~62 岁；病程最长 3 年，最短 2 个月。本组患者中，双侧皆有感觉异常或疼痛者 12 例；单侧者 35 例；疼痛兼有麻木者 41 例，单侧麻木者 6 例；感觉过敏，拒触摸者 6 例，股外侧感觉减退者 37 例，感觉消失者 4 例。

治疗方法：取股前外侧之足少阳经及足阳明经，即膝阳关穴至风市穴上 6 寸；梁丘穴至髀关穴处。用含 2% 碘酒的棉球消毒，再用 75% 酒精棉球脱碘后，选用梅花针，沿足少阳经和足阳明经自下而上均匀叩击，每针之间距离为 1~1.5cm，每经叩 2~3 次。叩击时，应掌握好叩击的力度，以叩击部位微量出血为佳。拔罐在皮肤针叩针之后，选用中号玻璃火罐，用闪火法将火罐吸拔于治疗部位，不留罐，采用闪罐手法使火罐循足少阳经，足阳明经上下行走，每经复行 4~5 次。术后用干棉球擦去血迹，嘱患者保持局部清洁。治疗隔日 1 次，治疗不超过 7 次。

治疗效果：47 例患者中，痊愈 39 例，显效 6 例，好转 2 例，总有效率 100%，痊愈率 83%。

临床体会：本病临床并不少见，西医治疗多用维生素 B_1、维生素 B_{12} 等，疗程长，见效慢，且疗效不能令人满意。本病属中医学"肌痹"之范畴，病邪入络，气滞血瘀为其病机。《灵枢·官针》曰："毛刺者，刺浮痹皮肤也。"毛刺即皮肤针法，此法可疏通经络，调和气血，再配合以火罐，加强了祛瘀通络之效，以达本病治疗之目的。通过临床实践，皮肤针加火罐治疗股外侧皮神经炎，疗效较好，见效快。本组 47 例患者中，大多经 1~2 次治疗后，症状明显减轻，能较快地缓解患者痛苦，患者易接受，且简便易掌握操作，因此，值得临床推广应用。

● 案例三[3]

一般资料：本组患者中，男 51 例，女 34 例；平均年龄为 42.6 岁；病程最长 7 年，最短 13 天。

治疗方法：嘱患者仰卧，患处皮肤常规消毒，然后以梅花针按顺时针方向叩患处皮肤，由外周向中心，反复叩刺 5~10 次，以出血为度，然后按患处皮肤面积大小选择不同口径的玻璃火罐，采用闪火法扣在经过叩刺的局部皮肤上，每次留罐 10 分钟，每日 1 次，10 次为 1 个疗程。

治疗效果：治愈 60 例；有效 19 例；无效 6 例。

临床体会：股外侧皮神经炎是一种慢性周围神经疾病，目前病因尚未明确，一般认为本病发生多与腹腔炎症、外伤或局部感受风寒潮湿有关。本组病例发病原因多与感受寒冷潮湿有关，属于中医学"痹证"范畴。中医学认为，本病病机为外感风寒湿邪、闭阻经脉，气血运行不畅，导致局部皮肤肌肉失养，而致麻木，疼痛、沉重，风邪重则有麻木，蚁走感或瘙痒；寒邪重则疼痛，湿邪重则病程日久而不愈。本病临床上多采用封闭或手术切断神经治疗，疗效不理想或难以接受，梅花针叩刺加拔罐，可以温通疏散风寒湿邪，通经活络促进气血运行，使皮肤得以温煦、濡养，最终使感觉功能恢复正常。

● 案例四[4]

临床资料：36 例患者中，男 21 例，女 15 例；年龄最小 25 岁，最大 61 岁；病程 3 个月 ~6 年；单侧 32 例，双侧 4 例。

治疗方法：沿患者大腿前外侧足少阳胆经、足阳明胃经循行处或两侧左右旁开 1cm 区域，感觉异常最明显区域重点叩击。具体操作时，令患者平卧，充分暴露患肢，行常规消毒后，自上而下，循经叩刺。叩刺时，腕部加力，并保持针体与被叩皮肤垂直，力度适中，节奏均匀，以被叩皮肤潮红，微渗血为宜。叩刺完毕，即在被叩区域行拔罐术，留罐 10~15 分钟，起罐，擦净皮肤渗出物及血迹即可。10 次为 1 个疗程，隔日 1 次。

治疗效果：在 36 例患者中，痊愈 31 例，有效 5 例，全部获效，总有效率为 100%。

临床体会：西医学认为，股外侧皮神经为单纯的感觉神经，而股外侧皮神经炎的致病因素大致有外伤、中毒、动脉硬化及压迫等，这些因素引起该神经的营养和代谢发生障碍，故发病。而梅花针叩刺加拔罐法治疗本病，可使患处局部循环加快，改善了神经周围组织的供血与营养，从而让该神经自身的营养和代谢得以保证，故使得其神经功能得以恢复，异常感觉消失。中医学认为本病属"痹证"范畴。"痹者，闭也，血气凝涩不行也。"《素问·痹论》早有论述。其病因不外乎外感风寒湿邪，以致气血经络闭阻，筋脉肌肤失养而发病。从本病发病部位看，为足少阳胆经、足阳明胃经二经所经过，故循经叩刺加拔罐，可以舒筋活络，祛瘀止痛，调和气血，使气血经络通畅，筋脉肌肤得养，遂诸症悉除。

● **案例五**[5]

一般资料：本组 35 例患者中，男 19 例，女 16 例；年龄最大 58 岁，最小 31 岁；病程最长 5 年，最短 20 天。

治疗方法：将针具和皮肤消毒后，沿腰骶部两侧由上而下各叩打 3 行，每行 7~9 遍，第一行距腰椎 1cm；第二行距腰椎 2cm；第三行距腰椎 3~4cm。每针间隔 1~2cm，然后在阳性反应区及周围采取较重手法密刺。叩刺病变皮损区域，针面对准感觉异常区，沿患部边缘开始，做圆形呈螺旋状向中心区密刺，以中度手法每分钟叩击 100 次左右，叩至表皮微出血；然后再在病变部位拔火罐，留罐 10~15 分钟，起罐后用消毒棉球擦去血迹。隔日 1 次，7 次为 1 个疗程，疗程间休息 1 周。

治疗效果：治疗 35 例中痊愈者 18 例，有效者 14 例，有效率为 91.4%；无效 3 例，占 8.6%。治疗次数最少 3 次，最多 28 次。

临床体会：股外侧皮神经炎临床多见于中年以上的人，男性稍多于女性，是由于肾阳不足，卫外不固，风寒湿邪乘隙入侵，致营卫不和，或外伤、受压致气血失调，经脉损伤，气滞血瘀，肌肤失养而发病，治以活血通络，采用梅花针叩打病变皮损区，可以通过皮部—孙脉—络脉和经脉，起到疏经通络、调和气血、平衡阴阳的治疗作用；又股外侧皮神经由第二第三腰神经发出，故叩刺腰骶部和阳性反应区，可促使股外侧皮神经功能恢复正常；在叩刺部位拔火罐，拔出少量血液，可起到通经活络、祛邪外达的作用，使局部的血液循环得到改善。采用梅花针加拔罐治疗本病是行之有效的治疗方法，作用完善而持久，收效迅速，且方法简便安全，患者乐于接受。

● **案例六**[5]

一般资料：54 例患者随机分为两组。治疗组 27 例，男 21 例，女 6 例；年龄 27~63 岁；病变在右侧 18 例，左侧 9 例。对照组 27 例，男 17 例，女 10 例；年龄 25~62 岁；病变在右侧 17 例，左侧 7 例，双侧 3 例。两组一般情况比较无显著性差异（$P > 0.05$），具有可比性。

治疗方法：治疗组取病变部位，用碘酒消毒后，用梅花针在病变区域反复叩刺。采用中等强度刺激，以局部皮肤发红、有出血点为度。再根据病变区域范围大小拔 2~3 只火罐，留罐 5~10 分钟。每日 1 次，5 次为 1 个疗程。对照组根据腕踝针区域划分，股外侧皮神经炎治疗部位在踝 4、5 两区（即外踝最高点上三横指，胫骨前缘与腓骨前缘的中点及外侧面中央处）。患者取侧卧位，皮肤常规消毒。

医者用 32 号 1.5 寸毫针，针尖向膝部方向与皮肤呈 15° 角快速刺入皮下，然后放平针身，将针推入皮下浅表层，刺入 1.5 寸，不捻转提插。当患者无任何感觉后，用胶布固定针柄，留针 1~2 小时。每日 1 次。5 次为 1 个疗程。

治疗效果：治疗组 27 例均在 1 个疗程内痊愈，其中 1~3 次痊愈 19 例，4~5 次痊愈 8 例。对照组 27 例中痊愈 24 例（1 个疗程内痊愈 4 例，2 个疗程内痊愈 6 例，4 个疗程内痊愈 14 例），3 例未痊愈。

临床体会：股外侧皮神经在腹股沟韧带下方 2~3cm 处进入皮下组织，分布于股外侧直至膝关节皮肤。当受压、外伤或动脉硬化等各种原因影响到股外侧皮神经时，在此神经分布区即出现感觉异常。股外侧皮神经炎属中医学"皮痹"范畴。梅花针配合拔罐能够疏通经络，调和气血，引邪外出，调节脏腑经络，改善局部组织的血液循环，使筋脉得以濡养，从而恢复其功能。疗法简便易行，疗效迅速。而腕踝针是一种皮下留针疗法，皮部作为十二经脉的体表分布区，参与十二经脉的气血运行。腕踝针的作用正是通过类似十二经脉浅刺机制以疏通经络，调节气血，从而达到一定的治疗作用，但其疗程较长，恢复较慢。通过临床观察梅花针加拔罐法疗效优于腕踝针法。

● 案例七[7]

一般资料：32 例患者，男性 26 例，女性 6 例；年龄 20~30 岁者 6 例，31~40 岁者 8 例，41~50 岁者 10 例，5 岁以上者 8 例；病程长于 10 年者 8 例，6~10 年者 4 例，2~5 年者 4 例，6 个月 ~1 年者 10 例，少于 6 个月者 6 例；患病部位在双侧者 4 例，左侧者 16 例，右侧者 12 例。

治疗方法：患处皮肤常规消毒。医者手持梅花针，针尖对准叩刺部位，使用腕力将针尖在患处皮肤上垂直叩击，并立即弹起，用力要均匀。叩刺部位应从麻木的中心开始，逐渐向四周扩大。叩刺至局部皮肤隐隐出血为度，此时患者感觉局部有疼痛感。叩刺后用事先准备好的火罐拔在叩刺的部位上，留罐 15 分钟。此时可见火罐内有瘀血渗出，使火罐稍倾斜，一手持罐，一手用消毒棉签按压罐口边缘，使瘀血流入罐内。取下火罐后用消毒干棉球将患处皮肤擦拭干净，以防感染。每 3~4 天治疗 1 次，5 次为 1 个疗程。

治疗效果：本组经治疗结果痊愈 25 例，显效 6 例，无效 1 例。一般病程短者，治疗 3~5 次可愈；病程长于 10 年者需治疗 1~2 个疗程。

临床体会：股外侧皮神经炎多因皮肤受风、寒、湿邪侵袭后，造成皮肤经络气血闭阻而致。十二皮部与人体经络、脏腑联系密切，运用梅花针叩刺皮部，可以调节脏腑经络功能，祛风散寒，活血通络，从而消除症状。据临床观察，本法治疗皮神经炎的疗效与年龄及发病时间长短有密切关系，年轻、体质强、发病时间短、正气未衰者疗程短，效果好，反之年老体弱、病程长者，效果较差。临床治愈或好转的患者，可因复感外邪或其他原因引起复发，再次接受本法治疗仍可收到较好的效果。

（二）刺络拔罐加穴位注射

● 案例[8]

一般资料：本组 30 例患者，男 22 例，女 8 例；年龄 23~64 岁；病程 2 个月 ~4 年，面积最小 3cm×5cm，最大 7cm×12cm，临床表现为单侧股外侧皮神经支配区感觉异常（麻木、刺痛伴蚁走感或灼热感等），轻则阵发性出现，重则转为持续性发作。其中 21 例呈天气转阴性加重。

治疗方法：先用梅花针沿臀部，大腿的足三阳经脉循行路线由上而下叩刺，每条经刺激 3 遍以皮肤潮红为度，然后叩刺局部，叩时从中心向外离心性叩至边缘正常感觉处，用腕力并借助于针柄的弹性，达到弹刺的效果，叩至有微小出血点后，即用闪火法拔罐，留罐 15~20 分钟，每次拔出 2~10ml 瘀血，起罐后用 75% 酒精消毒局部，隔日 1 次，7 次为 1 个疗程。穴位注射选穴腰 2~ 腰 3 夹脊穴，将复方丹参注射液 4ml，维生素 B_{12} 0.5mg，地塞米松 5mg，用 5ml 一次性注射器抽入摇匀，针尖向脊柱方向与脊柱呈 25°~30° 角进针 1~1.5 寸，待有针感后回抽无回血将药物注入，隔日 1 次，与梅花针叩刺交替使用，7 次为 1 个疗程。

治疗效果：治疗 30 例，其中痊愈 22 例，占 73.3%，显效 7 例，占 23.3%，无效 1 例，占 3.4%，总有效率为 96.6%。

临床体会：股外侧皮神经是由腰 2~ 腰 3 脊神经后根组成，通过腹股沟韧带下方，在离髂前上棘以下 10cm 处穿出大腿的阔筋膜，分布于股外侧直至膝关节皮肤，为足少阳胆经，足阳明胃经所过之处。中医学认为，此病是由于外感风寒湿邪阻滞经络，而致气血运行失畅，气血不和致使经脉肌肤失养，属中医学 "皮痹" "肌痹" 范畴。丹参有活血化瘀、振奋气血的功效，维生素 B_{12} 对神经有营养作用，激素具有促进粘连松解和吸收的作用。通过针刺和药物对穴位的双重作用，可使气血调和，经脉畅通，解除肌痉挛，促进软组织炎性水肿消退，减轻周围组织对神经根的压迫，提高神经兴奋性。运用梅花针叩刺皮部经络，根据经脉所过主治所及的基本理论，叩刺足三阳经脉，以疏通经络，调和气血，改善局部微循环，激发十二经脉脏腑功能之气，改善和协调各部生理功能。火罐吸拔局部瘀血，可使患部祛瘀生新，加快血氧代谢。

（三）刺络拔罐加灸配合穴位注射

● 案例 [9]

一般资料：本组 17 例患者中，男 8 例，女 9 例；年龄 34~67 岁；病程 10 个月 ~5 年。

治疗方法：针灸治疗于疼痛或感觉迟钝区取阿是穴，常规消毒后，用梅花针弹刺，以轻度出血为度，每次 10 分钟左右，弹刺后拔火罐，留罐 5~10 分钟。起罐后将局部皮肤擦干净，用艾条温灸 20 分钟。穴位注射时，患者取坐或卧位，取维生素 B_1 2ml 与维生素 B_{12} 1ml 混合，用一次性 5ml 针管接 4.5 号针头，根据症状部位大小，取 2~4 个阿是穴予以注射。操作时，快速进针后，可上下缓慢提插针头，待患者得气后，将药液缓缓推入，每穴注入药液 0.5ml 左右。对于病程短、症状轻者，可单用前法治疗，隔日 1 次，3 次为 1 个疗程；对于病程长、麻木疼痛症状重者，可在用前法治疗后隔 1 日，行后法治疗，此为 1 个疗程，疗程间隔 3~5 天。

治疗效果：痊愈 12 例，占 70.6%；显效 4 例，占 23.5%；无效 1 例，占 5.9%。

临床体会：本病相当于《素问·痹论》中所述之 "皮痹"。为腠理疏松、营卫不固、风寒湿邪乘虚侵入肌肤，阻滞经络，局部气血不畅，肌肤失去濡养，而出现麻木不仁或疼痛；气血欲行不得，出现蚁行感。梅花针、拔罐加灸法，旨在祛风散寒、祛湿活血，通经活络，邪去而络道通。气血畅行，温养肌肤，则症状随之祛除。穴位注射维生素 B_1 及维生素 B_{12}，可营养神经。实践证明，综合多方面治疗本病，疗效明显可靠。

（四）电针结合拔罐法

● 案例一 [10]

一般资料：本组 45 例均为门诊患者。其中男 34 例，占 75.6%；女 11 例，占 24.40%；年龄最小 49 岁，最大 68 岁，平均 54 岁；发病时间最短 1 周，最长 3 年。

治疗方法：选用 30 号 2.5 寸毫针。在患肢股外侧，患处中央部位（即阿是穴），常规消毒后，双手持针快速直刺入皮下，缓缓进针，使针尖到达痛处，行提插手法，使针感向周围放射。然后在距该针 2~3cm 处围刺，针身与皮肤呈 15° 角，针尖朝向患处中央。同时针刺足三里穴，平补平泻手法。接 G6805 型电针治疗仪，选用连续波，频率为每分钟 110 次，电流强度以患者能耐受为度。留针 30

分钟，起针后局部拔罐，每日 1 次。10 次为 1 个疗程。

治疗效果：本组 45 例患者，经治疗全部有效。其中治愈 27 人，占 60%，好转 18 人，占 40%。

临床体会：股外侧皮神经系腰 2~3 神经的后支组成，为感觉神经，此神经通过腹股沟韧带的下方，在离髂前上棘以下约 10cm 处，穿出大腿的阔筋膜。该神经的走行与体表靠近，且行程较长，因此易受伤害。股外皮神经炎，中医学称之为"肌痹""皮痹"，属痹证范畴。痹有闭阻之意。其病因病机为局部受压，经气不利，运行不畅，或跌仆闪挫，气血瘀滞；或外感风寒湿邪，筋脉痹阻，气滞血瘀，不通则痛。围刺法乃"扬刺"发展而来，适用于病位表浅，面积较大的痹证。股外侧皮神经炎面积较大，部位表浅，故正合本法。加上针灸治疗仪，使局部肌肉有节律性地收缩，从而激发人体经气，加强人体的调整作用。配合足三里补益正气，抗御外邪；复加拔罐，以增强散寒行气止痛之功效。

● 案例二[11]

一般资料：本组 42 例患者中，男 30 例，女 12 例；年龄 25~63 岁，35~60 岁多见；病程最短 10 天，最长 2 年；单腿 38 例，双腿 4 例。

治疗方法：先在患者麻木部位进行常规消毒，以 1 寸长毫针向中心围刺，然后接 G304 型电针治疗仪断续波治疗，频率约每分钟 10 次，强度以患者能忍受为度，通电 30 分钟，出针后不按针孔，再用梅花针按麻痹面积的大小叩刺 3 遍，见皮肤有红点或微有出血为佳，此时再拔罐，留罐 5 分钟，隔日治疗 1 次，10 日为 1 个疗程。

治疗效果：42 例患者中，治愈 38 例，好转 4 例，全部有效。

临床体会：股外侧皮神经炎中医学称之为"肌痹"，多因正气亏虚，风寒湿邪乘虚外袭，久则血行不畅，阳气闭阻所致，用毫针围刺并刺络拔罐是中医活血祛瘀方法的具体应用，属于泻法，可祛除麻木，改善局部的血液循环，使经脉之血重新畅通。通过治疗前后的比较，笔者认为针刺法治疗该病优势是明显的，同时也应注意，该法刺激性较强，对身体虚弱、晕针、孕妇等患者要谨慎施用。

（五）走罐法

● 案例一[12]

一般资料：119 例患者，其中男性 86 例，女性 33 例；年龄最小 14 岁，最大 76 岁；治疗次数最多 9 次，最少 4 次。

治疗方法：火罐选择大口径玻璃罐，便于治疗中观察吸附程度。药物用威灵仙、川芎、白芍各 100g，透骨草 10000g，白芥子、大黄、淫羊藿、制乳香、制没药各 50g，细辛 10g，芙蓉叶 500g。上药共研极细末加冰片 10g，饴糖或蜂蜜 3000g，冬青油 50ml，调成稠糊状备用。治疗部位皮肤常规消毒，第一部位区在腰椎棘突旁开 1cm 直下 15cm 长方形区，第二部位区以股骨大粗隆为中点向两侧各横开 5cm 直下 30cm 长方形区。在皮肤表面敷上药泥，厚度 0.5cm，用闪火法进行拔罐，吸附 2~3 分钟后，以手握住罐上部，罐口稍倾斜，提起后半边罐用力按压推行，自上而下，自下而上；或罐口左右摇动做磨粉状螺旋形推按提滑，往返滑罐 4~6 次，停滑后 5 分钟再起罐，抹去药泥，洁肤。操作切忌动作粗糙，以免火罐脱落或损伤皮肤。以肌肤出现潮红为度。每日 1 次，日复再术至愈。

治疗效果：显效 35 例，有效 73 例，无效 1 例（患椎管硬膜内肿瘤），总有效率 99.1%。

临床体会：拔罐法最早见于马王堆汉墓出土之《五十二病方》，用以治疗痔漏，后世又称角法、吸筒、火罐疗法；笔者在此疗法基础上与膏摩有机配伍成滑罐法，膏摩见于《金匮要略·脏腑经络先后病脉证第一》："若人能养慎，不令邪风干忤经络，适中经络，未流传脏腑，即医治之，四肢重滞，即导吐纳，针灸膏摩，勿令九窍闭塞。"膏摩即在体表处摩擦治病的方法，所用的药膏泥中川芎、白芍为血中气药，能通达气血，大黄荡涤通涩滞，透骨草、细辛芳香化结散寒通络，芙蓉叶为血中冷药，散经脉肌肤郁滞，乳香、没药活血散瘀，淫羊藿温阳散寒，白芥子祛皮里脉外之湿瘀痰阻之邪，冰片开窍止痛止痒防腐，饴糖、蜂蜜柔和润降，缓急止痛，可止肌肉疮疖之痛，起滋润肌肤便于操作的作用，本法行气血，温经络，消瘀止痹痛。在滑罐过程中推、拉、提、压、按、抹、磨、掠，能理顺经络经筋，调和营卫，使气血畅行，罐内药泥与肌肤紧密胶粘在一起，不断滚动使药泥与肌肤经脉穴位相摩擦，产生经穴效应，更利于药汁的吸收与渗入。

● **案例二**[13]

一般资料：80 例均为门诊患者。其中治疗组（走罐治疗为主）40 例，男 22 例，女 18 例，年龄 25~51 岁；病程为 1 天 ~12 年。对照组（针刺治疗为主）40 例，男 21 例，女 19 例，年龄 50~75 岁，病程为 15 天 ~10 年。

治疗方法：治疗组用棉签检查病区面积大小，在患侧髂前上棘下 10cm 处肌内注射维生素 B_1 100mg、维生素 B_{12} 0.5mg，每日 1 次。然后用走罐法，在患处涂上液状石蜡，涂的面积稍大于患处面积。用闪火法将罐吸拔于患处，上下行走，一般每处反复行走 10~20 次，以皮肤潮红为度。隔日治疗 1 次，10 次为 1 个疗程，疗程间休息 4 天。对照组除走罐治疗改为毫针治疗外，其余同治疗组。用毫针围刺法，在病变的边缘区进行针刺，行针得气后留针 30 分钟，每隔 5 分钟行 1 次，每日针刺 1 次，10 天为 1 个疗程，疗程间休息 4 天。两组均治疗 1~3 个疗程。

治疗效果：治疗组 40 例，痊愈 30 例，占 75%；好转 9 例，占 22.5%；无效 1 例，占 2.5%。总有效率 97.5%。对照组 40 例，痊愈 13 例，占 32.5%，好转 19 例，占 47.5%；无效 8 例，占 20%。总有效率 80%。

临床体会：股外侧皮神经经髂前上棘内侧 2cm 处，穿过腹股沟韧带下方，在离髂前上棘下 10cm 处穿出大腿的阔筋膜，因其表浅多因受压和外伤引起其分布区（股前外侧 2/3）感觉异常或疼痛。临床上在给予维生素肌内注射的基础上，用火罐疗法，借助于热量和负压，紧紧吸拔于患处，反复上下行走，大大增强了其温经散寒、活血化瘀、通经活络的作用，使浅表毛细血管舒张，改善末梢神经的血液供应，增强和促进组织代谢，促进股外侧皮神经的修复。

● **案例三**[14]

一般资料：全部病例均来自门诊，32 例均为男性，年龄 45~57 岁；发病时间最长 5 年，最短 3 个月。

治疗方法：先行走罐疗法，于患侧大腿前外侧确定感觉迟钝区后，令患者取平卧位或坐位，医者先以活血剂作为润滑剂，均匀涂抹于患处皮肤。取中号"神罐"1 只，通过调节旋钮吸住患部皮肤。调整至适宜力度后，双手握住罐底，着力于后方，缓缓向前推进。从膝盖上方的梁丘穴开始，将罐推至腹股沟下方，再向相反方向使力，往下走罐至膝盖上方梁丘穴处。来回 5~10 次。对感觉迟钝区均以此法施术，使患部皮肤潮红，间有紫黑色瘀点为度。隔 3 日施术 1 次，4 次为 1 个疗程。隔 4 日治疗 1 次，兼刮局部。3 次为 1 个疗程。连续 4 个疗程。首次施术先行走罐疗法，次日进行刮痧治疗，此两种方法配合治疗，于疗程结束后观察结果。

治疗效果：观察发现，轻度患者大多数经 2~3 个疗程治疗，症状及体征消失；病程短者一般施术 3~4 次后即可见效；中度患者多经 6~7 次治疗，感觉开始恢复；重度患者多在施术 8~9 次后，患者感觉障碍有所恢复，运动功能增强。32 例中，轻度 10 例，全部痊愈；中度 13 例，痊愈 9 例，显效 3 例，有效 1 例；重度 9 例，痊愈 4 例，显效 3 例，有效 2 例。

临床体会：股外侧皮神经炎发病率男性明显高于女性，本病是一种多种原因引起的股外侧皮神经损害而产生的大腿前外侧皮肤感觉异常与疼痛综合征。本病为临床常见病。多表现为单侧发病，患者自觉患部皮肤麻木疼痛。酸胀不适、寒凉、疼温觉减退。久站、走路过多或遇冷风时症状加重。体检发现局部感觉过敏、减退或消失。

以往单用走罐疗法治疗本病也取得一定疗效。自从台湾学者吕季濡氏刮痧疗法应用以来，将走罐疗法配合刮痧治疗本病，使治疗效果明显提高。我们认为，本病患者患部皮肤感觉异常，皮肤温度降低，有些患者出现疼痛甚至影响站立及行走，这些表现似与患部皮肤及皮下组织微循环不良有关，与中医"不通则痛"的认识一致。通过走罐与刮痧治疗，这种物理性刺激直接改善患处组织血液循环，施术后局部皮肤潮红，皮肤温度升高，患者反映局部烘热感到很舒服。加之所用润滑剂（吕氏活血剂）有活血化瘀作用，有助于局部血液循环的改善。

● **案例四** [15]

一般资料：股外侧皮神经炎患者 36 例，其中男性 9 例，女性 27 例；年龄 17~76 岁；单侧患病者 29 例，双侧患病者 7 例；病损面积最小 1cm×8cm，最大约 33cm×67cm；病程最短 3 个月，最长 18 年。

治疗方法：患部皮肤常规消毒后，用消毒的皮肤针从病损部位由外圆向内圆弹叩，直至皮肤发红并微微出血，而后涂以活络油。用中号玻璃火罐在局部拔罐，并做左右上下走罐，放血 2ml 左右。再常规消毒患处，用艾条熏灸患处 20 分钟左右，此时患者可有温热舒适感。以上治疗 10 次为 1 个疗程，隔日治疗 1 次。

治疗结果：本组患者 9 例痊愈，16 例获显效，6 例有效，5 例无效。总有效率 86.2%。

临床体会：股外侧皮神经炎为周围神经感觉功能障碍，其发病以大腿外侧感觉缺失或异常为主要表现。本病当属中医学"肌痹"范畴。中医学认为本病系由患者正气内虚，风寒湿邪乘虚外袭，入侵足少阳及足阳明两经股间皮部而致。由于湿邪偏重，重着不移，阻滞局部气机，致股外侧皮肤刺痛、重着，久之患部脉络受阻，气滞血瘀，肌肤失养，故出现麻木不仁、皮肤粗糙。根据中医学"寒则温之""宛陈则除之"的治疗原则，选用皮肤针叩刺局部，可以开启毛孔，疏经通络；走罐法可以祛除壅滞之邪气，使瘀血祛、新血生；同时配合艾灸，可以温经行气活血，从而使局部血液循环改善，直接加速了皮神经周围的血液供养，从而取得满意的疗效。患者在治疗期间，应避寒保暖。如患者合并糖尿病，还必须积极治疗原发病。

● **案例五** [16]

一般资料：24 例患者中，男性 15 例，女性 9 例；年龄最小 30 岁，最大 56 岁；病程最短的 20 天，最长的 3 年。其中 18 例是经用药物治疗无效者。

治疗方法：患者采取仰卧位，患处用 75% 酒精常规消毒，梅花针于酒精灯烤 30 秒，重叩患处，叩至微微出血，然后配合拉罐 4~5 次。拉罐后可有明显皮下青紫，可自行消除，不必紧张。隔 3 日 1 次，3 次为 1 个疗程。

治疗结果：本组 24 例患者中，痊愈 15 例，显效 7 例，好转 2 例。总有效率为 100%。

临床体会：股外侧皮神经炎，属于中医学之"皮痹""肌痹"之范畴。《素问·痹论》云："夫痹之为病，不通何也……痹或痛或不痛或不红。营卫之行涩，经络时疏，故不通；皮肤不营，故为不仁。"这里指出了痹之于皮，由邪（外邪或阴寒之邪）搏结于皮肤，痹阻不通，营卫行涩，血凝为患。治疗应以疏风散寒，调和营卫，活血祛瘀为法。梅花针重叩局部配合拉罐法能有效地调节经气，疏通经脉，对改善局部微循环，调节神经血管的功能有一定的作用。可谓针罐并施，共奏良效。

● **案例六**[17]

一般资料：本组 55 例患者中，男 40 例，女 15 例；年龄最小 30 岁，最大 65 岁，平均 47.5 岁；病程最长 10 年，最短 1 个月，平均 1 年 6 个月。多数患者经服中西药、理疗、封闭等治疗无效。

治疗方法：施游走罐法时，先取适量的凡士林加入适量的活络油和双氯芬酸钠凝胶，搅拌均匀后作为游走罐时的介质备用。让患者取侧卧位，患侧在上，充分暴露大腿前外侧部，医者取适量的介质均匀涂在上面，然后用口径约为 8cm 的玻璃火罐，用闪火法，让罐吸附在患部。由患部中心环绕推动火罐，推力要均匀，以皮肤出现紫红色或紫黑色瘀点为度。起罐后用消毒纱布擦净患部。每 3 天 1 次，5 次为 1 个疗程，疗程间休息 7 天，再行下 1 个疗程。施中药熏蒸法时，让患者侧卧于中药熏蒸床上，暴露患部，处于熏蒸气上，让蒸气直接熏患部。保持中药熏蒸气的温度在 45~55℃，以患者能耐受为宜。熏蒸时间为 30 分钟。中药组方为防风 15g、独活 15g、伸筋草 15g、牛膝 15g、白芷 15g、川椒 15g、生艾叶 10g、当归 20g、白芥子 15g、骨碎补 15g、乳香 10g、没药 10g、红花 10g、鸡血藤 20g。每 3 天 1 次，水煎熏蒸，5 次为 1 个疗程，休息 7 天，再行下 1 个疗程。

治疗效果：本组 55 例，治愈 42 例，占 76.4%；显效 8 例，占 14.5%；有效 5 例，占 9.1%；总有效率 100%。

临床体会：股外侧皮神经为单纯的感觉神经，来自腰 1，2，3 神经后支的外侧支，自腰大肌外缘穿出，斜入髂肌深面，通过腹股沟韧带下方，在离髂前上棘以下 5~10cm 处穿出大腿的阔筋膜，分布于股外侧皮肤，因外伤、腰大肌压迫等产生无菌性炎症、水肿、粘连，而引起该神经末梢代谢障碍、血供受限而致病，属于中医的"肌痹""皮痹"范畴。由于感受风寒湿邪，致营卫不和，经络壅阻，气滞血瘀，肌肤失养而发病。游走罐又称推罐，一方面来回走罐时，既有拔罐的作用，又兼有刮痧的效果，可扩大罐的作用面积及增强拔罐对机体的刺激量，使阻痹经络之病邪随罐痧、罐痕而排出，故止痛效力强。另一方面来回走罐时，皮肤毛细血管扩张，皮肤渗透力增加，药液较快地渗透入病变组织。中药熏蒸是通过热、药双重作用而取效。热能松弛肌筋，疏松腠理，活血通络；药能温经散寒祛风除湿，活血行气通络，舒筋止痛。股外侧皮神经炎病位表浅，通过游走罐结合中药熏蒸方法，直接刺激神经末梢和毛细血管，使末梢组织血液循环改善，从而达到很好的治疗效果。

（六）闪罐法

● **案例一**[18]

一般资料：本组病例均为门诊患者，在 96 例患者中，随机分为治疗组 50 例，对照组 46 例。治疗组男 31 例，女 19 例；年龄最小 28 岁，最大 76 岁，平均年龄 49 岁；病程最短 3 天，最长 1 年，平均病程为 58 天。对照组 46 例，男 27 例，女 18 例；最小 21 岁，最大 68 岁，平均年龄 43 岁；病程最短 4 天，最长 1 年，平均病程为 61 天。

治疗方法：治疗组于病灶区局部常规消毒，医者右手持无菌七星针在病灶按经脉循行方向，由上而下在病变区域叩刺，频率为每分钟 80~120 次，轻症以皮肤潮红为度，重症以局部出血为度。叩刺时要运用腕部弹力，针尖起落呈垂直方向，叩刺要均匀。叩刺结束后，在病灶区拔罐，罐子拔上后，立即起罐，反复数次，直至皮肤发红，每日 1 次，10 次为 1 个疗程，疗程间休息 3 天，治疗时间短者 6 天，最长 2 个疗程。对照组循经取穴，取环跳、风市、中渎、阳陵泉，施平补平泻法，得气后，留针 30 分钟，每日 1 次，10 次为 1 个疗程，治疗最长时间 2 个疗程。

治疗效果：治疗组 50 例，痊愈 42 例，占 84.0%；好转 8 例，占 16.0%。总有效率 100%。对照组 46 例，痊愈 23 例，占 50.0%；好转 18 例，占 39.1%；无效 5 例，占 10.9%。总有效率 89.1%。

临床体会：中医学文献依据病变部位和感觉异常，将股外侧皮神经炎称为"肌痹"，认为此病是由于人体感受风寒湿邪，使气血瘀滞，筋脉失于濡养而致。故治疗应祛风散寒，活血化瘀。七星针在本病的治疗中有着独特的作用，七星针是由我国古代"半刺""毛刺"的针法发展而成。《灵枢·官针》载曰："半刺者，浅内而疾发针，无针伤肉，如拔毛状。""毛刺者，刺浮痹皮肤也。"七星针对皮肤的叩刺虽然只是在局部或经络腧穴上进行刺激，但它可以通过人体自控调节系统将刺激传达到全身，引起局部和全身的反应，调整机体的功能，从而疏通经络，活血祛瘀，濡养肌肤。西医学研究表明，闪罐时罐中的负压使局部产生瘀血，引起自身溶血现象，释放组胺、5-羟色胺等神经介质，通过神经体液机制刺激末梢神经，使之兴奋，使毛细血管扩张，汗孔扩大，增强皮下渗透压，改善局部的血液循环，加速新陈代谢，使局部肌肉、神经、血管得到充分营养，故能促进神经功能的恢复，从而缓解肌痹。

● 案例二 [19]

一般资料：55 例均为门诊患者，其中男 26 例，女 29 例；年龄最小 20 岁，最大 67 岁；病程最短 15 天，最长 3 年；左侧 20 例，右侧 35 例；面积最大 15cm×13cm，最小 4cm×6cm。

治疗方法：根据病情，可分别取足阳明胃经伏兔，足少阳胆经风市、阿是穴。操作时采用扬刺法。常规消毒后，用 28 号 65mm 毫针在腧穴处直刺 1 针，2~4cm 深，然后在腧穴上、下、左、右各旁开 1.5~2 寸处，针尖朝向中心点，呈 45° 角各斜刺 1 针，得气后施平补平泻手法，留针 30 分钟。出针后在患处闪罐，以皮肤潮红为度，5~10 分钟，并利用火罐的温热感在患处进行滚罐 3~5 分钟。隔日 1 次，10 次为 1 个疗程。

治疗效果：55 例中，痊愈 34 例，好转 16 例，无效 5 例，总有效率 90.9%。治疗最少 5 次，最多 30 次，平均 16 次。

临床体会：股外侧皮神经为单纯性的感觉神经。由腰 2~3 神经所组成，沿腰大肌外侧缘斜向外下方达髂前上棘附近，经腹股沟韧带下方 3~5cm 处进入皮下组织，分布于股外侧直至膝关节皮肤。西医学认为，股外侧皮神经炎为单纯性的感觉神经病变，为外伤、动脉硬化及局部压迫引起神经营养和代谢障碍而发病。中医学认为，本病属"肌痹""皮痹"范畴，为寒湿侵袭足少阳胆经、足阳明胃经，经络气血失调，经筋失于濡养所致。扬刺法为《黄帝内经》刺法的一种，《灵枢·官针》曰："扬刺者，正内一，傍内四，而浮之，以治寒气之博大者也。"张景岳曰："扬，散也。"扬刺法扬散浮浅，适宜于寒邪留滞，面积较广泛、病变较浅的疾患。由于五针同刺，治疗范围大，针感传导范围广，故能取得较好的疗效。火罐疗法中的闪罐，具有驱寒除湿、活血化瘀的作用。较之留罐法，作用范围大，力度强，可改善局部血液循环，达到调理气血、温经通络之功。

五、分析与评价

股外侧皮神经是由腰 2~腰 3 脊神经后支组成，通过腹股沟韧带下方，在离髂前上棘以下 10cm 处穿出大腿的阔筋膜，分布于股外侧直至膝关节皮肤，为足少阳胆经、足阳明胃经所过之处。中医学称之为"肌痹""皮痹"，属痹证范畴。痹有闭阻之意。其病因病机为局部受压，经气不利，运行不畅，或跌仆闪挫，气血瘀滞；或外感风寒湿邪，筋脉痹阻，气滞血瘀，不通则痛。本病治疗方法较多，红外线疗法、激光疗法、离子导入疗法、针灸、推拿等方法在临床都有应用。

1.拔罐治疗股外侧皮神经炎的概况

从收集的资料来看，治疗本病主要取局部感觉异常区刺络拔罐，放出一定量的血液。股外侧皮神经炎面积较大，部位表浅，宜用皮肤针，或针刺用浅刺法。

因本病病因病机多为风寒湿邪痹阻经络，或跌仆闪挫，瘀血阻络，也有少数为气血亏虚者，故治疗方法的共同点是刺激的强度和量要比较大，以采用泻法为主。

2. 拔罐治疗股外侧皮神经炎的疗效及安全性评价

在临床报道治疗股外侧皮神经炎的各种理疗方法中，刺络拔罐法疗效肯定，有较高的治愈率，且安全可靠，操作简便，患者易于接受。因此刺络拔罐法是治疗本病较为理想的方法之一。

3. 股外侧皮神经炎的拔罐治疗规律

股外侧皮神经炎在中医学中属"皮痹"范畴，证为经脉损伤，气滞血瘀，皮部失养所致，治疗宜活血通络，取足阳明与足少阳皮部，以梅花针叩刺局部，达到疏经通络，调和气血，同时对叩刺部位以闪罐法，拔出少量血液，以达祛邪逐瘀之意，从而改善局部微循环障碍，促进股外侧皮神经功能的恢复。此疗法的机制与药物作用机制不同，故统计学上，疗效之间具有显著差异。股外侧皮神经炎所表现的感觉过敏与迟钝为本病发展过程中不同时期的主要症状，而从改善局部微循环，促进神经功能方面治疗，所以症状之间存在着差异，而疗效之间并无显著的差异。

拔罐治疗股外侧皮神经炎，有一定的规律，一般较少单纯用拔罐法治疗本病，多遵循"宛陈则除之"的治疗法则，在病变局部进行刺络拔罐，放出一定量的血液，以疏通局部瘀滞之经络气血。寒邪重者用刺络拔罐法配合艾灸或其他热疗法；另外有用体针结合拔罐法，针刺主要取足少阳经和足阳明经穴为主，局部进行拔罐或走罐；还有拔罐结合穴位注射、刮痧、电针等方法进行治疗，均可获得较好疗效。

4. 今后本病的临床研究重点

今后研究重点应放在如何使诊断标准和疗效标准规范化上，从而使研究更具科学性。另外，治疗方法的应用应该多样化，类同的、缺乏新意的研究和报道应尽量避免。

六、注意事项

在治疗期间，患者应尽量卧床休息，注意保暖，避免寒冷。

参考文献

[1] 张小平. 刺络拔罐治疗股外侧皮神经炎40例 [J]. 上海针灸杂志，1994，13（6）：268.

[2] 胡奋强. 皮肤针加火罐治疗股外侧皮神经炎47例 [J]. 陕西中医，1995，16（3）：125.

[3] 张丹玲，何东来. 梅花针拔罐并用治疗股外侧皮神经炎85例 [J]. 中医函投通讯，1996（4）：36.

[4] 巩南生，王芳. 梅花针叩刺加拔罐治疗股外侧皮神经炎36例 [J]. 针灸临床杂志，1998，14（11）：23-24.

[5] 任秋兰，翟伟. 梅花针加拔罐治疗股外侧皮神经炎35例 [J]. 内蒙古中医药，1999（4）：29.

[6] 张玉华. 梅花针加拔罐治疗股外侧皮神经炎疗效观察 [J]. 河北中医，2001，23（11）：838.

[7] 赵欲晓. 梅花针配合拔火罐治疗股外侧皮神经炎32例 [J]. 中国民间疗法，2004，12（1）：28-29.

[8] 李巧云. 梅花针、拔罐加穴位注射治疗股外侧皮神经炎30例 [J]. 青海医学院学报，2002，23（4）：37-38.

［9］周瑾. 梅花针与拔罐加灸配合穴位注射治疗股外侧皮神经炎［J］. 青岛医药卫生，1999，31（2）：149.

［10］于淑凤. 电针去围刺加拔罐治疗股外侧皮神经炎45例疗效分析［J］. 天津中医，1994，11（2）：12.

［11］李洁. 电针加拔罐治疗股外侧皮神经炎42例［J］. 山西中医，2001，17（6）：59.

［12］杨达人. 滑罐法治疗股外侧皮神经炎119例［J］. 陕西中医，1997，18（12）：558.

［13］涂小华. 走罐治疗股外侧皮神经炎的临床观察［J］. 现代医药卫生，2002，18（12）：1109-1110.

［14］邢楚萍，王维霞，王永彬. 走罐配合刮痧治疗股外侧皮神经炎32例［J］. 实用中医药杂志，2000，16（12）：28.

［15］杨晓华. 皮肤针配走罐艾灸治疗股外侧皮神经炎36例［J］. 中国民间疗法，2005，13（4）：29.

［16］樊晋芳. 梅花针配合拉罐治疗股外侧皮神经炎24例［J］. 针灸临床杂志，1998，14（5）：31-32.

［17］李种泰. 游走罐结合中药熏蒸治疗股外侧皮神经炎55例［J］. 时珍国医国药，2005，16（8）：776.

［18］苏艾兰. 七星针叩刺加闪罐治疗股外侧皮神经炎50例［J］. 针灸临床杂志，1999，15（9）：52-53.

［19］胡幼平，罗玲，杨运宽. 扬刺法加闪罐治疗股外侧皮神经炎55例［J］. 陕西中医，2005，26（1）：69.

膝关节疼痛

一、中医学概述

（一）概念

膝关节疼痛属于中医学"痹证"的范畴。其病因病机主要有素体虚弱，卫外不固，久居严寒之地或野外露宿，睡卧当风；或居处潮湿，水中作业等，以致风寒湿热之邪深入筋骨血脉而致病。痹证日久，痰瘀互结而致关节肿胀畸形。

（二）辨证

膝关节疼痛临床上常见有三种证型。

1. 风寒湿痹

临床表现：膝关节疼痛、重着，遇寒冷潮湿加重，得热则缓，日轻夜重，屈伸不利，痛处不红不热，或有肿胀，舌淡苔白，脉弦紧。

证候分析：膝关节疼痛，屈伸不利为风寒湿痹的共同症状，系由风寒湿邪留滞经络，阻痹气血所引起。以寒邪偏盛，寒为阴邪，故遇寒冷加重，得热则缓，痛处不红不热；以湿邪偏盛，因湿性重浊黏滞，故膝关节疼痛、重着，遇潮湿加重，或有肿胀；舌淡苔白，脉弦紧，属痛属寒。

治则：温经散寒，祛风除湿。

2. 风湿热痹

临床表现：膝关节疼痛、拘急，红肿，日轻夜重，多伴有发热口渴、心烦等症状，舌红苔黄，脉滑数。

证候分析：邪热壅于经络、关节，气血瘀滞不通，以致局部红肿灼热，膝关节疼痛、拘急。热盛津伤，故多伴有发热口渴、心烦等症状；舌红苔黄，脉滑数，均为热盛之象。

治则：清热通络，祛风除湿。

3. 痰瘀痹阻

临床表现：日久不愈，膝关节肿大变形，屈伸不利，肌肉瘦削僵硬，面色晦暗，舌暗红有瘀斑，脉细涩。

证候分析：痹证迁延不愈，正虚邪恋，瘀阻于络，津凝为痰，痰瘀痹阻，出现膝关节肿大变形，屈伸不利，肌肉瘦削僵硬；面色晦暗，舌暗红有瘀斑，脉细涩，均为痰瘀痹阻之象。

治则：活血化瘀，搜风通络。

二、西医学概述

（一）概念

本病相当于现代医学的膝关节风湿性关节炎、类风湿关节炎、增生性骨关节炎、良性关节痛、髌骨软化症、膝关节滑膜炎、关节腔积液等。

退行性膝关节炎又名关节增生性关节炎、肥大性膝关节炎、老年性膝关节炎。近年来国内外文献已普遍称其为膝关节炎或膝关节痛。原发性退行性膝关节炎是生理上的退化作用和慢性积累性关节磨损的结果，临床以中老年发病较普遍，尤以 50~60 岁最多见，女性较多。

本病的原因尚未完全明了，主要与膝关节积累性机械损伤和膝关节退行性改变有关。较肥胖的中老年妇女，由于超负荷等因素反复持久刺激而引起关节软骨面和相邻软组织的慢性积累性损伤，同时使膝关节内容物耐受力降低，当持久行走或跑跳时在关节应力集中的部位受到过度磨损，导致膝关节腔逐渐变窄，关节腔内容物相互摩擦，产生炎性病变使腔内压增高。异常的腔内压刺激局部血管、神经，使之反射性地调节减弱，应力下降，形成作用于关节的应力和对抗应力的组织性能失调。由于老年人软骨基质中的黏多糖减少，纤维成分增加，使软骨的弹性减低而遭受力学伤害产生退行性改变。

由于上述原因，早期因关节软骨积累性操作导致关节软骨的原纤维变性，而使关节软骨变薄或消失，关节活动时产生疼痛与功能受限。后期关节囊形成纤维化、增厚，滑膜充血肿胀肥厚，软骨呈象牙状骨质增生。同时膝关节周围肌肉因受到刺激而表现为先痉挛后萎缩。总之，其病理改变是一种因软骨退行变化引起的骨质增生，滑膜的炎症是继发的。

（二）诊断

临床症状：膝关节活动时疼痛，初起时，疼痛为发作性，后为持续性，劳累和夜间疼痛较重，上下楼梯时明显；膝关节活动受限，跑跳跪蹲均受不同程度的限制；关节活动时可有摩擦或弹响音，部分患者关节肿胀。

检查：X 线检查可见胫骨内外髁增生，胫骨髁间突变尖，胫骨关节面模糊，髌骨关节面变窄，髌骨边缘骨质增生，髌韧带钙化。血、尿常规检查，血沉检查，抗链球菌"O"及类风湿因子检查均正常。

三、现代常用拔罐法

【孟氏中药拔罐疗法】

取穴：梁丘、膝眼、阴陵泉、委中、承山、阿是穴。风寒湿痹加足三里、肾俞、阳陵泉；风湿热痹加曲池、大椎；痰瘀痹阻加血海、膈俞、丰隆。拔罐之前和拔罐之后分别在拔罐的局部外涂中药拔罐液。（彩图 54）

【刺络拔罐法】

取穴：内膝眼、外膝眼、阿是穴。常规消毒后，用三棱针点刺 3~5 下，然后拔罐 5~10 分钟，拔出瘀血 1~3ml，起罐后擦净血迹。每周治疗 2~3 次，6 次为 1 个疗程。

【梅花针叩刺拔罐法】

取穴：内膝眼、外膝眼、阿是穴。用梅花针重叩内膝眼、外膝眼及关节疼痛的局部，至皮肤出现点滴出血，拔出血量 1~5ml。每周治疗 2~3 次，8 次为 1 个疗程。

【针后拔罐法】

取穴：内膝眼、外膝眼、鹤顶、阳陵泉、阴陵泉、阿是穴。用 2~3 寸的毫针强刺激手法针之，得气后拔罐 10~15 分钟，至皮肤出现红色瘀血为止。每周治疗 2~3 次，6 次为 1 个疗程。

【锋勾针、拔罐疗法】

取敏感阿是穴 1~2 处，局部用碘酒、75% 酒精消毒后，迅速进针勾刺 2~3 下，以勾断几根肌腱纤维而发出"嘭嘭"响声为最佳，视患者体质的胖瘦，选择合适火罐闪罐 3~5 次后，拔罐 20~30 分钟，3 次为 1 个疗程，间隔 3~5 日治疗 1 次。

【温针灸加拔罐法】

取血海、足三里、膝眼、阴陵泉、阳陵泉、三阴交。患者仰卧，常规消毒，用毫针直刺，平补平泻，以有酸、麻、胀、重感为度。膝眼要求左手拇指切压进针，可刺入关节腔，用泻法强刺激，除血海外余针柄上加用艾条行温针灸，留针至艾条燃尽为止。取针后，在膝关节周围用闪火法拔罐 5 分钟，最后取适当位置（穴位或痛点）留罐 10 分钟。温针灸每日 1 次，拔火罐隔日 1 次，12 次为 1 个疗程。

【指罐法】

取穴：阿是穴、膝眼、鹤顶、阳陵泉。用指针点按 1 分钟后拔罐 10 分钟，每日 1 次。

【温罐法】

取穴：阿是穴、阳陵泉、阴陵泉。在痛点留罐期间用红外线仪（或神灯、周林频谱仪）照射或用艾条温灸 20 分钟。

【药物注射拔罐法】

取阿是穴。在膝关节附近寻找压痛点，拔罐 10~15 分钟，至皮肤出现瘀血为止，起罐后在阿是穴注射当归注射液，每穴注射 1~3ml，注意不要将药物注入关节腔内。每周治疗 2~3 次，8 次为 1 个疗程。

【药罐法】

选穴：双侧膝眼、阿是穴。将独活、羌活、桑寄生、秦艽、防风、细辛、当归、芍药、川芎、杜仲、牛膝、黄芪各 30g 用纱布包好，放入锅内，加水 3000ml 煮熬 30 分钟至药性煎出。然后将竹罐放入药中，煮 5~10 分钟，夹出甩净药液并迅速用毛巾捂住罐口拔于双侧膝眼及关节疼痛部位，手持竹罐稍按压1分钟，待竹罐吸牢于皮肤上即可。留罐10~20分钟，至皮肤出现瘀血为止。每日1次，10次为1个疗程。

四、现代常用拔罐法的临床应用

（一）拔罐与针刺并用

● 案例一[1]

一般资料：本组218例患者中，男83例，女135例；年龄最小42岁，最大75岁；病程最短3天，最长17年；双侧患病115例，单侧患病103例。

治疗方法：取穴为阿是穴、血海、梁丘、犊鼻、膝眼、足三里、三阴交。操作时，患者仰卧位，双下肢伸直，穴位常规消毒后，医者用28号1.5~2.0寸不锈钢毫针进行针刺。阿是穴用扬刺法，足三里用补法，三阴交用强刺激，使针感上行至膝部，余穴平补平泻。起针后立即用火罐拔在阿是穴上，令出血0.5ml左右。每日治疗1次，10次为1个疗程。

治疗结果：本组218例中，临床治愈143例，占65.6%，显效67例，占30.7%，无效8例，占3.7%，总有效率为96.3%。

临床体会：增生性膝关节炎在中医学中属"痹证"范畴，多因中老年人正气渐衰，风寒湿邪乘虚侵袭，留于膝部造成经络阻滞，气血运行不畅而发病，阿是穴用扬刺法能使局部毛细血管扩张，促进血液循环，使炎症吸收，复加拔罐出血，有温中散寒、通经活络、消瘀散结、活血逐瘀之功能；足三里、梁丘益气养血，扶正祛邪，通经活络止痛；血海养血祛风；膝眼、犊鼻祛风除湿，宣散局部经气；三阴交健脾养肝强肾。通过以上治疗，共奏疏经通络止痛、祛风散寒湿之功效，故获良效。

● 案例二[2]

一般资料：本组90例患者中，男性33例，女性57例；50岁以上82例，50岁以下8例。全部病例均为一侧或两侧膝关节肿胀疼痛、屈伸不利，上下楼梯时关节酸痛尤为明显，体检膝关节内侧或外侧均有压痛，且经X线摄片确诊者。

治疗方法：取穴血海，膝眼，阳陵泉，足三里，阿是穴。选用28号1.5~2寸毫针刺入上述穴位，务使得气，以产生酸胀沉重感为度。全部穴位均用平补平泻手法，针后再在每根针柄上套长约2cm的艾条熏灸，留针30分钟。起针后再在膝关节周围拔火罐，留罐5~6分钟。10次为1个疗程，休息3天，继续下1个疗程。治疗2个疗程后统计疗效。

治疗结果：临床治愈59例，占76.7%；有效21例，占23.3%；总有效率为100.0%。

临床体会：膝关节骨质增生属于中医学"痹证"范畴，《素问·痹论》说："所谓痹者，各以其时，重感于风寒湿之气也。"《诸病源候论·风痹候》说："痹者，风寒湿三气杂至，合而成痹，其状肌肉顽厚，或疼痛……"痹证日久，容易出现气血运行不畅，瘀血痰浊阻痹经络，或出现皮肤瘀斑、关节肿大、屈伸不利等症。西医学认为，膝关节骨质增生以关节软骨退行性改变为主要病程特征，关节间隙狭窄，临床上以老年人发病多。

笔者根据本病的临床证候，认为风、寒、湿是本病的主要病理因素，瘀血是疾病进一步发展的病理反应，祛风散寒利湿、活血化瘀止痛是治疗本病的基本原则。针灸取局部腧穴以疏通经脉，通络止痛，温针灸加火罐既能温经散寒止痛，又能行血化瘀，多种治疗手法综合运用，故取得较好的效果。

● 案例三[3]

一般资料：本组50例患者中，男22例，女28例；年龄最小者26岁，最大者70岁。

治疗方法：患者取仰卧位，将患膝垫高、放松。医者针刺梁丘、血海、内膝眼、外膝眼、阳陵泉、足三里、鹤顶，用提插泻法，得气后留针30分钟。然后选其中3~4穴，接通电针治疗仪，用疏密波治疗，强度以患者感觉舒适为度。起针后，在针刺处拔罐，留罐20分钟。每日1次，7次为1个疗程。疗程间休息2天。

治疗结果：经治疗后，35例痊愈，膝痛消失，膝关节屈伸功能恢复正常；14例显效，膝痛明显改善；无1例无效。

临床体会：增生性膝关节痛多发于中老年人。长期劳累，负重或受寒致经络气血阻滞，故采用针罐并用法治疗，以调和气血，祛风散寒，通经止痛。同时应用电针疏通局部经络，使气畅血行而痛止。

（二）刺血拔罐

● 案例一[4]

一般资料：本组288例中，男性77例，女性211例；年龄28~80岁；病程7天~3年。均表现为关节疼痛，运动后发僵，晨起较重，活动后好转，但活动过多又加重。早期关节无肿胀，肌肉无萎缩，一般无明显的活动障碍，受损关节缝隙处有压痛；晚期关节可有肿胀，运动受限，甚至关节变形，但不形成强直。X线检查病变关节边缘骨质增生，关节间隙变窄，晚期可见关节面改变，骨端变形等。

治疗方法：患者取俯卧位，医者于其腘窝正中行常规消毒，用消毒注射针头轻刺体表皮肤至有明显出血点，用中量玻璃火罐吸拔5~10分钟，至出血量5~10ml后起罐，彻底消毒皮肤。

治疗结果：本组288例中，经治疗痊愈115例，显效154例，有效19例，总显效率达93.4%。随访两年无复发。

临床体会：刺血拔罐法具有改善微循环障碍，缓解血管痉挛，促进血液循环，疏通经络，流畅气血，消除瘀滞的作用。

● 案例二[5]

一般资料：本组病例200例，男89例，女111例；病程最长30年，最短1个月；年龄最大87岁，最小30岁，平均年龄49.5岁；单膝治疗42例，双膝治疗158例。

治疗方法：在火针、刺血后，可根据部位的不同，皮肤的弹性，体质的胖瘦选用适宜型号的火罐（有皮肤溃疡者慎用）。常采用群罐法，一般留罐10~15分钟，起罐时手法要轻，不可硬拉或用力旋动，以免损伤皮肤。三种疗法同时使用，每隔3天治疗1次，3次为1个疗程。疲劳、饥饿、高血压、心脏病及糖尿病患者慎用。

治疗结果：治疗200例，临床治愈134（67%），有效60例（占30%），无效6例（占%），总有效率97%，治愈时间最短1个疗程，最长5个疗程。

临床体会：膝关节骨性关节炎是以膝关节边缘骨质增生为主要病理表现的骨性关节炎，临床以关节肿痛、积液、功能受限，X线摄片有不同程度的骨赘形成为主要特征。本病并非真正的炎性改变，是增生的骨质压迫膝关节周围的神经血管及软组织时出现的临床症状及体征。中医学认为，本病多因气血瘀滞，或肾气亏虚，又遭受风寒侵袭而致经络阻滞，属本虚标实证。

本组资料表明，应用火针、刺血、拔罐三种疗法联合治疗膝关节骨性关节炎，可以协同改善膝关节的血液循环，缓解血管神经及软组织受压迫状态，抑制骨刺的生成，从而起到治疗作用，常有立起沉疴之效。本法具有简便、可重复、廉价的优点，是保守治疗膝关节骨性关节炎较理想的一种方法。

五、分析与评价

1. 拔罐疗法治疗膝关节骨性关节炎的概况

膝关节骨性关节炎属于中医学"痹证"范畴，风、寒、湿是本病的主要致病因素，瘀血、痰浊是病情进一步发展的病理产物，经络闭阻不通是本病的主要病机变化。拔罐具有改善微循环障碍，缓解血管痉挛，促进血液循环，疏通经络，行气活血，消除瘀滞的作用，同时，通过拔吸，开泄皮肤毛孔，祛邪外出。刺络拔罐不但可以祛瘀通经，而且可以生新濡筋，改善局部营养代谢，促进损伤组织的功能恢复，从而达到治疗本病的目的。近几年的研究表明，刺络拔罐对人体的"神经—内分泌—免疫网络"具有调节作用。刺络拔罐的出血量一般控制在5~10ml。综合疗法中，拔罐配合针刺最为普遍，针刺时采用的多是局部取穴为主，手法以平补平泻，中等强度刺激为主。也有人针刺后在针柄上加艾炷行温针灸，或采用电针加强针刺力量。应用火针治疗后拔罐也有报道。文献中尚未有单独应用拔罐，闪罐，走罐治疗本病的报道。

2. 拔罐疗法治疗膝关节骨性关节炎的疗效及安全性评价

经大量临床研究实践证明，拔罐综合疗法治疗本病有较好疗效，而且本法具有"简、便、验、廉"的优点，是保守治疗膝关节骨性关节炎较为理想的一种方法。对于本病的治疗，拔罐综合疗法与常规针刺疗法相比可疗效更好，疗程更短。刺络拔罐对于改善膝关节功能活动方面较常规针刺有较大优势，即使单纯应用刺络拔罐，临床痊愈率也较常规针刺高，经统计学分析，有显著差异。

拔罐综合疗法治疗本病安全可靠，不良反应较少，只是刺络拔罐时须注意出血量及拔罐时间的控制，以防起疱或皮肤剥脱等损伤的发生。拔罐间隔时间也不宜过短或过长，一般以每周2次为宜。

3. 膝关节骨性关节炎的拔罐疗法治疗规律

本病的治疗原则是局部与整体治疗相结合，辨病与辨证相结合，补虚与泻实相结合。

①膝关节局部刺络拔罐，全身体穴针刺治疗。局部取穴以鹤顶、犊鼻、足三里、阴陵泉、阿是穴为主。全身性选穴可用膈俞、血海、肾俞、关元、曲池、大椎、合谷、太冲等。②辨病与辨证相结合，主要体现在有针对性的全身性体穴的应用，如寒痹选用合谷、太冲，合称"四关"，正如《标幽赋》中记载："寒热痹痛，开四关而已。"③补虚与泻实相结合，本病的病理机制为本虚标实，正气虚则卫外不固，风寒湿邪侵袭而入，闭阻经脉，为瘀为痰，日久筋骨失养。局部针刺可以通经，刺络可以活络，拔罐祛瘀，全身性腧穴如肾俞，关元等可以温阳益气，从而体现了中医学"标本同治"的指导思想。④膝关节骨性关节炎，可分为风寒湿痹、热痹和肝肾亏虚三型，临床应根据具体情况选用恰当的疗法。对于到底何种疗法对何种类型更为有效，临床尚缺乏相关研究报道。

4. 今后膝关节性关节炎的临床研究重点

膝关节骨性关节炎是临床常见病、多发病，关系到人们日常生活质量。目前对本病的发病原因还没有确切的定论，大多数认为是感受风寒湿邪，但也有不少病例没有明确的发病史，因此，加强对本病的病因研究十分重要，以期针对病因找出更佳的预防和治疗方案。在目前的研究中，以临床疗效观察为主，缺少理论知识指导，在今后的研究中，很有必要把拔罐治疗的机制作为研究重点。

六、注意事项

拔罐止痛疗效迅速，但针对原发病应坚持拔罐配合药物治疗，在治疗期间患者要注意防寒保暖，并适当运动。

参考文献

［1］李得顺．针刺配合拔罐治疗增生性膝关节炎218例疗效观察［J］．甘肃中医学院学报，2000，17（04）：33–34．

［2］潘凤琴．温针灸加拔罐治疗增生性膝关节炎90例［J］．江苏中医药，2003，24（10）：45．

［3］刘博．电针加拔罐治疗增生性膝关节炎50例［J］．中国民间疗法，2001，9（06）：22．

［4］王仁森．封闭加刺血拔罐治疗膝关节增生性关节炎288例［J］．中国民间疗法，1997，5（06）：20–21．

［5］谭祥跃，李万勇，汤占庆．火针刺血拔罐联合治疗膝关节骨性关节炎200例临床观察［J］．中华名医论坛，2004，6（02）：31–32．

［6］严隽陶．推拿学［M］．北京：中国中医药出版社，2002：175–176．

［7］徐永豪，王海．运用锋勾针、拔罐治疗膝关节侧副韧带陈旧性损伤56例临床观察［J］．针灸临床杂志，2000，16（1）：21–22．

［8］李绪领，初坤，于年雁，等．温针配合拔罐治疗膝关节疼痛42例［J］．针灸临床杂志，2000，16（9）：31．

［9］税素华．针刺拔罐治疗膝关节疼痛患者22例临床观察［J］．成都中医药大学学报，2000，23（3）：27．

足跟痛

一、中医学概述

（一）概念

本病在中医学中属"痹证""肾虚"范畴。病因病机为年老肾虚，体质虚弱，肾阴阳俱亏，不能温煦和滋养足少阴肾经循行路线的筋骨，跟骨失养，而发生疼痛；或因风、寒、湿邪侵袭，致气滞血瘀，经络受阻而疼痛。

（二）辨证

足跟痛临床上常见两种证型。

1. 肝肾亏虚型

临床表现：足跟隐痛，劳则加重，休息后缓解，腰膝酸软，头晕目眩，耳鸣耳聋，舌淡苔白，脉沉弱。

证候分析：年老肾虚，体质虚弱，肾阴阳俱亏，不能温煦和滋养足少阴肾经循行路上的筋骨，跟骨失养，致使足跟隐痛，劳则加重，休息后缓解；腰为肾之府，肾虚则见腰膝酸软；肾开窍于耳，肾虚不能充养耳部，则见耳鸣耳聋；肝开窍于目，肝肾阴虚，则见头晕目眩；舌淡苔白，脉沉弱，均为虚弱之象。

治则：补肾养肝。

2.寒湿痹阻型

临床表现：足跟疼痛，遇寒加重，得热则缓，肢体困重，苔白腻，脉沉。

证候分析：当寒湿之邪侵袭足跟部、闭阻经络时，因寒性收引，湿性凝滞，故足跟疼痛，遇寒加重，得热则缓，肢体困重；苔白腻，脉沉，均为寒湿停聚之象。

治则：散寒行湿，温经通络。

二、西医学概述

（一）概念

足跟痛是由于急性或慢性损伤引起足跟着力部分以疼痛为主的病证。本病多见于老年人。病因与跖筋膜劳损，或跟骨结节退变钙化、骨刺形成导致的纤维脂肪垫炎、跟下滑囊炎、跟骨静脉压增高有关。临床表现为轻者走路、久站才出现疼痛，重者足跟部肿胀、疼痛、不能站立，行走困难，平卧时亦有持续酸胀或针刺样、灼热疼痛，足跟内侧有明显的痛点，并有筋节样的反应物。疼痛常在久坐和晨起下床时明显，活动后可缓解。

（二）诊断

（1）35岁以上患者为多，或有跟部锐物顶压史，多无外伤史。

（2）行走时跟部跖面疼痛。

（3）足跟跖面压痛。

（4）跟部跖侧皮肤无红肿，皮温略高。

（5）X线检查有时见骨质脱钙、增生或骨刺。

三、现代常用拔罐法

【孟氏中药拔罐疗法】

主穴取太溪、照海、水泉、昆仑、解溪、申脉、仆参、失眠、涌泉。肾虚者加肾俞、三阴交；寒湿型加阳陵泉、命门、丰隆。拔罐之前和拔罐之后分别在拔罐的局部外涂中药拔罐液。（彩图55、彩图56）

【刺络拔罐法】

取穴：承山、太溪、漏谷、昆仑、涌泉、照海、阿是穴。先用三棱针点刺诸穴，其中，阿是穴用密刺，至皮肤微出血后拔罐15~20分钟。起罐后用艾条温和灸阿是穴10分钟。隔日治疗1次，10次为1个疗程。疼痛缓解后，可减少穴位，但阿是穴每次必取。

【针罐法】

取穴：阿是穴、昆仑、商丘。先用毫针针刺得气后，拔罐15~20分钟；或先用三棱针点刺痛点出血再施以拔罐。

【点按拔罐法】

取穴：承山、太溪、昆仑、涌泉、照海。先将以上诸穴用指针点按1分钟，然后拔罐15分钟。

【涂药罐法】

取穴：涌泉、昆仑、太溪、照海、承山或小腿下段后侧压痛点。在穴位处涂风湿油、红花油或补肾活血的药液，然后在穴位上吸拔留罐10~15分钟。施术后以川芎细末装入与足跟相应大小的薄布袋内，药厚约 2mm，缝上袋口，然后将药袋绑在足跟痛点处，走路、睡眠时也不要解下，每 2 天换药 1 次。

四、注意事项

本病在治疗的同时，可配合补肾的药物，如六味地黄丸。宜穿软底鞋或在患侧放置海绵垫。局部每天可热敷或用温水浸足。

参考文献

[1] 王风萍. 中药水罐治疗足跟痛 30 例 [J]. 针灸学报，1992，8（6）：19.
[2] 杨君良，钟海宁. 钻孔滴血治疗顽固性足跟痛 [J]. 中国骨伤，1997，10（4）：39.

股骨头坏死

一、中医学概述

本病在中医学中属于"痹证"范畴，病因病机为风寒湿热之邪侵袭人体，痹阻筋骨而致，病久则气滞血瘀，湿痰内生形成痰瘀痹阻、关节畸形。

二、西医学概述

（一）概念

股骨头坏死是指股骨头骨骺的缺血性坏死。其病因复杂，临床上常见的是股骨头骨骺骨软骨病，股骨头骨骺的骨化中心在 1 岁后出现，18~19 岁融合，在此年龄阶段均可发病，男多于女，比率为 6：1，多为单侧，少数为双侧。其病因可能与慢性损伤，或炎症引起的髋炎节积液和关节内压增高、股骨头骨骺的先天性缺陷以及内分泌紊乱等因素有关。病理变化主要分四期：①缺血期：软骨下骨细胞由于缺血而坏死，骺软骨通过滑液吸收营养而继续发育，但较正常增厚，这一过程可延续数月或年余，常因临床症状不典型而被忽视。②血供重建期：新血管长入坏死骨骺，逐渐形成新骨，如致伤力仍在，则新骨将被吸收而被纤维肉芽组织代替，因而股骨头易受压变形，此时是治疗的关键期。③愈合期：本病发展到一定时间骨吸收可自行停止，继之骨化，直到纤维肉芽组织全部为新骨所代替，畸形继续加重。④畸形残存期：病变静止，畸形固定，随年龄增长最终将发展为髋关节的骨关节病而出现新的问题。早期症状不明显，数月至一年后出现髋部疼痛或膝部感应痛，并有内收肌痉挛，髋关节外展活动受限，以及保护性跛行（患肢每一着地，立即提起）等症状。X 线检查具有诊断价值。

（二）诊断

（1）早期有跛行、髋膝酸痛、僵硬感，活动时痛，休息后好转。
（2）髋部活动受限，最早为旋转受限，以后涉及屈曲、外展和内收，患肢肌肉萎缩。
（3）后期呈屈曲内收畸形。
（4）X 线片显示骨坏死改变。

三、现代常用拔罐法

【孟氏中药拔罐疗法】

选穴：肾俞、环跳、承扶、殷门、委中、承山、阿是穴、下肢胆经、膀胱经。拔罐之前和拔罐之后分别在拔罐的局部外涂中药拔罐液。（彩图 58 ）

四、注意事项

本病病程较长，应争取早诊断、早治疗，配合内服中药，采用支架适当固定于外展、内旋位。

肋软骨炎

一、中医学概述

（一）概念

肋软骨炎属于中医学"骨痹"范畴。发病部位在第 1 至第 7 肋软骨与肋骨、胸骨交界处，可单发，亦可多发。好发部位为第 2~4 肋软骨，尤以第 2 肋软骨最为常见。肋软骨炎以疼痛肿胀为主症，且痛处不移，"疼不移处为死血"。《医学发明》载曰："血者，皆肝之所主，恶血必归于肝，不问何经之伤，必留于胁下。"

（二）辨证

1. 肝气郁结

临床表现：局部肿大，结块不硬，胸闷，胀痛，常于恼怒或情志不畅时疼痛加重，伴嗳气不舒，舌质淡红，苔薄白，脉弦或弦细。

证候分析：胸胁为肝经所络属，病在胸胁。肝气郁结、肝郁气滞致局部肿大，结块不硬，胸闷，胀痛，嗳气不舒，舌质淡红，苔薄白，脉弦或弦细。

治则：疏肝理气，散结止痛。

2. 瘀血阻滞

临床表现：局部增粗肿大，结块坚硬，痛有定处，呈持续性刺痛，疼痛难忍，口干，舌质紫黯，苔薄黄，脉弦细涩。

证候分析：气郁日久，或闪挫外伤致血瘀阻络。清·林佩琴谓："有形而坚着不移者为积，在脏主阴，属血。"血瘀阻络，不通则痛，故见局部增粗肿大，结块坚硬，呈持续性刺痛，且疼痛难忍；口干，舌质紫黯，苔薄黄，脉弦细涩，均为血瘀之象。

治则：活血化瘀，散结定痛。

3. 痰湿凝结

临床表现：胸胁结肿而痛，肢重倦怠，纳谷不馨，咳吐浊痰，舌质淡，苔滑腻，脉濡。

证候分析：脾失健运，运化失司，故见纳谷不馨；水湿不化，困于四肢，故见肢重倦怠；湿痰内生，痰阻气机，结于胸胁，故见胸胁结肿而痛；咳吐浊痰，舌质淡，苔滑腻，脉濡，皆为痰湿凝结之象。

治则：祛湿化痰，散结定痛。

4. 热毒蕴结

临床表现：胁肋灼热疼痛剧烈，局部肿块按之灼手，身热，咽干，口渴，心烦，便燥，溲黄，舌质红，苔薄黄腻，脉弦数。

证候分析：热毒外侵故见胁肋灼热疼痛剧烈，局部肿块按之灼手，身热；热灼津液，致津枯液少，不能上荣故见咽干，口渴；热邪扰心故见心烦；便燥，溲黄，舌质红，苔薄黄腻，脉弦数，均为热毒蕴结之象。

治则：清热解毒，散结定痛。

5. 气虚血瘀

临床表现：肿块渐成，隐痛阵阵，偶感刺痛，心悸，体倦乏力，语声低微，面色无华，舌质黯，苔薄白，脉沉细无力。

证候分析：心脾两虚，运行无力，气虚而见肿块渐成，隐痛阵阵，心悸，体倦乏力，语声低微，面色无华；血瘀而见刺痛；舌质黯，苔薄白，脉沉细无力，均为气虚血瘀之象。

治则：益气活血，消肿定痛。

二、西医学概述

（一）概念

肋软骨炎好发于青壮年，且女性多于男性。该病病因及发病机制尚不十分清楚。一般认为与慢性劳损及病毒感染有关，有人报道该病病因可能与风湿感染和白色念珠菌感染有关。也有乳房再造术后发生不同程度的肋软骨炎，胸腹手术非直接肋软骨损伤并发肋软骨炎的报道。该病的病因可能是综合性的，在治疗上方法有很多，如局部封闭、内服外用药物等，极少数顽固病例甚至行手术切除肋软骨以达到治疗目的。

（二）诊断

（1）第 1~7 肋软骨与肋骨、胸骨交界处肿胀、疼痛，可单发，也可多发。好发部位为第 2~4 肋软骨，尤以第 2 肋软骨最为常见。

（2）局部隆起，结块，质硬，压痛明显，但不化脓。

（3）深呼吸、咳嗽或积压胸壁时疼痛加剧，严重者同侧上肢活动困难。

（4）局部疼痛一般历时 2~3 个月后可自行消失，但肋软骨肿大常持续数年，可反复发作。

（5）X 线检查，早期无特殊发现，晚期肋软骨普遍钙化。

三、现代常用拔罐法

【孟氏中药拔罐疗法】

风寒外袭选穴神藏、彧中、紫宫、风门、外关；气血瘀滞选穴肝俞、膈俞、神藏、紫宫、足三里、阳陵泉。并可在疼痛局部拔罐。拔罐之前和拔罐之后分别在拔罐的局部外涂中药拔罐液。（彩图 19）

【火罐法】

风寒外束：治疗选取神藏、彧中、紫宫、风门穴。操作时，患者取坐位，医者选取中口径玻璃罐以闪火法吸拔患侧诸穴 10~15 分钟，每日 1 次。气血凝滞：治疗选取肝俞、膈俞、神藏，紫宫、阿是穴。操作时，患者取坐位，医者用闪火法吸拔患侧诸穴 10~15 分钟，每日 1 次。

【刺络拔罐法】

选穴：①大椎、阿是穴。②身柱、阿是穴。先用三棱针点刺，然后拔罐，留罐 10 分钟，每次选 1 组穴位，每日 1 次，10 次为 1 个疗程。

【刺络加拔罐、薄贴灸】

取穴：阿是穴。操作：以皮肤针或三棱针，在选取穴上散刺，然后加拔罐，10 分钟后除罐，贴上撒有肉桂樟脑散的胶布，隔胶布行艾条温和灸，灸至局部温热感而患者又能耐受为度，一日灸 2~3 次。

注意：（1）防止局部皮炎。

（2）孕妇小腹、腰骶部不宜用此法。

（3）贴敷期间，忌受水浸。

（4）此药易挥发，需密闭保存。

【七星针刺加拔罐疗法】

选穴：主穴为阿是穴。配穴为大椎、膻中。常规消毒后用七星针轻叩局部，再行拔罐。留罐时间为 10~15 分钟。辅以桃红四物汤。

【围刺加拔罐疗法】

患者仰卧或侧卧，充分暴露患处，在软骨压痛敏感区四周常规消毒，用 1 寸毫针多针浅刺，一般 4~8 针，施捻转手法使患者有酸胀感，留针 25 分钟，取针后加拔火罐于疼痛处，留针 10 分钟。7 日为 1 个疗程。

四、现代常用拔罐法的临床应用

（一）针刀配合拔罐

● **案例**[1]

一般资料：35 例患者中，男性 15 例，女性 20 例；年龄 22~60 岁。

治疗方法：常规消毒后，医者将左手拇指和食指分别置于病变部位的上下间隙，加以固定。医者右手持小针刀垂直刺入直达肋软骨，在肋软骨膜上沿肋软骨长轴单行划 3~4 次，长度 15~20cm，加横行剥离 2~3 次，患者可以明显出现酸麻胀感，出针后不压迫针眼立即拔罐，拔罐时可见针孔处拔出少许血液，留罐 10 分钟，拭去血液即可。治疗期间不服任何止痛药，1 周后复诊。

治疗效果：痊愈 34 例，显效 1 例，总有效率 100%，痊愈率 97%。

临床体会：本文结果总有效率 100%，治愈率 97%。传统对肋软骨炎的治疗由于病因不明，一般采用对症治疗，个别严重者采取手术切除。本法一方面通过对肋软骨炎骨膜的直接划割，松解了肿胀的肋软骨对增厚的软骨骨膜的压力，从而减轻了疼痛，另一方面通过针刺、划割和拔罐的复合作用，给肋软骨造成一个新的损伤，在局部形成一个新的刺激，由于这个新的损伤和刺激，调动和增强了机体的自修能力从而加速了病损部的修复，达到治愈的目的。此方法疗效可靠，费用低，操作不复杂，在基层值得推广。临床上还有在针刀后配合按摩再施以拔罐的方法，疗效亦很好。

（二）短刺配合拔罐

● **案例**[2]

一般资料：治疗组 108 例，男 94 例，女 14 例；年龄最小 17 岁，最大 41 岁；患者就诊时均未接受过其他治疗。

治疗方法：（1）治疗组：患者取仰卧位，患部皮肤常规消毒，医者取 28 号 1.5 寸毫针先在病位中心直刺一针，针尖达骨面，上下左右轻摇针身数次。再取 28 号 1.5~2.5 寸毫针 4 支，找准病变肋软骨位置，分别在中心直针之上下左右取 4 个进针点（进针点应在病变软骨皮肤投影面的稍外侧），左手固定好进针点，右手持针快速刺入皮下后将针压倒，使针尖朝向中心方向，右手不离针柄，左手触摸病变软骨边缘，小心进针。尤其刺肋骨上下两针时动作宜轻慢，左手要配合好，一定要摸准软骨边缘位置，针尖应在软骨表面，不可向下滑，以保安全。如数肋同时发病，则以同法刺其病肋（如患肋数多，一次同时施治患者难以接受，亦可分组隔日交替施治）。5 针刺完后，依次轻摇小幅度提插针身数次，使针在软骨面或软骨膜下摩动，留针 10 分钟后依次起针，先起围针，后起中心针，出针时均轻摇慢出，不提插，不闭针孔。出针毕，根据患病部位大小选用不同型号之玻璃罐，用闪火法或抽气法拔罐，罐口均以中心针眼为中心，令出血 3~5ml，留罐 10 分钟起罐。再以 30 号 2 寸毫针刺病侧太溪穴及病变相应之璇玑、华盖、紫宫、玉堂、膻中、中庭等邻穴。太溪穴得气后使针感向心传导，行补法 1 分钟，不留针。任脉邻穴得气后使气至病所，捻针 1 分钟，平补平泻，不留针。隔日治疗 1 次，5 次为 1 个疗程，2 个疗程后评定疗效。

（2）对照组：口服吲哚美辛 25mg，吗啉胍 0.2g，每日 3 次，连服 12 天；局部以泼尼松悬浊液 25mg 加 2% 普鲁卡因 2ml 封闭，每病位用混合液 2~3ml，一次总量泼尼松不超过 75mg，每周封闭 2 次。局部红外线理疗，每次 20 分钟，每日 1 次，3 周后评定疗效。

治疗效果：治疗组共 108 例，治愈 70 例，占 64.8%，显效 32 例，占 29.6%，有效 6 例，占 5.6%，总有效率 100%；对照组共 64 例，治愈 24 例，占 37.5%，显效 16 例，占 25%，有效 20 例，占 31.3%，无效 4 例，占 6.2%，总有效率 93.8%。

临床体会：肋软骨炎当属中医学"骨痹"范畴，西医学又称"肋软骨痛性非化脓性肿胀"。其病因不明，有认为与病毒感染有关，亦有认为胸肋关节内韧带损伤为其主要原因。多累及第 2 至第 4 肋软骨。明·杨继洲《针灸大成·刺法论》谓："短刺者，刺骨痹，稍摇而深之，置针骨所，以上下摩骨也。"笔者将短刺与扬刺（又叫局部五针法）相结合，局部多针短刺，使针贴病变软骨或软骨膜下摩骨，同时针后在患处拔罐，亦是取得良效的关键。多针短刺，利于局部经气疏通，针后拔罐，可通经络，行气滞，去瘀血，出邪气，去瘀生新。在治疗过程中，大部分患者在起针或拔罐时都感到有一股气随之而出，不适感随即消失。经脉所过，主治所及，肋软骨部为足少阴经所过，又有肾主骨之义，取太溪和相应任脉穴以疏通经气，上下经气畅达，则瘀滞可去。以往认为针刺治疗本病对肿大肋软骨的平复无作用，采用上述方法治疗，确能使大部分早期软骨肿胀患者得到完全康复。对慢性反复发作病例，疗效亦佳。临床上有围针配合拔罐法，其操作要求多针浅刺，起针后拔罐，疗效与本法相类。亦有采用毫针针刺局部后拔罐，并配合膻中、华盖和阿是穴等综合起效的。

（三）七星针针刺加拔罐

● 案例 [3]

一般资料：80 例患者中，男性 35 例，女性 45 例；年龄最小 20 岁，最大 43 岁；病程最短 1 个月，最长 1 年半，以 4~6 个月为多。主要临床表现为胸痛，痛处不移，肋软骨处有隆起疙瘩；肿而不红，边缘不明显，触之坚硬，有压痛，表面光滑。活动患侧手臂或深呼吸时疼痛可加剧。

治疗方法：（1）选穴：主穴为阿是穴，多取患侧隆起处中心处。配穴为大椎、膻中。

（2）操作方法：阿是穴局部常规消毒后，用七星针重叩，从肋软骨隆起处中心叩起，由内到外，叩至局部有出血点状为止，而后再行拔罐；大椎穴用七星针轻叩局部，再行拔罐；膻中穴用七星针微叩局部，再行拔罐。留罐时间一般为 10~15 分钟，每周 2~3 次，10 次为 1 个疗程。

（3）辅助治疗：①中药：部分病例辅用中药，多以桃红四物汤随证加减。②穴位注射：大多配合阿是穴穴位注射，将确炎舒松 –A10mg，加 1% 普鲁卡因 2ml 混合后注入阿是穴（要求从中心向四周一针多透注入），隔周 1 次，连续 3 次。

治疗效果：本组治疗最少 7 次，最多 25 次，平均 18 次。67 例治愈；10 例有效（其中 4 例因事外出，1 例患胆囊结石手术而中断治疗）；无效 3 例。

临床体会：七星针叩刺阿是穴配合拔罐为主，直达病所，祛瘀消肿止痛。膻中为气会之处，有调气降逆、宽胸利膈之功；大椎乃手足三阳及督脉之交会穴，又是全身强壮穴之一，动物实验研究表明，针刺大椎穴可增强网状内皮系统功能，增强免疫功能。三穴相配，达到"脉道以通，血气乃行"之目的。临床实践表明，本方法治愈率高，无副作用，操作简便，值得推广。临床上有用毫针代替七星针叩刺的治疗方法，疗效亦佳。

（四）推拿并局部刺络拔罐法

● **案例**[4]

一般资料：本组 86 例患者中，男 57 例，女 29 例；年龄最小 18 岁，最大 57 岁；左侧 51 例，右侧 35 例；单肋发病 62 例，合并两肋者 24 例；发病 1~7 天者 43 例，8~30 天者 34 例，30 天以上者 9 例。

治疗方法：（1）背部按揉：患者取坐位，双手屈肘靠在膝部，裸背，术者在其背部脊柱两侧施以按、揉、推手法 3~5 分钟，再点揉大椎穴 1 分钟，最后用双手侧掌拍击脊柱两侧 3~5 分钟。

（2）弹筋拨络：患者正坐，肌肉放松，两手下垂，术者立于患者正面用一手托起患侧上肢外展约60°，另一手从患者腋下用拇食 2 指在极泉穴深拿筋络，使患侧手指有麻木感觉。然后术者站立于患者背后，用食指按放在患侧的缺盆穴，食指稍微弯曲，用力后压并向上方扣动筋络，此时觉得有索状筋络从指尖部滑过，患者觉得有放射麻电感。

（3）胸部推揉：患者取仰卧位，暴露患肋部位，先点按外关、膻中穴各 1~2 分钟，然后在患肋肿胀处用梅花针施以刺络拔罐法，拔出瘀血 2~3ml。均隔日 1 次，5 次为 1 个疗程，2 个疗程后评定疗效。

治疗效果：治愈 61 例，占 70.9%；显效 17 例，占 19.7%；有效 8 例，占 9.3%。总有效率达 100%。

临床体会：肋软骨炎属于中医学"骨痹"范畴，西医学又称之为"非化脓性肋软骨炎""肋软骨增生病"。中医采用点按阿是穴，能直达病所，祛瘀活血，起到消肿止痛的作用。膻中为气会之处，有调气降逆、宽胸利膈之功。而外关系八脉交会穴之一，通阳维，可疏三焦壅热，调经络气滞。缺盆穴位于锁骨上窝，十二经络通过此穴处就有 5 经，是人体络属内脏百骸的主要通道，从现代解剖来看，臂丛神经血管通过此处，弹拨此穴能刺激神经血管，且能刺激通过此处的自主神经，起到调节上肢躯干的内在平衡作用。极泉穴属络心经，主治胸闷肋痛，臂肘麻木等症，配合弹拨此处疗效更佳。刺络拔罐疗法是通过在肋软骨炎局部刺络拔罐，可使局部的邪热外泄，改变气滞血瘀的病理变化，起到"通则不痛"之功。通过临床疗效观察，采用推拿并刺络拔罐法治疗肋软骨炎，具有疗程短、复发率低的特点。

五、分析与评价

1. 拔罐疗法治疗本病的概况

肋软骨炎到目前为止还没有理想的治疗方法，较为传统的方法有皮质类固醇药物局部封闭、口服非甾体类消炎止痛药物、理疗、肋软骨患部骨膜穿孔减张等。近年来也有人用中药和体针治疗，但疗效均不尽人意。本篇意在通过对拔罐疗法治疗肋软骨炎的分析总结，进而寻求一种有较好疗效的、能普遍应用于临床的治疗方法。目前，拔罐疗法已经得到了较为普遍的推广，但在具体的操作上也存在着差异：有的单纯地应用拔火罐，但绝大多数以针刺后配合拔火罐为主，还有的结合推拿疗法应用。

2. 疗效及安全性评价

拔罐疗法治疗肋软骨炎有着较好的疗效。就其安全性而言，目前尚没有关于本法不良反应的报道。而在本法的实际操作中，若采用七星针等皮肤针，因其针刺的部位较浅，一般不会出现较大问题；如用毫针，要摸准软骨边缘位置，针尖应在软骨表面，不可向下滑，以保安全；如用针刀，也要注意针刀应在肋软骨骨膜上进行操作。总之，在针刺或针刀等配合拔罐疗法治疗肋软骨炎的过程中，只要在操作过程中紧贴骨膜，避开肋间隙，一般情况下不会出现不安全的因素。

3. 拔罐法治疗肋软骨炎的规律

应用拔罐疗法治疗肋软骨炎，其具体的操作过程中存在着差异，一般临床上常用的有以下几种方法：

（1）单纯在病变局部拔火罐。

（2）用针刀在肋软骨膜上沿长轴和横轴进行剥离后拔罐。

（3）用毫针深刺至病变部位肋骨骨膜，中纳一，旁纳四（围绕病变部位的边缘），起针后拔罐。

（4）用七星针叩刺病变局部至轻度出血后施以拔罐之法，临床上亦有用毫针代替七星针叩刺的操作方法。

（5）先在背部脊柱两侧，胸部病变局部施以按摩之法，后在病变局部进行刺络拔罐。

（6）配合针刺或按摩膻中、大椎、外关、极泉、缺盆等穴位，在此基础上对病变肋软骨局部施以刺络拔罐之法。

4. 今后肋软骨炎的临床研究重点

肋软骨炎的发病原因很多，目前至关重要的任务就是明确本病的发病机制。只有真正了解它的发病机制，才能在各个环节预防、阻滞及治疗该病。

六、注意事项

拔罐对于肋软骨炎可取得一般的临床疗效，如配合外敷中药则效果更佳。患者在治疗期间应注意休息，劳逸适度，避免扭、闪、碰、撞等伤害性动作，并要避免寒凉刺激，以免症状加重或复发。

参考文献

［1］尹根发. 小针刀加拔罐治疗肋软骨炎35例［J］. 针灸临床杂志，2000，16（8）：38.

［2］杨湘谭. 短刺加拔罐治疗肋软骨炎108例疗效观察［J］. 中国针灸，1997，17（7）：435-436.

［3］董敖齐. 七星针刺加拔罐治疗肋软骨炎80例［J］. 江苏中医，1999，20（3）：40.

［4］苏幸福. 推拿并局部刺络拔罐法治疗肋软骨炎86例疗效观察［J］. 现代康复，2000，4（10）：1529.

第三章 外科疾病

痔 疮

一、中医学概述

（一）概念

《丹溪心法》曰："痔皆因脏腑本虚，外伤风湿，内热蕴毒，以致气血下坠，结聚肛门，宿滞不散。而冲为痔也。"

中医学认为，本病多因风邪所伤，或饮食失调，嗜食肥甘辛辣，或久坐、久立，负重远行，或长期便秘，或泻痢日久，或劳倦、胎产等各种因素，导致肛肠气血失调，络脉瘀滞，蕴生湿热而成痔疮。

（二）辨证

1. 风伤肠络型

临床表现：大便带血、滴血或喷射状出血，血色鲜红，或有肛门瘙痒，舌红，苔薄白或薄黄，脉浮数。

证候分析：风为阳邪，风邪挟热损伤肠络，热邪迫血妄行，故出现大便带血、滴血或喷射状出血，血色鲜红。肛门瘙痒，乃风邪走窜所致。舌红、苔薄白或薄黄、脉浮数，为风热在表之象。

治则：疏风清热，凉血止血。

2. 湿热下注型

临床表现：便血色鲜红，量较多，肛内肿物外脱，可自行回纳，肛门灼热疼痛，舌红，苔黄腻，脉滑数。

证候分析：湿热下注，结聚肛门，气血壅滞，络脉瘀阻，则见肛内肿物灼热疼痛。热伤血络，迫血妄行，故便血色鲜红量多。此时邪实而正气未虚，故肛内肿物外脱较轻，可自行回纳。舌红、苔黄腻、脉滑数，为湿热壅盛之象。

治则：清热利湿，凉血止血。

3. 气滞血瘀型

临床表现：肛内肿物脱出，甚或嵌顿，肛管紧缩，坠胀疼痛，甚或肛缘有血栓、水肿，触痛明显，舌黯红，苔白或黄，脉弦细涩。

证候分析：气血运行受阻，瘀滞肠间，故见肛内肿物脱出，甚或嵌顿。毒邪下迫，故见肛门紧缩、坠胀疼痛；甚或瘀血浊气壅滞肠间，故见肛缘有血栓、水肿而触痛明显。舌黯红、苔白或黄、脉弦细涩，为气滞血瘀之象。

治则：活血化瘀，行气止痛。

4. 脾虚下陷型

临床表现：肛门坠胀，肛内肿物外脱不能自还，便血色淡，伴面色少华、头晕神疲、少气懒言、纳少便溏，舌淡白胖嫩，边有齿痕，苔白，脉细弱。

证候分析：中气不足，升举无力，故肛门坠胀、肛内肿物外脱不能自还。脾胃虚弱，气血化生乏源，致气血更虚，则便血色淡、伴面色少华、头晕神疲、少气懒言。脾虚则运化失常，故纳少便溏。舌淡胖嫩、边有齿痕、苔白、脉细弱，为脾虚气血不足之象。

治则：益气升陷。

二、西医学概述

（一）概念

痔疮是直肠下端黏膜下和肛管皮肤下扩张曲张的静脉团，多见于成年人，主要是肛门静脉回流发生障碍而引起，如怀孕、便秘、腹泻、久坐均可导致。痔疮位于齿状线以上为直肠黏膜所覆盖者为内痔，常见排便或便后肛门出血，重者可脱出甚至感染，外痔位于齿状线以下，为肛管皮肤所覆盖，一般无明显症状，但痔静脉破裂，血块凝于皮下时会出现肛门剧痛，并有肿物出现。

痔疮是临床常见病、多发病，男女皆有，任何年龄均可发病，临床上以截石位 3、7、11 点为多见。以 20~40 岁为多见，并随年龄的增长而逐渐加重。

（二）诊断

（1）便时肛门部出血，或滴血，或射血；

便时或劳累后，痔脱出肛外，能自行复位，或需手法复位；

便时肛门部不适，伴坠痛。

（2）肛门缘红肿，增加腹压时痔核变大，部分患者内痔脱出肛外。

（3）直肠下段有隆起的痔核，痔黏膜充血，或伴糜烂。

上述 3 项凡符合 1 中两项和 2 中的一项，即可诊断。

三、现代常用拔罐法

【孟氏中药拔罐疗法】

选穴：百会、肾俞、大肠俞、腰阳关、承山、下脘、神阙、天枢、关元、足三里。拔罐之前和拔罐之后分别在拔罐的局部外涂中药拔罐液。（彩图 12、彩图 20）

【火罐法】

选穴：大肠俞、气海俞、委中、承山。采用单纯拔罐法，留罐 15~20 分钟，每日或隔日 1 次，5 次为 1 个疗程。

【针刺后拔罐法】

主穴：大肠俞、气海俞、秩边、会阳，或配二白。主穴先针刺，后拔罐 15~20 分钟，同时配穴留针 5~10 分钟。每日或隔日 1 次。

【刺血拔罐法】

取骶部皮肤脉络。先用三棱针点刺，然后拔罐 10~15 分钟，以拔出血 3~10ml 为度。

【刺络拔罐法】

方法一：取腰阳关，患者取俯卧位，皮肤常规消毒，医者用三棱针对准穴位快速垂直刺入0.2~0.3cm，不提插捻转，随即出针，以出血为佳，再拔罐10~15分钟，起罐后消毒创面，纱布包扎。1周治疗1次。

方法二：取大肠俞。患者仰卧，两侧大肠俞常规消毒，医者用三棱针快速刺入0.5~1cm。进针后将针体左右摇摆5~6次，使同侧肢体有酸麻胀感时起针，然后迅速于针眼处拔罐，留罐20分钟。起罐后用酒精棉球压迫止血，胶布固定。每隔3日治疗1次，3次为1个疗程。

方法三：取长强穴。患者仰卧，常规消毒，医者用三棱针挑破络脉后拔罐10~15分钟，每日1次，5次为1个疗程。

【针罐法】

选穴：会阳、白环俞、大肠俞、次髎、承山以及腰骶部皮肤特异点（特征为微红色或粉白色，稍隆起如针帽大小）。以上各穴用毫针针刺得气后，立即拔罐，留罐10~15分钟，每日1次，6次为1个疗程。

【针挑拔罐法】

患者取俯卧位，暴露背部，医者在第七胸椎以下骶部以上，两腋后线之间寻找痔点（圆形或椭圆形，稍突出于皮肤略带色素，针尖大小，压之不褪色），无痔点者取大肠俞或周围压痛点，常规消毒后，三棱针挑破痔点皮肤，针的方向与脊柱平行，使创口长约0.5cm，深0.2~0.3cm，可挑出白色透明纤维样物，将其挑断，以挑尽为好。再用拔火罐在挑过的痔点上拔出瘀血。炎性外痔、血栓性外痔，可用中草药（皮硝50g，大蓟、石蒜、苦参、大黄各30g，红花20g）水煎熏洗坐浴，每次30分钟。

【微针刀拔罐法】

患者取俯卧位，医者取其双侧大肠俞，常规消毒并局麻后，微针刀刃与骶棘肌肌纤维呈平行方向刺入，穿破皮肤、皮下组织约2cm，有针感后先轻轻横拨2~3刀，刀刃转向与肌纤维方向呈垂直状，水平切断部分肌纤维约1cm，去微针刀，用闪火法在局部拔罐吸出血液，约15分钟，创口用创可贴固定；对侧穴位施术方法同上。再令患者仰卧，头稍后仰，助手将患者上唇轻向前上提起，充分暴露龈交穴，在阳性反应点处消毒，2%利多卡因基底浸泡麻醉，止血钳钳夹阳性反应物，用剪刀或小刀快速摘除，无菌棉球压迫止血。

四、现代常用拔罐法的临床应用

（一）刺络拔罐法

● **案例一**[1]

一般资料：治疗30例患者，其中男9例，女21例，年龄最小32岁，最大63岁，内痔6例，外痔10例，混合痔14例，均经外科确诊。

治疗方法：患者取俯卧位，取腰阳关穴，常规消毒后，医者用三棱针对准穴位快速垂直刺入约0.2~0.3cm，随即出针，以出血为佳，再拔罐10~15分钟，一般1周治疗1次。

临床体会：腰阳关属督脉经穴，因督脉起于胞中，下出会阴，绕肛门向后，经尾骨下，沿腰背后正中线上行至头，并总督诸阳经。因此在此穴刺络放血，可激发督脉经气，调节肛门部气血循环，促进痔疮病愈。又因腰阳关位于大肠经背俞穴中央，其于大肠俞邻近，因而通过腰阳关刺血，可以对大肠俞起到一定刺激作用，从而达到清理大肠湿热，消除瘀滞的作用。实验研究也发现，刺络放血可以疏通经络中壅滞的气血，协调虚实，使气滞血瘀的病理变化恢复正常，从而起到泄热、止痛、消肿的作用。

● 案例二[2]

一般资料：治疗患者 60 例，男 37 例，女 23 例；年龄 29~62 岁（平均 46.2 岁）；病程 2~27 年（平均 12.1 年）；其中内痔 21 例，外痔 23 例，混合痔 16 例。

治疗方法：取穴腰俞、上长强（尾骨尖上 1 寸）、大肠俞、八髎、腰骶部阳性点（静脉怒张点）。患者取俯卧位，充分暴露腰骶部穴位，医者每次选择 3~5 个穴位，用三棱针快速点刺 3~5 下，出血后用闪火法将火罐迅速拔于所点刺穴位，留罐 10~20 分钟。拔出瘀血 1~3ml。起罐后擦净皮肤上的血迹。每周治疗 3 次，6 次为 1 个疗程。

治疗效果：经过 1 个疗程后治愈 31 例（占 51.7%），好转 24 例（占 40.4%），总有效率为 91.7%，安全可靠，简单实用，无副作用，患者容易接受，治疗效果好。

临床体会：刺血拔罐法具有疏通经络，消瘀散结的功效。腰俞、上长强乃督脉之穴，督脉为诸阳之会，绕行于肛，此二穴具有调整肛门周围经脉之作用；八髎穴属足太阳膀胱经，其经分别入肛，故此八穴具有疏通肛门部经脉气血的作用；大肠俞乃足太阳膀胱经之穴，手阳明大肠经的经气输注于此，故此穴可疏通大肠经的经气；而腰骶部的阳性点乃络脉瘀阻之象，此处刺血拔罐可以直接消除肛门附近络脉的瘀滞。诸穴合用，共奏疏通经络，行气活血，消除瘀滞之功效。

（二）挑刺拔罐法

● 案例一[3]

一般资料：治疗 32 例患者，其中男 25 例，女 7 例；成人 31 例，小孩 1 例，年龄最小 13 岁，最大 51 岁；内痔 10 例，外痔 8 例，混合痔 14 例；病程长短不一，病程长者两年，短者 3 个月。

治疗方法：32 例患者均以三棱针挑破腰肌部痔点，痔点为腰骶部圆形如小米粒大小，呈灰白色、棕褐色或暗红色，凸出皮肤的丘疹，加压不褪色，痔点不明显者，可在皮肤上摩擦几下使其明显，如出现两个可选其明显的一个，若找不出可在长强上端，臀沟纹尽头中央及八髎穴处挑治，每次只挑一处，深达皮下，把 0.5cm 深的白色纤维素数十条逐一挑断，挑尽为止，然后拔火罐 10 分钟，消毒后以无菌纱布包扎固定。挑刺后 2~3 天内，治疗部位不沾水，保持干燥，不吃刺激性食物，当天不做重体力劳动。

治疗效果：3 次治愈 5 例，5 次治愈 23 例，好转 4 例，治愈率 87.5%，有效率 100%。

● 案例二[4]

一般资料：264 例患者中，男性 198 例，女性 66 例；年龄 14~82 岁。其中内痔 72 例，外痔 89 例，混合痔 79 例，肛裂 19 例，脱肛 6 例。

治疗方法：患者暴露背部，俯卧床上，在第 7 胸椎以下，骶部以上，两侧腋后线之间的范围内寻找痔点。痔点呈圆形或椭圆形，稍突出于皮肤，针尖大小，略带色素，多呈灰色、暗红色、棕褐色或淡红色，压之不褪色。痔点不明显时可用手掌在背部摩擦，痔点可变红润，如找到数个相似的痔点应选靠近下部的痔点。如找反应点困难，可取大肠俞穴或周围压痛点为针挑点。用碘酒、酒精常规消毒，三棱针挑破痔点皮肤，进针的方向与脊柱平行，创口长约 0.5cm，深 0.2~0.3cm，可挑出白色透明纤维样物（状如细麻线），将其挑断，以挑尽为最好。再用火罐在挑过的痔点上拔出瘀血，留罐 10 分钟，起罐后清除瘀血，在挑口上覆盖消毒棉花，并用创可贴固定即可。

治疗效果：264 例中，经 1 次治疗即愈者 218 例，两次治疗痊愈者 34 例；3 例无效（因在痔疮未发时针挑之故）。5 例治愈后因食过多辛辣物而复发，仍以上法治疗后痊愈。治愈率 98.86%。

临床体会：痔疮是肛门、直肠下端痔静脉曲张而形成的静脉团。主要由于痔静脉回流发生阻碍引起。针挑结合拔火罐治疗内痔、外痔、混合痔、肛裂及脱肛，可起到疏通经络、调和气血的作用，经络通达，气血调和则痔疮自愈。本方法简单易行，手术无痛苦，无副作用，术后不影响日常工作，且价廉，疗效佳，患者乐于接受。

（三）梅花针加拔罐法

● 案例[5]

一般资料：32 例患者中，男 22 例，女 10 例；年龄 18~52 岁；病程最短 2 小时，最长 5 天。因痔核注射术后引起者 7 例，排便努责后引起者 19 例，嗜辛辣食物后发病者 3 例，无明显诱因者 3 例。

治疗方法：患者取俯卧位，医者选取第 2 腰椎至第 2 骶椎之间的华佗夹脊穴（脊柱旁开 0.5~1.5 寸区域）。常规消毒后，用梅花针从上到下均匀叩刺脊柱两侧华佗夹脊穴，以局部充血潮红和轻微出血为度，然后用消毒棉球擦去血迹。再取中号玻璃火罐 4 只，分别在两侧叩刺部位上拔罐 5~10 分钟，以使拔罐部位充血发紫并拔出少许血液，起罐后用消毒棉球拭净血迹，叩刺和拔罐总出血量控制在 15~30ml，隔日治疗 1 次。若有痔核坏死感染者，可配服抗生素。

治疗效果：本组患者治疗次数最少 1 次，最多 5 次。共缓解 18 例（56.3%），显效 7 例（21.9%），好转 5 例（15.6%），无效 2 例（6.2%），有效率 93.8%。

临床体会：梅花针叩刺腰骶部夹脊穴，可疏通经络，活血化瘀，改善嵌顿痔的血液循环，促进静脉回流，减轻肛缘水肿。在叩刺部位拔罐，可祛邪逐瘀，清热利湿，消除痔核充血，改善括约肌痉挛。两者相合，能活血逐瘀，行气通络，消肿止痛，痉挛缓解，水肿消退，经脉畅通，而痔核自然回纳，嵌顿得以解除，疼痛自止。

五、分析与评价

1. 拔罐法治疗痔疮的概况

痔疮是一种常见的肛肠疾病，是直肠末端黏膜下和肛管皮肤下扩大曲张的静脉团。拔罐法对本病有很好的治疗效果。首先，拔火罐可以促使血流通畅，拔火罐时产生的负压，使局部毛细血管充血，甚至破裂，随即产生一种类组胺的物质，随体液周流全身，血管迅速恢复舒缩功能，血液流通好转。其次，拔火罐对机体产生的良性刺激，可以通过皮肤感受器和血管感受器的反射途径传到中枢神经系统，产生调节兴奋与抑制过程，促使神经系统恢复平衡，提高副交感神经兴奋，增加胃肠蠕动，以治疗痔疮。其临床当中取得了不错的疗效，尤以刺血拔罐较为常用。

2. 拔罐法治疗痔疮的疗效及安全性评价

拔罐法治疗本病效果良好，且具有操作简单，经济方便、治愈率高等特点，在临床上应广泛推广。

3. 拔罐治疗痔疮的基本规律

拔罐治疗本病时多与其他方法相结合，如刺络放血、挑刺、梅花针叩刺等方法。因刺血拔罐法具有疏通经络，消瘀散结的功效，可以直接消除肛门附近络脉的瘀滞。挑刺法可产生强烈的持续性穴位刺激作用，内传于痔区及肛肠部位，起到活血化瘀改善局部微循环，增强血管壁弹性的作用。拔罐具有行气活血、通经活络、消肿止痛、泄热解毒、祛风除湿的功能，从而使充斥于体表，局部病灶乃至各脏腑中的各种致病因素得以祛除，最终使疾病痊愈。拔罐法多选择腰阳关，八髎，长强，大肠俞，华佗夹脊穴及腰骶部阳性点等穴位，诸穴合用，共奏疏通经络，行气活血，消除瘀滞之功效。

4. 今后痔疮的临床研究重点

本病是肛肠科常见疾病，给患者带来极大的痛苦。目前西医尚没有确切疗效的药物，中医药治疗本病有明显的优势，而拔罐疗法治疗本病的疗效确切，但是目前疗法较单一，对辨证分型也缺乏重视，探讨更佳的治疗方法是以后的研究重点。

六、注意事项

治疗期间配合热水浴效果更好。患者平素应多食新鲜蔬菜，忌食辛辣，加强提肛功能的锻炼，养成定时大便的习惯，以保持大便通畅，防止便秘。

参考文献

[1] 卜彤文，谭玉华，张娟，等. 刺络拔罐法治疗痔疮 30 例 [J]. 河北中医药学报，1999，14（3）：40.

[2] 张弘. 刺血拔罐法治疗痔疮 [J]. 空军医高专学报，1998，20（1）：31.

[3] 林开祖，何国金，俞金森，等. 挑刺拔罐治疗痔疮 32 例体会 [J]. 武警医学院学报，2005，14（3）：237.

[4] 丁茗. 针挑结合拔火罐治疗痔疮 264 例 [J]. 中国民间疗法，1998（1）：13.

[5] 周世杰. 梅花针加拔罐治疗嵌顿内痔 32 例 [J]. 中国针灸，1994，14（1）：8.

[6] 张力. 浅谈拔火罐疗法 [J]. 针灸临床杂志，2004，20（8）：49.

[7] 张春景，张文军. 挑刺加拔罐法治疗痔疮 80 例 [J]. 陕西中医，1990，11（2）：84.

[8] 周品林. 大肠俞刺血拔罐治疗痔疮 100 例 [J]. 中国针灸，1992，12（2）：61.

[9] 周梦奕，郑光亮. 微针刀穴位切割治疗痔疮 [J]. 中国民间疗法，1998（1）：21.

[10] 卜彤文，张雅兰，谭玉华. 刺络拔罐法治疗痔疮 30 例 [J]. 河北中西医结合杂志，1999，8（6）：951.

脱　肛

一、中医学概述

（一）概念

本病在中医学中属于脱肛范畴。其病因病机为素体虚弱、劳力产育过多、大病久病致气虚失摄；也可因恣食辛辣醇酒刺激之品，湿热内生，下注肠道发生脱肛。

（二）辨证

脱肛在临床常见三类证候。

1. 中气下陷

临床表现：便后脱肛，或咳嗽、喷嚏、久立、行走时脱出，伴疲乏无力，食欲不振，大便溏薄，舌淡有齿痕，脉弱。

证候分析：脾胃虚弱，元气失去生化之源，中气不足而下陷，故见便后脱肛；气机不畅，则咳嗽、喷嚏、久立、行走时脱出；中气不足，不能运化水谷，则食欲不振，大便溏薄；脾不纳食，无以生化，精华不升，则见疲乏无力；舌淡有齿痕，脉弱，多为中气下陷之象。

治则：补气升提，收敛固涩。

2. 脾肾两虚

临床表现：直肠滑脱不收，肛门下坠，腰膝酸软，夜尿频多，腹胀便溏，舌淡苔白，脉沉弱。

证候分析：脾肾两虚，失其固涩，则见直肠滑脱不收，肛门下坠；肾虚则见腰膝酸软，夜尿频多；脾虚则见腹胀便溏；舌淡苔白，脉沉弱，均为虚弱之象。

治则：健脾益肾，收敛固涩。

3. 湿热下注

临床表现：直肠脱出，肛门灼热，面赤身热，口干口臭，腹胀便干，小便短赤，舌红苔黄腻，脉濡数。

证候分析：脾运失司，湿热内生，湿性重浊趋下，湿热下注，蕴阻肛门，气机不畅，故见直肠脱出；湿热阻滞，熏蒸肌肤，故见肛门灼热；面赤身热，口干口臭，腹胀便干，小便短赤，舌红苔黄腻，脉濡数，均为湿热之象。

治则：清热利湿。

二、西医学概述

（一）概念

脱肛是指直肠黏膜、直肠壁全层和部分乙状结肠向下移位、脱出肛门之外的疾病，又称直肠脱垂。只有直肠黏膜脱出称不完全脱垂或假性脱垂；直肠全层脱出称完全脱垂或真性脱垂。如脱出部分在肛管直肠内称内脱垂或内套叠；脱出肛门外称外脱垂。西医学认为，直肠脱垂与盆底组织较弱，肛提肌和盆底筋膜薄弱无力（幼儿发育不全，年老体弱或长期营养不良），加之腹压增大（习惯性便秘、长期咳嗽、前列腺肥大、排尿困难、长期腹泻、多次分娩）及骶骨弯曲度过小、过直有关。临床有两种脱垂方式：滑行方式和套叠方式。临床表现为早期大便时直肠黏膜脱出，便后自行回纳。日久直肠全层或部分乙状结肠脱出，不易还纳。重者咳嗽、喷嚏、下蹲、负重时即可发生。排便时直肠脱出10cm以上，括约肌几乎完全失禁，站立时常有黏液从肛门流出，引起肛门周围皮肤湿疹、炎症而瘙痒难忍。平时常有大便不净或大便不畅的感觉。本病多见于小儿和老人，幼儿型常在5岁以前自愈；老年型只要产生脱垂的因素存在，脱垂便会日益加重。肛管括约肌因反复脱垂而渐至完全失禁，更加重了脱垂程度。脱出的直肠黏膜可发生损伤、炎症、溃疡等，有时也可发生嵌顿坏死。

（二）诊断

（1）排便时肿物脱出肛门外，轻者可自行还纳，重者则不能还纳，常有肛门下坠及大便排不尽感，亦有大便失禁者。

（2）令患者蹲位做排便动作时可见直肠黏膜呈"放射状"或"环状"脱出。

（3）直肠指诊括约肌松弛。

（4）脱出肿物嵌顿时，可见黏膜充血、水肿、溃疡和出血等。

三、现代常用拔罐法

【孟氏中药拔罐疗法】

中气下陷取穴神阙、中脘、气海、足三里；脾肾两虚取穴关元、脾俞、肾俞、胃俞、大肠俞、百会、命门、关元俞；湿热下注取穴承山、大肠俞、腰阳关。拔罐之前和拔罐之后分别在拔罐的局部外涂中药拔罐液。（彩图15、彩图57）

【火罐疗法】

方法一：取穴长强。因穴周有骶骨突出，故应先贴覆面饼，选择适当大小的罐施术，隔1~2天1次。

方法二：中气不足型选穴次髎、足三里、脾俞、气海俞；脾肾两虚型选穴气海俞、白环俞、脾俞、肾俞、关元。以上诸穴拔罐，留罐10~15分钟，每日1次。

方法三：选穴足三里、腰俞、长强、关元。选择适当大小的罐，留罐10~15分钟，至皮肤出现紫红色瘀血为度。每周治疗3次，10次为1个疗程。

【梅花针叩刺拔罐法】

取穴：①气海、大肠俞、白环俞；②身柱、脾俞、气海俞；③中脘、气海、关元。每次选1组，用梅花针叩刺后拔罐15分钟，每日或隔日1次。

【针刺后拔罐法】

取长强穴。用毫针针刺得气后，垫棉垫拔罐15分钟，隔日1次。

【刺络拔罐法】

方法一：在腰椎3至骶椎2之间，脊柱中线旁开1.5寸处的纵线上任选两点，用三棱针点刺后拔罐15分钟，隔日1次。

方法二：分组取穴，①大椎、肝俞、白环俞；②身柱、脾俞、气海俞；③中脘、气海、关元俞。以上组穴，每次1组，用三棱针点刺后拔罐，留罐10~15分钟，每日或隔日1次。

方法三：取穴长强、脾俞、气海、百会。以上诸穴常规消毒后，用三棱针点刺3~5下，使之出血，然后立即拔罐于所刺部位，留罐10~15分钟，至皮肤出现紫红色瘀血现象或拔出数滴瘀血为止。百会穴不宜拔罐，可采取毫针针刺，提插捻转补法治疗。隔日1次，10次为1个疗程。

【针挑拔罐法】

选穴：腰骶部阳性点。先在腰骶部寻找2~4个阳性点，局部消毒后用三棱针挑断病理反应点上的皮内、皮下纤维3~5根，然后立即拔罐，留罐10~15分钟，拔出瘀血数滴或皮肤出现紫红色瘀斑现象为止，每周2~3次，每次选挑2~4个穴位，10次为1个疗程。

四、注意事项

严重脱肛者，应配合内服、外用中药等其他疗法。患者应注意充分休息，避免做腹压增加的动作，并积极进行提肛锻炼，加强营养，增强体质。

下肢静脉曲张

一、中医学概述

（一）概念

本病在中医学中属于"筋瘤"范畴。其病因病机为风寒湿侵袭，或久立运行，或跌打损伤，致使局部络脉气血瘀滞而形成本病。

（二）辨证

下肢静脉曲张临床常见证型有以下 3 种。

1. 火旺血燥

临床表现：瘤体灼热，常伴五心烦热，口干，舌红，苔黄，脉细数。

证候分析：肝藏血，肝统筋，筋脉依赖于肝血的柔养，则屈伸功能和运行气血功能正常。因郁怒伤肝，化火灼伤阴血，筋脉失其濡养，则血燥筋挛而成瘤；由于火旺血燥，则瘤体灼热；阴虚火旺，则五心烦热；津不上乘，则口干；舌红、苔黄、脉细数，均为火旺血燥之象。

治则：清肝泻火，养血舒筋。

2. 劳倦伤气

临床表现：久站久行或劳累时瘤体增大，下坠不适感加重，病体皮色淡暗或变化不大，皮温无明显升高，常伴气短乏力，脘腹胀坠，腰酸，舌体胖，舌淡，苔薄白，脉细缓无力。

证候分析：久站久行则伤气，气机运行障碍，气不行血，则瘤体增大；血瘀不畅，则肢体坠胀不适；劳倦伤气，则气短乏力；气机运行不畅，则脘腹胀痛、腰酸；舌体肥大、舌质淡、苔薄白、脉细缓无力，均为气虚之象。

治则：补中益气，活血舒筋。

3. 寒湿凝筋

临床表现：瘤色紫暗，喜暖，下肢轻度肿胀，常伴形寒肢冷，口淡不渴，小便清长，舌淡暗，苔白腻，脉弦细。

证候分析：素体卫阳不足，易感寒湿之邪，致使营卫不和，寒湿之邪结于筋脉，气滞血瘀，故瘤体紫暗、喜暖、下肢肿胀；卫阳不足，阳气不能温煦，则形寒肢冷、口淡不渴、小便清长；舌淡暗、苔白腻、脉弦细，均为寒邪凝滞之象。

治则：暖肝散寒，活血通脉。

二、西医学概述

（一）概念

下肢静脉曲张是指下肢浅静脉系统处于伸长、蜿蜒而曲张的状态，多发生于持久从事站立工作或体力劳动者。现代医学认为，静脉壁软弱、静脉瓣缺陷以及浅静脉内压力升高，是引起浅静脉曲张的主要原因。静脉壁软弱、静脉瓣缺陷是全身支持组织薄弱的一种表现，与遗传因素有关。长期站立工作、重体力劳动、妊娠、慢性咳嗽、习惯性便秘都可使瓣膜承受过重的压力而逐渐松弛，直至完全不能闭合。也有人认为，当下肢做不规则无节奏的运动时，亦可酿成压力升高，以致静脉瓣膜形成相对性关闭不全。静脉瓣膜和静脉壁离心愈远，强度也愈差，静脉压力也愈高。当大隐静脉连接处的大隐静脉瓣膜遭到破坏而关闭不全后，可影响远侧和交通静脉的瓣膜，甚至通过属支而影响小隐静脉，因此，临床上下肢静脉曲张远期进展要比开始阶段迅速，而曲张的静脉在小腿部远比大腿明显。

单纯性下肢静脉曲张引起的临床表现一般并不严重，主要表现为下肢浅静脉蜿蜒扩张迂曲，到后期，当交通静脉瓣膜破坏后，可出现轻度肿胀和足靴区皮肤营养性变化，包括皮肤萎缩、脱屑、瘙痒、色素沉着、皮肤和皮下组织硬结，甚至湿疹和溃疡形成。原发性下肢深静脉瓣膜功能不全初期症状不明显，以后逐渐出现久站时小腿部胀破性疼痛和肿胀，浅静脉曲张，足靴区出现营养性变化等。鉴于浅静脉曲张是深静脉瓣膜功能不全的主要表现之一，凡表现为浅静脉曲张的患者，都应做深静脉瓣膜功能方面的检查，以明确诊断。此外，还应与下肢深静脉血栓形成后综合征及动静脉瘘相区别。

（二）诊断

根据下肢静脉曲张的临床表现，诊断并不困难。

可进一步做以下检查：①大隐静脉瓣膜功能试验；②深静脉通畅试验；③交通静脉瓣膜功能试验。

而且必须排除下列疾病才能确立：①原发性下肢深静脉瓣膜功能不全；②下肢深静脉血栓形成后遗综合征；③动静脉瘘。

三、现代常用拔罐法

【孟氏中药拔罐疗法】

选穴：足三里、三阴交、涌泉、承山。拔罐之前和拔罐之后分别在拔罐的局部外涂中药拔罐液。还可在静脉曲张部位每日涂 3 次中药拔罐液。（彩图 59）

四、注意事项

适当休息，抬高患肢，避免站立过久。

血栓闭塞性脉管炎

一、中医学概述

（一）概念

本病在中医学属于"脱疽"范畴。病因病机为寒邪侵袭血脉，寒凝血瘀，久则化热，甚至热毒炽盛。

（二）辨证

1. 寒湿阻络

临床表现：患趾（指）喜暖怕冷，肤色苍白冰凉，麻木疼痛，遇冷痛剧。步履不利，多走则疼痛加剧，小腿酸胀，稍歇则痛缓（间歇性跛行）。苔白腻、脉沉细、跌阳脉减弱或消失。

证候分析：寒湿之邪侵袭肢体，郁阻脉络，加之温养不足，故患趾（指）喜暖怕冷，肤色苍白冰凉，麻木，遇冷痛剧；寒凝血脉，气滞血瘀，脉络郁阻不通，故疼痛，步履不利，多走则疼痛加剧，小腿酸胀，稍歇则痛缓；苔白腻，脉沉细、趺阳脉减弱或消失，均为寒湿阻络之象。

治则：温经散寒活血。

2. 血脉瘀阻

临床表现：患趾（指）酸胀疼痛加重，步履沉重乏力，活动艰难。患趾（指）肤色由苍白转为暗红，下垂时更甚，抬高则见苍白。小腿可有游走性红斑、结节或硬索，疼痛持续加重，彻夜不能入寐。舌暗红或有瘀斑，脉弦或涩，趺阳脉消失。

证候分析：血脉瘀阻，经血不利，故患趾（指）酸胀疼痛加重；气滞血瘀，气血不达四末，故步履沉重乏力，活动艰难；血脉瘀滞不通，瘀血不化，故患趾（指）肤色由苍白转为暗红，下垂时更甚，抬高则见苍白；血瘀筋脉，郁久化热，湿热循经络流注，故小腿可有游走性红斑、结节或硬索；血脉闭塞不通，故疼痛持续加重，彻夜不能入寐；舌暗红或有瘀斑，脉弦或涩，趺阳脉消失，均为血脉瘀阻之象。

治则：活血化瘀，通络止痛。

3. 湿热毒盛

临床表现：患肢剧痛，日轻夜重，喜凉怕热。局部皮肤紫暗，肿胀，渐变紫黑，浸润蔓延，溃破腐烂，气秽，创面肉色不鲜，甚则五趾相传，波及足背，或伴有发热。舌红，苔黄腻，脉弦数。

证候分析：寒湿郁阻脉络，故患肢剧痛，日轻夜重；寒湿郁久化热，故喜凉怕热；湿热下注，故局部皮肤紫暗，肿胀；热胜则渐变紫黑，浸润蔓延；热胜肉腐，故溃破腐烂，气秽，创面肉色不鲜，甚则五趾相传，波及足背；湿热内蕴，故伴发热；舌红，苔黄腻，脉弦数，均为湿热毒盛之象。

治则：清热利湿，活血化瘀。

4. 热毒伤阴

临床表现：皮肤干燥，毫毛脱落，趾（指）甲增厚变形，肌肉萎缩，趾（指）多呈干性坏疽。舌红，苔黄，脉弦细数。

证候分析：热毒炽盛，灼津伤阴，故皮肤干燥，毫毛脱落，趾（指）甲增厚变形；筋脉失养，故肌肉萎缩，趾（指）多呈干性坏疽；舌红，苔黄，脉弦细数，均为热毒伤阴之象。

治则：清热解毒，佐以益气养阴活血。

5. 气血两虚

临床表现：面容憔悴，萎黄消瘦，神情倦怠。坏死组织脱落后疮面久不愈合，肉芽暗红或淡红而不鲜。舌淡胖，脉细无力。

证候分析：久病体虚，气血两亏，血虚不能荣面，故面容憔悴，萎黄消瘦；气虚故神情倦怠；气血亏虚，肢体得不到濡养，故坏死组织脱落后疮面久不愈合，肉芽暗红或淡红而不鲜；舌淡胖，脉细无力，均为气血两虚之象。

治则：补气养血。

二、西医学概述

（一）概念

血栓闭塞性脉管炎是一种主要累及四肢中小动脉和静脉的血管病变，多发于男性。本病为多因素综合作用的结果：一是外来因素，主要有吸烟、寒冷的工作环境、外伤和病原体感染；二是内在因素，如自身免疫功能紊乱、男性激素和前列腺素失调以及遗传基因异常等。在诸多因素中，吸烟是参与本病发生与发展的重要环节。

本病病变部位主要在周围中、小动静脉，通常起始于动脉，后累及静脉，多位于下肢，其次为上肢，病变一般由远端向近端进展，呈节段性分布，两者之间的血管比较正常。活动期为全血管炎症，典型病变为血栓形成。后期炎症消退，血栓机化，有新毛细血管形成。动脉周围有广泛纤维组织形成，常包埋静脉和神经，导致神经、肌肉、骨骼的缺血性病变。

本病起病隐匿，进展缓慢，呈周期性发作，经过 4~5 年才趋严重。临床表现多由中、小血管的炎症产生的局部影响及动脉闭塞引起的供血不足所致。包括：①疼痛；②感觉和皮色改变；③出现游走性浅静脉炎；④营养缺乏性病变；⑤病变及远侧动脉搏动减弱或消失；⑥坏疽和溃疡。

临床上按肢体缺血程度分为三期：第一期为局部缺血期，表现为患肢麻木、发凉、怕冷，轻度间歇性跛行，要走 0.5~1 公里后才有症状，休息后缓解，此期功能性（痉挛）大于器质性因素（闭塞）。第二期为营养障碍期，上述症状日益加重，间歇性跛行日益明显，疼痛转为持续性静息痛，夜间加剧。患肢皮肤温度显著降低，苍白或出现紫斑、潮红。皮肤干燥无汗，趾（指）甲增厚变形，小腿肌萎缩，足背、胫后动脉搏动消失。此期，动脉已处于闭塞状态，以器质性变化为主，仍然掺杂着一些功能性因素，肢体依靠侧支循环而保持存活。第三期为坏死期，症状继续加重，患肢趾（指）端发黑、干瘪、坏疽、溃疡形成。疼痛剧烈，呈持续样，迫使患者日夜屈膝抚足而坐，或借助下垂肢体以减轻疼痛，这种体位可使肢体肿胀。广泛坏死继发感染后，干性坏疽变成湿性坏疽，出现高热、烦躁等全身毒血症状。此期，动脉完全闭塞，侧支循环提供的血液不能保障全趾（指）存活，只能使坏疽和健康组织分界面的近侧肢体存活。

（二）诊断

（1）患者多为 20~40 岁男性。

（2）患者多有下肢进行性间歇跛行和慢性缺血症状（如麻木、怕冷、疼痛、苍白等表现）。患肢疼痛逐渐加剧，肢端皮肤发凉，抬高则颜色苍白，下垂时则皮肤潮红、暗红、青紫。患肢中小动脉的搏动减弱或消失，后期则发生干性或湿性坏死。

（3）患者可有受寒、居地潮湿、长期多量吸烟、外伤等病史。

（4）动脉造影管壁不规则，管腔狭窄或闭塞，呈现节段性改变。

（5）血流图的波幅减低，流入容积速度下降，流入时间延长等异常改变。有条件者可做超声多普勒检查。

三、现代常用拔罐法

【孟氏中药拔罐疗法】

选穴：风池、大椎、肩井、背部膀胱经。拔罐之前和拔罐之后分别在拔罐的局部外涂中药拔罐液。还可在发病区每天涂中药拔罐液并拔罐数次。（彩图 8、彩图 59）

【火罐法】

选穴：上肢曲池、内关、合谷、外关；下肢足三里、三阴交、委中、血海、丰隆、承山。留罐 10~15 分钟，每日 1 次。

【刺络拔罐法】

取穴：①承山、三阴交、绝骨、足背部。②殷门、委中、承山。③阴廉、伏兔。④尺泽、内关、外关、劳宫、手背部。根据患病部位的不同，而取相应穴位。胫后动脉、足背动脉无搏动者，取第①组穴；腘动脉无搏动者取第②组穴；股动脉无搏动者，取第③组穴；尺、桡动脉无搏动者，取第④组穴。术者进行穴位消毒，用消毒过的粗短毫针、三棱针或小斜口刀进行散刺，或以皮肤针做较重的叩刺。根据患者体质强弱或病情轻重，适当掌握刺激的强度。轻刺法以皮肤红晕为度，中刺法以皮肤表面尘粒样出血为度，重刺法以皮肤表面芝麻样点状出血为度。然后在叩刺部位进行拔罐，留罐 5~10 分钟，每周 2~3 次（每次出血量以不超过 10ml 为宜）。

四、注意事项

本病应坚持治疗，注意保暖、戒烟。

参考文献

[1] 王文生，李保军. 针刺治疗血栓闭塞性脉管炎 40 例小结 [J]. 甘肃中医，2000，13（2）：51.

[2] 王文生，李保军. 针刺治疗血栓闭塞性脉管炎 40 例 [J]. 山东中医杂志，2000，19（11）：668.

阑尾炎

一、中医学概述

（一）概念

本病在中医学中属于"肠痈"范畴。病因病机是饮食不节、寒温不适、情志失调、肠道蛔虫等因素，影响胃肠的正常活动及气血运行，气滞血瘀，湿热内蕴，血败肉腐而成肠痈。

（二）辨证

急性阑尾炎根据临床症状可分为三期。

1. 瘀滞期

临床表现：上腹部疼痛或绕脐痛，数小时或数天转为右上腹持续性胀痛或钝痛，右下腹有轻度压痛，无明显反跳痛，身无寒热或身微热，脘腹胀闷，恶心呕吐，大便正常或闭结，小便清或黄。

证候分析：肠痈初期，脉络损伤，肠腑气机阻滞，不通则痛，故见腹部疼痛或绕脐痛；气滞必致血瘀，血瘀为有形之邪，阻于阑门，故数小时或数天转为右上腹持续性胀痛或钝痛，右下腹有轻度压痛，无明显反跳痛。脾气不降，胃气上逆，则恶心呕吐；脉络损伤，气滞血瘀，致营卫失和，或身无寒热或身微热。苔白腻，脉弦滑或弦滑数，为肠痈初期气滞血瘀之象。

治则：行气活血，通腑止痛。

2. 蕴热期

临床表现：腹痛加剧，右下腹压痛，有反跳痛，可扪及包块，壮热不退，恶心呕吐，纳呆，便秘或腹泻，小便短赤，舌苔厚腻或黄，脉洪数。

证候分析：气滞血瘀，脉络不通，蕴热酿脓，故腹痛加剧，右下腹压痛，有反跳痛，可扪及包块。胃肠湿热积聚，传化失司，则恶心呕吐，纳呆，便秘或腹泻，小便短赤。阳明热盛，湿热熏蒸，则见壮热不退。舌苔厚腻或黄，脉洪数，为胃肠湿热壅盛之象。

治则：清热利湿，行气化瘀。

3. 毒热期

临床表现：脓成不局限，腹痛扩展到全腹，全腹压痛，反跳痛，恶心呕吐，大便闭结，小便赤涩或急，舌红苔黄，脉洪数或弦数。

证候分析：热毒炽盛，血败肉腐，痈脓已溃，脓毒浸淫，则见脓成不局限，腹痛扩展到全腹，全腹压痛，反跳痛。大便闭结，小便赤涩或急，舌红苔黄，脉洪数或弦数，均为脓毒蕴结、阳明热盛伤阴之象。

治则：清热解毒，祛瘀止痛。

二、西医学概述

（一）概念

阑尾炎是阑尾发生的急慢性炎症。临床上可分为急性阑尾炎、慢性阑尾炎以及特殊类型的阑尾炎。

急性阑尾炎是外科最常见的急腹症。其常见病因有：①阑尾管腔阻塞。因阑尾有管腔狭窄、开口较小、内有淋巴组织、系膜短小等解剖学特点，导致食物残渣、粪石、异物、肿瘤、蛔虫等诱发因素，易造成管腔阻塞。②胃肠道疾病的影响。如急性肠炎、炎性肠病、血吸虫病等，可直接蔓延至阑尾或引起阑尾管壁肌痉挛，影响血运而致炎症。③细菌侵入。阑尾管腔阻塞和炎症后，管腔内细菌不能排出而伺机生长使炎症加剧。

根据发病过程的病理解剖学变化，可分为4种病理类型：急性单纯性阑尾炎、急性化脓性阑尾炎、坏疽性阑尾及穿孔性阑尾炎和阑尾周围脓肿。

阑尾炎的临床表现以腹痛为主。急性阑尾炎疼痛多起于脐周和上腹部，开始疼痛不堪，位置不固定，呈阵发性，数小时后转移至右下腹，固定并持续性加重。但也可因阑尾的位置不同而疼痛部位有所差异。疼痛的同时常伴有恶心、呕吐、便秘或腹泻等胃肠道症状，以及乏力、头痛、汗出、口渴、脉速、发热等全身感染中毒症状。以右下腹压痛为最常见的重要体征。当有腹肌紧张、反跳痛和肠鸣音减弱或消失时，是壁腹膜受到炎性刺激的一种防御反应，常提示阑尾炎已发展到化脓、坏疽或穿孔的阶段。但小儿、老人、孕妇、肥胖、虚弱的患者或盲肠后位阑尾炎时，腹膜刺激征象可不明显。慢性阑尾炎常具有典型的急性阑尾炎病史，右下腹经常疼痛，有的患者仅有隐痛和不适感，剧烈活动或饮食不节可诱发急性发作。

（二）诊断

1. 急性单纯性阑尾炎

有典型的转移性右下腹痛病史，右下腹有轻度或中度局限性压痛，一般无反跳痛及腹肌紧张，腰大肌试验阴性，体温低于38℃，白细胞计数在 10×10^9/L 左右，舌苔正常或薄腻，脉濡或弦。

2. 轻度化脓性阑尾炎

有典型的腹痛病史，右下腹有中度或重度压痛，轻度或重度反跳痛，可出现局限性轻度腹肌紧张，腰大肌试验阴性，体温在 38℃左右，白细胞计数在 $10 \times 10^9/L$~$15 \times 10^9/L$ 之间，舌苔红，苔薄黄腻，脉濡数或弦滑数。

三、现代常用拔罐法

【孟氏中药拔罐疗法】

急性阑尾炎选穴中脘、梁门、天枢、上巨虚、阑尾穴、足三里；慢性阑尾炎选穴气海俞、大肠俞、居髎、冲门、血海、阴陵泉、三阴交。拔罐之前和拔罐之后分别在拔罐的局部外涂中药拔罐液。（彩图 60）

【刺络拔罐法】

方法一：分两组选穴，① 上巨虚、阑尾穴、神阙、关元；② 足三里、大肠俞、天枢。局部硬结配腹结、委中；恶心、呕吐配中庭、身柱、中脘；发热恶寒配大椎、肺俞。采用刺络拔罐法，其中温灸腹结，点刺中庭，留罐 15~20 分钟，初期每日 2 次，疼痛减轻后改为每日或隔日 1 次。

方法二：主穴分两组，①府舍（右）、腹结（右）、阑尾穴（双）；②大横（右）、阿是穴、阑尾穴（双）。两组穴位交替使用。恶心呕吐加上脘；腹部反跳痛明显加天枢；体弱加关元（仅针刺）。穴位常规消毒，术者用三棱针快速点刺 5~10 下后，立即拔罐，15 分钟后起罐。阑尾穴得气后，留针 30 分钟，期间捻转泻法 1 次。每日 1 次，7 次为 1 个疗程，疗程间隔 3 日。

【挑刺拔罐法】

瘀滞期：选大椎、关元、曲池、中脘。蕴热期：选大椎、关元、大横、阑尾、阿是穴。以上诸穴先用针挑刺大椎穴，后拔罐拔出 5~10ml 血液，其余诸穴拔罐 15~20 分钟，每日 1 次。

【针刺后拔罐法】

方法一：主穴为上巨虚、合谷、足三里。配穴为大椎、血海、阴陵泉、三阴交。均取右侧穴。每取主穴配穴 1~2 个，交替使用。针后拔罐，留罐 15~20 分钟，每日或隔日 1 次。

方法二：取穴足三里、上巨虚、阑尾穴、天枢、大巨。疼痛剧烈配公孙、内庭；恶心呕吐配内关；发热配曲池、合谷；局部压痛久不消失配阿是穴；便秘配肺俞、次髎。

以上两种方法适应于急性阑尾炎。

方法三：分两组取穴，①血海、委中、阴陵泉、地机、三阴交、行间、天井、曲池、合谷；②气海俞、大肠俞、居髎、冲门、血海、阴陵泉、三阴交、阿是穴。急性阑尾炎取第①组，慢性阑尾炎取第②组。先用毫针针刺（急性阑尾炎用强刺激，慢性阑尾炎用轻中刺激）。起针后，急性阑尾炎在血海、阴陵泉、曲池上拔罐；慢性阑尾炎在气海俞、大肠俞、居髎、阿是穴上拔罐，均留罐 15~20 分钟，慢性阑尾炎罐后加灸。每日或隔日 1 次。

【血罐法】

取穴：天枢、关元、大肠俞、中脘、足三里、阑尾、合谷、内关。强刺激结合拔罐放血法。

四、注意事项

单纯性阑尾炎未化脓者可用拔罐法治疗，若病情发展，可配服中药。如无效，症状加重者应行外科手术治疗。

参考文献

［1］袁玉达. 火罐治疗切口感染［J］. 实用护理杂志，1985，1（6）：33.

［2］杨同山，杨桂琴. 针罐结合治疗急性阑尾炎50例［J］. 针灸学报，1990，6（3）：56.

［3］刘国升. 刺络拔罐法治疗急性阑尾炎46例临床观察［J］. 中国针灸，1993，13（6）：303-304.

急性乳腺炎

一、中医学概述

（一）概念

急性乳腺炎中医称为"乳痈"。多因乳头破损，邪毒外袭，或乳汁淤积，乳络阻滞，郁久化热而成。是以乳房部结块肿胀疼痛、溃后出脓稠厚为特征的乳房疾病。发于妊娠期者称"内吹乳痈"，发于哺乳期者称为"外吹乳痈"。常见于哺乳期妇女，尤以初产妇为多见，好发于产后3~4周。男子和婴儿亦可发生，但较少见。初期治疗及时、适当，一般多能消散痊愈；重者若处理不当，可形成瘘管。

（二）辨证

1. 气滞热壅

临床表现：乳汁淤积结块，皮色不变或微红，肿胀疼痛，伴有恶寒发热、头痛、周身酸楚、口渴、便秘，苔黄，脉数。

证候分析：情志不畅，肝气郁结，或胃热旺盛，或乳头破损后外邪袭入，或胎气旺盛，乳汁淤阻经脉，则聚而成块，且肿胀、疼痛。初病尚未化热或郁热不甚，则皮色不变或微红。外邪侵袭，正邪交争，则恶寒发热、头痛而周身酸楚。阳明热盛伤津，则见口渴而便秘。苔黄、脉数，为邪热壅盛之象。

治则：泄热解郁，通络消肿。

2. 热毒炽盛

临床表现：壮热，乳房肿痛，皮肤焮红灼热，肿块变软，有应指感，或切开排脓后引流不畅，红肿热痛不消，有"传囊"现象，舌红，苔黄腻，脉洪数。

证候分析：胃热肝郁日久，未得及时治疗，久瘀则热毒炽盛，热盛则肉腐成脓，故见乳房肿痛、皮肤焮红灼热、肿块变软、有应指感。如切开时机不当，排脓引流不畅，肿痛不减，此时多为脓毒传入其他乳络，而发生"传囊"之变。舌红、苔黄腻、脉洪数，为热毒炽盛之象。

治则：清热解毒，通乳透脓。

3. 正虚毒恋

临床表现：溃脓后乳房胀痛虽轻，但疮口脓水不断，脓汁清稀，愈合缓慢或形成乳漏，伴全身乏力、面色少华，或低热不退、饮食减少，舌淡，苔白，脉弱无力。

证候分析：乳痈日久，局部溃烂，脓水淋漓，溃脓后因经络阻滞压力减少，故乳房肿痛减轻。但因正气虚衰，气血亏耗，余毒未尽，难以祛腐生肌，故疮口愈合缓慢，甚可形成乳漏。久病气血两虚，失去濡养，则全身乏力、面色少华。余毒未尽，则低热不退。脾胃虚弱，则饮食量少。舌淡、苔薄、脉弱无力，为正气虚弱之象。

治则：补气养血，扶正祛邪。

二、西医学概述

（一）概念

急性乳腺炎是乳房的急性化脓性感染，几乎所有患者都是产后哺乳的妇女，尤其是初产妇更为多见，发病多在产后 3~4 周。常见的病因有：①乳汁淤积：乳房发育不良（过小或内陷）妨碍哺乳；乳汁过多或婴儿吸乳过少，以致乳汁不能完全排空；乳管不通，影响排乳。②细菌入侵：乳汁淤积或乳头破损或婴儿患口腔炎均有利于细菌的入侵，致病菌以金黄色葡萄球菌为主。

（二）诊断

急性乳腺炎最初感乳房肿胀疼痛，患处出现有压痛的硬块，表面皮肤红热；同时可有发热等全身表现。炎症继续发展，疼痛呈搏动性，患者可有寒战、高热、脉率加快；患侧腋窝淋巴结常肿大，并有压痛。白细胞计数明显增高。炎块常在数天内软化而形成脓肿，表浅脓肿容易发现，深部脓肿常需进行穿刺才能确定。乳房脓肿可能是单房的；但较多呈多房性；同一乳房也可同时有几个炎症病灶而先后形成几个脓肿。表浅脓肿可自行向外溃破，或穿破乳管而自乳头流出脓液。深部脓肿除缓慢地向外溃破外，也可向深部穿至乳房与胸肌间的疏松组织中，形成乳房后脓肿。感染严重者，可并发败血症。

三、现代常用拔罐疗法

【孟氏中药拔罐疗法】

肝气郁结选期门、肩井、内关、天池；胃热蕴结选天突、膻中、足三里、大椎；毒盛酿脓选乳根、天宗、曲池、肩贞。拔罐之前和拔罐之后分别在拔罐的局部外涂中药拔罐液。亦可在乳房周围拔罐。（彩图 61）

【火罐法】

方法一：肝俞、库房、膺窗、乳根、膻中、天池、少海。留罐 15~20 分钟，每日 1 次。

方法二：肝气郁结选期门、肩井、内关、天池；胃热蕴结选膺窗、足三里、膻中。毒盛酿脓选肩贞、天宗、乳根、曲池。操作时，先用针点刺诸穴，然后拔罐 15~20 分钟。每日 1 次。

【刺络拔罐法】

方法一：分两组取穴，一为乳根、肩井、膻中；二为天宗、膏肓、大椎。用刺络拔罐法，留罐 10~15 分钟。每日选用 1 组。

方法二：选穴①肩井、乳根；②乳房四周、天宗穴；③乳房脓肿局部。取第①组穴以及背部相对应的压痛点，先用三棱针在穴位及压痛点点刺出血，后将罐吸拔在穴位上，留罐 15 分钟，每日 1 次。若伴有发热者，加大椎穴，施以刺络拔罐法。亦可取第②组穴，行温水罐法，天宗采用毫针罐法，留罐 15 分钟，每日 1 次。若乳房已化脓，选用火针刺入脓肿波动感最明显处，缓慢出针，后选用口径与脓肿相当或较大的罐具，吸拔在刺点上，留罐 2~3 分钟，起罐后擦净脓血，外敷消炎纱条，每日换药 1 次。

【针刺后拔罐法】

方法一：取穴膺窗、乳根、肩井、曲泽、上巨虚、太冲。先毫针刺，不留针，除太冲不拔罐外，其余针后拔罐 10~15 分钟，每日 1 次。

方法二：乳根、肩井、膏肓、库房（均为患侧穴）。肝气郁滞者配肝俞，期门、太冲、三阴交；胃热壅盛者配大椎、胃俞、足三里、曲池。太冲穴只点刺放血，不拔罐，其余毫针针刺 20~30 分钟，出针后拔罐 20 分钟，每日 1 次。

方法三：主穴为阿是穴（背部与乳头相对处）；配穴为内关（左侧乳肿针右侧，右侧乳肿针左侧）。先用毫针针刺阿是穴，刺激 3~5 分钟，随即出针，在针孔处立即拔罐，留罐 30 分钟，直至发现血珠。取罐，立即针刺内关，留针 15 分钟，不拔罐。

方法四：取穴膻中、鱼际、足三里、足临泣。患者取平卧位，术者选用 28 号 1~2 寸不锈钢毫针，消毒后，首先将针尖斜向下方约 1 寸左右进针，得气后将针退到皮下，再各向左右乳房斜刺 1.5~2 寸，得气后再将针回复置于斜向正下方的针刺部位。鱼际穴、足三里穴、足临泣穴直刺，得气感应最好向躯体方向放射。隔 10 分钟加强捻转手法 1 次，留针 30 分钟，拔针后续行拔罐疗法。用大口径透明玻璃罐，用闪火法将火罐罩住乳头部位。看到乳汁停止吸出后，松玻璃罐并进行乳房按摩 1~2 分钟，再继续拔罐法，如此循环 2~3 次。

【梅花针叩刺后拔罐】

方法一：取穴乳房局部硬结处、乳根、膏肓、神封。发热恶寒配大椎、委中、合谷；腋下淋巴结肿大者配肩井、曲池。先用梅花针叩刺至微出血，后拔罐 10~15 分钟，配穴用三棱针点刺放血 3~4 滴，或再在大椎穴上拔罐。隔日 1 次。

方法二：分两组取穴，①大陵、膏肓、魄户、曲泽或背部反应点（多见于颈项之间，不高于皮肤，颜色鲜红，指压不褪色）1~3 处，②局部硬结处，或乳根、膻中、委中、期门、肩井等 2~3 处。第①组穴用三棱针点刺出血不拔罐，第②组用梅花针叩刺，以微出血为度，后拔罐 5~10 分钟，每日 1 次。

【针刺拔罐抽脓法】

主穴：夹脊穴胸 2~6，有压痛点时在压痛处下针。用 3~4 寸毫针先直刺 1~2 寸，提插捻转 3~5 次后将针提到皮下，再由上向下斜刺 2~3 寸，先泻后补，留针 20~30 分钟，行针 1~2 次。起针后于针眼处拔火罐。配穴：膻中、乳根、天溪、膺窗、神封、内关、合谷、少泽、曲池、大椎、肩井、天宗、足三里。选 3~4 穴常规针刺，起针后不拔罐。每日 2 次，上午针主穴，下午针配穴，直至肿消脓散疼痛消失后改为每日 1 次。针刺 3~5 日后复查有液平段及液化暗区时抽脓。

【刺血拔罐法】

方法一：取足太阳膀胱经上以肩胛骨内侧上缘为一点，下缘为一点，两点连线之中点为穴。轻者只刺患乳对侧穴位，重者取双侧。取 26 号 2 寸毫针与皮肤呈 45~75° 角刺入，向脊柱方向斜刺 1.5 寸，快速捻转 30~40 次退针，并摇大针孔，退至皮下时针尖向上、向下斜刺约 1.5 寸，得气后出针，迅速拔罐 5~7 分钟，针眼处拔出血数滴。每日 1~2 次。

方法二：患乳局部，膺窗、肺俞、乳根、心俞。用三棱针点刺患乳局部中心出血后，拔罐并留罐 10~15 分钟，吸出脓血，每次选 2 个穴点刺出血后拔罐。

【针灸与拔罐疗法】

方法一：①针刺：主穴取肩井，膻中，乳根和库房（均为同侧）。配穴肝郁型用太冲和三阴交，胃热型用大椎，足三里和曲池。②艾条灸：当留针时，灸乳房硬块处，保持一定距离，温和灸，同时轻揉硬块。③拔罐：根据需要，在乳中穴拔罐 3 或 4 次，以疏导滞奶。

方法二：主穴取肩井（患侧），膻中，乳根及库房。肝郁者配太冲，三阴交；胃热者配大椎，足三里，曲池，肩井穴。进针时患者取端坐位，上肢平放，贴于胸胁两侧，针感可直到前胸乳房、库房和乳根穴，得气后，术者两手同时捻转，留针 30 分钟。留针期间整个乳房行艾条回旋灸，硬块明显处用温和灸，边灸边轻揉硬块。

【皮肤针配合火罐】

主穴为局部硬结，乳根，膻中，期门；发热者配合谷，委中；腋下淋巴结肿大者配肩井，曲池。穴位局部消毒后，即行皮肤叩刺。每次叩 2~3 个穴位，以重叩之主，叩刺至局部皮肤明显发红，并可见有轻微出血为止。然后取 3 号玻璃火罐，用闪火法拔在局部硬结上，留罐 15~20 分钟，每日 1 次。

【豹文刺配合拔罐】

取穴少泽，膻中，乳根，外关。其中少泽，外关用泻法，即局部以豹文刺（肿块四周各一针），加艾灸 15 分钟，并取双侧天井。起针后再于乳房拔罐，每日 1 次。

【走罐法】

在患侧乳房相对应的背部涂一些液状石蜡，拔罐，并沿背部上下走罐 4 次，局部见瘀点后取下火罐，每日 1 次。

【按摩拔罐】

患者取仰卧位，医者用掌或多指摩揉患乳周围的乳根、屋翳、膺窗、膻中、期门等数分钟，多指末节指腹向乳头方向梳刮数十次，由乳根向乳头方向捏乳房数遍。然后用拇指揉按患侧肝俞、脾俞、胃俞、天宗、尺泽各 1 分钟，掐少泽穴 0.5 分钟。捏拿肩井数次。用大小能扣罩乳晕为度的玻璃火罐，用闪火法拔罐，将乳头向外吸，直至堵塞乳腺管流出乳汁，反复多次。每日 1~2 次，每次 35~40 分钟。5 天为 1 个疗程。

【综合疗法】

用针灸、拔罐、局部红外线照射，酌情配合中药或激光。取穴：曲池、乳根、膻中、期门、极泉、肩井、足三里。头晕加内关，发热加少泽、商阳。均用平补平泻法，留针 20~30 分钟，可同法行针 1~2 次。初期只用针灸、拔罐、红外线照射，1~2 次即愈，第 3 次巩固。成脓期除用上法外，用托里透脓汤内服，并用三棱针将成脓部位刺破，即用火罐一次或数次将脓排出。溃疡期用十全大补汤或人参养荣汤补之，外用激光照射溃疡处 15~20 分钟。

四、现代常用拔罐法的临床应用

（一）刺络拔罐

● **案例一**[1]

一般资料：15 例患者均为初产妇，除 1 例原因不明外其余均为乳房受挤压，乳汁积滞而致急性乳腺炎，除局部炎症外均不同程度伴有恶寒发热、四肢酸楚等全身症状。

治疗方法：取患者背部乳头对应点，常规消毒，持三棱针用散刺法，拔罐放血 25ml。兼恶寒发热者，点刺大椎穴并拔罐放血。

治疗结果：痊愈 10 例，有效 3 例，无效 2 例，总有效率为 86.7%。

临床体会：急性乳腺炎属实热证，《素问·阴阳应象大论》云："血实宜决之。"《圣济总录》亦云：

"肿内热气被火夺之，随炎而出也。"故采用患侧乳房背部对应点散刺、拔罐、放血，起到导热外泄、消肿止痛的作用。此法取效快捷且操作简便易行。

● 案例二[2]

一般资料：本组共 150 例患者，年龄 23~38 岁。发病 1 天者 55 例，2 天者 51 例，3 天者 27 例，4 天以上者 17 例；初产 146 例，二产 4 例。临床均表现乳房肿胀，皮肤灼热红肿，疼痛剧烈。局部有硬块，触痛明显，患侧腋下淋巴结肿大。常伴高热寒战，倦怠乏力，食欲不佳，周身不适等全身症状。

治疗方法：（1）刺血拔罐：急性乳腺炎患者，在背部均可发现压痛点即反应点，在该反应点施术。操作时，患者取坐位，暴露背部。常规进行反应点皮肤消毒，然后术者左手拇指、食指、中指将该部位的皮肤提起捏紧，右手持一棱形针或粗针，直刺穴位 3~6 针，速度要快，刺到皮下，用手挤捏出血，然后速用闪火法，将玻璃火罐或大罐头瓶扣于刺血部位拔罐，使刺血部位再度出血，留罐 30 分钟，隔日 1 次。

（2）口服消疮饮：二花 30g，防风 12g，白芷 7g，当归 10g，陈皮 10g，赤白芍各 12g，大贝 10g，瓜蒌 20g，水煎服，每日 1 剂。寒战高热者加柴胡 30g，葛根 20g；乳房结块甚者加穿山甲 15g，皂刺 12g，夏枯草 20g；痛甚者加乳香、没药各 8g，元胡 15g；胃纳差者加神曲 15g，鸡内金 10g。

治疗结果：本组 150 例均治愈。全身及局部症状和体征均消失。排乳通畅，血象恢复正常。其中单用刺血拔罐 1 次而愈者 31 例；刺血拔罐 2 次加服中药 6 剂痊愈者 11 例；刺血拔罐 3 次加服中药 12 剂痊愈者 5 例。

临床体会：以刺血拔罐为主治疗急性乳腺炎早期效果甚佳，一般取罐后患者即感轻松，疼痛减轻。病程在 3 天以内，体温在 38℃以下者，不加服中药，单纯刺血拔罐治疗均可痊愈。实践说明：病程愈短，疗效愈好。拔罐吸出的血量较多，皮下瘀血现象明显的患者，效果更佳。

● 案例三[3]

一般资料：236 例均为门诊患者，其中初产妇 195 例，经产妇 41 例，病程最长 14 天，最短 24 小时，其中应用抗生素等其他方法治疗效果不佳而来诊者 168 例。临床表现为高热、寒战、乳房局部红肿热痛、排乳不畅、血常规显示白细胞偏高、B 超显示乳腺炎性包块。

治疗方法：患者取坐位或侧卧位，充分暴露背部。术者在患者肩胛区内可探及 2~3 个阳性反应点，个别阳性点在肩胛区以下。反应点局部红肿、压痛明显，其周有星状放射线。常规消毒局部皮肤，术者用三棱针快速点刺 2~3 次敏感点中心，点刺深度根据患者体质而定，一般为 0.2~0.7mm，然后在该点以闪火法拔罐 10 分钟左右，大都由该穴拔出瘀血 1~3ml，拔罐顺序一般由最敏感点开始，每日拔一点，交替进行。

治疗结果：236 例患者，1 次治愈 126 例，2 次治愈 48 例，3 次治愈 26 例，4 次治愈 18 例，5 次治愈 12 例，6 次治愈 6 例，总有效率 100%。

临床体会：急性乳腺炎好发于初产妇，多于产后 30 天左右发病。中医学认为乳头属肝经，乳房属胃经。由于肝气郁结，过食肥甘，胃经积热，邪毒入侵乳房，致使脉络阻塞，排乳不畅，血瘀气滞而发病。刺血拔罐具有泄热、止痛、解瘀、消肿的作用，可疏通经络壅滞之气血，调理脏腑功能，增强机体免疫功能。

● 案例四[4]

一般资料：62 例均为门诊患者，年龄 23~35 岁；初产妇 56 例，经产妇 6 例；双侧同时发病者 2 例；伴有发热者 26 例。全部患者均在乳房出现肿痛 3 天内就医。

治疗方法：患者取俯伏位，取患侧膏肓俞穴，TDP照射20分钟后，穴位常规消毒，术者持消毒三棱针点刺，并在其上迅速拔罐10分钟，出血约5ml。1次未愈者，次日取对侧膏肓俞穴，如法施治。

治疗结果：经治疗后，全部患者均痊愈，其中治疗1次而愈者23例，2次而愈者35例，3次而愈者4例。

临床体会：乳痈初起皆由于气郁、胃热与毒邪侵袭，致使脉络阻塞，排乳不畅，火毒与积乳互凝而结肿成痈。治宜疏肝解郁，调畅气机，清热散结。膏肓俞为足太阳膀胱经穴，其位置与厥阴俞平，具有宽胸理气、益气补虚的作用。故能疏通厥阴经经气，亦能益气生血，气机条达则血行舒畅，泌乳旺盛，瘀滞的乳汁得以宣通排泄，使结肿随之而消。点刺拔罐能泄热外出，此法操作简单，疗效迅速，值得临床推广。

（二）推拿加拔罐

● 案例一[5]

一般资料：58例急性乳腺炎均为哺乳期妇女，年龄23~31岁，病程8小时至5天。其中局部红肿热痛、乳汁排泄不畅者54例；乳头凹陷婴儿无法吸吮者4例。

治疗方法：采用按摩和拔罐疗法。患者仰卧位，医者用掌或多指摩揉患乳周围的乳根、膺窗、膻中、期门等穴数分钟，多指末节指腹向乳头方向梳刮乳腺数十次，由乳根向乳头方向挤捏乳房数遍。继之用一足顶紧患侧腋部同时用双手分别握拿患侧手五指用力牵引数次，最后用拇指揉按患侧肝俞、脾俞、胃俞、天宗、尺泽各1分钟，掐少泽穴0.5分钟，捏拿肩井穴数次。选用玻璃火罐，大小以能扣罩乳晕为度（若乳头凹陷者用小号火罐罩住乳头），用闪火法拔罐，将乳头向外吸，直至堵塞的乳腺管流出乳汁，反复多次。以上方法，每日1~2次，每次35~40分钟，5天为1个疗程。

治疗结果：治疗1疗程后痊愈49例，症状体征全部消失；显效8例，症状体征明显减轻；无效1例，总有效率为98.0%。

● 案例二[6]

一般资料：80例均为产后授乳期妇女，年龄20~35岁。发病最短2天，最长1月余，8~20天居多，均属急性乳痈。

治疗方法：①积乳瘀热型：多因小儿吸乳未尽，或产妇挤乳方法不当，使积乳在中，化为瘀热。初期为皮色不变的肿块，继之发热胀痛，逐渐向四周扩大，四五天后色红隆起。外治用推拿拔罐法，按肿块所在处，由外缘向肿块处推30~60次。然后行排奶反射，捏拿乳头5~10次。以上两手法可反复进行2~3次，直至乳核排出。对有些不能排出的乳核，可用针在肿块的乳腺管处扎数孔，再用拔罐法拔出乳核，但此法不可反复操作。乳核排出后，用金黄散加煅石膏，调以凉开水成糊状，外敷患处，见干就换。内服逍遥散加减，柴胡、黄芩、当归、赤芍、露蜂房、全瓜蒌各15g，金银花25g，王不留行、路路通各12g，蒲公英、穿山甲、甘草各10g。

②乳头糜烂型：多因婴儿咬伤乳头而糜烂。初期乳头肿痛，哺乳时更甚，以后逐渐侵向乳房，在乳头周围形成硬块，或大或小，红肿胀痛，排乳不畅，伴发热头痛。舌红、苔黄腻，脉滑数。外治用上述之推法、拔罐法，而不用排奶反射法（因乳头已感染），一般乳核均能从乳孔中排出。然后用金黄散加凡士林调糊外敷。内服清热解毒汤加减，金银花、蒲公英各25g，连翘、牵牛子、王不留行、天花粉各15g，穿山甲、柴胡各12g，黄芩、知母、甘草各10g。

治疗结果：经治3~60天（以7~21天居多），67例痊愈，即肿块消散，创面愈合，全身症状也消除，经观察7天以上无变化。其中消散49例，自溃5例，切排13例。尚有13例治疗仅数次即中断，未能统计在内。

（三）针刺加拔罐

● 案例[7]

一般资料：43 例急性乳腺炎患者，均为初产哺乳期。发病年龄最小者 22 岁，最大者 28 岁。病程最短 2 天，最长者 5 天，单侧患者 29 例，双侧患者 14 例。

治疗方法：取穴膻中、鱼际、足三里、足临泣。患者取平卧位，术者选用 28 号 1~2 寸不锈钢毫针，针刺膻中穴时，采用斜刺透穴法，首先将针尖斜向正下方约 1 寸左右进针，得气后将针退到皮下，再各向左右乳房部斜刺 1.5~2 寸，得气后再将针回复于斜向正下方的针刺部位。鱼际穴、足三里穴、足临泣穴直刺，得气感应最好向躯体方向放射。所有穴位均用捻转手法及平补平泻法。每隔 10 分钟，加强捻转手法 1 次，留针 30 分钟，拔针后行拔罐疗法。取大口径白色透明玻璃罐，用手术钳子夹住含 95% 的酒精棉球，点燃后用内火法将火罐罩住乳头部位。负压作用后，看到乳汁停止吸出，立即松解负压的玻璃罐，遂进行轻柔按摩乳房 1~2 分钟，再继续进行拔罐法，如此循环操作 2~3 次。

治疗结果：43 例患者中，治愈 30 例，占 70%，显效 13 例，占 30%，总有效率占 100%。

临床体会：根据中医辨证，此病多系情志不畅，肝气郁结，阳明热毒壅盛，气血瘀滞，乳络阻塞或血热内蕴，复感毒热外邪所致，均为实证、热证。治疗以利胆疏肝和胃泄热，疏通乳络消肿为主。取膻中穴、鱼际穴、足三里穴、用泻法，清胃泻火消积滞。

（四）刺络拔罐加按摩

● 案例[8]

一般资料：83 例均为初产妇，全部属乳痈初期尚未化脓者，若已化脓者不属于本方法治疗范围。见于产后 3 周的 48 例，产后 4 周的 35 例。

治疗方法：（1）病灶局部推拿：①乳房局部用揉法；②乳房局部用摩法；③乳根推向乳中、小鱼际拍击。

（2）穴位推拿：选取膺窗、下巨虚、丰隆、温溜、内庭、期门、行间、内关、天池、肩井等穴，按揉各穴位 1~2 分钟，每日 1 次，7 次为 1 个疗程。

（3）刺络拔罐：先用 75% 酒精和络合碘进行乳房局部消毒，后用梅花针叩击乳房局部硬结处，皮肤微出血后拔闪罐，放出 2~5ml 瘀血，隔日 1 次，5 次为 1 个疗程。

治疗结果：痊愈 79 例，无效 4 例。

临床体会：中医学认为，乳头分属于肝，乳房分属于胃，足阳明胃经经过乳房。乳痈为病，多由肝胆之气郁结，阳明热毒壅滞，气血阻遏所致。刺络拔罐可通经活络，开窍泄热，调和气血，消肿止痛，软坚散结，活血化瘀。而推拿取膺窗可通阳明之经气，配下巨虚以泻胃火，配丰隆以降浊化痰，配温溜清阳明经邪热，期门配行间、内关疏肝调气，化瘀宽胸，天池通局部经气，肩井为治疗乳痈的经验穴，诸穴合用有清热散结、消肿止痛之功。因而运用刺络拔罐配合推拿的方法治疗乳痈初起未化脓者，确有较好疗效，值得推广。

（五）针刺拔罐加热敷按摩

● 案例[9]

一般资料：148 例急性乳腺炎患者中，初产妇 127 例，经产妇 21 例。年龄最大 38 岁，最小 21 岁。

治疗方法：（1）针刺：足三里、内庭、期门、阿是穴（以乳房肿块、硬结为穴），得气后采用泻法。肿块、硬结采用散刺。接通 6805 治疗仪，选用连续波型，电流强度由小至大，逐步递增，以患者能忍耐为度，频率 120~180 次 / 分为宜，留针 30 分钟，每隔 10 分钟行针 1 次。

（2）拔罐：采用一罐法或多罐法。火罐必需选用一个透明的直径为 7cm，高 10cm 的罐头瓶，拔时以乳头为中心。拔罐时在散刺的部位拔 1~2 个罐。这时能见到乳头有几个输乳孔喷乳，第二、三次拔罐时有 3~4 个输乳孔喷乳，最多有 5 个以上输乳孔喷乳，连续 3~4 次，每次拔罐都必须在硬结及肿块部位按摩，使乳汁通畅排尽。

（3）热敷与按摩：用热毛巾敷住整个乳房，从乳根部开始按摩，重点放在肿块和硬结部位，由轻至重逐步加压至整个乳房，反复数次，持续 5~6 分钟后再进行第二次拔罐，否则拔罐时无乳汁排出。

治疗结果：共观察病例 148 例，1~5 天治愈 106 例；6~10 天治愈 36 例；11~15 天治愈 6 例；总治愈率为 100%。

临床体会：产后急性乳腺炎的主要问题是足阳明胃经、足厥阴肝分布在乳房周围的经脉、络脉的气血运行阻滞不通，乳汁郁积于乳络等部位引起局部肿块及硬结，"不通则痛"。乳痈之疾乃属胃热、肝郁火毒之邪所致，故针刺足三里、内庭以泄阳明经血热。期门为肝之募穴，既是循经取穴又是局部取穴，配阿是穴能疏肝解郁，宽胸利气。拔罐能疏通乳房内经络气血；热敷按摩既能疏通乳络不通又能消肿散结，促气血运行以达"通则不痛"之效。

（六）刺脓拔罐

● 案例[10]

一般资料：36 例患者均为女性，均为产后发病。年龄 22~23 岁，且均为初产妇。病史最短 8 天，最长 22 天，均接受过抗生素治疗。脓腔最小为 3cm×4cm，最大为 7cm×9cm 单侧乳房患病 30 例，双侧乳房患病 6 例，单个乳房一个脓腔者 28 例，单个乳房两个及两个以上脓腔者 8 例。

治疗方法：所有病例均采用刺脓拔罐术，术中及术后均配合抗生素及中药汤剂治疗。操作时，局部常规消毒，拟行针处作局部麻醉，以消毒之三棱针直刺脓腔中央，继之以闪罐法拔罐于针眼处，约 10 分钟后取下火罐，以手按压脓腔，使腔液向针眼处集中，再次拔罐，当日可重复 3 次，必要时可在一个脓腔的不同部位行 2~3 次该治疗术。整个操作完毕后，针口再次消毒，并敷以无菌纱块，计量所取脓液，并做记录。隔 1~2 天可再次行此治疗术，方法同上。一般治疗 3 次后可拔除脓液总量的 70%~80%，剩下少量脓液可通过使用抗生素及中药清热解毒、通乳活络、软坚散结使其逐渐吸收。

治疗结果：36 例患者，从第一次刺脓拔罐术到脓腔完全吸收，28 天内全部治愈，无 1 例出现异常反应及不良后果，最短者为 8 天，平均 18 天。

临床体会：刺脓拔罐术治疗成脓期乳痈，免除了手术开刀之苦，缩短了病程，更为重要的是解决了伤口持久不愈合的情况。本病患者均系产后妇女，体质虚弱，气血亏虚，因此手术伤口愈合较慢，且易留下手术瘢痕。切开排脓术一般要求住院治疗，而刺脓拔罐术大部分可在门诊进行，因此其费用远较前者低廉，基层医院、卫生院甚至卫生所均可开展此项治疗术，简便易行，痛苦少，无副作用及后遗症，很有临床应用价值。

五、分析与评价

1. 拔罐综合疗法治疗乳腺炎的概况

急性乳腺炎属中医学"乳痈"范畴，多由恣食厚味，胃经积热或忧思恼怒，肝气郁结以致乳络不通，排乳不畅而发。临床上急性乳腺炎多属实证、热证。治宜疏肝解郁，调畅气机，清热散结。拔罐综合疗法治疗本病疗效确切，临床上应用甚广。其中刺络拔罐法在此病的治疗中有其独到的作用，可以通经活络，开窍泄热，调和气血，消肿止痛，软坚散结，活血化瘀。而且对急性乳腺炎病程越短的，疗效越好，尤其适用于未成脓者。除刺络拔罐外，局部单用火罐吸拔也可疏通乳房经络，促进局部血液循环，消除炎性肿胀，使乳房内压降低，从而达到乳腺管畅通的效果。另外拔罐也常和针刺、推拿、中药、热敷等联合使用。推拿多用局部推拿和穴位推拿相结合，以疏肝理气，通经活络，宣畅乳汁，消瘀散结，帮助乳核排出。而针刺除可调节局部气血，活血化瘀，还可通过经络进行整体调节，以标本兼治，祛除病因。中药之作用也在于调节全身气血，疏肝泄热，加强疗效，缩短疗程。对于病程较长，局部成脓者可采用刺脓拔罐术，以拔除脓液，使患者免除手术开刀之苦，缩短了病程，更为重要的是免除了伤口持久不愈合的情况。

2.拔罐综合疗法治疗乳腺炎的疗效及安全性评价

综合近十年来的相关临床研究文献资料分析，拔罐综合疗法治疗本病疗效较好，总有效率多达到90%，有的治愈率甚至达到100%。尤其是对于乳痈初起，尚未化脓，疗效更佳。一般起罐后患者即感轻松，疼痛减轻，病程在3天以内，体温在38℃以下者，单纯刺血拔罐治疗1次均可痊愈。刺络拔罐放血越多，效果越好。另外拔罐配合针刺、中药，可更有效缓解全身症状，促进痊愈。拔罐综合疗法不仅对初期乳痈患者有较好疗效，对于已经成脓者也可使用，免除了手术切开排脓之苦，对于体质较弱者，伤口愈合也较快。总之拔罐综合疗法治疗本病安全可靠，不良反应较少，但治疗过程中要注意保持局部清洁卫生。

3.乳腺炎的拔罐综合疗法治疗规律

拔罐综合疗法治疗本病在临床中应用很广，是治疗急性乳腺炎较好的方法之一。急性乳腺炎患者，在背部均可发现压痛点即反应点，刺络拔罐多取背部肩胛区的阳性反应点或瘀血点，也可取背部乳头对应的位置施术。除了取压痛点外，还可选取穴位如膏肓俞刺络拔罐，具有宽胸理气，益气补虚的作用。由于本病多属于肝胃有热，在配合针刺时，多结合辨证选择肝经、胃经之穴和局部阿是穴，以清热泻火，疏肝化瘀散结。配合推拿时，用掌或多指摩揉患乳周围的乳根、膺窗、膻中、期门等穴以及由乳根向乳头处挤捏乳房，消瘀散结，促进排脓。全身症状明显者可加用中药，处方则多选清热解毒、疏风通络之方。

4.今后乳腺炎的临床研究重点

用本法治疗急性乳腺炎在临床上获得了很好的疗效，尤其是对乳痈初期未成脓者。但是临床各种疗法的存在，说明了现今还没有特效的疗法，而目前临床关于拔罐综合疗法治疗急性乳腺炎的研究，也多停留在疗效的总结上，未能深入研究到底采用何种方法治疗本病疗效更佳，而且由于各篇报道采用的病例纳入、诊断、疗效的评定标准不一，也为上述研究的开展带来很大困难。对于乳痈成脓后如何用拔罐法治疗的临床研究也很少，今后也应加强此方面的研究，以尽量避免患者切开排脓之苦。

六、注意事项

患者发病后应积极诊断和治疗，以防病情加重，必要时配合服用清热解毒中药和使用必要的抗生素。产后应养成定时哺乳的习惯，注意乳头清洁，产妇乳汁过多，哺乳后尚未排尽时，可用吸乳器或用手挤压按摩，使乳汁排出，防止淤积。

参考文献

［1］李英. 对应点放血拔罐治疗急性乳腺炎 15 例［J］. 菏泽医专学报，2000，12（3）：92.

［2］张翠英，张菊娥，张国太，等. 刺血拔罐治疗急性乳腺炎［J］. 中国民间疗法，1996（1）：18.

［3］杨贵志，唐爱，赵淑美. 刺血拔罐治疗急性乳腺炎 236 例［J］. 四川中医，1997，5（8）：52.

［4］吕士琦. 膏肓俞点刺拔罐治疗乳痈 62 例［J］. 针灸临床杂志，1998，14（8）：48.

［5］张从琴，王津，张维敏，等. 按摩拔罐治疗急性乳腺炎［J］. 中国康复，1998（2）：86.

［6］徐健. 推拿拔罐治疗乳痈 80 例［J］. 浙江中医杂志，1997（12）：548.

［7］白振琴，宋军，徐军，等. 针刺及拔罐治疗急性乳腺炎［J］. 中医药学报，1999（1）：49.

［8］伍金素. 刺络拔罐为主治疗乳痈 83 例临床疗效观察［J］. 湖南中医药导报，2002，8（9）：549.

［9］钱志云. 针刺、拔罐、热敷、按摩治疗急性乳腺炎 148 例临床观察［J］. 针灸临床杂志，1997，13（1）：22.

［10］金远林. 刺脓拔罐术治疗成脓期乳痈 36 例［J］. 四川中医，1999，17（2）：51.

乳腺增生

一、中医学概述

（一）概念

本病在中医学中相当于"乳癖"范畴。病因病机为思虑过度，心脾郁结，气滞血瘀，乳络闭塞所致；或因久病体虚，房劳不节，肝肾阴血亏损，经络失养而成疾。

（二）辨证

本病临床常见两种证型。

1. 肝郁痰凝

临床表现：乳房肿块随喜怒消长，伴有胸闷胁胀、善郁易怒、失眠多梦、心烦口苦，苔薄黄，脉弦滑。

证候分析：乳头属肝，乳房属胃，当忧思恼怒，内伤情志，肝郁抑脾，气机阻滞，厥阴经，阳明经脉受阻，痰浊凝结于乳房而成块。气以条达为顺，当情志舒畅，经络气血升降正常，痰浊难以凝聚，则乳房肿块可变小或消失。厥阴经、阳明经脉布于胸胁乳房，气郁不能畅达，痰浊阻于经络，则胸闷胁胀，善郁易怒；扰及心神，则失眠多梦、心烦口苦。苔薄黄，脉弦滑，为肝郁化热痰凝之象。

治则：疏肝理气，化痰散结。

2. 冲任失调

临床表现：乳房肿块月经前加重，经后缓解，伴有腰酸乏力、神疲倦怠、月经失调、量少色淡，或闭经，舌淡，苔白，脉沉细。

证候分析：内伤情志，化火而耗损肾阴，肝肾亏损，冲任失调。冲任两脉，上为乳汁，下为月水，月经前经血尚未排出，冲任两脉充盈阻滞，乳房内痰浊凝结较甚，故肿块增大；月经排出，经络壅滞其势稍减，故经后稍有缓解。腰为肾之府，肾虚失养，则腰酸乏力。肾气不足，封藏失职，冲任功能紊乱，血海蓄溢失常，故月经失调。多产、堕胎或久病损耗气血，致脏腑、冲任失于充养，故见神疲倦怠、月经量少色淡，甚则闭经。舌淡、苔白、脉沉细，为气血不足之象。

治则：补益肝肾，调理冲任，佐以行气化痰。

二、西医学概述

（一）概念

乳腺增生是指乳腺小叶实质发生非炎症性散在的结节样良性增生病变。多见于中年妇女。突出的临床表现是乳房胀痛和乳房肿块。胀痛轻者不为患者介意，重者则影响工作和生活。胀痛具有周期性，常发生或加重于月经前期。肿块常为多发性，可见于一侧或双侧，也可局限于乳房一部分或分散于整个乳房。肿块呈结节状，大小不一，质韧而不硬，与皮肤和深部组织之间并无粘连而可被推动，但与周围组织的分界不清。肿块于月经前增大，经后缩小。腋窝淋巴结不肿大。有时可有乳头溢液，呈黄绿色、棕色或血性，偶为无色浆液。

（二）诊断

（1）有乳腺肿块，且多伴乳房疼痛，连续3个月能自行缓解。

（2）排除生理性乳房疼痛，如经前乳房胀痛、青春期乳痛及仅有乳痛而无肿块的乳痛症。

（3）利用钼靶 X 线、B 超、热图像等现代检测手段为辅助诊断。

三、现代常用拔罐法

【孟氏中药拔罐疗法】

选穴：屋翳、膻中、丰隆、太溪、肩井、天宗、肝俞、外关。拔罐之前和拔罐之后分别在拔罐的局部外涂中药拔罐液。（彩图61）

四、注意事项

本病应注意与乳腺恶性肿瘤鉴别，必要时行细胞学或病理学检查以明确诊断。

手术后肠粘连

一、中医学概述

本病在中医学中相当于"腹痛""呕吐"范畴。病因病机为手术损伤，脏腑气机阻滞，腑气不通。

二、西医学概述

（一）概念

手术后肠粘连是一种腹腔手术后遗症，在临床上较常见。多因腹腔手术止血不彻底而形成血肿。轻症肠粘连表现为腹胀、腹痛、便秘、恶心呕吐、食欲不振。肠梗阻时出现阵发性腹部绞痛、恶心呕吐、腹胀，腹部可见肠型及蠕动波，肠鸣音亢进，有气过水声。

（二）诊断

（1）经常发作不规则的腹痛、腹胀与便秘。

（2）腹部无明显压痛和肌紧张，肠鸣音较活跃。

（3）有急性肠梗阻发作病史。

（4）胃肠钡餐检查有阳性征象。

（5）有腹部手术史，或腹腔、盆腔内炎症史，或腹部外伤史（含开放或闭合性损伤）。

三、现代常用拔罐法

【孟氏中药拔罐疗法】

选穴：中脘、水分、太乙、气海、关元、足三里、天枢、胃俞、肾俞、大肠俞。拔罐之前和拔罐之后分别在拔罐的局部外涂中药拔罐液。（彩图 62）

【闪罐法】

选穴：腹部四募穴。采用闪罐法，每次连续闪拔 15~20 下，每日 1 次。

【火罐法】

选穴：阿是穴（切口处，待伤口愈合后再行拔罐）、肾俞、大肠俞、中脘、足三里。采用火罐法，留罐 10~15 分钟，每日 1 次。

【刺络拔罐法】

取穴：①大椎、阿是穴；②身柱、阿是穴。先用三棱针在穴位上点刺，然后拔罐，留罐 10 分钟，每次 1 组，每日或隔日 1 次。

【梅花针叩刺拔罐法】

选穴：大肠俞、次髎。用梅花针叩刺后拔罐 20 分钟，待腹部胀满稍有缓解时，可加中脘、气海、天枢，拔罐 20 分钟，每日 1 次，5 次为 1 个疗程。

【温针配合拔罐法】

选穴：血海、丰隆、足三里为主穴，上腹型配中脘、天枢、太乙；少腹型配行间、水道、归来；小腹型配气海、关元。远道穴位强刺激，力求针感传导至膝关节以上。腹部穴位用温针法，泻法，留针 30 分钟。针后阿是穴上拔罐 10 分钟，隔日 1 次，10 次为 1 个疗程。疗程间休息 1 星期。

【药垫拔罐法】

选穴：神阙、大肠俞、次髎、气海。取中药广木香、川厚朴、枳壳、小茴香、丹参、赤芍各 15g，芒硝 6g，共研细末，每穴取药约 5g，面粉 1g，用白酒和温开水各半调和成中药饼状（中间留 1.5~2cm 大小的孔），置于穴上，然后拔罐。留罐 15~20 分钟，每日 1 次。

四、注意事项

肠粘连可用拔罐疗法。肠粘连引起梗阻时，应区分属单纯性肠梗阻还是狭窄性肠梗阻，如属前者可行拔罐治疗，后者应手术。中药拔罐同时，也可配合行气活血药物治疗。

尿路结石

一、中医学概述

（一）概念

本病在中医学中属于"腰痛""癃闭"范畴。病因病机为饮食不节，辛辣太过，或下阴不洁，秽浊之邪上入膀胱，酿生湿热。湿热煎熬尿中杂质而成砂石，发为石淋。

（二）辨证

临床表现：突发性一侧腰部剧痛，连及小腹，并向前阴、会阴、大腿内侧放射；小便时尿液突然中断，尿道涩痛、刺痛，向上牵引腹部、腰部作痛；肾区叩击痛，小腹胀痛；排尿困难，尿频尿急，小便黄赤混浊，甚至血尿，并有砂石排出，舌红，苔黄，脉弦数。痛剧而久者，可见恶心呕吐，冷汗淋漓。肾结石梗阻在一定部位，可出现肾积水。

证候分析：湿热结为砂石，堵塞泌尿管道，故易发腰腹剧痛、尿道涩痛、排尿困难、小便时尿液突然中断。砂石刺激泌尿管道，故时有尿频、尿急。尿中夹杂砂石，致使小便黄赤混浊。砂石在泌尿管中移动时，极易损伤管内血络，故有尿血。舌红，苔黄，脉弦数，属下焦湿热之象。

治则：清热化湿，利水通淋。

二、西医学概述

（一）概念

尿路结石又称尿石症，是泌尿系统各部位结石病的统称。可分为肾结石、输尿管结石、膀胱结石和尿道结石。肾结石表现为疼痛与血尿相继出现，且与劳累有关，疼痛可以是钝痛、隐痛及绞痛，疼痛从腰部开始沿输尿管向下放射至膀胱，呈阵发性。血尿较轻，结石梗阻时可引起肾积水，有肾区叩击痛。输尿管结石表现为一侧腰痛，疼痛向会阴部放射，并有镜下血尿，绞痛发作后多有肉眼血尿。膀胱结石以排尿困难、血尿、排尿疼痛为特点。尿道结石表现为排尿时尿道疼痛，排尿不畅，甚则尿潴留，有时用力排尿可将结石排出。

（二）诊断

尿路结石包括肾结石、输尿管结石、膀胱结石及尿道结石。其诊断需包括病史、症状、体格检查、尿液检查、血液化验、肾功能测定、X线检查、膀胱镜检查、超声波检查及同位素肾图检查等。

（1）病史和症状：有典型突然发作的肾或输尿管绞痛，伴肉眼或镜下血尿；或仅有腰腹部钝痛，酸胀不适，或有排石史；膀胱、尿道结石则有排尿困难、尿流中断、尿潴留及终末血尿等症状。

（2）体征：急性发作时肾区或输尿管部位有叩痛或压痛；巨大肾积水、肾脓肿患者，可扪及包块；大的膀胱结石常可经直肠指诊触得；后尿路结石，直肠指诊可摸到；阴茎检查可触到前尿路结石。

（3）X线检查：95%的尿路结石在平片上显影，故平片可以显示结石的大小、形态及数目，并可初步估计结石的成分。平片阴性，尚不能完全排除尿路结石者，需作排泄性尿路造影或逆行性尿路造影，以了解结石之有无及位置，并进一步了解肾盂、肾盏、输尿管的解剖形态，有无肾积水及其程度，肾实质厚薄，肾功能好坏，上尿路有无先天性异常和其他器质性病变。

（4）尿液检查：尿液镜检红细胞常增多，尤其是绞痛发作后或运动后，有时可出现盐类晶体，并发感染时可见较多白细胞或脓细胞。

（5）同位素肾图检查：能反映肾功能情况和上尿路梗阻的存在及其程度。

（6）超声波检查：辅助诊断结石的其大小、位置及肾积水的程度。

（7）其他：尚需作血液、尿液的有关生化检查，必要时行膀胱镜检查，包括逆行造影。

三、现代常用拔罐法

【孟氏中药拔罐疗法】

肾及输尿管上端结石取肾俞、三焦俞、京门、天枢、气海、水道；输尿管中下段、膀胱及尿道结石取肾俞、次髎、膀胱俞、中极、水道。拔罐之前和拔罐之后分别在拔罐的局部外涂中药拔罐液。（彩图12、彩图32）

【留针拔罐法】

方法一：分组选穴，①肾俞、次髎、肾区压痛点、阳陵泉、三阴交。针刺患侧肾俞、次髎、肾区压痛点、健侧阳陵泉、三阴交。用泻法，留针30~40分钟，不拔罐。②肾俞、次髎、肾区压痛点针刺，捻针2次后，留针拔罐10~15分钟。

方法二：选穴三焦俞、肾俞、志室、关元俞、三阴交、阳陵泉。每次取穴2~3个，留针拔罐20~30分钟，每日1次。

方法三：选穴阿是穴（肾区压痛点）、肾俞、关元俞、中极、阴陵泉、三阴交（均取患侧穴）。每次取穴3个，留罐30分钟。如无效，30~60分钟后再施术1次。

以上方法适用于肾绞痛。

【针灸拔罐法】

选穴：肾俞、膀胱俞、气海、关元、中极、阴陵泉、三阴交。先用毫针轻刺激，用泻法，针后留针拔罐10~15分钟。起罐后，再用艾条灸。每日或隔日1次。适应于膀胱结石。

【圆利针配合火罐法】

选穴：背俞穴及腰部压痛点。以圆利针针刺背俞穴及腰部压痛点，配合火罐及毫针疗法。

四、注意事项

结石大于1cm者，应进行中西医结合治疗。

参考文献

［1］陈翰芝. 针刺加拔罐治疗肾绞痛78例［J］. 广西中医药，1992，15（4）：165-166.

［2］冯起国，葛艳，王学慧，等. 圆利针配合火罐治疗泌尿系结石36例［J］. 上海针灸杂志，1998，17（5）：15-16.

［3］李平. 交替火罐法治疗泌尿系结石、肾绞痛100例观察［J］. 中国针灸，2001，21（7）：391-392.

虫蛇咬伤

一、中医学概述

（一）概念

虫蛇咬伤可以分为两大部分：一是毒蛇咬伤；二是诸虫蜇咬伤。

1. 毒蛇咬伤

早在晋代葛洪的《肘后备急方》中就有对于毒蛇咬伤病因、病理、防治的专卷论著，其所记载毒蛇咬伤方就有二十三则。古代中医文献称为"蛇咬疮"，指人体被毒蛇咬伤，毒液由伤口进入体内，而引起的一种急性全身性中毒性疾患，不仅局部疼痛、肿胀、出血、水疱或坏死，且短期内出现全身性的中毒症状，病势演化快，若不及时救治，常危及患者生命，甚而死亡。

蛇毒分为神经毒、血循毒、混合毒三种。中医学认为，神经毒属于"风毒"范畴，具有风的特性，易犯经络。风毒侵犯全身经络，轻则经气运行不利，而气血运行不畅；重则经脉瘀阻，传导、联络功能受碍，经气不至而麻痹，严重者可致呼吸麻痹。血循毒属于"火毒"范畴，具有火邪的性质。毒而兼火，初始侵扰气分，表现出一派热毒症状，或内结于六腑；继则内陷营分，引起耗血、动血之变，严重者全身皮肤与内脏可有广泛的出血。混合毒属"火毒"范围，既具有火之性质，又具有风之特征，但有所偏重，或以风毒为主，或以火毒为重，或风火毒并举。随蛇之所含毒性而定。

2. 诸虫蜇咬伤

诸虫蜇咬伤是指包括蜂、蜈蚣、蜘蛛、蝎等通过其刺及毒毛刺螫或口器刺吮人体皮肤使毒液入里而发病，轻则仅表现为局部的中毒症状，重则出现全身性的中毒反应。因此，从严格意义上而言，诸虫蜇咬伤也是一种中毒性疾患，轻者尚无虞，重者可致死。

诸虫蜇咬伤，由其虫毒注入人体内而发病，轻则局限于皮肤，重则走散，循经脉而入营血脏腑，从而引起局部的反应和全身的中毒症状。虫毒属特殊之毒范围，诸虫咬伤，均由其毒素侵入人体而发病，其毒之性，也不外风毒、火毒及风火毒3种。

蜂蜇伤常见于颜面、手背等暴露部位；蜈蚣、蜘蛛、蝎咬伤常见于手脚等暴露部位。

（二）辨证

1. 毒蛇咬伤

中医学对蛇伤的诊断分型，是按照中医学辨证的原则，以蛇伤病因为依据，主要分为风毒型，火毒型，风火毒型三种。鉴于本病因为中蛇毒，而致经络、气血、脏腑受累，因此无论内治、外治均应排毒、解毒、泄毒，以防其内陷、扩散。尤其在咬伤早期，蛇毒聚积于伤口周围，故采取的种种急救措施，皆旨在排毒、泄毒、破坏蛇毒、防其内入。及至蛇毒内入，除了按证施治外，还素有"二便不通，蛇毒内攻""治蛇不泄，蛇毒内结"之说，即必须通利二便，促毒外泄，防蛇毒内攻。根据蛇伤病理变化规律，蛇毒内陷攻心，最为危险，故宜时时护心解毒，若能着眼于以上环节，内外治并举、中西医结合，即使蛇伤重症、危症，也可转危为安。

中医学对蛇伤辨证分型有如下六种。

（1）风毒型：多见于如银环蛇、金环蛇，海蛇等神经毒素蛇伤。

临床表现：局部伤口不红、不肿、不痛为特征，全身症状早期不明显，2小时内仅有身体稍感不适，或微恶风寒等现象，其舌质红，苔薄白，脉浮弦，但当全身中毒症状出现后，病情发展迅速，在伤后 2~5 小时后，很快出现头晕、目眩、眼睑下垂、四肢肌肉麻痹或抽搐，甚至呼吸困难，神志模糊等危重证候。

证候分析：本证为风毒型蛇的蛇毒从伤口进入机体，风为阳邪，具有升发、向外的特点，如风毒犯卫，故症见身体不适，微恶风寒，头晕目眩等症。又因风性轻扬，善行数变，故发病急，转变快，从而出现眩晕、眼睑下垂、肢麻、抽搐等症。

治则：祛风止痉，疏风解毒。

（2）火毒型：多见于含血循毒（火毒）的毒蛇咬伤，如五步蛇、竹叶青等。

临床表现：局部疼痛剧烈，肿胀严重，蔓延迅速，甚至可延至躯干，伤口出血不止，甚或伤口周围皮肤下可见大块瘀斑，水疱或血疱，溃破后易形成局部组织坏死，严重者，可布及肿胀部位及其全身。全身症状有恶寒发热，烦躁不安，心悸胸闷，视物模糊，头痛如劈，咽干口渴，或口鼻流血，或尿血、便血等。舌质红绛，苔黄燥，起芒刺，脉洪数。

证候分析：火毒为阳热之邪，其性炎上，伤阴耗津，所以火毒入侵，升腾迅速，局部肿胀，严重者可蔓延及躯干，伤口周围有水疱，血疱等。如出现气分热毒充斥三焦，可见头痛，热邪迫血妄行，可出现瘀点，瘀斑，伤口出血不止，甚至七窍流血。舌绛苔燥，脉洪数等，均属热毒壅盛之候。

治则：泻火解毒，凉血化瘀。

（3）风火毒型：多见于蝮蛇、眼镜蛇等混合毒素蛇伤。

临床表现：症状较为复杂，既有风毒型证候，又有火毒型证候。局部红肿较重，伤口多有剧痛，有水疱、血疱、瘀点、瘀斑等皮下出血现象，严重者可出现诸窍出血。全身症状轻度者仅有头晕、眼花、周身关节疼痛、轻度发热；重度者可出现眼睑下垂、复视、眼花或失明，胸闷，全身肌肉疼痛，尿少、尿闭。甚至神志昏愦，手足躁动，气促舌等症。

证候分析：本证为风火两毒混合侵入机体。热邪炽盛，则伤口局部红肿剧痛，发展迅速，而常有瘀点、瘀斑，甚者兼见出血等症。风邪肆虐，则头晕眼花，周身强痛，体倦等症较为显著。如风火相煽，邪毒枭张，以致形成气血两燔，则见壮热烦躁、便秘尿赤，甚则神志昏愦，气促舌謇，手足蠕动等症。

治则：泻火清热，散风解毒。

（4）火毒挟湿型：多见于含血循毒和混合毒素蛇伤的局部溃烂合并严重感染。

临床表现：局部肿胀较重，多有水疱、血疱，伤口极易糜烂，而且范围较广，蔓延迅速。全身症状见常见头晕重，体困倦，关节酸痛，小便短赤；或胸脘痞闷，有腹部胀满，心烦欲吐等症。舌红，苔黄腻或秽浊，脉滑数。

证候分析：本证为火毒挟湿，实属湿热互结。若蒙蔽清阳，则头晕重而痛；若阻滞经络，则肢体困倦，或关节酸痛。若稽留气分，则身热久羁；若湿热下移，气化失利，则小便短赤；苔黄腻或秽浊，脉滑数等均属火毒夹湿之候。脘腹胀满，恶心呕吐，则属于湿热阻滞中焦，气机不利所致。

治则：清热解毒，化浊利湿。

（5）阴虚毒盛型：多见于各种毒伤的后期创口久溃不愈。

临床表现：局部红肿迁延，肤色暗褐晦涩。全身症状可见头晕胀痛，低热不退，或日晡潮热，或手足心热，心悸而烦，胸闷气短，口燥咽干，或伴手足瘛动等症。舌质红，苔燥少津，脉细数。

证候分析：本证多见于蛇伤后期，蛇毒未清而正气已虚，且蛇伤不拘风毒或火毒，均属阳邪，易耗伤津液。况毒蛇伤人，蛇毒蔓延全身，羁留不解。久则津液严重耗伤，而成阴虚之候，故见局部肿胀，而肤色暗褐。阴虚则肝火上炎，故见头晕胀痛。阴虚则生内热，故见低热，潮热或手足心热。毒盛则阴随阳泄，故见口燥汗出。阴虚则津液不足，故见口燥唇干，心悸而烦。阴虚则筋脉失养，故临床可见到手足瘛疭等动风先兆。舌红、苔燥少津，脉细数，均为阴虚毒盛之候。

治则：滋阴泻火，清热解毒。

（6）蛇毒内陷型：各种毒蛇伤后期，心、脑、肺、肾等重要器官衰竭等危重证。

临床表现：由于蛇伤中毒严重，或处理失时，或治疗不当而导致蛇毒内陷，传入心包，可出现闭、脱危重之证。属火毒型蛇伤易出现神昏谵语、躁狂不安；属风毒型蛇伤易出现嗜睡或神昏惊厥等症，此属蛇毒内陷之闭证。如伤口局部红肿，肤色突然变为紫暗或紫黑，面色苍白，淡漠神昏，进而汗出肢冷，唇周及指端发紫，舌绛紫，脉微欲绝。此属心阳衰微、正气耗散之脱证。

证候分析：由于蛇毒未能及时外泄而传入心包。若火毒内闭，则有神昏谵语之症；若风毒内闭，则有神昏惊厥之症；若内陷之蛇毒侵入机体，正气耗散，不能胜邪，则出现伤口局部红肿，肤色突然变为紫暗，若病情进一步发展，导致心阳衰微则出现面色苍白，淡漠神昏，汗出肢冷，唇周及指端发紫，舌绛紫，脉微欲绝等虚脱之证。

治则：闭证芳香开窍；脱证固本救逆。

2. 诸虫蜇咬伤

诸虫蜇咬伤，均由其所含毒汁侵入人体所致，不论其成分如何，大体也可划分为风毒、火毒、风火毒，类似于毒蛇蛇毒之性。因此，解毒、排毒，中和其毒性，为治疗的第一要义，内外皆然。症轻者无须内治，仅外治即可收功。但诸虫毒之间毕竟有差异，应随证增损，具体分证论治如下：

（1）风毒证

临床表现：头痛头晕、视物昏花、局部麻木或剧痛，伴蚁行感，重则痉挛抽搐、谵妄、呼吸微弱。舌淡红苔微黄，脉弦或弦数。

证候分析：本证为感受风毒，风为阳邪，具有升发，向外的特点，如风毒犯卫，故症见头痛头晕、视物昏花等。又因风性轻扬，善行数变，故发病急，转变快，从而局部麻木或剧痛，伴蚁行感，重者痉挛抽搐、谵妄。舌淡红苔微黄，脉弦，均为风盛之象。

治则：祛风解毒。

（2）火毒证

临床表现：局部灼痛，肿胀明显，或有血疱，水疱，甚则发黑，坏死。全身发热、寒战，恶心呕吐，烦躁不安，或身发斑疹。舌红苔黄，脉数。

证候分析：本证因火毒为阳热之邪，其性炎上，伤阴耗津，所以火毒入侵，升腾迅速，局部肿胀，严重者可蔓延及躯干，伤口周围有水疱、血疱等。如出现气分热毒充斥三焦，迫血妄行，可身发斑疹，舌红苔黄，脉数，均属热盛之证。

治则：清热解毒，凉血止痛。

二、西医学概述

（一）概念

1. 毒蛇咬伤

蛇毒是毒蛇的毒腺所分泌的一种毒性消化液。除水分外，其主要成分为毒性蛋白质或多肽类物质，具有极其强烈的毒性。按其作用性质可分为神经毒、血循毒和多种酶类。现已知神经毒主要损害神经系统，阻断神经–肌肉传导，从而导致骨骼肌运动麻痹，甚而发生外周性呼吸麻痹。血循毒，主要损害心血管系统，如心肌结构、血液成分、毛细血管内皮细胞凝血机制等等，皆可受到不同程度的损害或破坏，从而引起溶血、出血、心力衰竭等一系列病理变化。酶类作用广泛而复杂，蛋白质水解酶水解蛋白质，透明质酸酶破坏结缔组织的完整，磷脂酶A的促溶血作用等，皆可以促进蛇毒的吸收与扩散，使机体中毒加重，病情恶化。可见蛇毒对于人体各个系统、器官、组织几乎都能产生毒性损害。致死的原因不外乎呼吸麻痹、循环衰竭、急性肾衰竭、广泛出血，以及合并感染或其他原因。

被含神经毒的毒蛇咬伤后，全身症状轻度者除头晕、眼花、乏力、纳呆外，无其他不适；严重者可出现视物模糊、眼睑下垂、眼球固定、瞳孔散大，语言不清，张口及吞咽困难，流涎、腹痛、恶心、呕吐，全身皮肤和肌肉疼痛，四肢无力，行动困难。更严重者，上述症状进一步加重，呼吸浅快，进而呼吸麻痹，四肢完全瘫痪，深反射消失，最后深度昏迷而死亡。一般来说，此型蛇伤初期可见局部反应不显著，疼痛较轻或无疼痛，仅感局部麻木或蚁走感，伤口出血较少，肿胀也不明显，全身症状因其潜伏期较长，一般在伤后1~3小时才出现，而一旦出现症状则提示中毒已深，病情严重。

被含血循毒的毒蛇咬伤后，全身症状轻度者仅感到头晕、乏力、纳呆，合并淋巴管炎，重度者有恶寒发热，烦躁不安，或口鼻流血，或尿血、便血等，如病情进一步发展，皮肤和内脏可广泛出血，最终出现循环和呼吸衰竭，心搏骤停。一般来说，此型蛇伤初期可见局部疼痛剧烈，伤口出血和流血不止，甚或伤口周围皮肤下可见大块瘀斑，水疱或血疱，还可发生咬伤局部坏死、溃烂，引起患肢萎缩或残疾，进而患部肿胀明显，且迅速向近心端蔓延，可致反应性淋巴结肿大，并迅速出现全身性中毒症状。

被含混合毒的毒蛇咬伤后，全身症状轻度者仅有头晕、眼花、周身关节疼痛、轻度发热；重度者可出现眼睑下垂、复视、眼花或失明，胸闷，全身肌肉疼痛，尿少、尿闭、尿呈酱油色，呼吸困难，昏迷等。一般来说，此型蛇伤初期可见伤口疼痛或麻木，患肢肿胀，并迅速向近心端发展，咬在足部的轻则肿至踝部、小腿，重则可至大腿、下腹部。咬在手部的，轻则肿至腕部，前臂，重则肿至上臂、胸部。伤口出血周围可有水疱或血疱。

2. 诸虫咬蜇伤

诸虫咬蜇伤可分为蜂蜇伤、蝎咬伤、蜈蚣咬伤、毒蜘蛛咬伤等。

蜂毒成分复杂，且因蜂种不同而异。一般为酸性物质，也有碱性物质。蝎毒成分也很复杂，其主要成分为毒性蛋白，主要有毒成分为神经毒素。蜈蚣毒汁中含有组胺样物质及溶血蛋白质，此外尚有酪氨酸、亮氨酸、蚁酸等，呈酸性。毒蜘蛛有一种角质螯，分泌少量神经性毒素和坏死毒素。

蜂蜇伤后立即感到伤处剧烈疼痛，或伴有瘙痒、红肿。蜜蜂蜇伤，其刺常遗留于皮内，并可见其蠕动。蜂蜇伤轻者全无反应，但部分患者对蜂毒过敏，除局部有明显红肿、水疱及荨麻疹外，甚至可发生过敏性休克。被群蜂多次蜇伤时，可出现全身中毒性反应，如头晕、恶心，恶寒发热甚至可有痉挛、抽搐、血红蛋白尿、急性肾衰。蜂毒过敏者，可发生荨麻疹、喉头水肿、气管痉挛，可因过敏性休克和窒息而死亡。

蜈蚣咬伤处有两个瘀点，周围红肿，有剧痒或其痛彻骨，可继发红疔，局部并可有肿核出现，轻者可无全身症状，严重者浑身麻木，发热头痛、眩晕、恶心呕吐，甚至心悸脉数、谵语抽搐。儿童被咬伤，病情比较严重，甚至可危及生命。总体上，其病程较短，数天后症状可消失。

蝎咬伤，伤处立即出现剧痛，局部大片红斑，甚有水疱，也可有红丝疔，局部出现肿核。轻者无明显全身症状，重者有寒战高热、恶心呕吐、头痛等症，甚可出现内脏出血，抽搐、昏睡乃至呼吸中枢麻痹死亡。病情轻重程度常与进入体内的毒素量有关。

毒蜘蛛蜇伤，可见两个小红点，继之起疱，局部苍白，周围红晕，麻木疼痛，重者可有组织坏死形成溃疡。全身可有头痛、头晕、呕吐，四肢软弱，发热、谵妄、呼吸增快，出汗、流涎虚脱乃至死亡。儿童可发生惊厥。少数患者有肌腹紧张，似急腹症。症状消失后，患者在短时间内软弱无力或精神萎靡。

（二）诊断

1. 毒蛇咬伤

（1）如有被毒蛇咬伤后遗留的咬伤牙痕，典型的局部反应及全身中毒的临床表现。若现场有被抓住或打死的毒蛇，将有助于分析判断。

（2）咬伤处要有牙痕，如针戳样，1个或2个，伤处出血或流血不止，周围可有血疱，水疱，瘀斑；自觉伤处疼痛或麻木；伤肢肿胀，且迅速向近心端蔓延，具体见表3-1毒蛇咬伤与无毒蛇咬伤鉴别表。

表 3-1　毒蛇咬伤与无毒蛇咬伤鉴别表

分类	毒蛇	无毒蛇
牙痕	一般2个，深而较大	牙痕浅小，数多间密
疼痛	剧痛，灼痛（神经毒除外）	不明显
肿胀	迅速扩大	扩大
出血	流血，伤周瘀斑血疱（神经毒除外）	出血或不出血
淋巴结	肿大，触痛	不肿大，无触痛
全身症状	神经毒或血循毒症状或两者共存	无或轻微

（3）观察蛇咬伤者血与尿的常规化验，注意有否贫血、血小板减少、蛋白尿或血尿、血红蛋白尿等。天然乳胶凝集抑制试验阳性。

（4）检查血生化，注意有否胆红素增高和血钾、尿素氮、肌酐升高情况。

（5）广泛血管内溶血的表现：凝血时间常超过15分钟，凝血因子、纤维蛋白和纤维蛋白原减少，其降解产物增多，有关DIC的试验阳性，D-双聚体测定多阳性。

（6）酶联免疫吸附试验（eELISA）和放射免疫测定（RIA）对诊断都具有特异性，阳性率高，对早期诊断及鉴别诊断有价值。但毒蛇咬伤超过24小时后常呈阴性。

（7）试验性诊断对高度可疑蛇咬伤者可试行中和毒素试验，即用单价抗蛇毒血清，皮试阴性后，予以常规静脉给药，若中毒症状有所控制，则有可能是本类毒蛇咬伤。

2. 诸虫蜇咬伤

（1）曾接触蜂、蝎、蜈蚣、毒蜘蛛并被其蜇、咬伤。

（2）局部或全身出现相应的体征与症状。

（3）诸虫蜇咬伤与毒蛇咬伤的鉴别，见表3-2诸虫蜇咬伤与毒蛇咬伤鉴别表。

表 3-2　诸虫蜇咬伤与毒蛇咬伤鉴别表

类别	相似症状	鉴别症状
蜈蚣	剧痛，局部炎症，可有组织坏死	两点牙痕排呈楔状，无下颏牙痕，伤口无麻木，全身症状轻
蝎子	局部痛，麻，吸收中毒后肌肉紧张痛	常有流泪，流涎反应

续表

类别	相似症状	鉴别症状
黄蜂	局部痛，肿	伤口无麻木，多个点状，可发生休克和肾衰
蚂蟥	伤口出血难止	伤口痒，但不痛、不肿，无麻木，全身无反应
毒蜘蛛	伤口剧痛、麻木，可有组织坏死，吸收中毒时肌肉痉挛	无典型蛇咬伤痕
毛辣虫	表皮损伤、炎症	片状表皮损伤、无典型牙痕，痒而不痛
海蜇	局部剧痛	多条线状伤口，可发生休克

三、现代常用拔罐法

【刺血拔罐法】

方法一：取穴虫蛇咬伤局部、大椎、委中、太阳穴。先将咬伤局部常规消毒，用三棱针点刺数下至点状出血，立即在所点刺的部位拔火罐，留罐20~30分钟至皮肤不再出血为度，尽量多拔出一些毒血；然后将大椎、委中、太阳穴进行消毒，每穴用三棱针刺3~5下，用闪火法在所点刺的穴位拔火罐，留罐10~20分钟，每罐拔出血1~3ml，起罐后擦净皮肤上的血迹。每日治疗1~2次，3次为1个疗程。本法适用于治疗虫蛇咬伤以局部症状为主，伴有全身症状者。

方法二：于毒蛇咬伤最明显处常规消毒后，用三棱针快速点刺出血，即用闪火法拔火罐30分钟，每日2次，3日为1个疗程。有血性水疱立即刺破排出毒液，伤口感染配合外科治疗。

方法三：取穴虫蛇咬伤局部。将患处进行常规消毒，迅速用三棱针点刺局部数下至点状出血，然后立即用拔火罐吸拔于咬伤局部，留罐20~30分钟，尽量拔出较多的毒血和毒液，一般起罐后，患者立即感觉症状减轻。每日治疗2次，3日为1个疗程。本法适用于治疗虫蛇咬伤早期无全身症状或全身症状较轻者。病程越短，疗效越好。

方法四：常规无菌消毒后，在毒蛇咬伤最明显、肿胀最严重的瘀血部位，用三棱针快速点刺出血，然后以闪火法将玻璃火罐扣在其处，留罐30分钟，每日2次，3天为1个疗程。

【针罐法】

以三棱针在伤处针刺放出少量血液及浆液后，拔火罐，留罐30分钟。

【针药罐法】

取风池、内关、外关、神门、八邪、足三里、阳陵泉、水泉、三阴交、太冲、大敦、八风穴，手法以泻为主，不留针，每日1次，必要时可施针2~3次。穴位注射：取穴同针灸，取黄芪、丹参注射液2~4ml，每次2~8穴，每穴0.5~1ml，每日1次，常规消毒进针，用针感回抽无血，缓慢注入。中药用半边莲20g，清木香、菊花、白芷、大黄、法半夏各10g，赤芍、双花各15g，甘草3g，每日1剂水煎服，也可用于伤口冲洗及伤口四周外敷。西药用抗蝮蛇毒血清6000U，加5%葡萄糖液250ml，静滴，每日1次，治疗前先做皮试。并对症治疗。

【内外合治法】

方法一：①外治：伤口处扩创排毒，先按无菌操作沿伤口牙痕做十字形切开，切口长约1cm，深至皮下，伤口切开后用高锰酸钾溶液或过氧化氢溶液（双氧水）反复冲洗，并拔罐放血排毒；八风或八邪穴位点刺拔罐放血；茶叶外敷，将浓茶水中茶叶捣碎或用口嚼烂，外敷于伤口及八风或八邪穴位上，绷带包扎固定，再用浓茶水淋湿，保持湿润，每日换药 1 次，连续 3 日。②内治：每小时服季德胜蛇药片 10 片，口服，首次加倍；饮用浓茶水，每日 2000~3000ml；大黄 20g，水煎服，每日 3 次，连续 3 日。

方法二：取穴咬（蜇）伤灶，用三棱针点刺或用小刀切割成十字状或针字状，然后拔罐，并从肢体近端向远端（伤口）挤压，以促排毒，10 分钟后起罐，用生理盐水或 1∶5000 高锰酸钾溶液冲洗伤口，如伤口在指（趾）上，无法进行拔罐时，可用三棱针或小刀刺割八邪、八风穴放血，然后拔罐 10 分钟。

四、现代常用拔罐法的临床应用

（一）刺络拔罐法

● 案例[1]

一般资料：本组 42 例均系烙铁头蛇咬伤的患者，其中男 27 例，女 15 例；年龄 12~75 岁，平均 31 岁；咬伤部位为上肢 8 例，下肢 34 例；就诊时间为伤后 1 小时内 6 例，2~12 小时 16 例，13~24 小时 15 例，25~48 小时 5 例；患肢较对侧正常肢体肿胀 15~58mm，平均 25.5mm；疼痛程度 5~10 级，平均 7 级。

治疗方法：根据伤肢肿胀范围选择 2~3 个阿是穴，常规消毒，取经过消毒的 1.5 寸三棱针，在选定的穴位上用点刺法或散刺法浅刺出血，深度以出血或溢液为度，之后执合适玻璃火罐，用酒精闪火法进行拔吸，留罐 20 分钟后除去火罐，一般可吸出瘀血或黄色液体 1~2ml，再次清洁消毒创面，外敷土黄连纱布。每日 1 次，直至肿痛消除。第一次刺络时亦可在伤口牙痕处直接点刺，以扩大伤口，排除毒素，或清除毒牙残端。若局部肿胀明显，张力过大，吸拔出的液体较多时，可换罐在原处连续吸拔 2~3 次，每次留罐 3~5 分钟，可拔出液体 3~15ml。此外，患者均接受中西医结合治疗。西医应用破伤风抗毒素、地塞米松、青霉素等药物治疗。中医以清热解毒，凉血化瘀为主，方选清瘟败毒饮或凉血解毒汤加减，每日 1 剂，水煎后早晚分服。操作前向患者解释刺络拔罐的目的，询问患者是否有心脑血管疾病及高血压病史，了解患者对疼痛的耐受程度，有无晕针等情况。治疗时间避免选择在患者过饱或过饥时进行，事先做好患者的思想工作，消除其恐惧心理，以取得配合。第一次治疗时可在牙痕处直接刺络拔罐，如反复治疗则可选择牙痕周围或患肢肿胀最明显处进行。皮肤有水疱、溃疡、破损时不能拔罐。烙铁头蛇咬伤一般在手足部，此处皮肤肌肉较薄，刺络时不宜过深，刺破皮肤即可。操作时注意避开血管，以免引起出血不止。选择边缘光滑、口径小的玻璃火罐，以防划伤皮肤或漏气，也有利于观察拔出物的颜色和量。拔罐时火力要足，罐口靠近肿胀处操作要轻巧，取罐时切忌硬拔，可用手指按压靠近罐口处皮肤，使空气进入罐内后轻抬取罐。注意观察患者生命体征和病情变化，如有面色苍白、大汗、恶心、呕吐、疼痛难忍等不适症状时应立即停止操作，给予对症处理。取罐后用生理盐水棉球擦去拔出物，酒精消毒针刺点，予无菌土黄连纱布湿敷创面，固定包扎。

治疗效果：本组 42 例，治疗后 48 小时，患肢肿胀消退 5~42mm，平均消退 23.5mm。其中经过 1~3 次刺络拔罐，患肢肿痛完全消失的有 27 例，占 64.3%；经 4~6 次治疗患肢肿痛完全消失的 14 例，占 33.3%；仅有 1 例患者经 9 次治疗肿痛方完全消失，占 2.4%。总有效率 100%，无 1 例出现肢体坏死。除 7 例患者在拔罐处出现瘀斑外，均未见其他不良反应。

临床体会：中医学理论认为，烙铁头蛇咬伤为火毒，火毒系阳热之邪，其性炎上，伤阴耗津，当蛇毒侵入人体后升腾迅速，火毒滞留肌肤，经脉气血阻滞，造成蛇毒郁滞肿胀、气血不通，故患肢肿胀疼痛，久则气血腐败而成脓。治疗宜疏利开通。三棱针法是在患者身体一定的穴位和浅表血络放出少量的血液，从而达到通经活络、开窍泄热、活血、消肿止痛的作用，结合拔罐更可达到镇痛、散结、祛瘀、排毒、开渠放血引流之功效。由于毒蛇出没之地多污浊，蛇毒液中多含有细菌，伤口常发生化脓、细菌感染，并由感染病灶扩散至皮下、筋膜下等疏松组织，易形成急性弥漫性化脓性炎症。我院采用刺络拔罐法辅助治疗后，患肢肿痛消除时间明显缩短，无 1 例发生化脓感染及局部坏死。刺络拔罐有助于排毒，缓解伤肢皮肤张力，从而减少毒素吸收，改善局部血运，有利于减轻全身中毒症状，防止局部坏死。另外，刺络拔罐可促进局部血液循环，刺激炎性细胞大量聚集，加快局部新陈代谢，因此该法可明显减轻患肢局部症状。刺络拔罐法操作简单，创伤性小，无毒副作用，一般人容易掌握，拔罐后患者疼痛、肿胀明显减轻。本方法除适用于烙铁头蛇咬伤外，对五步蛇、眼镜蛇、竹叶青蛇等火毒型蛇伤，亦能达到消肿、止痛、排毒的良好效果。

（二）拔火罐法

● **案例**[2]

一般资料：20 例毒蛇咬伤患者中，其中男性 12 例，女性 8 例；年龄最小 10 岁，年龄最大者 4 岁；均在 12 小时内来院治疗。咬伤上肢 8 例，咬伤下肢 12 例，20 例毒蛇咬伤患者均有近心端缚扎治疗史及局部用药史。

治疗方法：（1）在毒蛇咬伤的齿痕处，也是肿胀严重处，常规皮肤消毒，用 0.35% 普鲁卡因局部浸润麻醉，1~2 分钟后，用手术刀切开皮肤 0.5~0.8cm，用消毒火罐在切口处反复拔吸毒液，待局部肿胀明显消散或拔不出毒液为止。切口不再缝合，用无菌纱布敷盖包扎。置患肢于抬高位置。3 天换敷料 1 次。

（2）每 6 小时内服季德胜蛇药片 10 片，共服 3 天。给青霉素，磺胺类药抗感染，给镇静止痛药，常规给破伤风抗毒素针 1500~3000U，肌内注射。全身症状严重者，补液，给大量维生素 C 针剂，激素类药物。

治疗效果：20 例全部治愈，3 个月随访，无 1 例出现不良反应。

临床体会：毒蛇咬伤为急性中毒，处理要及时有效，若无治疗设备，应在咬伤处上下两端缚扎，防止蛇毒扩散。缚扎时数分钟放松 1 次，并急送医院治疗。有治疗条件时，应早期在毒蛇咬伤处切开皮肤，拔罐吸出毒液，内服季德胜蛇药片，肌内注射破伤风抗毒素，给抗生素预防感染。在毒蛇较多的地方，应随身携带治疗毒蛇咬伤的药物。

（三）赞刺与拔罐综合疗法

● **案例**[3]

一般资料：33 例患者中，男 13 例，女 20 例；年龄最小 3 岁，最大 62 岁。其中毒蚊叮咬 15 例，刺毛虫伤 8 例，蜂蜇伤 5 例，蝎蜇伤 2 例，蜈蚣咬伤 1 例，不明何虫蜇伤者 2 例。所有患者均出现局部大片红肿、灼热、痛痒之感。

治疗方法：常规消毒肿胀部位，采用小型号三棱针，消毒后，左手食指和拇指压在所刺部位两侧，将皮肤拉紧，右手持针，以拇指食指挟持针柄，中指指腹紧抵针身下段，针尖露出 1~2 分，用雀啄法在肿胀部位中央区（以火罐口径大小为方圆）垂直快速分散点刺数针，以稍有出血或出液为度。然后，根据蜇伤部位选用适当大小的火罐，以闪火法，迅速将火罐扣在点刺部位，留置 10 分钟，起罐，用消毒干棉球擦拭局部。一般 1 次即愈，如未愈，隔日再做 1 次治疗。

治疗效果：33 例全部治愈。其中 1 次治愈 21 例，2 次治愈 10 例，3 次治愈 2 例。

临床体会：有毒虫类，其毒刺及毒毛刺或口吮器与体内毒腺相通，当被虫蜇伤时，毒腺内毒液通过毒刺及毒毛刺或口吮器注入人体，毒邪扩散浸淫肌肤，损伤经络，气血瘀滞，经络不通，致局部气滞血涩，瘀积经络，从而出现红、肿、灼热、刺痛、瘙痒。《黄帝内经》指出："刺其出血无令恶血得入于经。"《灵枢·官针》指出："赞刺者，直入直出，数发针而浅之出血，是谓治痈肿也。"采用三棱针行赞刺法放血，配合拔罐疗法，加强刺血法的效果，直接迫血外出，疏通瘀滞，畅通经络，则肿消痛止，血脉流通，瘙痒得愈。故通过放血，不仅使侵入机体的毒邪随血排出，更重要的是通过理血调气，调动人体免疫防御功能，抑制毒邪的扩展与再生，从而达到治疗该病的目的。该疗法操作简便，疗效显著，通过临床观察，蜇伤后治疗越早，疗效越佳，一般 1~2 次而愈。但是，如果患者蜇伤后拖延时间较长，中毒症状严重，出现寒战、高热、头晕、恶心、呕吐、脉象细弱，血压下降等全身中毒症状，就必须及时给解毒药，对症处理。

五、分析与评价

1. 拔罐治疗虫蛇咬伤的概况

拔罐疗法在治疗蛇虫咬伤上应用较为广泛，如果运用恰当，疗效显著。目前单纯的拔罐已经较少运用，大多运用刺络拔罐法，刺血与拔罐并重，如有运用梅花针叩刺加拔罐治疗蜂蜇伤；有用火针针刺后，加用火罐拔出毒液治疗毒蛇咬伤；也有运用针灸辨证取穴配合刺络拔罐法治疗虫蛇咬伤等。

2. 拔罐治疗虫蛇咬伤的疗效及安全性评价

虫蛇咬伤是临床上常见的病证，受伤后患者迅速出现局部红肿、热痛的反应，重者在短时间内出现全身症状甚至危及生命。病证的轻重，主要与毒虫的毒力、毒液的吸收量、吸收速度等情况有关。拔罐治疗蛇虫咬伤疗效较好，能及早阻断虫毒的吸收扩散，并尽快将其清出体外，是一种安全有效治疗蛇虫咬伤的方法。

3. 拔罐治疗虫蛇咬伤的治疗规律

敷药前先经常规消毒，然后用三棱针点刺伤口所在的经脉循行路线的近端肿胀尽处，最后予以拔罐治疗，用消毒火罐在切口处反复拔吸毒液，待局部肿胀明显消散或拔不出毒液为止。切口不再缝合，用无菌纱布敷盖包扎。也可以再结合外敷常见的中草药，将之捣烂，捏成团，敷于切口（注意：不敷伤口，以防封闭伤口，不利于蛇毒外泄），用绷带包扎，敷药部位随肿胀情况上下移动，但应始终敷于同一直线上。

4. 今后虫蛇咬伤的临床研究重点

今后临床研究重点是：①拔罐疗法治疗虫蛇咬伤以刺血拔罐为主，必要时配合其他中医方法，如何选择合适的中医配合疗法是个研究重点；②毒蛇咬伤属急诊，应根据蛇伤的火毒型、风毒型、风火毒型三型特点制定不同的拔罐疗法方案；③中西医结合治疗虫蛇咬伤的方法；④拔罐疗法治疗虫蛇咬伤内在机制的研究。

六、注意事项

医者要注意无菌操作，治疗的同时患者要注意抬高患肢，避免走动，以防毒素吸收。伴有并发症及全身症状严重者，均应酌情给予输液、蛇药、抗感染治疗。

参考文献

［1］何元凤. 刺络拔罐法治疗烙铁头蛇咬伤所致局部肿痛的效果观察及护理［J］. 中华护理杂志，2005，40（5）：394-395.

［2］韩风章，张焕臣. 用拔火罐法治疗20例毒蛇咬伤临床体会［J］. 河南医药信息，1994，2（8）：43.

［3］朱国庆，王炳强，刘为民. 赞刺与拔罐综合治疗虫螫伤［J］. 针灸临床杂志，1998，14（10）：13-14.

第四章 妇科疾病

经前期综合征

一、中医学概述

（一）概念

本病在中医学属于"郁证"范畴。病因病机多为情志失调，肝气郁结，郁结日久，化火伤阴或素体肝肾阴虚，致阴虚火旺。

（二）辨证

1. 肝郁气滞

临床表现：经前精神紧张，烦躁易怒，乳房胀痛，或伴泄泻，身痛，脘闷纳呆，舌淡苔薄白，脉弦。

证候分析：病因情志所伤，肝失条达，故经前精神紧张。肝郁化火，动乎肝胆，则烦躁易怒。肝经布乳房，肝郁气滞，则乳房胀痛。肝气犯脾，故泄泻，身痛，脘闷纳呆。舌淡苔薄白，脉弦，为肝郁之象。

治则：疏肝理气，解郁安神。

2. 气滞血瘀

临床表现：经前腰腹胀痛，痛处固定，按之痛重，性情急躁，头痛失眠，身痛固定而拒按，舌质紫暗有瘀斑，脉弦涩。

证候分析：经前气血壅盛，气滞血行不畅，瘀阻血脉，则经前腰腹胀痛，痛处固定，按之痛重。肝气不疏，气机不利，故性情急躁，头痛失眠。身痛固定而拒按，舌质紫暗有瘀斑，脉弦涩，均为气滞血瘀之象。

治则：理气行滞，活血化瘀。

3. 阴虚火旺

临床表现：腰腹下坠疼痛，眩晕耳鸣，失眠多梦，五心烦热，急躁易怒，头痛而胀，舌红少苔，脉细数。

证候分析：阴血虚，冲任不充，胞脉空虚，则腰腹下坠疼痛；肝肾阴虚则见眩晕耳鸣，失眠多梦，五心烦热，急躁易怒，头痛而胀；舌红少苔，脉细数，为阴虚火旺之象。

治则：滋阴泻火，益肾养肝。

二、西医学概述

（一）概念

经前期综合征是指妇女在月经前 1~2 周出现的生理、精神以及行为方面的改变，严重者影响工作和生活，月经来潮后症状迅速减轻至消失，常因家庭不和睦或工作紧张激发，多见于 30~40 岁的妇女。主要症状表现为两大类：①精神行为改变：急躁易怒，抑郁焦虑，甚至产生轻生意念。②水钠潴留症状：体表水肿包括手、足、面浮肿，腹壁及内脏水肿表现为腹部胀满，乳房水肿出现乳房胀痛，胃肠道水肿时有恶心、呕吐、便溏等，水钠潴留使体重增加。同时伴有盆腔下坠感，腰背痛等局部症状。

（二）诊断

（1）月经来潮前 7~14 天，全身无力，易疲劳，精神紧张，抑郁，烦躁，失眠，头痛，乳房胀痛，钝性腰背痛及盆腔沉重感，浮肿，体重增加，胃肠功能紊乱，随月经周期出现，行经后即消失。

（2）基础体温测定，可有黄体期缩短，排卵后体温上升缓慢或不规则。

（3）内分泌测定，可有雌激素、孕激素比值升高，体内雌激素过多或相对过多。

三、现代常用拔罐法

【孟氏中药拔罐疗法】

肝郁气滞选胆俞、期门、风池、内关、阳陵泉；气滞血瘀选肝俞、血海、膈俞、大椎、内关、太冲；阴虚火旺选心俞、肾俞、三阴交。拔罐之前和拔罐之后分别在拔罐的局部外涂中药拔罐液。（彩图 66、彩图 70）

【火罐疗法】

取穴：风池、大椎、心俞、肝俞、脾俞、肾俞、中脘、气海、三阴交、太冲。

月经不调

一、中医学概述

（一）概念

本病属于中医学"月经不调"范畴。病因病机为经行前期忧思郁结，气郁化火或热蕴胞宫；经行后期每因寒邪留滞或阳虚不能温煦冲任；经行先后不定期多因肝郁气滞或因肝肾阴虚，导致冲任失调。

（二）辨证

1. 经行先期

临床表现：月经先期而至，量多色红，烦热面赤，心烦易怒，舌红苔黄，脉细数或弦细。

证候分析：邪热内伏冲任，下扰血海，迫血妄行，致月经先期而至，量多色红；内热外散则烦热面赤；邪热扰心则心烦易怒；热盛于里则舌红苔黄，脉细数或弦细。

治则：清热养阴，凉血调经。

2. 经行后期

临床表现：月经延期而至，量少色淡，面色苍白，畏寒怕冷，舌淡，苔白，脉濡缓或迟。

证候分析：阳气不足，命门火衰，阴寒内盛，脏腑虚寒，气血生化不足，冲任血海不能满盈，则月经延期而至，量少色淡；阳虚精气亏乏，外府失荣则面色苍白；命火失温，阳气不能外达，则畏寒怕冷；舌淡，苔白，脉濡缓或迟，均为虚寒之征。

治则：温经祛寒，养血调经。

3. 月经先后不定期

临床表现：月经先后不定期，经量多少不一，肝郁者伴胸胁、少腹胀痛，经色暗红，脉弦涩；肾虚者伴腰膝酸软，经量多少不一，色淡，脉弱。

证候分析：情志郁结伤肝，气机逆乱，疏泄失常，故月经先后不定期，经量多少不一；肝气郁滞，血行受阻，则经色暗红；肝郁经脉不畅，气机不利故胸胁、少腹胀痛；脉弦涩亦为肝郁之象。精气阴阳两亏，阴精不足则血少，阳气虚衰则经血色淡；肾虚外府失养则腰膝酸软；脉弱，为肾虚精气亏乏之象。

治则：肝郁者疏肝解郁，和血调经；肾虚者补益肾气，固冲调经。

二、西医学概述

（一）概念

月经不调包括月经先期（提前 1~2 周）、月经后期（错后 7 天以上，甚至错后 3~5 个月）、月经先后无定期（或前或后 1~2 周）、月经过多（经量明显多于既往者）、月经过少（经量明显少于既往，不足 2 天，甚至点滴即净）、经期延长（经期超过 7 天以上，甚至 2 周方净）及月经色质的改变。主要表现为经期不定，经量或多或少，淋漓不尽，心烦易怒，夜寐不安，小腹胀痛，大便时秘时溏。

（二）诊断

（1）排卵型功能失调性子宫出血：经妇科检查，子宫内膜病理检查无明显器质性病变，而性腺内分泌检查显示有功能失调者。

（2）生殖器炎症引起的月经不调。

（3）宫内节育器或输卵管结扎术及人工流产后引起的月经不调。

三、现代常用拔罐法

【孟氏中药拔罐疗法】

主穴选关元、三阴交、背部膀胱经。经行先期加次髎、水道；经行后期加脾俞、气海；经行先后不定期，肝郁者加肝俞、太冲；肾虚加肾俞、命门。拔罐之前和拔罐之后分别在拔罐的局部外涂中药拔罐液。（彩图 67、彩图 71）

【火罐疗法】

分两组取穴，①肾俞、脾俞、三阴交、期门；②肝俞、关元、气海。每次选 1 组，留罐 15 分钟，每日或隔日 1 次。

【刺络拔罐法】

方法一：取关元、三阴交。经行先期加归来、行间、中封；经行后期配天枢、气海、足三里；经行先后无定期加期门、肝俞、血海；月经量多加子宫、华佗夹脊、隐白；月经量少加肾俞。每日或隔日 1 次。

方法二：选穴命门、腰俞、关元俞、气海俞、关元、血海。常规消毒，每穴用三棱针点刺出血，随即拔罐于穴位上，留罐 15~20 分钟，拔出血量 1~3ml。隔日 1 次，10 次为 1 个疗程。月经前 2~3 天开始治疗。

【刺络拔罐配合耳穴贴压法】

医者用右手拇指指腹在患者背部 C_7、T_4 棘突之间按压，压痛最明显处即是所取之穴，无压痛点者取大椎，用三棱针点刺出血，随之用闪火法在点刺处拔罐，留罐 20~30 分钟，每周 2 次，10 次为 1 个疗程。耳穴贴压主穴取面颊区、内分泌、肺、交感；月经不调配内生殖器穴。用王不留行籽粘压，嘱患者每日自行按压 2~3 次，每次 3 分钟，3~5 日更换 1 次，10 次为 1 个疗程。

【针罐法】

方法一：取穴关元、三阴交。月经先期配归来；月经后期加天枢、气海；月经先后无定期加膈俞、肝俞、乳根、归来、血海。先用毫针刺（月经先期用泻法；月经后期用补法；月经先后无定期用平补平泻），针刺后 15 分钟。每日或隔日 1 次，5 次为 1 个疗程。

方法二：选穴气海、三阴交、肾俞、脾俞、肝俞。常规消毒，用毫针刺之，虚证用补法，实证用平补平泻或泻法，取得针感后，在针上拔罐，留罐 10~15 分钟，至皮肤出现红色瘀血现象起针。每日治疗 1 次，7~10 次为 1 个疗程。

【灸罐法】

选穴：主穴为气海、关元、三阴交、脾俞、胃俞、肾俞。配穴为隐白。先在主穴拔罐 15 分钟，起罐后，加艾灸灸气海、关元、三阴交，每日施术 1 次，连治 3~4 日。

【走罐法】

选穴；脾俞、肾俞、关元、足三里、血海。充分暴露腰骶部，在腰骶部的督脉及膀胱经行闪罐法，由上至下，由左至右，循序进行，待火罐底部烫手时，立即翻转火罐用火罐的底部熨压脾俞、肾俞，待罐底部变凉时，再立即翻转火罐进行闪罐法。如此反复数次，至皮肤出现红色瘀血为度。然后在关元、足三里、血海穴替进行闪罐法和熨罐法，直至皮肤出现红色瘀血为度。每日 1 次，7~10 次为 1 个疗程。

四、注意事项

拔罐疗法只适用于功能性月经不调，器质性月经不调者应积极进行病因治疗。

功能失调性子宫出血

一、中医学概述

（一）概念

本病归属于中医学的"崩漏"等病证范畴，其主要病机为冲任损伤，不能制约经血，经血非时妄行。排卵型功能性子宫出血不属此范畴。主要表现为月经周期紊乱，出血时间延长，经量增多，甚至大量出血或淋漓不止。兼见面红口干，心中烦躁，精神疲倦，头晕目眩等症状。

（二）辨证

1. 血热内扰

临床表现：经血量多，或淋漓不净，色深红或紫红，质黏稠，夹有少量血块，面赤头晕，烦躁易怒，口干喜饮，便秘尿赤，舌红，苔薄黄，脉弦数或滑数。

证候分析：冲任为热邪所迫，血热妄行，故经血量多，或淋漓不净，色深红。血热炽盛，耗津伤液，故色紫红、质黏稠有块。血热内炽，上充头面，故面赤头晕。血热伤津，则口干喜饮、便秘尿赤。舌红、苔薄黄，脉弦数或滑数，为血热炽盛之象。

治则：清热凉血，固经止血。

2. 气不摄血

临床表现：经血量多，或淋漓不净，色淡质稀，神疲懒言，面色萎黄，动则气促，头晕心悸，纳呆便溏，舌淡或有齿痕，苔薄少，脉细弱或芤而无力。

证候分析：脾气虚弱，统摄无权，冲任不固，故经血量多，或淋漓不净。化源不足，气血衰少，故经血色淡质稀。中气不足，则气短懒言、动则气促。气血衰少，不足以充养心脑头面，故头晕心悸，面色萎黄。脾气不运，则纳呆便溏。舌淡或有齿痕，苔薄少，脉细弱或芤而无力，均为气虚失血之象。

治则：益气温中，升阳固摄。

3. 肾气亏虚

临床表现：①肾阳虚：经血量多，或淋漓不净，色淡质稀，精神不振，面色晦暗，肢冷畏寒，腰膝酸软，小便清长，舌淡胖，苔薄润，脉沉细无力。②肾阴虚：经血时少时多，色鲜红，头晕耳鸣，五心烦热，夜寐不安，舌红或有裂纹，苔少或无苔，脉细数。

证候分析：肾阳亏损，命门火衰，失其封藏固摄之权，故经血量多，或淋漓不净，色淡质稀。阳气不足，则精神不振。元阳衰弱，经脉失于温养，故面色晦暗、肢冷畏寒，腰膝酸软。肾阳虚衰，膀胱气化不足，则小便清长。舌淡胖，苔薄润，脉沉细无力，为肾阳虚衰之象。阴虚生内热，热灼营阴，则经血鲜红。虚热熏灼，冲任失调，则经血时多时少。阴精不能上荣于脑，则头昏耳鸣。阴不敛阳，虚热上扰，则五心烦热、夜寐不安。舌红苔少或无苔，脉细数，均为肾阴亏损之象。

治则：肾阳虚者补肾助阳，温经止血；肾阴虚者滋阴补肾，填精固血。

4. 瘀滞胞宫

临床表现：经血淋漓不绝，或骤然暴下，色暗黑，夹有瘀块，小腹疼痛，块下痛减，舌紫黯或有瘀斑，苔薄白，脉沉涩或弦紧。

证候分析：瘀血阻滞经脉，血不循经，故经血淋漓不绝，或骤然暴下，色黯黑，夹有瘀块。胞脉瘀阻不通，则小腹疼痛。块下瘀滞暂通，则痛减。舌紫黯有瘀斑，脉沉涩或弦紧，均为瘀血阻滞之象。

治则：活血化瘀，导滞止血。

二、西医学概述

（一）概念

功能失调性子宫出血简称"功血"，是指由神经内分泌系统调节紊乱引起的异常子宫出血，为内外生殖器均无明显器质性病变的一种常见妇科病。本病分无排卵型功能性子宫出血与排卵型功能性子宫出血两种。前者因卵巢排卵障碍，子宫内膜呈不同程度的增生改变，症状特点为月经周期紊乱，经期长短不一，出血量时多时少，甚至大量出血；后者或因黄体发育不健全，而表现为月经周期缩短，常伴有不孕或早期流产，或因黄体萎缩不全而主要表现为月经延长。在此主要叙述无排卵型功能性子宫出血。

（二）诊断

1. 无排卵性功血

由于排卵障碍，无黄体形成，子宫内膜增生过长，临床表现为不规则子宫出血，经期长短不一，出血量时多时少，甚至大量出血。妇科检查：出血时宫颈充血、较软，宫口松，子宫亦较软，有时伴有一侧或双侧卵巢囊性增大。基础体温单相型，阴道脱落细胞涂片无排卵周期性改变，出血前 1~2 天宫颈黏液呈现羊齿植物叶状结晶，内膜病理检查可见增生期变化或增生过长，无分泌期变化。

2. 排卵性功血

（1）黄体不健：经前子宫内膜分泌功能不良；临床表现月经周期缩短，经量多少不一，经期延长；阴道涂片有时可见角化细胞指数偏高，细胞堆积，皱褶不佳；基础体温双向型，黄体期缩短，在 10 天以下，或呈梯形上升或下降。

（2）黄体萎缩不全：经期第 5 天子宫内膜活检呈分泌期改变；临床表现为月经周期正常，经期延长，经量多少不一；基础体温呈不典型双相型，下降延迟或逐渐下降。

三、现代常用拔罐法

【火罐疗法】

方法一：选穴为肝俞、脾俞、肾俞、关元、气海、中极、血海、足三里、三阴交、太冲。以上诸穴采用单纯拔罐法，留罐 10~15 分钟，每日 1 次。

方法二：主穴为气海、中极、关元；配穴为肝郁气滞配大敦；心脾气虚配隐白；肝脾失调配大敦、隐白。主穴采用单纯拔罐法，留罐 10~15 分钟。主穴罐后加温灸，配穴用三棱针点刺出血。隔日 1 次，5 次为 1 个疗程。

方法三：取神阙、八髎穴。用单纯拔罐法，留罐 15~20 分钟。八髎穴亦可用走罐法。起罐后，神阙穴加隔盐灸。方法是用食盐、生地炭各等份，共研细末，每次取 5g 填于患者脐孔内（略高于皮肤表面），然后将艾炷置于盐药面上，点燃灸治，每次灸治时间，要求以阴道停止出血为度。每日或隔日 1 次。

【刺络拔罐法】

取穴：八髎、带脉、冲门、气海。用刺络拔罐法，留罐 10~15 分钟。八髎穴亦可用走罐（或用梅花针叩刺后走罐）至皮肤潮红为度，最后将罐扣于中髎穴上。每日 1 次。

【针罐法】

方法一：分组选穴，①关元、中极、天枢、脾俞、胃俞、肾俞、足三里穴；②气海、大巨、肝俞、腰阳关、血海、三阴交穴。每次取 1 组穴位，采用留针罐法。若属虚寒体质者选用气海、关元、中极、肾俞、腰阳关、足三里穴等，施行艾灸或隔姜灸罐法（先在穴位上施灸 5~10 分钟，然后将罐吸拔在被灸的穴位上），留罐 10~15 分钟，每日 1 次，症状改善后，改为隔日 1 次。若出血量多或持续时间较长，宜加灸隐白穴 30 分钟。

方法二：取血海、隐白穴。肝不藏血配大敦、行间；气不摄血配人中、内关、中冲、百会、大敦；冲任虚寒配关元、归来、三阴交。诸穴中，血海、内关、归来、三阴交，采用针刺后拔罐法。先针刺（肝不藏血用泻法，留针 20~30 分钟；气不摄血和冲任虚损用补法），针后拔罐，留罐 10~15 分钟。行间、人中、中冲，只针不拔罐；隐白、百会、大敦，针后加灸不拔罐。

【灸罐法】

取穴：脾俞、肾俞、命门、气海、神阙。先用单纯拔罐，留罐 15~20 分钟，起罐后，再隔盐灸神阙穴。其方法是用食盐、生地炭各等份，共研细末，每次取 5g 填于患者脐孔内（略高于皮肤表面），然后将艾炷置于盐药面上，点燃灸治，每次灸治时间，要求以阴道停止出血为度。

四、注意事项

在治疗期间，患者要情志舒畅，避免情绪紧张。同时要加强营养，增强体质，注意充分休息，避免过度劳累或剧烈运动。

参考文献

[1] 王晓玲. 针灸医案三则 [J]. 针灸临床杂志，1996，12（3）：51.

闭 经

一、中医学概述

（一）概念

本病在中医学中属"经闭""月水不通""女子不月"的范畴。病因病机为先天禀赋不足，后天脾胃失养，肝气郁结而致血虚、气滞、血瘀、寒凝，使冲任失调发生经闭。

（二）辨证

1. 肾阴不足

临床表现：月经初潮较晚，量少色淡红，渐至经闭，形体消瘦，舌红少苔，脉细数。

证候分析：阴血耗损，日久不复，虚热内生，血海渐枯，渐至经闭；肾阴不足，不能荣养形体，故形体消瘦；舌红少苔，脉细数，为阴虚之象。

治则：滋补肾阴，益精通经。

2. 肾阳不足

临床表现：月经闭止，腰膝冷痛、畏寒肢冷、夜尿频多，舌淡苔白，脉沉细。

证候分析：肾藏精，精血同源，肾水既乏，冲任失养，故无血可下而月经闭止。肾阳虚惫，命门火衰，阳气不能外达四末，经脉失于温煦，故腰膝冷痛、畏寒肢冷、夜尿频多。舌淡苔白，脉沉细，均为肾阳不足之象。

治则：温补肾阳，调补冲任。

3. 气血两亏

临床表现：月经后期，量少色淡，渐至闭经，面色无华，心悸怔忡，神疲气短，唇甲色淡，舌淡红，苔薄白，脉细弱。

证候分析：气血两亏，冲任不充，血海不盈，到月经后期，量少色淡，渐至闭经；血虚不能荣于肌肤则面色无华，神疲气短，唇甲色淡。血不养心，则心悸怔忡，舌淡红，苔薄白，脉细弱，均为气血两亏之象。

治则：补中益气，养血调经。

4. 气滞血瘀

临床表现：月经闭止，胸胁胀痛，小腹胀痛拒按，舌质暗红有瘀点，脉细涩。

证候分析：气机郁结，血行瘀阻，血瘀气滞，冲任不行，血海不能满溢，则月经闭止；气血阻滞子宫脉络，脉络气机闭阻不通，不通而痛，故小腹胀痛拒按；气滞不行，气失宣降升发，则胸胁胀痛，舌质暗红有瘀点，脉细涩，为气滞血瘀之象。

治则：活血理气，祛瘀通经。

5. 寒凝胞宫

临床表现：月经闭止，腰膝冷痛，畏寒喜暖，带下稀白，舌苔白，脉沉迟。

证候分析：寒邪凝结，血行受阻，故月经闭止。阴寒凝滞，阻遏阳气，气机不利，故腰膝冷痛，畏寒喜暖，带下稀白；舌苔白，脉沉迟，为寒凝血滞之象。

治则：温经散寒，活血行滞。

6. 痰湿阻滞

临床表现：经行延后，渐至闭止，带下量多色白，口腻痰多，苔白腻，脉滑。

证候分析：痰湿流注于冲任，子宫脉络闭阻，气血瘀滞不行，则经行延后，渐至闭止；痰湿下注，流于前阴，则带下量多色白；痰湿阻于胃脘，则口腻痰多；苔白腻，脉滑，为痰湿内盛之象。

治则：健脾除湿，化痰通经。

二、西医学概述

（一）概念

闭经分为原发性和继发性两类，前者系指年满18岁或第二性征发育成熟两年以上尚未初潮者，后者则指以往曾有正常月经，但因病理性原因而停经3个月以上者。根据发生原因，闭经又分为生理性和病理性，青春期前、妊娠期、哺乳期以及绝经期后的月经不来潮均属生理现象。病理性闭经中，因先天发育异常如先天性无阴道或处女膜闭锁等，则非拔罐疗法所宜。

闭经较常见的原因大致有以下几种：

（1）生殖器局部病变和异常，如子宫、输卵管的病变，刮宫过度，X线照射后。

（2）内分泌功能失调，如甲状腺、脑垂体、下丘脑、肾上腺皮质等功能障碍。

（3）长期服用某些药物，如吩噻嗪及其衍生物、利血平、甾体类避孕药。

（4）精神神经因素，如严重的精神刺激、生活环境的变化、精神过度紧张、情绪不稳定。

（5）一般慢性疾病，如结核、疟疾、慢性肾炎、贫血等。

（二）诊断

（1）因精神因素、营养不良、药物抑制所引起的闭经。

（2）多囊卵巢综合征：闭经伴有不育、多毛、肥胖、双侧卵巢增大、LH与FSH间比值较高，卵巢所分泌的雄烯二酮和睾酮偏高。

（3）闭经溢乳综合征：除外垂体肿瘤，临床特点除闭经外尚有持续性乳汁分泌及内生殖器萎缩。

（4）卵巢早衰：凡妇女在 40 岁以前绝经者，内外生殖器、第二性征退化、促性腺激素水平增高，尤以促卵泡素更为明显，并有更年期综合征表现。

三、现代常用拔罐法

【孟氏中药拔罐疗法】

肾阴不足选肾俞、气海、三阴交；肾阳不足选肾俞、关元、气海；气血两亏选脾俞、足三里、中脘、三阴交、气海；气滞血瘀选肝俞、三阴交、血海、内关；寒凝胞宫选关元、三阴交、大椎；痰湿阻滞选脾俞、身柱、丰隆。拔罐之前和拔罐之后分别在拔罐的局部外涂中药拔罐液。（彩图 68、彩图 69）

【火罐疗法】

肾阴不足取肾俞、志室、气海、三阴交，隔日 1 次。肾阳不足选肾俞、命门、关元、气海、归来，隔日 1 次。气血两亏选①足三里、三阴交、气海；②脾俞、胃俞、归来。每天 1 次，每次 1 组。气滞血瘀选三阴交、地机、血海、气冲。一侧穴位 1 天，两侧交替进行。寒凝胞宫选①天枢、关元、归来、三阴交；②腰阳关、关元。痰湿阻滞选①脾俞、三焦俞、次髎；②中脘、中极、三阴交、丰隆。每天 1 次，每次 1 组，两组交替进行。

【刺络拔罐法】

选穴：①大椎、肝俞、脾俞；②身柱、肾俞、气海、三阴交；③命门、关元。先用三棱针在穴位上点刺，后用罐吸拔在穴位上，留罐 15 分钟，每次 1 组，每日 1 次。

四、注意事项

拔罐适于功能性闭经，继发性闭经应明确病因进行相应治疗。在治疗期间，患者应保持心情舒畅，避免紧张。加强体育锻炼，劳逸结合，避免过劳或剧烈运动。

痛　经

一、中医学概述

（一）概念

本病在中医学中属于"经行腹痛"的范畴。病因病机主要在于邪气内伏或经血素亏导致胞宫的气血运行不畅，"不通则痛"；或胞宫失于濡养，"不荣则痛"。

（二）辨证

1. 气滞血瘀

临床表现：经前或经期小腹胀痛，行经量少，血色紫暗有血块，块下痛减，胸胁乳房作胀，舌质紫暗，脉涩。

证候分析：肝司血海，又主疏泄，肝气条达，则血海通调。经前、经期气实血盛，又因情志拂郁，肝失条达，而致冲任气血不利，胞脉瘀阻，经血排出受阻，不通则痛，故经前或经期小腹胀痛，行经量少；经血瘀滞故血色紫暗有血块。血块排出，瘀滞减轻，故块下痛减；肝气郁结，故胸胁乳房作胀；舌质紫暗，脉涩，为气滞血瘀之象。

治则：活血化瘀，行气止痛。

2. 寒湿凝滞

临床表现：经前或经行小腹冷痛，得温痛减，月经延后，量少不畅，苔白腻，脉沉迟。

证候分析：寒湿之邪重着凝滞，客于冲任、子宫，与经血相搏结，故月经延后，量少不畅，经前或经行小腹冷痛；得热则凝滞稍减，故得温痛减。苔白腻，脉沉迟，均为寒湿内阻、气血瘀滞之征。

治则：温经散寒，化瘀止痛。

3. 气血虚弱

临床表现：经期或经后小腹疼痛，隐痛喜按，月经量少色淡，面色苍白无华，神疲倦怠，心悸失眠，苔薄白，脉细弱。

证候分析：气血不足，冲任亦虚，经行之后，血随经去，血海空虚，血虚失于濡养，气虚血行迟滞，故经期或经后小腹疼痛，隐痛喜按。气虚阳气不充，血虚精血不荣，故月经量少色淡，面色苍白无华。气血虚弱，脾阳不振，心失所养，故神疲倦怠，心悸失眠。苔薄白，脉细弱，为气血两虚之象。

治则：益气补血，和营止痛。

二、西医学概述

（一）概念

痛经指妇女在月经期间或行经前后，出现下腹部及腰部疼痛，甚则剧痛难忍，随着月经周期持续发作，有原发和继发之分。原发性痛经又叫功能性痛经，多见于未婚妇女，一般于来潮前数小时开始疼痛，月经开始时疼痛加重，历时数小时，有时可达数天。疼痛呈阵发性，下腹部和腰骶部绞痛。继发性痛经多见于已婚妇女，具有原发痛经的症状且伴有原发性疾病（如盆腔子宫内膜异位症、子宫腺肌病、慢性盆腔炎、妇科肿瘤）的病史及症状。功能性痛经容易痊愈，器质性病变导致的痛经病程较长，缠绵难愈。

（二）诊断

（1）原发性痛经：指经妇科检查，生殖器官无明显器质性病变者，多发生于月经初潮后2~3年的青春期少女或未生育的年轻妇女。

（2）继发性痛经：生殖器官有明显的器质性病变，B超、腹腔镜等技术检查有盆腔炎、子宫肿瘤、子宫内膜异位病变而致的痛经。

三、现代常用拔罐法

【孟氏中药拔罐疗法】

气滞血瘀选天枢、气海、水道、三阴交；寒湿凝滞选关元、中极、三阴交、大椎、肾俞；气血虚弱选气海、脾俞、足三里、气海俞、关元俞。拔罐之前和拔罐之后分别在拔罐的局部外涂中药拔罐液。（彩图77、彩图78）

【火罐法】

取穴为肾俞、胸腰部（后背）、骶椎两侧。选用大小适当的玻璃火罐，用闪火法将罐吸附于所选部位上，每次只拔 2~3 罐，留罐 25~30 分钟，每日 1 次，7~10 次为 1 个疗程。

【梅花针加拔罐疗法】

取次髎，患者取俯卧位，常规消毒后，医者用梅花针对准穴位叩刺，轻度痛经者以叩刺局部皮肤略有潮红、患者无疼痛为度；中度以叩刺局部皮肤潮红、但无渗血、患者稍有疼痛为度；重度痛经以叩刺局部皮肤隐隐出血，患者有疼痛感为度。叩刺后用闪火法拔罐，每次留罐 15~20 分钟。一般在月经来潮前 3~5 日开始治疗，每日 1 次，3 次为 1 个疗程。每个月经周期治疗 1 个疗程。

【刺络拔罐法】

取穴气海、关元、中极、归来。穴位常规消毒，医者右手以执笔式持斜口小刀，中指靠近刀尖，迅速点刺表皮（勿拖刀）。点刺范围应小于瓶口，顺皮纹或直刺，刀间距离 1 个米粒左右，深度以刺破表皮、略见血水样渗出物为度点刺部位应避开血管。刀刺后将面饼（面粉用冷水调制而成）置于治疗部位周围。为防坠落，可将四边重叠，使饼粘住皮肤，然后将油纸折成三角形，待其燃烧至 1/3 处时，把它送入选定的罐中，送入前必须深吸气，并将瓶倾斜接近治疗部位，立即向瓶内吹气送氧，不要中断吹气，见瓶中火苗发紫蓝色，并呼呼作响，迅速将瓶扣在置好面饼的治疗点上，动作要快要轻。10~15 分钟后取罐，并用纸擦净血迹。每隔 3~10 天治疗 1 次。

【针罐法】

取穴：主穴为次髎、归来、关元。配穴为三阴交、足三里、合谷。先用毫针在所选择的穴位上针刺，然后再拔火罐，留罐时间为 10~20 分钟。每日或隔日治疗一次。

四、现代常用拔罐法的临床应用

（一）刺络拔罐法

● 案例一[1]

一般资料：本组 55 例中，年龄最小 14 岁，最大 40 岁；已婚 13 例，未婚 42 例；病史最短 1 年，最长 24 年；疼痛持续时间最短 1 天，最长 10 天。

治疗方法：取穴次髎、关元。次髎用三棱针挑刺后拔罐 10 分钟，令其出血 2~5ml。关元穴向下斜刺 1.5~2 寸，使针感达少腹及阴部为宜。实证用毫针泻法，虚证用补法，留针 20 分钟。于每次月经来潮前 3~5 天开始治疗，每日 1 次，至开始行经为止，每 1 个月经周期为 1 个疗程。

治疗结果：55 例中治愈 43 例，占 78.18%；显效 8 例，占 14.55%；好转 3 例，占 5.45%；无效 1 例，占 1.82%。有效率为 98.18%。

临床体会：次髎为足太阳膀胱经穴，位于骶部，临近盆腔，为治疗痛经的经验穴。关元属任脉穴，可调理冲任之气，又为足三阴交会穴，疏肝健脾补肾，二穴合用，达到通经止痛的功效。刺血拔罐可调畅气血，通经止痛，从而收到较好的疗效。

● 案例二[2]

一般资料：单纯痛经患者 104 例，按就诊顺序随机分成针刺加拔罐治疗组、中成药复方益母草膏对照组各 52 例。治疗组年龄 13~34 岁，对照组年龄 15~37 岁；治疗组与对照组病程平均 2 年以上。两组患者病情无显著差异（$P > 0.05$）。

治疗方法：治疗组采用针刺加拔罐疗法治疗。主穴为三阴交、气海或关元、中极、次髎。肝郁气滞配太冲、期门、中脘；寒湿凝滞配血海、地机、归来或水道、阴陵泉；气血虚弱、冲任不足配足三里、血海、百会、脾俞或膈俞；脾肾两虚配脾俞、足三里、肾俞、太溪、命门；血瘀配天枢、血海、行间、地机；肝肾亏损配足三里、太溪或照海、肝俞、太冲、肾俞。虚证用毫针补法（拇指向前，食指向后转针）；实证用毫针泻法（拇指向后，食指向前转针）。留针30~40分钟，每隔5分钟行针1次。针刺后加拔火罐。疼痛轻者取关元、气海；重者取次髎，阿是穴。每次留罐15分钟。治疗每日1次，月经前2天开始针刺，10次为1个疗程，共治疗3个月经周期（3个疗程）。对照组采用中成药复方益母草膏口服治疗。从月经前2天起用药，每次15g，每日2次，连续10天为1个疗程。共治疗3个月经周期（3个疗程）。

治疗结果：经3个疗程治疗后，针刺加拔罐治疗组痊愈32例，占61.6%；好转15例，占28.8%；无效5例，占9.6%；有效率为90.4%。对照组痊愈11例，占21.2%；好转21例，占40.3%；无效20例，占38.5%；有效率为61.5%。针刺加拔罐治疗组疗效明显优于对照组。

临床体会：采用本法治疗此病，取穴以足三阴经脉交会穴三阴交，任脉经穴气海、关元、中极，膀胱经穴次髎为主，旨在通过温补足三阴经气、暖胞脉、调冲任、理气行血而达通经止痛之目的。配地机、水道健脾利湿，选太冲解郁行气，取足三里、肝俞、脾俞、肾俞、太溪及膈俞，以益精血、养肝肾、培补脾胃中气、通调冲任气血。观察结果表明，用针刺加拔罐法治疗痛经，短期内能显著地减轻并控制疼痛，其临床疗效明显优于药物对照组，而且有比较可靠的远期疗效。

- 案例三[3]

一般资料：依患者自愿将143例分为治疗组98例，药物组45例。

治疗方法：（1）治疗组：主穴取关元俞。配穴取三阴交、关元。行针法时，医者选用26号2寸毫针，常规消毒后刺入关元俞1.5寸左右，行平补平泻手法，出现针感后，留针30分钟。出针后，在关元俞拔火罐10分钟。实证配三阴交，用1.5寸毫针刺入1寸左右，取得针感时提插3~5次后出针，不留针。虚证配关元，用1.5寸毫针刺入1寸左右，取得针感时提插3~5次后出针，不留针。在月经周期的前一周开始治疗，每日1次，经至时停止治疗，共治疗3个周期。

（2）药物组口服索米痛片（去痛片），每次0.5g，1日3次。经期疼痛时开始口服，疼痛消失时停服，连续服用3个月经周期。

临床体会：中医学认为，原发性痛经多由于寒凝气血或气滞血瘀，致使气血运行不畅，造成血瘀胞宫，胞络不通，不通则痛所致。由于痛经的病机主要为冲任气血运行不畅，因此活血化瘀为其治疗方法。本组选取关元俞为主穴，针刺后加拔火罐，既可达到温通经脉、活血化瘀之功效，又可调理肾与胞宫，因而在临床中获得了满意的疗效。

（二）梅花针加拔罐法

- 案例一[4]

一般资料：34例均为门诊病例，年龄最小14岁，最大40岁；病程最短半年，最长7年；疼痛持续时间最短者1天，最长者7天；其中已婚6例，未婚28例。全部病例均经西医妇科检查，符合原发性痛经的诊断标准。34例患者中轻度腹痛3例，中度腹痛22例；重度腹痛9例。中医辨证属气滞血瘀型9例，寒湿凝滞型22例，气血虚弱型2例，肝肾不足型1例。

治疗方法：取次髎穴。患者取俯卧位，次髎穴区局部常规消毒后，医者用梅花针对准穴位叩刺，使用手腕之力，将针尖垂直叩打在皮肤上，并立即提起，反复进行。轻度痛经者以叩刺局部皮肤略有潮红，患者无疼痛为度；中度痛经者以叩刺局部皮肤潮红，但无渗血，患者稍觉疼痛为度；重度痛经者以叩刺穴位局部皮肤隐隐出血，患者有疼痛感觉为度。叩刺后用闪火法拔罐，每次留罐 15~20 分钟。一般在月经来潮前 3~5 天开始治疗，每日 1 次，3 次为 1 个疗程。每个月经周期治疗 1 疗程，以 3 个疗程为限。

治疗结果：经 1~3 个疗程治疗后，34 例患者中，痊愈 28 例，占 82.4%；显效 4 例，占 11.7%；好转 2 例，占 5.9%；无效 0 例。总有效率为 100.0%。

临床体会：痛经多由气滞血瘀、寒凝胞中、气血虚弱、肝肾亏损所致，其病机一般以胞宫气血不畅，"不通则痛"而概括。治疗以行气活血、温通经络法为主。次髎穴为足太阳膀胱经穴，位居腰中，具有清利湿热、理气调经之作用。梅花针叩刺可疏通经络、调和气血，行气止痛；拔火罐可温经通络、祛湿逐寒。二法配合，相得益彰，从而达到通经止痛的功效。多例临床观察证明，本法适于各型痛经患者，有见效快、操作简单、无不良反应之特点，患者易于接受，是一种理想的治疗方法。

（三）普通拔罐法

● 案例一[5]

一般资料：132 例均为未婚青年，年龄在 14~26 岁，其疼痛多在经前及行经的 1~2 天发生，甚者伴有面色苍白、冷汗出，四肢厥冷、恶心呕吐、头昏，头痛等症状。随机将 132 例患者分为治疗组 92 例，药物组 40 例。

治疗方法：（1）治疗组取血海、中极，患者仰卧位，充分暴露选好的穴位，术者按患者胖瘦体位选好罐具，用转火法进行施术，使局部有抽紧感，5 分钟后疼痛未减者，术者手握罐底上下提拉活动半分钟（罐不离开皮肤），使局部肌肉、血流得到改善，疼痛得以缓解，留罐 15 分钟，连续治疗 2~4 天。

（2）药物组：口服去痛片 1.0mg，留观 1 小时。

治疗结果：（1）治疗组 92 例中行经即痛 77 例，经前痛者 15 例，每次行经前 1~3 天，拔血海、中极二穴，每日 1 次，拔到经来次日不痛为止，连续治疗 4 个月经周期，其中 13 例显效，7 例有效，半年随访疼痛未见发作，8 例无效。拔罐组中多数患者的疼痛可在施术后 5~10 分钟缓解或消失。

（2）药物组 40 例，口服去痛片 1.0mg，留观 1 小时，有效 13 例，好转 16 例，无效 11 例，服药后大部分患者在 30~60 分钟后疼痛乃有缓解，对疼痛未缓解且难以忍受者，予以拔罐治疗，其疼痛迅速缓解。

经统计学分析，拔罐组疗效明显优于药物组，$P < 0.001$. 且说明拔罐起效快、作用强，并与药物有一定的协调作用。

临床体会：痛经的特点是指妇女经期或行经前后出现的周期性小腹疼痛，属于中医学经行腹痛范畴，原因多由行经期寒邪侵袭或多食生冷及情志郁结不畅，"不通则痛"。以温经散寒，行血逐瘀，调理冲任，血海穴为足太阴脾经腧穴，有行瘀化滞之功，能疏调脾经经气而止痛。中极属任脉经穴，可通调冲任气血。通过火罐的温热效应及负压的机械刺激，三者协调合用，具有较强的活血化瘀，温经散寒作用，起到疏通经络，运行气血，调和脏腑，以恢复组织器官的生理功能，达到化瘀祛寒、止痛的治疗目的。

五、分析与评价

1. 拔罐治疗痛经的概况

拔罐法，古称"角法"，拔罐后，引起局部组织充血或皮下轻度瘀血，使机体气血活动旺盛，经络通畅。中医学认为，痛经主要是经脉不利，气血运行不畅，肝气抑郁，郁则气滞，气滞血亦淤滞，宫内经血流通受阻所致；不通则痛，病机为气滞血瘀。所以，中医治疗痛经以理气行滞，活血化瘀为本。而拔罐法的温热作用，调节作用，促进局部组织循环的作用，都可以对由经络不畅导致的痛经有很好的效果。目前的临床报道多采用针刺和拔罐相结合的方法治疗痛经，目的是强化活血祛瘀，疏通经络的目的，所以拔罐法是中医外治痛经的一个重要方法。

2. 拔罐治疗痛经的疗效与安全性评价

临床资料表明，拔罐法治疗痛经的总有效率在 90% 以上，目前临床上尚无不良反应的报道，就拔罐法本身来说，无痛无创，患者容易接受，使用安全方便，疗效确实。减少了不能吃药和吃药困难的麻烦，避免药物对胃肠道的刺激及胃肠液对药物的影响，且药物吸收快，作用迅速，既可用于慢性病，也可用于急性病，临床应用广泛。方法简便，易于操作，无任何痛苦及副作用。

但在使用的过程中，仍要注意拔罐不应时间过长，体弱患者及有出血倾向的患者要慎用。

3. 拔罐法治疗痛经的治疗规律

中医学认为，情志所伤，六淫为害，导致冲任受阻，或因素体不足，胞宫失养而导致痛经。西医学认为，原发性痛经多与子宫发育和激素水平有关，继发性痛经多与器质性病变有关。中医学认为，无论是气滞、寒凝还是湿热导致的痛经，都与瘀关系最为密切，化瘀就成为治疗痛经的关键。目前的临床资料也多是采用的这个思路，根据"通则不痛"的原理，以温经散寒、行血逐瘀、调理冲任来治疗痛经。目前的资料中，临床多选用刺络与拔罐相结合的方法，选穴以任脉和膀胱经为主，选择关元、气海、中极、血海、三阴交、次髎等穴位，调理冲任，活血化瘀，疏通经络。

4. 今后临床研究的重点

目前，拔罐法治疗痛经的临床研究非常有限，并且集中在临床疗效的观察上，缺乏对拔罐治疗通经机制的研究，拔罐法的作用机制应该成为今后研究的重点。临床研究中也比较缺乏拔罐法配合其他药物或外治法的研究，对于几种治法协同使用是否可以增强疗效，没有临床资料可以查阅，所以今后的临床研究，也应该增加药罐并用，或者拔罐与穴位贴敷等其他外治法共同治疗的研究。

六、注意事项

引起痛经的原因很多，拔罐疗法对于原发性痛经效果较好，对于子宫内膜异位症、子宫肿瘤以及内生殖器异常引起的痛经效果较差。此外，患者应注意经期卫生，避免精神刺激，防止受凉和过食生冷。

参考文献

［1］王玉国. 刺血加拔罐治疗痛经 55 例［J］. 中国针灸，2000，20（5）：292.

［2］刘春玲，刘立安，徐悦泽，等. 针刺加拔罐治疗痛经 52 例［J］. 中国针灸，1998，18（11）：692.

［3］葛书翰，葛继魁，唐明鑫，等. 针刺配合拔火罐治疗原发性痛经 98 例疗效观察［J］. 中国针灸，1999，19（12）：725-726.

［4］郭学梅. 梅花针加拔罐治疗痛经 34 例［J］. 中国针灸，1999，19（2）：107.

［5］刘彩岚. 拔罐中极、血海穴治疗原发性痛经 92 例［J］. 陕西中医，1995，16（8）：364.

更年期综合征

一、中医学概述

（一）概念

本病属于中医学"绝经前后诸证"范畴。病机为绝经前后，肾气渐衰，冲任渐亏，以致阴阳平衡失调，脏腑功能失常。

（二）辨证

临床常见两种证候：

1. 肾阴亏损

临床表现：头面烘热，面色潮红，头晕耳鸣，心悸不安，心烦失眠，五心烦热，口干少津，舌红少苔，脉弦细。

证候分析：肾阴虚不能上荣于头面脑髓，故头晕耳鸣；阴不维阳，虚阳上越，故头面烘热，面色潮红；阴虚内热，故五心烦热，口干少津；肾水不能上济心火，心火独亢，热扰心神，故心悸不安，心烦失眠；舌红少苔，脉弦细，均为阴虚之象。

治则：滋养肾阴，佐以潜阳。

2. 脾肾两虚

临床表现：腰部冷痛，四肢不温，头晕目眩，神疲倦怠，形体肥胖，胸脘满闷，纳呆便溏，舌苔薄白或白腻，脉沉迟。

证候分析：肾阳虚惫，命门火衰，阳气不能外达四末，经脉失于温煦，故腰部冷痛，四肢不温，头晕目眩，神疲倦怠；肾阳既虚，则不能温煦脾阳，脾失健运，故形体肥胖，胸脘满闷；舌苔薄白或白腻，脉沉迟，均为脾肾阳虚之象。

治则：温肾扶阳，健脾安神。

二、西医学概述

（一）概念

更年期是指妇女从性成熟期逐渐进入老年期（年龄一般为 45~52 岁）的过渡时期，包括绝经前期、绝经期、绝经后期。更年期妇女约 1/3 能通过神经内分泌的自我调节达到新的平衡而无自觉症状，2/3 的更年期妇女则可出现一系列因卵巢功能衰退甚至消失而引起性激素减少，内分泌失调和自主神经功能紊乱的症状，称为"更年期综合征"。现代医学认为，本病系因卵巢功能衰退，丘脑下部－垂体－卵巢之间的平衡发生改变而致。更年期综合征的持续时间长短不一，一般为 2~5 年，严重者可达十余年。临床主要表现为月经周期紊乱，月经量或多或少，性器官萎缩。多伴有精神、神经症状，如面、颈胸部皮肤阵发性发红、潮热，继之汗出，激动易怒、抑郁多疑；心血管系统变化有心悸、胸闷、眩晕耳鸣；内分泌变化有面目、下肢水肿，肥胖，倦怠乏力，纳呆，便溏等及伴有骨质疏松症。

（二）诊断

（1）年龄在 45~55 岁的妇女，除月经失调外，烘热汗出是典型的特异性症状，可伴有烦躁易怒、心悸失眠、胸闷头痛、情志异常、记忆力减退、血压波动、腰腿酸痛等。

（2）内分泌测定：雌酮、雌二醇（E_2）降低，促卵泡激素（FSH）、促黄体生成激素（LH）增高。

三、现代常用拔罐法

【孟氏中药拔罐疗法】

主穴为中脘、神阙、天枢、膻中、内关、风池、大椎、合谷及背部膀胱经循行部位。肾阴亏损加三阴交、太溪；脾肾双亏加关元、气海、足三里。拔罐之前和拔罐之后分别在拔罐局部外涂中药拔罐液。（彩图 65、彩图 66）

【火罐疗法】

肾阴亏损型取穴肾俞、肝俞、心俞、三阴交，两侧穴位每日交替进行。脾肾双亏型取穴肾俞、脾俞、气海俞、足三里，两侧穴位每日交替进行。

【刺络拔罐法】

选穴：肝俞、肾俞、脾俞、太阳、关元、三阴交、太冲。常规消毒，用三棱针点刺 3~5 下，选择适当大小的罐，拔于所点刺的穴位上。留罐 10~15 分钟，拔出血量 3~5ml。隔日 1 次，10 次为 1 个疗程。经前 2~3 天开始治疗。

【走罐法】

取背部腧穴，包括膀胱经、督脉在背部的腧穴及华佗夹脊穴。患者背部涂抹甘油，以闪火法拔罐，以大椎、厥阴俞、心俞、膈俞、肝俞、胆俞、脾俞、胃俞、肾俞作为重点旋转，至皮肤潮红或紫色为度。虚证者负压稍小，实证者负压稍大。每次 10~15 分钟，隔日 1 次，5 次为 1 个疗程。

【梅花针叩刺后拔罐法】

方法一：背部夹脊（大椎至骶尾端）中线两侧旁开各 0.5 寸和 0.5 寸。先用梅花针叩刺（重证 3 遍，轻证两遍）至微出血为度，然后依法用走罐法至皮肤紫红为度。每 3 日治疗 1 次，5 次为 1 个疗程。

方法二：选穴分两组，一为大椎、三阴交、心俞、脾俞；二为风池、阳陵泉、肝俞、肾俞。每次选用 1 组，梅花针叩刺后拔罐，留罐 20 分钟。每日 1 次，5 次为 1 个疗程。

【按型用罐法】

主穴为大椎、膈俞、神门、心俞、内关。肾阴亏损型配肾俞、三阴交；肾阳虚配气海、命门；脾虚配脾俞、中脘。阴虚用针刺后拔罐法；阳虚用罐后加温灸。留罐 20 分钟。每日或隔日治疗 1 次，10 次为 1 个疗程。

【点按拔罐法】

选穴：心俞、膈俞、肾俞、肝俞、内关。先在应拔部位点压，按摩 3~5 分钟，然后拔罐，留罐 20~25 分钟。每日 1 次，5 次为 1 个疗程。

四、注意事项

患者在治疗期间应做好心理调整，解除不必要的顾虑，保持精神愉快。注意加强营养，劳逸结合，必要时配合中西药治疗。

参考文献

[1] 孙敬青. 走罐疗法治疗更年期综合征50例临床观察 [J]. 针灸临床杂志, 1999, 15 (7): 31-32.

[2] 蒋振亚, 何玲娜, 李常度. 循经走罐治疗更年期综合征48例 [J]. 中国针灸, 2001, 21 (9): 558.

[3] 李蔚. 综合疗法治疗更年期综合征41例 [J]. 针灸临床杂志, 2002, 18 (8): 24-25.

[4] 霍则军, 张文兵. 针灸治疗更年期汗证51例 [J]. 上海针灸杂志, 2002, 21 (4): 33.

带下病

一、中医学概述

（一）概念

中医学认为，引起带下病的主要原因是湿邪侵犯任、带二脉，导致任脉不固，带脉失约。白带的病因病机是饮食劳倦，损伤脾阳，湿浊内生所致。常见的证型是脾虚湿盛，症见带下色白量多，质黏稠，味腥，面色㿠白，神疲肢冷，腹胀便溏，舌淡苔白腻，脉缓弱。黄带的病因病机是饮食失节，湿热下注；或外阴不洁，湿毒内侵。赤带的病因病机为忧思伤及心脾，气虚失摄；或因湿热下注，湿毒外侵，热邪灼伤冲任。

（二）辨证

1. 心脾气虚

临床表现：带下色白夹血丝，或呈淡红色，量多质稀无臭，神疲乏力，纳少便溏，苔白，脉沉缓。

证候分析：脾虚失运，水湿不化，湿邪内困，下注胞宫，故带下色白夹血丝，或呈淡红色，量多质稀无臭。中阳不运，湿邪内阻，故神疲乏力，纳少便溏。苔白，脉沉缓，为心脾气虚之象。

治则：健脾益气，利湿止带。

2. 湿热下注

临床表现：赤带淋漓或黄赤夹杂，质稠气臭，阴部瘙痒，口苦口渴，尿黄便干，舌红苔黄腻，脉滑数。

证候分析：湿热蕴结，损伤任、带脉，以致秽浊之液下注，故赤带淋漓或黄赤夹杂，质稠气臭。湿热浸淫，腐蚀阴部，故阴部瘙痒。湿遏热伏，下焦及膀胱受灼，故尿黄便干。湿热内郁，气机不畅，故口苦口渴。舌红苔黄腻，脉滑数，为湿热之征。

治则：清热利湿止带。

二、西医学概述

（一）概念

生理带下是指健康女子从阴道内流出的质清而黏稠的液体，如涕如唾，绵绵不断量不多。如在经前、经间及妊娠期略有增多，均属正常。但如果阴道内带下量过多，持续不断，或颜色、性质、气味等见异常变化，并伴有面色萎黄，精神疲倦，乏力，腰酸腹冷，小腹坠胀，阴部瘙痒，小便短黄等全身和局部症状即为带下病。临床上根据带下的颜色分为白带、黄带和赤带三种，尤以白带多见。

（二）诊断

由各种妇科炎症所致的阴道分泌物量多，呈脓性、黏稠、水样或混有血性白带，色质异常，或有气味者。

三、现代常用拔罐法

【孟氏中药拔罐疗法】

白带者选肾俞、大肠俞、气海、大巨、足三里、三阴交；黄带者选中极、三阴交、次髎；赤带心脾两虚者选关元、三阴交、脾俞、气海俞；赤带湿热下注者选中极、三阴交、次髎、血海。拔罐之前和拔罐之后分别在拔罐的局部外涂中药拔罐液。（彩图 74、彩图 77）

【火罐疗法】

白带脾虚湿盛型治疗选取脾俞、带脉、气海、足三里、三阴交。操作时，选取中口径玻璃罐以闪火法吸拔同一侧诸穴 10~15 分钟。第二天再以同法吸拔另一侧诸穴 10~15 分钟。双侧交替进行，每日 1 次。黄带湿热下注型治疗选取次髎、中极、三阴交、阳陵泉。操作时，患者先取俯卧位，医者以针刺次髎后，再选取中口径玻璃罐以闪火法吸拔次髎 15 分钟，然后令患者仰卧位，选取中口径玻璃罐以闪火法吸拔诸穴 10~15 分钟，每日 1 次。赤带心脾气虚型治疗选取脾俞、内关、血海、足三里、三阴交。操作时，选取中口径玻璃罐以闪火法吸拔同一侧诸穴 5 分钟。第二天再以同法吸拔另一侧诸穴 5 分钟。双侧交替进行，每日 1 次。湿热下注型治疗选取带脉、血海、阴陵泉。操作时，患者取俯坐位，医者选取中口径玻璃罐以闪火法吸拔同一侧诸穴 10~15 分钟，每日 1 次。

【刺络拔罐法】

主穴：十七椎、腰眼。配穴：八髎周围之络脉。操作：局部消毒后，医者用三棱针迅速刺入穴位，出针后立即拔罐，留罐约 5~10 分钟，视病情 3~5 天治疗 1 次。出血量少者 3~5ml，多者 60ml 左右。

【针罐配合艾灸法】

带下量多，色白，质稀，气腥属寒湿型，取肾俞、白环俞、次髎、带脉、归来、关元、足三里、气海、阳陵泉。采用针刺拔罐后，加温灸，留罐 15~20 分钟，每日 1 次或隔日 1 次，10 次为 1 个疗程。

四、注意事项

患者应在精神上保持乐观，饮食上避免生冷、辛辣等刺激性食物，保持阴部卫生，节制房事，积极配合药物治疗及药浴疗法治疗阴道炎、盆腔炎等原发病。孕妇不用（或慎用）此疗法。

妊娠呕吐

一、中医学概述

（一）概念

本病在中医学中属于"妊娠恶阻""子病""阻病""病儿""病阻"等范畴。病因病机为脾胃虚弱，肝胆气郁，冲脉气盛而致胃气失于和降，胃气上逆，而致恶心呕吐。

（二）辨证

1.脾虚湿阻

临床表现：孕后呕恶，吐出清水痰涎，胸闷纳呆，口淡乏味，舌淡苔白腻，脉滑无力。

证候分析：怀孕之后，血聚养胎，血盛于下，冲脉之气上逆，故孕后呕恶，吐出清水痰涎；脾虚湿阻中焦，脾阳不振，水谷不化，故胸闷纳呆，口淡乏味；舌淡苔白腻，脉滑无力，为脾虚湿阻之象。

治则：健脾燥湿，和胃降逆。

2.肝气郁滞

临床表现：呕吐酸水，胸胁胀满，精神抑郁，舌淡红，苔薄黄，脉弦滑。

证候分析：肝郁气滞，横逆犯胃，故呕吐酸水，胸胁胀满，精神抑郁；舌淡红，苔薄黄，脉弦滑，为肝气郁滞之象。

治则：抑肝和胃，降逆止呕。

3.胃热上攻

临床表现：呕吐酸水，嗳腐吞酸，心烦嘈杂，夜卧不安，大便干燥，舌红苔黄，脉滑数。

证候分析：肝脉夹胃贯膈，肝气郁滞，横逆犯胃，肝郁化火，胃热上攻，故呕吐酸水，嗳腐吞酸；热毒之邪扰心，则心烦嘈杂，夜卧不安；胃肠有热，故大便干燥；舌红苔黄，脉滑数，均为胃有热邪之象。

治则：和胃清热，降逆止呕。

二、西医学概述

（一）概念

妊娠呕吐是指妇女在怀孕6周左右出现不同程度的恶心呕吐。按呕吐的严重程度可分为晨吐和妊娠剧吐两种。前者又称为"早孕反应"，是孕妇在怀孕早期出现择食、食欲不振、轻度恶心呕吐、头晕、倦怠等症状，因多在清晨空腹时较严重，故又称"晨吐"。早孕反应一般对生活和工作影响不大，不需特殊治疗，多在妊娠12周左右消失。少数孕妇早孕反应严重，恶心呕吐频繁，不能进食，甚至吐出胆汁及血性物，严重者可因剧吐引起脱水、酸中毒和肝功能衰竭，威胁孕妇的生命。病因尚未明确，一般认为本病与精神因素、胃酸降低、绒毛膜促性腺激素增高、肾上腺皮质激素降低有关。

（二）诊断

（1）孕早期出现剧烈恶心呕吐，不能进食进水，甚至呕血及胆汁。严重者可出现黄疸、尿闭、神志模糊、谵妄、昏迷。

（2）患者有不同程度的脱水，甚或低血压及电解质紊乱，二氧化碳结合力下降，尿酮体阳性。

三、现代常用拔罐法

【孟氏中药拔罐疗法】

脾虚湿阻选中脘、足三里、三阴交、脾俞；肝气郁滞选中脘、内关、足三里；胃热上攻选中脘、内关、胃俞。（彩图72、彩图73）

【火罐疗法】

方法一：中虚湿盛选中脘、足三里、阴陵泉，吸拔诸穴10~15分钟，每日1次。肝气郁滞选中脘、膻中、内关、足三里，吸拔诸穴 5 分钟。胃热上攻选中脘、内关、内庭，吸拔诸穴 10 分钟，每日 1 次。

方法二：取穴中脘。采用单纯拔罐法，每次食前拔罐 15~20 分钟。

【刺络拔罐法】

取穴：①大椎、肝俞、脾俞。②身柱、胃俞。每次 1 组，轮流使用，用三棱针点刺 3 次，然后吸拔留罐 15 分钟，每日或隔日 1 次。

【针刺后拔罐法】

取穴：内关、肝俞、脾俞、胃俞、膻中、中脘、足三里。用毫针针刺内关、足三里、中脘，针后拔罐，并留罐 15 分钟。

四、注意事项

病情严重者应住院治疗，以防脱水及酸中毒。在治疗期间，医生应给予其安慰和帮助，使患者解除思想顾虑，保证充分的休息和睡眠，饮食清淡，少量多餐。施行拔罐时孕妇勿用中药拔罐液，起罐也不宜过猛。

产后宫缩痛

一、中医学概述

（一）概念

本病属于中医学的"产后腹痛""儿枕痛"范畴。

（二）辨证

1. 血虚

临床表现：产后小腹隐痛，喜温喜按，恶露量少色淡，头晕目眩，心悸失眠，舌淡红苔薄白，脉细弱。

证候分析：产妇产后失血过多，冲任血虚，胞脉失养，或血少气弱，运行无力，血行迟滞，故小腹隐痛，喜温喜按，营血亏虚，血海空虚，冲任血少，则恶露量少色淡；血虚不荣清窍，则头晕目眩；血不养心则心悸失眠；舌淡红苔薄白，脉细弱，均为血虚之征。

治则：补血益气。

2. 寒凝

临床表现：小腹冷痛拒按，得热稍减，恶露量少色暗，形寒肢冷，舌暗淡，苔白润，脉细涩。

证候分析：产后血室正开，百脉空虚，寒邪乘虚入侵，寒凝血瘀，血行不畅，故小腹冷痛拒按；血得热则畅，故疼痛暂缓；血行不畅，故恶露量少色暗；寒易伤阳，阻遏阳气不能宣达，故形寒肢冷；舌暗淡，苔白润，脉细涩，皆为寒凝血行不畅之象。

治则：温经散寒。

3. 血瘀

临床表现：产后小腹胀痛拒按，或按之有块，恶露不下或色紫暗有血块，胸胁胀满，舌紫暗，脉弦涩。

证候分析：产后情志不畅，肝气郁结，疏泄失常，气滞血瘀，瘀阻冲任，胞脉失畅，不通则痛，故产后小腹胀痛拒按，或按之有块；血行不畅，故恶露不下或色紫暗有血块；肝气郁结，则胸胁胀满；舌紫暗，脉弦涩，为气滞血瘀之象。

治则：活血祛瘀。

二、西医学概述

（一）概念

妊娠期子宫呈高度扩张，产后要恢复原来的状态，会产生较强的收缩而发生下腹疼痛，多数在1周后消失。少数患者疼痛超过1周，且伴有明显的恶露增加，称为"产后宫缩痛"。本病多为阵发性，哺乳时疼痛加重。原因为子宫收缩时引起的血管缺血、组织缺养、神经纤维受压迫所致。

（二）诊断

（1）小腹疼痛，或作或止，或拒按。

（2）产科检查：腹痛发作时，小腹部可扪及变硬的子宫，或按之痛甚，或有腹肌紧张及反跳痛。

（3）实验室检查：血象检查可呈轻度贫血，或炎性改变。

（4）B超检查：子宫腔内有胎盘或胎膜残留。

三、现代常用拔罐法

【孟氏中药拔罐疗法】

血虚者选关元、足三里、三阴交；寒凝者选关元、水道、中极、血海、腰阳关；血瘀者选关元、水道、中极、血海。拔罐之前和拔罐之后分别在拔罐的局部外涂中药拔罐液。（彩图74）

【火罐疗法】

血虚选脾俞、膈俞、关元、气海、足三里、三阴交。吸拔诸穴5分钟，第二天吸拔另一侧，双侧交替进行，每日1次。血瘀者选膈俞、关元、中极、归来、血海。先以针点刺归来、血海，再吸拔诸穴，以归来、血海出血3滴为度。第二天另一侧行同法。双侧交替进行，每日1次。寒凝者选膈俞、关元、中极、归来、血海，先以艾灸温灸同一侧诸穴，再吸拔留罐10分钟，第二日另一侧行同法，交替进行，每日1次。

四、注意事项

腹痛剧烈且子宫复原不佳，恶露少者，应考虑子宫积有血块或部分胎盘胎膜残留，或有异物，应检查明确，对症处理。

产后缺乳

一、中医学概述

（一）概念

本病在中医学中属于"缺乳""乳汁不行"范畴。病因病机为化源不足，瘀滞不行。

（二）辨证

产后缺乳临床上常见两类证候：

1. 气血虚弱

临床表现：多因脾胃虚弱，气血生化不足，或产时失血过多，以致气血亏虚，不能化为乳汁。症见产后乳汁少或无，乳房柔软无胀痛感，纳呆食少，神疲气短，心悸失眠，舌淡苔薄，脉虚细。

证候分析：气血虚弱，乳汁化源不足，故产后乳汁少或无。乳腺空虚，乳汁不充，故乳房柔软无胀痛感。阳气不振，脾失健运，故纳呆食少，神疲气短。气血虚弱，心失所养，故心悸失眠。舌淡苔薄，脉虚细，均为气血虚弱之征。

治则：补气养血，佐以通乳。

2. 肝郁气滞

临床表现：产后情志刺激致肝郁气滞，气血运行不畅，经脉涩滞，乳汁运行受阻。症见产后乳汁不行，乳房胀痛，胸胁胀满，情志抑郁，舌红苔薄黄，脉弦细。

证候分析：情志郁结，肝气不疏，气机不畅，乳络受阻，故产后乳汁不行。乳汁壅滞，运行受阻，故乳房胀痛。肝脉布胁肋，肝气郁滞，失于条达，则胸胁胀满，情志抑郁。舌红苔薄黄，脉弦细，乃肝郁气滞之征。

治则：疏肝解郁，通络下乳。

二、西医学概述

（一）概念

妇女产后乳汁分泌量少或全无，不能满足喂哺婴儿的需要，称为"产后缺乳"。缺乳多发生在产后2~3天至半月内，也可发生在整个哺乳期。临床上以产后缺乳最为常见。其与孕前、孕期乳腺发育较差，或分娩出血过多，或授乳方法不正确有关。

（二）诊断

（1）产后排出的乳汁量少，甚或全无，不够喂养婴儿。

（2）乳房检查松软，不胀不痛，挤压乳汁点滴而出，质稀。或乳房丰满，乳腺成块，挤压乳汁疼痛难出，质稠。

（3）排除因乳头凹陷和乳头皲裂造成的乳汁壅积不通，哺乳困难。

三、现代常用拔罐法

【孟氏中药拔罐疗法】

气血虚弱选穴膻中、乳根、关元、气海、脾俞、肾俞；肝郁气滞者选穴膻中、太溪、乳根、中极、肝俞。拔罐之前和拔罐之后分别在拔罐的局部外涂中药拔罐液。（彩图61、彩图73）

【火罐法】

选穴：膻中、关元、足三里、乳中、乳根、肝俞、脾俞。以上诸穴拔罐10~15分钟。

【摇罐法】

选穴：膻中、关元、足三里、乳中、乳根、肝俞、脾俞。以上诸穴拔罐10-15分钟。膻中、乳中、乳根在留罐期间用力摇罐数次。

【刺络拔罐法】

选穴：天宗、肩井、膏肓、乳根、膻中。先用三棱针点刺以上诸穴，后拔罐，留罐15~20分钟。每日或隔日1次，5次为1个疗程。

【针灸罐法】

主穴：膻中、乳根、通里、肩井。气血虚弱型配足三里、三阴交、脾俞、公孙；肝郁气滞型配列缺、后溪、肝俞、期门。气血虚弱型主穴用单纯拔罐法，配穴于拔罐后加温灸或用留针拔罐法（其中列缺、公孙只针不拔罐）。肝郁气滞型主穴用单纯拔罐法，配穴先用三棱针点刺，然后拔罐。均留罐15~20分钟。每日或隔日1次。

【针刺后拔罐法】

选穴：膻中、少泽。气血虚弱型配膺窗、乳根、中脘、足三里、三阴交；肝郁气滞型配屋翳、膺窗、乳根、肝俞、阿是穴。先用毫针针刺（气血虚弱用补法，肝郁气滞用泻法），针后拔罐，留罐15~20分钟。隔日1次。

四、注意事项

患者在治疗期间，应增加营养，多食含蛋白质丰富的食物和新鲜蔬菜。掌握正确授乳方法，按时哺乳，建立良好的泌乳反射。调节情志，劳逸适度，保持气血调和，促使乳汁恢复正常分泌。

产后身痛

一、中医学概述

（一）概念

产后身痛是指产妇在产褥期内，出现肢体、关节酸痛、麻木、重着者，称为"产后身痛"，亦称"遍身痛""产后关节痛"，是产后常见病。病因病机为素体血虚，产后失血过多，阴血亏虚，筋脉关节失养；或产后恶露去少，瘀血留滞于经络、筋骨之间，气血运行受阻，或产后百节空虚，卫表不固，风寒湿邪乘虚而入，筋脉痹阻，气血运行不畅，瘀滞作痛。

（二）辨证

1.气血亏虚

临床表现：身体隐痛，喜揉喜按，头晕目眩，神疲气短，舌淡苔薄白，脉细弱。

证候分析：产后失血过多，百骸空虚，血虚筋脉失养，则身体隐痛，喜揉喜按。血虚不能上荣，则头晕目眩。气虚则神疲气短。舌淡苔薄白，脉细弱，均为气血亏虚之征。

治则：补血益气，和络止痛。

2.风寒侵袭

临床表现：身痛肢软，恶寒畏风，鼻流清涕，舌苔薄白，脉浮紧。

证候分析：产后元气虚损，风寒之邪乘虚而入，留滞经络关节，气血受阻，痹阻不通，故身痛肢软。恶寒畏风，鼻流清涕，舌苔薄白，脉浮紧，均为外感风寒之征。

治则：养血祛风，散寒除湿。

3.气滞血瘀

临床表现：腰腿酸痛，身痛，痛有定处，拒按，入夜痛甚，伴胸胁胀痛，舌暗红有瘀点瘀斑，脉细涩。

证候分析：产后余血未尽，恶露不下，瘀血稽留于经络、骨节之间，气血运行不畅，则腰腿腹痛，身痛，痛有定位，拒按，入夜痛甚，伴胸胁胀痛。舌暗红有瘀点瘀斑，脉细涩，皆血瘀之象。

治则：养血活血，化瘀通络。

二、西医学概述

（一）概念

本病类似于西医学风湿、类风湿引起的关节痛。出现关节酸痛，麻木，重着，关节活动不利，甚则关节肿胀等症状。病久不愈者可见肌肉萎缩，关节变形。

（二）诊断

（1）多有产时或产后失血较多，感受风寒湿病史。

（2）产妇肢体关节酸痛、麻木，但局部无红肿灼热。

（3）应与风湿热引起的关节酸痛相鉴别。

三、现代常用拔罐法

【孟氏中药拔罐疗法】

气血亏虚选穴脾俞、膈俞、关元、气海、足三里；风寒侵袭选风池、大椎、天柱、膈俞、关元、合谷；气滞血瘀选肝俞、膈俞、血海、归来、中极。拔罐之前和拔罐之后分别在拔罐的局部外涂中药拔罐液。（彩图66）

【火罐疗法】

血虚型在背部督脉行走罐，由上至下，约20次，再于承山穴至委中穴走罐10次，皆用强手法，继取中极、气海留罐5分钟。寒凝型于脾俞至大肠俞区间行走罐，并在委中坐罐5分钟，次日在肾俞、命门坐罐5分钟，启罐见二穴呈明显紫色印痕。

四、注意事项

产后感染而体温高者，应积极配合中西药治疗。

产后尿潴留

一、中医学概述

（一）概念

本病在中医学中属于"癃闭"范畴。病因病机为素体气虚，复因产时耗气伤血，肾气大亏，气虚则膀胱气化无权而使小便不利，或临产时接生不慎，或难产手术后，损伤膀胱，而小便不畅。

（二）辨证

1. 气虚

临床表现：产后小腹坠胀，欲便不能，少气懒言，四肢无力，面色少华，舌淡苔白，脉缓弱。

证候分析：产后肺脾气虚，气虚不能通调水道，膀胱气化不行，故产后小腹坠胀，欲便不能。气虚阳气不振，故少气懒言，四肢无力，面色少华。舌淡苔白，脉缓弱，均为气虚血少之征。

治则：补益通利。

2. 肾虚

临床表现：产后小便不通，小腹胀满，面色晦暗，腰膝酸软，舌淡苔白，脉沉细。

证候分析：肾阳不足，命门火衰，膀胱失于温化，气化不行，故产后小便不通，小腹胀满。阳虚则面色晦暗，腰膝酸软。舌淡苔白，脉沉细，均为肾虚之征。

治则：温补肾阳，化气行水。

3. 产伤

临床表现：产后排尿不下或点滴而下，尿中带血，舌暗红，苔白，脉细涩，多有产伤及手术史。

证候分析：由于难产或手术助产损伤膀胱，膀胱气化不利，故排尿不下或点滴而下，尿中带血。产后恶露未尽，留滞膀胱，成为瘀血，故舌暗红，苔白，脉细涩。

治则：补气和血，生肌通利。

二、西医学概述

（一）概念

产后尿潴留是指妇女产后 8 小时尚不能正常排尿而使膀胱内潴留大量尿液的病证，是产后常见的并发症之一。临床表现为产后膀胱区有阵发性收缩性疼痛和高度尿意，但不能排尿。下腹中部隆起，膀胱充胀。现代医学认为，主要原因是第二产程滞产。胎儿产出时压迫膀胱及盆底的时间过长，产生暂时性神经支配障碍，以及会阴切口的疼痛反射、膀胱尿道口水肿等因素。

（二）诊断

（1）有难产，产程延长，手术助产史。

（2）产后 8 小时后小便不行，或点滴而下，小腹胀急，疼痛。

（3）小腹部可扪及胀大的膀胱，行导尿术可有小便排出。

三、现代常用拔罐法

【孟氏中药拔罐疗法】

主穴取关元、水道、中极、三阴交。气虚加气海、足三里；肾虚加肾俞、太溪；产伤加血海、阴陵泉。拔罐之前和拔罐之后分别在拔罐的局部外涂中药拔罐液。（彩图 74）

【火罐疗法】

选穴：中极、三阴交、阴陵泉。用单纯拔罐法，或留针留罐法，留罐 15 分钟，起罐后，自脐正中开始至耻骨联合处，沿腹正中线来回温灸，同时温灸三阴交、阴陵泉局部。每日 1 次。

【针罐法】

选穴：气海、中极、关元、次髎、关元俞、阴陵泉、三阴交。先用毫针针刺上穴，得气后留罐

10~15 分钟。

【针灸罐法】

选穴：中极、三阴交、阴陵泉。先用毫针针刺，得气后起针，拔罐 10~15 分钟。起罐后再自脐正中开始至耻骨联合处，沿腹中线来回灸治，同时温灸三阴交、阴陵泉局部。每日 1 次。

【外敷拔罐法】

选穴：水道、水分。先用单纯拔罐法，留罐 15 分钟，用芒硝 6g，分成 2 份，分贴于穴位上，小便通后即去掉。

【针、药、罐并用疗法】

主穴：阴陵泉、三阴交（均双，针感向大腿内侧及会阴部传导），关元、气海、中极（针感传导至尿道并有欲解小便感），接 G6805 Ⅱ型多功能治疗仪，连续波，频率 200 次/分，留针 30 分钟。起针后关元、中极分别拔罐（直径 7cm）10 分钟。配穴：委阳（针感向足传导）、膀胱俞、次髎、秩边（均双，得气后不留针，每日 1 次）。并用肉桂、生甘草各 5g，盐知母、通草各 6g，生黄芪、车前草各 15g，桔梗、杏仁各 9g，茯苓、蒲公英各 12g，泽泻 10g，每日 1 剂水煎服。

【中极穴位拔火罐】

辨证为气虚血瘀，治宜温阳化气，通调水道，散寒凉，调气血。取脐下 4 寸部位，采用闪火法，用镊子或止血钳夹酒精棉球点燃，在罐内四壁转动数下，迅速取出，立即将罐吸在选定穴位，拔紧后，随即取下再拔，每次稍移动所拔部位，至皮肤充血。每日 1 次。

四、注意事项

本病拔罐治疗效果较好。治疗后配合小腹部按摩及热敷效果较佳。

参考文献

[1] 康俊秀. 针灸拔罐治疗产后尿潴留 43 例 [J]. 内蒙古中医药，1987（2）：31.

[2] 郭万寿. 针刺加火罐治疗尿潴留 149 例 [J]. 陕西中医，1992，13（3）：127-128.

[3] 郭万春. 针刺加火罐治疗尿潴留 [J]. 中国针灸，1992，12（3）：143.

[4] 郭万寿. 针刺加火罐治疗尿潴留 149 例 [J]. 陕西中医，1993，14（4）：177.

[5] 丁锋. 针、药、罐并用治疗产后顽固性尿潴留 46 例 [J]. 中国针灸，1996，16（12）：48-49.

[6] 郑美华，张玉璞. 中极穴位拔火罐治疗产后尿潴留 62 例的观察 [J]. 黑龙江中医药，1996，（6）：51.

产后大便难

一、中医学概述

（一）概念

中医学认为，本病多因津液亏耗，肠道失润；或元气不足，输送无力；或阴虚火盛，肠道失调而发病。

（二）辨证

1. 血虚

临床表现：产后大便干燥，或数日不解，腹无胀痛，伴面色萎黄，皮肤不润，心悸失眠，舌质淡，苔薄白，脉细。

证候分析：产后失血过多，肠道失于濡润，故产后大便干燥，或数日不解。证非里实，故腹无胀痛。血虚不能外荣，故面色萎黄，皮肤不润。血虚心失所养，故心悸失眠。舌质淡，苔薄白，脉细，均为血虚之征。

治则：养血滋阴，润燥通便。

2. 气虚

临床表现：产后数日，大便不下，时有便意，临厕努责，大便不坚，汗出短气，神疲倦怠无力，舌质淡，苔薄白，脉虚缓。

证候分析：素体虚弱，产时用力耗气，其气益虚，气虚大肠传送无力，则产后数日，大便不下，时有便意，临厕努责，脾虚失运，大便不坚；气虚中阳不振，则神疲倦怠无力，气虚卫气不固，腠理不密，则汗出短气。舌质淡，苔薄白，脉虚缓，亦为气虚之征。

治则：益气养血，润燥通便。

3. 阴虚

临床表现：产后数日无大便，解时艰涩难下，大便坚结，颧赤咽干，五心烦热，脘中痞满，腹部胀痛，小便黄赤，舌质红，苔薄黄，脉细数。

证候分析：产后失血过多，或产后汗多伤津，津亏液少，耗伤阴液，肠道失于濡润，故产后数日无大便，解时艰涩难下，大便坚结。阴虚内热，则颧赤咽干，五心烦热，小便黄赤。胃阴虚则脾胃升降失常，故脘中痞满，腹部胀痛。舌质红，苔薄黄，脉细数，属阴虚内热之象。

治则：滋补阴液，润肠通便。

二、西医学概述

（一）概念

产后大便难是指妇女生产后大便艰涩，或数日不解，或排便时干燥疼痛，难以解出者，又称产后大便不通。临床表现以饮食如常，排便困难、艰涩为特征。

（二）诊断

（1）分娩后大便间隔延长，大便干燥难解，一般饮食如常。

（2）一般发病较缓慢，应与其他疾病引起的便秘相鉴别。

三、现代常用拔罐法

【火罐法】

方法一：选穴为肺俞、大肠俞、中府、中脘、天枢、气海、血海、三阴交。以上诸穴采用单纯拔罐法，留罐 10~15 分钟，每日 1 次。

方法二：①血虚：选取脾俞、血海、左水道、左归来穴。操作时，患者取坐位，选取中口径玻璃罐以闪火法吸拔诸穴 5~10 分钟，每日 1 次。②气虚：选取肺俞、大肠俞、左水道、左归来穴。操作时，患者取坐位，选取中口径玻璃罐以闪火法吸拔诸穴 5~10 分钟，每日 1 次。③阴虚：选取肾俞、大肠俞、左水道、左归来。操作时，患者取坐位，选取中口径玻璃罐以闪火罐法吸拔诸穴 5~10 分钟，每日 1 次。

四、注意事项

拔罐疗法治疗本病可取得较好的疗效。如大便已结聚肠腑，燥结难下，可配合导法，以助其排出。并要预防产后出血及出汗伤津。同时，患者应注意饭食调摄，除荤食外，适当增加蔬菜，尤以菠菜为佳，多饮汤水，早期下床活动，以促进胃肠蠕动。

子宫脱垂

一、中医学概述

（一）概念

本病在中医学中属于"阴挺"范畴。因素体虚弱，劳倦过度，产后体虚，中气下陷；或因早婚多育，肾气耗伤，胞宫失于维系而下垂。

（二）辨证

1. 气虚

临床表现：阴挺脱出，小腹下坠，劳累则加重，神疲倦怠，纳呆腹胀，带下色白量多，舌苔淡白，脉虚无力。

证候分析：脾主中气，脾虚则中气不足，气虚下陷，冲任不固，无力系胞，故阴挺脱出，小腹下坠；脾虚中阳不振，则神疲倦怠，纳呆腹胀；脾虚不能运化水湿，湿浊下注，则带下色白量多。舌苔淡白，脉虚无力，均为气虚之象。

治则：补气升提。

2. 肾虚

临床表现：子宫下垂，腰膝酸软，小腹下坠，小便频数，夜尿频多，头晕耳鸣，舌淡苔白，脉沉细。

证候分析：腰为肾之府，肾藏精而系胞，肾虚则冲任不固，带脉失约，不能系胞，而致子宫下垂，腰膝酸软，小腹下坠。肾与膀胱相表里，肾虚膀胱气化失司，故小便频数，夜尿频多。肾精不足，髓海失养，故头晕耳鸣。舌淡苔白，脉沉细，均为肾虚所致。

治则：补肾固脱。

二、西医学概述

（一）概念

子宫脱垂是指子宫从正常位置沿阴道下降，宫颈外口达坐骨棘水平以下，甚至子宫全部脱出于阴道口以外，常合并有阴道前壁和后壁膨出。其最主要的发病原因为分娩损伤和产褥早期体力劳动。

（二）诊断

（1）阴中有物脱出，常与分娩时用力太过，或产后劳动过早、产后便秘；分娩时损伤胞络，或产育过多、长期咳嗽，或年老久病等关系密切。

（2）小腹下坠及阴道口有物脱出，严重时不能自行还纳。带下量多，或带下色黄如脓，或夹血水，有秽臭气。尿频、排尿困难，癃闭或失禁。

三、现代常用拔罐法

【孟氏中药拔罐疗法】

气虚者选穴百会、脾俞、关元、水道、血海、中脘、足三里、三阴交、大椎、肾部膀胱经；肾虚者取穴百会、肾俞、关元、维道、中极。拔罐之前和拔罐之后分别在拔罐的局部外涂中药拔罐液。（彩图75、彩图76）

【火罐疗法】

气虚者选穴气海、关元、足三里，操作时患者取坐位或仰卧位，医者选取中口径玻璃罐以闪火法吸拔诸穴5~10分钟，每日1次；肾虚者选穴关元、照海、维胞，操作时患者取坐位，医者选取中口径玻璃罐以闪火法吸拔诸穴5~10分钟，每日1次。

【刺络拔罐法】

分组取穴，一为第12胸椎至骶尾椎中线，以及两侧膀胱经内循线；二为天枢、中极、胞肓、脾俞。第一组穴用梅花针叩刺或用三棱针点刺后走罐，至皮肤潮红为度；第二组穴用单纯拔罐法，或罐后加灸，或用刺络拔罐法，留罐15~20分钟。隔日治疗1次，10次为1个疗程。

【针罐配合艾灸法】

取穴：关元、维道、子宫、三阴交。针刺得气后、留针30分钟。起针后在小腹由大赫、关元、石门、气海行下走罐15分钟。灸百会30分钟。每日1次，10天为1个疗程。

四、注意事项

患者应避免过劳，防风寒，忌食辛辣燥烈之物，注意小腹保暖，节房事。子宫脱垂严重者，应配合放置子宫托，经常做膝胸卧式及提肛锻炼。

外阴瘙痒

一、中医学概述

（一）概念

本病属于中医学"阴痒"范畴。病因病机为脾虚湿盛，湿热互结；肝气郁结，夹湿下注；或肝肾亏虚，精血不足。

（二）辨证

1. 肝胆湿热

临床表现：阴部瘙痒，坐卧不安，带下量多色黄气臭，胸脘满闷，口苦纳呆，舌苔黄腻，脉弦数。

证候分析：阴部是肝经所过之处，由于肝经湿热，湿热下注，损伤任带二脉，秽液下流则带下量多色黄气臭；湿热生虫，虫蚀阴部则阴部瘙痒，坐卧不安；肝胆湿热，故见胸脘满闷，口苦纳呆；舌苔黄腻，脉弦数，均为肝胆湿热之象。

治则：泻肝清热，除湿止痒。

2. 肝肾阴虚

临床表现：阴部干涩瘙痒，带下量少色黄，五心烦热，头晕目眩，烦热汗出，腰酸腿软，舌红少苔，脉细数。

证候分析：精血不足，阴部失养，化燥生风，故见阴部干涩瘙痒；阴虚内热，任带不固，见带下量少色黄；阴血不足，则头晕目眩；阴虚内热，则五心烦热，头晕目眩；肾阴虚，则见腰酸腿软，舌红少苔，脉细数，均为肝肾阴虚之象。

治则：滋阴降火，养血止痒。

二、西医学概述

（一）概念

外阴瘙痒是妇科疾病中常见的一种症状，可由外阴各种不同病变所引起多见于中年妇女。瘙痒多位于阴蒂、小阴唇，也可波及大阴唇、会阴甚至肛周等皮损区。

（二）诊断

（1）症状：外阴瘙痒，甚则痒痛难忍，或有烧灼感，带下异常，严重者出现性交困难，或排尿困难。

（2）体征：外阴皮肤上皮角化，粗糙增厚或萎缩变薄，弹性减退，甚至消失，伴有皲裂溃疡，皮肤色素减退变成白色、花白，或粉红、淡褐色。

三、现代常用拔罐法

【孟氏中药拔罐疗法】

肝胆湿热型选支沟、曲泉、阴廉、曲骨、水道；肝肾阴虚型选肾俞、大肠俞、支沟、血海、中极、三阴交。拔罐之前和拔罐之后分别在拔罐局部外涂中药拔罐液。（彩图 64、彩图 67）

【火罐法】

方法一：选穴大椎、肺俞、肾俞、中极、三阴交、太冲。以上诸穴采用单纯拔罐法，留罐 10~15 分钟，每日 1 次。

方法二：取穴肝俞、肾俞、三阴交、中极、曲骨。患者俯卧，取口径 1.5cm 玻璃罐，用闪火法在双侧肝俞和双侧肾俞拔 10 分钟；再令患者仰卧，同前法在中极、曲骨和双侧三阴交拔罐，隔天 1 次。

【刺络拔罐疗法】

（1）肝经湿热：选取支沟、曲泉、阴廉、曲骨。操作时，患者取坐位，术者先以针点刺曲泉、阴廉二穴，后再选用中口径玻璃罐以闪火法吸拔诸穴 10~15 分钟，每日 1 次。

（2）肝肾阴虚：治疗选取支沟、血海、中极、三阴交。操作时，患者取坐位，术者选取中口径玻璃罐以闪火法吸拔诸穴 5~10 分钟，后再以针点刺支沟至出血 2~5 滴，每日 1 次。

四、注意事项

因糖尿病而出现外阴瘙痒的患者，应注意治疗原发病，并适当配合药物外洗疗法，可提高疗效。要注意消灭传染源，切断传播途径，搞好外阴卫生，每日洗浴，注意勿将脚盆、脚巾混用。滴虫性阴道炎复发率极高，在治疗后 2 个月内，每次月经净后即进行复查，并根据情况积极治疗。注意经期卫生，保持外阴干燥，切忌搔抓，不要用热水洗烫，忌用肥皂。有感染时可用高锰酸钾液坐浴，但严禁局部擦洗。内裤要宽松透气，忌酒及辛辣或致敏食物。

慢性盆腔炎

一、中医学概述

（一）概念

本病归属于中医学"痛经""月经不调""带下"等病证范畴，其病因病机为情志不畅，劳倦内伤及外感邪毒而致气滞血瘀，湿热壅积。

（二）辨证

临床上常见四种证候：

1. 湿热郁结

临床表现：下腹疼痛，带下量多，黄白夹杂，小便黄赤，舌红苔黄腻，脉滑数。

证候分析：湿热之邪郁结于下焦，与气血相搏，气血运行失常，故见下腹疼痛；湿热留于任带二脉，致任带失约，见带下量多，黄白夹杂；湿热下注膀胱，故小便黄赤；舌红苔黄腻，脉滑数，亦为湿热郁结之征。

治则：清热解毒，利湿活血。

2. 寒湿凝滞

临床表现：小腹冷痛，得热痛减，带下清稀量多，苔白腻，脉沉迟。

证候分析：寒湿留滞于子宫胞脉，气血运行不畅，故小腹冷痛，得热痛减；损伤任带二脉则致带下清稀量多；苔白腻，脉沉迟，亦为寒湿凝滞之征。

治则：温经化湿，理气化瘀。

3. 瘀血内阻

临床表现：少腹疼痛，固定不移，痛引腰骶，经行腹痛加重，带下赤白相兼，面色晦暗，舌暗红有瘀点，脉沉涩。

证候分析：素有湿热郁结，气血运行失畅，瘀血结于子宫胞脉，则少腹疼痛，固定不移；经期后瘀滞加重，故经行腹痛加重；病久伤及任带二脉，故带下赤白相兼；伤及肝肾，则痛引腰骶。面色晦暗，舌暗红有瘀点，脉沉涩，亦为瘀血内阻之征。

治则：活血化瘀，理气止痛。

4. 正虚邪恋

临床表现：小腹坠胀，劳累及经期加重，带下清稀量多，头晕目眩，心慌气短，神疲倦怠，舌淡苔白，脉细弱。

证候分析：正气虚弱，邪气未除，瘀浊阻滞冲任，胞络，气血运行不畅，故小腹坠胀，劳累及经期加重；脾虚湿浊内盛，故带下清稀量多；正气虚弱，不能濡养全身各脏腑，可出现头晕目眩，心慌气短，神疲倦怠等虚弱现象，舌淡苔白，脉细弱亦为正气虚弱之象。

治则：补益正气，祛瘀通络。

二、西医学概述

（一）概念

慢性盆腔炎是指盆腔内生殖器官（包括子宫、输卵管、卵巢）及盆腔周围结缔组织、盆腔腹膜的慢性炎症所形成的盆腔内瘢痕、粘连、充血，多因急性盆腔炎治疗不彻底迁延而致。病变多局限在输卵管、卵巢和盆腔结缔组织，炎症可局限于一个部位，也可多个部位同时发病，常见的有输卵管的慢性炎症，输卵管积水，盆腔结缔组织炎等。引起盆腔炎的病原体主要包括一般细菌（链球菌、葡萄球菌等）、结核杆菌及近年来日趋上升的性传播的病原体（淋菌、衣原体、支原体等）。临床主要表现为下腹坠胀、疼痛，腰骶部酸痛，劳累、性交后、月经期加重，有时伴有肛门坠胀不适，阴道分泌物增多，脓样，有臭味，月经失调，尿频或排尿困难等。部分患者有全身症状，如低热，易于疲劳，精神不振，周身不适，失眠等。腹部可触及条索状的输卵管或囊性肿物。本病经久不愈，可引起继发性不孕。

（二）诊断

（1）症状：下腹及腰痛，下腹坠胀，腰骶部酸痛，常在劳累、性交后、排便时加重及月经前后加重。可伴有低热、月经增多和白带增多。

（2）妇科检查：子宫常呈后位，活动受限制或粘连固定，输卵管炎时在子宫的一侧或两侧触及条索状物，并有轻度压痛；盆腔结缔组织发炎时，子宫一侧或两侧有片状增厚、压痛；或在盆腔一侧或两侧摸到包块。

三、现代常用拔罐法

【孟氏中药拔罐疗法】

（1）湿热郁结型取穴水道、中极、阴陵泉、次髎。

（2）寒湿凝滞型取穴带脉、归来、三阴交、关元。

（3）瘀血内阻型取穴归来、次髎、中极、血海。

（4）正虚邪恋型取穴气海、足三里、三阴交、阴陵泉、关元、肾俞、大肠俞。拔罐之前和拔罐之后分别在拔罐的局部外涂中药拔罐液。（彩图63、彩图64）

【火罐疗法】

湿热郁结型取穴次髎、白环俞、中极、水道、阴陵泉，先用三棱针点刺，再用闪火罐法在点刺穴上拔5分钟，隔天1次。寒湿凝滞型取穴关元、地机、归来、三阴交、中膂俞，用闪火罐法拔10分钟。瘀血内阻型分两组取穴，①中极、次髎、胞育。②地机、归来、中都。第一天选第 1 组穴，拔 10 分钟，第二天选第 2 组穴，两组交替进行。正虚邪恋型取穴关元、气海、足三里、三阴交、下髎、阴陵泉，拔罐 10 分钟，隔天 1 次。

【刺络拔罐法】

（1）气滞血瘀型取关元、三阴交、大椎、肾俞、第 17 椎下、腰眼穴等，采用先刺络、后拔罐，每日选两穴进行 1 次，10 日为 1 个疗程。

（2）寒凝湿滞型取肾俞、第 17 椎、腰眼穴、关元、气海、三阴交等，采用先拔罐、后刺络，每次选两穴每日 1 次，14 日为 1 个疗程。

【针罐法】

主穴：肾俞、腰眼、腰阳关、八髎（即上、次、中、下髎之合称）、关元、曲骨、气海、归来、三阴交、足三里。配穴：月经多者，加血海；痛经者，加地机；白带多者，加阴陵泉；发热恶寒、低热者，加大椎、曲池。先在腰骶部和腹部的穴位中寻找压痛或酸胀敏感点数个，以毫针刺入，留针 20 分钟，起罐后拔罐 10~15 分钟。其余四肢穴宜与腰、腹部穴位同时针刺，但可不拔罐。每 1~2 日 1 次，10 次为 1 个疗程。

【温针灸罐法】

取穴：关元、太溪、三阴交、足三里、肾俞、少腹部及腰骶部阿是穴。针三阴交穴，气至病所，后取双侧太溪、足三里得气后行补法。关元穴取补法。针柄后置 1.5cm 长艾炷点燃，烧两炷。后两侧肾俞拔火罐 10 分钟。每日 1 次。10 天为 1 个疗程，疗程间休息两天。

四、注意事项

本病病程较长，应争取早诊断早治疗，坚持较长时间拔罐治疗并配合药物积极内服外治，疗效更捷。患者在平时要注意经期卫生，禁止在经期、流产后性交、盆浴；患病后要解除思想顾虑，保持心情舒畅，增强治疗信心；注意营养，要劳逸结合，进行适当的体育锻炼，以增强体质和提高机体抗病能力。

参考文献

[1] 李桂敏，包飞建，马美荣. 刺络拔罐综合疗法治疗慢性盆腔炎 100 例 [J]. 国医论坛，1990，5（1）：28.

[2] 张玉欣，王卉. 刺络拔罐综合疗法治疗慢性盆腔炎 100 例 [J]. 国医论坛，1997，12（4）：38.

第五章 儿科疾病

婴幼儿腹泻

一、中医学概述

（一）概念

本病归属与中医学的"泄泻"范畴。病因病机为内伤饮食、感受外邪、脾胃虚弱、脾肾阳虚而致脾胃运化失司。

（二）辨证

1. 伤食型

临床表现：腹胀腹痛，泻前哭闹，泻后痛减，大便腐臭，矢气较多，口臭，舌苔厚腻，脉滑。

证候分析：乳食不节，损伤脾胃，健运失司，食积中焦，故大便腐臭，矢气较多。食滞脾胃，气机不利则腹胀腹痛，泻前哭闹，泻后痛减。胃失和降，浊气上逆则口臭。舌苔厚腻，脉滑，为乳食停积之象。

治则：消食化积。

2. 风寒型

临床表现：便稀多沫，肠鸣腹痛，鼻塞流涕，舌苔白润，脉浮。

证候分析：风寒邪气客于脾胃，运化失常故便稀多沫。寒湿内阻，气机不利则肠鸣腹痛。风寒外袭，故见鼻塞流涕，舌苔白润，脉浮。

治则：疏风散寒，解表化湿。

3. 湿热型

临床表现：大便水样，夹杂不消化食物，色绿或黄，肛门灼热，小便量少，苔黄腻，脉滑数。

证候分析：湿热之邪，蕴结脾胃，下注大肠，传化失司，故大便水样，夹杂不消化食物，色绿或黄，肛门灼热。湿热下注膀胱，传化失司，则小便量少。苔黄腻，脉滑数，均为湿热之征。

治则：清热利湿。

4. 脾虚型

临床表现：时泻时止或久泻不愈，带有白色奶块或食物残渣，面色苍白，舌淡苔薄白，脉沉细。

证候分析：脾胃虚弱，清阳不升，运化失职，故时泻时止或久泻不愈，带有白色奶块或食物残渣。脾虚不运，精微不布，生化乏源，气血不足，故面色苍白，舌淡苔薄白，脉沉细。

治则：健脾益气。

5. 脾肾阳虚

临床表现：久泻不止，甚或脱肛，大便为不消化食物，形寒肢冷，神疲倦怠，舌淡苔白，脉微细。

证候分析：久泻不止，脾肾阳虚，不能温煦，故大便为不消化食物。脾虚气陷则伴脱肛。命门火衰，阳不温散，阴寒内生，故形寒肢冷，神疲倦怠。舌淡苔白，脉微细，为脾肾阳虚之表现。

治则：健脾温肾。

二、西医学概述

（一）概念

婴幼儿腹泻又称小儿消化不良，是两岁以下的婴幼儿因胃肠道器官尚未发育完全，消化腺功能不全而发生的胃肠紊乱综合征，以厌食、呕吐、腹泻为主症。一年四季均可发病，夏秋季节最多见。临床表现为大便次数增多，便稀薄呈黄绿色，带有不消化乳食及黏液。西医学认为，本病与喂养不当、饮食不洁及免疫因素（如母乳）等有关，此外，气候突变及卫生习惯不良等均与本病有密切的关系。消化不良分为轻型（单纯性消化不良）和重型（中毒性消化不良）。拔罐疗法适用于单纯性消化不良。

（二）诊断

婴幼儿腹泻分为感染性腹泻及非感染性腹泻两类。

1. 感染性腹泻

（1）大肠埃希菌性肠炎：起病较急（有的稍缓而逐渐加重），大便次数增多，有腥臭味，多呈蛋花汤样，有黏液（少数可见脓血便），可伴发热、腹痛、呕吐。大便常规检查，可见大量白细胞、脓细胞及红细胞。大便培养，大肠埃希菌可呈阳性。本病多发生在 2 岁以下小儿，一年四季均可发病，但以夏季（5~8 月）发病率最高。

（2）空肠弯曲菌性肠炎：常先有发热、头痛、背痛等，1~3 天后出现呕吐、腹痛或呈绞痛，大便次数增多，呈水样带黏冻，或为血便。大便常规，可见白细胞、脓细胞及大量红细胞。大便培养，空肠弯曲菌可呈阳性。本病各年龄组均可见，以夏秋季（8~9 月）发病率最高。

（3）轮状病毒性肠炎：起病急，常伴有发热和上呼吸道症状（咳嗽、流涕、咽红等），可伴呕吐，大便次数增多，呈黄白色水样或蛋花汤样，一般无脓血，无腥臭味。大便常规可见脂肪滴及少量白细胞。大便细菌培养阴性。大便病毒检测，轮状病毒可呈阳性。本病多见于两岁以下小儿，以秋冬季（9~12 月）发病率最高。

2. 非感染性腹泻

根据病史、症状及检查分析，可诊断为食饵性腹泻、症状性腹泻、过敏性腹泻、非特异性结肠炎、糖原性腹泻等。

三、现代常用拔罐法

【孟氏中药拔罐疗法】

伤食型选穴中脘、天枢、足三里、内关；风寒型选大椎、天枢、上巨虚、三阴交；湿热型选天枢、足三里、曲池、阴陵泉；脾虚型选中脘、足三里、脾俞、关元俞；脾肾阳虚型选肾俞、脾俞、命门、上巨虚。拔罐之前和拔罐之后分别在拔罐的局部外涂中药拔罐液。（彩图 79、彩图 80）

【火罐疗法】

伤食型选穴中脘、天枢、足三里、内关；风寒型选大椎、天枢、上巨虚、三阴交留罐 5 分钟，每天1次；湿热型选天枢、足三里、曲池、阴陵泉，先用三棱针在天枢、曲池、阴陵泉点刺，再在足三里吸拔5分钟；脾虚型选中脘、足三里、脾俞、关元俞；脾肾阳虚选肾俞、脾俞、命门、上巨虚，隔天1次。此外，日久不愈，可采用拔肚脐部3~5分钟，隔两天1次，连拔3次。

【针罐法】

方法一：取长强，针刺加拔火罐；四缝点刺放血；足三里留针20分钟。每日1次。

方法二：取天枢（双）、水分、阴交，术者以30号1寸毫针直刺0.3~0.5寸，捻转平补平泻手法，不留针。以能盖住骶骨3/4为准，根据年龄选择3~4号玻璃火罐，用闪火法，在骶骨正中行中等力度拔罐，留罐5~10分钟，每日1次。

方法三：取合谷穴（左）、足三里（右）、神阙。患者仰卧位，术者先用毫针直刺合谷穴3~4分得气，足三里直刺1.2~1.5寸得气，然后左右手分别握二穴上的针，同时行导气针法，力求针感呈向心性，起针后，再在神阙穴闪罐数下，使脐及其周边皮肤潮红，留罐20分钟。

【药罐法】

选穴：神阙穴。用温水罐法或涂姜汁罐法，留罐2~5分钟，每日1次。

【推拿配刺络拔罐疗法】

患儿取仰卧位，术者以劳宫穴对准其神阙穴，按顺时针连续摩腹3~5分钟。患儿再取俯卧位，术者用右拇指腹推上七节骨，自龟尾至第四腰椎，手法柔和，频率为每分钟70~80次，连续3分钟。然后用左手掌沿脊柱自上而下按揉3~5遍，再自龟尾至大椎捏脊3~5遍，对肾俞、脾俞、胃俞要点按、提拿3~5次。最后用三棱针在龟尾穴刺络3~5下，紧接其后在龟尾至七节骨拔罐，留置10分钟。腹泻伴呕吐加点按内关、足三里，腹痛加拿肚角3~5次；发热加退六腑、清天河水，三棱针点刺少商、十宣；久泄加点按关元3分钟，加刺四缝穴。每日1次，3次为1个疗程。

【按摩罐法】

选穴：龟尾穴。术者用手指蘸少许香油，在患儿龟尾穴上揉按200~300次，如用另一手在脐上对揉，疗效更佳。按摩后随即拔罐，留罐20~30分钟，以充血为度。每日1次。

四、注意事项

对婴幼儿拔罐宜轻柔，勿使负压过大，重证应结合中西医治疗。治疗期间，应调整婴儿食物，减少胃肠负担，轻证应停喂不易消化和脂类食物，重证应暂禁食，但不应超过6~8小时，以防失水和脱水，积极结合中西医治疗。

参考文献

［1］李冬生. 按摩加龟尾穴拔火罐治疗婴幼儿单纯性消化不良［J］. 按摩与导引，1987（5）：36.

小儿疳积

一、中医学概述

（一）概念

中医学认为，本病的病因病机主要是由于饮食不节，喂养失宜，久病体弱，病后失调，或因虫积等因素致使脾胃功能受损、津液耗伤，不能消磨水谷，久之积滞内生，迁延成为疳疾。

（二）辨证

临床表现：形体明显消瘦，肚腹膨胀明显，甚者青筋暴露，面色萎黄无华，毛发稀疏如穗，精神不振，或易烦躁激动，睡眠不宁，或伴动作异常，食欲不振，或多食多便，舌淡，苔薄腻，脉细数。

证候分析：本证多由疳气发展而形成，为疳证较重者。积滞内停，壅滞气机，阻滞肠胃，或夹有虫积，导致脾胃虚损，虚实夹杂。病久脾胃运化功能丧失，气血化生乏源，故毛发稀疏如穗，形体消瘦明显，面色萎黄无华；气血不足，阴液失养，心肝之火内扰，故烦躁激动，睡眠不宁；气机壅塞，络脉瘀阻，故肚腹膨胀，青筋暴露。

治则：消积健脾。

二、西医学概述

（一）概念

小儿疳积即小儿营养不良，是一种慢性营养缺乏病，又称蛋白质、热量不足性营养不良。主要是由于喂养不当或某些疾病（如婴幼儿腹泻、先天幽门狭窄、腭裂、急慢性传染病、寄生虫病等）所引起。多发于3岁以下婴幼儿。临床上初期有不思饮食、恶心呕吐、腹胀或腹泻，继而可见烦躁哭闹、睡眠不实、喜欢俯卧、手足心热、口渴喜饮、午后颜面两颧发红、大便时干时稀、小便如淘米水样、日久则面色萎黄、机体消瘦、头发稀少结如穗状、头大颈细、腹大肚脐突出、精神萎靡不振等。

（二）诊断

形体消瘦明显，脘腹胀大甚则青筋暴露，面色萎黄，毛发稀疏易落，烦躁或见揉眉挖鼻，吮指磨牙，食欲减退，或善食易饥大便下虫，或嗜食生米、泥土等异物，舌质偏淡，苔黄而腻，脉濡细而滑。

三、现代常用拔罐法

【刺络拔罐法】

方法一：取穴下脘、足三里、脾俞、四缝。先将下脘、足三里、脾俞进行常规消毒，每穴用毫针或三棱针轻轻点刺1~3下，以微见出血为度，然后立即在所点刺的部位拔火罐，拔出血1~2ml，或皮肤出现红色瘀血为止。每周治疗1次，6次为1个疗程。四缝穴为奇穴，以刺出黄水为度，是治疗疳疾的经验穴。

方法二：选穴上脘、四缝、鱼际穴以及背部膀胱经循行路线。先取上脘穴施以单纯罐法，将罐吸拔于穴位上，留罐 5~10 分钟，然后用三棱针点刺四缝、鱼际穴至微出血，再用梅花针重刺背部脊柱两侧膀胱经所循行路线；亦可在背部脊柱两侧施以走罐，以皮肤潮红为度。以上方法，隔日 1 次。

【走罐法】

取穴：足太阳膀胱经的大杼至膀胱俞。患儿俯卧位，充分暴露背部，术者将其背部涂适量润滑油，选择口径小的火罐，用闪火法将罐拔于背部（注意小儿皮肤娇嫩，负压不宜太大），然后沿着膀胱经轻轻来回走罐，至皮肤出现红色瘀血现象为止，起罐后擦净皮肤上的油迹。每周治疗 1 次，6 次为 1 个疗程。拔罐 5~10 分钟，用同样的方法在足三里、中脘穴拔罐。每次选择 1 组穴位，每日治疗 1 次，10 次为 1 个疗程。

【药罐法】

取穴：脾俞、胃俞、中脘、天枢、足三里。将党参、茯苓、白术、扁豆、陈皮、山药、薏苡仁、砂仁、莲子芯、干姜、甘草各 20g，将上药用纱布包好，放入药锅内，加水 3000ml，熬 30 分钟左右至药性煎出，然后将竹罐放入药中，煮 5~10 分钟，用镊子夹出竹罐，甩去药液，迅速用干毛巾捂住罐口，以便吸去罐口的药液，降低罐口的温度，保持罐内的热气，然后趁热立即将竹罐扣于以上穴位，手持竹罐稍加按压约 5 分钟，待竹罐吸牢于皮肤即可。留罐 10~15 分钟，至皮肤出现瘀血现象为止。每日治疗 1 次，10 次为 1 个疗程。

四、注意事项

疳积患儿饮食须定时定量，不宜过饥、过饱或过食香甜油腻之品。婴儿脾胃娇嫩，忌乳时应给予适量的营养丰富、易于消化的食物。凡因肠道寄生虫病或结核病引起的小儿疳积，须及时治疗原发病。多去户外活动。

小儿肠炎

一、中医学概述

（一）概念

本病在中医学中属"泄泻"范畴。其病因病机为外感暑湿，或饮食不洁，或猝受惊吓，或病后失调，使脾胃功能失调而致泄泻。

（二）辨证

1. 风寒型

临床表现：泄泻清稀，肠鸣腹痛，恶寒鼻塞，舌淡苔薄白，脉浮紧。

证候分析：风寒邪气客于脾胃，运化失常故泄泻清稀。寒湿内阻，气机不利则肠鸣腹痛。风寒外袭故见恶寒鼻塞，舌淡苔薄白，脉浮紧之象。

治则：疏风解表，化湿止泻。

2. 湿热型

临床表现：泻下稀薄或黏稠，夹有不消化食物，味臭，身热口渴，苔黄腻，脉滑数。

证候分析：湿热之邪，蕴结脾胃，下注大肠，传化失司，故泻下稀薄或黏稠，夹有不消化食物，味臭。伴外感，则有身热；热重于湿者，故口渴。苔黄腻，脉滑数，为湿热之象。

治则：清热利湿止泻。

3. 伤食型

临床表现：大便酸臭，腹痛，泻后痛减，苔厚腻，脉滑。

证候分析：乳食不节，损伤脾胃，健运失司，食积中焦，故大便酸臭。食滞脾胃，气机不利则腹痛，泻后痛减。苔厚腻，脉滑，为乳食停积之象。

治则：消食化积，运脾止泻。

4. 脾虚型

临床表现：大便稀溏或完谷不化，久泻不止，纳呆腹胀，舌淡苔白，脉细弱。

证候分析：脾胃虚弱，清阳不升，运化失职，故大便稀溏或完谷不化，久泻不止。脾虚不运，精微不布，生化乏源，气血不足，则纳呆腹胀，舌淡苔白，脉细弱。

治则：健脾益气，运脾止泻。

5. 肾虚型

临床表现：大便稀溏，完谷不化，或食入即泻，形寒肢冷，舌淡苔薄白，脉微细。

证候分析：久泻不止，肾阳虚，不能温煦，故大便溏稀，完谷不化，或食入即泻。命门火衰，阳不温散，阴寒内生，故形寒肢冷。舌淡苔薄白，脉微细，为肾虚之表现。

治则：温肾补阳，固涩止泻。

二、西医学概述

（一）概念

小儿肠炎又称小儿感染性腹泻，是由细菌、病毒或不明原因的感染所致的以腹泻为主的胃肠道功能紊乱综合征。临床以大便次数增多，粪质稀或如水样，带有不消化食物或黏液为主症。据腹泻轻重不同，可分为轻型和重型。轻型表现为：每日大便次数 10 余次，便稀如糊状，淡黄或黄绿色，混有黏液，酸臭味，体温正常或稍高，伴轻型呕吐或溢乳，食欲减退。以夏秋季节发病率最高。

（二）诊断

1. 大肠埃希菌性肠炎

起病较急（有的稍缓而逐渐加重），大便次数增多，有腥臭味，多呈蛋花汤样，有黏液（少数可见脓血便），可伴有发热、腹痛、呕吐；大便常规检查，可见大量白细胞、脓细胞及红细胞；大便培养，大肠埃希菌可呈阳性。本病多发生于两岁以下小儿，一年四季均可发病，但以夏季发病率最高。

2. 空肠弯曲菌性肠炎

常先有发热、头痛、背痛等，1~3 天后出现呕吐、腹痛或呈绞痛，大便次数增多，呈水样带粘冻，或为血便；大便常规可见白细胞、脓细胞及大量红细胞；大便培养，空肠弯曲菌可呈阳性。本病各年龄组均可见，以夏秋季（8~9 月）发病率最高。

3. 轮状病毒性肠炎

起病急，常伴有发热和上呼吸道症状（咳嗽、流涕、咽红等），可伴呕吐，大便次数增多，呈黄白色水样或蛋花汤样，一般无脓血，无腥臭味。大便常规可见脂肪滴及少量白细胞；大便细菌培养阴性；大便病毒检测轮状病毒可呈阳性。本病多见于两岁以下小儿，以秋冬季（9~12 月）发病率最高。

三、现代常用拔罐法

【孟氏中药拔罐疗法】

风寒型选神阙、天枢、大椎、大肠俞；湿热型选天枢、上巨虚、大肠俞；伤食型选中脘、下脘、足三里；脾虚型选中脘、气海、脾俞；肾虚型选脾俞、肾俞、大肠俞、足三里。拔罐之前和拔罐之后分别在拔罐的局部外涂中药拔罐液。（彩图 81、彩图 82）

【火罐疗法】

主穴：大肠俞、天枢、足三里、内关。伤食型配中脘、胃俞；湿热型配大椎、风池；风寒型配上巨虚、三阴交；脾虚型配脾俞、关元；肾虚型配脾俞、命门、肾俞。拔火罐，留罐 5 分钟，每日或隔日 1 次。

【刺络拔罐法】

伤食型选中脘、下脘、足三里，点刺中脘、下脘，吸拔诸穴 5 分钟。风寒型选大椎、天枢、大肠俞，点刺大椎、天枢，吸拔诸穴 5 分钟。湿热型选天枢、上巨虚、大肠俞，点刺天枢、大肠俞，吸拔诸穴 5 分钟。脾虚型选中脘、气海；脾肾两虚型选脾俞、肾俞、大肠俞、足三里。以上采用单纯火罐法，吸拔 5 分钟，每日 1 次。

【针罐法】

方法一：针刺取穴长强、天枢、足三里、神阙。用 30 号 1 寸毫针，先针长强穴，进针 0.5 寸，得气后行小幅度捻转 1~2 分钟出针。次刺天枢、足三里，中等刺激不留针，针完取 2 号火罐一只，用闪火法在神阙穴拔罐，留罐 5~10 分钟，每日治疗 1~2 次。

方法二：取合谷穴（左）、足三里（右）、神阙。患者仰卧位，术者先用毫针直刺合谷穴 3~4 分得气，足三里直刺 1.2~1.5 寸得气，然后左右手分别握二穴上的针，同时行导气针法，力求针感呈向心性，使患者自觉腹部有快感，留针 30 分钟。再在神阙穴闪罐数下，使脐及其周边皮肤潮红，留罐 20 分钟，每 5 分钟行针 1 次。小儿单刺得气不留针，闪罐后留罐。每日 1 次。

方法三：取长强，针刺加拔火罐；四缝点刺放血；足三里留针 20 分钟。每日 1 次。

方法四：取天枢（双）、水分、阴交，以 30 号 1 寸毫针直刺 0.3~0.5 寸，捻转平补平泻手法，不留针。以能盖住骶骨 3/4 为准，根据年龄选择 3~4 号玻璃火罐，用闪火法，在骶骨正中行中等力度拔罐，留罐 5~10 分钟，每日 1 次。

【针灸罐法】

方法一：主穴取长强、腹泻（位于脐下 5 分）。湿热型配刺三阴交，神阙拔罐；脾虚型配刺足三里，百会艾灸；伤食型加刺四缝；风寒型长强针后加灸，配刺天枢、神阙拔罐；湿热型加刺尾窍骨穴（位于尾骨尖上 1 寸，一排共 3 穴）；呕吐配刺兑端。若腹泻迁延不愈配合捏脊疗法。长强穴与尾骨平行刺 1~1.5 寸，捻转 10~20 秒出针（虚寒者留针 30 分钟）；腹泻穴直刺 3 分，捻转 10~15 秒出针。（神阙拔罐仅用于 3 个月内小儿）。

方法二：主穴取神阙。配穴取足三里。用 2 寸毫针，采用快速手法直刺神阙穴，进针 0.5~1 寸；另取 3 寸毫针直刺足三里穴，中强刺激，平补平泻手法，留针 30 分钟。起针后神阙拔罐 3~5 分钟。嘱患者温和灸上述二穴，每穴 15 分钟。以上均每日 1 次，5~7 次为 1 个疗程，疗程间隔 2~3 日。

【推拿配刺络拔罐疗法】

患儿仰卧，术者以劳宫穴对准其神阙穴，按顺时针连续摩腹 3~5 分钟。患儿再俯卧，术者用右拇指腹推上七节骨，自龟尾至第四腰椎，手法柔和，频率为 70~80 次 / 分，连续 3 分钟。然后用左手掌沿脊柱自上而下按揉 3~5 遍，再自龟尾至大椎捏脊 3~5 遍，对肾俞、脾俞、胃俞要点按、提拿 3~5 次。最后用三棱针在龟尾穴刺络 3~5 下，紧接其后在龟尾至七节骨位拔罐，留置 10 分钟。腹泻伴呕吐加点按内关、足三里，腹痛加拿肚角 3~5 次；发热加退六腑、清天河水，三棱针点刺少商、十宣；久泄加点按关元 3 分钟，加刺四缝穴。每日 1 次，3 次为 1 个疗程。

【按摩罐法】

选龟尾穴。手沾香油，在龟尾穴上揉按 200~300 次，如用另一手掌在脐上对揉，疗效更佳。按摩完后，随即拔罐，留罐 20 分钟，以充血为度，每日 1 次。

【拔罐配合药物疗法】

外感风寒和脾胃虚弱型腹泻用敷脐法：吴茱萸 30g，胡椒 30 粒，丁香 2g 研末，用陈醋或植物油调成糊状，敷于脐部，每日换药 1 次。感寒凉性腹泻用温熨法：茴香、川椒、肉桂各 15g，研碎和食盐适量炒热，布包温熨脐部，每次 10~15 分钟。同时可配合用推拿疗法（揉鱼尾，推上 7 节骨，摩腹 5 分钟，揉脐，均每次治疗 100~300 次）和拔罐法（选 2 个直径 3~5cm 的大罐拔吸患儿双侧大肠俞上，每次 5~10 分钟，每日 1 次）。并每次空腹服用鞣酸蛋白 0.25g；每日口服碱式碳酸铋 0.3~1g。

四、注意事项

拔罐疗法治疗本病可取得较好疗效，如配合针灸、药物，则疗效更佳。在治疗的同时，患者应注意调养，少食肥甘厚腻及生冷食品，增强抗病能力，便后及时清理臀部，勤换尿布，防止发生红臀。

参考文献

［1］旷时恩. 按摩拔罐龟尾穴治疗婴幼儿腹泻［J］. 四川中医，1986，4（3）：55.

［2］赵三立. 治疗小儿泄泻经验点滴［J］. 吉林中医药，1988（2）：32.

［3］崔景胜，沈亚存. 针灸治疗小儿腹泻 1250 例［J］. 陕西中医，1990，11（4）：176-181.

［4］王兰英，王洪娴. 针刺火罐治疗婴幼儿腹泻 30 例［J］. 针灸学报，1990，6（2）：47.

［5］应皎龙. 针灸治疗婴幼儿腹泻［J］. 福建中医药，1990，21（3）：55-58.

［6］王全仁，陈富常，晋梅. 针灸神阙穴与拔火罐治疗泄泻 185 例［J］. 辽宁中医杂志，1990；14（5）：35.

［7］陈东. 龟尾穴拔火罐治疗婴幼儿腹泻的体会［J］. 按摩与导引，1991（6）：46.

［8］曹金明. 三针一火罐治疗小儿腹泻 246 例［J］. 河南中医，1992，12（2）：75.

［9］李娟，魏宏，杨秋影. 长强穴在小儿腹泻治疗中的应用［J］. 针灸学报，1992，8（1）：20-21..

［10］庞存生. 针灸辨证论治慢性腹泻 32 例［J］. 甘肃中医学院学报，1993，10（4）：33-34.

［11］陆茂忠. 推拿配刺络拔罐治疗小儿肠炎 413 例［J］. 按摩与导引，1993（1）：28-29.

［12］周长安，刘素兰，王勇. 针刺加拔罐治疗单纯性腹泻 500 例疗效观察［J］. 哈尔滨医药，1995，15（1）：55-56.

［13］王福权. 脐周四穴刺络拔罐治疗婴幼儿腹泻 100 例［J］. 中国针灸，1996，16（6）：53.

［14］张秋萍，李鹏，张亚萍. 神阙穴拔罐、贴药治疗婴幼儿腹泻 100 例［J］. 中医外治杂志，1997，6（6）：33.

［15］叶时龙. 针罐结合治疗小儿秋季腹泻 52 例［J］. 河北中西医结合杂志，1998，7（3）：380-381.

［16］高卫，高良节. 针罐合用治疗单纯性腹泻 186 例［J］. 中国民间疗法，1999，7（4）：13.

［17］陈绍敏. 常见小儿腹泻的中西医结合治疗［J］. 现代中西医结合杂志，1999，8（8）：1310-1311.

［18］李梅，王耀民. 针刺配合拔罐治疗婴幼儿腹泻 62 例［J］. 中国民间疗法，1999，7（10）：8.

小儿厌食症

一、中医学概述

（一）概念

本病在中医学中属于"小儿厌食""恶食"的范畴。病因病机为长期饮食失节，损伤脾胃而发病。

（二）辨证

1. 脾失健运

临床表现：纳呆食少，甚则拒食，面色少华，形体偏瘦，舌苔薄腻，脉尚有力。

证候分析：胃失和降，脾失健运，故纳呆食少，甚则拒食。脾失健运，气血生化不足，故面色少华，形体偏瘦。舌苔薄腻，脉尚有力，为脾失健运之象。

治则：和胃运脾。

2. 胃阴不足

临床表现：口干多饮而不思饮食，皮肤干燥失润，大便干结，舌光红少津或苔剥脱，脉细。

证候分析：多由患儿素体阴虚或热病伤阴，致使脾胃阴液受损而成。阴虚则胃火偏亢，故口干多饮而不思饮食。阴津不足，故皮肤干燥失润，大便干结。舌光红少津或苔剥脱，脉细，为阴虚之象。

治则：滋养胃阴。

3. 脾胃气虚

临床表现：厌食或拒食，大便溏泻或夹有不消化食物，面色萎黄，形体消瘦，易汗出，舌淡胖嫩，苔薄腻，脉虚弱。

证候分析：脾胃虚弱，中气不足，故厌食或拒食。气血精微化生不足，不能濡养全身，故面色萎黄，形体消瘦。脾虚失健，故大便溏泻或夹有不消化食物。气虚则易汗出。舌淡胖嫩，苔薄腻，脉虚弱为脾胃气虚之象。

治则：健脾益气。

二、西医学概述

（一）概念

小儿厌食症指小儿除外其他急慢性疾病而出现的较长时间的（最少 10 日以上）食欲不振或减退，见食不贪甚至拒食。临床表现为患儿长期食欲不振，食欲减退，见食不贪，甚至拒食，大便或干或稀，病初精神状态尚可，日久则体重减轻，面色萎黄，发育迟缓，精神疲乏，抗病能力低下。本病起病缓慢，病程较长，一般 1 个月以上，多见于 1-6 岁，以城市居多。本病多因小儿胃肠道器官尚未发育完善，消化腺功能不全，加之喂养不当、偏食、过食肥甘厚味、饥饱无度，以致损伤了胃肠。

（二）诊断

患儿食欲降低，食量较常量减少 1/2 以上，持续两周以上，除外其他系统疾病引起的厌食，即可诊断。

三、现代常用拔罐法

【孟氏中药拔罐疗法】

脾失健运选脾俞、章门、足三里；胃阴不足选胃俞、足三里；脾胃气虚选脾俞、胃俞、中脘、足三里。拔罐之前和拔罐之后分别在拔罐的局部外涂中药拔罐液。（彩图 79、彩图 80）

【火罐疗法】

脾失健运选脾俞、章门、足三里；胃阴不足选胃俞、内庭、足三里；脾胃气虚选脾俞、胃俞、中脘、足三里。诸穴吸拔 5 分钟，每日 1 次。

【刺络拔罐法】

取穴中脘、天枢、建里、气海、脾俞、胃俞、足三里。用刺络拔罐法。留罐 10 分钟，隔日 1 次，5 次为 1 个疗程。

【针罐法】

先在上脘穴拔罐 10 分钟，然后用梅花针叩刺脊柱两旁出血，并在膈俞、肝俞、胃俞上拔罐 10 分钟。可配合三棱针点刺四缝、足三里、内关出血。隔日 1 次。

四、注意事项

本病拔罐疗效好，配合针灸、中药治疗效果更佳。注意调节患儿的饮食，少食肥甘厚腻及生冷食品，多食蔬菜、水果，保持大便通畅，纠正偏食，限制零食，以防影响食欲。

参考文献

[1] 安培祯. 神阙穴的综合探究 [J]. 上海针灸杂志, 1987, 6（3）：39-40.

[2] 崔红军. 火罐治疗小儿厌食症 [J]. 陕西中医函授, 1990（1）：38.

[3] 别业峰. 梅花针治疗小儿厌食症近期疗效观察 [J]. 浙江中医杂志, 1992, 27（12）：542.

遗尿症

一、中医学概述

（一）概念

本病在中医学中属"遗尿病"范畴。病因病机为肾气亏虚，下元不固或脾肺气虚，中气下陷或肝经湿热，下注膀胱。

（二）辨证

1. 下元虚寒

临床表现：睡中遗尿，神疲肢冷，腰膝冷痛，小便清长，舌淡，脉沉迟无力。

证候分析：肾气不固，膀胱虚冷，制约失司，故睡中遗尿。肾阳不足，命门火衰，故神疲肢冷。腰为肾之府，主骨生髓，肾虚故腰膝冷痛。下元虚寒，故小便清长。舌淡，脉沉迟无力，属虚寒之象。

治则：温补肾阳，固涩小便。

2. 脾肺气虚

临床表现：睡中遗尿，白天尿频量少，疲劳后遗尿加重，神疲肢倦，舌淡苔白，脉细弱。

证候分析：脾肺气虚，中气下陷，膀胱失约，故睡中遗尿，白天尿频量少，疲劳后遗尿加重。脾肺气虚，输化无权，气血不足，故神疲肢倦。舌淡苔白，脉细弱，皆肺脾气虚之象。

治则：补肺健脾，固摄止遗。

3. 肝经湿热

临床表现：夜间遗尿，小便黄少，性情急躁，或夜间咬牙，苔薄黄，脉弦滑。

证候分析：肝经郁热，蕴伏下焦，热迫膀胱，故夜间遗尿。热蕴膀胱，灼烁津液，故小便黄少。热郁化火，肝火偏亢，故性情急躁。肝火内扰心神，故夜间咬牙。苔薄黄，脉弦滑，为湿热内蕴、肝火偏旺之象。

治则：清肝泄热，固涩止遗。

二、西医学概述

（一）概念

遗尿症又称尿床，是指小儿在3周岁以后不能控制排尿，睡眠中小便自遗，醒后方觉的一种病症。小儿在3周岁以前由于智力发育尚未完善，排尿的习惯尚未养成，或贪玩少睡，精神过度疲劳，均能引起暂时性遗尿，均不属病态。若3周岁以后，尚不能自控排尿，每睡即遗，则为病态。有的小儿在3周岁以前已能自控排尿，以后又出现夜间遗尿，称为继发性遗尿。遗尿症多见于10周岁以下，偶可延及12~18岁。男孩多于女孩。

西医学认为，本病少数继发于膀胱、生殖器、脊柱裂、大脑发育不全或蛲虫病，多数是与精神因素有关的功能性遗尿，如突然受惊、过度疲劳、调换新环境等，此系因大脑皮质及皮质下中枢功能失调有关，常见于易于兴奋、过于敏感或睡眠过熟的儿童，此外尚与未养成良好的排尿习惯有关。临床上主要表现为每夜睡梦中在一定的钟点必遗，轻者数日1次，重者每夜1次或数次，甚伴有白天尿频尿急和遗尿。但无排尿困难和剩余尿。

（二）诊断

凡无任何神经系统症状体征，无泌尿系统疾病，尿量正常，智力正常的儿童，日间能控制排尿而入睡后不自主的排尿者，即可诊断。

三、现代常用拔罐法

【孟氏中药拔罐疗法】

下元虚寒选关元、水道、中极、肾俞、关元俞、三阴交；脾肺气虚选肺俞、脾俞、气海、足三里；肝经湿热选中极。拔罐之前和拔罐之后分别在拔罐的局部外涂中药拔罐液。（彩图 82、彩图 83）

【火罐疗法】

下元虚寒选关元、中极、肾俞、三阴交；脾肺气虚选肺俞、脾俞、气海、足三里，吸拔诸穴 5 分钟，每日 1 次。肝经湿热选中极、肝俞、三阴交、阴陵泉，先点刺肝俞，后吸拔诸穴 5 分钟，每日 1 次。或只取神阙。留罐 3 分钟，隔日 1 次。

【刺络拔罐法】

选穴：大椎、肾俞、膀胱俞、身柱、关元。采用刺络拔罐法，每日或隔日 1 次。

【针刺后拔罐法】

方法一：主穴取百会、关元、气海、三阴交、足三里；尿频加水道；遗尿加太溪、太冲、中极、尿点等。留针 20 分钟。并取双肾俞，留罐 15 分钟。

方法二：取穴华佗夹脊 11~17、关元、命门。留罐 10 分钟，隔日 1 次，10 次为 1 个疗程。

方法三：主穴取百会、关元、气海、三阴交、足三里；尿频加水道；遗尿加太溪、太冲、中极、尿点等。留针 20 分钟。并取双肾俞，留罐 15 分钟。

【温针拔罐法】

关元穴施温针，艾灸 4~10 壮，次髎穴拔罐 15 分钟。每周 3 次，10 次为 1 个疗程。

【捏脊、艾灸、拔火罐疗法】

捏脊：患儿取俯卧位，裸露脊背，术者用双手拇指和食指捏起患儿皮肤，从长强穴沿督脉向上提捏至大椎穴，反复 5 遍，最后 1 遍时，每捏推 3 下将两手之间的皮肤向后提一下，捏脊后再按揉腰背 3~5 遍，每日 1 次，10 次为 1 个疗程。拔罐：用小号或中号火罐，以 95% 酒精点燃后，伸入罐内旋转后立即抽出，迅速将罐扣在肾俞穴上，留罐 5~10 分钟，隔日 1 次，5 次为 1 个疗程。灸法：取关元、三阴交（双）穴，艾条温和灸各穴 10 分钟，至皮肤潮红为度，每日 1 次，10 次为 1 个疗程。

【捏脊配合神阙穴拔罐疗法】

患儿俯卧位，术者用双手拇指和食指捏起患儿皮肤，从长强穴一直沿着督脉向上提捏至大椎穴，用捏三提一法，反复 5~8 遍。然后在腰骶部涂上凡士林，用小鱼际紧贴着腰骶部进行擦法，时间为 5~10 分钟。在腹部用小号火罐，采用闪火法，对神阙穴进行拔罐，留罐 2~5 分钟。每日 1 次，10 次为 1 个疗程。

四、注意事项

治疗期间积极培养患儿按时排尿的习惯，夜间家长定时叫醒患儿起床排尿，消除患儿的紧张心理，树立信心和勇气，家长不要因患儿尿床而打骂。如有器质性病变应积极治疗原发病。

参考文献

［1］杨贵珍，刘国敏，康静. 水罐疗法治疗遗尿40例［J］. 河北中医，1990，12（3）：38.

［2］王正礼. 温和灸治疗小儿遗尿220例［J］. 浙江中医杂志，1990，25（5）：205.

［3］刘香华. 温针助阳法治疗夜尿症41例［J］. 北京中医学院学报，1991，14（2）：38.

［4］鄢根英. 刺络拔罐法在临床的运用［J］. 上海针灸杂志，1994，13（4）：159-160.

［5］杨贵珍，张子莲，王淑青. 水罐疗法治疗遗尿临床研究［J］. 河北中医，1995，17（6）：11-12.

［6］蒙步思. 神阙穴拔罐与捏脊治疗小儿遗尿症150例［J］. 中国针灸，1995，15（6）：28.

［7］刘琳，刘春玲，尚飞. 推拿结合火罐治疗小儿遗尿50例［J］. 黑龙江中医药，1995，（2）：42-43.

［8］贾淑华，顾建华. 三法治疗遗尿尿频286例临床体会［J］. 中医药学报，1997，25（6）：12.

［9］苏士玲，郑祖艳，梅晨健. 针刺配合拔火罐治隐性腰骶椎裂致尿频、遗尿98例［J］. 新中医，1998，30（4）：29-30.

［10］王珂. 遗尿外治疗法［J］. 中医外治杂志，1999，8（5）：34-35.

［11］黄济炎，严翔鸿，苏友新. 捏脊配合神阙穴拔罐治疗小儿遗尿42例［J］. 按摩与导引，1999，15（6）：39-40.

［12］王敏，董淮富，王敏华. 三针两罐法治疗遗尿症51例［J］. 针灸临床杂志，2000，16（5）：44-45.

［13］李蕾华. 捏脊、艾灸、拔火罐治疗小儿遗尿32例［J］. 按摩与导引，2000，16（4）：58

小儿肺炎

一、中医学概述

（一）概念

本病在中医学中属于"肺热喘嗽""外感咳喘""风温"等范畴。病因病机为外感风寒、风热侵犯肺经；或素有痰热，遇邪引发；或邪热方衰，正气未复，以致邪闭肺内，肺失清肃。

（二）辨证

1. 风热犯肺

临床表现：初起发热，恶风，有汗热不解，口渴引饮，咳嗽气喘，痰黄黏稠，咽红肿痛，舌红苔薄黄，脉浮数。

证候分析：风热犯肺，肺气失宣，则发热，恶风，有汗热不解，口渴引饮。邪热重者，闭塞于肺，则咳嗽气喘，痰黄黏稠。邪热循经，上熏咽喉，则咽红肿痛。风热在表，故舌红苔薄黄，脉浮数。

治则：疏风清热，宣肺开闭。

2. 痰热壅肺

临床表现：高热烦躁，气喘鼻煽，喉中痰鸣，口渴唇燥，舌红苔黄腻，脉滑数。

证候分析：痰热壅肺，痰重于热，故高热烦躁，气喘鼻煽，喉中痰鸣。痰热灼伤阴液，故口渴唇燥。舌红苔黄腻，脉滑数，为痰热内盛之象。

治则：清热涤痰，宣肺开闭。

3. 正虚邪恋

临床表现：午后低热，面色潮红，咳嗽痰黏，五心烦热，舌红少津，苔剥脱，脉细数。

证候分析：因久热久咳，耗伤肺阴，导致午后低热，面色潮红，五心烦热。阴津受损，肺失滋养，故咳嗽痰黏。舌红少津，苔剥脱，脉细数，为阴虚有热之象。

治则：清热宣肺，养阴益胃。

二、西医学概述

（一）概念

小儿时期最常见的是支气管肺炎，又称"小叶性肺炎"。系由不同病原体或其他因素（如吸入羊水、动植物油和过敏反应物等）引起的肺部炎症性疾病。引起肺炎的病原体细菌性占多数（多为小叶性），其中肺炎双球菌最多见，其次为金黄色葡萄球菌、链球菌。而少数由病毒引起（多为间质性）。在基本原因的基础上，气候骤变、过度疲劳、营养不良、长期胃肠功能紊乱、急性传染病等，常为本病的诱发因素。本病四季均可发病，以冬春季节最多见。婴幼儿多发。临床表现为高热不退、咳嗽、气促，严重者鼻翼煽动、口唇周围发青，甚至意识不清、呼吸不规则、血压下降等中毒症状。听诊可闻及肺部细小湿啰音及捻发音，X 片可见两肺斑片状阴影。

（二）诊断

（1）起病较急，发热、咳嗽、气促、鼻煽、痰鸣，或有轻度发绀。

（2）病情严重时，喘促不安，烦躁不宁，面色灰白，发绀加重，或高热持续不退。

（3）禀赋不足患儿常病程迁延。新生儿患本病时，可出现不乳、口吐白沫、精神萎靡等症状。

三、现代常用拔罐法

【孟氏中药拔罐疗法】

风热犯肺取穴大椎、风门、肺俞、曲池、尺泽；痰热壅肺取穴肺俞、尺泽、丰隆、中府；正虚邪恋取穴肺俞、膏肓俞、脾俞、肾俞、中脘、足三里。拔罐之前和拔罐之后分别在拔罐的局部外涂中药拔罐液。（彩图 80）

【火罐疗法】

方法一：风热犯肺取穴大椎、风门、肺俞、曲池、尺泽，先用三棱针点刺诸穴，再吸拔诸穴 5 分钟，每日 1 次。痰热壅肺取穴肺俞、膈俞、尺泽、丰隆、中府，先用三棱针点刺肺俞、膈俞、尺泽，再吸拔诸穴 5 分钟，每日两侧交替进行。正虚邪恋取穴肺俞、膏肓俞、中脘、足三里，吸拔诸穴 5 分钟，隔天 1 次。

方法二：背部火罐疗法则在背部涂凡士林，用罐先拔一侧肺俞，5 分钟后将火罐向下移动至脾俞，起罐后拔另一侧，方法同上。至背部脊柱两侧皮肤充血或瘀血为度。幼小患者只取双肺俞拔罐 5 分钟。隔 2 日为 1 次，3 次为 1 个疗程。

【刺络拔罐法】

取穴大椎、风池、肺俞、肺热（胸椎 3~4 间旁开 0.5 寸）及肺部啰音明显处。用三棱针点刺后留罐 10 分钟，每日 1 次，5 次为 1 个疗程。

【针刺后拔罐法】

方法一：取穴大椎、定喘、肺俞、膈俞、听诊啰音较明显的相应区。先针刺，用泻法，后拔罐，留罐 5 分钟。每日 1 次，5 次为 1 个疗程。

方法二：针刺配穴为中府、巨骨、肺俞、风门。高热加大椎，曲池。胸痛加内关。腹胀加足三里。手法取平补平泻。再用火罐加拔肺俞，风门。

【梅花针叩刺后拔罐法】

取穴中府、定喘、肺俞、风门。高热配大椎、曲池；胸痛配内关；腹胀配足三里。用梅花针叩次后拔罐，留罐 5 分钟，每日 1 次，5 次为 1 个疗程。

【刀罐法】

常规消毒后，在剑突和胸椎连线病变侧旁开胸椎 1cm 处，做长 2mm、深 2mm 的切口，于切口上拔 1 个罐口直径为 3~4cm 的小火罐，约 5~10 分钟。起罐后擦去血迹，敷消毒纱布。

【推拿拔罐疗法】

（1）推拿：患儿俯卧，医者用双拇指揉摩肺俞穴 100 次，然后以该穴为中心，呈螺旋辐射状逐渐扩大到整个背部双侧肺野处按摩 10 分钟，以皮肤微红并有温热感为度；患儿仰卧，医者右拇指端揉摩膻中穴 100 次，然后以该穴为中点，用双手掌面呈螺旋辐射状逐渐扩大到整个上胸部双肺野处按摩 10 分钟，以皮肤微红并有温热感为度；用双拇指端点揉双丰隆穴 5 分钟，手法由轻渐重，以患儿能耐受为度。每日 1 次。

（2）拔罐：肺俞、风门穴用直径 8cm 的玻璃罐或瓶；膻中穴用直径 4cm 的竹罐或硬塑料瓶。两组穴位交替使用，留罐 10 分钟。隔日 1 次。

【走罐法】

患儿取俯卧位，局部涂少量凡士林油膏。用闪火法先拔一侧肺俞，5 分钟后将火罐向下方滑动至脾俞，起罐后拔另一侧，方法同上。至背部脊柱两侧皮肤充血或瘀血为度。幼小或瘦弱者只取双肺俞拔罐 5 分钟。隔 2 日 1 次，3 次为 1 个疗程。

四、注意事项

病情严重者积极配合药物治疗。在治疗期间，保证营养和水分，饮食清淡，保持大便通畅。

参考文献

［1］吴花琦. 刺激植物神经启动免疫功能治疗肺炎［J］. 北京中医，1989（2）：19-20.

［2］刘心莲. 背部火罐治疗小儿咳嗽 41 例［J］. 针灸学报，1990，6（3）：19.

［3］陆茂忠. 推拿拔罐治疗小儿咳嗽 385 例［J］. 陕西中医学院学报，1991，14（3）：19-20.

［4］宋丽. 穴位拔罐佐治小儿肺炎啰音吸收不良 20 例［J］. 中西医结合杂志，1991，11（9）：566.

［5］柳盈科，张文志. 针刺加拔火罐治疗小儿肺炎 100 例临床观察［J］. 甘肃中医学院学报，1988（2）：

33–35.

[6] 林涅. 拔罐疗法消除肺部水疱音 [J]. 中医药研究, 1992 (2): 38.

[7] 郭淑云, 王瑛, 杜平. 综合治疗小儿迁延性肺炎 69 例疗效探讨 [J]. 哈尔滨医药, 1996, 16 (1): 60.

小儿支气管炎

一、中医学概述

(一) 概念

本病在中医学中属于"咳嗽"范畴。病因病机主要为外邪犯肺, 肺卫不利, 或各种原因造成其他脏腑损伤, 伤及肺脏, 肺失清肃, 肺气上逆而为咳。

(二) 辨证

1. 风寒束肺

临床表现: 初起干咳为主, 或少量稀白黏痰, 咽痒声重, 鼻塞流涕, 恶寒无汗或发热头痛, 舌淡红, 苔薄白, 脉浮紧。

证候分析: 风寒犯肺, 肺失宣降, 故初起以干咳为主, 或咳出少量稀白黏痰, 咽痒声重, 鼻塞流涕。风寒外束, 腠理闭塞, 故恶寒无汗或发热头痛。舌淡红, 苔薄白, 脉浮紧, 为风寒束表之象。

治则: 疏风散寒, 宣降肺气。

2. 风热犯肺

临床表现: 咳嗽不爽或咳声重浊, 痰黏稠色黄不易咳, 咽痛或伴发热, 头痛, 恶风, 微汗出, 舌红苔薄黄, 脉浮数。

证候分析: 外感风热, 风热犯肺, 肺失宣降, 肺气上逆, 故见咳嗽不爽或咳声重浊。热邪炼液成痰, 故痰黏稠色黄不易咳。咽痛或伴发热, 头痛, 恶风, 微汗出, 舌红苔薄黄, 脉浮数, 为风热在表之象。

治则: 疏风清热, 宣降肺气。

3. 痰湿犯肺

临床表现: 咳嗽痰多, 色白质稀, 喉间痰声辘辘, 胸闷纳呆, 神情困倦, 舌淡红, 苔白, 脉滑。

证候分析: 脾失健运, 痰浊内生, 痰湿渍肺, 肺失宣降, 则咳嗽痰多, 色白质稀, 喉间痰声辘辘。湿浊困脾, 故胸闷纳呆, 神情困倦。舌淡红, 苔白, 脉滑, 为痰湿之象。

治则: 燥湿化痰, 宣降肺气。

4. 脾肾阳虚

临床表现: 咳嗽气喘, 动则加重, 痰液清稀, 形寒肢冷, 舌淡胖, 苔白, 脉沉细。

证候分析: 脾肾阳虚, 肾虚不能纳气, 故咳嗽气喘, 动则加重。脾阳虚, 脾失健运, 水湿内停, 酿湿成痰, 故痰液清稀。脾肾阳虚, 阳气不能外达四末, 故形寒肢冷。舌淡胖, 苔白, 脉沉细, 均为脾肾阳虚之象。

治则: 健脾温肾, 宣降肺气。

二、西医学概述

（一）概念

支气管炎是指支气管受细菌、病毒感染或理化因素的刺激，或素体为过敏体质而引起的炎症性疾病，常由上呼吸道感染发展而来。临床上有急、慢性之分：急性支气管炎一般起病急骤，先有发热、恶寒、咽痛、鼻塞等上呼吸道感染的症状，继而咳嗽、咳吐白色稀痰，伴胸骨后不适或疼痛；慢性支气管炎则以咳痰或伴喘息为主症，每年发病持续 3 个月以上，历时两年或以上。

（二）诊断

1.急性支气管炎

（1）起病较急，常有急性上呼吸道感染症状。

（2）当炎症累及气管，则出现咳嗽、咳痰，常为刺激性干咳，少量黏液性痰伴胸骨后不适感或钝痛。当感染蔓延至支气管时，咳嗽加剧，咳痰增多，呈黏液性或黏液脓性痰，偶有痰中带血。

（3）两肺呼吸音增粗，或伴散在的干湿啰音。

（4）全身症状一般较轻，体温往往在 38℃左右，多于 3~5 天降至正常，咳嗽、咳痰症状有时可延续 2~3 周才消失。

（5）X 线检查大多正常，偶见肺纹理增加。

（6）应排除肺炎、支气管肺炎、肺结核、支气管癌、支气管内膜结核等。

2.慢性支气管炎

（1）临床上以咳嗽、咳痰为主要症状或伴有喘息，每年发病持续 3 个月，并连续两年或以上。

（2）排除具有咳嗽、咳痰、喘息症状的其他疾病（如肺结核、尘肺、肺脓肿、心脏病、心功能不全、支气管扩张、支气管哮喘、慢性鼻咽疾患等）。

三、现代常用拔罐法

【孟氏中药拔罐疗法】

风寒束肺选大椎、风门、肺俞；风热犯肺选大椎、风门、尺泽；痰湿犯肺选肺俞、中府、脾俞、膻中；脾肾阳虚选脾俞、肾俞、膻中、中府、气海、足三里。拔罐之前和拔罐之后分别在拔罐的局部外涂中药拔罐液。（彩图 80）

【火罐疗法】

方法一：选穴肺俞、神藏、灵墟。第一天拔双肺俞，第二天拔双神藏，第三天拔双灵墟。3 次为 1 个疗程。

方法二：选穴肺俞、风门、大椎、身柱、合谷、曲池。吸拔诸穴 5 分钟。高热者用梅花针叩大椎、曲池，微出血后留罐 5 分钟。

【梅花针叩刺后拔罐法】

取穴：肺俞、心俞、肾俞、膈俞、定喘、脾俞、中府、云门、膻中。叩刺至潮红，每日 1 次；刺毕用闪火法拔火罐 5 分钟，隔日 1 次。7 日为 1 个疗程。

【针罐疗法】

患儿平卧，术者选用 28 号 5 寸毫针，刺入膻中穴，进针后右手持针柄，左手持针身中上端慢慢捻转向咽喉方向刺入约 3 寸，捻转 1 分钟后出针；再取俯卧或坐位，取双侧大杼、风门、肺俞，用闪火法拔罐，留罐 5~10 分钟，每日 1 次，共治疗 6 次。

【穴位拔罐后贴敷中药疗法】

取穴：肺俞、心俞、膈俞、中府（均双侧）、天突、膻中、神阙。哮喘加针刺大椎、定喘（双）、膻中，3 岁以下儿童扎四缝，拔神阙穴；发烧针刺大椎、曲池；脾虚痰多加足三里、丰隆、脾俞；肾虚加膏肓、肾俞。每穴拔 5~10 分钟后将参龙白芥散（肉桂、丁香、白芥子、雄黄、皂角、细辛、川芎、青木香、甘遂、吴茱萸各等量，红参为前药量的 1/10，海龙为前药量的 2%，加适量麝香、冰片）用鲜姜汁调成糊状做成直径 1cm 的圆饼贴穴，急性期 1~2 日 1 次，迁延期 7~10 日 1 次，每逢"三九""三伏"各敷贴 3 次，连续两年以上。

四、注意事项

症状较重，明显呼吸困难者，应积极配合中西药物治疗。

参考文献

[1] 刘继荣. 拔罐治疗小儿急性支气管炎 [J]. 中国针灸，1985，5（2）：44.

[2] 周斌. 拔罐法临床运用举隅 [J]. 四川中医，1989，7（12）：46-47.

[3] 刘益斌，朱鲁琼，张占霞. 穴位拔罐后贴敷中药为主防治支气管炎 1360 例 [J]. 实用中医内科杂志，1990，4（4）：20.

[4] 孙伟. 经穴外治法治疗肺系疾患的临床观察 [J]. 北京中医，1990（6）：45-46.

[5] 石信箴，史水山. 穴位割脂针灸拔罐治疗喘息性支气管炎 500 例 [J]. 陕西中医，1991，12（7）：323.

[6] 刘益斌，朱鲁琼，陈君凤. 穴位拔罐后贴药防治呼吸道病易感儿 273 例 [J]. 中国针灸，1988，6（3）：7-9.

[7] 刘益斌，郑玉芝，贺君恒. 穴位拔罐贴药治疗慢性气管炎 [J]. 中国针灸，1989，9（4）：9-11.

[8] 崔瑾，张光奇. 三十年拔罐疗法临床应用概况 [J]. 中医杂志（英文版），1989，9（2）：151-154.

[9] 李述永，杨有文，赵明芬. 宽针疗法加拔火罐治疗支气管哮喘疗效观察 [J]. 中级医刊，1993（9）：567.

[10] 陈幸生，张少祥，李佩芳. 针刺膻中配合拔罐治疗小儿急性支气管炎 72 例 [J]. 中医外治杂志，1998，7（2）：11.

[11] 卢文. 体针、耳压、拔罐治疗急性气管、支气管炎 187 例疗效分析 [J]. 针灸临床杂志，2000，16（5）：14-16.

[12] 刘丽君，金巍，林海峰. 火罐辅助治疗毛细支气管炎 30 例 [J]. 针灸临床杂志，2000，16（8）：34-35.

百日咳

一、中医学概述

（一）概念

中医学称之为"顿咳""天哮""疫咳""痉咳"。多因内蕴伏痰，外感时行疫邪，邪袭肺卫，而致肺气郁闭，肺气受伤，与伏痰搏击；或气郁化热，酿液成痰，致肺失肃降、肺气上逆，遂发本病。

（二）辨证

1. 邪犯肺卫

临床表现：咳嗽，喷嚏，流涕，或有咽红、发热，2~3 天后，咳嗽逐渐加重，日轻夜重，痰液稀白或稠黄，或舌红，舌苔薄白或薄黄，脉浮有力，指纹浮红或浮紫。

证候分析：邪毒首犯肺卫，肺失宣发，表卫失和，则见咳嗽，喷嚏，或有发热。2~3 天后，邪毒渐入于里，化热生痰内阻，肺气上逆，则咳嗽逐渐加重，日轻夜重；夹风寒者，则流清涕、咳痰稀白、舌苔薄白、指纹浮红；夹风热者，则流浊涕、咽红、痰液稠黄、舌苔薄黄、指纹浮紫。

治则：疏风祛邪，宣肺止咳。

2. 痰火阻肺

临床表现：阵发性痉咳，伴吸气性鸡鸣样吼声，吐出痰涎及食物而止，入夜尤甚，痰液黏稠，可伴呕吐、胁痛、舌下生疮、目睛出血、咯血、衄血、二便失禁等。舌红，苔薄黄或黄腻，脉滑数，指纹紫滞。婴儿可伴窒息、神昏、抽搐。

证候分析：邪毒郁于肺经，化火生痰，痰火互结，深阻气道，气逆上冲，而发痉咳。咳后骤然吸气，发出鸡鸣样吼声，待吐出痰液，呕吐乳食，气道通畅，暂时缓解而止，热炼津液为痰，则见痰液黏稠。肺病及胃，胃气上逆，则见呕吐；肺病及肝，肝气横逆，则见胁痛；肝火上冲，伤目络，则见目睛出血；肺病及心，心火上炎，则见舌下生疮；肺火炽盛，灼伤肺络，伤及鼻窍，则见咯血，衄血；肺病伤及大肠、膀胱，则见二便失禁；舌红，苔薄黄或黄腻，脉滑数，指纹紫滞，为痰热之象。小婴儿痰火内阻，呼吸不利，则致窒息，甚至邪陷心肝，而见神昏、抽搐。

治则：泻肺清热，化痰降逆。

3. 气阴耗伤

临床表现：痉咳缓解，鸡鸣样吼声消失，或见咳声无力，痰白清稀，神倦乏力，气短懒言，纳呆食少，自汗或盗汗，大便不实，舌淡，苔薄白，脉细弱。或见干咳无痰，或痰少而稠，声音嘶哑，低热，盗汗，午后颧红，烦躁，舌红，苔少或无苔，脉细数。

证候分析：咳嗽日久，耗伤肺气，肺气虚则脾气亦虚，则见咳声无力，神倦乏力，气短懒言，自汗或盗汗；气虚痰浊留连不化，则见痰白清稀；脾失健运，则见纳呆食少，大便不实；舌淡，苔薄白，脉细弱，为气虚之象。若咳嗽日久，耗伤肺阴，则见干咳无痰；余邪未尽，则痰少而稠；阴虚内热，则见低热，盗汗，午后颧红；虚火扰心，则见烦躁；舌红，苔少或无苔，脉细数，为阴虚内热之象。

治则：益气健脾，养阴润肺。

二、西医学概述

（一）概念

百日咳是由百日咳嗜血杆菌所引起的急性呼吸道传染病，以阵发性痉挛性咳嗽和咳嗽终止时出现鸡鸣样吸气声为特征，反复发作。本病分炎症期、痉咳期和恢复期 3 个阶段。炎症期表现为低热、咳嗽、流涕、偶有喷嚏，与普通感冒相似，1~2 天后发热和一般症状渐减退，但咳嗽却逐渐加重，日轻夜重，约经 1 周后，咳嗽呈阵发痉挛状，咳声短促，连续十数声而无吸气间隙，继之咳嗽暂停，伴以深长吸气。当深吸气时，发出一种特殊的鸡鸣样回声，且多伴有颜面和眼睑浮肿，甚则有鼻出血和咯血，可持续 2~3 个月以上，故称"百日咳"。好发于冬春季节，5 岁以下婴幼儿易于感染。患儿年龄越小，越易诱发肺炎等严重并发症。

（二）诊断

1. 疑似病例

流行季节有持续性阵发痉挛性咳嗽者。

2. 确诊病例

（1）有与百日咳患者密切接触史。

（2）末梢血中白细胞总数显著增高，淋巴细胞占 50% 以上。

（3）从患者的痰和咽喉部分离到百日咳嗜血杆菌。

（4）恢复期血清抗体比急性期抗体呈 4 倍以上升高。

三、现代常用拔罐法

【火罐法】

方法一：取身柱穴。将适量白及粉用冷开水调成糊状，涂于身柱穴处，然后拔火罐 20 分钟，起罐后有颗粒状瘀血点出现者疗效较佳。每日 1 次，7 次为 1 个疗程。

方法二：取中府、膻中、肺俞、大椎穴。采用单纯拔罐法，留罐 5~10 分钟。每日 1 次，10 次为 1 个疗程。

方法三：取主穴为大椎、身柱、脾俞、肺俞；配穴为少商、商阳。主穴用单纯拔罐法，留罐 5~10 分钟。同时用三棱针点刺配穴，放血少许。不拔罐。每日 1 次。

方法四：取大椎、身柱、肺俞、天突穴。初期与后期用单纯拔罐法，痉咳期用刺络拔罐法，均留罐 5~10 分钟。每日 1 次，5 次为 1 个疗程。

【刺络拔罐法】

方法一：分组取穴，①大椎、身柱；②肺俞、风门，每次选 1 组穴，用三棱针点刺后拔罐 10 分钟。还可在身柱穴拔；留罐 3~5 分钟，每日 1 次。

方法二：分两组取穴，①膻中、风门；②肺俞、身柱：配穴取双手四缝穴。先取第①组穴，再取第②组穴。用三棱针点刺后拔罐 5~10 分钟，以拔至皮肤红晕为度；并配用三棱针点刺双手四缝穴，放血 1~3 滴。每日 1 次，5 次为 1 个疗程。

方法三：分两组取穴，①大椎、肺俞、风门；②身柱、中府、脾俞。每次任选用 1 组穴，刺络后，留罐 5~10 分钟，也可在大椎或身柱先闪罐 3~4 下再留罐。每日 1 次，5 次为 1 个疗程。

方法四：取天突穴。患者取坐位或仰卧位，常规消毒天突穴及其附近皮肤，取三棱针垂直刺入，用注射器缓缓注入食醋 0.2~0.5ml，然后拔火罐，留罐 5~10 分钟，每日 1 次，7 次为 1 个疗程。

【针罐法】

方法一：取大椎、身柱（或肺俞）穴。先用毫针针刺穴位，得气后出针，然后用闪火法将罐吸拔在针刺后的穴位上，留罐 5 分钟，每日或隔日 1 次。

方法二：分组取穴，①风门、肺俞；②中府、膻中；③脾俞、身柱；④璇玑、库房。每次选 1 组穴，采用快速针刺后拔罐，留罐 5~10 分钟，每日 1 次，12 次为 1 个疗程。

方法三：取大椎、陶道、定喘、肺俞穴。喉痒加天突、廉泉；痰多气短加膻中、丰隆。先以毫针用平补平泻法针刺，留针拔罐 10~20 分钟。每日 1 次。

方法四：取列缺、合谷、足三里、大椎穴。先针刺列缺、合谷、足三里，留针 15 分钟后起针，不拔罐。再用三棱针点刺大椎穴，并拔罐 3~5 分钟后起罐。每日 1 次，5 次为 1 个疗程，如果咳不止，隔日再进行第 2 疗程。

方法五：取四缝穴，按常规迅速刺入，挤出少许黄白色黏液或稍出血，每日针 1 侧穴，交替使用，5 次为 1 个疗程。同时在背部脊柱两侧涂滑石粉或凡士林，用闪火法拔双侧肺俞穴，右手推动火罐至脾俞穴，留罐 5 分钟，隔日 1 次。

方法六：取商阳、少商、身柱穴。用三棱针（婴幼儿用 5 分毫针）点刺，前 2 穴双手交替，身柱穴于点刺后拔火罐 1 分钟。每日治疗 1 次。

【涂药拔罐法】

取穴：身柱。患者取正坐俯头弯腰坐式，按年龄大小决定火罐型号和火力。治疗时，将白及粉用冷开水调成糊状，涂在身柱穴处，再拔火罐 5~10 分钟。每日 1 次，7 次为 1 个疗程。

【针罐及穴位注药】

取穴：少商、商阳、大椎。消毒后用三棱针点刺少商、商阳穴，出血如粟米状；针刺大椎穴以出血为度，并加拔罐 5~10 分钟。取天突、双侧曲池、肺俞、足三里穴，每穴注射胎盘组织液 0.5ml。均隔日 1 次，5 次为 1 个疗程。针刺与穴位注射交替使用。

四、注意事项

本病具有传染性，患儿应隔离 4~7 周。病后应细致地做好护理工作，加强营养，避免精神情绪上的刺激，每天应有一定时间的户外活动。婴幼儿痉咳时易出现窒息，应加强看护，随时进行人工呼吸、给氧等急救措施。

参考文献

［1］陈子富. 针罐治疗百日咳 63 例疗效观察［J］. 黑龙江中医药，1986（6）：37-38.

［2］钟磊. 针刺治疗百日咳 87 例［J］. 中国针灸，1990，10（1）：23-24.

［3］陈继平. 拔火罐并涂药治疗百日咳 400 例［J］. 江苏中医，1990，11（2）：37.

［4］木丰，宋沈露. 针灸治疗小儿百日咳的研究进展［J］. 针灸学报，1990，6（3）：38-39.

［5］王文，杨眨芝，时秀菊. 针刺及穴位注药治疗百日咳［J］. 四川中医，1991，9（4）：52.

［6］崔瑾，张光奇．三十年拔罐疗法临床应用概况［J］．中医杂志（英文版），1989，9（2）：151-154.

［7］刘建军．百日咳中医药治疗近况［J］．中医药信息，1992，9（6）：24-25.

［8］王玉亮，谭儒省．针刺拔罐治疗百日咳310例疗效观察［J］．中国针灸，1993，13（5）：245-246.

［9］张丽民．针刺拔罐治疗百日咳样咳嗽综合征120例［J］．上海针灸杂志，1993，12（1）：28.

［10］蒋作贤．百日咳的针刺推拿治疗述要［J］．陕西中医学院学报，1994，17（1）：41-42.

［11］张丽民．针刺拔罐治疗百日咳样咳嗽综合征［J］．针灸临床杂志，1994，10（6）：47.

［12］王立国．天突穴刺血点醋加火罐治百日咳54例疗效观察［J］．新中医，1996，28（6）：34.

［13］何子强，杨冰．百日咳中医治疗的现状及其评析［J］．河南中医药学刊，1996，11（1）：59-61.

［14］欧兰芳，刘敏，蔡水洁．针灸、拔罐治疗百日咳［J］．针灸临床杂志，1997，13（6）：48.

流行性腮腺炎

一、中医学概述

（一）概念

中医学称之为"痄腮"。多因外感风热，或风寒郁肺而化热，或温热毒邪，侵袭少阳、阳明脉络；或素有积热，蕴结于内，因外邪诱发而流窜于少阳、阳明经，经气窒滞，气血运行受阻、留滞，郁久化热所致。

（二）辨证

1. 温毒在表

临床表现：恶寒发热，头痛，一侧或双侧耳下腮部肿胀疼痛，边缘不清，咀嚼不便，舌苔薄白或薄黄，脉浮数。

证候分析：邪毒初侵卫表，表卫失和，则见恶寒发热。邪毒上扰清阳，则见头痛。邪毒侵犯足少阳胆经，经脉不通，凝滞耳下腮部，气滞血郁，则见一侧或双侧耳下腮部肿胀疼痛，边缘不清。邪阻经脉，关节不利，则见咀嚼不便。舌苔薄白或薄黄，脉浮数，为温毒在表之象。

治则：疏风清热，消肿散结。

2. 热毒蕴结

临床表现：高热头痛，烦躁口渴，腮部肿胀，灼热疼痛，咀嚼不便；精神倦怠，食欲不振，大便干结，小便黄赤，舌红苔黄，脉滑数。

证候分析：热毒炽盛，则见高热烦躁、口渴；热毒壅盛于少阳经脉，气血凝滞不通，则腮部肿胀，灼热疼痛。经脉受阻，则见咀嚼不便。热毒扰心，则见精神倦怠。热毒扰胃，则见食欲不振。热毒侵袭大肠，则见大便干结。热邪下注膀胱，则见小便黄赤。舌红苔黄，脉滑数，为热毒炽盛、温毒入里之象。

治则：清热解毒，软坚散结。

二、西医学概述

（一）概念

流行性腮腺炎，中医学称之为"痄腮"，俗名"猪头肥"。是由腮腺炎病毒引起的一种急性传染病。本病好发于冬春季节，尤以 5~9 岁小儿发病居多。临床表现为先发热、耳下非化脓性肿胀、疼痛，发病 1~2 日后波及对侧，或两侧同时发病，患部疼痛，咀嚼时加剧。一般预后良好，但有时可并发脑炎、睾丸炎或卵巢炎，后两种并发症可能导致成年后不育。

（二）诊断

（1）发病前 2~3 周有腮腺炎接触史，冬春季节好发，5~15 岁多见。

（2）轻症可不发热，重症有发热、食欲减退、头痛、呕吐等。

（3）起病 1~2 天内出现腮腺肿胀，通常先起于一侧，继见于另一侧，腮腺肥大，以耳垂为中心，边缘不太清楚，有弹性感，伴轻度压痛，局部皮肤不红，但有皮肤紧张的灼热感及疼痛感，尤以张口、咀嚼、进食酸性食物疼痛加剧；腮腺管口有红肿，也可波及颌下腺及舌下腺肿大。

（4）在腮腺肿胀之前，可发生脑膜炎，也可以并发胰腺炎、睾丸炎及心肌炎等。

（5）末梢白细胞计数正常或减少，分类中淋巴细胞相对增多；血、尿淀粉酶增高；合并脑膜炎时脑脊液常规异常。

三、现代常用拔罐法

【火罐法】

方法一：取患部穴位。采用单纯拔罐法。视患部大小，选用口径不同的火罐，先在患部涂一层薄凡士林，随即将火罐扣上，留罐 5~10 分钟。每日 1 次。

方法二：取翳风、颊车、外关、合谷穴。温毒在表者，配风府、身柱；热毒蕴结者，配大椎、曲池、少商；并发睾丸炎者，配血海、曲泉、三阴交。采用单纯拔罐法，留罐 15~20 分钟。每日 1 次。

【刺络拔罐法】

方法一：温毒在表选风池、外关、颊车穴。操作时，患者取坐位或侧卧位，术者先以针点刺风池、外关穴，后选用小口径玻璃罐以闪火法吸拔患侧诸穴 10 分钟，每日 1 次。热毒蕴结选大椎、曲池、颊车、外关穴。操作时，患者取坐位，术者选取三棱针点刺患侧曲池及大椎，后再选取小口径玻璃罐以闪火法吸拔患侧诸穴 5~10 分钟，每日 1 次。

方法二：取腮腺红肿中心及其上下左右各 0.5~1 寸处（共 5 个点）。在应拔部位先涂一层凡士林，再用三棱针点刺，挤出血后拔罐 15~20 分钟。或用梅花针叩刺，见微出血后再拔罐。隔日 1 次。

方法三：分两组取穴，①大椎、肺俞、患部；②身柱、胆俞、颊车（健侧）。用刺络拔罐法。每次任选 1 组穴，留罐 15~20 分钟，每日或隔日 1 次。

方法四：主穴为颊车（患侧）、大椎、肺俞；配穴为少商、商阳、角孙（均取患侧）。取主穴，留罐 15 分钟。同时用三棱针点刺配穴（轻症取 1 穴，重症取 3 穴），放血 3~5ml，每日或隔日治疗 1 次。

方法五：分组取穴，①大椎、肺俞、肝俞；②身柱、心俞，脾俞。每次选 1 组，用三棱针点刺后，拔罐 15 分钟，每日或隔日 1 次。

方法六：用三棱针在耳下腮腺红肿处，垂直线之上、中、下三点点刺，挤压出血后拔罐 15~20 分钟，起罐后贴拔毒膏 1 张。

【针罐法】

方法一：取翳风、颊车、合谷穴。高热配风池、大椎、曲池、外关；呕吐配中脘、足三里、内关。以毫针用泻法针刺，留针 20~30 分钟，出针后进行拔罐，留罐 15~20 分钟，同时用三棱针点刺商阳、少商放血。每日 1 次。

方法二：腮肿局部常规消毒后，用三棱针在腮肿上、中、下直线上点刺 3 次，刺后立即拔火罐，每次留罐 5 分钟，起罐后用无菌纱布固定。连续 3 次，每日 1 次。

【抽气罐法】

取小抽气罐注入 40℃ 左右的温水，拔于一侧或两侧腮腺肥大部位，患侧肿甚者可在局部拔 2~3 个，留罐 15 分钟，每日 1~2 次。

【综合疗法】

选穴：病灶压痛点、大椎、灵台。先将适量仙人掌捣烂，薄敷于病灶压痛点上，并加以拔罐；对大椎、灵台采用刺络罐法，亦可取 2~3 个小抽气罐，灌入 45~50℃ 的温水约 1/3 瓶，吸拔于病灶处，留罐 15 分钟，每日 1 次。

【药罐抽气法】

将板蓝根注射液 2ml 倒入自制抽气罐（取青霉素药瓶，用砂轮去掉瓶底，将瓶口磨得平整光滑）中，寒冷季节将药液加温至 36℃ 左右，然后将抽气药罐放置于患儿腮部翳风、颊车，用注射器抽出空气，形成负压，留置 15 分钟，每日 1~2 次，3 日为 1 个疗程。另口服腮腺炎合剂（金银花、连翘、牛蒡子、板蓝根、玄参、柴胡、黄芩、僵蚕、陈皮、土茯苓等）。

四、注意事项

拔罐治疗本病，疗效一般，若配以药物外敷治疗则效果较佳。如出现痉挛、抽搐、合并睾丸炎或卵巢炎等症，宜及时送患者前往医院，以免延误治疗。患者在发热期间应卧床休息，饮食宜清淡，禁食肥腻，辛辣和刺激性食物，以流食或软食为宜，避免酸性食物，并注意用温盐水清洗口腔，避免使症状加重或复发。

参考文献

[1] 卿启荣. 中医中药治疗流行性腮腺炎 270 例疗效观察 [J]. 云南医药，1987（4）：244.

[2] 金翠娣，刘昌玉，鲁艳芳. 药罐抽气法治疗小儿痄腮 100 例 [J]. 湖北中医杂志，1990（5）：40.

[3] 邱继夫，张瑞明. 针灸治疗小儿流行性腮腺炎的研究进展 [J]. 针灸学报，1990，6（3）：40-42.

[4] 郝圣英. 刺络拔罐法治疗腮腺炎 45 例 [J]. 新疆中医药，1992（1）：27.

[5] 余萍，高素军. 中药配合拔水罐治疗流行性腮腺炎 [J]. 湖北中医杂志，1999，22（2）：86.

脑炎和脑膜炎后遗症

一、中医学概述

（一）概念

本病属于中医学"小儿暑温"的范畴。是感受暑温邪毒引起的时行疾病，以高热、抽搐、昏迷为主症。常因高热不退，持续抽搐、深度昏迷而留下严重的后遗症，导致终身残疾。

（二）辨证

1. 邪犯肺卫

临床表现：突然发热，微恶风寒或但热不寒，头痛不舒，颈项僵硬，无汗或少汗，口渴引饮，常伴恶心、呕吐，或见抽搐，神烦不安，或嗜睡，舌质偏红，舌苔薄白或黄，脉象浮数或洪数。

证候分析：本证见于疾病初期，起病急骤，以暑温初发、卫气同病为特征。卫分症见发热，微恶风寒，头痛不舒，颈项僵硬；气分症见但热不寒，心烦口渴，脉象洪数；暑多夹湿，故又常见恶心、呕吐，嗜睡，苔腻。

治则：辛凉解表，清暑化湿。

2. 邪炽气营

临床表现：壮热不退，头痛剧烈，呕吐频繁，口渴引饮，颈项僵直，烦躁不安，或神昏谵语，四肢抽搐，喉间痰鸣，呼吸不利，大便干结，小便短赤，舌质红绛，舌苔黄腻，脉数有力。

证候分析：本证为暑邪由卫表入里，传入气营，或暑邪炽盛，直入气营，形成气营两燔，三焦火炽之证。偏气分证，壮热有汗，口渴引饮，烦躁不安；偏营分证，神昏谵语，四肢抽搐，舌质红绛。

治则：清气凉营，泻火涤痰。

二、西医学概述

（一）概念

脑炎和脑膜炎后遗症系指流行性脑脊膜炎、化脓性脑膜炎、流行性乙型脑炎及其他病毒性脑炎和结核性脑膜炎，急性期过后遗留的失语、神经障碍、躯体、四肢功能障碍等症状。

（二）诊断

（1）发病大多急骤，初起发热无汗，头痛呕吐，颈项抵抗感或强直，嗜睡或烦躁不安，偶有惊厥。

（2）发病后持续高热，嗜睡，昏迷，惊厥。起病急暴者，可突然出现闭证，脱证。

（3）病程至两周左右，一般可逐渐痊愈，但部分重症患儿可有不规则发热，意识障碍，失语，吞咽困难，肢体瘫痪等恢复期症状。

（4）本病有明显的季节性，多发生于盛夏季节。

（5）神经系统检查有不同程度的脑膜刺激征及锥体束征等。

（6）血象，白细胞总数一般在发病5天内增高，多数在（10.0~30.0）×10^9/L，以中性粒细胞为主。

（7）脑脊液压力增高，细胞计数多在（50~500）×10^6/L，以淋巴细胞为主（早期以中性粒细胞为主），蛋白稍高，糖与氯化物正常。

（8）补体结合试验，血凝抑制试验，前者大多数2~5周内阳性，后者病后5天呈阳性。

三、现代常用拔罐法

【刺络拔罐法】

方法一：取穴分两组，一为太阳、印堂；二为曲泽、中渚、委中、委阳、解溪、足临泣、腰阳关。第一组穴全取，第二组穴每次只取 3~4 个。偏瘫只取一侧穴位。先用三棱针点刺穴位及其周围显露的静脉，血止后，拔罐 3 分钟。3 日治疗 1 次。主治：第一组穴适用于聋、哑、盲、精神狂乱、不会吞咽、头后仰、低热、夜寐不安、抽搐及癫狂发作等；第二组穴适用于四肢瘫痪、手足功能障碍、二便失禁等。

方法二：主穴为大椎至长强的压痛点。配穴为患部邻近处压痛点。主穴采用梅花针叩刺后拔罐法。先用梅花针叩刺 3~5 遍后（以微出血为度）；然后依法用走罐法，推至皮肤充血发紫为止；配穴用刺络拔罐法，留罐 10 分钟。或根据病情选用 3~6 个穴位，用留针拔罐法，留罐 10 分钟。隔日 1 次，5 次为 1 个疗程。

方法三：取患侧背部膀胱经俞穴及对应之华佗夹脊穴，常规消毒后，以三棱针速刺至出血 0.3~0.7ml，用闪火法拔罐 10 分钟，金津、玉液点刺放血 1~5ml，所取穴位交替使用，5~7 天治疗 1 次，可配合药浴疗法（浮萍、川椒、菖蒲、麻黄、栀子等水煮沸后熏洗患肢）。

方法四：用闪火法或投火法在大椎至长强穴之间选拔 2~4 罐，可根据病情增加罐数或配合针刺。隔日治疗 1 次。12 次为 1 个疗程。

【综合疗法】

取穴：主穴取背部脊椎两侧各旁开 0.5 寸（华佗夹脊穴）和 1.5 寸（膀胱经俞穴）；配穴取金津、玉液。采用刺络拔罐法，用梅花针叩刺 3~4 遍后拔罐，走罐、留罐均可。走罐至皮肤潮红为度，留罐约 10 分钟。两侧 4 行可交替使用，也可全用。同时用三棱针点刺配穴放血 3~5ml，5 日治疗 1 次。或同时配用药浴。药浴的方法是用秦艽 30g，生川乌 20g，桂枝 30g，麻黄 15g，红花、栀子各 15g，当归、鸡血藤各 30g，菖蒲、川椒各 15g。加水 2~3L，煎沸 15~20 分钟，取汁趁热熏洗患部，每日 1 次，每次熏洗 20~30 分钟。

四、注意事项

本病应积极预防流行性脑脊膜炎的发生，防止后遗症的遗留。如出现后遗症，应积极抓紧时间治疗。

参考文献

［1］甘承铨，樊志敏. 督脉拔罐为主治疗脑炎恢复期重症 14 例［J］. 安徽中医学院学报，1985（1）：33-34.

［2］沈爱学. 刺络加拔罐、薄贴灸的临床应用［J］. 浙江中医学院学报，1989，13（3）：47.

［3］罗广明；李佛兰. 针刺治疗小儿乙型脑炎 36 例［J］. 针灸学报，1992，8（5）：8-9.

［4］罗广明. 针刺治疗小儿乙型脑炎 36 例［J］. 中国针灸，1992，12（6）：291-292.

第六章　眼科疾病

近　视

一、中医学概述

（一）概念

本病在中医学中属于"视近怯远证"，其病因病机或为肝肾精血不足，目失濡养，或劳伤心脾，气血亏虚，目失荣养，发为本病。

（二）辨证

1.肝肾亏虚

临床表现：视近尚清，视远模糊，不耐久视，眼前黑花，头晕耳鸣，失眠多梦，腰膝酸软，舌红少苔，脉细数。

证候分析：目为司视之窍，五脏六腑之精气皆上注于目而能视。肝肾两虚，精血不足，神光衰微，故视近尚清，视远模糊，不耐久视。目窍失养，则眼前黑花。头晕耳鸣，失眠多梦，腰膝酸软，舌红少苔，脉细数等，皆由肝肾精血亏虚所致。

治则：滋补肝肾，补虚明目。

2.心脾两虚

临床表现：视物能近怯远，面色少华，心悸气短，食少便溏，舌淡，脉细弱。

证候分析：心脾两虚，化源不足，清阳不布，故视物能近怯远。心血虚，不能濡养心脏，故心悸气短。脾虚清阳不升，则见面色少华。脾虚健运失司，则食少便溏。舌淡，脉细弱，为心脾两虚之象。

治则：养心健脾，安神明目。

二、西医学概述

（一）概念

近视是以视近物较清楚，视远物模糊不清为特征的一种眼病。多见于青少年。本病表现为近视力正常，远视力不良，视远不清，近视度越大则远视力愈差，阅读距离也越近。中、高度近视易感觉眼前黑影浮动。高度近视和部分中度近视可有眼球突出，病变发展可见视盘周围出现环形萎缩，甚至后巩膜葡萄肿。

（二）诊断

1.定义

近视指在常态调节情况下远视力降低，近视力正常，检影为近视性屈光不正，使用负球镜片（或加负柱镜片）可提高远视力的近视状态。

2. 分类

（1）假性近视：指使用阿托品后，近视消失。

（2）真性近视：指使用阿托品后，近视屈光度未消失，或降低的度数＜ 0.5D。

（3）混合型近视：指使用阿托品后，近视屈光度明显降低（指降低的度数 ≥ 0.5D），但仍未能恢复为正常视力。此类近视可简称为中间性近视、半真性近视等。

3. 临床表现

视远物模糊不清，眼易疲劳，严重者视物可有双影，或眼胀、头痛，恶心，甚则眼前有黑影飘浮；玻璃体混浊，眼底视盘颞侧有近视弧形斑或环状弧形斑，豹纹状眼底及黄斑区病变等退行性改变，严重者可出现后巩膜葡萄肿。

三、现代常用拔罐法

【孟氏中药拔罐疗法】

主穴取瞳子髎、承泣、翳明、光明、合谷、大椎。肝肾不足者加肝俞、肾俞、风池、太阳；心脾两虚加心俞、脾俞、足三里。拔罐之前和拔罐之后分别在拔罐的局部外涂中药拔罐液。（彩图 43）

【火罐法】

心阳不足取心俞、膈俞、攒竹、太阳穴。操作时，患者取坐位，术者选取中、小口径玻璃罐以闪火法吸拔诸穴 5~10 分钟，每日 1 次。肝肾亏损取肝俞、肾俞、风池、太阳穴。操作时，患者取坐位，术者选取中、小口径玻璃罐以闪火法吸拔诸穴 5 分钟，每日 1 次。

【刺络拔罐法】

特制的磁圆针和梅花针按摩叩击风池、攒竹、承泣、阳白、瞳子髎、睛明穴，至眼内有发热舒适感后拔罐，5~10 分钟。每日 1 次。

【针罐法】

主穴取太阳、四白、攒竹、手三里。针灸上述穴位 1~3 次见效后，以合谷易手三里，加刺百会；如无效加刺风池、承泣或球后；伴眼部干涩或疼痛者加刺睛明。均用平补平泻法，手三里、风池捻转30 秒以上，承泣、球后、睛明小幅度提插，不捻转。留针 15~20 分钟，出针后拔罐 5~10 分钟。每日1 次，12 次为 1 个疗程，疗程间隔 1 日。

【点穴拔罐法】

两拇指叠放点印堂；拇指点阳白，食指点承光；拇指点四白，食指点太阳；拇指点鱼腰，食指点目窗；拇指点攒竹，食指点丝竹空。操作时手指不离皮肤，按压两秒放松两秒，以局部或眼球有酸痛感为度，压放 5 次后令患者做眼球运动 10 秒为 1 节，每组穴做 3 节。再用左手拇指点百会，右手拇指、食指点风池；拇指点合谷和曲池。用快压放法，每秒压放两次，每组穴点 50 次。后在诸穴拔罐5~10 分钟。每日 1 次，8 次为 1 个疗程。

四、注意事项

拔罐治疗本病，对单纯的假性近视治疗效果较佳，若近视是由其他疾病而引发，当需配合原发病的治疗，方可达到祛除疾病的目的。年龄愈小，病程愈短，病变程度愈轻，治疗效果愈好。本病的预防十分重要。儿童青少年用眼频繁，预防不及，最易患本病。因此，儿童青少年应注意采取相应的预防措施，如视物时应眼距所视之物 30cm 以外，不连续长时间用眼；不在昏暗灯光下用眼；不行走、坐时看书；坚持做眼睛保健操，保证充足睡眠，加强身体锻炼；多食富含蛋白质、维生素、锌、硒、铁的食物。

白内障

一、中医学概述

（一）概念

本病在中医学中属于"圆翳内障""如银障"范畴。病因病机多由肝肾两亏，或脾胃虚弱，或肝经风热耗伤精汁，晶珠失濡形成。

（二）辨证

1. 肝肾亏虚

临床表现：视物昏蒙，如隔轻烟薄雾，而后昏昧日重，终至不辨人物，伴腰膝酸软，头晕耳鸣，两目干涩，舌红少苔，脉细数。

证候分析：肝肾亏虚，精血不足，晶珠失于充养而见视物昏蒙，如隔轻烟薄雾，而后昏昧日重，终至不辨人物。腰膝酸软，头晕耳鸣，两目干涩，舌红少苔，脉细数，皆由肝肾亏虚所致。

治则：补益肝肾，清热明目。

2. 脾胃虚弱

临床表现：视物昏花，自觉眼前有固定不动的黑点，视物容易疲劳，神疲倦怠，纳少腹胀，面色无华，舌淡苔白，脉细弱。

证候分析：脾虚运化失健，水谷精微输布乏力，不能上营晶珠，晶珠失养而视物昏花，自觉眼前有固定不动的黑点，视物容易疲劳。神疲倦怠，纳少腹胀，面色无华，舌淡苔白，脉细弱，均为脾胃虚弱之象。

治则：健脾和胃，益气明目。

3. 肝热上扰

临床表现：视物模糊，急躁易怒，胁肋胀痛，耳鸣如潮，尿黄便干，舌红苔黄，脉弦数。

证候分析：肝热上扰头目，热灼晶珠，故视物模糊。急躁易怒，胁肋胀痛，耳鸣如潮，尿黄便干，舌红苔黄，脉弦数，皆为肝经热盛之象。

治则：清热平肝，明目退障。

二、西医学概述

（一）概念

白内障是指眼球晶状体混浊且影响视力的眼科疾病。可分为先天性和后天性两大类。本病临床表现初起自觉眼前有固定不动的黑点，或如蝇飞蚊舞，或如隔轻烟薄雾，眼睛容易疲劳，注视灯光等明亮物体时可有单眼复视或多视，后期视力明显下降，以致失明。

（二）诊断

（1）发病年龄多于 50 岁以后，发病率随年龄的增长而增加。

（2）多双眼发病，可同时或先后发病。

（3）主要症状为进行性视力减退，不红不痛。

三、现代常用拔罐法

【孟氏中药拔罐疗法】

主穴选丝竹空、瞳子髎、四白、阳白、大椎、翳明、合谷。肝肾亏虚加肝俞、肾俞、三阴交；脾胃虚弱加脾俞、胃俞、足三里；肝热上扰加风池、太溪。拔罐之前和拔罐之后分别在拔罐的局部外涂中药拔罐液。（彩图 84、彩图 85）

【火罐疗法】

①肝胆火炽：治疗穴位选取攒竹、太阳、足临泣。操作时患者取坐位或仰卧位，先以三棱针点刺患侧诸穴，后选取中、小口径玻璃罐以闪火法吸拔患侧诸穴 5~10 分钟。每日 1 次。②肝阴不足：治疗穴位选取肝俞、肾俞、攒竹、三阴交。操作时，患者取坐位，选取小口径玻璃罐以闪火法吸拔双侧肾俞，肝俞、三阴交及患侧攒竹、太阳穴 5~10 分钟。

【刺络（刺血）拔罐法】

选穴：后颈部，眼周部及大椎穴。取适当体位，常规消毒后，用梅花针弹刺所选部位。然后取大小适宜之火罐，吸拔于治疗部位，留罐 10~15 分钟。隔日 1 次，5~10 次为 1 个疗程。

【针罐法】

选眶八穴，由上穴、下穴、内穴、外穴、内上穴、内下穴、外上穴、外下穴组成，沿眶壁刺到球后的眶上裂和眶下裂交会处，直抵鞍背和鞍旁附近。从眶缘内进针沿眶壁或眶角壁刺入，沿眶壁直达眶尖，成人深度 45~50mm，小幅度提插，多捻转，得气后即可出针。也可留针 20~30 分钟。后拔罐 5~10 分钟。每日 1 次。

【挑针罐法】

选穴：第 6 及第 7 颈椎棘突处和第 1 胸椎棘突处，此 3 处与其周围约 0.5cm 处的 6 个点作为挑治部位，每 7 个点构成 1 个梅花形。患者取坐位，头略低。暴露局部皮肤后选定挑治部位。（最初 3 次分别在第 6 及第 7 颈椎、第 1 胸椎棘突处挑，第 2~12 次分别在棘突处周围左右上下相对称的两个点挑治）。按常规消毒皮肤，然后用针挑破皮肤，从皮下组织中可挑出白色纤维物数十条，至挑净为止（白色纤维病理切片证明为肌纤维），将白色纤维挑断或用手术刀切断，然后在该处拔火罐，吸出少量血液即行起罐，将血擦干，再用酒精消毒，盖上消毒敷料，以胶布固定。前 4 次挑治每日 1 次，从第 5 次开始则每周挑 1 次，12 次为 1 个疗程。休息 1 月后开始第 2 个疗程，其部位在上述梅花点旁开或上下挑选。治疗次数依病情需要而定。

【穴位注射配合针罐法】

穴位选用光明、足三里、三阴交、养老、曲池、内关和合谷穴；气血两虚者加双侧肾俞，肝俞，血海。两个穴位为一组。在第 1 和第 3 疗程注射当归注射液 2ml 和维生素 C 500mg，第 2 疗程注射维生素 B_1 50mg、维生素 B_{12} 100mg 和当归注射液 1ml。每日使用 1 组穴位进行注射，每个穴位注射 1.5ml 药物，然后拔罐 5~10 分钟。7 天为 1 个疗程，疗程间隔 5~7 天。

【隔核桃皮壳灸罐法】

将白菊花、蝉蜕、密蒙花、石斛、薄荷各 10g，用纱布包在一起，放在药锅中，加 750ml 温开水浸泡 30 分钟，再将新核桃壳放在浸有纱布包的药液中浸泡 20 分钟。治疗时将小铁丝弯成眼镜框，取核桃皮壳扣在患侧的空镜架上，用 1 寸左右艾条插在镜架上的小铁丝上，距核桃壳 1.5cm 左右，艾条从两侧点燃，艾条燃尽后轻轻按摩眼眶周围，每日灸 1~2 次，每次 20 分钟，然后拔罐 5~10 分钟。10 次为 1 个疗程，治疗期间少食辛辣，少看电视。

四、注意事项

早期老年性白内障患者可行拔罐治疗，中、晚期患者则应手术治疗。治疗用具应高压消毒，以防感染，治疗过程中禁食辛辣刺激性食物，禁房事。

结膜炎

一、中医学概述

（一）概念

本病在中医学中属于"天行赤眼""赤丝虹脉""暴风客热""红眼病"等范畴。病因病机为风热疫毒外袭，上攻于目。病久火热伤阴，则阴虚火旺。

（二）辨证

1. 风热袭表

临床表现：患眼红赤涩痛，有异物感，怕热畏光，目眵黄稠，头痛发热，鼻流黄涕，苔薄微黄，脉浮数。

证候分析：初感疠气，热邪炎上，但内热不重，故局部之病变较明显，出现患眼红赤涩痛，有异物感，怕热畏光，目眵黄稠。头痛发热，鼻流黄涕，苔薄微黄，脉浮数，均系风热袭表之象。

治则：疏风散邪，清热解毒。

2. 邪热内盛

临床表现：患眼灼热疼痛，白睛溢血，眼睑肿胀，眵多黏结，发热烦渴，头痛肢楚，舌红苔黄，脉数。

证候分析：肝、胆、心、胃等经，皆与目相关，肝热则眼睑肿胀，心热则眵多黏结，火盛则患眼灼热疼痛。络破血溢，则白睛溢血。发热烦渴、头痛肢楚、舌红苔黄、脉数等全身症状，皆里热实证之象。

治则：清热泻火，散邪解毒。

3. 阴虚火旺

临床表现：患目干涩，刺痛微痒，不耐久视，眼睑微肿，口咽干燥，舌红少苔，脉细数。

证候分析：热邪伤津，津少液亏，阴虚火旺，故目干涩，刺痛微痒，不耐久视，眼睑微肿。口咽干燥，舌红少苔，脉细数，均为阴虚火旺之象。

治则：养阴祛邪，退翳明目。

二、西医学概述

（一）概念

结膜炎是眼结膜的炎症性疾病，大多是由细菌或病毒感染而引起，具有传染性或流行性。本病为眼科常见病之一，有急、慢性之分，急性结膜炎潜伏期一般为 1~2 日，自觉异物感和烧灼感，分泌物增多，初起清晰，随之变为黏性脓液，常使上、下睑睫毛黏集成束，可有疼痛、畏光、流泪、视力障碍等症状；慢性结膜炎临床表现为眼目干涩，有异物感，眼睑沉重，不耐久视，无明显分泌物。

（二）诊断

1. 流行性出血性结膜炎

临床表现：此病是由于微小核糖核酸病毒组中的肠道病毒 70 型所感染。潜伏期短，为 8~48 小时，多数于接触后 24 小时内发病，常双眼同时发病。传染性强，极易传播。患眼有异物感，甚至疼痛，并有畏光、流泪，分泌物为水样；眼睑红肿，睑结膜有显著滤泡增生；球结膜常有点、片状出血，通常青年人出血倾向明显，老年人水肿倾向明显；病初角膜上皮常有点状剥脱，荧光素着色；耳前淋巴结肿大，自然病程 7 天左右。婴幼儿一般不患本病，即使感染，症状也轻微。少数病例在结膜炎症消退后 1 周左右发生类似小儿麻痹样下肢运动麻痹。

细胞学检查：睑结膜刮片检查，圆柱状细胞减少，淋巴细胞增加，单核细胞增多。

裂隙灯显微镜检查：角膜荧光素染色部分病例阳性。

2. 流行性角结膜炎

临床表现：本病有腺病毒 8 型、19 型及 37 型感染所致。潜伏期为 5~7 天，常为一眼先发。自觉有异物感，流泪，畏光，分泌物少，且为水样；眼睑红肿，滤泡在睑结膜及下穹隆部增生较多，球结膜充血与水肿，耳前淋巴结肿大并有压痛；5~6 天后急性结膜炎逐渐消退，角膜发生点状浸润，为数个至数十个，散在于上皮层下，不发展为溃疡；2~3 周后炎症消失，点状角膜混浊多在半年内消失。常伴有上呼吸道感染症状。成人多呈急性滤泡性结膜炎的症状，婴幼儿患者结膜常有假膜，多不发生浅层点状角膜炎。

细胞学检查：分泌物涂片检查，含大量大单核细胞；睑结膜刮片细胞学检查，圆柱状细胞减少，淋巴细胞数增加。

裂隙灯显微镜检查：角膜荧光素染色呈点状着色。

三、现代常用拔罐法

【孟氏中药拔罐疗法】

风热袭表取太阳、阳白、血白、风池、曲池穴；邪热内盛取太阳、曲池、膈俞、内关穴；阴虚旺火取肝俞、太冲、三阴交、肾俞穴。拔罐之前和拔罐之后分别在拔罐的局部外涂中药拔罐液。（彩图 86）

【刺络拔罐法】

方法一：急性结膜炎取穴①大椎、心俞、肝俞；②身柱、膈俞、胆俞。慢性结膜炎取穴①大椎、左心俞、右肝俞；②身柱、右心俞、左肝俞。每次选 1 组，用刺络拔罐法，留罐 15~20 分钟。急性期每日治疗 1 次，慢性期隔日治疗 1 次，5 次为 1 个疗程。

方法二：取大椎及其两侧旁开 0.5 寸处、太阳、印堂、阳白穴。采用刺络拔罐法、留罐 15~25 分钟，每日 1 次，症状缓解后改隔日 1 次。

方法三：取肩髃、大椎、肩井穴。用三棱针点刺后拔罐 10~15 分钟，以吸出暗红色血液为佳，每日 1 次。

方法四：取大椎、少泽（双）、眼点（耳穴）穴。用三棱针点刺出血，大椎穴再拔罐 15~20 分钟。每日 1 次。

方法五：取肝俞、大椎及两侧旁开 0.5 寸处、患侧太阳。先用三棱针点刺至微出血，然后拔罐 15~20 分钟。每日治疗 1 次，待症状缓解后改为隔日治疗 1 次。

方法六：主穴取大椎、太阳、大肠俞、肝俞；配穴取少泽（双）、百会、攒竹、鼻通。用刺络拔罐法治疗。先在主穴和配穴均用三棱针点刺，使其出血 1~2 滴，然后在主穴上拔罐 10~15 分钟。每日或隔日 1 次。

方法七：取大椎、风池、耳尖穴。将大椎、风池穴进行常规消毒，每穴用三棱针点刺 2~3 下或用梅花针叩刺至微出血，选择大小适宜的火罐，立即拔于所点刺的穴位上，留罐 10~15 分钟，拔出毒血 1~5ml 或皮肤出现紫红色瘀血为度，起罐后擦净皮肤上的血迹。然后用手揉捏耳郭至发红充血，将耳尖进行消毒，用三棱针点刺耳尖穴 1~2 下，挤出数滴血液。每日治疗 1 次，3 次为 1 个疗程。

方法八：取太阳穴。进行常规消毒后，用三棱针点刺 2~3 下（尽量点刺穴位处怒张的静脉），然后选择小号火罐立即拔于所点刺的穴位，留罐 10~15 分钟，拔出毒血 1~5ml 或使皮肤出现紫红色瘀血为度，起罐后擦净皮肤上的血迹。每日治疗 1 次，3 次为 1 个疗程。

【针罐法】

方法一：主穴取太阳、合谷；配穴取上星、攒竹、鱼腰、少商。以毫针用泻法针刺主穴，针后拔罐 5~10 分钟。同时用三棱针点刺配穴至出血少许，不拔罐。每日或隔日 1 次。

方法二：取太阳穴。快速针刺后拔抽气罐，留罐 30 分钟，每日 1 次。

方法三：取穴分两组，① 风池、太阳、合谷；② 攒竹、睛明、光明。两组穴均用毫针刺，用中刺激。然后在 1 组穴拔罐 10~15 分钟。每日或隔日治疗 1 次。

方法四：主穴取大椎、肩髃、合谷；配穴取少泽（双）、耳穴、眼点（双）。用刺络拔罐法。主穴和配穴均用三棱针点刺放血 1~2 滴，然后在主穴上拔罐 15~20 分钟。每日或隔日 1 次。

方法五：取少泽、眼点穴、大椎穴。用三棱针对准少泽、眼点穴快速刺入，一般刺入 0.3cm，如果针刺不出血，可用手挤捏或再刺，不拔罐。大椎穴可刺入 0.5~1cm，挤捏出血后，在该穴位处进行拔罐，留罐 15~20 分钟，以流出暗红或紫黑色血液、皮肤呈瘀血状为度，每次出血量不超过 10ml。每日刺络拔罐 1 次。

【走罐法】

取穴：足太阳膀胱经的大杼至膀胱俞，督脉的大椎至腰俞。患者取俯卧位或俯伏坐位，充分暴露背部，在背部涂适量的润滑油，选择大小适宜的火罐，用闪火法将罐吸拔于背部，然后轻轻地沿着膀胱经和督脉的穴位来回推拉火罐，至皮肤出现红色瘀血现象为止。每日治疗 1 次，3 次为 1 个疗程。

四、注意事项

拔罐治疗急性结膜炎效果较好，对慢性结膜炎如坚持治疗亦有一定疗效。拔罐刺血治疗本病疗效显著，尤其对于缓解畏光流泪、异物感、眼痛等症状有罐到病除之功。传染性结膜炎患者应加强预防，毛巾、脸盆等物应专人专用，用后应严格消毒。治疗期间患者应忌食辛辣刺激性食物。

参考文献

［1］肖国豪. 放血拔罐疗法在眼科临床上的应用［J］. 新中医，1984（7）：32.

［2］李玉环，李继平，裴廷辅. 针刺治疗流行性病毒结膜炎的临床观察［J］. 针灸学报，1989，5（4）：37-38.

［3］李继平，曲日翠，赵国志. 针罐结合治疗红眼病524例［J］. 上海针灸杂志，1990，9（1）：27.

［4］毛宽荣，曹安堂. 刺血拔罐法治疗流行性急性结膜炎1025例［J］. 陕西中医，1989，10（10）：468.

［5］李继平. 针罐治愈红眼病［J］. 中国针灸，1989，9（5）：52.

［6］唐锐. 针刺加拔罐治疗流行性急性结膜炎［J］. 中国中医眼科杂志，1992，2（2）：79.

［7］沈若星. 刺络拔罐疗法临床应用［J］. 福建中医药，1994，25（3）：42-43.

［8］马永瑞，杨桂荣，王玉真. 流行性出血性结膜炎326例疗效观察［J］. 河南中医，1995，15（1）：35.

［9］蔡恒. 大椎针罐法在眼科临床的应用［J］. 针灸临床杂志，1997；13（12）：36-37.

［10］孙麦青，王自斌. 刺络疗法在五官科疾病中的应用［J］. 光明中医，1999，14（1）：30-31.

视神经萎缩

一、中医学概述

（一）概念

本病在中医学中属于"青盲"范畴。为肝肾阴亏；或脾肾阳虚，精微不化；或心血亏损；或因情志抑郁，肝气郁闭而造成目失濡养。

（二）辨证

1. 肝肾阴虚

临床表现：二目干涩，视物昏花，渐至失明，腰膝酸软，头晕耳鸣，舌红少苔，脉细数。

证候分析：肝肾阴虚，精血减少，目失滋荣，故二目干涩，视物昏花，渐至失明。腰膝酸软，头晕耳鸣，舌红少苔，脉细数等，均为肝肾阴虚之象。

治则：滋补肝肾，填精明目。

2. 脾肾阳虚

临床表现：视物昏花，视力渐减，纳呆腹胀，尿频便溏，神疲倦怠，舌淡苔白，脉沉细无力。

证候分析：脾肾阳虚，精微不化，不能荣目，故视物昏花，视力渐减。纳呆腹胀，尿频便溏，神疲倦怠，舌淡苔白，脉沉细无力，均为脾肾阳虚之象。

治则：健脾温肾，补阳明目。

3. 心血亏虚

临床表现：眼睑淡白，视物昏花，久则失明，头晕目眩，心悸失眠，舌淡苔白，脉细弱。

证候分析：心血亏虚，目窍失养，则神光衰竭而见眼睑淡白，视物昏花，久则失明。头晕目眩，心悸失眠，舌淡苔白，脉细弱，均为心血亏虚之象。

治则：补益心血，通络明目。

4. 肝气郁结

临床表现：双眼酸胀，视物不清，甚则失明，精神抑郁，胸胁苦满，口苦咽干，苔薄，脉弦细。

证候分析：肝气不舒，气机失调，气滞血瘀，神光不得发越，则双眼酸胀，视物不清，甚则失明。肝气疏泄失调，则精神抑郁，胸胁苦满。气郁化火，则见口苦咽干。苔薄，脉弦细，为肝气郁结之象。

治则：疏肝理气，通经活络。

二、西医学概述

（一）概念

视神经萎缩是指视神经纤维在各种疾病影响下，发生变性和传导功能障碍而使视力减退。其病因较复杂，分原发性视神经萎缩和继发性视神经萎缩两类。

（二）诊断

（1）视力显著减退或接近失明，视力不能矫正。

（2）视野以向心性缩小多见，或可出现中心暗点及其他形态缺损。

（3）眼底依据不同病因，原发性视神经萎缩患者可见视盘苍白，边缘清楚，筛板可见，血管变细。由于继发病因不同，眼底可有血管伴白鞘、视盘表面有渗出机化物或色素沉着于视网膜等不同表现。

（4）电生理检查 P–VEP（有一定基础视力）或 F–VEP（无视力）明显异常者。

（5）色觉障碍，暗适应下降，瞳孔对光反射迟缓或消失。

三、现代常用拔罐法

【孟氏中药拔罐疗法】

主穴：太阳、阳白、四白、翳明、风池、大椎。肝肾阴虚配肝俞、肾俞、光明、三阴交；脾肾阳虚配脾俞、肾俞、足三里；心血亏虚配肝俞、心俞、光明、足三里；肝气郁结配肝俞、光明、翳明、太冲。拔罐之前和拔罐之后分别在拔罐的局部外涂中药拔罐液。（彩图84、彩图85）

【火罐疗法】

方法一：取肝俞、脾俞、肾俞、光明、足三里、三阴交穴，采用单纯拔罐法，用闪火法将罐吸拔在上述穴位上，留罐10~15分钟，隔日1次。

方法二：①肝肾阴虚型：取肝俞，肾俞，光明，三阴交穴。患者俯卧，取口径3cm的玻璃罐，用闪火法在双侧肝俞穴、双侧肾俞穴拔10分钟；患者仰卧，同前法在双侧光明穴、双侧三阴交穴拔罐10分钟。隔天1次。②脾肾阳虚型：取肾俞、脾俞、足三里、命门穴。患者俯卧，取口径3cm的陶罐，用闪火法在命门穴、双侧肾俞穴、双侧脾俞穴、双侧足三里穴拔10分钟。隔天1次。③心营亏损型：取心俞、膈俞、肝俞、足三里、光明穴。患者侧卧，取口径 3cm 的玻璃罐，用闪火法在同一侧的心俞、膈俞、肝俞穴拔 10 分钟。隔天 1 次。

【针罐法】

方法一：取百会、合谷、足三里、太冲、膈俞、肝俞、球后穴。刺背俞穴时针尖向椎体深 1.2 寸，刺球后穴时针尖向眶底部深 1.2 寸，留针 30 分钟，在留针期间每隔 10 分钟在球后穴施以刮针柄手法，其他穴位做捻转以加强针感，出针后拔罐 5~10 分钟，隔日 1 次，20 次为 1 个疗程。

方法二：取新明穴。把耳垂向前上推拉，向前上方呈 45° 角快速进针深约 1~1.5 寸，针尖达下颌骨髁状突后侧面，得气后施强补手法，以眼球出现热胀感，强补手法捻针 1 分钟、平补平泻和轻泻手法各 0.5 分钟，不留针。针患侧，双眼有病取双侧。出针后拔罐 5~10 分钟。每次取 1 穴，两穴交替，每日 1 次，10 次为 1 个疗程，疗程间隔 3 日。

方法三：选百会、合谷、足三里、太冲、膈俞、肝俞和球后穴。当针刺背俞穴时，针尖刺向脊柱方向，进针 1.2 寸；针刺球后穴时，针尖刺向眶下部，进针 1.2 寸。留针 30 分钟，每 10 分钟行针 1 次。球后穴用刮针法，其他穴用捻针法，以增强针感。出针后拔罐 5~10 分钟。隔日治疗 1 次，20 次为 1 个疗程。

【药物配合针罐法】

方法一：（1）口服药物：化瘀活血片（当归、生大黄、红花、公丁香、没药、雄黄等组成）。

（2）针刺：主穴取风池、睛明、攒竹、上天柱、瞳子髎。配穴取合谷、承泣、光明、足三里、太冲。先以毫针针刺诸穴，后拔罐 5~10 分钟。同时配合服用化瘀活血片。

方法二：（1）辨证用药：①肝郁不舒型采用逍遥散加减，组方含柴胡、当归、白芍、茯苓、白术、丹皮、栀子、石决明、密蒙花、郁金、苏木、葛根。②心脾两虚型采用归脾汤加减，组方含白术、茯神、党参、黄芪、当归、炙远志、酸枣仁、木香、龙眼肉、葛根、怀山药、红花。③肝肾亏损型采用桑椹地黄汤加减，组方含桑椹、女贞子、枸杞子、桑寄生、生地、熟地、菊花、龟板、当归、丹参、地龙、红花。④脾肾阳虚型采用肾气丸或右归丸加减，组方含熟地、山药、山茱萸、枸杞子、菟丝子、杜仲、当归、肉桂、制附子、茯苓、桑椹子、褚实子。随症加减，每日 1 剂水煎服。

（2）针刺：主穴取睛明、攒竹、球后、鱼腰、丝竹空；配穴取风池、肝俞、肾俞、光明、足三里。每次主、配穴各选 1~3 穴，留针 20~30 分钟，交替进行。脾肾阳虚配合温针灸。头皮针取双侧视区穴，隔日 1 次。

（3）肌内注射：维生素 B_1、维生素 B_{12} 肌内注射。

【核桃皮眼镜灸罐法】

选中等核桃数个，从中间剥开（要求两瓣完整），去仁，留用核桃皮；取菊花 30g，枸杞子 60g，根据辨证酌加谷精草、决明子、密蒙花、青葙子等药，加水 2000ml，文火煎煮 30 分钟，然后将核桃皮浸入药中 24 小时，备用。施灸时用预先特制的眼镜架，套上浸泡好的核桃皮，将 3cm 长的艾条插入镜架前方横出的艾条柱上，点燃戴在眼睛上（要求将核桃皮紧扣眼睛周围），每次 20 分钟。灸后针刺太阳、攒竹、睛明、风池、蠡沟穴。肝肾阴虚型加太冲、太溪；脾肾阳虚型加足三里、肾俞、太溪；心营亏损型加心俞、神门、足三里；肝气郁结型加太冲、光明、膻中。以上诸穴均拔罐 5~10 分钟。每日 1 次，10 次为 1 个疗程，连续 3 个疗程以上为宜。

【针灸罐法】

取球后、睛明、风池、肝俞、脾俞、肾俞等穴。肝肾不足配太冲、太溪；心营亏耗配神门；脾气虚弱配足三里、三阴交；肝气郁结配光明、太冲；气血瘀滞配膈俞，捻转补泻和徐疾补泻手法相结合，眼周温和灸。然后拔罐 5~10 分钟。10 日为 1 个疗程，疗程间休息 7 天。

【药物配合针灸罐法】

枸杞子、菊花、生黄芪各 20g，地黄、当归、丹参、丝瓜络各 15g，红花、白术各 10g，赤芍 9g，麦冬、菟丝子各 12g。每日 1 剂水煎服。配合针灸四白、攒竹、睛明等穴位，留针 30 分钟，起针后拔罐 5~10 分钟。每日 1 次，10 次为 1 个疗程。

【针罐配合推拿疗法】

主穴取百会、四神聪、睛明、球后、太阳、合谷、风池、头针视区；另随症配穴，留针 20 分钟。起针后用掌揉法按揉眼周围及用指揉法按揉头顶部及枕部共 20 分钟。

四、注意事项

本病为眼科疑难病之一，宜适当配合药物，坚持治疗。患者平时应保持心情舒畅，避免情绪激动，加强营养，多食羊肝以及富含维生素 A 的食物，注意休息。

睑腺炎

一、中医学概述

（一）概念

本病可归属于中医学"针眼""土疡"等病证范畴。其病因病机为过食辛辣炙物，脾胃蕴积热毒，或外感风热邪毒致热毒上攻，壅阻于胞睑、皮肉、经络而致病。

（二）辨证

1. 风热客睑型

临床表现：初起眼睑局部红肿疼痛，继而疼痛拒按，触之局部有硬结，轻者数日内消散，甚者数日后溃破排脓始愈。一般无明显全身症状。舌苔薄黄，脉浮数。

证候分析：风热之邪客于胞睑，气血壅阻，故眼睑局部红肿疼痛，继而疼痛拒按，触之局部有硬结。舌苔薄黄，脉浮数，均为风热袭表之象。

治则：疏风清热，调和营卫。

2. 脾胃热盛型

临床表现：局部红肿热痛剧烈，或白睛肿胀，或有脓点，可伴口渴喜饮，大便秘结，小便黄赤，舌红苔黄，脉数。

证候分析：脾胃积热，上攻于胞睑，阻滞脉络，故见局部红肿热痛剧烈，或有脓点，白睛肿胀，系火乘其肺。内蕴热毒，故见口渴喜饮，大便秘结，小便黄赤，舌红苔黄，脉数。

治则：清热解毒，消肿止痛。

3. 脾胃气阴两虚型

临床表现："针眼"反复发作，眼睑上肿胀如豆粒，触之痛，按之软或硬，轻微红肿，可伴有胸腔满闷，倦怠少言，口渴小便黄，舌红苔薄黄，脉细数。

证候分析：脾胃虚弱，正气不固，故"针眼"反复发作。脾虚生湿，湿浊化热，不时上攻胞睑，阻滞脉络，故眼睑上肿胀如豆粒，触之痛，按之软或硬，轻微红肿。脾失健运，气阴两虚，故胸腔满闷，倦怠少言，口渴小便黄，舌红苔薄黄，脉细数。

治则：健脾和胃，益气滋阴。

4.脾胃气血虚弱型

临床表现："针眼"反复发作，眼睑微红肿，疼痛不明显，日久不愈，或双目交替发作，或同时反复发作，面色萎黄或无华，倦怠乏力，食欲不振、唇舌淡白，脉软弱。

证候分析：脾气虚弱，健运无权，湿浊化热，气血不足，故"针眼"反复发作，眼睑微红肿，疼痛不明显，日久不愈，或双目交替发作，或同时反复发作。脾胃气血虚弱，脾失健运，化源不足，故面色萎黄或无华，倦怠乏力，食欲不振、唇舌淡白，脉软弱。

治则：健脾和胃，补益气血。

二、西医学概述

（一）概念

睑腺炎是由细菌感染引起的眼睑部急性化脓性炎症。病变在睫毛根部皮脂腺为外睑腺炎；病变在睑板腺者称睑板腺炎，即内睑腺炎。

（二）诊断

（1）初起胞睑痒痛，睑弦微肿，按之有小硬结，形如麦粒，压痛明显。

（2）局部红肿疼痛加剧，逐渐成脓，起于睑弦者在睫毛根部出现脓点，发于睑内者，睑内面出现脓点，破溃或切开排出脓后，症情随之缓解。

（3）严重"针眼"，胞睑漫肿，皮色暗红，可伴有恶寒发热，耳前常有臀核，发于外眦部，每易累及白睛浮肿，状如鱼胞。

（4）本病有反复发作和多发倾向。

三、现代常用拔罐法

【刺络拔罐法】

方法一：取太阳穴，常规消毒后，用三棱针或毫针点刺1~3下，然后选择小号拔火罐立即拔于其上，留罐5~10分钟，拔出数滴瘀血或使皮肤出现红色瘀血为止，起罐后擦净皮肤上的血迹。每日1次，3次为1个疗程。

方法二：取大椎、印堂、太阳穴。将以上穴位常规消毒，每穴用三棱针点刺2~3下或用梅花针叩刺至微出血，选用大小适当的火罐拔于所点刺的穴位上，留罐10~15分钟，拔出血1~5ml，或使皮肤拔出紫红色瘀血为度，起罐后擦净皮肤上的血迹。每日治疗1次，3次为1个疗程。

方法三：取委中、阳白、耳尖穴。将委中、阳白穴常规消毒，每穴用三棱针点刺1~3下，然后立即用小号拔火罐拔于所点刺的穴位，留罐10~15分钟，拔出血1~3ml，或使皮肤出现紫红色瘀血为度，起罐后擦净皮肤上的血迹。然后用手揉捏耳郭至充血发红，将耳尖穴进行消毒后，用三棱针点刺，挤出数滴血液。每日治疗1次，3次为1个疗程。

方法四：取身柱、肺俞、肝俞、脾俞、胸椎1~12（两侧）。用梅花针叩刺至皮肤微出血为度，然后拔罐10~20分钟。2~4日治疗1次。

方法五：大椎、风池、合谷、胸椎 1~7（两侧）的皮疹反应点。用梅花针叩刺至微出血，然后拔罐 10~15 分钟。每日 1 次。

方法六：在背部胸椎 1~12 至腋后线范围内找粟粒大小淡红色皮疹，或皮下小结节、压痛点。用三棱针点刺出血后拔罐 15~20 分钟。每日 1 次。

方法七：选穴分两组，①风门、合谷、两肩胛区及胸椎 1~7 两旁的淡红色疹点；②胸椎 1~12（两侧）、肺俞、心俞、脾俞。第①组适用于急性期，采用梅花针重叩刺后拔罐 15 分钟；第②组适用于反复发作及需调理治疗者。采用梅花针中度叩刺后拔罐 20 分钟。急性期每日治疗 1 次，慢性期 2~4 日治疗 1 次。

方法八：①风热客睑型：取大椎、风池、天井、太阳穴。②脾胃热盛型：取太阳、曲池、支沟、阴陵泉穴。③脾胃气阴两虚型：取大椎、曲池、三阴交、足三里穴。④脾胃气血虚弱型：取足三里、脾俞、胃俞、中脘、章门穴。先用三棱针点刺，再取口径 1.5cm 的玻璃罐在点刺穴位上，用闪火法拔罐 5 分钟。每天 1 次。

【留针拔罐法】

取穴分两组，一为背部两肩胛区之皮疹反应点；二为胸椎 1~2 至腋后线范围内反应点。任取其中 1 组穴，每次取 1~2 个反应点（左眼取右侧，右眼取左侧）。毫针刺入后留针拔罐，均留罐 10~15 分钟。每日 1 次。

【胸背部挑刺放血配合拔罐法】

患者将一侧上肢（男左女右）上举，置于对侧肩后，手心向背，伸直手指，中指所指的地方即为挑刺放血的部位。然后用 75% 酒精棉球消毒，再用消毒三棱针将找到的脓疱、丘疹、红点或变形的毛孔挑破出血，然后拔罐 15~20 分钟。每日 1 次。

【耳穴刺血配合拔罐法】

取耳穴眼、肝、胆、脾、胃、耳尖穴。按揉耳郭，使其充血，消毒后用三棱针点刺穴区，使之出血，再挤捏 3~5 下。大椎穴如上法点刺放血加拔罐。每日 1 次，一般 1~3 次治愈。

【刺血拔罐法】

选大椎穴。患者取坐位或俯卧位，局部常规消毒，医者右手拇、食、中指持笔式执三棱针，在大椎穴中心点进行快速点刺，病情较重或双眼发病者做一线三点法，即在穴位中心点及左右两侧各 1cm 处各点刺一针，用大号或中号火罐闪火法迅即扣在点刺处，留罐 3~5 分钟，拔出血液 1~3ml，起罐后用酒精棉球消毒，擦净血迹，每日 1 次，3 次为 1 个疗程。

四、现代常用拔罐法的临床应用

（一）刺络拔罐

● 案例[1]

一般资料：40 例化脓性睑腺炎患者，随机分为两组。治疗组中，男 12 例，女 8 例；年龄 3~41 岁，平均 22 岁；病程除 1 例为 20 天外，其余 19 例均在 1 周内；其中早期化脓性睑腺炎 14 例，复发性化脓性睑腺炎 4 例，多发性化脓性睑腺炎 2 例。对照组中，男 13 例，女 7 例；年龄 4~38 岁，平均 21 岁；病程均在 1 周内；其中早期化脓性睑腺炎 15 例，复发性化脓性睑腺炎 3 例，多发性化脓性睑腺炎 2 例。

治疗方法：（1）治疗组：在患者两侧肩胛区寻找红色丘疹 1~3 处，皮肤常规消毒后用三棱针点刺红色丘疹及大椎穴，然后在大椎穴处拔罐，再针刺患侧太阳、攒竹、丝竹空、风池、合谷穴，留针

30 分钟，每 10 分钟行针 1 次，均采用平补平泻法，每日 1 次，3 次为 1 个疗程。

（2）对照组：外用 0.5% 红霉素配合局部热敷。

治疗效果：治疗组两日内痊愈 17 例，占 85%；第 3 日复诊痊愈 2 例，占 10%；无效 1 例，占 5%，两日后脓肿形成切开排脓。总有效率为 95%。对照组 8 例痊愈，占 40%；12 例复诊未愈，其中有脓肿形成者 6 例，原症状无明显减轻脓肿又尚未形成 6 例，总有效率为 40%。两组结果经统计学处理 P < 0.05，有显著性差异，说明刺络拔罐法对早期化脓性睑腺炎有效，可减少脓肿形成，提高 3 日内治愈率。

临床体会：中医学称本病为"麦粒肿""针眼""偷针"等。《诸病源候论·卷二十八》云："人有眼内眦头忽结成皮包，三五日间，便生脓汁，世呼为偷针。"《证治准绳》称之为"土疳"。《目经大成》称之为"土疡"本病多因外感风热客于眼或脾胃湿热上攻于目，使三经营卫失调，气血凝滞，热毒壅阻于眼睑、皮肤、经络所致。《医宗金鉴》曰："睑硬睛疼胞肿硬，瘀血翳膜目睛疼，膈中积热肝风盛，外深焮肿廉淤红。"《针灸大成》曰："目赤肿痛，此乃时气所作，血气壅滞，当风而卧饥饱劳役，故得此证。"刺太阳、攒竹、丝竹空，功在祛风散邪，畅血气。经络学理论认为，"经络所过主治所及""足太阳膀胱经，手少阳三焦经，手太阳小肠经皆行于眼睑，且汇于大椎穴，行于肩胛区"，故三经病变均可致眼睑红肿，又在肩胛部可寻找到病变反应点，三棱针点刺红色反应点和大椎穴及拔罐和针刺上述穴位可泻三经之风邪，以达清热解毒、消除眼睑红肿之功效。这种方法避免了眼科手术药物治疗常出现的反复发作、反复切开排脓后的瘢痕结节以及影响美容问题，成为临床上一种有效的治疗方法。

（二）刺血拔罐

● 案例一 [2]

一般资料：62 例患者中，男性 49 例，女性 13 例；年龄为 8~52 岁；病程为 1~6 个月。其中双眼发病者 4 例，其余均为单眼发病。

治疗方法：患者取坐位或俯卧位，局部皮肤消毒，医者右手拇、食、中指持笔式执三棱针，在大椎穴中心点进行快速点刺，病情较重或双眼发病者做一线三点法，即在穴位中心点及左右两侧各 1cm 处各点刺 1 针，用大号或中号火罐闪火法迅速扣在点刺处，留罐 3~5 分钟，拔出血液 1~3ml。起罐后用酒精棉球消毒，擦净血迹。每日 1 次，3 次为 1 个疗程。

治疗效果：经治疗治愈 60 例，经 1~2 次治疗后炎症全部消失；无效 2 例，经 3 次治疗炎症未控制，改用其他疗法。总有效率 98%，无效 2 例均为陈旧性睑腺炎。

临床体会：中医学认为，本病因脾胃积热上攻于眼，热毒瘀阻于眼睑、皮肤、经络之间而致。点刺放血可疏通经络，活血化瘀，而且具有抗炎、消肿、止痛作用。大椎穴为手足三阳经、督脉之会穴，是用于实证热证的泻火要穴，具有消炎、抑菌、退热作用，能调和阴阳，解毒清热，增强机体代谢和机体免疫功能。应用本法治疗头面部急性炎症、上呼吸道感染、发热、支气管哮喘发作等均可获立竿见影之效。

● 案例二 [3]

一般资料：147 例患者中，男 68 例、女 79 例；年龄为 12~60 岁；病程为 1~6 天；左眼 80 例、右眼 57 例、双眼 10 例。

治疗方法：（1）放血：患侧耳尖部常规消毒，左手拇指、食指捏着耳尖皮肤并掐紧，右手将三棱针在穴位上点刺放血 4~6 滴，每天 1 次。耳尖穴针刺宜浅些，刺破皮肤即可。

（2）拔罐：在患者背部两肩胛间第 1 至第 7 胸椎两侧探寻淡红疹点，用三棱针点刺，然后用闪火法迅速将火罐拔于点刺部位。此时可见到罐内开始有血液积蓄，约 1 分钟出血停止。每点放血 1~2ml，留罐时间 15 分钟左右，每天 1 次。

治疗效果：经放血、拔罐 1 次治愈者 116 例，占 79%；经放血、拔罐 2 次治愈 26 例，占 18%；其余 5 例经 3 次以上治愈，占 3%。

临床体会：耳穴放血具有止痛、止痒、退热、消炎的功效。耳穴不仅有疏通少阳经气、清热解毒、消瘀散结之功，而且还能增强免疫力及抗病能力。拔罐、放血具有温经补气、活血通络、祛湿除寒、改善机体免疫力，消除炎症、改善症状的功能。故此法能取得事半功倍的显著疗效。放血、拔罐法治疗睑腺炎越早疗效越好，以发病两天内无化脓趋向者疗效为佳，一般治疗 1~2 次即可痊愈。

（三）点刺拔罐

● 案例[4]

一般资料：32 例患者中，男 18 例，女 14 例；年龄最小 12 岁，最大 48 岁；病程最短 20 天，最长 7 年。单发型 15 例，多发型 17 例。结肿直径最小 0.1cm，最大 0.8cm。

诊断标准：①单发型：眼睑部局限性红肿硬结，疼痛和触疼，硬结顶端出现黄色脓点，破溃后脓液流出。②多发型：眼睑部出现多个硬结，大小不等，时消时起或破溃。③顽固型：眼睑缘部出现 1 个或多个红肿硬结，时起时消反复发作或硬结不消，顽固不化。

治疗方法：选肝俞穴（双），用无菌三棱针点刺出血再拔火罐令其出血 2~5ml，留罐 5~10 分钟。隔日 1 次，7 次为 1 个疗程。

治疗效果：32 例睑腺炎患者经治疗全部治愈。其中治疗 1 个疗程痊愈 20 例，2 个疗程痊愈 12 例。

临床体会：肝俞穴主治目赤、目眩、雀目、黄疸、胁痛、癫狂痫等证。顽固性睑腺炎均系反复发作患者，多因肝火上炎、气血瘀阻、火热结聚而起红肿硬结。根据中医学"肝开窍于目"的理论取肝俞穴点刺拔罐泻其瘀血，使肝窍通则目疾可除矣。

五、分析与评价

1. 拔罐治疗睑腺炎的概况

睑腺炎是一种常见的眼睑腺组织急性化脓性炎症，又称睑腺炎。

拔罐法古称角法，是一种以罐为工具，借助热力排除其中空气造成负压，使之吸附于腧穴或应拔部位的体表而产生刺激，使局部皮肤充血、瘀血，以达到防治疾病目的的方法。拔罐法具有通经活络、行气活血、消肿止痛、祛风散寒的作用。拔罐法在古代主要是治疗疮疡时，用来吸拔脓血，后来又扩大应用于肺结核、风湿病等内科病证。随着医疗实践的不断发展，不仅火罐的质料和拔罐的方法不断地得到改进和发展，而且治疗的范围也逐渐扩大，外科、内科等都有其适应证，并经常和针刺配合使用。因此，成为中医外治法中的一种重要方法。

拔罐治疗睑腺炎大体可分为三类：①刺络拔罐大椎穴；②刺络拔罐肝俞穴；③刺络拔罐患者背部两肩胛间反应点。并可兼用针灸疗法，针刺其他穴位，如：患侧太阳、攒竹、丝竹空、风池、合谷等穴。或配合耳尖放血疗法或耳针贴豆疗法。

2. 拔罐治疗本病的疗效和安全评价

放血、拔罐法治疗睑腺炎越早疗效越好，以发病两天内无化脓趋向者疗效为佳，一般放血 1~2 次即可痊愈。

拔罐治疗睑腺炎方法简便，疗效满意，尤其是对于炎症初起者可促使其吸收、消肿、止痛。一般经 1~3 次治疗可愈，能提高 3 日内治愈率。对于已成脓者疗效不明显，建议进行其他方法治疗。

这种方法避免了眼科手术药物治疗常出现的反复发作、反复切开排脓后的瘢痕结节以及影响美容问题，成为临床上一种有效的治疗方法。

3. 拔罐治疗本病的治疗规律

中医学认为，本病因脾胃积热上攻于眼，热毒瘀阻于眼睑皮肤经络之间而致。点刺放血可疏通经络、活血化瘀，而且具有抗炎、消肿、止痛作用。大椎穴为手足三阳经、督脉之会穴，是用于实证热证的泻火要穴，具有消炎、抑菌、退热作用，能调和阴阳，解毒清热，增强机体代谢和机体免疫功能。肝俞穴主治目赤、目眩、雀目、黄疸、胁痛、癫狂痫等证。刺络放血疗法具有疏风泄热、祛风通络、清热利湿消肿等功效。且顽固性睑腺炎均系反复发作患者，多因肝火上炎、气血瘀阻、火热结聚而起红肿硬结。根据中医学"肝开窍于目"的理论取肝俞穴点刺拔罐泻其瘀血，使肝窍通则目疾可除矣。三棱针点刺红色反应点和大椎穴，拔罐和针刺相关穴位泻三经之风邪客热，以达清热解毒、消除眼睑红肿之功效。耳尖放血，具有止痛、止痒、退热、消炎等功效。耳穴不仅有疏通少阳经气、清热解毒、消瘀散结之功，还能提高人体免疫力，增强机体的抗病能力。

4. 今后本病的临床研究重点

睑腺炎是临床的常见病和多发病，临床上常见到睑腺炎反复发作的顽固性睑腺炎，常常使患者痛苦不堪，而且常常会影响到患者的美容问题。今后还应该进一步加强对于顽固性睑腺炎的治疗研究。

六、注意事项

拔罐疗法治疗睑腺炎早期局部红肿硬结尚未成脓者效果显著，往往 1~2 次即痊愈，对于已成脓者拔罐刺血治疗也有很好的效果，对于脓肿严重者，应配合眼科综合治疗。本病初起至化脓切忌挤压，以免细菌挤入血液，造成感染。在治疗期间至睑腺炎消失 10 日内，忌食辣椒、大蒜、白酒等刺激性食物，以免影响疗效，保持大便通畅，亦十分重要。

参考文献

［1］尹勇，王慧，张锡芳. 刺络拔罐治疗化脓性眼睑腺炎临床观察［J］. 四川中医，1998，16（12）：45.

［2］王宗江. 大椎穴刺血拔罐治疗麦粒肿 62 例［J］. 中国民间疗法，1999，7（11）：8.

［3］赵秋玲，肖桂荣. 放血加拔罐治疗麦粒肿［J］. 中国实用乡村医生杂志，2005，12（2）：23.

［4］刘俊红，张泽国. 肝俞穴点刺拔罐治疗顽固性麦粒肿 32 例［J］. 中国针灸，1998，18（11）：680.

青光眼

一、中医学概述

（一）概念

本病归属于中医学"青盲""绿风内障"范畴。其病因、病机多因精神紧张，受过度刺激，或思虑过度，肝胆之火上扰；或外感风热，诱动内风而导致气血不和，脉络受阻，终至房水瘀滞，眼压增高，瞳孔散大；或劳神过度，肝肾阴亏，精血耗损，精气不能上荣，目失涵养，或心营亏损，神气虚耗，以致神光耗散，视力缓降。

（二）辨证

1.肝郁气滞

临床表现：双眼先后或同时发病，视物模糊，眼前阴影，中央有大片遮挡，日渐加重，盲无所见，伴情志不舒、急躁易怒、郁闷胁痛、口苦，舌红，苔薄，脉弦。眼底检查可见视盘色淡或苍白。多曾有目珠转动时牵拉痛和压痛史。

证候分析：肝气不舒，气机失调，气滞血瘀，神光不得发越，则目视不明、眼前阴影、眼底出现视神经萎缩的病变。目系脉络不通，则目珠疼痛。肝气疏泄失调，则急躁易怒或郁闷。肝脉不利，则胁痛脉弦。气郁化火，则口苦、舌红。

治则：疏肝理气，通经活络。

2.肝肾阴虚

临床表现：双眼昏蒙，眼前有黑影遮挡，视觉障碍，渐至失明，伴双眼干涩、头晕耳鸣、咽干颧红、遗精腰酸，舌红，苔薄，脉细数。眼底检查可见视盘色淡或苍白。

证候分析：肝肾阴虚，精血减少，目失滋荣，故视物渐昏。日久目系枯萎，神光熄灭，眼底则见视神经萎缩的改变。全身症状及脉象，皆系肝肾阴虚之象。

治则：滋补肝肾，填精明目。

3.气血两虚

临床表现：视力渐降，日久失明，伴面乏华泽、神疲乏力、懒言少语、心悸气短，舌淡，苔薄，脉细。眼底检查可见视盘苍白。

证候分析：气血俱虚，目窍失养，则神光衰竭而失明。脉象及全身症状，均为气血两虚之象。

治则：补益气血，通络明目。

二、西医学概述

（一）概念

青光眼是指眼球内压增高的疾病。有原发、继发、先天性之分，为眼科常见病，是致盲率最高的眼病之一。临床表现为头痛，初起患眼剧痛，或视力急剧下降，瞳孔散大，眼睑水肿，视野渐渐缩小，视力障碍，逐渐加重，严重时仅有光感，至晚期可失明。伴有恶心呕吐、结膜充血、角膜混浊，长期不愈，治疗颇难。

（二）诊断

（1）眼压升高时房角开放，眼压＞3.2kPa，昼夜眼压差＞1.07kPa，双眼压差＞0.67kPa。

（2）每分钟的房水流畅系数＜0.12mm³/mmHg。

（3）青光眼性视盘凹陷，视盘杯盘比（C/D）≥0.6（横径），并有青光眼晕及血管环，或视网膜神经纤维层缺损。

（4）视野缺损及暗点。

（5）饮水激发试验阳性，眼压比饮水前升高1.07kPa以上或顶压达4kPa以上。

三、现代常用拔罐法

【刺络拔罐法】

方法一：分组选穴，①大椎、心俞、肝俞穴；②身柱、风门、胆俞穴。每次 1 组穴，先用三棱针在穴位上点刺，然后用闪火法将罐吸拔在点刺的穴位上，留罐 15~20 分钟，每日或隔日 1 次。

方法二：取大椎、心俞、太阳穴。用三棱针点刺至轻微出血为度，然后拔罐 15~20 分钟。隔日治疗 1 次，10 次为 1 个疗程。

方法三：取身柱、风门、肝俞、膈俞穴。用三棱针点刺至轻微出血，然后拔罐 15 分钟。或以毫针刺入，得气后留针 10~15 分钟，起针后，用闪火法拔罐 10~15 分钟。隔日治疗 1 次，10 次为 1 个疗程。

【针罐法】

取穴：风池、丝竹空、攒竹。恶心呕吐配中脘、内关、足三里；头昏痛或眼压高时配合谷、光明、三阴交。以毫针用平补平泻法针刺，留针 20~30 分钟，起针后，拔罐 15~20 分钟。丝竹空、攒竹、光明只针刺，不拔罐。每日或隔日治疗 1 次，10 次为 1 个疗程。

【针灸罐法】

取穴：太阳、风池、肝俞、心俞、印堂、鱼腰。肝火盛者配太冲、光明；心火盛者配内关；肾虚配肾俞。虚证用单纯拔罐法，留罐 15~20 分钟，起罐后加温灸 5~10 分钟。热证用刺络拔罐法，先用三棱针点刺出血，然后拔罐 15~20 分钟。印堂、鱼腰、光明、太冲只刺血或温灸，不拔罐。每日或隔日治疗 1 次，10 次为 1 个疗程。

四、注意事项

本病要早诊断、早治疗。患者平时应注意保持心情愉快，避免情绪激动，节制房事，避免劳倦，慎用解痉药。

溢　泪

一、中医学概述

（一）概念

中医学称本病为"迎风冷泪""迎风流泪"，其病因病机多因肝肾阴虚，肾气不纳，外受冷风刺激所引起。

（二）辨证

1. 冷泪症

临床表现：患者双目不痛不痒，遇风则泪出，无风即止，泪液清稀无热感，重者不分季节，无风有风，不时泪下，为无时冷泪。

证候分析：素来阳气不足，风邪外系，遇风则泪出，无风即止。气血不足，目窍受损，不能收摄其液，故不分季节，无风有风，不时泪下，脉多细弱或虚。

治则：补气养血，祛风止泪。

2. 热泪症

临床表现：眼睑红肿、酸痛、畏光，泪液黏浊，迎风加剧，流泪时有热感，舌苔黄，脉弦数或浮数。

证候分析：泪为肝液，肾主五液，目为肝窍，平素肝肾亏虚，外感风热，则见眼睑红肿、酸痛、畏光，泪液黏浊，迎风加剧，流泪时有热感。舌苔黄，脉弦数或浮数，均为肝肾亏损，外感风热之象。

治则：补益肝肾，祛风敛泪。

二、西医学概述

（一）概念

溢泪，是由于泪液导流系统病变引起泪道阻塞，如同下水道出现障碍一样，泪液不能顺利地排到鼻腔，不由自主地经常有眼泪流出的眼病。病因多由泪液导流系统发生障碍，或功能不全以及炎症引起。亦有泪道均正常而溢泪者。检查见患者眼结膜囊内泪水汪汪，睑缘潮湿，或泪水自目眦部下流。本病以年老患者较多。

（二）诊断

（1）泪液清稀，重者时时频流，轻者时作时止，入冬或遇风增剧。
（2）其泪窍无异常，按睛明穴，无黏液溢出。
（3）冲洗泪道不畅或不通，但无黏液外溢。

三、现代常用拔罐法

【火罐法】
取穴：冷泪症选取肝俞、肾俞、睛明、风池。热泪症选取攒竹、合谷、睛明。用口径适当大小的火罐，采用单纯拔罐法，留罐5~10分钟。每日1次。

【刺络拔罐法】
取穴：主穴取大椎、肺俞、肝俞、肾俞；配穴取睛明、承泣。先用梅花针叩刺至微出血后拔罐5分钟，同时以毫针针刺配穴，不留针，不拔罐。隔日治疗1次。

【针罐法】
方法一：取睛明、承泣、风池、肝俞、肾俞。先用毫针刺睛明、承泣、风池穴，不留针；然后用梅花针叩刺肝俞、肾俞，用闪火法拔罐15分钟，隔日1次。

方法二：取患侧太阳穴，用毫针直刺约1寸，留针20~30分钟，起针后拔罐10~15分钟，起罐后再贴伤湿止痛膏。1~5天治疗1次。

【针灸罐法】
取穴：分两组取穴，一组为攒竹、睛明、阳白；二组为肝俞、三焦俞、角孙。第一组穴用毫针轻刺激，不拔罐；第二组穴用灸罐法，即先拔罐5~10分钟，起罐后，再用小艾条灸（角孙穴只灸，不拔罐）。每日或隔日1次，10次为1个疗程。

【针药罐法】
取穴：主穴取太阳（患侧）、风池、神阙、命门；配穴取鼻通、攒竹。主穴用毫针直刺0.5~1寸，留针 15 分钟。起针后，用闪火法拔罐 5 分钟。其中神阙穴不针刺，只拔罐。起罐后，再加用隔药垫灸。药垫灸方为防风、蝉蜕、白附子、蔓荆子、五倍子各 10g，共研细末，用时每次取 5~10g，与面粉 1~2g 以米醋适量调和成一药饼贴于肚脐上，再行温灸（艾炷）3~5 壮。隔日治疗 1 次，10 次为 1 个疗程。

【针加抽气罐法】

取太阳穴。选用 28 号毫针，经常规消毒后，取患侧太阳穴，直刺约 1 寸，捻转得气后留针 20~30 分钟。起针后即在太阳穴拔罐，留罐 10~20 分钟。起罐后，即在拔罐部位贴一块伤湿止痛膏。

四、注意事项

拔罐治疗本病，可取得一定的临床效果，如配合以药物及针灸治疗，则疗效更佳。在治疗的同时，要注意以治疗眼科原发病为原则，帮助疾病的治愈。

参考文献

［1］于怀宇. 针刺太阳穴配合拔罐治疗溢泪 27 例［J］. 中医杂志，1984，25（3）：60.

［2］胡德金.“针刺太阳穴配合拔罐治溢泪”验证有效［J］. 中医杂志，2000，41（2）：124.

第七章　耳鼻喉科疾病

耳　鸣

一、中医学概述

（一）概念

本病在中医学中属于"耳鸣"范畴。病因病机为暴怒伤肝，肝火上扰清窍；或饮食失节，痰湿内生化火；或房劳伤肾，肝肾阴虚，虚火上炎。

（二）辨证

1.肝火上扰

临床表现：耳鸣突发，鸣声如潮，或如雷鸣，听力减退，耳痛或流脓，胁痛口苦，尿黄便干，舌红，苔黄，脉弦数。

证候分析：肝胆互为表里，足少阳胆经入耳中，肝火循经上扰耳窍，则耳鸣突发，鸣声如潮，或如雷鸣，听力减退，耳痛或流脓。肝经布胁肋，肝气郁结，则胁痛。肝火内炽，灼伤津液，则口苦，尿黄便干。舌红，苔黄，脉弦数，均为肝火内炽之象。

治则：清肝泄热，开郁通窍。

2.痰火郁结

临床表现：耳鸣如蝉，听力减退，耳胀痛流脓，咳痰黄稠，舌红，苔黄腻，脉滑数。

证候分析：痰火郁结，蒙蔽清窍，故耳鸣如蝉，听力减退，耳胀痛流脓。痰火犯肺，肃降失常，则咳痰黄稠。舌红，苔黄腻，脉滑数，为内有痰热之征。

治则：化痰清热，散结通窍。

3.肝肾阴虚

临床表现：耳鸣如蝉，听力减退，头晕目眩，腰膝酸软，失眠多梦，五心烦热，舌红少苔，脉细数。

证候分析：肾开窍于耳，肾精亏损，不能声奉于耳，则耳鸣如蝉，听力减退。肾主骨生髓，脑为髓之海，肾元亏损，髓海空虚，则头晕目眩。腰为肾之府，肾虚则腰膝酸软。肾阴不足，虚火内扰心神，则失眠多梦，五心烦热。舌红少苔，脉细数，为肝肾阴虚之象。

治则：补肾填精，滋阴潜阳。

二、西医学概述

（一）概念

耳鸣是指患者在耳部或头部的一种声音感觉，但周围环境中并无相应的声源存在，是多种耳部病变和全身疾病的证候群之一，以耳鸣为主症者作为疾病对待。发病机制颇为复杂，有内耳缺氧学说，也与情绪、记忆及自主神经反应有关。一般分为生理性耳鸣和病理性耳鸣，前者如因体位关系而突然听到自身的脉搏性耳鸣，改变体位后消失，后者则因病变如炎性刺激，机械性刺激，电化学反应引起的神经过敏等因素所引起。耳鸣又可分为主观性和客观性两类。主观性耳鸣为一侧或两侧，持续性或间断性，音调有高音性（多为神经性耳鸣）或低音性（多为传导性耳鸣）。客观性耳鸣患者自己能感觉到耳鸣声，旁人也能听到，如血管病变引起的耳鸣，耳鸣声伴血管搏动音，腭肌痉挛所致耳鸣伴不规则咔嗒声。

（二）诊断

1. 自觉症状

（1）卡他音或波动性杂音性耳鸣（振动性耳鸣）。

（2）耳鸣常并发于耳科疾病及听力障碍等症，自觉耳鸣音调可呈各种各样，可反复发作或持续发作，可受声音环境及精神情绪因素影响，时轻时重，甚至可影响工作、睡眠，可伴有眩晕、耳堵闷感及重听诸症（非振动性耳鸣）。

2. 耳科检查

外耳道、鼓膜、咽鼓管、软腭运动、借助听诊器测听耳鸣音、纯音测听等，作诊断和鉴别诊断。

三、现代常用拔罐法

【孟氏中药拔罐疗法】

主穴选耳门、听宫、听会、翳风、中渚。肝火上扰加合谷；痰火郁结加太冲、丰隆；肝肾阴虚加太溪、肾俞。拔罐之前和拔罐之后分别在拔罐的局部外涂中药拔罐液。（彩图 12、彩图 87）

【火罐疗法】

取穴：听宫、听会、翳风、肾俞、命门、尺泽、足三里、太冲。上述诸穴采用单纯拔罐法，留罐10~15分钟，每日1次。

【刺络拔罐法】

方法一：分组取穴，①听宫、翳风、外关、肝俞；②听会、风池、三阴交、肾俞。每次选一组。耳周诸穴用毫针针刺20分钟，余穴用三棱针点刺2~3下，吸拔留罐10~15分钟，至皮肤瘀血或拔出瘀血1ml。每日1次，10次为1个疗程。

方法二：主穴取胆俞、听宫、行间、外关。配穴取太冲、丘墟、翳风。先用三棱针在主穴、配穴上点刺放血1~3滴，在主穴上拔罐5分钟，隔日1次，5次为1个疗程。

【针罐法】

方法一：取听宫、中渚穴。新病配听会、率谷、翳风、侠溪；久病配耳门、百会、肾俞、照海。先用毫针刺（新病用泻法，久病用补法），针后拔罐10分钟，每日1次，5次为1个疗程。

方法二：取穴足太阳膀胱经的大杼至膀胱俞、督脉的大椎至腰俞、耳门、翳风、中渚。沿两条经脉来回推罐，至皮肤发红。其余穴用毫针针刺20分钟。

四、注意事项

治疗期间患者应注意休息，避免过劳和精神刺激。本法对神经性耳鸣效果好，对于顽固性耳鸣应积极寻找病因，对因治疗。

耳 聋

一、中医学概述

（一）概念

本病病因病机为肾虚气弱，精气不能上达于耳，或风邪侵袭，窒遏清窍。中医学根据其发病久暂、兼症和脉象变化等，分为实证和虚证。实证多为肝胆风火上逆，以致少阳经气闭阻，症见卒然耳鸣、耳聋，耳鸣如潮涌，或如雷鸣，按之不减，兼见头痛眩晕，面赤，口苦咽干，心烦善怒，舌质红，苔黄，脉弦数。虚证多为肾精亏虚、髓海不足所致，症见久病耳聋，耳中如蝉鸣，夜间为甚，按之鸣声减弱，兼见头晕目眩，腰膝酸软，遗精，带下，脉细弱等症。

（二）辨证

1. 风热侵袭

临床表现：突起耳鸣。如吹风样，昼夜不停，听力下降，或伴有耳胀闷感。全身可伴有鼻塞、流涕、咳嗽、头痛、发热恶寒等，舌质红，苔薄黄，脉浮数。

证候分析：风热外袭，肺经受病，宣降失常，外邪循经上犯，蒙蔽清窍，故耳鸣耳聋；风热上犯，经气痞塞，则耳内胀闷；鼻塞、流涕、咳嗽、头痛、发热恶寒，舌质红，苔薄黄，脉浮数等，均系风热表证。

治则：疏风清热，宣肺通窍。

2. 肝火上炎

临床表现：耳鸣如闻潮声或风雷声，耳聋时轻时重，多在情志抑郁或恼怒之后耳鸣耳聋加重。伴口苦，咽干，面红目赤，尿黄，便秘，夜寐不宁，胸胁胀痛，头痛或眩晕，舌红，苔黄，脉弦数有力。

证候分析：肝胆互为表里，足少阳胆经入耳中，肝火循经上扰耳窍，则耳鸣耳聋；情志抑郁或恼怒则肝气郁结，气郁化火，故使耳鸣耳聋加重；肝火上炎，则面红目赤，头痛或眩晕；肝火内炽，灼伤津液，则口苦咽干、便秘溲黄；肝火内扰心神，则夜寐不宁；肝经布胁肋，肝气郁结，则胸胁胀痛；舌红苔黄，脉数主热证，脉弦主肝病。

治则：清肝泄热，开郁通窍。

3. 痰火郁结

临床表现：耳鸣耳聋，耳中胀闷，头重头昏，或见头晕目眩，胸脘满闷，咳嗽痰多，口苦或淡而无味，二便不畅，舌红，苔黄腻，脉滑数。

证候分析：痰火郁结，蒙蔽清窍，故耳鸣耳聋，耳中胀闷，头重头昏，或见头晕目眩；痰湿中阻，气机不利，则胸脘满闷、二便不畅；痰火犯肺，肃降失常，则咳嗽痰多；痰湿困脾，则口淡无味；内热则口苦；舌红，苔黄腻，脉滑数，为内有痰热之证。

治则：化痰清热，散结通窍。

4. 气滞血瘀

临床表现：耳鸣耳聋，病程可长可短，全身可无明显其他症状，或有爆震史，舌质暗红或有瘀点，脉细涩。

证候分析：耳为清空之窍，若因情志郁结，气机阻滞，或爆震之后，致瘀血停滞，耳窍经脉痞塞，则耳鸣耳聋；舌暗红或有瘀点，脉细涩，为内有瘀血之象。

治则：活血化瘀，行气通窍。

5. 肾精亏损

临床表现：耳鸣如蝉，昼夜不息，安静时尤甚，听力逐渐下降，或见头晕眼花，腰膝酸软，虚烦失眠，夜尿频多，发脱齿摇，舌红少苔，脉细弱或细数。

证候分析：肾开窍于耳，肾经亏损，不能上奉于耳，则耳鸣耳聋；肾主骨生髓，脑为髓之海，齿为骨之余，肾元亏损，髓海空虚，则头昏眼花，发脱齿摇；肾主水，肾气不固则夜尿频多；腰为肾之府，肾虚则腰膝酸软；肾阴不足，虚火内扰心神，则虚烦失眠；舌红少苔，脉细弱或细数，为精血不足之象。

治则：补肾填精，滋阴潜阳。

6. 气血亏虚

临床表现：耳鸣耳聋，每遇疲劳之后加重，或见倦怠乏力，声低气怯，面色无华，食欲不振，脘腹胀满，大便溏薄，心悸失眠，舌质淡红，苔薄白，脉细弱。

证候分析：脾失健运，气血生化之源不足，耳窍失养，则耳鸣耳聋；气虚则倦怠乏力、声低气怯；血虚则面色无华；脾虚失运，则食少、腹胀、便溏；血虚心神失养则心悸失眠；舌质淡红，苔薄白，脉细弱，均为气血不足之象。

治则：健脾益气，养血通窍。

二、西医学概述

（一）概念

耳聋是各种听力减退症状的总称，可由多种疾病引起，为耳科临床常见症。临床上常将耳聋分为轻度、中度、重度和全聋四级。轻度耳聋者，远距离听话或听一般距离低声讲话感到困难，纯音语言频率的气导听阈在 10~30 分贝以内；中度耳聋者，近距离听话感到困难，纯音语言频率的气导听阈在 30~60 分贝；重度耳聋者，只能听到很大的声音，可听见在耳边喊叫的高声，纯音语言频率的气导听阈在 60~90 分贝；全聋者，完全不能听到声音，纯音听阈 90 分贝以上。

（二）诊断

耳聋是听觉障碍最常见的症状，依据病变部位分为传导性、感音性、混合性、功能性耳聋。

（1）传导性耳聋：多见于外耳道和中耳病变，如外耳道异物或耵聍、鼓膜穿孔和中耳炎等。

（2）感音性耳聋：由于内耳、听神经、蜗神经核上听觉通路病变所致。①耳蜗性耳聋：如迷路炎、中毒、Meniere 病等；②神经性耳聋：如听神经瘤、颅底蛛网膜炎等；③中枢性耳聋：脑干脑血管病变、肿瘤、炎症、多发性硬化等，常为双侧。

（3）混合性耳聋：即传导性及神经性耳聋同时存在，见于老年性耳聋、慢性化脓性中耳炎等。

（4）功能性耳聋：有耳聋表现，但检查无听力丧失或检查结果与主诉耳聋的程度不符，见于癔症。

三、现代常用拔罐法

【火罐法】

选穴：听宫、耳门、听会、脾俞、肾俞、外关、曲池、足三里、阳陵泉、三阴交。以上诸穴采用单纯拔罐法，留罐 10~15 分钟，每日 1 次。

【针罐法】

方法一：取翳风、支沟、肝俞、中渚穴。实证加外关、行间；虚证加肾俞、关元、太溪，实证采用刺络拔罐法，以拔出血为佳，每日1次。虚证采用针刺后拔罐法，或温水罐法，隔日1次。

方法二：取大椎、肝俞、胆俞、身柱穴，用闪火法拔罐15分钟，起罐后用三棱针点刺中渚、侠溪、太冲、丘墟穴出血，以上穴位可交替使用，每日或隔日治疗1次。

方法三：在太阳、耳门、听宫、曲泽穴附近寻找暴涨的血络，用三棱针点刺出血，然后拔火罐5~15分钟，隔日治疗1次。

方法四：取听宫、中渚穴。新病配听会、率谷、翳风、侠溪；久病配耳门、百会、肾俞、照海。先用毫针刺（新病用泻法，久病用补法）诸穴，针后拔罐10分钟，每日1次，5次为1个疗程。

【走罐法】

取足太阳膀胱经的大杼至膀胱俞、督脉的大椎至腰俞、耳门、翳风、中渚。沿两条经脉来回推罐，至皮肤发红。其余穴毫针针刺20分钟。

【指罐法】

选穴：肾俞、肝俞、胆俞、大椎、身柱（第3胸椎棘突下）、太溪（内踝与跟腱之间凹陷中）。用指针点按上穴各10分钟再施留罐法。每日1次。

四、注意事项

耳聋是临床较为顽固的一种病证，引起本病的原因很多，拔罐疗法对于神经性耳聋效果较好，但本病容易反复，需要坚持治疗，巩固疗效。在临床上应尽可能查清本病的病因，针对病因治疗，对顽固性耳聋，应采用中西医结合的方法综合治疗。患者应注意休息，避免过劳和精神刺激。

参考文献

[1] 郎福文，郝玉玲. 刺络出血配拔罐治疗突发性耳聋30例[J]. 医学理论与实践，1997，10（3）：112-113.

耳源性眩晕

一、中医学概述

（一）概念

本病在中医学中属于"眩晕"范畴。病因病机为气血不足，髓海空虚，不能上荣清窍，或肝阳上亢，上扰清窍，或痰浊中阻，上蒙清窍。

（二）辨证

1. 肝阳上亢

临床表现：眩晕耳鸣，头胀痛，心烦易怒，失眠多梦，口苦咽干，舌红少苔，脉弦细数。

证候分析：肝气郁结，化火生风，风火上扰清窍，故眩晕耳鸣，头胀痛。肝喜条达而恶抑郁，肝气郁结则心烦易怒。肝火灼伤津液则口苦咽干。肝藏魂，魂不守舍，则失眠多梦。舌红少苔，脉弦细数，均为肝阳上亢之征。

治则：平肝息风，滋阴潜阳。

2. 气血亏虚

临床表现：头晕目眩，劳累即发，面色少华，少气无力，舌淡苔白，脉细弱。

证候分析：脾气虚弱，气血生化不足，清阳不升，清窍失养，故头晕目眩。劳则气耗，故劳累即发。血虚不能上荣头面，则面色少华；气虚则少气无力。舌淡苔白，脉细弱，为气血不足之象。

治则：补益气血，健脾安神。

3. 肾精不足

临床表现：眩晕，腰膝酸软，耳鸣耳聋，神疲健忘，苔少，脉弦细。

证候分析：肾精亏损，髓海不足，清窍失养，故眩晕，耳鸣耳聋，神疲健忘。腰为肾之府，肾虚则腰膝酸软。苔少，脉弦细，为肾精不足之征。

治则：滋阴补肾，填精益髓。

4. 痰浊中阻

临床表现：眩晕耳鸣，头重如裹，胸脘满闷，呕吐痰涎，舌苔白腻，脉滑。

证候分析：痰浊中阻，清阳不升，浊阴不降，清窍为之蒙蔽，故眩晕耳鸣，头重如裹。痰阻中焦，气机升降不利，故胸脘满闷。痰湿困脾，脾胃升降失常，故呕吐痰涎。舌苔白腻，脉滑，为痰浊之征。

治则：燥湿健脾，涤痰止眩。

二、西医学概述

（一）概念

耳源性眩晕又称内耳眩晕症、美尼尔综合征。其特点为阵发性眩晕，伴耳鸣及耳聋。病因一般认为是精神紧张、过度劳累、变态反应等因素引起的自主神经功能失调，内耳内淋巴吸收障碍，引起迷路积水。其症状为突发性眩晕，因体位的变动而加重，耳鸣、耳聋与耳内胀满感，并伴恶心、呕吐、晕倒和自发性眼球震颤，症状迅速或逐渐消失。发作时间短者数小时数分钟，长者数日甚至数周，也有终身只发作一次者。本病是五官科中的常见病，发病以中青年居多。

（二）诊断

（1）反复发作的旋转性眩晕，持续20分钟至数小时，常伴平衡障碍、恶心、呕吐。无意识丧失。可见水平或水平旋转型眼震。至少发作两次以上才可作为诊断依据。

（2）至少1次纯音测听力感音神经性耳聋，早期低频下降，听力波动，随着病情进展，听力损失逐渐加重，可出现重振现象。

（3）具备下述3项中的1项，即可判定为听力损失。

①0.25、0.5、1kHz听阈均值较对侧健耳≥15dB。

②0.25、0.5、1、2、3kHz听阈均值较对侧健耳≥20dB。

③0.25、0.5、1、2、3kHz平均阈值≥25dB。

（4）间歇性或持续性耳鸣，眩晕发生前后多有变化。

三、现代常用拔罐法

【孟氏中药拔罐疗法】

主穴取风池、翳风、大椎、肩井、太阳、阳白、合谷。肝阳上亢配肝俞、肾俞、三阴交、内关；气血亏虚配脾俞、膈俞、气海、关元、足三里；肾精不足配肝俞、肾俞、关元、三阴交、悬钟；痰浊中阻配脾俞、胃俞、丰隆、足三里、三阴交、中脘。拔罐之前和拔罐之后分别在拔罐的局部外涂中药拔罐液。（彩图 2、彩图 88）

【火罐疗法】

采用单纯拔罐法，取新设、翳风、支沟穴。肝阳上亢加肝俞、肾俞、三阴交、太冲；气血亏虚加脾俞、膈俞、气海、关元、足三里、曲池；肾精不足加肾俞、肝俞、关元、太溪、三阴交；痰浊中阻加脾俞、中脘、丰隆、足三里。肝阳上亢与痰浊中阻亦可用刺络拔罐法，气血亏虚与肾精不足可用罐后加温灸法。

【刺络拔罐法】

取穴：①大椎、心俞、肝俞、三阴交。②脾俞、肾俞、足三里、丰隆。先用三棱针点刺穴位，后用罐吸拔点刺穴位，留罐 10 分钟，每日 1 次，每次 1 组。

【针罐法】

取穴：四神聪、风门、大椎、丰隆、足三里、三阴交、内关、肾俞。用毫针刺四神聪 15 分钟，余穴用针罐法，留罐 20 分钟，隔日 1 次，10 次为 1 个疗程。

四、注意事项

发作期间患者应注意休息，加强营养，低盐饮食，消除紧张、恐惧心理，呕吐严重出现脱水者，可输液治疗。生活规律，劳逸结合，减少复发机会。其他原因的眩晕，可参考本病辨证治疗。

慢性鼻炎

一、中医学概述

（一）概念

本病在中医学中属于"鼻窒"范畴。病因病机为肺脾气虚，郁滞鼻窍或邪毒久留，气滞血瘀。

（二）辨证

1. 肺虚邪滞

临床表现：鼻塞呈交替性或间断性，流稀涕，遇寒加重，鼻黏膜及鼻甲肿胀，可伴咳嗽，咳痰清稀，易于感冒，苔薄白，脉浮无力。

证候分析：肺脾气虚，卫外不固，邪滞鼻窍，故鼻塞不通；肺卫不固，不能抵御外寒，故遇寒加重，易于感冒；证属虚寒，故鼻黏膜及鼻甲肿胀，流稀涕；肺不布津，聚而生痰，肺气上逆，故咳嗽，咳痰清稀；苔薄白，脉浮无力，均为气虚之征。

治则：补益肺脾，散邪通窍。

2. 邪留血瘀

临床表现：持续鼻塞，流涕黏稠，嗅觉减退，声音重浊，鼻甲肥大暗红，头痛头晕，舌红有瘀点，脉弦细。

证候分析：鼻窒日久，邪毒久留鼻窍，气血瘀阻，故持续鼻塞，流涕黏稠，嗅觉减退，声音重浊，鼻甲肥大暗红；邪浊蒙蔽清窍，故头痛头晕；舌红有瘀点，脉弦细，为气滞血瘀之证。

治则：行气活血，化瘀通窍。

二、西医学概述

（一）概念

慢性鼻炎是一种常见的鼻腔黏膜和黏膜下层的慢性炎症，常伴有功能障碍，通常包括慢性单纯性鼻炎和慢性肥厚性鼻炎，后者常由前者发展、转化而来，但也可经久不发生转化，或开始即呈肥厚性改变。其病因主要是急性鼻炎反复发作或治疗不彻底而致，邻近组织慢性炎症以及分泌物的长期刺激和影响的结果。鼻腔用药不当或为时过久，可引起药物性鼻炎。此外，长期吸入污染的空气，生活和生产环境中温度和湿度的急剧变化，也是常见诱因。本病主要特点为鼻塞流涕。慢性单纯性鼻炎表现为鼻塞呈间歇性或交替性，气候转暖和活动后减轻，涕黏，鼻黏膜肿胀，表面光滑、湿润、富弹性；慢性肥厚性鼻炎鼻塞较重，多呈持续性，闭塞性鼻音，嗅觉减退，涕黏性或黏脓性，不易擤出，下鼻甲肿胀，硬实，呈结节状或桑椹状。可伴有慢性咽喉炎或咳嗽，头痛，失眠等症状。

（二）诊断

鼻塞日久，可呈间歇性及交替性为特点，病情较重可呈持续性。鼻内黏膜肿胀，甚至鼻甲硬实不消，凹凸不平，但鼻腔内无新生物堵塞，根据其病史，症状及检查，诊断一般不难。

三、现代常用拔罐法

【孟氏中药拔罐疗法】

主穴取上印堂、迎香、中府、华盖、百会、风池、肺俞、曲池、合谷。肺虚邪滞加风门、身柱；邪留血瘀加大椎、太阳。拔罐之前和拔罐之后分别在拔罐的局部外涂中药拔罐液。（彩图 89）

【火罐疗法】

主穴取风池、大椎、定喘、肺俞。肺虚邪滞加风门、身柱、足三里，吸拔 10 分钟，隔日 1 次。邪留血瘀加太阳，用三棱针点刺后吸拔诸穴 5 分钟，隔日 1 次。

【刺络拔罐法】

取穴分 3 组：①为大椎、合谷；②为肺俞、足三里；③为风池、曲池。每次取一组，用三棱针点刺后加罐吸拔，留罐 10~15 分钟，每周 2 次，症状缓解后每周 1 次。

【针刺后拔罐法】

取穴分两组：一为中脘、肺俞、膈俞；二为足三里、脾俞、风池。每次选一组，先用毫针刺入得气后，留针 15 分钟，起针后拔罐 15 分钟，每日 1 次。

【灸罐法】

取百会、通天、上星、风门穴。先拔罐 15~20 分钟，起罐后加温灸。

【梅花针叩刺拔罐法】

主穴选大椎、肺俞、脾俞、足三里、膈俞；配穴选迎香、鼻通。主穴用梅花针叩刺后拔罐20分钟，配穴只用毫针针刺，不拔罐，不留针。隔日1次。

四、注意事项

患者应坚持治疗，增强体质，少食辛辣厚味。本病须明确病因，综合治疗。

过敏性鼻炎

一、中医学概述

（一）概念

过敏性鼻炎，又称变态反应性鼻炎。相当于中医学的"鼻鼽"，临床以阵发性鼻痒、连续喷嚏鼻塞、鼻涕清稀量多为主要症状。中医学认为，本病由于机体肺气不足，卫阳不固，外感风寒之邪，致气机阻滞，津液停聚所致，治疗应以益气壮阳固本为主，宣肺通窍，散寒祛湿为辅。中医学关于本病的论述散见于"鼻鼽""鼽嚏""鼽""嚏""鼽衄"等。

（二）辨证

1. 肺气虚弱

临床表现：鼻窍奇痒，喷嚏，清涕涟涟，鼻塞，鼻内黏膜肿胀苍白，平素畏风寒，倦怠懒言，气短音微，舌淡，苔薄白，脉虚弱。

证候分析：肺气虚，风寒异气乘虚而入，故鼻痒、喷嚏；气虚不摄津液则清涕不止，风寒水湿内外之邪壅滞于鼻窍，则鼻塞；肺气失宣，水津不布，水液停聚，故鼻窍肌膜水肿；舌质淡，苔薄白，脉虚弱，均为气虚之象。

治则：温肺益气，固风散寒。

2. 肺脾气虚

临床表现：鼻塞、鼻涕清稀、淋漓而下，嗅觉迟钝，双下鼻甲黏膜肿胀，苍白或灰白，呈息肉样变。并伴见头昏头重，神疲气短，四肢困倦，胃纳欠佳，大便稀溏，舌质淡或淡胖，边有齿痕，苔白，脉濡缓。

证候分析：脾主运化，输布五谷之精微以充五脏。脾虚则肺失所养，土不生金，肺无力敷布水津，则水湿上泛鼻窍，故双下鼻黏膜肿胀，甚则形成息肉。脾失健运，故可见纳差，便溏，舌质淡胖，苔白，脉濡缓。

治则：健脾益气，补肺敛气。

3. 肺肾虚弱

临床表现：鼻鼽多为常年性，鼻痒嚏多，清涕难敛，早晚较甚，鼻窍黏膜苍白水肿，平素畏风寒，四肢不温，面色淡白，或见腰膝酸软，遗精早泄，小便清长，夜尿多，舌质淡，脉沉细弱。

证候分析：肾为水火之宅，内藏命火，为五脏动力之源，肾虚，命门火衰，则肺失温煦，水液不化，上泛鼻窍，故清涕难敛；寒凝水结，则鼻窍黏膜水肿，肺肾气虚，摄纳无力。气不归元，而上越鼻窍，故鼻痒喷嚏，且常伴有咳嗽气喘；舌质淡，脉沉细，均为肺肾气虚、脉失所养之象。

治则：补肾壮阳，温肺纳气。

二、西医学概述

（一）概念

变应性鼻炎是发生在鼻黏膜的变态反应性疾病，以鼻痒、喷嚏、鼻分泌亢进、鼻黏膜肿胀等为主要特点。本病分为常年性变应性鼻炎和季节性鼻炎，后者又称"花粉病"。本病的发病无性别、年龄差异，与遗传及环境密切相关。

（二）诊断

常年性变应性鼻炎常有家族史，家庭中有哮喘、荨麻疹或药物过敏史者，其家人体内产生 IgE 抗体的能力高于正常人，发病无明显的季节性，可常年发病。其临床表现为鼻阵发性奇痒，伴有眼部发痒、流泪、连续打喷嚏、流清涕、鼻塞，多为双侧、嗅觉减退；检查可见鼻黏膜苍白水肿或呈灰紫色，鼻分泌物嗜酸性粒细胞增多，皮肤、鼻黏膜激惹试验、免疫学检查多为阳性。

常年性变应性鼻炎计分条件：常年性发病，具有打喷嚏（每次连续 3 个以上），流清涕和鼻黏膜肿胀 3 个主要临床表现，一年内发病日数累计超过 6 个月，一日内发病时间累计超过 0.5 小时，病程至少 1 年。计分标准：有明确吸入物致敏原线索，有个人和（或）家庭性病史，发作期有典型的症状和体征，各计 1 分，共 3 分。过敏原皮肤试验阳性反应，至少有一种为（++）或（++）以上；特异性 IgE 抗体检测阳性或过敏原激发试验阳性，且皮肤试验及病史符合，各计 2 分，共 4 分。鼻分泌物涂片检查嗜酸粒细胞阳性和（或）鼻黏膜刮片肥大细胞（嗜碱粒细胞）阳性计 1 分。得分 6~8 分诊断为常年性变应性鼻炎，3~5 分为可疑变应性鼻炎，0~2 分可能为非变应性鼻炎。

季节性鼻炎一般都有固定的发病期，春季和夏秋季高发；家庭中常有同样病史者。可有鼻眼痒、鼻塞、流大量水样鼻涕、常有挤眼揉鼻动作；某些患者在迁移他地时，症状不治自愈；检查鼻黏膜明显苍白、水肿、眼结膜充血；鼻分泌物嗜酸性粒细胞、嗜碱性粒细胞、杯状细胞较多，血清 IgE 水平升高。诊断标准：①季节性发病，每年发病季节基本一致，且与致敏花粉传粉期相符合，至少两年在同一季节发病。②发作期有典型的临床症状和体征。③发作期鼻分泌物嗜酸粒细胞阳性，或鼻黏膜刮片肥大细胞阳性。④花粉过敏原诱发试验阳性，眼结膜试验阳性。

三、现代常用拔罐法

【孟氏中药拔罐疗法】

主穴取风池、肩井、大椎、神阙、背部膀胱经。肺气虚寒选肺俞、天柱、风门、曲池、内关、上印堂、迎香；脾肾亏虚选脾俞、肾俞、大椎、三阴交、足三里、上印堂、迎香。拔罐之前和拔罐之后分别在拔罐的局部外涂中药拔罐液。（彩图 8、彩图 90）

【火罐疗法】

方法一：肺气虚选肺俞、风门；脾肾气虚选肾俞、命门、印堂、脾俞、足三里。用罐吸拔诸穴 5~10 分钟，每日 1 次。

方法二：取神阙穴。隔 5 分钟拔 1 次，共拔 3 次，每日 1 次。

【针刺拔罐法】

取穴分 3 组：①印堂、迎香、口禾髎、风池、合谷、足三里、三阴交；②肺俞、脾俞、肾俞、命门；③神阙。先针刺第 1 组穴位，用平补平泻法，得气后，留针 30 分钟。起针后再针第 2 组穴位，得气后，用捻转补泻法，行针 2~3 分钟，留针 30 分钟。第 3 组穴位拔罐，患者取仰卧位，暴露腹部，术者用闪火法，在神阙穴连拔 3~5 下，再留罐 5 分钟。每周 3 次，10 次为 1 个疗程。

【针罐法】

取穴：风池、肺俞、神阙、迎香。用针刺后拔罐法，（神阙不针，罐后加灸）。留罐 15~20 分钟，每日或隔日 1 次。

【针灸药配合拔罐法】

主穴取迎香、印堂、合谷、足三里。风寒配风门、风池；脾虚配肺俞、脾俞；肾虚配肾俞、上星。除印堂、上星外，均取双侧，一般先针头面、四肢穴，再针背部俞穴。迎香、印堂、上星、风池、合谷等穴用补法，得气后留针 25 分钟；风门、肺俞，进针后用小幅度、高频率的捻转补法，持续 1 分钟后起针，随即拔罐 10 分钟，再用药艾条局部熏灸；足三里、脾俞、肾俞，进针得气后针柄上套 1 寸艾炷温针灸，行 2~3 壮。每日 1 次，10 次为 1 个疗程，间隔 3~5 日。并用御风健鼻汤：苍耳子、蝉蜕、辛夷各 6g，防风、白蒺藜、玉竹各 9g，炙甘草 3g，薏苡仁、百合各 12g，随症加减，每日 1 剂水煎服，7 日为 1 个疗程，连用两个疗程。

四、现代常用拔罐法的临床应用

（一）单纯拔罐法

● **案例**[1]

一般资料：52 例患者中，男 28 例，女 24 例；年龄最小 17 岁，最大 68 岁；病程最短 3 个月，最长 7 年。

治疗方法：取肺俞、神阙穴。用大号真空罐疗器，取双肺俞、神阙拔罐，罐抽真空至患者能耐受为度，神阙穴 30 分钟，肺俞 50 分钟，拔后神阙穴微肿，双肺俞则多发疱（尤其是治疗早期），注意尽量不将疱弄破，让其自行吸收，待肺俞处发疱结痂消除后，行下 1 次治疗。3 日 1 次，10 次为 1 个疗程，疗程间不休息。

临床体会：过敏性鼻炎中医称为"鼻鼽"，属"鼻渊"范畴，鼻为肺之窍，为肺所主，肺经受邪肺失宣降导致鼻塞。拔罐可使局部组织处于高供氧低消耗状态，促进局部血液循环，改善充氧状态，增强血管通透性和白细胞吞噬能力。其良性作用，不仅在拔罐时，而且起罐后仍能持续发挥。兼之肺俞发疱，便具有拔罐发疱疗法的双重作用，使疗效更持久。

（二）针刺配合拔罐

● **案例一**[2]

一般资料：48 例均为门诊患者，其中男性 17 例，女性 31 例；年龄最小 12 岁，最大 72 岁；病程最短 1 年，最长 12 年；皆为过敏性鼻炎。

治疗方法：取上星、印堂、攒竹、迎香、风池、大椎、合谷、列缺、足三里、太溪穴。常规皮肤消毒，选 30 号 1.5 寸毫针，针印堂穴用提捏进针法刺入 1~1.2 寸，施以高频小幅捻转，使整个鼻腔有酸胀感；针攒竹穴分别向对侧眼内角方向针 1~1.2 寸，施高频小幅捻转手法，产生鼻酸胀、泪欲出的针感；针双迎香穴分别向目内角方向平刺 1~1.2 寸，施高频小幅捻转手法。用 WQ-6F 电针仪在双攒竹与双迎香分别联一组电针（左攒竹正极联右迎香负极，右攒竹正极联左迎香负极，选用疏波，这样可以产生一个由上到下的电场与磁场环境）。其他穴均平补平泻。留针 30 分钟。取针后在大椎穴用三棱针点刺后拔一火罐，可放出 5~8ml 血。每日 1 次，每周 5 次，10 次 1 个疗程，2 个疗程后评定疗效。

治疗效果：显效 28 例，有效 20 例，无效 0 例。

临床体会：本病以青少年为多，女多于男。现代研究表明，刺激迎香穴能抑制和降低鼻腔内毛细血管的通透性，减少炎性渗出，抑制组胺形成和释放，从而解除鼻塞、喷嚏、流涕；大椎与足三里可增强机体的免疫能力，改变机体特异性和非特异性的体液与细胞免疫能力，本例样本的疗效或许就源于此。

● **案例二** [3]

一般资料：本组 61 例均属于住院患者。均经西医明确诊断。其中男 28 例，女 33 例；年龄最小 6 岁，最大 69 岁；病程最短 2 年，最长 30 年。其中 23 例患者是以过敏性鼻炎为主诉入院，其余 38 例是以其他疾病入院而伴发过敏性鼻炎。

治疗方法：分 3 组取穴，①印堂、迎香、口禾髎、风池、合谷、足三里、三阴交；②肺俞、脾俞、肾俞、命门；③神阙。常规皮肤消毒，术者选用 0.25mm×30mm 毫针，先针刺第①组穴位，用平补平泻法，得气后，留针 30 分钟。起针后，再针第②组穴，得气后用捻转补泻手法，行针 2~3 分钟，留针 10 分钟。第③组穴拔罐，患者仰卧位，暴露腹部，用闪火法，在神阙穴连拔 3~5 下，再留罐 5 分钟。每周治疗 3 次，10 次为 1 个疗程。

治疗结果：痊愈 18 例，占 29%；显效 31 例，占 51%；有效 12 例，占 20%。全部有效。

临床体会：拔火罐能温真阳，振脾阳，补气育阴，扶正祛邪，其阳足则肺气实，邪不可干。笔者认为治疗过敏性鼻炎当祛邪与扶正并举，祛邪以减缓症状，扶正以巩固疗效以防复发，针灸配合拔罐是一种很好的方法。

● **案例三** [4]

一般资料：122 例患者均经西医明确诊断。其中男 62 例，女 60 例；年龄 13~58 岁；病程最短 3~32 年。其中 21 例以过敏性鼻炎为主入院治疗，其余为门诊其他疾病而伴发过敏性鼻炎。

治疗方法：分组取穴①印堂、迎香、口禾髎、风池、合谷、足三里、三阴交；②肺俞、脾俞、肾俞、命门；③神阙。常规皮肤消毒，选用 0.25mm×30mm 毫针，先针刺第①组穴位，用平补泻法，得气后，留针 30 分钟；起针后，再针刺第②组穴位，用捻转补泻手法，得气后，行针 2~3 分钟，留针 10 分钟；第③组穴拔罐：患者取仰卧位，暴露腹部，术者用闪火法在神阙穴连拔 3~5 下，留罐 5 分钟。每周治疗 3 次，10 次为 1 个疗程。

治疗结果：痊愈 36 例，占 29%；显效 62 例，占 51%；有效 24 例，占 20%。全部有效。

临床体会：过敏性鼻炎属中医学"鼻渊"范畴，病位在鼻，病变主脏在肺，涉及脾、肾，属正虚邪实。本病好发于冬春季节，故一般以寒证多见，热证较少。急性期标实为主，反复发作者多属虚实夹杂，缓解期则以正虚为主，多为肺肾两虚。治疗时应顾及每个阶段的证候特点，对症取迎香、口禾髎、合谷。迎香、口禾髎均在鼻旁，善于治疗一切鼻病。合谷是治疗头面五官科疾病的要穴，三穴合用可行气活血，通利鼻窍。选用印堂、风池以祛风通窍；足三里是保健要穴，实验证明，足三里具有调节改善机体免疫功能的作用，取三阴交以养血和血，祛风通窍。用肺俞、脾俞、肾俞、命门补肺健脾益肾，以扶助正气，标本兼顾。神阙拔火罐能温真阳，振脾阳，补气育阴，扶正祛邪。阳足则肺气实，邪不可干，本法祛邪与扶正并举，祛邪以减缓症状，扶正以巩固疗效。针灸配合拔罐确是一种治疗过敏性鼻炎的有效疗法。

（三）穴位贴敷配合拔罐

● 案例一[5]

一般资料：98 例中，男 63 例，女 35 例；年龄最小 5 岁，最大 68 岁，以 10~30 岁较常见；病程最短 3 个月，最长 10 年。

治疗方法：主穴取大椎及双侧肺俞、肾俞。术者用 5 号火罐以闪火法拔罐 10 分钟，再将中药白芥子、延胡索、白芷各 21g，细辛、甘遂各 12g 研极细末，每次取 15g，以姜汁调和成稀糊状药膏，分成 5 份，分别贴于以上穴位，上盖 5cm×5cm 的塑料薄膜，以胶布固定。一般贴 4~6 小时（小儿酌减），如贴药膏后烧灼疼痛感觉较重时，可提前取下；若贴后感觉舒适或有温热感，可适当延长贴敷时间。隔日 1 次，5 次为 1 个疗程。疗程间隔 5 天。

治疗效果：痊愈（临床症状消失，1 年内无复发）50 例，占 51.02%；有效（临床症状减轻，偶有复发）40 例，占 40.82%；无效（治疗前后症状无改变）8 例，占 8.16%。总有效率 91.84%。

临床体会：拔罐对以上穴位是一种良性刺激，可祛风寒之邪。拔罐后使毛孔开放，易于贴敷药膏的吸收。

● 案例二[6]

一般资料：52 例患者中，男性 23 例，女性 29 例；年龄最小 9 岁，最大 53 岁；病程最短 5 个月，最长 20 多年。常年性发作 35 例，季节性发作 17 例。

治疗方法：穴位贴敷药物含白芥子、延胡索、细辛、甘遂，用量比例为 2：2：1：1。分组取穴，①百劳、膏肓、肺俞、大椎；②风门、脾俞、足三里。操作时，将上述药物碾成粉末，过 80~100 目筛。使用时用新鲜姜汁调成膏状，然后切成 1cm³ 的方块状，在药块中央挖 1 小孔加入丁香、肉桂粉适量，用 4cm×4cm 的胶布固定贴于穴位上。贴药后皮肤有微微发痒、灼痛感，切勿即去，一般敷贴 3~6 小时。贴药时间可视各人情况而定。如发痒、灼痛感不甚明显者则可敷贴较长时间；如发痒、灼痛感非常明显者则应缩短敷贴时间。7 天 1 次，3 次为 1 个疗程。上述两组穴位交替选用。除大椎穴外，其余穴位均取双侧。连续观察 3 个疗程。敷贴部位易起水疱，嘱患者不要弄破，以免感染。如果水疱较大，消毒后用注射器穿刺吸液，再涂以甲紫药水。贴药部位 10 小时内不宜着冷水。此外，亦不宜食寒凉、生冷、辛辣的食物。

治疗结果：3 个疗程结束后，52 例患者中，显效 36 例，有效 14 例，无效 2 例。总有效率为 96.2%。

临床体会：治疗过程中发现，随着治疗时间的延长，有效率逐渐提高。1 个疗程后，24 例患者鼻痒、打喷嚏、流清涕、鼻塞的症状有所改善；两个疗程后，39 例患者鼻痒、打喷嚏、流清涕、鼻塞的症状明显改善；3 个疗程后，36 例患者鼻痒、打喷嚏、流清涕、鼻塞的症状消失；14 例患者鼻痒、打喷嚏、流清涕、鼻塞的症状改善；症状无明显改善者两例。两例无效的患者都是男性，治疗期间注意饮食的配合非常重要。

（四）刺血拔罐加三伏灸

● 案例[7]

一般资料：本组 266 例患者，男 141 例，女 125 例；年龄最大 53 岁，最小 9 岁；病程最短 4 个月，最长 11 年；常年性发作 112 例，季节性发作 154 例。

治疗方法：药物选用白芥子、甘遂、细辛、肉桂、鹅不食草、辛夷、苍耳子、白芷、皂角，按 3：3：3：3：2：2：2：1：1 比例配齐，机器加工成细末，姜汁、凡士林各半调成膏，制成直径

1.5~2cm，厚 0.2~0.3cm 大小药饼备用。每年夏季初伏第一天开始，初、中、末伏各治疗 1 次，每次间隔 10 天，每年治疗 3 次，3 年为 1 个疗程，1 个疗程后统计疗效。取印堂、大椎、风门、肺俞、脾俞、肾俞穴。操作时，取准穴位，指切作记，常规消毒，梅花针叩刺穴位至皮肤微出血为度，拔火罐 3~5 分钟起罐，擦净血迹，将药饼置于穴位上，贴敷 20~24 小时自行揭去；印堂穴不用梅花针叩打，不拔罐，嘱患者带药回家自己贴敷，每日贴 1 次，每次贴 3~5 小时，以局部微红为度。穴位贴药时感觉痒甚或灼热疼痛较重者，可提前将药去掉，如局部起小水疱者，不必处理，起疱较重者用消毒针刺破，放出渗液，外涂甲紫。印堂穴如有起疱者，待疱痊愈后再贴药，并缩短每次贴药时间，治疗期间应避风寒、忌生冷。

治疗结果：痊愈 114 例，占 42.86%；显效 86 例，占 32.33%；好转 44 例，占 16.54%；无效 22 例，占 8.27%。愈显率为 75.19%，总有效率为 91.73%。

临床体会：方中白芥子、甘遂温肺祛饮，利气散结；细辛入肺肾二经，有外散风寒、内化寒饮、宣通鼻窍之功；肉桂补火助阳，散寒止痛，温通经脉；鹅不食草、辛夷、苍耳子、白芷皆辛温之品，具有散风寒、祛湿邪、通鼻窍之效，据现代药理研究，鹅不食草对过敏性鼻炎有良好的治疗作用；辛夷、苍耳子能使鼻黏膜血管收缩，消除鼻黏膜水肿、解除鼻塞症状；皂角辛散走窜，闻之即能取嚏，其通窍之力颇著；加姜汁发散寒邪，可提高机体的免疫力。从中医的角度讲，本方既可温阳益肺以治本，又能散寒祛湿通窍以治标，标本兼治，故收良效。

（五）刺络拔罐与穴位注射

● 案例[8]

一般资料：本组 160 例，随机分为实验组及对照组观察治疗。实验组 85 例，男 45 例，女 40 例；年龄 16~72 岁；病程最短 3 个月，最长 17 年。对照组 75 例，男 41 例，女 34 例；年龄 17~69 岁；病程最短半年，最长 13 年。两组资料经统计学处理，$P > 0.05$，具有可比性。

治疗方法：（1）实验组：①梅花针刺血拔罐法：取印堂、迎香、曲池、列缺穴，膀胱经背俞穴从大杼至肾俞。面部穴位常规消毒后，用梅花针叩刺至皮肤潮红或微出血为度。背俞穴叩刺法为先，从一侧大杼密集叩刺，往下至肾俞，往返 3~5 次，再叩刺另一侧，而后选适当穴位拔火罐 10 分钟左右，可隔日治疗 1 次。②穴位注射法：取足三里（双侧）或三阴交（双侧）。药物用黄芪注射液。穴位常规消毒（以上两穴交替使用），用 5ml 注射器抽取黄芪注射液刺入穴位，待有针感回抽无血时每穴缓慢注入 2ml 左右，出针后按揉片刻，或局部做 TDP 灯理疗以助药物吸收，可隔日治疗 1 次。以上治疗方法可同时进行，治疗 10 次为 1 个疗程，休息 5 天，再开始下个疗程。

（2）对照组：取迎香、印堂、颧髎、风池、肺俞、列缺、曲池、脾俞、肾俞等穴。用毫针刺，迎香、印堂、颧髎用平补平泻法，其余穴位均用补法。每日治疗 1 次，留针 20 分钟，10 次为 1 个疗程。

治疗结果：实验组 85 例中，痊愈 36 例，好转 44 例，无效 5 例，总有效率 94%；对照组 75 例中，痊愈 11 例，好转 38 例，无效 26 例，总有效率 65%。

临床体会：过敏性鼻炎是因素体虚弱，复感风寒，肺气虚弱，卫外不固而致。鼻为肺之窍，鼻病与肺病有着密切的联系，同时还与脾、肾有关，治宜调补肺气为本，宣利鼻窍为主，阳明之脉夹鼻孔，肺与大肠相表里，故取迎香、列缺、曲池穴既有局部治疗作用，又有利于调节脏腑功能。

（六）耳压配合拔罐

● 案例[9]

一般资料：本组 30 例均为门诊患者，其中男 17 例，女 13 例；年龄 6~20 岁；病程最短 2 个月，最长 3 年。

治疗方法：取耳穴肺、内鼻、外鼻、神门、内分泌、外耳、风溪、肾上腺。将一侧耳郭用 75% 酒精消毒后，将王不留行籽固定于上述耳穴，双耳交替使用，每周贴两次，4 次为 1 个疗程，嘱患者每日自行按压耳穴 2~3 次，每次 3~5 分钟。选用中号火罐于双侧肺俞穴，用闪火法拔罐，留罐 15 分钟，再选用大号火罐在神阙穴用闪火法拔罐，留罐 10 分钟，每日 1 次，每周治疗 5 次，10 次为 1 个疗程。

临床体会：耳穴风溪、肾上腺、内分泌具有显著的抗过敏作用，是过敏性疾病的首选穴位。外耳为经验用穴。肺、内鼻、外鼻为病变的主要脏腑和部位。对肺俞、神阙拔罐，意在调整肺、脾肾功能，固护卫阳，疏风散寒，标本兼顾，以图疗效稳定。治疗后患者多恢复正常。

此外，还应该建议患者做相应抗原皮肤试验，查清外界过敏性抗原，从而尽量避免接触诱发物，才能减少发病机会。

五、分析与评价

1. 拔罐治疗本病的概况

过敏性鼻炎是五官科的多发病、常见病。属于 I 型变态反应性疾病，是鼻黏膜对外界的过敏原反应过于强烈而致的组织损伤和功能紊乱的变态反应，分为常年性和季节性两种。拔罐治疗本病疗效可靠，且安全无不良反应。

拔罐治疗本病主要选取背俞穴，膀胱经腧穴配合其他疗法进行，主要针对过敏性鼻炎属于虚证而进行整体调节。

2. 拔罐治疗本病的疗效和安全性评价

过敏性鼻炎是一种极易复发的疾病，对于该病的治疗迄今尚无特效、理想的方法，西医学主要采用抗组胺类药物，或鼻部应用类固醇类药物，以及减少鼻黏膜充血和抗胆碱类药物，此类药物多为对症治疗，且均有不同程度的不良反应。拔罐治疗本病疗效确切，有效率在 90% 以上，而且操作简单，无副作用，具有极好的发展前景。

3. 拔罐治疗本病的治疗规律

拔罐治疗过敏性鼻炎主要以补虚为主，治疗上主要以背俞穴为主配合局部穴位进行治疗。临床多采用其他方法配合拔罐疗法治疗过敏性鼻炎，如穴位贴敷、耳针、刺络放血等疗法，疗效突出。

4. 今后本病临床研究重点

应加强临床研究的严谨性与规范性。目前临床研究尚停留在疗效观察阶段，多未设对照组，科研设计还不够严谨，严重束缚了拔罐疗法的应用。

六、注意事项

患者应避免接触过敏原，增强体质，严重者积极配合中西药行脱敏疗法。

参考文献

[1] 王瑜. 肺俞配神阙拔罐治疗过敏性鼻炎 52 例 [J]. 中国针灸, 2004, 24（5）：332.

[2] 王景岳, 王栋. 针刺拔罐治疗过敏性鼻炎 48 例 [J]. 江苏中医药, 2003, 24（9）：47.

［3］刘云霞. 针刺拔罐治疗过敏性鼻炎61例［J］. 中国针灸，2000，20（7）：418.

［4］刘萍. 针刺拔罐治疗过敏性鼻炎122例［J］. 中国中医药科技，2004，11（5）：281.

［5］吴奇方，张慧. 拔罐配合穴位贴敷治疗过敏性鼻炎98例［J］. 上海针灸. 2001，20（1）：42.

［6］赖远征，谢永红，曾洪辉，等. 穴位贴敷配合拔罐治疗发作期过敏性鼻炎［J］. 广东药学院学报，2004，20（5）：569.

［7］张盛之，王成山，信百平，等. 刺血拔罐加"三伏灸"治疗变态反应性鼻炎266例［J］. 中医药研究，2001，17（6）：19.

［8］李晓梅. 梅花针刺血拔罐与穴位注射治疗过敏性鼻炎［J］. 辽宁中医杂志，2005，32（5）：457.

［9］李一新. 耳压拔罐治疗青少年过敏性鼻炎［J］. 上海针灸杂志，2005，24（9）：33.

鼻窦炎

一、中医学概述

（一）概念

本病在中医学中属于"鼻渊"范畴。病因病机为肺脾虚损，湿热邪毒久滞鼻窍，腐败成脓发为本病。

（二）辨证

1. 肺经郁热

临床表现：鼻流黄浊涕，鼻塞、头痛，发热恶风，舌红苔薄黄，脉浮数。

证候分析：风热犯肺，肺失宣降，邪热循经上壅鼻窍，燔灼黏膜，则鼻流黄浊涕，鼻塞；风热外袭，则头痛，发热恶风；舌红苔薄黄，脉浮数，为风热在表之象。

治则：疏风清热，宣肺通窍。

2. 胆腑郁热

临床表现：鼻流脓涕，量多味臭，头痛鼻塞，口苦咽干，舌红苔黄，脉弦数。

证候分析：胆腑郁热，循经上犯鼻窍，燔灼气血，熏腐黏膜，故鼻流脓涕，量多味臭；胆经火热上攻头目，清窍不利，故头痛鼻塞，口苦咽干；舌红苔黄，脉弦数，为胆经火热之象。

治则：清泻胆热，利湿通窍。

3. 脾经湿热

临床表现：鼻流浊涕，量多味臭，鼻塞不通，纳呆腹胀，小便黄赤，舌红苔黄，脉滑数。

证候分析：脾胃湿热，循经上蒸鼻窍，故鼻流浊涕，量多味臭；湿热滞鼻，壅阻脉络，则鼻塞不通；湿热蕴结脾胃，受纳运化失职，则纳呆腹胀；小便黄赤，舌红苔黄，脉滑数，为湿热之象。

治则：清热利湿，化浊通窍。

4. 肺气虚寒

临床表现：鼻涕黏白量多，鼻塞时轻时重，嗅觉减退，自汗恶风，声低懒言，舌淡苔白，脉缓弱。

证候分析：肺气虚弱，无力托邪外出，邪滞鼻窍，则鼻涕黏白量多，鼻塞时轻时重，嗅觉减退；肺卫不固，腠理疏松，故自汗恶风；肺气不足，则声低懒言；舌淡苔白，脉缓弱，亦为气虚之象。

治则：温补肺脏，散寒通窍。

5. 脾气虚弱

临床表现：鼻涕白黏或黄，量多无臭，鼻塞明显，嗅觉减退，纳呆腹胀，大便稀溏，舌淡苔白，脉虚弱。

证候分析：脾气虚弱，健运失职，湿浊上犯，停聚鼻窍，则鼻涕白黏或黄，量多无臭，鼻塞明显，嗅觉减退；脾虚湿困，升降失常，则纳呆腹胀，大便溏稀；舌淡苔白，脉虚弱，均为脾气虚弱之象。

治则：健脾利湿，益气通窍。

二、西医学概述

（一）概念

鼻窦炎是鼻窦黏膜的一种非特异性炎症。有急、慢性之分。急性鼻窦炎可发生在一个鼻窦，慢性鼻窦炎可累及多个鼻窦。各窦中以上颌窦的发病概率最大，症状特点为鼻塞、多脓涕和头痛。急性感染者可出现畏寒、发热等全身症状。慢性鼻窦炎多因急性鼻窦炎反复发作未能得到适当的治疗所致。局部症状为多涕、鼻塞，或有头痛、嗅觉减退或消失，可伴失眠、记忆力减退等精神症状。检查可见中鼻甲肥大，或有息肉样变、中鼻道变窄。

（二）诊断

1. 急性鼻窦炎的诊断标准

（1）有急性鼻炎、流感或急性感染性疾病史，有牙周或牙根感染病史。

（2）可见全身不适、关节疼痛、精神不振、发热恶寒等症状。

（3）鼻塞，嗅觉减退，鼻内有大量黏脓性或脓性分泌物，头痛可出现在前额、眉间或枕部，窦腔局部疼痛。

（4）鼻黏膜充血，鼻甲肥大，中鼻道及嗅裂有脓性分泌物溢出，鼻窦区有压痛。

（5）X线检查呈炎性改变征象。

（6）实验室检查见白细胞总数及中性粒细胞数增高。

2. 慢性鼻窦炎的诊断标准

（1）有急性鼻窦炎反复发作史。

（2）长期鼻塞，流黏稠或脓涕，头痛头昏，注意力不集中，嗅觉减退或消失。

（3）鼻腔检查见鼻黏膜肿胀或肥厚，中鼻甲肿大或息肉样变，病窦相应的鼻道内有黏脓涕。

（4）X线检查见鼻腔模糊，混浊，密度增高，黏膜肥厚或有液面。

（5）穿刺或导管冲洗，有脓液溢流。

三、现代常用拔罐法

【孟氏中药拔罐疗法】

主穴取风池、大椎、肺俞、外关、合谷。肺经郁热配风门、风池、合谷；胆腑郁热配风池、上印堂、阳陵泉；脾经湿热配脾俞、中脘、阳陵泉；肺气虚寒配肺俞、太渊、四白；脾气虚弱配脾俞、中脘、足三里、三阴交。拔罐之前和拔罐之后分别在拔罐的局部外涂中药拔罐液。（彩图 89、彩图 91）

【火罐疗法】

肺经郁热选风门、风池、合谷，先点刺诸穴，后吸拔5分钟，每日1次。胆腑郁热选风池、印堂、阳陵泉；脾经湿热选脾俞、中脘、公孙、阳陵泉；以上两型拔罐5分钟，每日1次。肺气虚寒选肺俞、太渊、四白，先温灸诸穴，后吸拔5分钟，每日1次。脾气虚弱选脾俞、中脘、足三里、三阴交、足三里，吸拔5分钟，每日1次。

四、注意事项

患者应积极治疗急性鼻窦炎，注意用鼻卫生，坚持治疗，预防慢性鼻窦炎。

鼻出血

一、中医学概述

（一）概念

本病在中医学中属"鼻衄"范畴。病因病机为外感燥热，过食辛辣，情志不畅，劳伤虚损，引起肺、肝、肾、脾功能失调，火、热气逆灼伤鼻窍、脉络，或由于脏腑虚损而致。

（二）辨证

1. 肺经热盛

临床表现：血从鼻窍点滴而出，色鲜红，量不多，鼻窍干燥，鼻息气热或鼻塞，多涕色黄，舌红苔薄黄，脉浮数。

证候分析：邪热灼伤鼻窍、脉络，则血从鼻窍点滴而出，色鲜红；热邪在表，故出血量不多；邪热犯肺，耗伤肺津，故鼻窍干燥，鼻息气热；鼻塞，多涕色黄，舌红苔薄黄，脉浮数，均为肺经风热之象。

治则：疏风清热，凉血止血。

2. 胃热炽盛

临床表现：鼻出血色深红，量多不止，鼻内干燥，烦渴饮引，口臭，或牙龈肿胀、糜烂，大便秘结，小便色黄，舌红，苔黄厚，脉洪数。

证候分析：胃热炽盛，火热内燔，迫血外溢，故鼻出血色深红，量多不止；热盛伤津，故鼻内干燥，烦渴饮引；口臭，或牙龈肿胀、糜烂，大便秘结，小便色黄，舌红，苔黄厚，脉洪数，均为胃热炽盛之象。

治则：清胃泻火，凉血止血。

3. 肝火上逆

临床表现：鼻出血色深红，血出如涌，暴发骤停，烦躁易怒，头痛耳鸣，口苦咽干，胸胁胀满，舌红苔黄，脉弦数。

证候分析：肝藏血，肝火上逆，火邪迫血妄行，溢于清道，故鼻出血色深红，血出如涌，暴发骤停；肝火上炎，扰于清窍，故见头痛耳鸣，口苦咽干；肝气郁结，气机不畅，故胸胁胀满，烦躁易怒；舌红苔黄，脉弦数，为肝经火热之象。

治则：清肝泻火，凉血止血。

4. 脾不统血

临床表现：鼻衄常发，渗渗而出，色淡，面色无华，头晕眼花，少气懒言，食少便溏，舌淡脉缓弱。

证候分析：脾气虚弱，气不摄血，故鼻衄渗渗而出；脾虚气血生化乏源，则血色淡红，缠绵难愈；面色无华，头晕眼花，少气懒言，食少便溏，舌淡，脉缓弱，均属脾气虚弱之象。

治则：健脾益气，摄血止血。

5. 肝肾阴虚

临床表现：鼻出血时作时止，色淡红，渗渗出血，头晕耳鸣，五心烦热，失眠盗汗，腰膝酸软，舌红绛少苔，脉细数。

证候分析：肝肾阴虚，虚火上炎，伤及血络，故鼻出血时作时止；精血不足，则色淡红，渗渗出血；头晕耳鸣，五心烦热，失眠盗汗，腰膝酸软，舌红绛少苔，脉细数，均为肝肾阴虚、虚火上炎之象。

治则：滋补肝肾，养血止血。

二、西医学概述

（一）概念

鼻出血是一种常见症状，可出现于各种年龄、时间和季节，多由局部病变（如炎症、外伤、鼻中隔偏曲、肿瘤）和全身性疾病（如引起动静脉压增高的疾病，出凝血功能障碍，血管张力改变等）引起。局部病变引起的鼻出血多发生于单侧鼻腔，出血量不多，全身性疾病引起的鼻出血多为双侧交替性或同时出血，出血量多，时间长，难以遏制。临床表现轻者涕中带血，重者可引起失血性休克，反复出血则导致贫血。

（二）诊断

（1）以鼻腔出血为主要症状。一般发病较急，出血严重者可致休克。

（2）气候干燥、恼怒、饮酒、鼻部外伤所致或诱发。

（3）鼻腔检查有出血病灶。

（4）尽可能做引起鼻出血疾病的有关实验室检查。

（5）应与出血性疾病、肿瘤引起鼻出血相鉴别。

三、现代常用拔罐法

【孟氏中药拔罐疗法】

主穴取大椎、风池、肩井、胁肋部、背部膀胱经。肺热者加肺俞，胃热者加中脘，肝火者加肝俞，脾虚者加脾俞，肾阴虚加涌泉。拔罐之前和拔罐之后分别在拔罐的局部外涂中药拔罐液。（彩图92）

【针罐法】

方法一：取太冲、内庭、涌泉、合谷、大椎穴。用三棱针点刺诸穴2~3下，吸拔留罐10~15分钟，每日1次，6次为1个疗程。

方法二：取大椎、关元穴。以皮肤针重叩出血，吸拔留罐 10~15 分钟，复发者每周 2 次。

四、注意事项

急性大量出血者应积极配合中西医药物治疗，消除紧张恐惧。如疑有休克倾向，要积极进行抗休克治疗。拔罐时配合原发病的治疗，忌食辛辣食物，改变挖鼻习惯，避免鼻孔损伤。

酒渣鼻

一、中医学概述

（一）概念

中医学称之为"酒皶鼻"，多因饮食不节，肺胃积热上蒸，复感风邪，血瘀凝结而致。

（二）辨证

1. 肺胃热盛

临床表现：红斑多发于鼻尖或两翼，压之褪色，常嗜酒，便秘，饮食不节，口干口渴，舌红，苔薄黄，脉弦滑。

证候分析：肺开窍于鼻，足阳明胃经起于鼻旁，肺胃热盛上蒸，故红斑多发于鼻尖或两翼，压之褪色；饮食不节，嗜酒，皆能助火化热，热盛津伤则口干、口渴；肺与大肠相表里，肺气不宣则便秘；舌红、苔薄黄、脉弦滑，为肺胃热盛之象。

治则：清泄肺胃积热。

2. 热毒蕴肤

临床表现：在红斑上出现痤疮样丘疹、脓疱，毛细血管扩张明显，局部灼热，口干，便秘，舌红绛，苔黄。

证候分析：热毒炽盛，充斥络脉，蕴结肌肤，故局部灼热，在红斑上出现痤疮样丘疹、脓疱，毛细血管扩张明显；热毒耗损阴津，故口干、便秘；舌红绛、苔黄，为热毒蕴肤之象。

治则：凉血清热解毒。

3. 气滞血瘀

临床表现：鼻部组织增生，呈结节状，毛孔扩大，舌略红，脉沉缓。

证候分析：肺胃积热不解，上冲熏蒸鼻面日久，故见毛孔扩大；复感外邪，瘀结于肌肤致经络阻隔，气血瘀滞，故鼻部组织增生，呈结节状；舌略红、脉沉缓，为气滞血瘀之象。

治则：活血化瘀散结。

二、西医学概述

（一）概念

酒渣鼻以鼻面部出现红斑、丘疹、脓疱、日久生有鼻赘为主要症状，初起以鼻为中心的颜面中部发生红斑，尤以进食辛辣、热食或精神紧张后更为明显，皮肤变厚，鼻头增大，时而发痒。本病为常见病、多发病，可发生于任何年龄，但以中年女性较多。

（二）诊断

（1）鼻头或鼻两侧多呈红斑丘疹。一般临床分三期：红斑期主要是潮红毛细血管扩张；丘疹期是在潮红的基础上出现散在米粒大小丘疹或掺杂小脓疱，但无粉刺；鼻赘期为晚期，鼻尖出现结节、肥大增生，表面凹凸不平如鼻赘。一般无自觉不适症状。

（2）在面部常见五点分布，即鼻尖、两眉间、两颊部、下颌部、鼻唇沟等。

（3）多见于面部油脂分泌较多的人，常有便秘习惯。

（4）组织病理检查主要见毛细血管扩张，皮脂腺增生，或可见结缔组织和皮脂腺增殖肥大。

三、现代常用拔罐法

【火罐法】

选穴：印堂、迎香、承浆、列缺、合谷、血海、足三里、三阴交。以上诸穴采用单纯拔罐法，留罐 10~15 分钟，每日 1 次。

【刺络拔罐法】

取穴：① 迎香、印堂；② 素髎、内迎香。两组穴位交替使用，用三棱针点刺出血。大椎、肺俞、肝俞、身柱、膈俞、胃俞用闪火法拔罐 15 分钟，隔日 1 次。

四、注意事项

患者平时应注意节制辛辣饮食，保持心情愉快。

参考文献

[1] 徐田，许纯一. 刺络拔罐为主治疗酒渣鼻 26 例 [J]. 中国针灸，1998，18（12）：728.

急性咽炎

一、中医学概述

（一）概念

中医学认为，本病主要是由于外感风热邪毒，熏灼肺系，或肺胃二经郁热上扰，而致咽喉肿痛，属实热证。

（二）辨证

1. 外邪侵袭，上犯咽喉

临床表现：咽部疼痛，吞咽不利。偏于风热者，咽痛较重，吞咽时痛增，发热，恶风，头痛，咳痰黄稠，舌苔薄黄，脉浮数；检查可见咽部黏膜鲜红、肿胀。偏于风寒者，咽痛较轻，伴恶寒发热，身痛，咳嗽痰稀，舌质淡红，脉浮紧；检查可见咽部黏膜淡红。

证候分析：风热外邪侵袭，客于肺系，结聚于咽，则咽部疼痛，吞咽时痛增，咳嗽痰黄稠；恶风发热、头痛、舌苔薄黄、脉浮数为风热表证。若风寒外袭，卫阳被郁遏，不得宣泄，邪不外达，凝聚于咽，则咽痛不适，吞咽不利；寒邪束表，肺卫失宣，则恶寒发热，身疼痛，头痛无汗，咳嗽痰稀；舌质淡、苔薄白、脉浮紧为风寒表证。

治则：疏风散邪，宣肺利咽。

2. 肺胃热盛，上攻咽喉

临床表现：咽部疼痛较剧，吞咽困难，发热，口渴喜饮，口气臭秽，大便燥结，小便短赤，舌质红，舌苔黄，脉洪数。检查见咽部红赤肿胀明显，喉底颗粒红肿。

证候分析：肺胃热盛，火热燔灼咽喉，则咽部疼痛较剧，吞咽困难；火热内积，则发热、口渴喜饮、口气臭秽、大便燥结、小便短赤；舌质红、舌苔黄、脉洪数为里热之征。

治则：清热解毒，消肿利咽。

二、西医学概述

（一）概念

急性咽炎是咽黏膜、黏膜下组织及淋巴组织的急性炎症。本病为咽喉科常见病，可发生于任何年龄，以秋冬春三季比较常见，气温急骤变化时容易发生。本病起病较急，初觉咽部干燥、灼热、发胀、粗糙、微痛，继而咽痛加重，以致吞咽时痛剧，痛感常可放射到两侧耳部及颈部。由于咽部有黏液附着，常有发痒、咳嗽不适。全身症状一般较轻，只有全身不适感。重症患者可有发热、畏寒、头痛、四肢酸痛、食欲不振、口渴、口臭、便秘等全身症状。

（二）诊断

（1）病史：常有受凉、疲劳、烟酒过度、各种物理和化学刺激等诱因。

（2）症状：起病较急，咽部干燥、灼热、疼痛或吞咽痛，发热，畏寒，食欲不振，四肢酸痛。

（3）检查：咽部黏膜充血，颜色鲜红；咽后壁淋巴滤泡和咽侧索红肿，局部或有黄、白色分泌物附着；悬雍垂、软腭水肿；咽拭子培养可有致病菌。

三、现代常用拔罐法

【火罐法】

选穴：风池、风府、天突、大椎、尺泽、曲池、合谷。以上诸穴采用单纯拔罐法，留罐10~15分钟，每日1次。

【刺络拔罐法】

方法一：取大椎、肺俞、肝俞、少商、商阳穴。先将大椎、肺俞、肝俞穴进行常规消毒，每穴用三棱针点刺后，立即在所点刺的穴位拔罐，留罐10~15分钟，拔出毒血1~5ml，起罐后擦净皮肤上的血迹。然后将少商、商阳穴进行常规消毒，每穴用三棱针点刺数下，挤出毒血6~12滴，挤出的血液由紫红色变为淡红色为止。隔日治疗1次，6次为1个疗程。

方法二：将太阳、天突穴进行常规消毒，每穴用三棱针点刺3~5下，选择小号火罐，立即拔于所点刺的部位，留罐10~15分钟，皮肤出现红色瘀血或拔出毒血1~5ml为止，起罐后擦净皮肤上的血迹，隔日治疗1次，6次为1个疗程。

方法三：取大椎、耳尖穴。先将大椎穴进行常规消毒，用 1.5 寸的毫针刺之，采用强度刺激，泻法，取得针感后在针上拔火罐，留罐 10~15 分钟，至皮肤出现紫红色瘀血后起罐拔针。然后用手揉捏耳郭至充血发红，将耳尖进行常规消毒，用三棱针点刺后，挤出数滴毒血。每日或隔日治疗 1 次，6 次为 1 个疗程。

【针罐法】

取双侧曲池穴，持续运针 1 分钟，采用强度刺激泻法，针后拔罐 5~10 分钟。每日 1 次。

【走罐法】

取穴：足太阳膀胱经的大杼至膀胱俞、督脉的大椎至腰俞。患者取俯卧位或俯伏坐位，充分暴露背部，在背部涂适量的润滑油，选择大小适宜的火罐，用闪火法将罐吸拔于背部，然后轻轻地沿着膀胱经和督脉的穴位来回推拉火罐，至皮肤出现红色瘀血起罐，擦净皮肤上的油迹。每周治疗 1~2 次，5 次为 1 个疗程。

四、注意事项

拔罐刺血疗法治疗本病效果较好，尤其对于急性咽喉肿痛效果显著，往往可以立即缓解疼痛，局部炎症亦随之消失，体温自然下降，一般治疗 1~2 次即可痊愈。在治疗期间，患者应忌食辛辣刺激性食物及戒烟酒等。

参考文献

［1］施勇前. 曲池穴临床应用［J］. 上海针灸杂志，1990，9（4）：20.

［2］蔡丽娜. 风门穴治疗喉科疾病 130 例的体会［J］. 北京中医学院学报，1991，14（5）：38.

［3］沈若星. 刺络拔罐疗法临床应用［J］. 福建中医药，1994，25（3）：42-43.

［4］刘茂涌，张伟. 针药并用治疗口咽疾病［J］. 中国民间疗法，1996（4）：22-23.

［5］金龙洙，安秀明. 大椎穴拔罐治疗扁桃体炎、咽炎 950 例［J］. 中国乡村医药，1999，6（9）：30.

慢性咽炎

一、中医学概述

（一）概念

本病在中医学中属"虚火喉痹"范畴。病因病机为外感邪热，或劳欲过度，伤及肺肾之阴，虚火内生，或灼津为痰，凝滞咽窍。

（二）辨证

1. 阴虚火旺

临床表现：咽干痒痛，时轻时重，痰黏量少，咽黏膜红肿或干萎如蜡纸，伴午后低热，腰膝酸软，舌红少苔，脉细数。

证候分析：阴虚津少，虚火上炎，故咽干痒痛；肺阴不足，肃降失职，肺气上逆，则痰黏量少；虚火久灼，气血瘀滞，故咽黏膜红肿；肺肾阴虚，咽喉失于濡养，故咽黏膜干萎如蜡纸；午后低热，腰膝酸软，舌红少苔，脉细数，皆为阴虚火旺之象。

治则：滋养阴液，降火利咽。

2. 痰瘀交阻

临床表现：咽干涩刺痛，痰黏难除，咽黏膜红肿，小瘰丛生，伴有潮热口干，舌苔黄腻，脉滑数。

证候分析：邪毒久滞，虚火久蒸，炼津成痰，气机阻滞，血行不畅，邪毒与痰、瘀搏结于咽喉，故咽干涩刺痛，痰黏难除，咽黏膜红肿，小瘰丛生；潮热口干，舌苔黄腻，脉滑数，为痰湿郁热之象。

治则：祛痰化瘀，散结利咽。

二、西医学概述

（一）概念

慢性咽炎是指咽黏膜、黏膜下组织和淋巴组织的慢性弥漫性炎症。多发于成年人，有时症状顽固，不易治愈。常由反复上呼吸道感染或长期的理化刺激（如化学气体、粉尘、辛辣饮食、烟酒等）所造成。临床常表现为咽部的多种不适，如异物感、灼热感、干燥感、刺激感、咽痒及微痛感等。常做清嗓动作，讲话多则症状加重，有时可发生短促而频繁的咳嗽，咳出黏液则症状减轻。按病理变化可分为三类：①慢性单纯性咽炎：咽黏膜充血，淋巴组织增生，分泌亢进；咽反射亢进，易恶心。②慢性肥厚性咽炎：黏膜充血肥厚，淋巴组织增生如粒，融合成片，有黄白色渗出物。③慢性萎缩性咽炎：黏膜上皮变薄，腺体退化萎缩；咽反射减退。

（二）诊断

（1）病史：常有急性咽炎反复发作史，或因鼻病长期张口呼吸及烟酒过度、环境空气干燥、粉尘和刺激性气体污染等引起。

（2）症状：咽部不适，或疼或痒，或干燥感、灼热感、烟熏感、异物感等；刺激性咳嗽，晨起用力咳出分泌物，甚或作呕；病程两个月以上，常因受凉、感冒、疲劳、多言等原因致症状加重。

（3）检查：咽部慢性充血，呈暗红色，或树枝状充血；咽后壁淋巴滤泡增生，或咽侧索肿大；咽黏膜增生肥厚，或干燥、萎缩、变薄，有分泌物附着。

具备上述症状及1项或1项以上检查所见，即可诊断。

三、现代常用拔罐法

【孟氏中药拔罐疗法】

主穴取人迎、水突、天突、风池、大椎、肺俞。阴虚火旺配曲泽、曲池、肾俞、太溪、缺盆、合谷；痰瘀交阻配丰隆、风门、肾俞、血海、缺盆、合谷。拔罐之前和拔罐之后分别在拔罐的局部外涂中药拔罐液。（彩图89、彩图93）

【火罐疗法】

取穴：大椎、肺俞、肾俞、曲池、足三里。拔罐15~20分钟。咽喉红肿充血配尺泽、少商、商阳，用三棱针点刺放血1~3滴。每日或隔日1次，10次为1个疗程。

【刺络拔罐法】

方法一：先用三棱针点刺，然后拔罐 15~20 分钟，以每穴吸出少量血液为佳。隔日 1 次，10 次为 1 个疗程。

方法二：主穴取大椎，配穴取夹脊。先用三棱针点刺大椎 1~2 分深，再以大椎穴为中心拔罐 10~15 分钟，每日 1 次，3 日为 1 个疗程。

【灸罐法】

分两组取穴，①肺俞、脾俞、气海；②肾俞、中脘、神阙。每次选用 1 组，先吸拔 10~15 分钟，起罐后每穴加艾炷灸 3~5 壮。每日或隔日 1 次，10 次为 1 个疗程。

【针刺后拔罐法】

取穴：风池、液门、鱼际。甚者配肺俞、手三里、少商；兼感冒者配风府、外关、大椎。先以毫针用泻法针刺，后拔罐 10~15 分钟，其中，手三里、少商点刺出血，不拔罐，每日或隔日 1 次，5 次为 1 个疗程。

【梅花针叩刺后走罐法】

取穴：颈椎及其两侧、第一至第三胸椎两侧、肘至腕部之大肠经线上、足踝部之肾经线上。先在应拔部位用梅花针叩刺（依次从颈椎→胸椎→肘腕部至踝部）2~3 遍，再依次用走罐法至皮肤潮红为度，亦可任选数穴（在上述范围内）用留罐法留罐。隔日 1 次，10 次为 1 个疗程。

四、注意事项

本病应预防反复感染，患者应少说话，减少烟酒、辛辣及粉尘刺激。用生理盐水漱口，保持口腔卫生。

参考文献

［1］施勇前. 曲池穴临床应用［J］. 上海针灸杂志，1990，9（4）：20.

［2］蔡丽娜. 风门穴治疗喉科疾病 130 例的体会［J］. 北京中医学院学报，1991，14（5）：38.

［3］乔桂芝. 浅刺气罐法治疗慢性咽炎 318 例［J］. 安徽中医学院学报，1992，11（1）：44.

［4］沈若星. 刺络拔罐疗法临床应用［J］. 福建中医药，1994，25（3）：42-43.

［5］刘茂涌，张伟. 针药并用治疗口咽疾病［J］. 中国民间疗法，1996（4）：22-23.

［6］金龙洙，安秀明. 大椎穴拔罐治疗扁桃体炎、咽炎 950 例［J］. 中国乡村医药，1999，6（9）：30.

［7］张力. 梅花针加火罐治疗慢性咽炎 67 例［J］. 上海针灸杂志，2000，19（5）：46.

扁桃体炎

一、中医学概述

（一）概念

本病发病部位在咽喉部两侧的喉核处，症见喉核红肿疼痛，表面或有黄白色脓性分泌物。因其形状如乳头，或如蚕蛾，故名"乳蛾"。乳蛾又有单蛾和双蛾之分，正如《景岳全书》卷二十八中说："盖肿于咽之两旁者为双蛾，肿于一边者为单蛾。"

咽喉是经脉循行交会之处，又是呼吸饮食之门户，上连口腔，下通肺胃。喉在前，连于气道，通于肺脏，为肺之系。咽在后，接于食道，直贯胃府，为胃之系，《灵枢·忧恚无言篇》言："咽喉者，水谷之道也；喉咙者，气之所以上下者也……"指出本病的发病与肺胃二经关系密切。

（二）辨证

因风热邪毒侵犯引起的乳蛾，属风热实证，称为"风热乳蛾"，即西医学的急性扁桃体炎。因脏腑亏损，虚火上炎而致的乳蛾，称为"虚火乳蛾"，即西医学的慢性扁桃体炎；属慢性虚性病，易反复发作，病程较长，常影响健康，且能诱发痹证、水肿、心悸、怔忡等全身疾病，故应积极防治。

1. 风热乳蛾

咽喉疼痛，喉核红肿，或有黄白色脓点为其主要症状，兼见全身风热症状。

（1）风热外侵，肺经有热

病因病机：咽喉为肺胃所属，风热邪毒循口鼻入侵肺系，咽喉首当其冲，邪毒搏结于喉核，以致脉络受阻，肌膜受灼，喉核红肿胀痛而成风热乳蛾。正如《疡科心得集》言："夫风温客热，首先犯肺，化火循经，上逆入络，结聚咽喉，肿如蚕蛾，故名乳蛾。"

临床表现：咽部疼痛逐渐加剧，吞咽不便，当吞咽或咳嗽时疼痛加剧，咽喉干燥热感，喉核红肿，连及周围咽部。并见发热恶寒、头痛、鼻塞、身体倦怠、咳嗽有痰、舌边尖红、苔薄白或微黄、脉浮数等全身症状。

证候分析：风热外邪，从口鼻侵入，直达咽喉，搏结于喉核，波及咽，故喉核及咽部红肿疼痛，吞咽困难；风热在表，以致营卫不调，故发热恶寒，头痛，鼻塞，身体倦怠；肺气不宣，则咳嗽痰多；舌边尖红，苔薄白或微黄，脉浮数，为风热表证。

治则：以疏风清热，消肿利咽为主。

（2）邪热传里，肺胃热盛

病因病机：外邪壅盛，乘势传里，肺胃受之，肺胃热盛，火热上蒸，搏结于喉核，灼腐肌膜，喉核肿大，或有腐物脓液。亦有多食炙煿，过饮热酒，脾胃蕴热，热毒上攻，搏于喉核而为病。如《济生方·咽喉门》说："多食炙煿，过饮热酒，致胸膈壅滞，热毒之气不得宣泄，咽喉为病焉。"

临床表现：咽部疼痛剧烈，痛连耳根及颌下，吞咽困难，有堵塞感，或有声嘶。检查时见喉核红肿，表面或有黄白色脓点，逐渐连成伪膜；甚者咽峡红肿，颌下有臖核，压痛明显。全身症见高热，口渴引饮，咳嗽痰稠黄，口臭，腹胀，大便秘结，小便黄，舌质红赤，苔黄厚，脉洪大而数。

证候分析：火为阳邪，火毒蒸腾，灼伤肌膜，则有黄白色脓点，甚至形成伪膜，热灼津液成痰，痰火郁结，故颌下有臖核；邪热传里，胃腑热盛，则发热增高，口臭，腹胀；热盛伤津，则口渴引饮，痰稠而黄；热结于下，则大便秘结，小便黄赤；舌质红，苔黄厚，脉洪数，为肺胃热盛之象。

治则：以泄热解毒，利咽消肿为主。

2. 虚火乳蛾

本病以脏腑亏损，虚火上炎为主要病因病机，多因于风热乳蛾或风热喉痹治而未愈，缠绵日久，邪热伤阴而致，或温热病后余邪未清而引发。脏腑虚损以肺阴虚、肾阴虚为多。其诊断要点是喉核及喉核前后潮红，喉核上可见有黄白色脓点，或喉核被挤压时可有黄白色脓样物溢出。咽喉疼痛虽不甚剧烈，但经常反复发作为本病的特点。

（1）肺阴亏虚

病因病机：肺阴虚，津液不足，则津液不能上输以滋养咽喉，阴虚内热，虚火上炎，灼于喉核而为病。

临床表现：咽部干燥不适，微痛，微痒，干咳无痰或痰少而黏，哽哽不利，喉核肥大、潮红、连及周围，喉核上或有黄白色脓点。一般以午后症状明显，并可有午后颧红、精神疲乏、手足心热、讲话乏力、舌质红或干、少苔、脉细数等症状。

证候分析：虚火上炎于咽喉，故喉核肥大，周围潮红，干燥不适；肺阴受伤，肺气上逆，则咽痒咳嗽无痰或少痰，上炎之火为虚火，故只有微痛，哽哽然感；午后阳明经气旺盛，因此午后症状明显。阴虚肺燥津少，则口咽干燥，颧红，手足心热；精神疲乏，舌质红或干，脉细数，皆为肺阴不足之证。

治则：以养阴清肺，生津润燥为主。

（2）肾阴虚损

病因病机：肾阴虚，咽喉失于濡养，虚火循经上炎，结于喉核而为病。如《石室秘录》言："阴蛾之症，乃肾水亏乏，火不能藏于下，乃飞越于上……乃结成蛾。"

临床表现：咽喉干燥不适，微痛，哽哽不利，口干不喜多饮，喉核及喉核前后潮红，喉核上或有黄白色脓点，或当喉核被挤压时有黄白色脓样溢出。全身可见头晕眼花，耳鸣，耳聋，腰膝酸软，虚烦失眠，舌红少苔，脉细数等症状。

证候分析：肾阴亏损无以制火，虚火上炎于咽喉，故见咽喉微红微肿，痛亦轻微，哽哽不利；精不上奉，故而头晕，眼花，耳鸣，耳聋，口干；肾阴虚，肾水不能上济心火，故虚烦失眠；腰为肾之府，肾虚故见腰膝酸软。舌红少苔，脉细数，亦为阴虚火旺之象。

治则：以滋阴降火，清利咽喉为主。

二、西医学概述

（一）概念

扁桃体炎是腭扁桃体的一种非特异性的炎症，常继发于上呼吸道感染，可伴有程度不等或范围不一的咽黏膜和淋巴组织炎症，多见于儿童和青年。本病有急、慢性之分。

西医学认为，本病主要由溶血性链球菌感染所致。可通过飞沫或食物直接接触而传染。在劳累、受凉后机体抵抗力降低时则引起本病。

1. 急性扁桃体炎

急性扁桃体炎是腭扁桃体的急性非特异性炎症，常伴有一定程度的咽黏膜及其他咽淋巴组织的炎症，但以腭扁桃体的炎症为主。这是一种常见病，发病率以春秋两季较高，在季节更替、气温变化时容易发病；多发于10~30岁的青少年，50岁以上，3岁以下者发病较少。若治疗不当，可导致扁桃体周围脓肿以及急性风湿热、心肌炎、关节炎、肾炎等局部及全身的并发症。

急性扁桃体炎起病较急，以咽痛为主要症状，吞咽、讲话或咳嗽时咽痛加重，甚者吞咽困难，声音嘶哑；全身症状有畏寒、发热、肢体酸痛等。本病临床上以腭扁桃体（喉核）迅速红肿疼痛，甚则溃腐化脓，形如乳头或蚕蛾等主要表现特点。扁桃体表面红肿，或扁桃体红肿明显，表面有黄白色脓点或伪膜。

2. 慢性扁桃体炎

慢性扁桃体炎是腭扁桃体隐窝及其实质的慢性炎症。本病为常见病，因诊断尚未一致，故其发病率在国内外的调查报告中差别较大，为 2%~20%。发病年龄一般以 7~14 岁最高，青年次之，老年最少。若防治不当，容易形成病灶，可引起诸如心、肾、关节等扁桃体源性并发症。慢性扁桃体炎一般表现为咽部不适、四肢无力、夜间低热等症状。检查可见扁桃体慢性充血，表面不平或呈多叶状，可肿大或萎缩变硬。

（二）诊断

1.急性扁桃体炎

（1）病史：常有受凉、劳累、烟酒过度、营养不良、身体抵抗力低下等诱因。

（2）症状：发病急骤全身不适，寒战发热，体温升高，头痛，颈背和四肢酸痛，食欲不振，常有便秘，咽部疼痛，吞咽时加重，常伴有耳内疼痛。

（3）一般检查：患者急性病容，面颊潮红，口臭，舌苔厚白，扁桃体红肿，隐窝口有黄白色脓点，可融合成片，状如伪膜，易擦掉，下颌淋巴结肿大及压痛。

（4）实验室检查：血白细胞总数可增高。

2.慢性扁桃体炎

（1）病史：咽痛反复发作，有急性扁桃体炎反复发作史。

（2）症状：咽部不适，干燥，微痛，刺痒或异物感常引起干咳，因扁桃体反复发炎出现全身症状，如食欲不振，消化不良，低热，肌肉关节痛，颈淋巴结炎，心肌炎，肾炎等。

（3）一般检查：扁桃体表面不平，可见细条状瘢痕组织，黏膜下有黄白色小点，隐窝口可见脓栓，或用压舌板挤压舌腭弓时，有脓液或干酪样物自隐窝口溢出，舌腭弓呈带状慢性充血，且常与扁桃体有粘连，下颌角淋巴结肿大。

（4）实验室检查：涂片法或压片法做细胞学检查可见淋巴细胞及浆细胞较多，分叶中性核细胞少，即细胞退行性变明显；抗链球菌溶血素"O"反应（ASO）＞ 400。

三、现代常用拔罐法

【孟氏中药拔罐疗法】

主穴取人迎、水突、天突、风池、大椎、肺俞。风热外袭配孔最、人迎、合谷；热毒内盛配曲泽、曲池；阴虚火旺配太溪、天柱、肾俞。拔罐之前和拔罐之后分别在拔罐的局部外涂中药拔罐液。（彩图 89、彩图 93）

【火罐疗法】

先在大椎穴拔罐，再在胸骨上 1/3 拔罐，留罐 10~15 分钟。

【刺络拔罐法】

方法一：取大椎、内关穴。用三棱针点刺出血后拔罐，留罐 10~15 分钟，起罐或重拔 1 次。

方法二：取大椎、扁桃穴。先用三棱针点刺出血，后拔罐 10~15 分钟，每日 1 次或隔日 1 次。

方法三：分两组取穴，①胃俞、肝俞、风门；②身柱、肺俞、内关。每次选一组穴，风热外袭配大椎、风池、曲池；肺胃热盛配内庭、十宣、少商。实证用刺络拔罐法，虚证用单纯拔罐法。

【刺血拔罐法】

①耳穴及耳背放血；②体穴及体表静脉放血；③病变局部及反应点放血；④放血法为主，辅以拔罐。

【松筋、刺血、拔罐三疗法】

（1）推揉松筋：双手涂少许油，由两颌下至颈后揉推若干遍，继而将两侧肩肘部夹捏松揉，按压合谷，抖动上肢。

（2）三棱针刺血：用三棱针点刺患侧或双侧的颌下扁桃穴，挤出 2~3 滴血。

（3）火罐拔毒：将火罐吸拔在点刺出血的部位上，10 分钟后取下。

【针刺后拔罐法】

取穴：翳风、扶突、合谷、足三里、少商、商阳。发热怕冷配风池、大椎；咽喉肿痛配颊车、十宣；肺燥阴虚配列缺、照海。先以毫针用泻法针刺翳风、扶突、合谷、足三里，留针 10~20 分钟，起针后拔罐 15 分钟，少商、商阳、十宣点刺放血 1~3 滴。每日 1 次或隔日 1 次，5 次为 1 个疗程。适用于急性扁桃腺炎。

四、现代常用拔罐法的临床应用

（一）刺络拔罐

● 案例一

一般资料：120 例患者，其中男 46 例，女 74 例；年龄最小 8 岁，最大 72 岁；病程最短 1 天，最长 8 天。

治疗方法：主穴选大椎；配穴选少商、足三里。患者取坐位，低头。大椎穴常规消毒后，术者用三棱针点刺，然后在其左右上下距 0.5 寸处各刺 1 针，用闪火法拔罐，留罐 10~15 分钟，足三里采用平补平泻手法，留针 10~15 分钟；少商点刺出血。隔日 1 次，治疗 3 次统计疗效。

治疗结果：120 例患者经本法治疗后，痊愈 87 例，占 72.5%；显效 25 例，占 20.8%；好转 8 例，占 6.7%。总有效率 100%。

临床体会：急性扁桃体炎是咽部淋巴组织的急性感染所致，以扁桃体的显著充血为主要病理变化。本病属于中医学"乳蛾"范畴，一般多由外感风热或邪热传里，肺胃热盛上蒸邪毒搏结于喉而成。大椎为督脉之穴，督脉主一身之阳，大椎放血可泻诸阳之邪热；少商是手太阴的井穴，可泻肺经邪热；足三里是阳明经的合穴，是人体强壮要穴，可增强患者的抗病能力。三穴合用，共奏疗效。

● 案例二[2]

一般资料：50 例患者中，男性 39 例，女性 11 例；年龄最小 7 岁，最大 51 岁，以 10~25 岁多见；病程 2 天 ~1 周不等。

治疗方法：耳穴以耳尖、扁桃体穴点刺放血，肾上腺、肺、咽喉耳穴贴压。井穴少商、商阳点刺放血。实热证配合取手太阴、手足阳明经穴。阴虚证配合取足少阴经穴。点刺大椎、合谷放血并拔罐。常规消毒后，术者用消毒三棱针点刺耳尖、扁桃体、少商、商阳穴，手法宜轻、浅、快，力度均匀。配合针刺手太阴、手足阳明经穴、足少阴经穴时，宜采用中、强度刺激，每穴挤血数滴。用小块胶布，中间附王不留行籽 1 粒，贴在肾上腺、肺、咽喉等穴位上，轻压 3 分钟，并嘱患者每日自行按压 3 次，每次 20 下。用三棱针点刺大椎穴后，用闪火法将火罐拔于大椎穴上，留罐 25 分钟，使局部出血约 1ml。合谷点刺出血后，再毫针刺入，得气后行泻法，留针 20 分钟。用上述方法每日治疗 1 次，嘱患者多休息，多饮水，忌辛辣烟酒等刺激食物。一般治疗 3~4 天。

治疗结果：痊愈 38 例，占 76%；有效 10 例，占 20%；无效 2 例，占 4%，总有效率为 96%。

临床体会：急性扁桃体炎属中医学"风热乳蛾"范畴，本病多因外邪壅盛，乘势传里，肺胃热盛，火热上蒸，搏结于喉核而发。根据中医学经络辨证理论，选用相关耳穴及手太阴、足阳明经为主的井穴，点刺放血，以达开窍泄热、活血祛瘀止痛的功效。大椎穴位于督脉，为诸阳之会，故刺之可清泻阳经热毒。手阳明经之原穴合谷，点刺放血，以清热降火。西医学研究表明，点刺放血后，机体内部发生细微变化，血液成分发生变化，白细胞总数增加明显，免疫球蛋白总数也有所增加。一般用上述方法，血液成分改变明显，疗效也较好。因此，用点刺和拔罐结合的方法治疗急性扁桃体炎，临床见效快。

● **案例三**[3]

一般资料：25 例患者中，男 17 例，女 8 例；年龄最小 6 岁，最大 32 岁；病程最短 3 天，最长 7 天。

治疗方法：选大椎、合谷穴。皮肤常规消毒，选 1~1.5 寸毫针 3 根，在大椎穴同时进 3 针，3 根针的位置呈三角形，进针后施泻法，待得气后出针，再于大椎穴处拔罐，留罐 4~5 分钟，拔罐时再针合谷穴，施泻法，留针 10~15 分钟，每日针两次，4 次为 1 个疗程。

治疗结果：25 例经 1 个疗程治疗，22 例痊愈，2 例显效，1 例无效，有效率为 96%。

临床体会：急性扁桃腺炎中医又称"风热乳蛾"，此病多由风热外侵或邪热传里，使肺胃热盛而致。大椎穴疏风解表清热通里，是泄热良穴，通过大椎泄热使肺宣通，肺又与大肠相表里，故取双侧合谷穴泄大肠实热，使邪热有路可出，二穴合用一宣一泄，故疗效较好。针后还应注意禁食油腻之物。

（二）拔罐加光疗

● **案例**[4]

一般资料：本组急性扁桃体炎患者 28 例，男 12 例，女 16 例；年龄最小 9 岁，最大 57 岁；病程 1~5 天。

治疗方法：（1）耳穴放血：取扁桃体、耳尖。患者取坐位，常规消毒相关耳穴后，术者分别用三棱针或一次性针头，在一侧耳部扁桃体、耳尖穴点刺后，局部挤出 10~15 滴血，最后用消毒干棉球按压针孔，并将血擦拭干净。次日再放另一侧，每日 1 次，两次为 1 个疗程，可连续两个疗程。

（2）刺络拔罐：取穴大椎、肺俞（双）。患者取坐位或俯卧位，充分暴露背部，常规消毒，术者用三棱针或一次性针头，在大椎穴点刺 4~6 针，再用玻璃罐在该处及双侧肺俞，拔罐 10~15 分钟，起罐后消毒擦拭干净，隔日施术 1 次，两次为 1 个疗程，连续两个疗程。

（3）光疗（局部紫外线照射）：患者取仰卧位，用紫外线治疗仪进行照射，每日 1 次，照射 5 次为 1 个疗程。

治疗效果：治愈 25 例，显效 2 例，好转 1 例。无效 0 例。治愈率 91%，总有效率 100%。

临床体会：急性扁桃体炎，乃风热外侵或肺胃热盛所致，热壅血黏，脉络受阻，搏结喉核而形成。针对病因在耳部的耳尖、扁桃体放血，确有清热泻火、利咽之效。大椎为手足之阳经与督脉之会穴，可宣通诸阳之气而祛邪，以治疗热病为长，点刺能表散阳邪而解热，出血能使表热之邪外泄，激发自身抗病力，从而使表邪解，热邪泄，而病邪除。肺俞为足太阳膀胱经，具有散寒祛风、消热祛湿（痰）、滋阴助阳性能，有较强的通经活络功效。三穴共同作用，从而达到治疗疾病的目的。紫外线照射，可加强被照射部位的血液循环和淋巴循环，加快新陈代谢，增加抗体生成，使白细胞数量增加，提高抵抗力，并抑制细菌及病毒的成长。

（三）拔罐加穴位注射

● **案例**[5]

一般资料：患儿 55 例，随机分为两组。治疗组 30 例，男性 17 例，女性 13 例；年龄 2~9 岁；非化脓性扁桃体炎反复发作 26 例，化脓性扁桃体炎反复发作 4 例。对照组 25 例，男性 14 例，女性 11 例；年龄 2~10 岁；非化脓性扁桃体炎反复发作 22 例，化脓性扁桃体炎反复发作 3 例。

治疗方法：治疗组采用拔罐并穴位注射治疗。①拔罐：取双侧肺俞、脾俞、肾俞，每次选一对穴位，以小号玻璃罐拔罐，留罐 3~5 分钟，每周 2 次，3 组穴位交替使用，10 次为 1 个疗程，连续两个疗程。②穴位注射：取双侧定喘、足三里、丰隆，每次选一对穴位，常规皮肤消毒后用一次性注射器及皮试针头，每侧穴位注射维丁胶性钙注射液 0.5ml，每周两次，3 组穴位轮换使用，10 次为 1 个疗程，连续两个疗程。对照组予以转移因子口服液，每次口服 10ml，每日 1 次，1 个月为 1 个疗程，连续两个疗程。两组于治疗前及停止治疗两周后采血查可溶性白细胞介素 2 受体（SIL‑2R），根据疗效标准评定疗效。

治疗结果：两组疗效比较，治疗组疗效优于对照组（$P < 0.05$）。

临床体会：拔罐并穴位注射疗法既能扶正祛邪，又可改善免疫功能，其治疗扁桃体炎反复发作的疗效较免疫增强剂转移因子口服液为优，这可能与选穴有关。"肺主气，属卫""脾为后天之本""四季脾旺不受邪""肾为先天之本"，故选肺俞、脾俞、肾俞拔罐，可调节肺脾肾及其经气的正常运行。足三里为足阳明胃经合穴，有防病保健和强壮功效；丰隆为足阳明胃经络穴，有健脾祛湿、化痰止咳作用；定喘为经外奇穴，有止咳平喘作用。采用维丁胶性钙穴位注射，既能止咳化痰平喘、祛邪外出，又能扶正，增强免疫功能。

五、分析与评价

1. 拔罐治疗本病的概况

据文献报道，拔罐对于治疗扁桃体炎确有独到之处，尤其对于急性扁桃炎，效果更显著。从临床运用来看，单纯使用拔罐疗法对本病的治疗不多，绝大部分是配合其他治疗方法，例如结合耳穴放血、光疗、穴位注射等。

2. 拔罐治疗本病的疗效及安全性评价

拔罐疗法是一种纯物理的疗法，与其他治疗方法相比较，其禁忌证很少，治疗时很少遗留后遗症或对机体造成伤害，是安全性比较高的一种治疗手法。

西医学认为，扁桃体炎多系葡萄球菌、链球菌或病毒感染所致。目前所用的抗生素如青霉素类等尽管作用强，但往往存在着过敏性反应、抗菌谱窄（对病毒无效）、价格高、口服起效慢、给药不便、耐药等缺点。对于急性期患者选用传统拔罐方法作为治疗手段，可达到简、便、廉、验的目的。因此拔罐疗法尤其适用于农村地区，值得临床广泛推广。

3. 拔罐治疗本病的规律

从上述文献中可以看出，拔罐运用于本病的治疗规律，基本遵循中医辨证辨病法则而选择相应的穴位。刺络拔罐取大椎、肺俞，体针取合谷、足三里穴以及耳尖放血。

刺络之法，早见于《黄帝内经》，用以开邪、通瘀、泄毒、调畅血行。大椎属督脉，为三阳督脉之会，可宣通诸阳之气而祛邪，以治疗热病为长，点刺能表散阳邪而解热，出血能使表热之邪外泄，激发自身抗病力，从而使表邪解，热邪泄，病邪除。肺俞为足太阳膀胱经，具有散寒祛风、消热祛湿

（痰）、滋阴助阳性能，有较强的通经活络功效。

合谷为手阳明经之原穴，主治热病、咽喉肿痛。《灵枢·九针十二原》说："五藏有疾也，当取之十二原。"针刺原穴能使三焦元气通达，从而发挥其维护正气、抗御病邪的作用。足三里乃足阳明经之下合穴，"合治内府"，六腑有病取其所属的下合穴进行治疗。中医认为本病的病因为肺胃蕴热所致，泄阳明之郁热即为治疗本病重要原则；足三里穴亦为防病保健和强壮之要穴，取之兼可增强机体抗病能力，以达治病之功。二穴配用对于治疗咽喉肿痛、发热等病证已有理论根据。

中医认为急性扁桃体炎的病因多为肺胃蕴热，风热之邪犯肺，肺气失宣，邪热循经搏结于喉核。《灵枢·口问》说："耳者，宗脉之所聚也。"耳部穴位与各经脉息息相关。《厘正按摩要术》说："耳皮肉属肺。"而足阳明胃经的支脉、经别上耳脉，至耳上角。且耳尖之穴最善泄肺胃之热，疏解上焦风热之邪。故运用耳尖放血疗法治疗急性扁桃体炎，可取疏风泄热、利咽止痛之效。

4. 今后本病的临床研究重点

拔罐法是用以排除罐内空气，以产生负压，使其吸附体表，通过局部的温热和负压作用而引起局部组织充血和皮内轻微的瘀血，促使该处的经络通畅，气血旺盛，达到活血、行气、止痛、消肿、散结、退热、祛风、散寒、除湿等作用。

运用拔罐法治疗扁桃体炎的临床疗效，无论是单独使用或结合其他方法，皆已受到某种程度的肯定。然而在临床的推广研究中，还应注意方法和手段的创新和改进，充分发挥拔罐这种传统疗法的优势。

另外，对于拔罐治疗本病的作用机制研究尚有所欠缺与不足，笔者认为应该有更多科研单位重视这方面的探讨。

六、注意事项

在拔罐治疗期间，严重者配以药物治疗则效果更佳。患者应注意咽部卫生，常用清喉利咽之剂含漱，避免过食辛辣肥腻之品。饮食清淡，保持大便通畅，以免症状加重或复发。

参考文献

［1］唐英，盛国滨，郭慧萍. 刺血拔罐结合治疗急性化脓性扁桃体炎28例临床观察［J］，针灸临床杂志，1997，13（1）：35.

［2］王麦绒，张鹏天，杨惠. 点刺和拔罐结合治疗急性扁桃体炎50例临床观察［J］，陕西中医学院学报，2001，24（5）：31.

［3］王天颖，孙丽珍. 刺络拔罐治疗急性扁桃腺炎25例［J］. 中国针灸，1999（9）：536.

［4］孙艳梅，俞达臻，田有粮. 耳穴放血刺络拔罐配合光疗治疗急性扁桃体炎［J］，中国疗养医学，2003，12（2）：93.

［5］朱南方. 陈兼孟，赵春玲，等. 拔罐并穴位注射治疗扁桃体炎反复发作及其对 SIL - 2R 的影响［J］，中国中医急症，2003，12（3）：217.

第八章 口腔科疾病

牙 痛

一、中医学概述

（一）概念

本病在中医学中属于"齿痛"范畴。病因病机为风火毒邪，滞留脉络，胃火素盛又食辛辣厚味或风热邪毒外犯引动胃火，循经上损龈肉脉络，或肾阴不足，虚火上炎灼伤牙龈，齿失肾精荣养而引发牙痛。

（二）辨证

1. 风热证

临床表现：牙痛如风掣，遇风即发，得冷痛减，受热痛增，牙龈红肿，可伴发热恶寒，头痛口渴，舌红苔白，脉浮数。

证候分析：风寒外客，郁而化火；或口腔不洁，垢秽蚀齿，风热引动伏邪，以致出现牙痛如风掣，遇风即发，得冷痛减，受热痛增，牙龈红肿；发热恶寒，头痛口渴，舌红苔白，脉浮数等表热证。

治则：疏风清热，止痛。

2. 胃火证

临床表现：牙痛剧烈，牙龈肿痛甚连腮颊，伴牙龈溢脓渗血，口渴引饮，口臭便秘，舌苔黄腻，脉洪数。

证候分析：胃火炽盛，循经上蒸齿龈，故牙痛剧烈；火灼脉络，则出血；热伤筋膜，则牙龈溢脓。火热结聚，则牙龈肿痛甚连腮颊；热伤津液，故口渴引饮；口臭便秘，舌苔黄腻，脉洪数，均为阳明腑热之象。

治则：清胃泄热，止痛。

3. 肾虚证

临床表现：牙齿隐痛或微痛，时作时止，日久不愈，龈肉萎缩，牙齿浮动，伴腰酸痛，头晕眼花，舌红嫩，无浊苔，脉细数。

证候分析：肾阴虚，虚火上炎，结聚齿龈，故牙齿隐痛或微痛，时作时止，日久不愈，龈肉萎缩；火烁齿龈，又失濡养，龈萎骨松，故牙齿浮动；腰酸痛，头晕眼花，舌红嫩，无浊苔，脉细数，均为肾阴虚之象。

治则：滋阴补肾，降火止痛。

二、西医学概述

（一）概念

牙痛是由多种牙体和牙周组织疾病引起的常见症状之一。常见的疾病有龋齿、急性牙髓炎、急性根尖周炎、牙周炎、牙本质过敏、牙齿折裂等。此外，颌骨的某些病变，如急性化脓性上颌窦炎、颌骨骨髓炎及三叉神经痛等，常伴发或诱发牙痛。其主要临床表现为牙齿疼痛，咀嚼困难，遇冷、热、酸、甜疼痛加重或自发性剧痛，夜间尤甚，部位不定。

（二）诊断

牙痛为一症状，凡以牙齿疼痛为主要症状者，均可诊断为牙痛。但临床上，必须辨明发生牙痛的病因病理和所属疾病。

三、现代常用拔罐法

【孟氏中药拔罐疗法】

基本穴可选下关、颊车、大迎、承浆。风热证加大椎、合谷；胃火证加胃俞、承山、内关；肾虚证加肾俞、志室。拔罐之前和拔罐之后分别在拔罐的局部外涂中药拔罐液。（彩图 94）

【火罐疗法】

取穴：颊车、下关、合谷。术者先在颊车、下关处涂风油精，后拔罐，在合谷穴施以毫针罐，留罐 10~15 分钟，每日 1 次。

【刺络拔罐法】

方法一：风火证选风池、大椎。胃火证选胃俞、颊车、下关、支沟、承山（点刺患侧胃俞、承山、支沟）。肾虚证选肾俞、志室、颊车、下关。先用针点刺上穴，后吸拔诸穴 5~10 分钟。每日 1 次。

方法二：取大杼、胃俞穴，拔罐 20 分钟。颊车、内庭用三棱针点刺后吸拔 15 分钟，以出血为度，每日 1 次，5 次为 1 个疗程。

【刺血拔罐法】

取穴：胃俞、大椎、合谷、内庭、行间、颊车、下关。每穴用三棱针点刺 2~3 下至出血（尽量点刺皮肤浅静脉怒张处），吸拔 10~15 分钟，至皮肤出现紫红色瘀血或拔出毒血 1~5ml，皮肤穴位不再出血为度。隔日 1 次，6 次为 1 个疗程。

【针刺后拔罐法】

取穴：下关、翳风、合谷。胃火证配颊车、内庭；风火证配风池、太阳、颊车；虚火配太溪、颊车。先用毫针刺，实火用泻法，留针 20~30 分钟，虚火用平补平泻法，留针 10~20 分钟，其中，太溪、内庭穴点刺出血不拔罐。每日 1 次。

【梅花针叩刺后拔罐法】

取穴：压痛点（患部阿是穴）、颊车（健侧）、合谷（健侧）。风火证配曲池、大椎；胃火证配内庭、胃俞；肾虚证配太溪、肾俞。留罐 10~20 分钟，内庭、太溪点刺出血不拔罐。每日 1 次。

四、注意事项

患者应讲究口腔卫生，早晚刷牙，少食辛辣厚味。在牙痛缓解后，根据不同牙病加以彻底治疗。

参考文献

［1］王春义. 背部点刺放血治疗牙痛30例［J］. 新中医，1990，22（12）：33.

［2］杨楣良. 拔罐治验总结［J］. 浙江中医杂志，1988，23（4）：163–164.

［3］吴家淑. 针刺大椎穴止痛作用的观察［J］. 中医杂志（英文版），1989，9（4）：240–242.

［4］吴家淑. 大椎穴镇痛疗效观察［J］. 针刺研究，1989，14（1/2）：258–259.

［5］王秋菊. 一罐三针治牙痛［J］. 针灸学报，1992，8（6）：10.

［6］许红梅. 针刺电疗配合拔火罐治疗牙痛［J］. 山东中医杂志，1994，13（12）：569.

复发性口腔溃疡

一、中医学概述

（一）概念

本病在中医学中属于"口疮""口疳"等病的范畴。发病多与心脾肾等脏腑失调有关。心火积热，传之脾土；热毒攻冲上焦，肌膜腐烂；阴液不足，虚火上炎，灼腐肌膜；或久病阴损及阳，阴血虚、阳气不足致气血两虚，肌膜失养，发为口疮。

（二）辨证

1. 心火上炎

临床表现：舌体生疮，色红痛重，口渴冷饮，心烦失眠，小便黄赤，舌尖红赤，脉细数。

证候分析：心为君火，心脉布于舌上，若心火上炎，熏蒸于口，则舌体生疮，色红痛重。热盛则口渴冷饮，心移热于小肠，则心烦失眠，小便黄赤；舌尖红赤，脉细数，皆为心火上炎之象。

治则：清热解毒，消肿止痛。

2. 阴虚火旺

临床表现：溃疡反复发作，灼热疼痛，口燥咽干，五心烦热，失眠，舌红少苔，脉细数。

证候分析：阴虚生内热，虚火上炎，灼伤口内黏膜，久则溃烂成点；真阴不足，每劳神、劳力引起虚火上炎，故易反复发作；口燥咽干，五心烦热，失眠，舌红少苔，脉细数，皆为阴虚火旺所致。

治则：滋阴降火。

3. 气血两虚

临床表现：溃疡多因劳累诱发或加重，黏膜色白，痛轻，神疲乏力，头晕目眩，心悸气短，舌淡红，脉细弱。

证候分析：正虚邪不实，故溃疡多因劳累诱发或加重，黏膜色白，痛轻；气血不足，则神疲乏力，头晕目眩，心悸气短，舌淡红，脉细弱。

治则：补气养血。

二、西医学概述

（一）概念

复发性口腔溃疡，是口腔黏膜反复发作的大小不等的圆形或椭圆形溃疡，有灼痛感，多发于唇内侧、舌尖、舌缘、舌腰、颊部、腭弓等部位。本病以周期性反复发作为特点。一般 7~10 天愈合，病史长可达一二十年之久，好发于青壮年。其发病与中枢神经系统紊乱及内分泌障碍有关。诱发因素有睡眠不足、精神紧张、消化不良、便秘等。初期患部黏膜稍隆起，1 天后破溃成圆形或椭圆形，直径 2~5mm，溃疡底部有坏死的组织形成的黄白色的假膜，边缘整齐，周围绕以充血带，严重者伴颌下淋巴结肿大而压痛，咽喉痛等症状。

（二）诊断

临床上根据溃疡大小、深浅及数目不同等表现，分为复发性轻型溃疡、复发性口炎型溃疡、复发性坏死性黏膜周围炎三种类型。

1. 复发性轻型口腔溃疡

（1）溃疡周期性反复发作，有自限性。

（2）表现为发生于非角化黏膜上的圆形或椭圆形孤立浅小溃疡，数目 1~2 个，黄豆大小，灼痛明显。

（3）溃疡一般 7~10 天可愈合，愈合不留瘢痕。

2. 复发性口炎型口腔溃疡

（1）同时发作的溃疡数目可达十几或数十个，散在分布呈口炎形式，病损不具成簇性。

（2）疼痛较复发性轻型口腔溃疡更明显。

（3）唾液增多，淋巴结大，可低热或头痛。

（4）其他特点同复发性轻型口腔溃疡。

3. 复发性坏死性黏膜周围炎

（1）溃疡发作有周期性。

（2）溃疡的直径达 1~2cm，甚至更大。

（3）大溃疡数目常为 1~2 个，可同时伴发数个小溃疡。

（4）大溃疡形状不规则，边缘不齐，中央弹坑状，溃疡底达黏膜下腺体组织，基底微硬或结节状，表面有黄色伪膜，周围有炎症反应。

（5）深大溃疡一般持续 1~2 个月才能愈合，个别患者病程可达 4~5 个月及以上。

（6）早期深大溃疡多位于口腔前部，反复发作后，病损可向口腔后部移行。

（7）溃疡愈合后在局部遗留瘢痕，若溃疡发生在口腔后部，则可因组织破坏缺损，瘢痕挛缩，造成悬雍垂、舌腭弓等的畸形或缺损。

（8）患者有剧烈疼痛，吞咽困难，局部淋巴结肿大。全身可有不适，血沉加快。

三、现代常用拔罐法

【孟氏中药拔罐疗法】

选穴：风池、大椎、肩井。心火上炎加内关、曲池；阴虚火旺加身柱、三阴交；气血两虚加足三

里、三阴交。以上三型均可选背部膀胱经循行部位。拔罐之前和拔罐之后分别在拔罐的局部外涂中药拔罐液。（彩图8）

【火罐疗法】

心火上炎选风池、合谷；阴虚火旺选照海、内关、三阴交；气血两虚选颊车、足三里、阴陵泉、三阴交。以上诸穴拔罐5~10分钟，每日1次。

【刺血拔罐法】

取穴：大椎、太阳、足三里、合谷、少海。先用三棱针点刺2~3下，至皮肤出血，吸拔留罐10~15分钟，拔出毒血1~5ml，每周两次，6次为1个疗程。

【针罐法】

取穴：大椎、身柱、灵台、心俞、曲池、足三里、三阴交。在穴位上施以毫针（得气后出针），后吸拔留罐10~15分钟，每日1次。

四、注意事项

患者应节制饮食，少食辛辣厚味及醇酒肥甘之品，调情志，保证充足睡眠，锻炼身体，增强体质。

参考文献

[1] 张俊，张德基. 神阙穴刺络拔罐治疗顽固性口腔溃疡症 [J]. 四川中医，1996，14（8）：51.

颞下颌关节紊乱综合征

一、中医学概述

（一）概念

本病在中医学中属于"痹证""颊车骺痛"范畴。病因病机为风、寒、湿三邪侵袭人体，痹阻经络；或因肝肾亏损，筋骨失荣而发病。

（二）辨证

1. 风寒湿痹型

临床表现：颞颌关节疼痛，开口不利，咀嚼受限，关节弹响，遇寒加重，得热稍减，舌淡，苔薄白，脉弦紧。

证候分析：风寒湿邪外袭，痹阻经络，致气血运行不畅，不通则痛，故颞颌关节疼痛，开口不利，咀嚼受限，关节弹响；以寒邪偏盛，故遇寒加重，得热稍减；舌淡，苔薄白，脉弦紧，为风寒在表之象。

治则：温经散寒，祛风除湿。

2. 肝肾不足型

临床表现：颞颌关节强直，开合不利，咀嚼障碍，关节弹响，时有酸痛，腰膝酸软，头晕耳鸣，舌红，脉细弱。

证候分析：肝肾同源，精血不足，筋骨失于濡养，则颞颌关节强直，开合不利，咀嚼障碍，关节弹响，时有酸痛；腰为肾之府，肾虚则腰膝酸软；肝肾不足，头窍失于濡养，则头晕耳鸣；舌红，脉细弱，为虚弱之象。

治则：补肾养肝。

二、西医学概述

颞下颌关节紊乱综合征是由于颞下颌关节功能失调引起的下颌关节运动障碍，开口过小或闭口绞锁，活动时关节区及周围肌群疼痛，关节运动时发出弹响声。青年女性较多见。本病可能与情绪不稳定，体质虚弱，咬合关系紊乱及下颌关节解剖异常、寒冷刺激、关节挫伤、肌肉拉伤等有关。主要临床表现为：关节区疼痛，每因咀嚼、讲话而加重；下颌运动障碍，常可伴轻重不等的弹响；两侧咀嚼肌、下颌角、下颌骨发育不对称，有压痛；部分患者伴有耳鸣、耳闷、眩晕等症状。

三、现代常用拔罐法

【孟氏中药拔罐疗法】

风寒湿痹型选风池、下关、颊车、外关、大椎；肝肾不足型选肝俞、肾俞、足三里、合谷。拔罐之前和拔罐之后分别在拔罐的局部外涂中药拔罐液。（彩图94）

【火罐法】

风寒湿痹型选风池、下关、颊车、外关；肝肾不足型选下关、肾俞、足三里、颊车。吸拔留罐10分钟，隔日1次。

【刺络拔罐法】

取穴：硬结点或压痛点、外关或合谷。用三棱针点刺后拔罐15分钟。

【针刺后拔罐法】

取穴：下关、人中、颊车，均取患侧。用针刺后拔罐15分钟，隔日1次。

【针灸配合拔罐疗法】

取穴：患侧听宫、下关、颊车、合谷。局部常规消毒，先针听宫，张口取穴，使针感向面颊部放射，不留针；再依次针下关、颊车、合谷，用泻法。针下关时，针尖稍向后进1~1.2寸，使针感扩散至整个颞颌关节；针颊车时，针尖稍向上斜进，使针感放射到整个颊部。下关、颊车针后加灸，留针20分钟。下关处拔罐，留罐10分钟。每日1次，7次为1个疗程。

【血罐法】

在患处痛点和外关穴用梅花针叩刺微出血后拔罐，留罐2~5分钟。

【药罐法】

取穴：患侧下关、颊车。用小抽气罐药罐法（用伸筋草、钻地风、威灵仙各60g，三七30g，木瓜120g，白酒2500ml制成药液，将罐浸泡两个月备用），留罐20分钟，隔日1次，10次为1个疗程。

四、现代常用拔罐法的临床应用

（一）刺血拔罐

● 案例[1]

一般资料：本组 45 例中，男 18 例，女 27 例；年龄 15~35 岁者 36 例，36~45 岁者 6 例，46 岁以上者 3 例；疼痛 43 例，张闭口受限 38 例，弹响 26 例。

治疗方法：取患侧下关穴。患者取侧卧位，患侧面部朝上。常规消毒后，医者手持细三棱针对准下关穴，直刺 3~6 针，深度 1~2mm。刺后取一小号玻璃火罐，用闪火法吸拔于针刺处，使其出血 5~10ml，10 分钟后起罐，隔日治疗 1 次。

治疗效果：本组 45 例，经 1~3 次治疗，痊愈 29 例，显效 13 例，无效 3 例。总有效率为 93.33%。无效者为病程较长，年龄较大，且伴有弹响的患者。

临床体会：刺血拔罐可祛风除湿，散寒活血，改善局部血液循环，修复损伤；针刺配合开口及咬合活动，可解除肌肉痉挛及关节软骨的嵌顿，诱导复位，从而恢复颞颌关节功能。

（二）针刺拔罐

● 案例一[2]

一般资料：30 例患者，其中男 19 例，女 11 例；年龄最小 12 岁，最大 45 岁；病程最短 1 天，最长 2 年。均以颞颌关节部位疼痛，开口受限，或伴弹响为主要症状。

治疗方法：选风池，下关，合谷，均取患侧。下关穴常规消毒，用七星针打刺，由轻到重至有血珠渗出，在此部位用小号玻璃罐拔 15 分钟，擦去污血，再用 1.5 寸毫针刺下关、风池，得气后出针，刺合谷得气后留针 30 分钟，中间行针 1 次，并嘱患者做开口及咬合动作，5 次为 1 个疗程。

治疗结果：30 例患者中，痊愈 24 例，占 80%；有效 6 例，占 20%；总有效率 100%。

临床体会：本病除关节的微小错缝外，常伴有关节软骨盘的损伤、嵌顿，肌肉痉挛、充血、粘连。中医辨证为风寒湿痹、气滞血瘀等证型，刺血拔罐可祛风除湿，散寒活血，改善局部血液循环，修复损伤；针刺配合开口及咬合活动，可解除肌肉痉挛及关节软骨的嵌顿，诱导复位，从而恢复颞颌关节功能。

● 案例二[3]

一般资料：46 例患者中男性 16 例，女性 30 例；年龄 20~42 岁；病程两天 ~ 两个月。

治疗方法：取患侧听宫、下关、颊车、合谷，局部常规消毒后医者先针听宫，令患者张口取穴，使针感向面颊部放射，不留针；再依次针下关、颊车、合谷，用泻法。针下关时，针尖稍向后进 1~1.2 寸，使针感扩散至整个颞颌关节；针颊车时，针尖稍向上斜进，使针感放射到整个颊部。下关、颊车针后加温灸，留针 20 分钟。针后下关穴位处拔罐，留罐 10 分钟。每日治疗 1 次，7 次为 1 个疗程。

治疗效果：全组经治疗 1 个疗程后，治愈 39 例，显效 6 例，无效 1 例，总有效率 97.8%。

临床体会：颞下颌关节功能紊乱综合征主要由外感风寒或外伤经筋损及面部三阳经脉致局部经筋挛急，功能紊乱，经筋受损和筋骨失濡引起。《诸病源候论·风口噤候》谓："诸阳经筋，皆在于头；三阳之筋，并络于颌颊夹于口，诸阳经为风寒所容则筋急，故口噤不开。"根据经脉所过，主治所及的原则，取手太阳经的会穴下关，足阳明经颊部要穴颊车，刺之能疏散面部三阳经之风，通调三经之络，配合手阳明经原穴合谷，可疏风通络，开噤止痛。加温灸及拔罐能温养经脉，活血通络，促使受损之经脉得以修复，瘀阻之经气恢复运行，从而达到治愈的目的。针刺时，应使针感传至病变部位，达到气至病所的目的，有利于提高疗效。

（三）围刺拔罐加 TDP 照射

● 案例[4]

一般资料：本组共 63 例，男 29 例，女 34 例；年龄最大者 56 岁，最小者 18 岁；病程最短者 4 天，最长者 7 年；病变在左侧者 38 例，右侧者 23 例，双侧者 2 例。临床表现为下颌关节运动时关节区或周围肌群出现疼痛，尤其张口及咀嚼食物时显著，部分患者关节处有弹响和摩擦音、张口受限和关节运动障碍。

治疗方法：主穴取患侧局部压痛最明显处；配穴取太阳、合谷，体弱者配足三里。患者取坐位或侧卧位，医者在其下颌关节压痛最明显处，用 1 寸针直刺，针刺得气后，再在其上、左、右距中心约 1.5cm 处呈 45°角斜刺三针，提插捻转，使整个患侧面部出现酸胀感。并用 TDP 治疗仪照射患处，照射距离为 30~40cm，温度以患者舒适为宜。根据病情虚实，虚证用补法，实证用泻法，虚实夹杂者平补平泻，留针 20 分钟。起针后，再用闪火法拔罐，以皮肤紫红为度，留罐 5~10 分钟，每日 1 次。

治疗效果：本组 63 例，痊愈 52 例，显效 6 例，好转 3 例，无效 2 例，有效率 96.5%，痊愈率为 82.6%。

临床体会：颞下颌关节紊乱综合征，属于中医学"痹证"范围，其主要病机是经筋虚损，气血偏虚，或风寒袭络而致气血凝滞，脉络痹阻。关节不利，不通则痛。采用局部围刺，能使局部气血运行加快，邪气宣泄，经脉通畅，从而达到疏风散寒，行气活血，通则不痛的目的。加之取手阳明经原穴合谷以加强疏风通络、开噤止痛之功。TDP 照射具有消炎镇痛，改善微循环、提高免疫功能和自调机制的作用，且能加速局部血液循环，使受损组织得到修复。拔罐能温通经络，行气活血，与 TDP 照射互相配合，共达扶正祛邪的目的。颞下颌关节紊乱综合征常与神经衰弱、神经功能失调及咬合关节紊乱等有关。习惯单侧咀嚼，关节负荷过大，意外损伤，关节发育不对称，也是本病发病的原因。从本组治疗病例中发现，患者有缺牙、错颌与颞颌关节器质性损害的，疗效较差。因此在治疗过程中或治愈后，应注意勿张大口，避免关节损伤，纠正不良咀嚼习惯，防止寒冷刺激，必要时还需要配合治疗全身有关疾病和口腔科的治疗。

（四）中药拔罐治疗

● 案例一[5]

一般资料：100 例患者中，男 38 例，女 62 例；年龄最大 57 岁，最小 18 岁，其中 18~40 岁 82 例；病程最短 2 天，最长达数月，其中 1 周以内 50 例；疼痛发生于单侧 85 例，双侧 15 例，其中伴有关节弹响或杂音、张口受限 60 例。

治疗用药：本方由伸筋草 60g，威灵仙 60g，木瓜 120g，钻地风 60g，细辛 15g，香白芷 30g，三七 30g，察香适量组成。上药浸入 5 公斤白酒中，浸泡 1 个月备用。

治疗方法：将肌内注射用的链霉素瓶去底磨平，医者盛半瓶药酒，瓶底口对准关节区压痛点压紧，用 5 号空针筒从瓶皮塞处进针，抽去瓶内空气，产生负压，至皮肤向瓶内突起时，拔出针头，注意边缘不得漏气。每次 20 分钟，每日 1 次，5 天为 1 个疗程。治疗期间嘱患者用手掌按摩耳前面颊部，避免咬生硬食物，避免突然过大开口，注意双侧咀嚼。

治疗效果：治疗 100 例患者中，治愈 57 例；有效 41 例；无效 2 例，总有效率 98%。其中 18~40 岁 82 例中，治愈 48 例。有效 34 例，总有效率 100%；病程 1 周以内 50 例，全部治愈。无效病例均为 50 岁以上，病程长达数月者。

临床体会：颞下颌关节紊乱综合征属于中医学"痹证"范畴。中医认为，人体肌表经络感受外邪侵袭，引起气血运行不畅，经络或关节筋脉受阻，因而筋骨、肌肉、关节麻木疼痛，开合不利。若素体阳虚，卫外不固，外邪侵袭，则为风寒湿痹；若素体阳盛，感邪后郁而化热，则为风湿热痹，《黄帝内经》指出："风寒湿三气杂至，合而为痹也，其风气胜者为行痹，寒气胜者为痛痹，湿气胜者为着痹也。"《儒门事亲》则指出："痹证乃湿热为源，风寒为兼，三气合而为痹。"故治疗以宣通为主，气血流通，营卫复常，则痹痛可除。方用伸筋草、木瓜通络活血，舒筋止痛；威灵仙、细辛祛风散寒、行气活血；钻地风、白芷祛风燥湿，消肿止痛；三七、察香化瘀止血，活血定痛。本疗法在一般拔罐基础上增加中药浸出物，通过吸拔作用，使药物经患处皮肤吸收，能更好发挥疗效，简单易行，且无创伤。本法对年纪大，病程长的患者疗效不显，说明年纪大，病程长者气血相对不足，而邪气久羁，湿凝成痰，流注经遂，血停为瘀，阻闭络脉，痰瘀胶结留着，深入筋骨，单靠中药浸出物经皮肤吸收则不能通达，结果无效。

● **案例二**[6]

一般资料：本组 90 例，男 60 例，女 30 例；年龄最大 40 岁，最小 18 岁，平均 28 岁；病程最长 2 年，最短 1 周；双侧发病 57 例，单侧 33 例。在应用药罐治疗前曾行理疗、激光、超声波治疗者 34 例，针灸治疗 8 例，药物治疗 23 例，25 例未做任何治疗。

治疗方法：（1）药液配制：独活、寄生、薄荷、辣椒、川椒、樟脑，用乙醇浸泡 1 周，装瓶备用。

（2）药罐制作：将青霉素药瓶磨去瓶底并磨光，保留瓶口的橡皮盖，洗净药瓶消毒备用。

（3）用法：将已制备的空罐盛 2~3ml 的药液，罐口压在颞下颌关节压痛点处，用注射器通过瓶口橡皮塞刺入罐内，吸出空气，使罐内产生负压，留罐 15 分钟，每日 1 次，1 周为 1 个疗程，1 周、两周、1 个月、3 个月时定期复查。

治疗效果：本组 90 例，治疗时间最长 28 天，最短 7 天，均于两个疗程后按上述标准评定，痊愈 79 例；好转 8 例；无效 3 例，总有效率约为 96.67%。经 1~3 个月随访，未复发，无效的 3 例经进一步检查确诊为关节器质性破坏。

临床体会：颞下颌关节紊乱综合征的发展过程一般有 3 个阶段：①功能紊乱阶段；②关节结构紊乱阶段；③关节器质性破坏阶段。这 3 个阶段一般显示疾病发展的早、中和后期。早期的功能紊乱若得不到及时有效的治疗，病情会随着时间的延长而逐渐加重，发展为关节结构紊乱，甚至出现关节器质性破坏，治疗的难度也会逐渐增大。本组病例中无效的 3 例均为关节器质性破坏。拔罐疗法有疏通气血、消散瘀滞的作用。治疗时罐内负压可使局部毛细血管充血、红细胞破裂，形成自溶现象，表皮呈现瘀血。由于类组胺的产生刺激了颞下颌关节的功能活动，使开口度恢复正常。罐内负压还可使药液更好地渗透到皮下，使局部的血管扩张，促进血液循环，使血管和细胞通透性增强，加强了关节局部的血流量，调解了局部各肌肉群的功能，使肌肉之间精细的协调性得以平衡，关节区神经肌肉的功能得以恢复，从而达到治疗目的。

本组方剂中川椒、辣椒温里、散寒、止痛；独活、寄生疏风热、祛风湿、补肝肾、镇痛、扩张血管；薄荷发散风热、疏肝开郁，外用可麻痹皮肤神经末梢，故有止痛作用；樟脑通窍、散肿、止痛，外用可刺激皮肤的冷感受器，产生清凉感，并有止痛及局部麻醉的作用。诸药合用，可收到温通经络、祛湿祛风、散寒活血、舒筋止痛之效。本组 90 例患者，大部分是在服药、理疗、超声波、针灸等治疗效果不佳的情况下前来求治的，经药罐治疗后很快能缓解疼痛及张口受限，说明药罐疗法有良好的解痉止痛作用。

● **案例三**[7]

一般资料：患者共 78 例，均为单侧患病。其中男性 37 例，女性 41 例；年龄最大 35 岁，最小 18 岁；功能紊乱者 52 例，结构紊乱 8 例。

治疗方法：将青霉素注射液空瓶瓶口封口不动，瓶底用砂轮磨除，使其边缘平滑整洁。用水清洗后备用。将中药煎剂水煎至 200ml，瓶装备用，临用时将药液倒入制备好的小瓶内，量约占小瓶容积的 2/3，再加入适量的陈醋，找出压痛最敏感处为一点，在颧弓下方乙状切迹，相当于下关穴处找出第二点用甲紫作标记，然后将患者头部患侧朝下，以瓶内药液不会流出为准，将药罐口对准标记，从瓶封口处插入带针管的针头，抽除瓶内空气，使其吸附于皮肤，第一瓶吸附成功后，用同法进行第二处的操作。有毛发的部位最好刮除，若不刮除可涂凡士林以防空气进入瓶内而药瓶脱落，时间为 10 分钟左右。其间可做张闭口活动，每日 1 次。

治疗效果：3 次治愈 6 例，一周治愈 18 例，两周治愈 25 例，总有效率达 92%。

临床体会：颞下颌关节功能紊乱综合征属寒证及瘀证的范畴，细辛可辛散、止痛、温阳；乳香、没药、丹参可活血化瘀、理气止痛、除烦安神，以上四味药物共同作用，解除关节区软组织的痉挛，止痛并调节肌肉的正常兴奋性。佐以陈醋，具有活血渗透软坚作用，以加强药物性能及渗透作用，使药物迅速到达病变部位发挥疗效。

五、分析与评价

1. 各种拔罐治疗本病的概况

颞下颌关节功能紊乱综合征是由多种因素引起的疾病。因此，在治疗上也要考虑综合疗法，但以保守治疗为主。拔罐治疗颞下颌关节紊乱综合征文献较少，一般多配合针刺、放血或中药等方法。单纯一种方法效果欠佳。

2. 拔罐治疗本病的疗效及安全性评价

拔罐疗法是利用真空的吸附原理，吸附于患者疼痛处即可，使用方便，不需要特殊的器材和设备。也可让患者自行在家治疗。药罐吸附无损伤，无过敏反应，更易被患者所接受。尚未见到不良反应报道。

3. 本病的拔罐治疗规律

拔罐疗法治疗颞下颌关节功能紊乱有较好的疗效，治疗关节结构紊乱次之；治疗关节器质性破坏较差。因此，应用药罐疗法治疗颞下颌关节紊乱综合征要选择好适应证。治疗多配合放血或局部 TDP 照射。

4. 今后本病的临床研究重点

本病是一种慢性、退行性疾病，且个别有自限、自愈性，但是不少病例病程迁延，易发生疼痛、功能障碍等严重症状，因此关于它的诊断、治疗，仍然属于口腔疾病中的难治疾病之一，也属于常见病及多发病。对于颞下颌关节疾病的治疗尽量采用保守治疗，减少对患者的侵犯性治疗，这已成为众所周知的、应予遵循的基本治疗原则。我国临床常用教育治疗、中医中药、针灸、理疗肌肉训练、药物治疗、垫、关节封闭、关节镜外科手术及关节开放性手术治疗等，遵照逐步升级的原则，以减少侵犯性治疗操作。筛选出综合最佳搭配疗法，提高疗效是今后的研究重点。

六、注意事项

在治疗期间患者应保持心情舒畅，饮食以稀软食物为主，忌咀嚼过硬食物，增加营养，增强抗病能力。

参考文献

［1］贾朝先. 刺血拔罐治疗颞下颌关节紊乱综合征45例［J］. 针灸临床杂志，1996（1）：9.

［2］谢占清，国万春. 针灸研究针刺拔罐治疗颞颌关节功能紊乱症30例［J］. 河北中医药学报，2000（4）：15.

［3］何祖书，郑智. 针灸配合拔罐治疗颞下颌关节功能紊乱综合征46例［J］. 中国民间疗法，2000，8（2）：8.

［4］李智，张銮洲. 围刺拔罐加TDP照射治疗颞下颌关节紊乱综合征63例临床观察［J］. 针灸临床杂志，1999，15（9）：5051.

［5］吴坚. 中药拔罐治疗颞下颌关节紊乱综合征100例疗效观察［J］. 浙江中医学院学报，1997，21（5）：45.

［6］王艳丽，娄朝轩，宋琰华. 药罐疗法治疗颞下颌关节紊乱综合征的体会［J］. 中医正骨，2001（12）：40.

［7］聂金仓. 中药药罐治疗颞下颌关节功能紊乱综合征的疗效观察［J］. 中国民间疗法，1996（11）：9.

第九章　皮肤科疾病

白癜风

一、中医学概述

（一）概念

本病在中医学中属于"白驳风"范畴。病因病机为风夹湿热，壅滞肌肤，或情志内伤，肝气郁结，可导致局部气血失和或气滞血瘀，肌肤滋养受阻而发病。

（二）辨证

1. 风邪袭表

临床表现：白斑初发转变较快，或呈游走状，舌苔白，脉浮。

证候分析：风邪夹湿热，壅滞肌肤，故见白斑初发转变较快，或呈游走状；苔白，脉浮，为风邪在表之象。

治则：祛风散邪，清利湿热。

2. 湿热郁积

临床表现：白斑呈粉红色，夏秋蔓延扩展较著，遇热则瘙痒，舌红苔腻，脉滑。

证候分析：湿热郁积，肌肤滋养受阻而白斑呈粉红色，夏秋蔓延扩展较著，遇热则瘙痒；舌红苔腻，脉滑，为湿热之象。

治则：清热利湿，祛斑。

3. 肝气郁滞

临床表现：白斑淡红，常因情志不遂而蔓延、起伏，多发于女性，常伴月经失调，苔白，脉弦细。

证候分析：情志内伤，肝气郁结，可导致局部气血失和或气滞血瘀，出现白斑淡红，常因情志不遂而蔓延、起伏；肝气郁结，则肝失疏泄，故月经失调；苔白，脉弦细，为肝气郁结之象。

治则：理气疏肝。

二、西医学概述

（一）概念

白癜风是一种后天性的局限性皮肤色素脱失病，以皮肤出现大小不同、形态各异的局限性白色斑片而得名。临床表现皮损为白色斑片，境界明显，周边与健康皮肤交界处皮色较深，新发生损害周围常有暂时性炎症性星轮，单发或多发，形态各异，可互相融合成片，患处毛发可变白。多发于面颈、手背和额部。皮损处曝晒后可引起灼痛、红斑及水疱。

（二）诊断

皮肤上肉眼观察见不明原因的色素脱失斑，形态大小不一，斑片界限清楚或不清楚，色素脱失斑之外周多有色素加深，无明显自觉症状。

三、现代常用拔罐法

【孟氏中药拔罐疗法】

风邪袭表选风池、曲池、外关、膈俞、阿是穴；湿热郁积选合谷、阴陵泉、足三里、三阴交、阿是穴；肝气郁滞选期门、合谷、内关、阿是穴；以上三型均可选用大椎、背部膀胱经。拔罐之前和拔罐之后分别在拔罐的局部外涂中药拔罐液。（彩图10）

【刺络拔罐法】

方法一：选背部胸椎3~12两旁的小丘疹。用三棱针挑刺放血，拔罐10~15分钟，3天治疗1次，10次为1个疗程。

方法二：选皮损局部。用三棱针由外向内浅刺，以出血为度，后拔罐20分钟，或在皮损区涂补骨脂酊，后拔罐15~20分钟。隔日1次，10次为1个疗程。

方法三：选病损局部。先取一片白斑，用梅花针叩刺至微出血，后用电动拔罐仪吸附15分钟，每周治疗1次。

【针灸拔罐法】

取穴：一组为侠白、白癜风穴；二组为风池、合谷、气海、血海、足三里、三阴交穴；三组为肺俞、心俞、膈俞、肝俞、胃俞、肾俞，三阴交穴。每次选一组穴位，常规消毒，用三棱针点刺侠白穴至出血，再行拔火罐。白癜风点刺放血，以少量出血为适，两侧交替使用，每周两次，留针30分钟，行针1~2次，每次1~2分钟。也可用灸法，将艾条对准白斑处，灸时可由外向内一圈一圈逐渐缩小，开始每次将白斑灸至高度充血，连续灸7~8天，以后灸至呈深红色，每日1~2次。

【药罐法】

取穴：孔最、足三里、三阴交。用棉球在药酒（川芎、木香、荆芥各10g，白蒺藜、丹参、当归、赤芍各15g，鸡血藤20g，灵磁石30g，放入95%乙醇中浸泡10天，取汁200ml）中浸湿，贴于火罐内中段，点燃后拔于上述诸穴，留罐15~20分钟，每日1次。每侧穴位连续拔罐10次，再改取另侧穴位。若白斑范围较小，可于皮损处拔罐；若范围较大，可于皮损边缘处拔罐；若皮损在眼睑等腔窍处，拔罐部位当离开腔窍一定距离；若皮损在头、面等肌肉较少部位，可用面粉揉成条状围成火罐口大小圆圈，贴于拔罐部位。拔罐后皮损处涂以中药酊剂（红花、白蒺藜、川芎各等量，用30%乙醇适量浸泡）。

【血罐法】

选穴：肺俞、心俞、膈俞、肝俞、侠白、三阴交、血海。用梅花针叩刺皮损局部，再配两个穴位叩刺出血，拔罐并留罐10~15分钟。

【刺血灸罐法】

方法一：选侠下穴、白癜风穴，局部消毒后，以三棱针点刺，然后立即拔罐，以出血为宜。每周1次，两侧交替进行。每次治疗后灸单侧白癜风穴，1次灸3壮，不发疱。灸药处方为五倍子、桑叶、威灵仙、当归、川芎、白蔻仁各100g，石菖蒲、白芥子各30g，全蝎10g，共研细末。

方法二：选病变部位、脾俞、中脘穴。病变部位用梅花针叩刺，后旋转移动火罐至皮肤发红；

脾俞、中脘用单纯拔罐法，留罐 15~20 分钟。起罐后，均用艾条温灸 5~10 分钟。每日 1 次，5 次为 1 个疗程。

【综合疗法】

① 祛斑丸：补骨脂、首乌、无花果叶各 300g，白蒺藜 500g，广郁金 180g，赤芍 50g，马齿苋（干）250g，豨莶草 200g，鸡血藤 150g，水丸，每次 5g，每日两次；② 消白膏：用竹签取本品外涂于皮损处，用量宜少，每日 1~2 次；③ 气功等其他疗法：根据病情及病损部位选择适合的牡丹仙子下凡功、三合功等功法锻炼；同时进行心理疗法，或选择日光浴、按摩、拔罐、梅花针、长波紫外线、饮食等疗法，多食黑芝麻、黑豆、雪里蕻、马齿苋等。两个月为 1 个疗程。

四、注意事项

拔罐治疗本病效果一般，如配合以药物外敷则疗效较佳。在治疗期间，患者应根据情况注意忌口，忌食辛辣及腥发食品，并避免高温作业及日晒，避免恼怒急躁，保持情绪舒畅。痊愈后仍应坚持治疗一段时间，以防疾病复发。

参考文献

［1］程子成，朱亚明. 经穴电动拔罐治疗仪的临床应用［J］. 上海针灸杂志，1984（3）：9-10.

［2］徐宜厚. 中医药治疗白癜风近况［J］. 中医杂志，1984，25（11）：74.

［3］唐丽亭，刘云霞. 针灸治疗白癜风的体会［J］. 北京中医学院学报，1989，12（4）：42.

［4］纪钧. 药罐疗法治疗白癜风 40 例［J］. 广西中医药，1992，15（1）：13-14.

［5］纪钧. 药罐疗法治疗白癜风疗效观察［J］. 中国针灸，1992，12（3）：123-124.

［6］张侠，魏守新，李志如. 综合疗法治疗白癜风 410 例［J］. 中国民间疗法，1999，7（2）：22-23.

湿 疹

一、中医学概述

（一）概念

本病在中医学中相当"浸淫疮"范畴。病因病机多由脾失健运，蕴湿生热，复感风湿热邪，内外相搏，充于肌肤所致。

（二）辨证

1.湿热内盛

临床表现：皮肤红斑、水疱，瘙痒较重，黄水淋漓，气腥而黏，或结黄痂，或皮肤糜烂，苔黄腻，脉滑数。

证候分析：湿热内盛，浸淫肌肤则皮肤红斑、水疱，瘙痒较重，黄水淋漓，气腥而黏，或结黄痂，或皮肤糜烂；苔黄腻，脉滑数，为湿热之象。

治则：清热利湿。

2. 脾虚夹湿

临床表现：皮损颜色暗淡，瘙痒流水，或起水疱，纳呆腹胀，苔腻，脉细缓。

证候分析：饮食不节，日久伤脾，脾虚生湿，蕴积肌肤，故皮损颜色暗淡，瘙痒流水，或起水疱；脾虚湿阻中焦则纳呆腹胀；苔腻，脉细缓，为脾虚湿蕴之象。

治则：健脾利湿。

3. 血虚风燥

临床表现：疱形浸润肥厚，颜色暗淡，痒甚，病程较久，舌淡苔白，脉缓。

证候分析：久病耗伤阴血，或脾虚生化之源不足，致血虚生风化燥，肌肤失养，故疱形浸润肥厚，颜色暗淡，痒甚，病程较久；舌淡苔白，脉缓，为血虚之象。

治则：养血润肤，祛风止痒。

二、西医学概述

（一）概念

湿疹是由多种内外因素引起的过敏性、炎症性皮肤病。其特点为多形性皮疹，湿润，呈对称分布，易于反复和慢性化，自觉剧烈瘙痒。好发于面部、肘窝、四肢屈侧及躯干等处。

（二）诊断

（1）急性湿疹：急性发作，可发生于身体任何部位，全身泛发或局限于一处，常对称分布，皮疹呈多形性，可见红斑、丘疹、丘疱疹、水疱、糜烂、搔痕、结痂等，渗出明显，瘙痒剧烈。

（2）亚急性湿疹：急性湿疹治疗不当或未及时处理演变而来，皮疹以小丘疹、鳞屑、结痂为主，可见少量渗出，瘙痒剧烈。

（3）慢性湿疹：可由急性或亚急性期反复发作不愈而成，亦可一开始即为慢性湿疹，皮损多局限于一处或多处，局限性或泛发性浸润性肥厚，呈暗褐色或棕色色素沉着，上覆以少量鳞屑或呈苔藓化。

三、现代常用拔罐法

【孟氏中药拔罐疗法】

主穴取肺俞、大椎、背部膀胱经。湿热内盛者加曲池、血海、三阴交；脾虚夹湿者加神阙、足三里、三阴交；血虚风燥者加血海、足三里、三阴交。拔罐之前和拔罐之后分别在拔罐的局部外涂中药拔罐液。（彩图10）

【刺络拔罐法】

选穴：大椎、曲池、血海、委中、病变局部。将穴位常规消毒，每穴用三棱针点刺3~5下，选择适当大小火罐拔罐，留罐10~15分钟，起罐后擦净血迹。然后在皮损局部用三棱针散刺数下，立即拔罐，至拔出适量的瘀血及渗液，起罐后擦净血迹。每周治疗2~3次，10次为1个疗程。

【针刺配合刺络拔罐疗法】

方法一：主穴取曲池、百虫窝、合谷、三阴交、行间、内庭，梅花针叩刺皮疹部位。湿热内蕴型配蠡沟、丰隆；肺俞或大椎交替刺络拔罐。血虚风燥型配膈俞、脾俞、足三里；膈俞与大椎刺络拔罐。曲池、合谷、三阴交均直刺，用平补平泻法；百虫窝、行间、内庭均直刺，用捻转泻法。梅花针叩刺皮疹，以中度出血为度。蠡沟与皮肤呈45°角斜刺0.5~1寸，行迎随补泻之泻法。丰隆直刺，提插泻法，血海直刺，施提插捻转补法。膈俞、脾俞向脊椎方向斜刺，捻转补法。每日1次。

方法二：选大椎、三阴交、曲池穴及病变局部。以上穴位用毫针针刺，大椎穴中等强度刺激，三阴交、曲池也用强刺激手法，感应最好能向四周扩散。病变局部常规消毒后，术者用皮肤针叩刺，使之出血，然后拔罐5~10分钟，每周治疗2~3次。

【针罐结合疗法】

方法一：常规消毒患部皮肤，术者右手持26号1.5寸毫针4枚集束垂直快速叩刺患处，微微渗出血水为度。取几个玻璃火罐用闪火法行拔罐术，留罐片刻后取下，以消毒干棉球擦净血水后，再在原处拔罐，反复2~3次，使患处皮内血水尽量排出，最后以75%酒精棉球消毒皮肤。每日1次。

方法二：分两组选穴，①风市、足三里、太冲、皮损周围；②大椎、环跳、委中、皮损周围。每次选择一组穴位治疗。第一组先将风市、足三里、太冲及腹侧面的皮损周围消毒，然后用毫针针刺，采用强刺激手法，取得针感后在针上拔罐，留罐10~15分钟，皮肤出现明显的瘀血为止；第二组用同样的方法针刺大椎、环跳、委中及背侧皮损周围后拔罐。每日1次，10次为1个疗程。

【梅花针加火罐疗法】

用梅花针均匀叩刺患处，以局部渗血为度，并在患处行走罐疗法，隔日1次，7次为1个疗程。

四、注意事项

急性期皮损要避免局部刺激，如搔抓、肥皂水洗或用力搓擦。

参考文献

[1] 肖惠中. 刺络拔罐法临床应用举隅 [J]. 四川中医，1989，7（4）：42.

[2] 薛桢奇，张绪隆. 针罐结合治疗皮肤湿疹54例 [J]. 云南中医杂志，1993，14（4）：31-32.

[3] 王凤艳，嵇波. 梅花针加火罐治疗顽固性湿疹24例临床观察 [J]. 针灸临床杂志，1996，12（10）：21.

[4] 石栾丽. 络刺拔罐法的临床运用 [J]. 针灸临床杂志，1996，12（10）：28-29.

[5] 徐田，周苤苤，崔岚. 刺络拔罐治疗手部顽固性湿疹38例 [J]. 中国针灸，1997，17（6）：351.

[6] 于锡江. 外治法治疗皮肤病举隅 [J]. 中医外治杂志，1999，8（3）：28.

[7] 王勤，赵惠馨. 针刺配合刺络拔罐治疗湿疹54例疗效观察 [J]. 上海针灸杂志，2000，19（3）：16-17.

痤　疮

一、中医学概述

（一）概念

痤疮，中医称之为"粉刺"，是发生于颜面、胸、背等处的毛囊、皮脂腺的一种慢性炎症。其特点是多发生于青年男女，皮损丘疹如刺，可挤出白色碎米样粉汁。

（二）辨证

1. 肺经风热

临床表现：丘疹色红，或有痒痛，多发于颜面、胸背的上部，舌红，苔薄黄，脉浮数。

证候分析：素体阳盛致肺热血热，复感风热，与血热博结，蕴阻肌肤，故丘疹色红；伤于风者，上先受之，故病多发于颜面、胸背的上部；风性走窜，郁于肌肤不得外泄，故痒痛；舌红、苔薄黄、脉浮数，乃风热之邪在表之象。

治则：清肺散风。

2. 湿热蕴结

临床表现：皮疹红肿疼痛，或有脓疱，口臭，便秘，尿黄，舌红，苔黄腻，脉滑数。

证候分析：湿热内阻，循经上蒸，阻于脉络，蕴于肌肤，故皮疹红肿疼痛；阳明为多气多血之经，若湿热熏蒸，气血壅滞，酿而成脓，则皮疹可见脓疱；口臭、便秘溲黄、舌红、苔黄腻、脉滑数，乃阳明热盛及湿热蕴结之象。

治则：清热化湿。

3. 痰湿凝结

临床表现：皮疹以脓疱、结节、囊肿、瘢痕等多种损害为主，或有纳呆，便溏，舌淡胖，苔薄，脉滑。

证候分析：久病伤脾，湿聚成痰，郁而化热，凝结肌肤，故皮疹不消，以脓疱、结节、囊肿等多种损害为主，且缠绵难愈；纳呆、便溏、舌淡、苔腻、脉滑，为脾虚痰湿偏盛之象。

治则：化痰健脾渗湿。

二、西医学概述

（一）概念

痤疮又名寻常性痤疮，是毛囊、皮脂腺的慢性、炎症性疾病。本病多见于15~30岁的青年男女，男性为多。损害主要发生于面部，尤其是前额、双颊部，其次是胸部、背部及肩部。其特点为颜面部发生的散在的与毛囊一致的针头或米粒大小的红色丘疹、黑头丘疹或白头丘疹，内有黑头或白头脓栓。初起多为粉刺，常对称分布。粉刺在发展过程中可演变成炎性丘疹、脓疱、结节、脓肿及囊肿，最后形成瘢痕。本病病程缠绵，往往此起彼伏，新疹不断新发，有的可迁延数年或十余年。

（二）诊断

（1）青春期开始发病，好发于面部、上胸及背部皮脂腺发达部位，对称分布。

（2）皮损为毛囊性丘疹、脓疱、结节、囊肿、黑头粉刺和瘢痕，伴有皮脂溢出，呈慢性经过。

三、现代常用拔罐法

【孟氏中药拔罐疗法】

主穴取大椎、肺俞、心俞、膈俞。肺经血热加尺泽、血海、三阴交；肠胃湿热加曲池、合谷、曲泽、足三里；脾虚痰湿加脾俞、足三里、丰隆。拔罐之前和拔罐之后分别在拔罐的局部外涂中药拔罐液。（彩图95）

【刺络拔罐法】

方法一：取颈 7 与胸 1 棘突之间旁开 0.1~0.5cm 处（大椎穴）。用三棱针点刺，于出血处拔火罐 5~10 分钟。每周 1 次，连续 3~4 次。

方法二：取双侧肺俞、膈俞、脾俞、胃俞、大肠俞。每次取背俞穴 4 个。局部消毒后，用三棱针刺破皮肤，再将 4 号火罐用闪火法在上述部位拔罐，吸出血液 0.5~1ml。每周两次，1 个月为 1 个疗程。同时可配用中药，脾胃积热用三黄丸；痤疮感染用连翘败毒丸；肝经风热用桑皮、金银花、黄芩、枇杷叶、海浮石各 10g，黄连 3g，生甘草 6g，夏枯草 12g，每日 1 剂水煎服。治疗 1~2 个疗程。

方法三：取神阙、大椎穴。神阙穴用大号火罐拔罐，留罐 10 分钟。大椎穴揉捏至皮肤发红，用三棱针点刺 4~5 次，挤出血液数滴，再在该穴拔罐，留罐 5~10 分钟，4~5 天 1 次，3 次为 1 个疗程，治疗 3 个疗程。

方法四：取大椎、肺俞、膈俞穴，用三棱针点刺出血少许，用大号玻璃罐，以闪火法迅速拔在穴位上，留罐 15~20 分钟，3 日 1 次，7 次为 1 个疗程。

方法五：分组取穴，第一组取大椎、至阳和二穴两侧的夹脊穴；第二组取身柱、筋缩和二穴两侧夹脊穴；第三组取神道、脊中和二穴两侧夹脊穴。用三棱针点刺第一组穴后，再用闪火法将玻璃火罐两个分别拔在大椎穴和至阳穴上，留罐 5 分钟后去罐，擦净血迹；第 2 次治疗时取第二组穴，第 3 次治疗时取第三组穴，方法同上。隔 3 日行下一次治疗，10 日为 1 个疗程。

方法六：辨证取穴，肺热型取肺俞、合谷；胃热型取胃俞、足三里；血热型取肝俞、太冲；用三棱针快速点刺穴位 3~5 次，然后用闪火法拔罐于其上，使出血适量。同时配合用针刺合谷、足三里、太冲穴，采取疾刺疾出针法，隔日 1 次，10 次为 1 个疗程。

【针罐法】

（1）针刺法：取双侧曲池、合谷、列缺、足三里、三阴交、血海、中脘、天枢（双）。用 28 号 1~1.5 寸毫针分别刺入上述诸穴，一般用捻转泻法，随症加减。留针 20 分钟，每隔 10 分钟行针 1 次，每日 1 次，12 次为 1 个疗程。

（2）刺血法：取大椎、肺俞、膈俞、胃俞、大肠俞、前 3 穴为一组，后 3 穴为另一组。在针刺治疗后随即进行治疗。用左手拇指捏起穴位处皮肤，右手持三棱针迅速在该处点刺 2~3 下，以局部出血为度。然后在点刺处用闪火法拔罐，留罐 10 分钟，两组穴交替使用，每天 1 组，每日 1 次，12 次为 1 个疗程。

【梅花针叩刺拔罐】

背俞穴取肺俞、胃俞、脾俞。用梅花针叩刺，从轻到重，至微出血，然后在各穴拔火罐，留罐 10~15 分钟。再用三棱针点刺耳尖穴挤出血液 3~5 滴。拔罐每天 1 次，叩刺和耳尖放血每 2~3 天 1 次，10 天为 1 个疗程，共治疗两个疗程。

【拔罐与挑治疗法】

方法一：取大椎穴，针刺得气后用大号拔火罐拔于穴位 20~30 分钟，每日 1 次。病情顽固者，配合膀胱经走罐、耳尖放血、耳穴压豆。在胸椎 1~7 棘突旁开 5cm 内找阳性点（灰白色、棕色、暗红色、褐色针帽大小压之不褪色的丘疹，如无阳性点可直接在督脉或膀胱经下挑治）。术者用尖端钩的三棱针将皮肤挑破，钩断皮下白色纤维组织，剪断暴露在外的纤维组织，闪火法拔罐，拔出少许血液，消毒棉球覆盖、固定。每次挑两点，每周两次。10 次为 1 个疗程。

方法二：分组取穴，①肺俞、膈俞、脾俞；②心俞、肝俞、胃俞。均为双侧取穴。患者俯卧于床，消毒背部俞穴，术者执三棱针对准所选穴位快速挑刺，以微出血为度。继而用闪火法分别在所选穴位上拔罐，留罐 10 分钟。起罐后擦净血迹，轻抹抗生素以防感染。两组穴交替使用，隔日 1 次，10 次为 1 个疗程。

【锋勾针配合火罐疗法】

取第 10 胸椎以上肩背部选压痛觉最敏感或呈棕褐色的 1~2 个疹点（先按摩，可促使疹点出现），行锋勾针勾刺。出针后再拔火罐，使出血 1~2ml，起罐。隔日 1 次，10 次为 1 个疗程，疗程间隔 3~4 日。

【耳穴贴压加叩刺拔罐疗法】

（1）耳穴贴压法：取耳穴面颊、肺、胃、神门、交感、大肠、内分泌、肾上腺。医者将王不留行籽贴于上述穴位上，嘱患者每日按压耳穴 3 次，每次 5~10 分钟，每 3 日贴 1 次，两耳交替使用，10 次为 1 个疗程。

（2）叩刺拔罐法：以两侧肺俞为 1 个三角形的 2 个底角，以梅针叩刺该三角区至皮肤微微出血，针后用大号火罐闪火法拔罐。

【小针刀加拔罐疗法】

取背部的肺俞、心俞（均双侧）、大椎。术者在肺俞、心俞上用小针刀直刺约 1cm 后向脊柱方向斜刺 2~3cm，在大椎穴上直刺 2~3cm，得气后，行纵、横疏剥 2~3 次即出针，再拔火罐 10 分钟。起罐后，创可贴覆盖，皮损有囊肿者，加用脾俞（双）。月经不调或痛经者加用肾俞（双），一次未愈 20~30 天后再按上法治疗。

【神阙穴拔罐加自血穴位注射疗法】

神阙穴拔罐约 10 分钟，起罐后，该穴有黄水流出，用棉球擦干，并用另一干棉球敷脐上，8 小时后取下。取双侧足三里穴，在常规消毒下术者用 5ml 注射器，抽取肘静脉血 4ml，再刺入另一侧足三里穴，如法操作。每周 1 次，2 次为 1 个疗程。

【中药面膜加针罐法】

在负离子喷雾状态下用中药洗面奶洗面 5 分钟，用少许磨砂膏轻度按摩 3 分钟，去掉老化皮肤角质，再用按摩膏按摩，并进行穴位按压，常用攒竹、阳白、印堂、丝竹空、太阳、颊车、承浆、迎香等穴。常规消毒后，术者以左手拇指及食指固定痤疮周围皮肤，右手持消毒三棱针在痤疮顶部快速刺入皮肤。Ⅰ级痤疮者将三棱针快速刺入皮疹至看到内容物排出，再用痤疮针在患处挤压排脓，达到彻底排脓的目的。Ⅱ、Ⅲ、Ⅳ级痤疮用三棱针从患处顶部刺入至有阻力部停针，再从原针孔向痤疮四周放射状点刺 3~4 次至脓血涌出，按压擦拭后直至较新鲜血溢出。外涂肤炎宁消炎收敛，或用黄连膏涂抹局部，然后再用中药消炎冷膜冷敷破损处皮肤 15 分钟，起膜后喷收缩水，局部再涂少许消炎膏。严重痤疮配合在背部施以刺络拔罐术，背俞穴以肺俞、胃俞、脾俞、大肠俞为主，其次可行膀胱经点刺放血。

【针药罐合用疗法】

服用消痤方：当归、黄芩、生山栀各 9g，生枇杷叶 9~12g，桑白皮、生地各 12g，半枝莲、山楂各 20g，黄连 3~5g，白芷、生甘草各 6g。皮脂溢出较多加白术、薏苡仁；大便秘结加熟大黄；有囊肿或结节加夏枯草、皂角刺、三棱；色素沉着加旱莲草、丹参；少女月经不调加柴胡、益母草、香附、白芍；体虚加黄芪、党参；每日 1 剂水煎服，30 日为 1 个疗程。用药治疗的同时，配合针罐疗法，术者用三棱针或梅花针叩刺患者大椎穴数下，立即在该穴上拔火罐，以出血数滴为度，留罐 10~15 分钟，每 3 日 1 次，10 次为 1 个疗程，疗程间隔 1 周。

四、现代常用拔罐法的临床应用

（一）刺络拔罐

● 案例一[1]

一般资料：本组男 214 例，女 112 例；年龄 13~32 岁；病程最短 15 天，最长 9 年。丘疹脓疱型 237 例，结节囊肿 61 例，黑头粉刺 28 例。同时并发胸背部痤疮 58 例。

治疗方法：取大椎、肺俞、膈俞穴，用三棱针在上述穴位点刺出血少许，立即用大号玻璃罐，以闪火法迅速拔在上述穴位上，留罐 15~20 分钟，每 3 天 1 次，7 次为 1 个疗程。治疗期间停止使用其他任何方法，少吃酸、辣、油炸食物，多食蔬菜及水果。

治疗结果：本组治愈 183 例，占 56.1%；显效 82 例，占 25.2%；有效 61 例，占 18.7%。

临床体会：患者以青年人为主，素体血热偏盛是发病的内因，盖血热外壅，体表血脉充盈，血随热行，上壅于胸面，故病变多在面和胸背之处；加之饮食不节，肺胃积热以及外邪侵袭皆能血郁痰结，使病情复杂而深重。本法采用刺络拔罐大椎、肺俞、膈俞穴，具有清热凉血、解表、宽胸理气、驱邪散结之功效，再加注意饮食调节，疗效甚佳。

● 案例二[2]

一般资料：32 例患者中，男 14 例，女 18 例；年龄 16~28 岁，平均 22.5 岁；病程 3 个月 ~2 年。

治疗方法：患者取俯卧位，分别于第 3、第 12 胸椎棘突下，背柱旁开 1~1.5 寸处取肺俞穴、胃俞穴。局部常规消毒后，医者左手挟持治疗部位，右手待三棱针迅速点刺穴位半分，轻轻挤压，以出血为度，然后用闪火法在穴位处拔罐，留罐 5~10 分钟后轻轻取下火罐。如出血过多，应及时取下。每周两次，3 周为 1 个疗程。治疗期间少吃脂肪类食物和甜食，多吃蔬菜水果，保持大便通畅，常用温水肥皂清洗患处。有凝血功能障碍者及孕妇禁用。

临床体会：本病是常见病、多发病，属中医学"肺风粉刺"范畴。其病因主要为肺经风热熏蒸，蕴阻肌肤；过食辛辣油腻之品，生湿生热，结于胃肠，胃肠湿热，不能下达，反而上逆，阻于肌肤。三棱针点刺穴位又称刺血络、刺络。点刺肺俞穴、胃俞穴有清泄肺胃之实热、疏通气血之功效，配以拔罐可增强其作用，达到治病求本的目的，故收到很好的治疗效果。

● 案例三[3]

一般资料：50 例均为门诊患者，其中男 18 例，女 32 例；年龄 16~32 岁；病程最短 3 个月，最长 8 年。

治疗方法：取耳背上角小静脉、大椎、肺俞、脾俞穴。患者取坐位，医者先揉捏患者耳背上角两分钟，使局部发红发热，常规消毒后，以左手中指抵住耳郭内面，右手持三棱针快速点刺耳背一根小静脉 1~3 次，挤出 1ml 血，再以干棉球压迫刺点，行常规消毒。然后同样揉捏大椎、肺俞、脾俞穴 2~3 分钟，使之发红发热，常规消毒后，医者左手提捏起穴位皮肤，右手持三棱针快速点刺穴位处皮肤 3~5 次，至有血液渗出，然后在各体穴闪火法拔罐。重症留罐 15 分钟，使其出血约 3ml；轻症留罐 10 分钟，使其出血约 2ml，取罐后以消毒干棉球擦净出血，行常规消毒。两侧交替使用，大椎穴间隔 1 次。每 3 天治疗 1 次，7 次为 1 个疗程，两个疗程后观察疗效。并嘱患者禁食辛辣甘腻之品，多吃瓜果蔬菜，局部避免用手挤压，以防炎症扩散而加重病情，避免使用油脂类化妆品，保持生活有规律，精神愉悦，睡眠充足，大便通畅。

临床体会：中医学认为，本病多因肺胃蕴热，湿热壅滞，熏蒸于颜面所致。大椎为诸阳之会，刺络放血可清泄阳经之热，能清利上焦，祛瘀通络活血。肺主皮毛，司宣降，取肺俞清泄上焦郁热。脾主肌肉，具有统血、升清、运化功能，取脾俞穴健运化湿。与耳背静脉放血合用共奏清热泻火、活血化瘀、疏通经络、运化气血之功，从而达到治疗痤疮的目的。

● 案例四[4]

一般资料：124 例患者中，男 85 例，女 39 例；年龄最小 1 岁，最大 31 岁；病程最长 7 年，最短 6 个月。

治疗方法：分组取穴，第一组为大椎、至阳和二穴两侧夹脊穴；第二组为身柱、筋缩和二穴两侧夹脊穴；第三组为神道、脊中和二穴两侧夹脊穴。操作时，患者反坐于靠背椅上，双手放在靠背上，低头使前额垫在双手上或在床上俯卧位，常规消毒后，医者用三棱针点刺第一组穴后，再用闪火法将两个玻璃火罐分别拔在大椎穴、至阳穴上，留罐 5 分钟后起罐，擦净血迹。第二次治疗时取第二组穴，后类推。隔 3 日行第 2 次治疗，10 日为 1 个疗程，可连续治疗。

治疗结果：124 例中痊愈 83 例，显效 35 例，无效 1 例。治愈率 66.9%，总有效率占 99.2%。

临床体会：本病多由于青年人素体阳盛，过食肥甘厚味辛辣之品，使中焦运化不周，积久化热，湿热火毒内蕴，血热瘀滞上熏颜面而成，或留滞胸、背，则见粟疹色红，可见脓疱，若防护失宜不洁之物附着，则见黑头；脾胃积热，久蕴不解，蒸湿成痰，聚结于局部，则皮疹渐增大，状如蚕豆，累累相连。督脉为阳经，大椎为诸阳之会，本法在背部督脉各穴及夹脊穴刺络放血，可祛湿热火毒，清血中瘀热，拔罐可疏导瘀滞，引邪外出，两法相得益彰，故疗效卓著。

● 案例五[5]

一般资料：56 例患者，其中男性 26 例，女性 30 例；年龄 14~28 岁；病程两个月 ~4 年。

治疗方法：（1）耳穴点刺法：取内分泌、肺及胃三对耳穴，局部常规消毒后，医者用三棱针点刺出血，用 75% 酒精棉球拭净血迹，按压针孔至血凝。

（2）刺络拔罐法：取大椎、肺俞（双），局部常规消毒，医者三棱针点刺出血后拔罐，留罐 10 分钟，用 75% 酒精棉球拭净血迹。

每隔 3 日治疗 1 次，10 次为 1 个疗程。

治疗结果：本组经治疗全部获效，其中痊愈 32 例，显效 14 例，好转 10 例。

临床体会：中医学认为，本病属"肺风粉刺"范畴，多因肺经风热、脾胃积热熏蒸颜面而发，病程缠绵，反复发作。采用内分泌、肺、胃耳穴点刺放血，大椎、肺俞刺络拔罐，既能调理脏腑功能，促进新陈代谢，又可清热解毒，活血凉血，使机体内分泌功能协调，气血通畅，从而达到治疗本病的目的。此外，医者应注意嘱患者饮食清淡，多食蔬菜、水果，并保持面部皮肤清洁。

（二）刺络拔罐加耳针

● 案例一[6]

一般资料：本组 32 例皆为门诊患者，其中男性 12 例，女性 20 例；年龄最小 15 岁，最大 37 岁；病程最短 2 个月，最长 10 年。其中丘疹型 10 例，脓疱型 16 例，囊肿型 4 例，结节型 2 例。

治疗方法：（1）刺血拔罐：患者取俯伏坐位，尽量暴露项背部，大椎、灵台常规消毒，医者用已消毒的三棱针点刺 3~5 下，迅速用闪火法在点刺处各拔一罐，留罐 15~20 分钟，出血量 3~7ml 为宜，起罐后用消毒干棉球擦净血迹。3 日 1 次，6 次为 1 个疗程，疗程间隔 3~5 天。

（2）耳穴压籽：主穴取心、肾上腺、内分泌、神门。肺经风热加肺、大肠，用"六神丸"贴压；脾胃湿热加脾、胃；冲任不调加交感、内生殖器，用王不留行籽贴压。贴压期间，嘱患者每日按压

3~4次，每次每穴2~3分钟，3天换1次，6次为1个疗程。疗程间隔3天。

治疗结果：本组32例中，治愈22例，占68.75%；好转8例，占25%；无效2例，占6.25%；总有效率93.75%。

临床体会：痤疮是一种毛囊、皮脂腺的慢性炎症疾患，好发于颜面、胸背部。青春期雄性激素分泌增多，皮肤中双氧睾酮升高，皮脂分泌增多，堵塞毛囊，毛囊内痤疮杆菌繁殖产生多种酮，分解皮脂形成脂肪酸，从而引起毛囊炎。中医学认为，痤疮多由于肺经风热，蒸熏于皮肤或过食辛辣、油腻之品，脾胃蕴湿积热，外犯肌肤，或冲任不调而致肌肤疏泄功能失畅而发病。治疗多从除热邪、调理冲任论治。大椎、灵台皆为督脉之穴，大椎为诸阳之会，灵台具有清热解毒之功效，在此二穴上刺血拔罐能疏泄阳邪火毒，调血理气，使热随血出，疏通经络之壅滞。治疗期间患者应注意面部清洁，不用油性化妆品；少食辛辣、油腻之品；多吃蔬菜、水果。

● **案例二** [7]

一般资料：本组96例均为门诊患者，大多为青壮年，其中男性36例、女性60例；年龄16~39岁；女性多男性；病程7天~6年。

治疗方法：（1）刺血拔罐：将大椎穴常规消毒后，以三棱针快速点刺，深浅适度，使血液自然流出2~3滴，然后在大椎穴上拔火罐1个，使血液在火罐负压作用下流出1~3ml后起罐。每3日治疗1次，10次为1个疗程。

（2）耳穴压豆：取穴神门、交感、子宫、内分泌、皮质下、肺、胃。用王不留行籽贴压上述穴位。嘱患者每日自行按压3~5次，每次5分钟。两耳穴位轮换使用，每3~4日换1次，10次为1个疗程。

治疗结果：本组96例均获效，其中痊愈者70例，占72.9%，有效者26例，占27.1%。

临床体会：本病多由肺胃热盛，加之饮食不节、外邪侵袭而致气郁痰结、气血凝滞所致。大椎穴刺血拔罐可清泄肺胃蕴热，理气化痰，活血导滞。为增强疗效，配耳穴贴压以调理气血津液、培土生金、宣肺清热。其所取穴位神门、交感、内分泌、胃和皮质下可镇心安神，调理肺胃，通调全身气血，从而达到治疗的目的。

● **案例三** [8]

一般资料：86例痤疮患者中，寻常型76人、脓疱型7人，结节型3人。男性26例，女性60例；年龄最小14岁，最大40岁；病程最短1个月，最长7年。

治疗方法：（1）刺络拔罐：以右手拇指指腹在患者背部 C_7~T_4 棘突之间按压，压痛最明显处即所取之穴，无压痛者取大椎穴，用三棱针点刺出血，随之用闪火法在点刺处拔罐，留罐20~30分钟，每周两次，10次为两个疗程。

（2）耳穴贴压：主穴取面颊区、内分泌、肺、交感。便秘加大肠；睡眠不佳者加神门、心；皮脂溢出重者加脾；月经不调者加内生殖器。用王不留行籽贴压上述穴位，贴压期间，嘱患者每日自行按压2~3次，每次3分钟，每3~5天更换1次，10次为1个疗程。

治疗结果：86例痤疮患者，临床痊愈21例，占24.4%；显效28例，占32.6%；有效19例，占22.1%；无效18例，占20.9%；总有效率为79.1%。

临床体会：痤疮之病临床上多从火热论治，对这一点古代医家有许多论述。《诸病源候论》认为"面疮者，谓面上有风热气生疮"。《万病回春》言："面生疮者，上焦火也。""面生粉刺者，肺火也。"督脉是人体"阳脉之海"，在督脉上寻找痤疮患者的阿是穴并点刺放血，使血去热退，对清泄上焦火热之邪尤为适宜，在点刺处拔罐以利于血出，加强疗效。《灵枢·口问》曰："耳者，宗脉之所聚也。"

刺激耳部穴位，可调整相应经脉、脏腑的功能，且操作简单，易于为患者所接受。取"面颊"治疗相对应部位疾患；"内分泌"调整体内激素水平；"肺"主皮毛，取其能双向调节肺脏功能以利皮毛之效；"交感"抑制皮脂腺分泌，防止新生痤疮。便秘者加"大肠"以清热通便；睡眠差者配"神门"以养心安神；皮脂盛者加"脾"以利湿降浊；月经不调者刺激"内生殖器"调理冲任。

在治疗期间，患者应饮食清淡，少食肥甘、辛辣之品，以避免助湿生热。洗脸时宜选用硫黄皂或适用于油性皮肤的洗面奶等，对提高疗效、减少复发具有重要意义。

（三）刺络拔罐加中药

● 案例一[9]

一般资料：136 例患者中，女 69 例，男 67 例；年龄 15~30 岁；病程 3 月 ~3 年；病情程度 I 级 76 例，II 级 43 例，III 级 15 例，IV 级 2 例。

治疗方法：（1）刺络拔罐：取大椎、肺俞穴常规消毒后，用梅花针叩刺，刺至渗血，在穴位上闪火拔罐各 10 分钟，隔日 1 次。

（2）中药：苦参 30g，紫草 30g，土茯苓 30g，僵蚕 10g，蝉蜕 10g，薏苡仁 30g，制苍术 10g，川牛膝 10g，甘草 6g。将上方中药浸泡 30 分钟，武火煎沸后文火再煎 20 分钟，每次口服 150ml，每日两次，15 天为 1 个疗程，疗程间休息 5 日，两个疗程后统计疗效。

治疗结果：治愈 84 例（61.8%），显效 27 例（19.8%），好转 20 例（14.7%），无效 5 例（3.7%），总有效率为 96.3%。

临床体会：中医学认为，本病多由于肺胃湿热之邪循经上蒸，血随热行，上壅于胸面，亦可由肺经风热、痰湿凝结而发病，临床分肺经风热、湿热蕴结、痰湿凝结 3 型。治疗上以清热、化湿、健脾为主，大椎为六阳经交会穴，"肺主皮毛"，肺俞穴为肺脏背俞穴，刺络拔罐大椎、肺俞以泄肺热。中药方中苦参、紫草、土茯苓清热燥湿，僵蚕、蝉蜕疏散风热，薏苡仁、苍术健脾燥湿，川牛膝活血，引热下行，甘草调和诸药。若肺经风热偏重，可加金银花、连翘；湿热蕴结偏重，可加黄柏；痰湿凝结偏重，可加制半夏、天南星。治疗期间患者应注意保持饮食清淡，大便通畅，勿滥用化妆品，注意皮肤清洁以防感染。

● 案例二[10]

一般资料：本组 80 例全部为门诊患者，经皮肤科确诊为寻常性痤疮，随机分为 3 组。治疗组 40 例，其中男 18 例，女 22 例；年龄 13~32 岁；病程 2 个月 ~15 年；病情程度 I 级 11 例，II 级 16 例，III 级 5 例，IV 级 8 例。对照 1 组 20 例，其中男 9 例，女 11 例；年龄 14~30 岁；病程 1 个月 ~10 年；病情程度 I 级 5 例，II 级 10 例，III 级 3 例，IV 级 2 例。对照 2 组 20 例，其中男 8 例，女 12 例；年龄 14~33 岁；病程 1 个月 ~12 年；病情程度 I 级 8 例，II 级 6 例，III 级 4 例，IV 级 2 例。

治疗方法：治疗组分组取穴，①大椎、肺俞（双）；②膈俞（双）、脾俞（双）。每次选用一组，两组交替选用。患者取坐位或俯卧位，局部皮肤常规消毒后，医者用梅花针叩打至渗血为度，出血部位拔罐 10~15 分钟，将瘀血拔出，3 天治疗 1 次，5 次为 1 个疗程，疗程间休息 5 天。同时口服中药，组方为黄芩 12g，桑白皮 15g，野菊花 15g，天花粉 15g，丹参 12g，生地黄 15g，牡丹皮 12g，虎杖 12g，生山楂 30g，白花蛇舌草 30g，水煎服，每日 1 剂，15 天为 1 个疗程。皮疹多或久病结节囊肿难以消退者，选加三棱、莪术、桃仁、石见穿、皂角刺、煅瓦楞、海藻、夏枯草、浙贝母、全瓜蒌等；皮疹作痒者，加苦参、白鲜皮、地肤子；月经不调或经前皮疹加剧者，加当归、红花、益母草、肉苁蓉、锁阳；大便干结者，加火麻仁、郁李仁、生大黄、枳实；神疲乏力者，加党参、黄芪。治疗期间患者应少食辛辣肥甘之品，忌用油脂类化妆品和其他治疗痤疮的药物，避免用手挤压。

对照 1 组取耳穴肺、皮质下、内分泌、肾上腺、神门、面颊。把王不留行籽固定在耳穴上，由患者自行按压上述耳穴，每日 3 次，每次 5 分钟，隔日换贴 1 次，两周为 1 个疗程。治疗期间不用其他治疗痤疮的药物，少食辛辣肥甘之品。对照 2 组单独采用中药治疗，方法同治疗组。

治疗结果：治疗组 40 例，治愈 25 例，显效 10 例，有效 5 例，无效 0 例，总有效率 100%。对照 1 组：20 例，治愈 6 例，显效 7 例，有效 4 例，无效 3 例，总有效率 85%。对照 2 组：20 例，治愈 7 例，显效 9 例，有效 2 例，无效 2 例，总有效率 90%。

临床体会：痤疮的发病机制较复杂，主要是由于内分泌失调，皮脂分泌增多及毛囊上皮角化异常，上皮细胞不能通畅排出而淤积在毛囊口而形成粉刺。另外，毛囊内寄生的痤疮丙酸杆菌也是刺激毛囊引起痤疮的重要原因。中医学认为，痤疮的发生多由肺经风热熏蒸于皮肤；或过食辛辣油腻，脾胃蕴积湿热，外犯肌肤而成；或冲任失调导致肌肤疏泄功能失调而发。因此，针对其发病机制，用梅花针叩刺、火罐、中药及耳穴压丸疏风清肺、清化湿热、调理冲任，均可取得较好的治疗效果，但综合疗法的疗效较好。在治疗痤疮的同时，某些患者的伴随症状如失眠、月经不调、腰痛、便秘等也得到好转或消失。针灸与中药，虽然治病手段不一样，但其渊源均出自《黄帝内经》，同为治疗疾病的一支两脉，古代名医大都善于针药并用，"以针刺导其先，汤药荡其后""毒药攻其内，针石治其外"。临床实践证明，针灸与中药在治疗上有机结合，可互相弥补，相得益彰，取得满意的疗效。

● 案例三 [11]

一般资料：65 例均为门诊患者，随机分为 2 组。治疗组 35 例，男 17 例，女 18 例；年龄 15~30 岁，平均 23 岁；病程 2 个月 ~7 年。对照组 30 例，男 13 例，女 17 例；年龄 12~31 岁；病程 1 个月 ~5 年。皮损以颜面部为主，部分累及颈部及胸背部。皮损类型以 Ⅰ、Ⅱ、Ⅲ 级为主，少数 Ⅳ 级。两组一般资料比较无显著性差异（$P > 0.05$），具有可比性。

治疗方法：治疗组取大椎穴，局部常规消毒，医者以梅花针叩刺局部，手法由轻至重，至皮肤有少量渗血。然后在该穴拔火罐，留罐 10~15 分钟，取罐后用消毒干棉球擦净渗血即可。3 日治疗 1 次。同时服用中药玉容汤，组方为金银花 30g，连翘 10g，黄芩 10g，苍术 10g。丘疹红肿明显加枇杷叶 10g；大便干燥加制大黄 5g；有脓头加鱼腥草 15g。水煎服，每日 1 剂。对照组口服牛黄解毒片 0.6g，每日 3 次；四环素 0.5g，每日 3 次；维生素 B_6 片 0.2g，每日 3 次。两组均 30 日为 1 个疗程。

治疗结果：治疗组 35 例，治愈 30 例，显效 3 例，有效 1 例，无效 1 例，总有效率 97.1%。对照组 30 例，治愈 2 例，显效 5 例，有效 5 例，无效 18 例，总有效率 40%。

临床体会：痤疮由饮食不节，过食肥甘厚味，肺胃蕴热上蒸颜面，复感毒邪，气滞血瘀，热郁于肌肤所致。据中医"血实宜决之""宛陈则除之"的治则，予以清热、凉血、通经活络的治法。玉容汤中金银花、连翘清热解毒，消痈散结；黄芩清热燥湿，泻火，长于清肺经热；苍术燥湿、健脾；全方以清热解毒为主，肺、脾、胃三经同治。大椎穴为督脉之穴，为手三阳经及督脉之会穴，泻大椎穴可起到疏泄阳邪火毒，宣阳和阴的作用。刺络出血可排出瘀血以祛毒，疏通经络，调节脏腑气血，协调人体功能。配以拔罐，以增强养血和血、通经活络之功，改善局部血液循环。治疗期间，患者饮食宜清淡，忌油腻、甜食及辛辣刺激性食物；宜温水洗脸，保持面部清洁，避免使用刺激性化妆品。

● 案例四 [12]

一般资料：两组 55 例，按就诊顺序分为治疗组和对照组，治疗组 35 例，男 15 例，女 20 例；对照组 20 例，男 7 例，女 13 例，年龄 14~36 岁，病程 7 天 ~8 年。患者临床表现均以面部痤疮为主，以粉刺、丘疹、脓疱多见，少数为结节、囊肿，并伴有偏食、纳呆、乏力、大便秘结等症状。

治疗方法：（1）治疗组：①中药治疗：自拟消痤汤基本方药，组方为赤芍、桑白皮、枇杷叶、野菊花、黄芩、黄柏、茯苓、白花蛇舌草各12g，丹参、生地、生薏米各30g，牛膝10g，甘草6g。风热较甚，皮损以丘疹为主者加银花、薄荷；感染明显伴脓疱、疼痛者加连翘、公英；皮脂多而瘙痒者加白鲜皮、苦参、皂刺、生山楂；有结节、囊肿或色素沉着者加红花、夏枯草、土贝母、白芥子等；伴冲任不调而痛经、月经不调者加益母草、元胡；伴肝经火盛而见心烦、口苦、易怒者加栀子、龙胆草；兼大便秘者加生大黄、枳壳；因情感所伤而致者加柴胡、郁金。水煎服，每日1次，分两次服；药渣再煎，取液湿敷患处20分钟，1日1次，15日为1个疗程，一般用药1~2个疗程。同时外用10%硫黄软膏洗患部，避免用手挤捏痤疮，以免感染；服药期间，忌食辛辣、酒等刺激食品；停用油脂及粉质化妆品。②梅花针叩刺加拔罐：皮肤常规消毒，取卧位暴露背部，梅花针叩刺肺俞及阳明经循行部位，使其局部轻微出血，选择口径合适型号的火罐吸拔，留罐10~15分钟，每3~5日治疗1次，根据症状决定治疗次数。

（2）对照组：西药口服治疗，维生素 B_6，每次20mg，每日3次；维生素AD胶丸，每次2.5万U，每日3次；甲硝唑片，每次0.2g，每日3次。两组均用药4周后观察疗效。

治疗结果：治疗组痊愈18例，显效10例，好转5例，无效3例，总有效率94.29%。对照组痊愈4例，显效4例，好转5例，无效7例，总有效率65%。

临床体会：痤疮，中医学又称"肺风粉刺"，由于肺经风热，熏蒸于肌肤或过食辛辣厚味，脾胃积热或素体湿盛，外蕴肌肤或冲任血热上冲，复感风毒之邪所致。治疗上应以清肺胃、利湿热、凉血解毒为主，佐以散邪之法。自拟消痤汤，方中桑白皮、枇杷叶、白花蛇舌草、野菊花、黄芩清泄肺胃热毒；黄柏、茯苓清利湿热；生地、丹皮、赤芍、丹参、清热凉血化瘀；牛膝导热引血下行；党参、薏米调理脾胃。诸药相辅相成，共奏清泄肺胃湿热，凉血解毒、化瘀之功。

（四）穴位自血疗法配合拔罐

● 案例[13]

一般资料：100例患者，随机分为两组，每组50例。治疗组男10例，女40例，年龄最大36岁，最小17岁；病程最长6年，最短3个月。对照组男9例，女41例，年龄最大35岁，最小18岁；病程最长5.9年，最短2.8个月。两组患者一般资料对比差异无显著性（$P > 0.05$），具有可比性。

治疗方法：治疗组主穴取曲池、合谷、肺俞、血海、足三里。肺经风热加尺泽；湿热蕴结加阴陵泉；痰湿凝结加丰隆。穴位自血疗法按上述诊断分型取穴，每次选用4个穴位，轮换使用。视取穴位情况，患者取侧卧或仰卧位。医者于患者肘正中静脉处常规消毒，用一次性5ml注射器取静脉血约5ml，将穴位严格消毒后将针刺入，有针感回抽无血后快速注入穴位，每穴注入静脉血1ml，出针后用消毒棉签按压针孔。因抽取血液时针管内未加抗凝剂，所以在操作过程中力求迅速而熟练，以免血液在针头内凝结而影响注射与吸收，以上方法3日治疗1次。4次为1个疗程。在穴位自血疗法结束后，选取背部大椎穴及两侧膀胱经施行坐罐法，留罐10分钟左右，3日治疗1次，4次为1个疗程。对照组则口服西药，四环素片，每次0.25g，每次4次；维生素 B_6 片，每次10mg，每日3次，12日为1个疗程。

治疗结果：治疗组50例，痊愈32例，有效16例，无效2例。对照组50例，痊愈21例，有效18例，无效4例。

临床体会：本组采用的穴位自血疗法，是以中医基础理论为基础，经络理论为核心，在辨证论治的原则指导下，运用自身血液进行穴位注射的疗法。其中曲池穴为手阳明大肠经的合穴，具有疏散风热、泄热祛邪、行气血、通腑排毒的作用；肺俞主皮毛，清肺散热，通调水道祛湿；血海穴调血行气、活血化瘀；合谷穴疏散风热，通腑泄热，为治疗头面部的要穴；阴陵泉穴健脾利湿化痰；丰隆穴祛痰软坚是治疗痰凝体内的要穴；尺泽穴泄肺热血热；足三里为足阳胃经穴位，是人体的强壮穴位，足阳胃经循行于痤疮皮损好发的部位，取之既可祛邪治标，又可扶正固本，抵御外邪入侵。诸穴相配，共奏清肺散热、清热化湿通腑、消痰软坚、活血化瘀之功效。

（五）刺络拔罐加药物外敷

● 案例一 [14]

一般资料：65 例患者中，以刺络拔罐加倒膜治疗。其中，男 20 例，女 45 例，年龄 16~20 岁；病期 1 个月~4 年，以 1~2 年最多。另外设立两个对照组，其一单纯刺络拔罐治疗，共 34 例，男 9 例，女 25 例，年龄 18~30 岁；病期半个月~10 年，以 2~4 年最多。其二单纯倒膜治疗，共 36 例，男 14 例，女 22 例，年龄 19~27 岁；病期 1 个月~12 年，以 6 个月~两年最多。3 组患者的年龄、性别、病程、病情差异均无显著性。

治疗方法：（1）刺络拔罐：患者取坐位，取背部大椎穴及心俞、肺俞、肝俞、脾俞、肾俞穴，医者做常规皮肤消毒，以一次性三棱针对准穴位点刺，用闪火拔罐法，在点刺处拔罐。留罐 5~10 分钟，夏季宜短，冬季稍长。每周两次，4 次为 1 个疗程。

（2）倒膜：患者取平卧位，医者用毛巾遮盖其头部全部毛发用负离子喷雾器喷面 10 分钟，清洁面部后，涂擦本院自制痤疮霜，轻柔按摩面部 10~15 分钟，将包头毛巾四周用纸巾包严，用剪好棉片覆盖双侧眉毛、眼睛及口唇，将膜粉置于容器内，加入适量蒸馏水，用导棒迅速将其调成糊状，用导棒涂于整个面部，厚度为 0.5~0.8cm，露出鼻孔，25~30 分钟揭掉石膏膜，然后清洗面部，每周两次，4 次为 1 个疗程。

治疗结果：刺络拔罐并用倒膜组总有效率 89.23%，单纯刺络拔罐组 67.65%，单纯倒膜组 63.89%，刺络拔罐并用倒膜组疗效优于其他两组，差异有非常显著性，X2 检验，$P < 0.01$。

临床体会：寻常性痤疮是由于青年人生机旺盛，血气方刚，尤其是某些素体阳热偏亢之患者，肺经久蕴郁热，营血有热，循经上犯，熏蒸于面。也可由过食辛辣、油腻之品，胃肠生湿生热，结于肠中，不能下达，影响脾胃的运化功能，脾虚痰湿，运化失调，脾虚不健，水湿内停，日久成痰，湿郁化热，湿热夹痰，凝滞肌肤。通过针刺大椎穴及心俞、肺俞、肝俞、脾俞、肾俞各穴后拔罐，充分发挥心主血脉，肺主宣发肃降、通调水道，肝主疏泄，脾主运化，肾主水纳气的功能，使人体气机调畅，脉道通利，疏通调节体内水液的输布、运行、排泄，增强脾的运化水谷、精微功能，使脏腑、经络、四肢及筋肉皮毛得到充分营养，并能清热解毒，活血凉血，疏经通络，使瘀阻经络的气血得以畅达。面部倒膜治疗，有利于面部皮肤气血流畅，有洁肤护肤、脱脂除秽、加速炎症吸收和抗菌作用。本组病例刺络拔罐并用倒膜的疗效明显优于单纯刺络拔罐或单纯倒膜。治疗期间无任何过敏反应，疗效较为满意。

● 案例二 [15]

一般资料：本组 32 例痤疮患者，男 20 例，女 12 例；年龄 16~30 岁，平均为 23 岁；发生在前额部 8 例，双颊部 12 例，全面部波及胸部 12 例；病程最短 2 年，最长 10 年，平均为 6 年。

治疗方法：（1）中药外洗：苦参 30g，秦艽 15g，荆芥 15g，防风 15g，蛇床子 15g，双花 30g，生甘草 15g，水煎外洗患部，早、晚各 1 次，7 次为 1 个疗程。

（2）点刺拔罐：取肺俞穴（双）、心俞穴（双），常规消毒，用无菌三棱针对准穴位点刺，继而用闪火法拔罐，令其出血 2~3ml，多者 10ml。每日 1 次，7 次为 1 个疗程，休息 3~5 日施下 1 个疗程。

治疗结果：本组 32 例痤疮患者，经 1~3 个疗程治疗痊愈 22 例，好转 10 例，无效 0 例，总有效率为 100%。

临床体会：中药外洗配合点刺拔罐法治疗寻常性痤疮属于标本兼治。中药苦参祛风止痒，浴洗可治皮肤瘙痒、脓疱疮；蛇床子燥湿杀菌，并可减少炎症分泌物和渗出物；秦艽祛风湿、止痹痛；荆芥、防风、金银花发散湿痹，清热解毒；甘草调和诸药。按传统医学"君、臣、佐、使"配成苦参洗剂，可消炎利湿、排毒祛瘀，使过盛的皮脂腺分泌物畅通排出。配三棱针点刺背俞穴，继之拔罐，具有开窍泄热、活血祛瘀、排脓通络之功效。此方善治丹毒、顽癣、痹证、扭挫伤等。对寻常性痤疮的皮脂腺分泌过盛或腺路阻塞有开窍泻痹之功能。根据中医学"心主血脉，其华在面""肺主皮毛""盛则泻之"等原理，在背俞穴心俞、肺俞穴点刺拔罐，令其出血以调整心肺生理功能、泻其瘀阻、通畅血脉，达到治愈疾病之目的。

（六）拔罐加针刺

● 案例一 [16]

一般资料：患者 30 例，其中男性 12 例，女性 18 例；年龄 16~32 岁；病程 3 个月 ~3 年；其中肺热型 20 例，胃热型 8 例，血热型 2 例。

治疗方法：辨证取穴，肺热型取肺俞、合谷；胃热型取胃俞、足三里；血热型取肝俞、太冲。嘱患者反坐于椅上，暴露所取穴位，常规消毒后，医者用三棱针快速点刺 3~5 次，然后用闪火法拔罐于其上，使出血适量。取下火罐，用消毒干棉球拭去渗血。同时配合用针刺合谷、足三里、太冲穴，采取疾刺疾出针法，隔日 1 次，10 次为 1 个疗程。治疗期间患者应少食辛辣油腻食物，多食蔬菜、水果，勿用手挤压痤疮，以防感染。

治疗结果：本组 30 例经治疗治愈 21 例，痤疮全部消失，无新痤疮出现，半年未复发；6 例有效，痤疮大部分消退而未净或消退后又有少数新的痤疮出现，余 3 例无效。总有效率为 90%。

● 案例二 [17]

一般资料：84 例患者均为 2002 年 2 月 ~2004 年 1 月我院门诊患者，男 36 例，女 48 例；年龄最小 12 岁，最大 32 岁；病程最短 3 个月，最长 6 年；皮损部位多在面部，约 1/4 的患者胸背部也有皮损，以红丘疹型为主，部分患者伴有少量结节和囊肿性损害。

治疗方法：选大椎、肺俞（双）、肝俞（双）、大肠俞（双）、合谷（双）、太冲（双），医者用 26 号 40mm 毫针刺入上述 11 个穴位，行捻转泻法，待得气后留针 40 分钟，各穴位每 10 分钟行捻转泻法 1 分钟。取针后，在大椎、肺俞（双）、肝俞（双）5 个穴位拔火罐，留罐 5~10 分钟，以局部皮肤充血及针刺部位少量出血为最佳。以上治疗每日 1 次，每 7 日为 1 个疗程，疗程间隔 1 日，4 个疗程后观察疗效。

治疗结果：治愈 52 例，显效 16 例，有效 10 例，无效 6 例。总有效率为 92.9%。随访 1 年，治愈患者 52 例中，有两例面部再次出现皮疹。

临床体会：治疗该病应以清热解毒、调畅气机为基本治疗原则。大椎属督脉，为诸阳之会，取之则疏散风热，泻火解毒；肺俞、肝俞、大肠俞皆为背俞穴，属足太阳膀胱经，取之可以起到调畅肺、肝、大肠经经气的作用；合谷为手阳明经之原穴，调阳明经经气，《玉龙歌》曰："当面纵有诸样症，一针合谷效通神。"太冲通导厥阴经经气、泻火疏肝，合谷、太冲两穴相配，疏散一身之热邪。诸穴合用针大椎、肺俞、肝俞、大肠俞、合谷、太冲，则热毒祛而气机畅。

（七）刺络拔罐加火针

● **案例**[18]

一般资料：本组 58 例均为门诊患者，其中男 22 例，女 36 例；年龄最小 13 岁，最大 35 岁；病程最短 3 个月，最长 6 年。

治疗方法：（1）刺络拔罐：患者取俯卧位，将背部大椎、双侧肺俞、膈俞、脾俞、肾俞局部常规消毒，然后医者用梅花针重叩上述诸穴至局部皮肤潮红、渗血，再拔火罐 5~10 分钟，使出血 1~3ml。

（2）火针疗法：患者取仰卧位，先将需要针刺的痤疮部位进行常规消毒。医者左手持酒精灯尽量接近针刺部位，右手持火针，将火针在酒精灯外焰烧至通红发白，迅速准确地刺入痤疮中心，再迅速将针拔出。然后用棉签轻轻挤出痤疮内粉质或脓血样物质，若为结节囊肿性痤疮，则不仅需要点刺痤疮中心，尚需在痤疮周围点刺，然后轻轻挤压其内容物。针面部时要用细火针（直径为 0.4mm），深度以针尖透过皮肤病变组织，而刚接触正常组织为宜。火针在操作时，要注意三个要点，即"红""准""快"，这是取得好疗效的关键。以上疗法均为每周 1 次，4~6 次为 1 个疗程。火针当日的正常反应为针孔发红、发痒，注意不能搔抓，火针点刺部位 1 日内不能沾水。

临床体会：对于痤疮的发病原因，中医学认为其多与风热、肺热、血热有关。西医学认为痤疮的发生与机体的内分泌失调，尤其是雄性激素的增加，皮脂腺功能亢进，毛囊角化过度，痤疮杆菌感染，胃肠道功能紊乱，微量元素的缺乏及血液流变学的改变有关。肺胃积热，上熏颜面，病邪阻滞气血，血脉壅滞，郁而生热为脓，故治疗痤疮宜"治血"。凉血活血法，实为治疗痤疮之根本。背俞穴是足太阳膀胱经穴，太阳经为多气多血之经，通过梅花针叩打膀胱经背俞穴并拔罐放血，不仅可以凉血泄热，更可调理五脏六腑的功能。大椎穴为三阳经与督脉交会穴，督统诸阳，故刺大椎可泄诸阳经气血之热，平衡阴阳。肺主皮毛，刺肺俞则可使肺经热毒随血而泄；脾俞系脾经的背俞穴，脾统血，脾胃相表里，刺之可泄脾胃湿热之郁积；膈俞为八会穴之一，血会膈俞，刺之可泄血中郁热。火针的治疗机制在于通过温热刺激穴位和部位，来增强人体阳气，调节脏腑，温通经络，行气活血，从而可以消肿散结，生肌排脓，祛腐生新。一方面火针有温热助阳、激发经气的作用，可疏通经络，行气活血，使气血运行，加速流通，使疮口周围淤积的气血得以消散，增加了病灶周围的营养，促进了组织再生，使疮口自然愈合；另一方面火针又能助阳化气，使气机疏利，津液运行，凝滞之痰邪湿邪因而化解。除此之外，火针疗法有引气和发散之功，可"以热引热"，因而针刺痤疮可使疮内火热毒邪外散，起到清热解毒的作用。

五、分析与评价

1. 拔罐综合疗法治疗本病的概况

中医学认为，本病由于肺胃郁热，上蒸颜面，或因风热外侵，或因饮食偏嗜，过食辛辣肥甘，脾胃湿热，蕴久成毒，热毒上攻，溢于肌表而发病，而肝气郁结，气郁化火，也可导致该病发生。因此清热解毒、行气活血是该病的基本治疗原则。刺络拔罐法在此病的治疗中有其独到的作用，因其能疏泄阳邪火毒，调血理气，疏通经络之壅滞。穴位注射中自血注射疗法，缓慢吸收的血液通过经络的作用，对人体产生一种非特异性的刺激作用，可激发和调节机体的免疫功能，使机体免疫功能增强，协调脏腑，调和气血。增强体内的微循环，促进皮肤的代谢，使皮肤得到充分的营养，提高皮肤的脱敏性及对病邪的耐受性，恢复皮肤的正常功能，使疾病得到痊愈。这是中医在治疗中扶正固本治则的一种体现。火针疗法有引气和发散之功，可"以热引热"，因而针刺痤疮可使疮内火热毒邪外散，起到清热解毒的作用。火针点刺法治疗痤疮从西医学看一方面基于热效应能改善微循环的理论，热力通过皮肤神经的调节作用，促使皮损区微循环加快，有利于炎症和代谢物的吸收，可起到增强免疫力、消炎的作用。另一方面火针的高温可直接杀灭痤疮内的微生物，从而起到消炎的作用。

总之，拔罐综合疗法治疗本病疗效确切，另外注意在治疗期间，患者宜清淡饮食，忌油腻、甜食及辛辣刺激性食物；宜温水洗脸，保持面部清洁，避免使用刺激性化妆品。

2. 拔罐综合疗法治疗本病的疗效及安全性评价

综合临床研究文献资料分析，拔罐综合疗法治疗本病疗效较好，总有效率都在90%以上，有的甚至达到100%。尤其是在与西药的对比研究中更是具有明显优势，治愈率和总有效率都有显著性差异。但是各种疗法的总有效率通过横向比较后并无显著性差异，而且不同的报道采用的评价标准不一样，也为客观评价各种疗法的疗效差异带来困难。

运用拔罐综合疗法治疗本病，安全可靠，无明显不良反应，是一种值得推广运用的简便疗法。

3. 本病的拔罐综合疗法治疗规律

本病多是由于肺经风热、血热外壅、脾胃湿热、气郁化火等原因引起，因此刺络拔罐多选用背俞穴，以清脏腑之热。常用穴位有肺俞、脾俞、胃俞、肝俞、膈俞、心俞。另外，督脉总督一身之阳，大椎、至阳、身柱、神道、脊中、筋缩以及两侧的夹脊穴也有采用。耳穴中心、肾上腺、内分泌、神门、肺、大肠、脾、胃、交感、子宫、皮质下等都是常用穴位。耳尖放血也是一种很有效的方法。配合毫针时采用辨证选穴，肺热型用合谷，胃热型用足三里，血热型用太冲。各型均可用大椎以泄热。

由于本病患者病程多较长，且本病具有反复发作的特点，所以疗程普遍较长，多为15~30日，甚至更长。

4. 今后本病的临床研究重点

本病是皮肤科常见病，虽然很多方法都有效，但却很难治愈，极易复发。目前的临床研究多是停留在对各种疗法的疗效总结上，缺乏对各种疗法疗效的横向比较研究，而且对无效病例也缺乏进一步的深入研究探讨。各篇报道采用的评价标准不一，也是制约今后临床研究进一步开展的障碍之一。

六、注意事项

拔罐治疗本病有较好的效果，但患者必须坚持治疗1~2个疗程才能收到较满意的效果。在治疗期间，患者应禁食辛辣刺激性食物，切忌挤压尚未成熟的痤疮，切忌用刺激性较强的香皂洗脸。

参考文献

[1] 刘超卿. 刺络拔罐法治疗痤疮326例 [J]. 上海针灸杂志，1999，18（4）：33.

[2] 朱国军. 刺络拔罐治疗寻常痤疮32例疗效观察 [J]. 1997，29（3）：29.

[3] 柳刚. 刺络放血拔罐治疗痤疮50例 [J]. 上海针灸杂志，2004，23，（2）：38.

[4] 张源萍. 刺络拔罐法治疗痤疮124例体会 [J]. 青海医药杂志（中医药专辑），1999，29（11）：47.

[5] 杨茂英. 三棱针点刺加拔罐治疗痤疮56例 [J]. 中国民间疗法，2002，10（11）：18.

[6] 王乐荣. 大椎、灵台刺血拔罐为主治疗痤疮32例 [J]. 四川中医，2001，19（2）：74.

［7］王桂泉. 大椎穴刺血拔罐和耳穴压豆治疗痤疮96例［J］. 中国民间疗法，2004，12（6）：31.

［8］谢宁，田毅，孙运海，等. 刺络拔罐配合耳穴贴压法治疗痤疮86例临床观察［J］. 针灸临床杂志，2000，16（1）：8.

［9］樊虹彦，刘翠清. 刺络拔罐加中药治疗寻常痤疮136例［J］. 上海针灸杂志，2004，23（10）：32.

［10］田博文. 梅花针叩刺拔罐加中药治疗寻常性痤疮［J］. 中国中医药信息杂志，2002，9（12）：36.

［11］赵云夕，高秀领. 梅花针叩刺加拔罐配合玉容汤治疗痤疮35例临床观察［J］. 河北中医，2001，23（11）：853.

［12］谷凌云，马幼玲，王卉. 中药配合拔罐治疗痤疮55例［J］. 实用中医内科杂志，2000，14（4）：47.

［13］郑建宇，郑建宙. 穴位自血疗法配合拔罐治疗痤疮50例效果观察［J］. 右江民族医学院学报，2004，26（3）：443.

［14］杨静颖. 刺络拔罐加倒膜治疗寻常性痤疮65例报告［J］. 齐齐哈尔医学院院报，2001，22（12）：1378.

［15］刘俊红，杨系华. 中药外洗配点刺拔罐法治疗寻常性痤疮［J］. 中医外治杂志，2000，9（4）：35.

［16］袁云霞. 刺络拔罐治疗痤疮30例［J］. 中国民间疗法，1999（8）：10.

［17］贾文杰，徐春朝. 针刺配合拔罐治疗寻常痤疮84例［J］. 四川中医，2005，23（8）：106.

［18］任幼红，张文平，陈竹碧. 火针配合刺络拔罐治疗痤疮58例［J］. 上海针灸杂志，2005，24（4）：16.

银屑病

一、中医学概述

（一）概述

银屑病又称"牛皮癣"，因其以患处表面覆盖银白色的鳞屑为主要症状，故名银屑病。中医学认为，本病多由外感风热之邪，郁久化热，生风化燥，搏于皮肤；或湿热内蕴，蕴阻肌肤，痹阻经络；或日久气血耗伤，肌肤失养，或热毒之邪，流窜静脉，燔灼营血，内侵脏腑所致。银屑病是一种反复发作的慢性皮肤病，多发生于颈部、肘部、膝部、尾骶部等处，其症状除鳞屑外，患处出现红斑疹，融合成片，皮肤粗糙，状如苔藓，剧烈瘙痒，多呈对称分布。《诸病源候论》中称本病为"摄领疮"，书中记载曰："摄领疮，如癣之类，生于项上痒痛，衣领拂着即剧，云是衣领揩所作，故名摄领疮也。"

（二）辨证

1. 血热风燥

临床表现：发病较急，皮肤表面出现红色丘疹，扩散至全身，逐渐融合成片，表面有多层银白色鳞屑，脱屑发痒，搔破有出血点，大便干，小便黄，或有咽痛口渴等症，舌质红，苔薄黄，脉弦滑数。

证候分析：血热则营血失和，络脉充斥，外透皮肤，故发斑疹而色红；血热生风，风盛则燥，故剧痒且脱屑；热邪伤津，故大便干，小便黄；热邪炎上则咽痛口渴；舌质红，苔薄黄，脉弦滑数，均为血热风燥之征。

治则：凉血清热解毒。

2. 血虚风燥

临床表现：皮疹呈淡白色，皮损基底暗褐或暗紫，层层脱屑，瘙痒较重，大便干秘，舌暗淡，脉弦细。

证候分析：营血不足，经脉失疏，肌肤失养，故斑疹色成淡白色；风盛则燥，故层层脱皮，且大便干秘；血虚则舌暗淡，鼓动脉搏无力，致脉弦细。

治则：滋阴养血润燥。

二、西医学概述

（一）概念

银屑病的病因及发病机制尚不清楚，目前多认为本病是在遗传基础上受到各种因素激发而引起的自身免疫性疾病。研究发现，银屑病患者有免疫功能的紊乱，中性粒细胞及 T 淋巴细胞自血管游走至表皮，与表皮细胞相互作用，使角质形成细胞过度增殖，造成银屑病的病理改变过程，与真皮乳头血管内皮细胞分泌的白介素 –1（IL–1），白介素 –8（IL–8）以及被活化的 T 淋巴细胞释放的许多可溶性因子等有密切关系。这些可溶性因子可诱导出角质形成细胞活化的标记，并可促进角质形成细胞的有丝分裂。感染、情绪紧张、内分泌障碍、饮食及药物等都可能与本病的发病相关。

（二）诊断

银屑病多见于青、壮年，呈慢性经过，时轻时重，多在夏季加剧，冬季缓解。

（1）寻常型银屑病：可泛发全身，以头皮、四肢伸侧及尾骶部发病最为多见。皮疹为鳞屑性红斑，形状大小可不一，但都具有薄膜现象及点状出血现象，可有同形现象（Koebner）。常冬重夏轻，病程缓慢，反复难愈。可有不同程度瘙痒，一般无全身症状。

（2）脓疱型银屑病：发病急，可继发于寻常型银屑病，亦可为原发。可局限于掌跖部，可泛发全身。皮疹为红斑上出现多数针灸至粟粒大小无菌性脓疱，可融合成"脓湖"，口腔黏膜可受累出现沟纹舌，常伴有指甲的病变。可伴有高热、关节痛等全身症状。

（3）关节型银屑病：具有寻常型银屑病的皮肤损害。关节出现红、肿、热、痛，重者关节强直、畸形，可累及全身大小关节。实验室检查类风湿因子阴性，血沉加快，X 线检查见类风湿关节炎的骨关节破坏。

（4）红皮病型银屑病：常因银屑病治疗方法不当或在脓疱型消退过程中转化而成。表现为全身皮肤弥漫性潮红，甚至肿胀浸润，大量脱屑，可见片状正常"皮岛"。伴有发热、畏寒、头痛等全身症状。浅表淋巴结肿大。治愈后可见有典型的银屑病皮肤损害。

三、现代常用拔罐法

【孟氏中药拔罐疗法】

血热型选大椎、风门、肺俞、心俞、膈俞、血海穴；冲任不调选三阴交、足三里、阴陵泉、神阙穴。每次拔罐之后在皮损处外涂中药拔罐液 3 次。（彩图 95）

【火罐法】

血热型选大椎、风门、膈俞、血海穴。先以针点刺诸穴后，再拔罐 10 分钟，每日 1 次。冲任不调型选肝俞、膈俞、血海、三阴交穴。先吸拔同一侧诸穴 10~15 分钟，第二天再以同法吸拔另一侧诸穴 10~15 分钟，双侧交替进行，每日 1 次。

【刺络拔罐法】

选穴：①大椎、风门、肝俞、膈俞；②肺俞、脾俞、身柱、血海。先用三棱针点刺穴位，后拔罐，留罐 15~20 分钟，每日或隔日 1 次，每次 1 组穴。

【挑刺拔罐配合针刺疗法】

选穴：主穴取脾俞、肺俞、膈俞；在面部配合谷；腰背及颈部配委中；头部配百会；上肢配曲池、外关；下肢配血海、风市。每次先取 1 个主穴，局部常规消毒后，用三棱针挑刺出血，取中号玻璃火罐，在针刺处拔罐。再取配穴，常规消毒后，用 30 号毫针刺入，得气后行捻转手法，短促行针。每日 1 次，10 日为 1 个疗程，疗程间隔 5 日。

【电针刺络拔罐并穴位埋线疗法】

选穴：血热风盛取大椎及双侧肺俞、大肠俞、膈俞、肝俞、曲池、血海。常规消毒，医者用三棱针点刺大椎、肺俞，然后拔罐，起罐后，嘱患者俯卧，取上述背俞穴用 2 寸毫针斜向脊柱方向刺入 1.5 寸，用强刺激泻法，得气后电针仪通电，选用断续波治疗。四肢穴直刺 2~2.5 寸，强刺激泻法，得气后均留针 1 小时，每 15 分钟行针 1 次。每日 1 次，15 次为 1 个疗程，疗程间隔 10~15 日，治疗 3~5 个疗程。血虚风燥取大椎及双侧肺俞、肾俞、脾俞、曲池、委中、血海、足三里、三阴交、夹脊。用三棱针点刺大椎、肺俞（双），见血拔罐。电针同上法，用弱刺激补法，针刺 1~2 个疗程改埋线治疗，取双侧夹脊穴外开 1.5 寸处，从第 1 穴至第 17 穴每隔两穴为一个埋线点，在埋线穴位做皮丘形局麻，用硬膜外麻醉针头前端装肠线，向夹脊方向刺入 2.5~3cm，边退边推针芯，使肠线植入夹脊穴肌层内。四肢做垂线；15~20 日 1 次，3 次为 1 个疗程。

【拔罐加电针】

取大椎、陶道、双肝俞、双脾俞穴，用三棱针点刺后拔罐 5~10 分钟，每穴出血 0.3~0.5ml；再取胸 5~6、腰 1~2 夹脊穴，配合曲池、三阴交，针刺得气后接 DG-1 型电针仪，选用疏密波，强度以患者能耐受为宜，通电 20 分钟，隔日 1 次，15 次为 1 个疗程。疗程间隔 7 日。

【综合疗法】

（1）口服麝香雄黄散（雄黄、青黛、血竭各 9g，五灵脂、石决明、白僵蚕、大黄各 15g，冰片 3g，麝香 1g，研末分成 30 包），每晚临睡前 1 包，黄酒为引，白开水送服，30 日为 1 个疗程；病情较重者可辨证施治，如风盛血热型予土槐饮加减：土茯苓、生槐花、白茅根、生地黄、牡丹皮、紫草、当归、何首乌、蝉蜕、薄荷、白鲜皮、生甘草等，水煎服，每日 1 剂。

（2）刺络拔罐：取穴大椎、肺俞、肝俞、脾俞，用三棱针点刺后拔罐 5~10 分钟，每穴出血 0.5ml 为度，隔日 1 次，15 次为 1 个疗程。

（3）耳穴针刺：取耳轮脚、内分泌、肾上腺、神门、皮质下、肺、大肠、皮损相应部位，隔日 1 次，15 次为 1 个疗程。

四、现代常用拔罐法的临床应用

（一）刺络拔罐

● 案例一[1]

一般资料：共 87 例。初发病 77 例，反复发病 10 例；病史短的为 10 天，长的达 28 年之久；冬春季发病 31 例，夏秋季发病 34 例；受潮发病 15 例，精神因素引起 7 例。

治疗方法：取大椎、陶道，双侧肝、脾俞穴，用三棱针点刺，然后在上述穴位上拔罐，留罐 5~10 分钟，起罐后放血 0.3~0.5ml，再取胸 5~6、腰 1~2 夹脊穴，电针治疗 20 分钟。隔日 1 次，15 次为 1 个疗程。

治疗效果：一般治疗 3~4 次即开始皮屑脱落，瘙痒消失，皮色恢复正常。治愈率 81.7%，有效率 100%，复发率 3.40%。观察远期疗效结果显示，治愈的 71 例中复发的仅 3 例。复发者再次用本法治疗仍有效。

临床体会：中医学认为，银屑病的病因为风、湿、热三邪蕴阻肌肤、皮肤失养而致。营气失运，使血瘀滞，湿郁化热，湿热熏蒸，郁结于皮肤。因此，点刺大椎、陶道穴，有清热解表、疏风散寒、通阳理气、清心宁神的作用。肝、脾俞、曲池穴有除湿热、调营血、健脾利湿、止痒、通腑气、疏通经络的作用。采用针刺拔罐法以通经活络，调解机体功能，银屑病则愈。

对于病史长、病情顽固、用药多而杂的病例，单纯针罐疗法效果不好，可采用综合疗法，即紫外线加针罐疗法。外用药糠留油或牛皮癣六号加针罐治疗亦可获满意疗效。

● 案例二 [2]

一般资料：31 例患者中，男 20 例，女 11 例；年龄 12~60 岁；病程 1 年以内者 2 例，2~4 年者 14 例，5~6 年者 10 例，7 年以上者 5 例；发病部位为全身散在分布者 26 例，局限于四肢、腰背部者 4 例，局限于头部者 1 例；临床分型为寻常型银屑病 29 例，脓疱型银屑病 2 例。

治疗方法：（1）刺血拔罐法：取穴大椎、陶道两穴。常规消毒后，三棱针于上两穴快速浅刺，出血少许，立即于该处拔火罐。5 分钟后起罐，局部以瘀紫为度。

（2）针刺法：取双侧肺俞、肝俞、脾俞、足三里、三阴交、曲池穴，采用平补平泻法针刺，留针 30 分钟，中间捻针 2~3 次，每次 2 分钟。

上述治疗同时使用，隔日 1 次，15 次为 1 个疗程，治疗期间停用其他治疗手段。

治疗结果：31 例患者治疗 1 个疗程后，痊愈 25 例（80.65%），显效 5 例（16.13%），好转 1 例（3.22%），无效 0 例。总有效率 96.78%。随访观察中部分患者残留皮疹在 1~3 个月内自行消退。

临床体会：银屑病是一种具有特征性红斑鳞屑的慢性皮肤病，病因不明，病变多样。本组治疗中，除针感的轻微不适外，患者基本无痛苦。采用针罐疗法治疗银屑病时观察到，某些患者在治疗过程中变化不大或恢复不完全，而治疗完成后一段时间皮损继续康复。说明针罐疗法对银屑病具有延迟疗效。

● 案例三 [3]

一般资料：治疗组 36 例，其中男 12 例，女 24 例；年龄 23~55 岁，平均 38 岁；病程 1 年者 11 例，1~2 年者 13 例，2~3 年者 7 例，3~4 年者 3 例，4 年以上者 2 例。对照组 36 例，其中男 10 例，女 26 例；年龄 25~54 岁，平均 38 岁；病程 1 年者 13 例，1~2 年者 10 例，2~3 年者 8 例，3~4 年者 3 例，4 年以上者 2 例。

治疗方法：治疗组让患者端坐，暴露背部，常规消毒后，医者以三棱针点刺大椎、曲池穴，挤血数滴，再于大椎穴处拔罐 5~10 分钟，出血 1~5ml，每日 1 次，10 次为 1 个疗程，疗程间休息 5 天。对照组用治牛皮癣方，龙胆草 12g，赤芍 12g，蒲公英 12g，醋三棱 6g，醋莪术 6g，白英 12g，龙葵 6g，虎杖 6g，半枝莲 12g，白花蛇舌草 15g，桃仁 12g，甘草 6g。每日 1 剂，水煎分 3 次服，10 日为 1 个疗程，疗程间休息 5 日。

治疗效果：两组患者均治疗 6 个疗程后判定疗效，治疗组痊愈 29 例；显效 28 例；好转 3 例；无效 1 例。对照组痊愈 15 例；显效 6 例；好转 5 例；无效 10 例。治疗组明显优于对照组。

临床体会：银屑病是一种顽固性皮肤病，中医认为该病外因为六淫搏于皮肤，内因七情所伤，饮食不节，内伤脾胃，腑热津伤，生风化燥而致。其关键在于血热、血瘀，根据"宛陈则除之，去恶血也"的治则，点刺出血，使有形之邪由此而出。西医认为银屑病的组织病理表现为表皮过度增生、真皮乳头增生、毛细血管扩张、炎性细胞浸润，而点刺大椎穴有抗炎、消肿的作用。另外有人认为银屑病与免疫力低下有关，针刺大椎穴能提高机体免疫力。大椎属督脉，督脉为诸阳之会，配大肠经合穴曲池，可祛邪外出而达疗疾之目的。

● **案例四**[4]

一般情况：本组病例男性84例，女性74例；年龄小于20岁者25例，21~40岁者87例，大于41岁者46例，病程数日至48年不等。全部为寻常型，进行期102例，静止期43例，消退期13例。皮疹占体表面积30%以上者29例，占体表面积10%以下者85例，所占面积介于两者之间者44例。全身泛发者83例，局限者75例。皮疹呈点滴状76例，混合状43例，其他39例。有家族发病史者39例，有多种药物治疗史者151例。

治疗方法：取大椎、陶道、肝俞（双）穴，医者用三棱针点刺后拔火罐5~10分钟，每穴出血0.3~0.5ml。然后取肺俞（双）、脾俞（双）、肾俞（双）穴，用50mm毫针沿皮刺得气后接通电针治疗仪，电极分别接在肺俞及肾俞上，取用疏密波，电流强度以患者能耐受为度，同时针刺曲池（双）、四渎（双）、足三里（双）、三阴交（双），留针20~30分钟。隔日治疗1次，15次为1个疗程，两个疗程之间休息7日，在治疗过程中停止其他治疗。

治疗效果：从皮疹消退情况看，一般治疗15~45次（平均30次）后，痒感先减轻，继而皮疹颜色变浅，鳞屑变松容易脱落，变薄而消退，皮疹消退后遗留暂时性色素减退斑，经过3个月左右自行消退，皮肤完全恢复正常。皮疹消退大多从背部开始，躯干早于四肢，消退最慢的部位是头皮和肘膝关节伸面。其中有6例治疗20次，15例治疗30次，皮疹就完全消退，大多数病例要经过3~5个疗程治疗，皮疹才能完全消退。

临床体会：银屑病属常见、多发、难治的皮肤病，发病率有逐年增加的趋势，临床治法颇多，但由于病因不明，其治疗预防都未获得完善解决。当前关键是降低药物的毒副作用，提高治愈率，降低复发。临床较普遍应用的免疫、代谢抑制剂及激素类药物，虽有一定的近期疗效，但药物的毒副作用大，耐药现象严重，复发性高，给患者的健康带来一定危害。反复用药又打乱了银屑病发病的季节性规律，增加了银屑病的顽固性，使其更不易治愈。笔者采用刺血电针治疗银屑病，可避免某些药物毒副反应重、耐药性大、疗效低且不巩固的不足。经临床验证，本法疗效可靠，方法简便，容易推广，是一种治疗银屑病的较好方法。但其尚存在见效较慢、疗程较长的缺点。由于观察病例少，观察内容也不够完善，有待进一步扩充验证和研究。

● **案例五**[5]

一般资料：18例患者，其中男12例，女6例；年龄最小17岁，最大62岁；病程最短5个月，最长10年。

治疗方法：主穴为脾俞、肺俞、膈俞，配穴根据斑块所在部位而循经取穴。如在面部取合谷，腰背及后颈部取委中。还可局部配穴，如头部配百会，上肢配曲池、外关等，下肢配血海、风市等。3个主穴交替使用，每次用1穴。局部穴位常规消毒后，医者用三棱针挑刺所取之穴，出血后，用消毒干棉球擦去血迹，取中号玻璃火罐，在针刺穴处拔罐，可从针孔拔出血液10~15ml。再选取配穴，常规消毒后，用30号毫针刺入，得气后行捻转手法，短促行针。每日1次，10日为1个疗程，疗程间隔5日。

治疗效果：18 例治疗 5 个疗程后，痊愈 2 例，显效 6 例，有效 7 例，无效 3 例，总有效率为83.2%。

临床体会：中医学理论认为，银屑病的病因与外感风邪，气滞血瘀，血燥不荣有关。风胜则燥，热胜伤阴，阴伤则生风化燥，以致血燥，而肌肤失养，邪郁不散，日久则血脉瘀阻。临床上掌握其病因病机，以清热凉血、补血润燥、活血祛瘀、疏解风邪法治疗。脾俞为脾之俞穴，脾主肌肉四肢，可营运气血以润燥；肺俞为肺之俞穴，又肺主皮毛，可宣热疏风；膈俞为血之会穴，血海，三阴交为理血要穴，故 3 穴能活血祛瘀；委中为膀胱经合穴，能清血中邪热；风市可疏风邪，清湿热而止痒；曲池，合谷疏风散邪。从现代医学看，刺络拔罐可以刺激机体穴位末梢感受器，从而改善神经、体液调节功能状态，以达到运调气血之功。故用以上方法治疗本病效果较为满意。

● **案例六**[6]

一般资料：52 例为门诊患者，其中男 27 例，女 25 例；年龄 12~73 岁；病程最短者 15 天，最长者 30 天；头部皮损 12 例，四肢及躯干皮损 16 例，全身皮损 24 例，皮损以点滴状、钱币状和混合状为多见。

治疗方法：主穴为肺俞、心俞、肝俞、脾俞、肾俞；配穴为大椎、委中、至阳、神道、身柱、陶道。主穴每次必取，配穴可交替选用。首先在所选穴位用三棱针点刺四孔出血，然后用酒精棉球闪火拔罐，急速叩吸，留罐 25 分钟。每次除去火罐后遗留之瘀血斑可外涂凡士林促进其消退。15 次为 1 个疗程，隔日 1 次，每次 12 罐。

治疗效果：临床治愈 26 例；显效 17 例；有效 6 例；无效 3 例，总有效率为 94.23%。

临床体会：银屑病病因迄今尚未清楚。一般认为，遗传、感染、免疫、代谢、神经内分泌障碍与本病密切相关；另外，气候、环境、精神创伤、饮酒、药物也是本病的重要诱发因素。其病理机制十分复杂，呈网络式病理改变。中医学认为，风、热、湿、毒、瘀、虚是重要的发病原因，其中"毒邪"是本病的致病关键，"血热"是本病的主要病理基础，脏腑阴阳失调是本病的基本病机。西医对本病的治疗主要采用细胞增殖抑制剂、免疫抑制剂、免疫调节剂、促细胞分化剂及抗感染、麻醉、光疗、透析、高压氧等疗法，但均有不同程度的副作用，且疗效不理想。中医则有中药内服、针灸、药洗等疗法。由于本病以血热为主因，根据《黄帝内经》"血实宜决之""宛陈则除之"等治则。本法取背部阳经俞穴，以肺俞、心俞、肝俞、脾俞、肾俞构成治疗该病基本组合穴，并配合大椎、委中、至阳、神道、身柱、陶道等督脉穴。刺血拔罐使有形之邪由此而除，从而达到清泄血热、疏通经络、通达表里、调理脏腑阴阳之效。此法可避免药物毒副反应重、耐药性大的缺点，经临床验证该法疗效可靠，方法简便，容易推广，是一种治疗银屑病的较好方法。

（二）梅花针拔罐

● **案例**[7]

一般资料：15 例均为近 2 年来的门诊患者，其中男 10 例，女 5 例；年龄 22~45 岁；病程 5~10 年。

治疗方法：针刺取合谷、曲池、血海、委中、膈俞穴，常规消毒后，针刺入穴后行泻法，留针15 分钟，每隔 5 分钟行针 1 次。起针后，在病变局部消毒，用梅花针叩打，使皮损部位出现出血点，即在该处拔火罐，10 分钟后起罐，以拔出紫红色血液为佳。然后擦净局部，用敷料包扎。以上治疗每 7 日 1 次，最多施术 3 次。

治疗效果：本组经治疗 1~3 次后 13 例治愈，牛皮癣全部消退，新生皮肤有光泽；两例显效，牛皮癣消退，皮肤颜色粉红，有时还有轻微痛痒感。

临床体会：牛皮癣是由风湿热三邪蕴结肌肤，络脉不畅，郁而化热，营血不足而致。合谷、曲池两穴为大肠经穴位，肺主皮毛，肺与大肠相表里，故取上二穴以清热解表祛风并调和营血。血海是脾经穴位，理血调经，散风祛湿；委中为膀胱经合穴，又为血郄，有调和阴阳，凉血解表，清热解毒之效；膈俞为血之会穴，能调和营血，助血海以清血分风热。配梅花针局部叩刺放血加火罐疏通经络，流畅血行，祛除瘀滞，消炎止痒。本疗法疗程短，痛苦小，施术简便。

（三）电针拔罐

● 案例[8]

一般资料：104 例患者中，男性 63 例，女性 41 例；病程 2 个月~30 年，多在 2~15 年；年龄 14~68 岁；头部皮损者 21 例，四肢及躯干部皮损者 35 例，全身皮损者 48 例；进行期 36 例，静止期 58 例，退行期 10 例；皮损均以点滴状，钱币状和混合状为最多见；104 例均为寻常型银屑病，其中复发者 62 例；皮损严重，面积较大，既往有免疫抑制剂或皮质类固醇激素用药史者 74 例，经化验检查除少数患者治疗前血脂、血糖偏高，个别患者白细胞降低，其他未见异常。

治疗方法：单纯针、罐疗法适用于所有类型的银屑病患者。患者取伏卧位，取大椎、陶道、双侧肝、脾俞（大椎、陶道与肝、脾俞每次只取 1 穴），医者用三棱针点刺后在其穴位上拔罐，留罐 5~10 分钟，出血 0.3~0.5ml；再选胸腰夹脊穴（胸 5~6 至腰 1~2），针刺时针尖向臀部方向 60° 角，务求针感，接通电疗仪，通电 20~30 分钟（以患者能耐受为宜），双侧合谷、曲池、足三里、三阴交、承扶、殷门等穴位交替针刺，头部皮损配合百会、后顶等穴位针刺，隔日治疗 1 次，15 次为 1 个疗程，疗程间休息 5~7 天。综合疗法：对少数病程长，皮损于体表面积大于 30%，且长时间接受多种治疗，患处干燥、皲裂者，仍采用针、罐疗法，同时口服中草药煎剂，局部外涂恩肤霜、醋酸曲安奈德尿素软膏辅助治疗。

治疗效果：临床治愈 88 例，治愈率 84.6%；显效 8 例，有效 4 例，总有效率 96%，其中中断治疗 4 例。

临床体会：中医学认为，银屑病主要因为风、湿、热之邪蕴阻于肌肤，以致腠理闭塞，气滞血瘀，皮肤失养，营血亏耗，生风化燥。点刺大椎，陶道，肝脾俞加拔火罐可清热解表，祛风化湿，使有形之邪由此而出。肝俞以泻肝胆之火；脾俞多用补法，以健脾利湿止痒；其他穴位可平补、平泻，刺激机体调理疏通等作用。对病史时间长、皮损面积较大、复发病例、长期服用免疫抑制剂或皮质类固醇激素的病例，采用中药清热解毒，疏风燥湿止痒，凉血活血化瘀之煎剂辅助治疗，可以提高针刺疗效；外用药膏剂主要对干燥的皮损起保护作用。

（四）电针刺络拔罐穴位埋线综合疗法

● 案例[9]

一般资料：296 例患者中，男性 180 例，女性 116 例；年龄最大者 53 岁，最小者 11 岁，平均年龄为 32 岁，以青壮年为多见；病程最短者为 1 个月，最长者 30 余年，就诊者以初发及病程在 1~5 年者最多；有家庭遗传史者 58 例；296 例患者均为寻常型银屑病，其中进行期 193 例，静止期 97 例；皮疹形态有点滴状 127 例，地图状和钱币状 98 例，混合状 65 例。多数是接受过多种内服或外用药物的治疗，病情无明显好转者或愈后又复发的患者。

治疗方法：血热风盛型取穴大椎、肺俞（双）、大肠俞（双）、膈俞（双）、肝俞（双）、曲池（双）、血海（双）。常规消毒大椎、肺俞穴，医者用三棱针点刺 1~2 针，见血拔罐，出血量达 3~5ml 起罐，然后嘱患者俯卧，取上述背俞穴用 2 寸毫针斜向脊柱方向刺入 1.5 寸，用强刺激泻法，得气后电针仪通电，选用断续波治疗。背俞穴不能深刺，以免伤及脏器。四肢穴用 2.5~3 寸毫针直刺 2~2.5 寸，用强刺激泻法，得气后均留针 1 小时，每 15 分钟行针 1 次，每日 1 次，15 次为 1 个疗程，隔 10~15 天再进行下 1 个疗程。一般针灸 3~5 个疗程，对个别疗效不明显的患者可改为埋线治疗的方法，大多数患者可取得较好的效果。血虚风燥型取大椎、肺俞（双）、肾俞（双）、脾俞（双）、曲池（双）、委中（双）、血海（双）、足三里、三阴交（双）、夹脊穴（双）。常规消毒大椎、肺俞，医者用三棱针轻点刺拔罐，微量出血即取罐，然后使用电针仪治疗，方法同血热风盛型，用弱刺激补法，针 1~2 个疗程后改为埋线治疗。埋线取侧夹脊穴外开 1.5 寸处，从第 1 穴至第 17 穴每隔 2 穴为一个埋线点，两侧共 12 个埋线点，患者取俯卧位，常规消毒后，医者用 1% 利多卡因于所埋线穴位作皮丘形局麻，用 12 号硬膜外麻醉针头前端装入 1.5~2cm 长的肠线，向夹脊穴方向刺入 2.5~3cm，边退针边推针芯，使肠线完全植入夹脊穴肌层内。四肢选曲池、足三里、三阴交作垂线，术毕针口处消毒，覆盖无菌敷料。疗程视埋入肠线的吸收情况而定，一般 15~20 天 1 次，3 次为 1 个疗程。

治疗效果：临床痊愈 203 例；基本痊愈共 40 例；有效：共 23 例；无效 24 例；总有效率达 91.7%。

临床体会：本治疗方法，采用辨证分型及"盛则泻之，虚则补之，热则疾之"的施治原则。对于血热风盛型，因属实证、热证，电针采用泻法，并配合刺络拔罐，泄其血中瘀热。出邪气，畅经络，以息其风。血虚风燥型，因属虚证，故电针采用补法，并配合具有长效针感的埋线方法，调理气血，使其血脉畅通，起到整体调整的作用。刺络拔罐关键在于掌握出血量，"阴阳具有余，虽多出血而弗能虚"，血尽方可邪出。故血热风盛型应使其达到一定的出血量，才能达到疗效，羊肠线穴位埋藏治疗牛皮癣效果满意，血虚风燥型患者应侧重埋线治疗，尤其远期疗效更为明显。肠线在穴位内慢慢软化，分解吸收，延长了对穴位的刺激时间，对穴位产生一种柔和而持久的刺激，通过经络传入体内，提高了机体的免疫功能，促使正常皮肤再生。治疗牛皮癣起到了相辅相成、相得益彰的作用，从而加强了临床疗效。

五、分析与评价

1. 拔罐治疗本病的概况

银屑病属中医学的顽症，顾名思义，其治疗非常艰难，而且易反复发作，拔罐治疗本病的治愈率很高，目前多数是采取刺络拔罐放血的方法，另外也有配合埋线、电针、梅花针等方法，其疗效不等。穴位多选取背俞穴，肺经穴、督脉穴以及血海、足三里、三阴交等，起到疏风清热、解毒活血、调和营血的作用。虽然拔罐治疗本病的报道不多，但疗效均令人满意。

2. 拔罐治疗本病的疗效与安全评价

现在临床较普遍应用的免疫、代谢抑制剂、激素类药物，虽有一定的近期疗效，但药物毒副作用大，耐药现象严重，复发性高，给患者的健康带来一定危害，反复用药又打乱了银屑病发病的季节性规律，增加了银屑病的顽固性，使疾病更不易治愈。而拔罐治疗本病除针感的轻微不适外，患者基本无痛苦，无不良反应。某些患者在治疗过程中变化不大或恢复不完全，而治疗完成后一段时间皮损继续康复。说明针罐疗法对银屑病具有延迟疗效。有效率明显优于对照组，疗效是肯定的。

3. 拔罐治疗本病的规律

中医认为本病由于六淫搏于皮肤，又内伤七情所致，故在选穴上首先选取大椎、曲池等解表邪的穴位，另外配合血海、委中等调血的穴位，又脾主四肢，肺合皮毛，故拔罐治疗本病多选取脾俞、肺俞等背俞穴，肺经穴，督脉穴，起到疏风清热、解毒活血、调和营血的作用。

拔罐治疗本病多采取刺络放血的方法，另外也有配合走罐、埋线、电针及梅花针等方法临床研究。

4. 今后本病的临床研究重点

目前对银屑病的临床研究虽已做了一定的工作，但仍存在着一些问题：①银屑病的病因目前为止还不清晰，在拔罐治疗本病的过程中，均是根据症状进行中医辨证论治，但治病必求其本，所以在今后的研究中还需深化对病因病机的研究，以便取得更好的疗效；②没有统一的诊断标准及疗效标准，根据以上资料不难看出，多数临床研究没有统一的诊断标准或自拟的诊断标准，疗效标准更是千差万别，这就对本病的研究及疗效评价产生一定的障碍。今后本病的临床研究重点应放在探索病因，确定统一的诊断及疗效标准上，另外，还应该进一步探索更新更有效的治疗方法，并推广之。

六、注意事项

本病为慢性顽固性疾病，宜坚持治疗。拔罐治疗本病可起到部分疗效，如配合其他疗法，如药物外敷、内服、针刺等方法，则疗效更佳。患者在治疗期间应避免寒冷潮湿及感冒，适应气候变化，加强保护，忌食辛辣腥膻之品，沐浴适度，切忌烫洗，防止病情加重。

参考文献

［1］赵福蕴. 针刺拔罐治疗牛皮癣 87 例疗效观察［J］. 北京中医杂志，1986（2）：44.

［2］许文健，王冠军. 针罐治疗银屑病 31 例疗效观察［J］. 河南医药信息，1995，3（12）：39.

［3］刘金竹，刘艳鸿，刘统峰. 放血加拔罐治疗银屑病 36 例［J］. 中国针灸，1997，17（11）：694.

［4］梁华梓. 放血加电针治疗银屑病 158 例临床观察［J］. 中国针灸，1994（2）：23.

［5］胡乃香，陈开军. 挑刺拔罐配合针刺治疗银屑病 18 例疗效观察［J］. 针灸临床杂志，2000，16（6）：12-13.

［6］王远红，东贵荣，姜德友. 五脏俞刺血拔罐法治疗寻常型银屑病 52 例［J］. 中医药信息，2005，22（1）：18.

［7］周金华. 针刺梅花针拔罐合用治疗牛皮癣 15 例［J］. 中国民间疗法，2001，9（5）：17.

［8］秦秀好. 拔火罐加电针治疗银屑病 104 例［J］. 陕西中医，2000，21（8）：365.

［9］王二香，李艳梅，王丽. 电针刺络拔罐并穴位埋线治疗牛皮癣 296 例疗效观察［J］. 内蒙古中医药，2000；19（1）：31-32.

荨麻疹

一、中医学概述

（一）概念

荨麻疹相当于中医学的"瘾疹"，是以身体瘙痒，继之出现红斑隆起，形如豆瓣，堆累成片，发无定处，忽隐忽现，退后不留痕迹为特征的皮肤病。又称为"风疹"，俗称"风疙瘩"。本病总因禀赋不耐，人体对某些物质过敏所致。可因外界冷热刺激，或因食物、药物、生物制品、病灶感染、肠寄生虫或精神刺激等因素而诱发。

（二）辨证

1. 风热犯表

临床表现：风团色鲜红，灼热剧痒，遇热加重，伴发热恶寒、咽喉肿痛，苔薄黄，脉浮数。

证候分析：风热外袭，客于肌肤，脉络阻遏，外不得透达，内不得疏泄，故风团色鲜红、灼热剧痒、遇热则皮疹加重；风热外袭，首先犯肺，肺卫失宣，则发热恶寒；风热上扰，则咽喉肿痛；苔薄黄、脉浮数，为风热在表之象。

治则：疏风清热，调和营卫。

2. 风寒束表

临床表现：皮疹色白，遇风寒加重，得暖则减，恶寒，口不渴，舌淡，苔薄白，脉浮紧。

证候分析：风寒蕴积肌肤，则皮疹色白、遇风寒加重、得暖则减；寒邪侵袭，卫阳被遏，则恶寒；寒为阴邪，未伤津液，则口不渴；舌淡、苔薄白、脉浮紧，为风寒在表之象。

治则：疏风散寒，调和营卫。

3. 肠胃实热

临床表现：皮疹色红，成块成片，伴脘腹疼痛、恶心呕吐、便秘或泄泻，苔黄腻，脉滑数。

证候分析：湿热郁于肌腠，不得透达，又湿性黏滞，易于浸淫蔓延，故皮疹色红、成块成片；湿热内蕴，肠胃失和，气机阻滞不畅，故伴有脘腹疼痛；胃气上逆，则见恶心呕吐；腑气不通，运化传导失调，则见便秘或泄泻；苔黄腻、脉滑数，为胃肠实热之象。

治则：清热祛风和营。

4. 血虚风燥

临床表现：皮疹反复发作，迁延日久，午后或夜间加剧，伴心烦少寐、口干、手足心热，舌红，少苔，脉细数无力。

证候分析：素体气血虚弱或病久耗气伤阴，血虚则生风化燥，气虚则卫外不固，更易感受外邪，故皮疹反复发作、迁延难愈；阴血亏耗，则午后或入夜发作更甚；阴虚生内热，虚热内蒸，扰及心神，则手足心热、心烦少寐、口干；舌红、少苔、脉细数无力，为气阴两亏之象。

治则：益气养血，润燥祛风。

二、西医学概述

（一）概念

荨麻疹，俗称"风疹块""风疙瘩""风包"等，它即可以是一个独立的疾病，又可为许多疾病的症状，其基本特征为全身起红色或苍白色风团，发生消退都较快，消退后无任何痕迹，起疹时伴瘙痒。本病病因复杂，部分人不易查明。荨麻疹是一种常见的过敏性皮肤病，多由食物（如鱼、虾等）、药物、寄生虫和外界化学、物理刺激而引发皮肤黏膜小血管扩张及渗透性增加。多发于肱股内侧。如发于咽喉，可见呼吸困难，发于胃肠兼有恶心、呕吐、腹痛、腹泻等症状。

（二）诊断

1. 急性荨麻疹

起病常较急，皮肤突然发痒，很快出现大小不等的红色风团，呈圆形、椭圆形或不规则形。开始时孤立或散在，逐渐扩大，融合成片。微血管内血清渗出急剧时，压迫管壁，风团呈苍白色，皮肤凹凸不平，呈橘皮样，数小时内水肿减轻，风团变为红斑而消失。风团持续时间一般不过 24 小时。部分患者可因胃肠黏膜水肿出现腹痛，剧烈时颇似急腹症，亦可发生腹泻，出现里急后重及黏液稀便。累及气管、喉黏膜时，出现呼吸困难，甚至窒息。若伴有高热、寒战、脉速等全身中毒症状，应特别警惕有无严重感染如败血症等可能。血常规检查有嗜酸性粒细胞增高。若有严重金黄色葡萄球菌感染时，白细胞总数常增高或细胞计数正常而中性粒细胞的百分比增多，或同时有中毒性颗粒。

2. 慢性荨麻疹

（1）皮肤起风团，时多时少，时隐时现，反复发作。

（2）自觉瘙痒。

（3）病程持续两个月以上者为慢性荨麻疹。

三、现代常用拔罐法

【孟氏中药拔罐疗法】

风寒束表选大椎、风门、曲池、血海穴；风热客表选风门、曲池、血海穴；脾胃湿热选曲池、足三里、三阴交穴；气血两虚选血海、足三里穴；冲任失调选肝俞、血海、三阴交穴。拔罐之前和拔罐之后分别在拔罐的局部外涂中药拔罐液。各型均可在大椎和背部膀胱经排罐。（彩图 10）

【火罐法】

方法一：取大椎、神阙穴。疹发上肢者配曲池；疹发下肢者配血海、风市、委中；顽固者配脾俞、肺俞；疹发背部者配膈俞、风门。用单纯火罐法，留罐 15 分钟。神阙可用闪火罐法，连拔 3 次。每日或隔日治疗 1 次。5 次为 1 个疗程。

方法二：主穴取神阙。疹发上肢配曲池，下肢配血海；病情顽固配大椎、肺俞、脾俞。每次配穴取 1~2 个。患者取仰卧位，术者选用大、中号罐，以闪火法将罐迅速扣在神阙穴上，5 分钟后取下。同法连续拔 3 次为 1 次治疗。每日 1 次，6 次为 1 个疗程，疗程间隔 3~4 天。

【走罐法】

选穴：第 1 胸椎至第 9 胸椎脊柱两侧膀胱经内侧循行线。患者取俯卧位，术者在上述部位上下来回走罐至皮肤起丹痧，然后点刺大椎穴，放血数滴，每 1~2 日施术 1 次，3 次为 1 个疗程，每疗程间隔 4~6 天。

【刺络拔罐法】

选穴：大椎、血海、肺俞。先用三棱针点刺出血，后拔罐，留罐 15~20 分钟。隔日 1 次。

【针刺拔罐疗法】

主穴选神阙；配穴选曲池、血海。顽固者配风池、大椎、肺俞。每次配穴 2~3 个，最多不超过 4 个。用闪火法将大号或中号火罐迅速扣在神阙穴上，5 分钟后取下。以同样方法连拔 3 次为 1 次治疗，每日 1 次，10 次为 1 个疗程。疗程间休息 3 天。

【梅花针叩刺拔罐法】

方法一：取曲池、足三里、血海穴。血虚受风加三阴交，素体湿盛加阴陵泉，血热受风委中放血，胃肠滞热加天枢穴。梅花针叩刺大椎穴及脊柱两旁，使皮肤微微出血。闪火法背部拔罐并走罐，使梅花针叩刺过的部位拔吸出少量血液。每日1次，3次为1个疗程。

方法二：患者取俯卧位，术者予双侧五脏背俞穴依次采用闪罐，每穴约2分钟，再留罐8~10分钟。最后在双侧膈俞穴局部常规消毒，用梅花针叩刺至隐隐出血状，再用火罐闪罐5~10下，吸出1ml左右的血液，将血液擦干净后留罐5分钟。

【药罐疗法】

方法一：用加味羌活汤，组方为羌活、前胡各25g，人参、桔梗、炙甘草、枳壳、川芎、茯苓各15g，蝉蜕、薄荷各10g。每日1剂，水煎服。并用闪火法在神阙穴拔罐3~5分钟，每日1次。3次为1个疗程。

方法二：取麻黄、连翘、薄荷、荆芥各15g，水煎成30%的药溶液，每次治疗用20~40ml，在上述穴位拔罐20~40分钟。每日1次。

【综合疗法】

（1）针刺：主穴取风池、曲池、血海；配穴取足三里、三阴交、阳陵泉。交替选用。刺后留针30分钟，每5分钟行针1次，用强刺激手法，每日1次。

（2）拔罐：用3号玻璃火罐，闪火法在神阙穴拔罐，留罐20分钟，每日1次。起罐后用麝香追风膏贴敷神阙穴，每日1次。

（3）中药内服：用荆防玉屏四物汤加减：荆芥、炒苍术、当归、赤芍、川芎各12g，防风、紫草各10g，生黄芪24g，蝉蜕、甘草各6g。随证加减，每日1剂水煎服。

（4）中药外洗：用上药药渣加苦参、地肤子、川椒、蒲公英各30g，再煎取液，每晚睡前洗浴。5日为1个疗程，用3个疗程。

四、现代常用拔罐法的临床应用

（一）拔罐

● 案例一[1]

一般资料：本组共42例，其中男23例，女19例；年龄最大62岁，最小8岁；病程最长者8年，最短者2天。

治疗方法：令患者仰卧位，暴露神阙穴，术者用闪火法拔罐，5分钟后起罐，再重拔1次，再过5分钟起罐，再重拔1次。每次治疗共拔3次，每次留罐5分钟每日治疗1次，3日为1个疗程。疗程间隔3天。

治疗结果：治疗两个疗程后观察结果。42例中，治愈30例；显效10例；无效2例。

临床体会：荨麻疹是一种常见的过敏性疾病，其诊断不难，中医辨证论治及西医对症治疗方法较多，疗效尚为满意，但其服药、疗法较为复杂，且治疗后常反复发作。采用神阙穴单一取穴拔罐治疗本病，具有宣通经脉、活血祛风、止痒消疹之功效。通过临床观察，取效迅速，疗效巩固，方法简便易行，患者亦可在医师指导下自行治疗，实属事半功倍之法，值得临床应用。

● 案例二[2]

一般资料：收集治疗组与对照组各96例患者，其中治疗组男52例，女44例，年龄5~68岁；对照组男45例，女51例，年龄1~70岁。

治疗方法：治疗组采用拔罐法配合药物治疗。取大椎、身柱、大杼、风门、肺俞、心俞、督俞、肺俞、肝俞、脾俞、肾俞、大肠俞，拔罐，每日 1 次，每次 8~10 分钟。对照组采用药物治疗。两组均采用外擦药及内服药合用。

治疗结果：治疗组 1~3 天治愈 80 例，对照组 1~3 天治愈 10 例。治疗组疗程明显优于对照组。治疗组疗程明显优于对照组。

临床体会：荨麻疹常因风寒、风热、血热、脾虚、血虚所引起，临床常表现为高热，呼吸系统、消化系统症状，大小不等的淡红色与苍白色风团，剧痒。根据循经取穴，对症取穴的原则，选择足太阳膀胱经的部分穴位和督脉中的身柱和大椎二穴行拔罐疗法，减轻了患者的自觉症状，同时采取了西医的全身和局部治疗方法，缩短了病程，减轻了患者的痛苦，使患者收到了明显的疗效，早日康复出院。

● 案例三[3]

一般资料：随机分为两组，其中治疗组 40 例，男性 19 例，女性 21 例；年龄最大者 58 岁，最小者 18 岁；病程最短者 1 天，最长者 3 年；属急性发作者 16 例，慢性迁延不愈者 24 例。对照组 20 例，其中男性 11 例，女性 9 例；病程最短者为 1 天，最长者 8 个月；属急性发作者 12 例，迁延不愈者 8 例。

治疗方法：治疗组停用一切抗过敏药。患者取俯卧位，术者取其双侧五脏背俞穴依次采用闪罐，每穴约 2 分钟，直至皮肤潮红，然后再留罐 8~10 分钟。最后将双侧膈俞穴局部皮肤用碘酒和 75% 酒精常规消毒，用梅花针叩刺，直至膈俞穴局部呈隐隐出血状，然后用火罐在此闪罐 5~10 下，吸出 1ml 多的血液，然后把罐内的瘀血用消毒棉球擦拭干净，并留罐 5 分钟。对照组口服防风通圣丸，每次 6g，每日 2 次；口服氯苯那敏，每次 10mg，每日 3 次。

治疗结果：治疗组 44 例，痊愈 22 例，有效 18 例，无效 0 例，痊愈率 55%。对照组 20 例，痊愈 6 例，有效 9 例，无效 5 例，痊愈率 30%。两组疗效有显著性差异。

临床体会：中医学认为，荨麻疹多因腠理空虚，风邪乘虚而入，邪毒遏于皮肤腠理，流窜经络所致。笔者认为治疗应扶正祛邪。肺为娇脏，位居于上，外合皮毛，外邪侵袭人体必首先犯肺；心主血脉，《素问·至真要大论》谓："诸痛痒疮，皆属于心。"肝藏血，肾藏精，精血互生，如血虚则血不荣肤致血虚风燥，肌肤发痒。脾统血，为气血生化之源。取上述五脏背俞穴可使肺肾气充，精血充盈，气血生化有源，能使表邪透达，疹块消退。膈俞为血会，凡热毒瘾疹，蕴于血分，以梅花针在此穴局部叩刺，并加火罐，吸出一定量的瘀血，可使蕴结的毒邪即刻排散，促进机体的新陈代谢，从而达到祛除病邪、邪去正安的目的。《素问·皮部论》曰："凡十二经络脉者，皮之部也。是故百病之始生也，必先生于皮毛。"十二皮部与脏腑经络密切联系，因此采用五脏背俞穴加膈俞拔罐，可直接作用于皮部，从而达到调节五脏六腑的功能，使五脏平和，气血充盛，邪不可干。本法简单实用，在临床上确能在短时间内消除风团，迅速止痒。因此有一定的推广价值。

（二）刺血拔罐

● 案例一[4]

一般资料：急、慢性荨麻疹 45 例，男 16 例，女 29 例；年龄最小者 7 岁，最大者 68 岁；发病时间最短 2 天，最长 40 天；其中反复发作者 7 例。

治疗方法：取大椎、肺俞、大肠俞穴。患者取俯卧位，医者在其背部沿督脉及膀胱经用玻璃火罐走罐数趟，然后在大椎、肺俞（双）、大肠俞（双）三穴处闪罐及揉罐数次后常规消毒，用三棱针点刺数下，再迅速拔以玻璃火罐，留罐 5 分钟。起罐后擦净血迹。每日 1 次，3 次为 1 个疗程。若患者为小儿则走罐、揉罐力量减弱，次数减少，视其出血量酌减留罐时间。

治疗结果：经3次治疗后，痊愈37例，占82.2%；有效8例，占17.8%。总有效率100%。

临床体会：荨麻疹，中医又称"瘾疹"，多因禀赋不受，又食鱼虾等腥荤动风之物；或因饮食失节，肠胃实热；或平素体虚，卫表不固，复感风热、风寒之邪，郁于肌腠而发病；或情志不遂，肝郁气滞，郁而化火，灼伤阴血，感受风邪而诱发。总之，邪郁肌肤是其病机的关键所在。故治疗当以开郁散邪为法。大椎为手足三阳经、督脉的交会穴，主疏通阳气、开郁解表；肺俞可宣肺散邪，大肠俞可通腑降浊，二者互为表里，一升一降，共奏开郁散邪之功。操作手法采用刺血拔罐，以加强疏通壅滞之气血的作用。

● **案例二**[5]

一般资料：本组患者17例，其中男性5例，女性12例；年龄最小17岁，最大56岁；发病时间最短1天，最长20天。

治疗方法：患者取俯卧位，医者在其背部沿膀胱经及督脉的大椎、肺俞（双）、大肠俞（双）常规消毒，用三棱针点刺数下，再迅速拔以玻璃火罐，留罐5分钟，起罐后擦净血迹，每日1次，3次为1个疗程。

治疗结果：治疗1~5次，痊愈随访半年未见复发14例；好转3例。有效率100%。

临床体会：荨麻疹是由多种原因引起的皮肤黏膜血管反应，属变态反应性疾病。刺血和拔罐可疏通经络气血，达到消疹止痒、调气和血、疏散风邪之功，并且通过刺激局部神经肌肉、血管以及皮下腺体，引起一系列的神经内分泌反应，通过反射机制调节人体的免疫功能。大椎为手足三阳经督脉的交会穴，主疏通阳气，开郁解表；肺俞穴为肺的俞穴，可宣肺散邪，大肠俞可通肺降浊，二者互为表里，一升一降，共奏开郁散邪之功。操作手法采用刺血拔罐，以加强疏通壅滞之气血的作用，从而大大提高治愈率和治疗效果。

● **案例三**[6]

一般资料：152例患者，随机分为治疗组与对照组各76例。其中治疗组男42例，女34例；年龄8~70岁。对照组男34例，女42例；年龄5~70岁。辨证分型分肺经风寒证，肺经风热证，胃肠实热型，阴血不足型。

治疗方法：（1）治疗组：患者取俯卧位，暴露背部，椎体脊突下旁开1.5寸处取穴，根据辨证和循经取穴的原则选穴，每次拔罐6~10个，以大椎、风门、肺俞为主穴，肺经风寒证加脾俞、肾俞；肺经风热证加肝俞、心俞、膈俞；胃肠实热型加大肠俞、脾俞、肾俞；阴血不足型加脾俞、肝俞、肾俞；伴发热者重点刺大椎穴，单穴放血0.5~1ml。使用工具有玻璃罐、75%酒精棉球、长止血钳、无菌针头。操作时，医者用75%酒精棉球消毒皮肤，各穴用无菌针头点刺2~3下，以微出血为度，将火罐拔在选定的穴位拔动火罐数次，增加吸附力，然后快速拔罐，每罐可出血0.3~0.5ml，每日1次，每次10~15分钟。

（2）对照组：抗过敏治疗，内服抗组胺药，如苯海拉明、氯苯那敏；外擦止痒药，如樟脑霜、炉甘石洗剂等。

治疗结果：在治疗组76例中痊愈者66例，有效者8例，无效者2例，总有效率为97%。而在对照组中痊愈者仅8例，有效10例，无效58例，总有效率24%。两组有比较明显的差异。

临床体会：隋·巢元方《诸病源候论·风瘙瘾疹候》所载"邪气客于皮肤，复逢风寒相拆，则起风瘙瘾疹"，指的是因禀赋不耐，初起为风寒外袭或风热客表，致营卫不和邪气郁于腠理，外不得透达，内不得疏泄，故见阳邪善行而数变或内有虫积，复受风寒而致急性荨麻疹，总之皆因风热、风寒及血热所致。本病主要症状为皮肤损害局限或泛发全身的大小不等的淡红色或苍白风团，剧烈瘙痒，少数病例伴有消化系统症状，如恶心、呕吐、腹痛、腹泻等。刺络拔罐以背俞穴为主穴，背俞穴首见于《灵枢·背俞》篇中，为脏腑经气输注于背腰的俞穴，刺激背俞穴可调节五脏六腑的功能活动，疏风通络调节全身气血运行，大椎为督脉之穴，督脉总督全身之阳脉，点刺大椎可疏泄阳邪，调节阳脉之气血运行，与背俞穴同时运用加强其疏风通络运行气血之功，可较快缓解临床症状，明显缩短病程，减轻患者痛苦。

● **案例四**[7]

一般资料：120 例患者中，男 48 例，女 72 例；年龄最小 14 岁，最大 50 岁；病程最短 5 个月，最长 4 年。

治疗方法：主穴为血海；配穴为曲池、足三里。患者取坐位或仰卧位，常规消毒后，用梅花针在血海穴上叩刺，以局部充血潮红为度。然后在其上拔罐 5~10 分钟，拔罐的同时针曲池、足三里，留针 30 分钟。叩刺隔日 1 次，针刺每日 1 次，10 日为 1 个疗程。

治疗结果：治疗 120 例中，痊愈 101 例，占 86.7%；显效 12 例，占 10.0%；无效 4 例，占 3.3%。

临床体会：本病多由腠理不固、风邪侵袭，遏于肌肤而成，或因正邪相搏，日久化热伤及阴液，气虚血亏，久病不愈，而成慢性荨麻疹，治当疏风清热活血。血海属足太阴脾经，可治疗各种血症，取"治风先治血，血行风自灭"之意；取足三里是因其为强身、增加免疫功能之要穴；曲池为清热祛风的良穴。三穴共奏理气活血、疏风止痒之功效。

（三）针灸加叩刺拔罐

● **案例**[8]

一般资料：91 例患者，随机分为两组。治疗组 46 例，男 19 例，女 27 例；年龄最小 14 岁，最大 58 岁；病程最短 3 个月，最长 10 年。对照组 45 例，男 20 例，女 25 例；年龄最小 15 岁，最大 57 岁；病程最短 3 个月，最长 9 年。两组患者在性别、年龄、病程、病情等方面均无显著性差异，具有可比性。

治疗方法：治疗组先行针灸治疗，取风池、合谷、曲池、足三里、尺泽、三阴交穴，常规消毒，医者用 30 号 1.5~3 寸毫针进针得气后，施平补平泻手法，留针 30 分钟。留针时用清艾条施温和灸，以患者局部皮肤感到温热而无灼痛为宜，每穴灸 5~7 分钟，灸至皮肤红晕为度。然后行叩刺拔罐治疗，取肺俞、大椎、风市、血海穴，医者用梅花针轻轻叩刺上穴，以局部皮肤潮红，隐隐渗血为宜，选合适玻璃火罐用闪火法坐罐于叩刺后的穴位上，留罐 15 分钟。以上两种疗法隔天交替使用，8 次为 1 个疗程，疗程间休息两天。对照组口服赛庚啶 1 次 4mg，每日 3 次，10 日为 1 个疗程，急性发作期可连续 3 日肌内注射地塞米松 5mg，每日 1 次。两组治疗方法均两个疗程后观察效果。治疗期间患者忌食酒及油腻辛辣之物。

临床体会：荨麻疹是一种过敏性疾病，每因接触过敏原诱发，引起机体皮肤黏膜小血管扩张，渗透性增加，致皮肤出现瘙痒性风疹团。中医认为荨麻疹属"风疹"范畴。患病多虚实夹杂，实则多因肺胃有热，热郁于皮毛，虚则多因气血不足。叩刺拔罐肺俞、大椎、曲池、血海可泄热引热外出，并在活血祛瘀生新治疗的同时起快速止痒作用，有"急则治标"之意，针刺艾灸风池、合谷、曲池、足三里等穴可调营卫、和营血、行胃气、理中焦、宣肺郁、散风热，从根本上达到扶正祛邪之目的。实验研究证明针灸可改善血液循环，促进新陈代谢，提高机体免疫能力。

（四）针刺加拔罐

● **案例一**[9]

一般资料：40 例患者中，男 23 例，女 17 例；年龄为 15~68 岁，最小 15 岁，最大 68 岁，以中青年为多发；病程最短 3 天，最长达 20 余年，均为门诊患者。病灶的形态有点滴状、脐窝状、地图状、环形状、块状等。其中皮损严重者 2 例，全身均有条索和块状；初发病 19 人，反复发病 21 人，均先服用中西药物治疗，或有好转，停药后复发。

治疗方法：主穴取神阙；配穴取曲池、血海。顽固者配风池、大椎、肺俞、脾俞、肝俞、足三里、三阴交，每次选配穴 2~3 个，最多不超过 4 个。医者用闪火法将大号或中号火罐迅速扣在神阙穴上，5 分钟后取下。以同样方法连拔 3 回为 1 次治疗，每日 1 次，10 次为 1 个疗程。疗程间休息 3 天，根据病情需要，决定是否继续治疗。

治疗结果：40 例中，治愈 29 例，占 72.5%；显效 9 例，占 22.5%，无效 2 例，占 5%。总有效率为 95%。

临床体会：在治疗荨麻疹的过程中，笔者体会到用针罐疗法治疗，避免了药物治疗的副作用，而且疗效好，减少复发率。

根据中医"肺主皮毛"的理论，该病标在皮肤，本在五脏，针罐不仅治标，而且可以治本。例如：肺俞通宣理肺，清热解毒，大椎、神阙为督任二脉重要穴，有通阳益阴之功；中医认为，荨麻疹是风、湿、热三因所致，诸穴配合使用具有清热解毒，通经活络，活血化瘀，疏通气血的作用，从而达到止痒的目的。

● **案例二**[10]

一般资料：66 例患者中，男 42 例，女 22 例；年龄 3~72 岁；外感风邪者 34 例，蚊虫叮咬者 26 例，进食鱼虾而诱发者 4 例，肠胃积热者 2 例。

治疗方法：以风池、风门、曲池、外关、血海、三阴交为主穴，有风寒者加大椎；有风热咽痛者加少商；肠胃积热者加合谷、足三里；气血两虚者加气海，关元。针刺手法以提插捻转、泻法为主，留针 30 分钟左右，每 10 分钟可行针 1 次。小儿不留针。刺时要使针感双侧相等。曲池与血海，外关与三阴交四穴上下交叉捻转，针刺强度可稍大些。有热象者可行少商穴点刺放血，有虚寒象者可加艾灸关元、气海穴 3 壮。拔罐时，神阙穴用闪罐法。可先闪罐十余次，然后留罐 2~3 分钟。风门、大椎穴快针后也可依上法闪罐几次，以增祛风清热之效。拔罐时不可蘸酒精过多，以免烧灼罐口，罐内负压过大，损伤皮肤。每日针、罐 1 次，痒甚可增至每日 2 次或 3 次，10 次为 1 个疗程。

治疗结果：本组痊愈 48 例，占 72.7%，有效 18 例，占 27.3%。

临床体会：荨麻疹也称"风疹"，是一种常见的过敏性疾患，亦称风疹，因其遇风易发而得名。临床表现为大小不等的局限性风疹块皮损，骤然发生，瘙痒剧烈，愈后不留任何痕迹，有的患者兼有发热、腹泻等全身症状。多由于食虾蟹荤腥之物，或外感时邪客于肌肤，郁闭腠理，而致营卫失和，或由昆虫叮咬、花粉、药物等引起过敏而致。

笔者以针刺、拔罐并举，以达调和营卫、祛风消疹之功。风池为足少阳、阳维之会；大椎为诸阳之会；外关为八脉交会亦通阳维，主一身之表；风门为足太阳与督脉之会，是风邪内侵之门户，迎而夺之，四穴共达祛风驱邪之效。曲池属阳明，善于开泄；血海属足太阴，主血分病；三阴交为阴经之交会，主调肝、脾、肾。针此三穴可清血热，调经气。神阙穴拔罐可祛风止痒，消疹拔毒，为治疗急性荨麻疹之经验穴。本法针、罐并用，简便易行，且疗效显著，不妨一试。

● 案例三[11]

一般资料：本文 117 例均为我科门诊患者，全部病例均符合慢性荨麻疹诊断标准，按接诊顺序随机分为两组。治疗组 78 例，其中男 50 例，女 28 例；年龄 12~55 岁；病程 1 个月 ~1 年者 46 例，1~2 年者 20 例，2 年以上者 12 例，平均 1.2 年。对照组 39 例，其中男 25 例，女 14 例；年龄 10~52 岁；病程 1 个月 ~1 年者 23 例，1~2 年者 9 例，2 年以上者 7 例，平均 1.4 年。两组在年龄、性别、病程等方面均无显著性差异（$P > 0.05$），具有可比性，治疗前全部患者均无心、肝、肺、肾等疾病。

治疗方法：治疗组采用针刺加拔罐疗法，针刺取双侧曲池、血海、足三里，穴位局部常规消毒后，用直径 0.3mm，长 40mm 毫针快速刺入穴位，针刺得气后施以平补平泻法，每隔 5 分钟行针 1 次，留针 30 分钟，每日 1 次，10 天为 1 个疗程，休息 3 天后进行下 1 个疗程。拔罐时，患者取俯卧位，医者在其背部沿督脉及膀胱经用玻璃火罐走罐数次，至皮肤潮红、充血为止。小儿走罐的次数与拔罐力量相应减少。

对照组采用药物疗法，口服氯苯那敏 4mg，每日 3 次；赛庚啶 2mg，每晚 1 次；维生素 C 0.2g，每日 3 次；维生素 B$_6$ 20mg，每日 3 次。6 天为 1 个疗程。

两组患者在治疗期间，忌食虾、蟹、辣椒等刺激性食物，尽可能减少寒冷刺激及日光照射，两组均治疗 3 个疗程。

治疗结果：治疗组 78 例，治愈 34 例，好转 39 例，未愈 5 例，总有效率 93.6%。对照组 39 例，治愈 9 例，好转 20 例，未愈 10 例，总有效率 74.4%。

临床体会：慢性荨麻疹多为久病体虚，气血损耗，加之风邪外侵，郁于皮肤腠理之间，邪正相搏而发。或因平素体弱阴虚血少，血虚肌肤失养，化燥生风，阻滞于肌肤腠理间而发病。故本病以体虚为本，以风为使，根据"初病在气，久病在血"和"治风先治血，血行风自灭"之理，以养血活血，祛风止痒为治则。曲池为手阳明大肠经合穴，有祛风、清热解毒、止痒之功，有抗过敏的作用。血海属足太阴脾经，能活血化瘀，理血调经，治疗诸血证；足三里是足阳明胃经的合穴，具有生气血之效，是强身健体之要穴。脾胃为后天之本，取足三里、血海使气血化生有源。在督脉与背部膀胱经走罐可加强疏通气血的作用。

（五）刺血拔罐加中药

● 案例一[12]

一般资料：48 例患者，其中男 20 例，女 28 例；年龄最小 6 岁，最大 78 岁，平均 34 岁；病程最短两个月，最长约 6 年；除 4 例有不同程度的腹痛、呕吐或哮喘外，其余患者无合并全身症状。就诊前均用过抗组胺药或类固醇皮质激素等药物治疗。

治疗方法：（1）药物治疗：服用自拟养血祛疹汤，组方为当归、首乌、熟地、党参、黄芪各 20g，赤芍、川芎、僵蚕、玄参、蝉蜕、炒蒺藜各 10g。热盛加银花藤、蒲公英、夏枯草；湿盛加苍术、薏苡仁、泽泻；夹瘀加丹皮、红花、丹参；风盛加荆芥、防风、乌梢蛇；食鱼虾易诱发者加山楂、鸡内金、苏梗。每日 1 剂，水煎两次，每次 200ml，早晚分服。服药期间忌食烟、酒、鱼虾、各种饮料及辛辣食物。

（2）点刺拔罐法：选大椎穴、肺俞穴，点刺放血，拔罐，每日 1 次，每次留罐 15 分钟。在留罐时，即可见风团开始逐渐较前变小，拔罐后可感觉刺痒明显减轻。7 天为 1 个疗程，1~3 个疗程观察疗效，治疗结束每月随访 1 次，持续半年。

治疗结果：所选观察病例经 1~3 个疗程治疗后，治愈 30 例，占 62.5%；显效 16 例，无效 2 例，总有效率 95.8%。

临床体会：慢性荨麻疹属中医学"瘾疹"范畴，证属阴血不足，风邪束表，其病机是久病气血耗伤，卫外不固，腠理不密，风邪乘虚而入，郁于腠理，导致营卫失和，气血不足，运行缓慢，气滞血瘀，内不得宣泄，外不透达于肌肤。故本病的治疗应益气固表，养血祛风，疏通经络。养血祛瘀汤中，党参、黄芪可益气固表；当归、首乌、玄参、熟地可补血养阴，乃"治风先治血，血行风自灭"之意；丹皮、赤芍、川芎可祛瘀消疹；蝉蜕、炒蒺藜、僵蚕、防风可祛风止痒；甘草调和诸药，兼以解毒。外用点刺拔罐法，自金元时期张子和起即认为"针刺放血、攻邪最速"，历代名家均十分推崇此法，由于能直达病所，故能迅速活血化瘀，疏通经络，促进气血运行，有见效快、疗程短、疗效好的特点。

● 案例二 [13]

一般资料：全部病例均为我院门诊及病房收治患者，将慢性荨麻疹反复发作 3 个月以上，现正急性发作者作为观察对象，但慢性荨麻疹急性发作时伴有严重喉水肿、血压下降列为排除对象。其中男 34 例，女 37 例；年龄为 18~58 岁；病程为 0.25~15 年。按病程、病情随机分为点刺拔罐加祛风调营汤组（治疗组）26 例，祛风调营汤组（对照Ⅰ组）24 例，西药组（对照Ⅱ组）21 例。三组资料在性别、年龄、病程、病情等方面经统计学处理无显著性差异，具有可比性（$P > 0.05$）。

治疗方法：治疗组采用点刺拔罐法，取大椎、肺俞（双）、足三里（双）穴。与情绪有关加肝俞，脾经湿热加脾俞，病久体虚加肾俞（仅拔罐不点刺放血），面部肿胀发热较甚配合耳尖放血。操作时，患者取坐位，皮肤常规消毒，医者用三棱针呈雀啄式点刺所取之穴，取玻璃火罐在针刺处拔罐。每次取 3~5 穴，大椎穴每次必取，余穴可交替选用。每穴处可拔出少量血液，局部留罐 10~15 分钟，隔日 1 次，3 次为 1 个疗程。同时口服自拟祛风调营汤，方药组成为生地黄 15g，牡丹皮 12g，赤芍 12g，荆芥 10g，防风 10g，小胡麻 12g，生麻黄 10g，桂枝 12g，白芍 12g，黄芪 15g，制何首乌 15g，夜交藤 30g，炙甘草 10g。瘙痒较重加重祛风药，发作较频繁加重清热凉血药，下肢沉重并伴舌苔黄厚加重健脾利湿药，日久气虚加固本补气药。水煎服，每日 1 剂，6 天为 1 个疗程，临睡前趁热饮用 250ml 左右，服后即饮小米粥 250ml 左右，盖被取微汗。对照Ⅰ组口服祛风调营汤，用法、用量同上，6 天为 1 个疗程。对照Ⅱ组用马来酸氯苯那敏 10mg、地塞米松 5mg 连续肌内注射 3 天，口服西替利嗪片 10mg，每日 1 次，6 天为 1 个疗程。第 2 个疗程仅口服西替利嗪片 10mg，每日 1 次。上述治疗方法均两个疗程后观察治疗效果。治疗期间忌酒及油腻辛辣之物。

治疗结果：治疗组的治疗效果明显优于其他两组。同时观察三组的痊愈病例 3 个月复发情况，治疗组治愈 18 例，3 个月后复发 3 例，对照Ⅰ组治愈 10 例，3 个月后复发 4 例，对照Ⅱ组治愈 7 例，3 个月复发 5 例。治疗组愈后复发病例明显少于对照组，治疗后复发病例其复发后症状较过去明显减轻，且治愈后维持时间较长。

临床体会：慢性荨麻疹属中医学"风瘾疹"范畴。治疗本病应以祛风活血调营治其标，健脾补虚固表治其本。采用点刺拔罐配合中药祛风调营汤治疗其本，通过点刺拔罐，即通过经络腧穴的刺激，提高机体免疫能力；活血化瘀，疏通经络，改善血液循环；调整气血，平衡阴阳，调整组织结构，促进新陈代谢，以达到治标固本的作用。祛风调营汤中荆芥、防风、小胡麻、麻黄、桂枝、白芍祛风调营，生地黄、牡丹皮、赤芍、夜交藤、制何首乌凉血养血活血，黄芪补气固表。全药共奏祛风调营，养血活血的作用，亦起到治标固本的作用。

五、分析与评价

1. 拔罐综合疗法治疗本病的概况

荨麻疹是一种皮肤科较为常见的疾病，病情往往迁延不愈，多由于对周围环境，如花粉、油漆、湿气、食物、药物等过敏而引起。荨麻疹起病快，剧痒，有灼热感和蚁行感。中医认为其由湿郁肌肤，多感风寒或风热而成，或胃肠寒热，多感风邪，使内不得疏泄，外不得透达，郁于皮毛肌肤之间而发。治疗上以祛风利湿为主，佐以清热法。拔罐法在本病的治疗中占有很重要的地位，不论是单用拔罐，刺络拔罐，还是拔罐配合其他方法的使用，都取得了很好的疗效，尤其是神阙穴拔罐，应用更为广泛，神阙穴有强壮和抗过敏作用，乃拔罐治疗荨麻疹之特效穴，因为神阙穴拔罐具有宣通经脉、活血祛风、止痒消疹之功效。刺血拔罐可疏通经络气血，舒缓筋脉阻滞和消除病因对气血运行的干扰而达到消疹止痒、调气和血、疏散风邪之功，也是治疗本病的常用治疗方法。荨麻疹早期单用拔罐即可取得较好疗效，但其往往时起时消，数月或多年不愈而转为慢性荨麻疹，此时正气已虚，邪气尚存。因此对慢性荨麻疹的治疗，临床上多采用拔罐结合其他疗法综合使用，以求治本，常用的是针刺和中药。针刺和中药不仅能够疏风散邪，还能补益气血以扶正祛邪，这也正符合"治病必求于本"之意，本为病因，为正气，因此综合治疗对慢性荨麻疹有较好的疗效。

总之，拔罐综合疗法治疗本病疗效确切，另外，在治疗期间，患者饮食宜清淡，忌油腻、甜食及辛辣刺激性食物。

2. 拔罐综合疗法治疗本病的疗效及安全性评价

综合近年来的临床研究文献资料分析，拔罐综合疗法治疗本病疗效较好，尤其是在与西药的对比研究中更是具有明显优势，不仅疗效高于西药，复发病例也较少，且无嗜睡、头痛等副作用。但是，虽然本法治疗荨麻疹近期疗效稳定可靠，但是对于慢性荨麻疹的远期治疗效果如何还缺乏进一步的研究论证。

总之，本法治疗荨麻疹安全可靠，无明显不良反应，而且简便易行，是一种值得推广的疗法。

3. 本病的拔罐综合疗法治疗规律

通过对近年来拔罐治疗荨麻疹的相关临床研究文献进行分析可得知，拔罐综合疗法在治疗本病时，如果病程较短，则可选用单一拔罐疗法，如果病程较长，则多选用综合疗法。拔罐除了特效穴神阙穴以外，常用的还有大椎、身柱、大杼、风门、肺俞、心俞、督俞、膈俞、肝俞、脾俞、肾俞、大肠俞等穴。刺络拔罐常用穴位也是督脉和膀胱经穴，如大椎、肺俞、脾俞、胃俞、大肠俞等，可疏散外邪，内清湿热以获效。针刺时，常用大椎、膈俞、曲池、内关、血海、足三里、三阴交等穴，另外还可根据其他症状配穴，如有风热咽痛者加少商；肠胃积热者加合谷、天枢；气血两虚者加气海，关元。所配之中药汤剂也乃养血活血、祛风通络之方，以求标本兼治，乃是"治风先治血，血行风自灭"之意。

4. 今后本病的临床研究重点

本病是皮肤科常见疾病，因其缠绵难愈，严重影响了患者的日常生活。拔罐综合疗法在本病的治疗中取得了较好的疗效，但是在远期疗效上并不是十分稳定，仍然有复发病例，目前的研究多停留在有效病例的总结上，在远期随访上做得很少，至于对复发病例的进一步深入研究就更少了，而且现今设置对照组时多用西药组，极少有将两种不同的拔罐综合疗法进行直接比较的，因此还不能得知哪种疗法效果更好。今后在疗效判定标准方面的规范化研究也需加强，这样才能为探寻更有效的治疗方法提供一个客观公正的标准。

六、注意事项

本病要节制饮食，忌鱼、虾、蛋、牛奶等食物，注意休息，避免外界风、寒、湿、热邪侵袭。若荨麻疹出现喉头水肿、胸闷、呼吸困难者应中西医结合抢救。

参考文献

［1］张桂英，田有粮，刘若忠．神阙穴拔罐治疗荨麻疹42例［J］．中国疗养医学，1999，8（1）：47.

［2］李琳．拔罐疗法治疗急性荨麻疹96例［J］．现代中西医结合杂志，2000，9（8）：747.

［3］李丽梅，丁杰．腧穴拔罐治疗荨麻疹40例［J］．四川中医，1999，17（2）：50.

［4］师丽岩．刺血拔罐法治疗荨麻疹［J］．中国针灸，2000（12）：760.

［5］孙伟．刺血拔罐法治疗荨麻疹［J］．中国校医，2002，16（4）：291.

［6］肖少云．刺络拔罐疗法治疗急性荨麻疹76例［J］．皮肤病与性病，2004，26（2）：19.

［7］王雪锋，万青．梅花针加拔罐治疗荨麻疹120例［J］．中国针灸，1996（10）：42.

［8］石奕丽，何立．针灸扣刺拔罐治疗慢性荨麻疹46例［J］．陕西中医，2003，24（7）：648.

［9］谷瑞甫．针刺拔罐治疗荨麻疹40例［J］．新疆中医药，1996（2）：24.

［10］王岫．针刺及拔罐治疗急性荨麻疹66例［J］．中国民间疗法，1997（7）：28.

［11］黄志刚，尤斌．针刺加拔罐治疗慢性荨麻疹78例［J］．福建中医药，2003，34（6）：16.

［12］王咏梅．养血祛疹汤配合点刺拔罐法治疗慢性荨麻疹48例［J］．陕西中医，2005，26（3）：225.

［13］刘代红．点刺拔罐加祛风调营汤治疗慢性荨麻疹26例［J］．山东中医杂志，2001，20（8）：481.

脚气病

一、中医学概述

（一）概念

本病在中医学中属于"脚湿气""臭田螺"等病证范畴。病因病机是脾胃两经湿热下注，或久居湿地，水中劳作，感染湿毒而成。多数则由于公用脚盆、拖鞋、水池洗足等相互传染而得。

（二）辨证

1. 风湿毒聚

临床表现：皮损泛发，蔓延浸淫，或皮下水疱，或趾间糜烂，浸痒难忍，苔白腻，脉濡。

证候分析：风湿毒邪外袭，郁于腠理，淫于发肤则发为脚湿气。风为阳邪，善行数变，风夹湿毒为患则皮损泛发，蔓延浸淫；浸淫于足则或皮下水疱，或趾间糜烂，浸痒难忍；苔白腻，脉濡，为风湿毒聚之象。

治则：清热除湿，消风止痒。

2. 湿热下注

临床表现：脚湿气伴发感染，症见足丫糜烂，渗流臭水或化脓，肿连足背，或见红丝上窜，甚或形寒高热，舌红，苔黄腻，脉滑数。

证候分析：湿热下注，复感湿热毒邪，则足丫糜烂，渗流臭水或化脓，肿连足背；湿热毒邪走窜经络，则见红丝走窜；正邪相争则形寒高热；舌红、苔黄腻，脉滑数，为湿热之象。

治则：清热化湿解毒。

二、西医学概述

（一）概念

脚气病，又名"湿脚气""足癣"，是致病性真菌在足部感染后引起的皮肤病。本病好发于趾间或趾下，初起损害常有浸渍，轻微脱屑，在足趾有明显的小片状脱屑，呈弧形或环状附于皮损的边缘，患者自觉瘙痒，在足底和趾间常发生较大的水疱，疱壁较厚，不易自行破溃，水疱往往可聚集成群，患者多有剧烈瘙痒。此外可发生红斑、糜烂、破裂，好发于第三、四趾间，奇痒难忍，往往夏季加重，冬季减轻。此外，在足跟、足底和足旁常表现为皮肤角化过度，粗糙无汗，寒冷季节致皮肤皲裂，严重者可波及整个足跟和足背。

（二）诊断

（1）皮损常初发于单侧2、3或3、4趾缝间逐渐浸淫蔓延至足跖、足跟。

（2）皮损以水疱、糜烂、脱屑、角化为主，或患处浸渍、湿烂或粟粒大小水疱，攒及皮下，或皲裂蜕皮。

（3）有不同程度瘙痒。

（4）起病缓慢，易反复发作，入夏加剧，冬日可有皲裂。

（5）皮屑直接镜检可见到真菌菌丝、孢子，或真菌培养阳性。

三、现代常用拔罐法

【孟氏中药拔罐疗法】

选穴：风池、大椎、肩井、背部膀胱经、合谷、外关、曲池、涌泉、足三里、三阴交。拔罐之前和拔罐之后分别在拔罐的局部外涂中药拔罐液。还可在发病部位每天涂中药拔罐液3次。（彩图8、彩图96）

四、注意事项

患者注意保持足部的清洁干燥，夏天尽可能不穿胶鞋，多穿布鞋或凉鞋。

神经性皮炎

一、中医学概述

（一）概念

神经性皮炎，中医学称之为"牛皮癣""摄领疮"。如《外科正宗》曰："顽癣乃风、热、湿虫者为患……牛皮癣如牛项之皮，顽硬且坚，抓之如朽木……此等总皆血燥风毒克于脾、肺二经。"又如《诸病源候论·摄领疮候》载曰："摄领疮如癣之类，生于项上，痒痛，衣领拂着即剧，云是衣领揩所作，故名摄领疮也。"

（二）辨证

1. 风湿蕴阻型

临床表现：皮损呈淡褐色片状，粗糙肥厚，阵发性剧痒，夜间尤甚，舌苔薄或白腻，脉濡缓。本证以皮疹局限、粗糙肥厚为主要辨证要点。

证候分析：风性走泄，郁于肌肤不得外泄，故阵发性剧痒；湿性黏滞，故皮疹局限；舌苔薄或白腻，脉濡缓，为风湿偏盛之象。

治则：清热化湿，祛风止痒。

2. 肝郁化火型

临床表现：皮损色红，心烦易怒，失眠多梦，眩晕，心悸，口苦咽干，舌边尖红，舌苔薄白，脉弦数。本证以皮疹色红，伴心烦易怒、心悸失眠、眩晕为主要辨证要点。

证候分析：火毒鸱张，其性炎上，故皮损色红；肝胆火旺，升发太过，故心烦易怒；肝胆之火循经上炎，则口舌咽干；热扰心神，故心悸失眠；舌边尖红，舌苔薄白，脉弦数，为肝经火热之象。

治则：祛风清热，清肝泻胆。

3. 血虚风燥型

临床表现：皮损色淡或灰白，抓如枯木，肥厚粗糙似牛皮，素体虚弱，心悸怔忡，失眠健忘，气短乏力，女子月经不调，舌淡，脉沉细。本证以皮损色淡或灰白、肥厚粗糙为主要辨证要点。

证候分析：素体虚弱，加之病情缠绵，耗气伤血，阴血亏虚，血虚生风化燥，肌肤失于濡养，故皮损色淡或灰白，抓如枯木，肥厚粗糙似牛皮；脾虚化源不足，精血亏虚，故心悸怔忡，失眠健忘，气短乏力，女子月经不调；舌淡，脉沉细，为血虚风燥之象。

治则：养血润燥，健脾化湿。

二、西医学概述

（一）概念

神经性皮炎是一种常见的慢性皮肤神经功能障碍性皮肤病。本病常发于颈后及两侧肘后、骶尾等部位，以皮肤剧烈瘙痒及皮肤苔藓样变成特征。

本病发病率高，占皮肤科初诊病例的 2.1%~7.7%；多见于青壮年，老年及儿童少见；临床上可分为局限性和播散性两种，病程多为慢性，常经年不愈，易反复发作。

（二）诊断

（1）多见于青年人和成年人，病程多为慢性、反复发作。

（2）好发于颈项、肘、肘窝、股内侧、尾骶部及腕、踝等处，常对称分布。

（3）皮损境界清楚，初起时为粟粒至绿豆大小扁平丘疹，呈圆形或多角形，渐演变为典型的苔藓样斑片，呈红色、黄褐色或正常皮色，有时伴有色素沉着。

（4）阵发性剧烈瘙痒。

（5）皮肤组织病理学改变符合神经性皮炎诊断。

三、现代常用拔罐法

【孟氏中药拔罐疗法】

主穴取中脘、神阙、足三里、阴陵泉、三阴交、风池、大椎、肩井、背部膀胱经。风热加瘀型加曲池、委中、血海；血虚风燥型加膈俞、曲池、内关、神门。拔罐之前和拔罐之后分别在拔罐的局部外涂中药拔罐液。还可在发病处每天涂3次中药拔罐液。（彩图8、彩图97）

【刺络拔罐疗法】

先用梅花针对患处由内至外，由轻至重叩打，有微血渗出，拔火罐15分钟，随后用艾炷灸1炷，最后取双侧耳背近耳轮处的静脉割刺放血，1周1次。

【火针加火罐疗法】

以病变皮损区域为治疗点。先消毒皮肤，取中等火针在酒精灯上烘至通红，迅速刺入皮损皮肤1~2分深。留针2秒左右出针。相距1.5cm左右刺1针，在皮损内刺遍。针后用火罐部位吸附，使其出血，每罐出血5~10cm。初次治疗每隔2日1次，缓解后每隔3~5日1次。5次为1个疗程。

【梅花针叩刺拔罐法】

方法一：选阿是穴、风门。先用梅花针由里向外叩刺阿是穴，用三棱针点刺风门穴，均以微出血为度，然后拔罐5~10分钟，隔日1次，5次为1个疗程。

方法二：选穴为病灶局部、耳背静脉。先用梅花针在病灶局部弹刺数下，至皮肤出现散在出血点，立即在局部拔罐，留罐10~15分钟，拔出瘀血1~10ml。揉搓耳郭至充血发红，用三棱针点刺耳背静脉2~3下，挤出数滴瘀血。每周治疗2~3次，10次为1个疗程。

【皮肤针拔罐疗法】

局部皮肤用75%酒精消毒，小面积用七星针在患部叩打，大面积用滚筒式皮肤针在局部滚，至局部微出血或出血，较平的部位加拔火罐，隔日1次，5次为1个疗程。

【药棉灸配针刺疗法】

取血海、行间、曲池穴，双侧穴位交替使用，每3日更换1次。患者取卧位或坐位，常规消毒，术者选2.5寸毫针快速刺入穴位。血海行提插捻转，强刺激，先泻后补；行间、曲池行提插捻转泻法，强刺激。要求每穴均有酸、沉、麻、胀等针感，并向近心端传导，留针30分钟，每5分钟行针1次。行间、曲池出针时，摇大针孔，血海出针即以干棉球按压针孔。取局部皮肤阿是穴施灸，常规消毒，酒精棉脱碘后，以梅花针由内向外均匀有力地弹叩，先轻后重，范围略大于患部，以皮损局部出血为度，然后以闪火法在叩刺部位拔罐，留罐5分钟，擦干血迹后，把药棉拉成无洞薄片，将棉绒覆盖于患部，点燃棉绒一端，以皮肤红润、温热为度。每日1次，针灸并用，7次为1个疗程，疗程间隔4天。

【综合疗法】

在皮损的基底层穿刺（常规消毒皮损部位，根据皮损大小，选用适当长短的钢针，在皮损边缘的上下、左右各进1针，进针后沿皮损的基底部向中心方向刺，四针同法，然后双手持针，上下、左右向中心方向强刺激，提插捻转）配合穴位（曲池、合谷、血海、三阴交穴）针刺，连续12天为1个疗程。

四、现代常用拔罐法的临床应用

（一）梅花针叩刺加拔罐

● **案例一**[1]

一般资料：本组120例中，男86例，女34例；年龄最小18岁，最大65岁；病程最短3个月，最长6年；发生于颈部68例，双肘部34例，腰骶部12例，双膝及小腿部6例。

治疗方法：患者根据病变部位选择体位，暴露患部皮肤，常规消毒皮损区。用梅花针均匀叩刺患处，根据皮损病变部位、患病时间的长短、患者体质的强弱，采用轻、中两种手法叩刺，叩刺速度要均匀，以叩刺部位皮肤潮红、轻微出血为宜。再用闪火拔罐法，并留罐5~8分钟，起罐后用无菌干棉球擦拭干净。然后外擦止痒酊（大黄15g，土槿皮12g，苦参12g，白鲜皮12g，百部10g，川椒6g，明矾5g，雄黄5g，冰片4g，以上中药共研粉末，浸入500ml 75%酒精中，密封容器，7天后即成）。上述方法，每日1次，7次为1个疗程。

疗效标准：①痊愈：苔藓样变及丘疹消退，皮肤恢复正常，或残留色素沉着。②显效：苔藓样变及丘疹大部分消退，瘙痒减轻。③有效：苔藓样变及丘疹较前变薄，落屑减少，有瘙痒感。④无效：皮损与治疗前比较无改变或消退不足30%。

治疗结果：本组120例，经1~2个疗程治疗后统计，痊愈70例，占58.33%；显效35例，占29.17%；有效13例，占10.83%；无效2例，占1.67%。总有效率98.33%。

临床体会：中医学又称本病为"颈癣""牛皮癣"或"摄领疮"，其病因病机多为风、湿、热邪郁阻肌肤，病久血虚生风化燥，情志内伤、风邪侵扰则是诱发本病的主要因素。因此在治疗上采用梅花针叩刺以疏通经络，调和气血；拔火罐具有行气活血、止痒消肿、散风除湿的作用；局部外涂中药大黄、苦参清热解毒止痒；白鲜皮、土槿皮、百部清热燥湿，杀虫止痒；川椒温中止痛杀虫；雄黄外用治疗疥癣；明矾收敛燥湿；冰片清凉透皮之功能引药直达病所。总之，临床实践证明，综合外治法治疗神经性皮炎见效快，治愈率高，疗效显著，值得临床推广应用。

● **案例二**[2]

一般资料：神经性皮炎50例，年龄26~55岁，病程最短6个月，最长为3年。均以皮肤增厚、脱屑、奇痒为主。

治疗方法：局部常规消毒，用消毒过的梅花针叩击患处。有微小出血点时选用大小适度的火罐拔15分钟，可吸出20~30ml的瘀血，然后擦净。3日1次，连续3次为1个疗程。

治疗结果：经5个疗程（15次）治疗，皮肤症状消失，无脱屑奇痒者30例。经3个疗程治疗（9次）因忍受不了叩击时的疼痛而停止治疗者15例，但奇痒症状减轻，皮肤无改变。经2个疗程治疗，症状无改变，放弃治疗者5例。

临床体会：神经性皮炎属热毒蕴积、血热血瘀等因素所致。在患处直接拔出瘀血，是民间的移毒泻毒法之一。其优点为直接拔出瘀血热毒，是治疗本病的关键。

● 案例三[3]

一般资料：自 2002 年以来，共收治观察 36 例患者，最大年龄 58 岁，最小年龄 23 岁；病程最长 5 年，最短 3 个月；男女发病率无显著性差异。

治疗方法：常规消毒皮损局部，用梅花针叩刺患部使之渗血，根据皮损的大小，选择大中小不同型号的火罐，紧扣局部，留罐 5~10 分钟，拔出污血 2~10ml，隔日 1 次，3 次为 1 个疗程，未愈，休息 1 周，再做 1 个疗程。

治疗结果：痊愈 19 例，显效 13 例，好转 4 例，总有效率 100%。临床发现，病程越短，部位局限，其治愈率高。

临床体会：中医学认为，该病多属风湿热邪阻滞肌肤；或寒凝络脉，久疗不化，或血虚生风化燥，伤阴耗血而致皮肤失养而成。西医学认为，该病多因人的精神系统功能障碍，大脑皮层兴奋和抑制过程平衡失调而成。刺络拔罐法能够疏通经络，开泄腠理，使风寒湿热之邪随火罐吸拔而出，同时叩刺局部出污血，乃"宛陈则除之"之意，加速了局部细胞的新陈代谢，改善了微循环，增强了皮损部位的营养供应；另外，这种机械刺激还可通过皮肤感受器和血管感受器的反射途径传到中枢神经系统，调节兴奋与抑制过程的平衡协调。总之，该法简便易行，疗效可靠，值得临床一试。

（二）拔罐结合外用药物

● 案例一[4]

一般资料：40 例患者中，男性 30 例，女性 10 例；年龄在 30~50 岁；病程久，最短两个月，最长则达 1~5 年；皮疹范围不等，多为苔藓斑片改变，颈后有皮疹的 15 例，大腿内侧有皮疹的 5 例，肘关节下缘有皮疹的 20 例。

治疗方法：（1）拔罐疗法：用梅花针叩打患处，手法由轻到重，以皮肤出血为度，即刻在叩击处拔罐，吸出少量血液，拔罐少则 1~2 个，多则 4~5 个，每罐 4~15 分钟，操作完毕用消毒干棉球擦净患处，每隔 3 日治疗 1 次，久病者在阴陵泉，三阴交，血海，天枢，中脘，足三里，神门等穴位拔罐，隔日 1 次，每次 10 分钟。

（2）药物外用法：苦参 200g，陈醋 300ml。先将苦参用水洗净，放入陈醋中浸 5 天之后，患处洗净消毒后将药直接涂患处，早晚各 1 次，以上两种方法交替使用。

治疗结果：痊愈 30 例，好转 10 例，无效者 0 例，总有效率 100%。

临床体会：神经性皮炎，中医学称之为"牛皮癣""摄颈疮"，《外科正宗》曰："顽癣乃风、热、湿、虫四者为患……牛皮癣如牛项之皮，顽硬且坚，抓之如朽木……此等总皆血燥风毒克于脾、肺二经。"中医学认为，本病多因风湿热邪阻滞肌肤而致营卫不和，经脉失调，久者入络，血虚生风，气血运行不畅，肤失濡养所致。采用上述方法养血润燥，化湿清热，祛风止痒，能收到很好的效果。

● 案例二[5]

一般资料：本组 120 例患者，其中男 75 例，女 45 例；年龄 22~50 岁 96 例，51~65 岁 24 例；病程 1~3 年 85 例，3 年以上 35 例。

治疗方法：患者暴露颈肩患部，术者先用梅花针对患处由内至外，由轻至重叩打，见有微血渗出，拔上火罐，留罐约 15 分钟，起罐后用干棉花拭去污血，用能量型康复器（天津安康保健器材公司出品）照射 30 分钟，如无此康复器照射，用艾炷（黄豆大）施灸亦可，按患部面积约 1cm² 放置 1 个艾炷，灸毕清除艾灰，涂敷蜈矾膏（用干蜈蚣数条研末与枯矾细末、麻油调匀而成）。最后取患者双侧耳背近耳轮处的静脉血管一根，割刺放血，5 日内勿沾水，以防感染。1 周内不见愈，可再进行第 2 次割刺放血。拔罐隔 2 日 1 次，7 次为 1 个疗程。

治疗结果：120 例患者全部有效，其中 1 个疗程内痊愈 80 例，两个疗程内痊愈 30 例，有效 10 例，痊愈率为 91.6%。

临床体会：神经性皮炎，亦称"癫皮疯"，是一种慢性瘙痒性皮肤神经官能症。该病好发于颈肩部，属于中医学"摄颈疮"范畴。其病因多为湿热毒邪蕴于肌肤，阻滞经络，日久生风化燥，肌肤失养所致。颈肩部位是足太阳膀胱经和手三阳经循行之处，对其采取刺络拔罐及耳背静脉割刺，必然刺激神经血管经络，因而导致体内神经 – 体液的一系列反应，引起交感神经兴奋和神经细胞的活力，提高机体脏器功能，增强血液循环，促进新陈代谢，改变局部组织营养状态，使患部受损皮肤得以恢复。蜈矾膏外敷为民间验方，加强了杀菌解毒、清热止痒、通络燥湿之作用。针灸罐药，综合治疗，相得益彰，故疗效显著。

● **案例三**[6]

一般资料：以患者就诊先后分成治疗组 60 例与对照组 60 例，两组间各临床要素经统计学处理，$P > 0.05$，无显著性差异，具可比性。

诊断标准：（1）病史及症状：较长期局部固定性瘙痒史。瘙痒每在安静时出现，尤以夜间为重，甚者奇痒难忍。

（2）皮损表现：好发部位为颈后、四肢伸侧及腰部。皮损特点为针头大小，三角形或多角形扁平丘疹，呈皮肤色或淡褐色，干燥而坚实。皮纹加深，边缘较清楚，有表皮角化和鳞屑，病程长者可出现苔藓化，色素沉着、肥厚、粗糙、搔抓严重者可见抓痕及血痂。

治疗方法：病损处皮肤常规消毒后，治疗组按三步法进行治疗。第一步，用七星针叩刺局部病损皮肤。叩刺角度与病损皮肤垂直，腕部用力要均匀，先轻后重叩，一般应叩刺局部出血为止。第二步，拔火罐。第三步，七星针叩刺完毕后，立即用 70% 酒精棉球拭净患处，待干后，取丁苯羟酸硬膏平贴于病损皮肤上，隔日 1 次。对照组只贴丁苯羟酸硬膏，隔日换药 1 次。以上两组，最多治疗 6 次。

治疗结果：治疗组 60 例均痊愈（100%），对照组 60 例痊愈 10 例（16.7%），总有效率 70%。

临床体会：本病迄今为止病因未明，病程长，病情顽固，无特效治疗方法，属难治性疾病，且每易复发。一般认为其发病多为疲劳、情绪紧张、焦虑抑郁、局部刺激等诱发或加重，可能系大脑皮质抑制与兴奋功能紊乱所致。

中医学认为，神经性皮炎属"顽癣"范畴。《素问·皮部论》说："凡十二经络脉者，皮之部也。是故百病之始生也，必先于皮毛。"十二皮部与经络、脏腑联系密切，故其发病机制虽与风寒热燥等外邪有关，但情志因素引起气血凝滞、经络受阻是其发病及转归的主要环节。《素问·至真要大论》病机十九条谓："诸痛痒疮，皆属于心。"情绪紧张、焦虑抑郁、喜怒无常等情志因素影响五脏，导致气血郁滞、瘀阻皮肤，于是皮肤失养，遂成痼疾。

运用七星针叩刺皮肤，激发脏腑经络调节功能，调和气血，平衡阴阳。再加上拔火罐，吸血排毒，疏泄经气。丁苯羟酸硬膏有祛风消炎之功。七星针三步法协同作用，直中病机，桴鼓相应，是以"顽癣"之痼疾得除。故经本法治疗 60 例，全部治愈，且随访时间最长者 3 年，最短者 6 个月，无一例复发。而对照组治愈率只达 16.7%，与本法比较，经统计学处理，$P < 0.005$，有极显著性差异。故本疗法可作为神经性皮炎的特效治疗方法。本疗法操作简单，不需内服药物和特殊设备，安全可靠，无副作用，费用低，见效快，便于推广应用。

（三）拔罐配合其他疗法

● **案例一**[7]

一般资料：治疗 32 例，病程最短 1 个月，最长 30 年。

治疗方法：常规消毒后，先用梅花针叩打皮损局部，使之微微出血，之后加拔火罐，令其出血量稍多，以调节气血，改善局部微循环状态，然后用酒精棉球拭净。取鲜姜切成约 0.6cm 厚的薄片，在中心位置用针穿刺数孔，覆盖于皮损面上，后取灸底直径约 0.8 寸、灸高约 1 寸大小的艾炷（也可以用艾条截成约 1 寸长代替），置于姜片上点燃灸之，艾炷欲燃尽，患者稍觉灼痛时，更换艾炷再灸，连灸 3~7 壮，以局部皮肤红润，有舒适感为度。每日 1 次，10 次为 1 个疗程，间隔休息 1 周后，再行第 2 个疗程。治疗同时，停用一切外用药及口服药，并嘱其清淡饮食，忌食辛辣刺激之品，避免搔抓摩擦及肥皂洗浴。

治疗结果：经 1~6 个疗程治疗后痊愈 19 例；显效 9 例；好转 3 例；无效 1 例，占 31%，总有效率 96.9%。

临床体会：西医学认为，本病是一种皮肤神经功能障碍性皮肤病，可能与大脑皮层兴奋和抑制失调有关。中医学认为，本病多由风湿热之邪蕴阻肌肤经脉，或因日久营血不足血虚生风化燥，皮肤经络失于濡养所致。而血虚肝旺，情志不安，过度紧张又是诱发的重要因素。故临床上分为风湿化热和血虚风燥两种类型，治疗分别以祛风利湿和养血润燥为主。用梅花针叩打患部，可疏通经络、调节脏腑气血，协调人体功能；拔罐令其微微出血，可清泄血分之邪热，增强其养血和血、通经活络之功，改善局部气血充盈状态；生姜辛温散寒利湿，祛痰下气，善治风湿痹证；艾叶辛苦而温，气味芳香，通行十二经，善于温经脉、理气血、逐寒湿，隔姜灸则通过局部的熏灼熨烫，给人体以温热刺激，更取生姜之辛温通达、祛风利湿之功，艾叶之温经通络、调理气血、通行十二经之力，以清理血中之邪热、祛除蕴阻肌肤之风寒湿之邪。况且艾炷燃烧时热力温和，更有穿透肌肤，直达病所之功。患者在平时要注意解除精神紧张，避免过度劳累，禁用烟、酒，限制辛辣刺激食物，忌抓搔摩擦及肥皂洗浴，则更有利于病变的修复。

● **案例二**[8]

一般资料：本组 198 例，其中男 112 例，女 86 例；年龄最小 13 岁，最大 72 岁；病程最短 3 个月，最长 40 年。其中局限型 154 例，泛发型 44 例。

治疗方法：局部用梅花针叩刺加拔罐，配合辨证取穴埋线疗法。

（1）梅花针拔罐：根据神经性皮炎面积大小在局部先用梅花针叩刺 5~10 下，然后用闪火法将火罐吸拔于上，约 3 分钟后取下，擦去拔出的血液，每周 1 次，3 次为 1 个疗程。

（2）穴位埋线：取穴根据病灶部位，病灶在头面部及颈部的可选局部皮下、风池、合谷；病灶在上肢的可选曲池、合谷；病灶在下肢可选局部、血海、太冲、三阴交；病灶在胸背部可取局部阿是穴结合上下肢远端取穴。选准穴位后用紫药水做好标记，常规皮肤消毒。在标记处用利多卡因 0.5~1ml 做皮内麻醉，使该处形成 1cm 左右的皮丘，取消毒备用的 0~2 号羊肠线 1~3cm，右手持埋线针，左手持钳夹住羊肠线放在穴位上，针尖缺口向下压以 15~40° 角刺入，当针头缺口进入皮下刺至需要深度，随后把针退出，用酒精棉球压迫针孔片刻，再用创可贴保护创口 2~3 天即可。15 天埋线 1 次，连续 3 次为 1 个疗程。

治疗结果：全部病例经 1 个疗程治疗后，痊愈 164 例；显效 34 例；无效 0 例。总有效率 100%。

临床体会：中医学根据本病的皮损状态如"牛领之皮"而又称为"牛皮癣"，又因其好发于颈部，故又名"摄领疮"。临床上治疗方法较多，但多易复发。采用本法，在局部梅花针叩刺加拔罐，拔出较多血液以泻邪热，结合羊肠线对经络穴位的持久刺激作用，可祛其瘀血，泻其邪，促进其新陈代谢，从而纠正局部生化反应的紊乱，以利皮损的恢复。术后可感觉伤口疼痛或出现发热、寒战，经对症处理后可恢复正常。本法治疗效果明显，作用持久、稳定，值得推广。

● 案例三[9]

一般资料：本组均系门诊患者，共46例，其中男29例，女17例；年龄最小18岁，最大74岁；病程最短5天，最长3年。

治疗方法：（1）梅花针叩刺法：用75%酒精棉球将病变部位及肺俞、心俞、肝俞、脾俞消毒后，用梅花针均匀叩刺，中等刺激手法，叩刺速度要均匀，针尖起落方向要垂直，以患者感觉微痛，叩刺部位皮肤潮红并有轻度出血点为宜。

（2）艾条悬灸法：将艾条点燃后，在叩刺过的部位均匀悬灸，以患者有微热感、病变部位潮红为宜，每处灸5~7分钟。

（3）拔火罐法：在艾条悬灸过的部位用闪火法拔罐，并留罐7~15分钟。

以上各法每日治疗1次，10次为1个疗程。并观察疗效。

治疗结果：治愈39例，占84.79%；好转5例，占10.87%；未愈2例，占4.35%。

临床体会：神经性皮炎多发于颈部，其次发于肘部、腕部及腰背、骶髋等部位，呈对称分布，或呈线状排列，亦可泛发于全身。皮损灰白，肥厚粗糙似牛皮，剧痒时作，夜间尤甚，顽硬且坚，抓之如枯木，瘙痒剧烈。本病主要由于情志不遂、郁闷不舒、心火上炎等原因使气血运行失调，凝滞皮肤，日久耗血伤阴，血虚化燥生风；或因脾蕴湿热，复感风邪蕴阻肌肤而发病。治宜清肝凉血、清热除湿、祛风止痒。梅花针叩刺可以疏通经络、调和气血、调节脏腑功能、促使机体恢复正常；拔火罐具有行气活血、止痛消肿、散风除湿的作用；艾灸具有温经通络、祛风解表、消瘀散结、拔毒泄热、益气温中等作用。三者共同作用可使气血调和运行正常，从而达到使患者康复的目的。

（四）药罐法

● 案例[10]

一般资料：本组30例均经皮肤科确诊为神经性皮炎，经止痒、脱敏治疗效果不显。男19例，女11例；年龄最小27岁，最大63岁；病程最短1年。最长16年。

治疗方法：主穴取患处阿是穴；配穴取曲池、血海、风池。将羌活、白附子、白芷、桑叶、菊花、刺蒺藜、白鲜皮、防风、茵陈、土茯苓等量用布包好投入锅中煮沸，将竹罐投入沸腾的药液中，使其充分预热，然后趁热捞出吸拔以上所选穴位，15分钟后取下。隔日1次，10次为1个疗程。皮损重者可局部梅花针叩刺。

治疗结果：本组30例，痊愈12例，显效8例，有效6例，无效4例，总有效率为86.7%。

临床体会：中医学认为，神经性皮炎是因风热、湿热蕴阻皮肤，或久病伤阴，阴虚生燥产生瘙痒。正如唐·孙思邈《千金方》中提到的"痒证不一，血虚皮肤燥痒……或遍身痒，或头面痒"。而《黄帝内经》中有"诸痛痒疮，皆属于心"的记载。"心主神"则说明古人早已认识到痒的感觉与人的心神有关，这与西医学认为神经性皮炎是由于人的情绪、精神异常引起神经功能障碍性皮肤病这一观点不谋而合。而对于这种无任何原发性皮肤损害的一种主观感觉的皮肤病，采用药罐疗法这种直达病所的外治法则疗效更为显著。首先，药罐疗法是采用清利湿热、祛风止痒的中药煎煮竹罐，这种疗法的前身即是流传于南方民间的"竹管疗法"，古称"角法"。经中药煎煮后竹罐内部充满药物蒸气，吸拔至穴位上兼具中药熏洗、熏蒸、拔罐三重功效，有较强的祛湿热、止瘙痒作用，避免了患者因痒而搔抓引起病情加重，从根本上缓解病情；其次，药、罐结合共同循经作用于穴位，经气传导达到外治内调，使人体脏腑功能趋于平衡，从根本上消除致病因素，起到内外兼治的作用；再次，中药熏蒸、拔罐可促进患处血液循环，促使患部病变皮肤组织脱落，使皮肤尽快恢复正常。而药罐的口径小，对于细小患病部位能够吸拔自如，这是火罐、真空罐等治疗方法无法比拟的。综上所述，药罐疗法治疗神经性皮炎，操作简单，疗效确定。

（五）走罐法

● 案例[11]

一般资料：本组 73 例，其中男 47 例，女 26 例；年龄最小 15 岁，最大 67 岁；病程最短 6 个月，最长 15 年。

治疗方法：患者皮肤常规消毒后，术者先用梅花针叩打患处皮肤，使之微微出血，再在叩打部位置拔中号火罐，行走罐手法，令其稍出血，以调节气血，改善局部微循环状态，然后用干棉球擦拭干净，以防感染。每日 1 次，10 次为 1 个疗程。治疗过程中，忌食辛辣香燥之品，叩打区不宜搔抓和热水烫洗。

治疗结果：本组 73 例，连续治疗 3 个疗程后，痊愈 41 例，好转 26 例，无效 6 例，总有效率为 91.8%。

临床体会：因过度疲劳、精神紧张及其他物理刺激因素可促发本病，使病情加重。梅花针叩刺能改善皮损处的微循环，促进组织再生，提高患处皮肤的免疫、抗炎作用。走罐可清泄血分之邪热，增强其养血之功，改善局部气血充盈状态。两法合用治疗神经性皮炎，见效快，疗程短，痛苦小，无副作用，值得推广。

五、分析与评价

1. 拔罐治疗本病的概况

目前拔罐治疗神经性皮炎的报道较多，大多是先用梅花针叩刺再局部拔罐。梅花针叩刺可以疏通经络、调和气血、调节脏腑功能、促使机体恢复正常，拔罐具有行气活血、止痛消肿、散风除湿的作用。配合使用，对于治疗神经性皮炎有很好的疗效。

2. 拔罐治疗本病疗效与安全性评价

拔罐疗法治疗本病，充分应用了中医学理论中的皮部理论，在目前报道来看，疗程较短，疗效比较满意。并且拔罐疗法具有操作简单、无毒副作用、患者易于接受等优点，在临床应用中是比较安全的。

3. 拔罐治疗本病的规律

拔罐治疗神经性皮炎主要是和梅花针叩刺相结合，用罐的负压作用拔除局部毒邪，疏通经络，调和气血。目前拔罐疗法主要运用在局部，少见有结合辨证取穴进行拔罐治疗的报道。

4. 今后本病的研究重点

神经性皮炎是皮肤科常见疾病，由于治疗不易，患者瘙痒难忍，给患者带来极大的痛苦。目前西医尚没有确切疗效的药物，主要利用激素治疗，副作用大，疗程长，且易复发。中医治疗本病有明显的优势，从古到今有许多关于本病的记载，有许多行之可效的方法等待挖掘。

而拔罐疗法治疗本病的疗效确切，但是目前尚有几个缺点，如梅花针叩刺比较疼痛，少数患者不能耐受；在治疗时没有结合中医辨证进行分证治疗，千篇一律地采用局部叩刺拔罐的方法，导致有些证型的患者疗效不佳等。这些方面都是拔罐疗法需要改进的地方，也是以后的研究重点。

六、注意事项

患者应注意调节情绪，保持心情舒畅。忌辛辣腥膻、醇酒厚味。皮损处尽量避免日晒、搔抓、摩擦以及肥皂等酸碱物的刺激。

参考文献

［1］佟雪梅，许金华. 综合外治法治疗神经性皮炎 120 例［J］. 中医外治杂志，2009，18（2）：52.

［2］严浩翔. 梅花针叩刺加拔罐治疗神经性皮炎［J］. 中国针灸，2000，20（9）：575.

［3］贺春芳. 刺络拔罐治疗神经性皮炎 36 例［J］. 针灸临床杂志，2005，2（21）：45.

［4］郝宏华. 拔罐配外用药物治疗神经性皮炎 40 例疗效观察［J］. 山西中医学院学报，2004，1（5）：39.

［5］张俊，张德基. 刺络拔罐加敷蜈矾膏综合治疗神经性皮炎 120 例［J］. 中国针灸，1996，6（11）：47.

［6］黄秉枢，肖宛平，黎桃英. 七星针三步法治疗神经性皮炎 60 例报告［J］. 贵阳中医学院学报，1998，20（2）：35-36.

［7］宋玉华，陈权，李玉英. 梅花针、拔罐加隔姜灸治疗神经性皮炎［J］. 中国针灸，2000，20（9）：575.

［8］李庆，曹红丽，王小群. 梅花针加拔罐结合埋线治疗神经性皮炎 198 例［J］. 中国针灸，1998，18（9）：530.

［9］屈云，徐立玉. 梅花针为主治疗神经性皮炎［J］. 中医外治杂志，2004，13（6）：48.

［10］姜慧晶，杨柳. 药罐疗法治疗神经性皮炎 30 例［J］. 中国针灸，2003，23（9）：547.

［11］田永萍，侯春英，梁永林. 梅花针叩刺加走罐法治疗神经性皮炎［J］. 甘肃科技，2002（5）：59.

带状疱疹

一、中医学概述

（一）概念

带状疱疹中医学称为"蛇串疮"，是因肝脾内蕴湿热，兼感邪毒所致，以成簇水疱沿身体一侧呈带状分布，排列宛如蛇行，且疼痛剧烈为特征的皮肤病。

（二）辨证

1. 肝经郁热

临床表现：皮损鲜红，疱壁紧张，灼热刺痛，口苦咽干，烦躁易怒，大便干或小便黄。舌红，苔薄黄或黄厚，脉弦滑数。

证候分析：肝经郁热，灼伤皮肤，故皮损鲜红，灼热刺痛。肝胆相表里，肝经循咽，故口苦咽干。肝主疏泄，肝经郁热，肝失条达，烦躁易怒，大便干或小便黄。肝经郁热，故舌红，苔薄黄或黄厚，脉弦滑数。

治则：清肝火，解热毒。

2. 脾虚湿蕴

临床表现：皮损颜色较淡，疱壁松弛，口不渴，食少腹胀，大便时溏。舌淡，苔白或白腻，脉沉缓或滑。

证候分析：素体脾肾阳虚，脾气亦虚，脾失运化失职，使湿浊亦盛，则口不渴，食少腹胀，大便时溏。舌淡，苔白或白腻，脉沉缓或滑，均为脾虚水湿壅盛之象。

治则：健脾利湿。

3. 气滞血瘀

临床表现：皮疹消退后局部疼痛不止。舌暗，苔白，脉弦细。

证候分析：气滞血瘀，不通则痛，则局部疼痛不止，舌暗为气滞血瘀之象。

治则：理气活血，重镇止痛。

二、西医学概述

（一）概念

带状疱疹是水痘－带状疱疹病毒感染所致，在机体免疫功能低下时，病毒繁殖活动，导致受侵的神经节发炎、肿胀、坏死，产生神经痛及沿神经分布的群集性丘疹、水疱。

（二）诊断

1. 病史

（1）可有抵抗力低下的诱因病史。

（2）多于春秋季发病，愈后一般不再复发。

（3）迅速发病，病程急剧，一般持续 1~2 周。

（4）发病前一般有发热等轻重不等的全身不适。

（5）神经痛为其特点之一。可于发疹前或发疹时出现，疼痛沿所受支配的神经放射，部分年老体弱者常伴剧烈神经痛。

2. 体征

（1）局部初始灼热、感觉过敏或神经痛，继则皮肤潮红，在其上出现簇集性粟粒至绿豆大小丘疹，迅即发为水疱，疱壁紧张发亮，中心凹陷，呈脐窝状，内容澄清透明，基底红晕，互不融合，多呈带状分布。

（2）附近淋巴结常肿大。

（3）愈后可遗有暂时色素沉着，亦有因皮损溃破，糜烂而合并感染者。

3. 实验室检查

（1）血象正常或偏低，继发感染者血象多升高。

（2）疱疹涂片：刮除早期水疱底部组织涂片，Tzanck 染色，镜下可见多核气球细胞。

（3）疱液家兔角膜接种：不产生角膜炎。

（4）病理组织：水疱为多房性，位于表皮内棘层深部。水疱内及其周围有气球状细胞，在变性的上皮细胞核内可发现嗜酸性包涵体。真皮有淋巴细胞及多形核白细胞的血管周围浸润。

三、现代常用拔罐法

【孟氏中药拔罐疗法】

肝胆风火选大椎、曲池、支沟、合谷穴；脾经湿热选中渚、内关、足三里、三阴交穴；气滞血瘀选期门、血海、三阴交、阿是穴。拔罐之前和拔罐之后分别在拔罐的局部外涂中药拔罐液。并可在背部夹脊穴和膀胱经排罐。（彩图71）

【刺络拔罐法】

方法一：以疱疹皮损部位的边缘为准取穴，热甚者加用双侧阳陵泉，湿热型配用双侧阴陵泉，气滞血瘀型可配用局部阿是穴，或在皮损周围进行围刺艾灸。每日1次，10次为1个疗程。

方法二：疮面常规消毒，毫针快速针刺疮面，以微微出血为度，拔罐约15分钟，拔出污黑血水，再用雄蜈散（蜈蚣、雄黄、冰片、明矾各等份，研成极细末）酒调成糊状敷于疮面，每日1次。

方法三：常规消毒，用三棱针点刺，将带状疱疹的小疱全部刺破，放出疱内液体，再用闪火拔罐法将罐留于患处15分钟，使其出血，取罐后，再用消毒棉球擦净，治疗后患处不需消毒和上药处理，视其轻重，1~2日1次。

【皮肤针叩刺与拔罐疗法】

七星针沿皮损带往返叩刺，先轻手法叩刺至局部皮肤发红，再用重手法着重叩刺皮损局部，使水疱破裂，局部出血为止。然后立即拔火罐于皮损部，不足以着火罐者，可用抽气罐吸拔于局部。留罐10~15分钟。隔日1次。

【壮医药线点灸加拔罐疗法】

取药线，用右手食指和拇指持线的一端，露出1~2cm，将线头在酒精灯或蜡烛火上点燃，随后即将火焰甩灭，快速将有火的药线头直接点灸在疱疹中心处，每点灸一下为1壮，每日点灸1次。随后在灸部拔火罐。留罐5~10分钟。每日或隔日治1次。

【粗针透刺加拔罐法】

首诊取督脉大椎至中枢，用梅花针自上向下重叩3遍，使皮肤微出血。然后自上向下走罐，使出血量达5~10ml；次日用直径1mm的粗针刺神道透至阳，留针1小时，每10分钟捻一次，泻法，强刺激。除第一次治疗外均单用粗针透刺，每日1次。

【紫草膏加点刺拔罐法】

在病灶四周消毒，以疱疹皮损部位的边缘为准刺点，点刺完毕，在其上用闪火拔罐法拔罐，留罐10~15分钟，并拔出少量血液，起罐后用干棉球将血污擦净，搽上紫草膏（紫草50g，丹皮、黄连各30g，水煎取液300ml，滤净后加入芒硝20g，冰片、青黛各10g，调成糊状，再辅以蜜、蜡制成膏剂），每日1次。

【点刺拔罐加药物法】

疼痛点常规消毒，用三棱针点刺10~20次，点刺出血，再用火罐于点刺区域拔罐20分钟，每次以拔出紫暗色血液10~30ml为宜。并用龙胆泻肝汤加味：龙胆草、茯苓、车前子、大青叶、金银花各15g，栀子12g，黄芩、泽泻、柴胡、连翘各10g，甘草6g。每日1剂水煎服。外用二味拔毒散（白矾、雄黄各等份研末），用生理盐水清洁局部，用冷茶水调成糊状，直接涂于患处；损伤有渗出者用药粉直接撒于患处。

【围针刺叩刺拔罐法】

在原发病灶疼痛部位，或疼痛涉及所循经脉部位，经严格消毒后，在疼痛部位外围2~3cm处，用30号2寸毫针，针呈40~15°方向斜刺，针尖指向疼痛部位中心区，用4~8根针呈圈状，双手捻转运针泻法，轮流运针10分钟后起针；再在疼痛部位用七星针叩刺后拔火罐，胸背头面及腋部，应注意针刺深度，以免损伤脏器血管等。头面部配百会、列缺穴；上肢配曲池、外关穴；下肢配阳陵泉、阴陵泉、三阴交；腰背部配大椎、肝俞穴；胸腹部配膻中、关元穴。2日1次，5次为1个疗程。

【针刺拔罐法】

方法一：局部消毒，取阿是穴用三棱针迅速直刺1.5~2cm，每处痛点针刺10余针，针距约1cm，后以火罐拔其上，留罐15分钟，待有点状出血性渗出时取下，外用红霉素眼膏保护针眼，5日为1个疗程，疗程间隔为3日。

方法二：头面部取上星、头维、太阳、攒竹、阳白、四白、颧髎、百会、风池、合谷、承浆。胸肋部取期门、支沟、阳陵泉、足三里、太冲、背部俞穴、夹脊穴、阿是穴；腹腰部取关元、中极、足三里、三阴交、委中、命门、肾俞、夹脊穴、阿是穴。阴部及下肢取肾俞、次髎、秩边、环跳、殷门、委中、承山、阳陵泉、绝骨。用30号毫针快速进针，行捻转、提插法，得气后留针20~30分钟，皮疹局部周围取卧针，平刺留针30分钟，每日1次。疼痛甚者可取背部俞穴、夹脊穴拔罐，每次4~6罐，留罐15分钟，每日1次。10次为1个疗程。

方法三：常规消毒，用1~2寸毫针针刺患侧相应的华佗夹脊穴，待针刺得气后起针，将疱疹部位常规消毒后围刺，立即在疱疹群上拔火罐，根据疱疹范围大小决定用罐的多少或大小，可沿疱疹走行再拔数罐。留罐5~10分钟后起罐，围刺毫针，留针20分钟起针，1~2日1次。

【针药配合拔罐法】

方法一：（1）中药：用逍遥散加味，其组方为柴胡、当归、川芎、川楝子、川红花、生甘草、炙乳香、炙没药各10g，白芍、郁金、延胡索、石决明各15g，另加三七末（冲）3g。

（2）针刺拔罐：①梅花针叩刺：沿神经路线来回叩刺3~5遍，以微出血为度。②拔罐：叩刺后拔罐，留罐10~15分钟。

（3）穴位注射：抽取当归注射液2支、维生素B$_{12}$一支，选相应的夹脊穴及阿是穴各1个，注入药液。每日1剂，针刺每日3次，3日为1个疗程。

方法二：局部常规消毒，用三棱针对准疱疹的中心部位快速浅刺，使其破裂出血；然后拔罐，每处拔吸10分钟，吸出毒血；再用薄荷5g，冰片2g，雄黄8g，青黛、黄连粉各30g，大黄粉25g，共研细粉，加适量麻油调涂患处，每日涂5~6次。

方法三：局部皮肤常规消毒，用三棱针点刺斑点、水疱处，使其出血，水疱破裂后速用闪火法将玻璃火罐扣于刺血部位上，留罐10~15分钟，使罐内拔出血量达2~3ml。去罐后，用75%酒精消毒皮损部，无须包扎上药，每日1次。

【针罐配合超光疗法】

病变部位常规消毒，用三棱针点刺疱疹或红斑密集处，然后施闪火法拔罐，尽量吸出渗出物及坏死组织，留罐5~10分钟，以吸出较新鲜的血性分泌物为准，起罐后用消毒干棉球清除渗出物及脱落表皮，充分暴露皮肤。稍微休息后，用超光治疗仪照射病变部位，以疼痛较剧处为中心，在直径1cm范围内移动超光探头，照射5~10分钟，以局部舒适温热感为度，隔日1次。

【火针配合拔罐疗法】

常规消毒，用28号毫针，在火焰上烧至通红发亮时迅速点刺每一个疱疹和红晕处，点刺深度为3~5mm，用闪火法拔罐5~10分钟，3日1次。

【梅花针加拔罐水针疗法】

疱疹及周围常规消毒，用梅花针沿其分布部位及边缘皮肤，均匀叩打，以见有血丝渗出表皮外为度。然后以闪火法快速拔罐，留罐6~8分钟，见罐内积血凝结成块，去罐并擦净血块。用2%利多卡因5ml、维生素 B_{12} 200mg、地塞米松2mg混合液，在拔罐部位皮内注射，患处涂紫药水，红外线灯烤干。

【滚针、拔罐综合疗法】

手握滚针柄（自创工具，由手柄、柄端轴、绕轴滚动的多个铜环，铜环上等距分布固定的短针构成，柄长不过半尺，铜环直径不过半寸），将滚针轻压在患处，来回滚动，治疗范围大于带状疱疹瘢痕区5cm，不用刺破皮肤，每次5~10分钟，隔日1次，3次为1个疗程。经滚针治疗3次后，症状改善但仍有局部疼痛者加用拔罐，在滚针治疗区内拔罐数个，留罐10分钟。

四、现代常用拔罐法的临床应用

（一）刺络拔罐

● 案例一[1]

一般资料：本组病例来自门诊和住院处，42例患者随机分成治疗组和对照组各21例，其中男性16例，女性26例；年龄最小29岁，年龄最大7岁；左侧18例，右侧24例。

治疗方法：治疗组选取各簇水疱群间的正常皮肤，常规消毒后，用三棱针刺2~3次，加以闪火拔罐，令放血6~8ml，留罐4~6分钟。对照组口服吗啉胍10mg，每日3次口服，卡马西平0.1g，每日两次口服。治疗组每日治疗1次，7天1个疗程，持续治疗两个疗程。

治疗效果：治疗组治愈率为76.19%，对照组为42.18%，有显著性差异，且总有效率为95.6%、85%，提示治疗组疗效优于对比组。

临床体会：刺络拔罐治疗有祛瘀生新之功效，控制出血量，令血尽邪出，清除湿热而祛邪止痛。本疗法疗效快，疗程短，简单易行，无副作用，操作过程注意消毒、防止局部感染，嘱患者避免冷水洗澡，勤换内衣，戒辛辣刺激食品，不饮酒。

● 案例二[2]

一般资料：22例患者为门诊病例，男性13例，女性9例；病程最短者3天，最长者两周；全部患者年龄均在58岁以上，平均年龄69岁。

治疗方法：选择各簇水疱群间正常皮肤，沿神经循相应之神经根操作。局部常规消毒，再以梅花针沿上述部位叩刺，以局部微微发红，微渗血为度，然后选择大小合适的玻璃罐，用闪火法，迅速拔按在刺络部位，留罐5~10分钟，使其出血5~10ml，起罐后用碘伏消毒患处。用同样方法叩刺与发疹部位相应之神经根处，如疱疹发于头面部则叩刺患侧颈1~颈7。发于上肢，则叩刺患侧颈1~胸7。发于胸肋则叩刺患侧胸1~胸2。发于下肢，则叩刺患侧腰1~骶5。视疱疹面积大小，一次可用数个火罐给予治疗。嘱患者治疗期间不能洗澡，但需勤换内衣。每10日为1个疗程，每日治疗1次，疗程间休息1~2天。

治疗效果：痊愈者12例；有效者9例；无效1例。总有效率95.46%。

临床体会：本病属于中医学"蛇丹"范畴，对于年老体弱者，常因血虚，肝胆湿热毒盛，气血凝滞所致，此病当属本虚标实之证。本病采用刺络拔罐的方法治疗，用梅花针叩刺、毫针围刺，使气随血出，热从血解，使瘀血除，新血行，经络通，从而达到"通则不痛"的目的。同时，刺络拔罐可使局部毛细血管扩张，血液循环加快，新陈代谢旺盛，改善局部营养，促进淋巴循环，增强淋巴细胞的吞噬能力，从而增加了机体的抗病能力。本病多以神经痛为并发症状，早期易误诊、漏诊，对老年患者一定要注意鉴别诊断，及时治疗，以免迁延难愈，加重患者痛苦。

● 案例三[3]

一般资料：本组共 89 例病例，均来自门诊，随机分为综合治疗组和对照组，其中治疗组 52 例，对照组 37 例；男 46 例，女 43 例，发病时间为 2~15 天，发病部位在肋间神经 39 例，腰骶神经 27 例，臀丛神经 16 例，三叉神经 7 例。

治疗方法：对照组用药物治疗，常用药物为阿昔洛韦、双黄连胶囊、维生素 B 族、止痛药等。治疗组仅用刺络拔罐，不用其他药物。治疗时先用 75% 的酒精对患部常规消毒，然后用三棱针在皮损区外缘向中心快速散刺，使之微见出血，而后用透明玻璃罐拔吸散刺部位 5~10 分钟，取下火罐，用干棉球擦净患部血迹，每日 1 次或隔日 1 次，7 次为 1 个疗程。

治疗效果：治疗组临床治愈率为 90.3%，有效率为 96.1%；对照组临床治愈率为 62.2%，有效率有 81.8%，经统计学处理，两组有显著差异（$P < 0.05$）。说明治疗组疗效优于对照组。

临床体会：中医学认为，本病系湿热毒盛，侵入血分蕴结成毒，热毒郁于肌肤，经络阻滞，气血壅遏而成。《灵枢·血络论》所载"阴阳俱有余，虽多出血，而弗能虚"，以及《医学源流》所说"凡血分有邪者，必尽去之"，均论述了刺络出血与祛邪的关系。临床也证实了刺络出血疗法具有解毒清热、通经活络、祛瘀止痛、消炎去肿之功。三棱针点刺出血拔罐，也可直接逼邪外出，泻火止痛。用透明玻璃罐，医者可直接观察出血量，达到预定标准，即行取罐，血尽邪出，证治切合，取效迅速。

● 案例四[4]

一般资料：本组 12 例患者中，男 5 例，女 7 例；年龄 53~67 岁；皆有带状疱疹病史；病程最短 4 个月，最长 5 年 3 个月；均为皮损消退后遗留神经痛，经中西药物治疗未愈；发病部位皆为患侧肋间神经。

治疗方法：准备七星针 1 枚，玻璃罐 10~15 个。常规皮肤消毒后，沿疼痛、麻木的皮肤病变区域用七星针叩刺，叩刺强度以患者能耐受为宜，以刺后微有渗血为度。刺络后于点刺皮肤处依次拔火罐，留罐 15 分钟，起罐后，擦净皮肤上的渗血即可。隔日治疗 1 次，连续治疗 5 次为 1 个疗程，1 个疗程后统计疗效。

治疗结果：本组 12 例，痊愈 8 例，显效 4 例。总有效率 100%。

临床体会：带状疱疹后遗神经痛属中医学"痹证"范畴。多由心、肝二经火邪湿毒凝结，日久致络脉痹阻、气血壅遏而成。由于病邪浅深不同及患者正气强弱各异，部分带状疱疹患者在疱疹完全消退后遗留神经痛可达数月至数年之久。又由于病久邪客络脉，常使邪气深沉，一般药力难及，致使带状疱疹后遗神经痛常缠绵难愈。刺络拔罐法直接针刺病变处皮肤络脉，使其出血，令邪毒随之外泄，继以拔罐，使邪毒消散必尽。通过治疗，病变处火邪湿毒尽除，气血畅通，疼痛自止。刺络拔罐法治疗带状疱疹后遗神经痛简便易行，疗效显著，无不良反应。

● 案例五[5]

一般资料：本组 31 例患者中，男性 18 例，女性 13 例；病程最短者 3 天，长者 1 周；左侧发病者 15 例，右侧 16 例；全部患者年龄均在 45 岁以上，平均年龄 57.4 岁。

治疗方法：在患肢沿足少阳胆经或足太阳膀胱经循行做常规消毒，再以梅花针沿上述部位叩刺，以局部微微发红，微渗血为度，再在上述部位拔罐，留罐 15 分钟。每日治疗 1 次，10 天为 1 个疗程，疗程间休息 1~2 天。

治疗结果：痊愈者 17 例，有效者 13 例，无效 1 例，总有效率 96.77%。

临床体会：年老体弱的患者，常因血虚肝旺，湿热毒盛，气血凝滞所致，此病当属本虚标实之证。采用刺络拔罐的方法治疗本病，也是依前人"急则治其标""宛陈则除之，邪盛则虚之""热则疾之"之意。采用梅花针叩刺，放血则气随血出，热从血解，使瘀血除，新血行，经络通，从而达到"通则不痛"的目的。同时，刺络拔罐可使局部毛细血管扩张，渗透力加强，血液循环加快，新陈代谢旺盛，局部营养得到改善。还能促进淋巴循环，增强淋巴细胞的吞噬能力，提高人体的抗病能力。本病多以坐骨神经痛为首发症状，早期容易误诊、漏诊，因而对于老年患者一定要注意鉴别诊断，及时治疗，以免迁延难愈，加重患者痛苦。

（二）火针加拔罐

● 案例一[6]

一般资料：40 例均为门诊患者，其中男性 23 例，女性 17 例；年龄 17~20 岁者 3 例，20~29 岁者 2 例，30~39 岁者 4 例，40~49 岁者 8 例，50~59 岁者 11 例，60~70 岁者 12 例；病程最短 1 天，最长 7 天；辨证属于肝经郁热者 18 例，脾虚湿困者 22 例。

治疗方法：依据病损部位，患者取坐位或卧位，充分暴露疱疹区。治疗以疱疹簇为单位，局部行常规消毒。医者左手用止血钳夹持 95% 酒精棉球点燃，右手持中号火针将针尖烧红或烧至发白后，于疱疹饱满处迅速刺入，随即出针。针体直入直出，深达疱疹基底部即可。重复烧针刺疱，直至将该簇水疱全部一一刺破。随即选用口径适当的火罐以闪火法拔吸该病损部位，留罐 10~15 分钟，起罐后用消毒棉球擦净血污。如该簇疱疹仍可见较多隆起皮肤的水疱，可再行火针烧红点刺、局部拔罐，至起罐后疱疹区皮肤基本平复无明显水疱为止。然后再选另一簇疱疹治疗。连续治疗 3 日，其后隔日治疗 1 次，6 次为 1 个疗程。在此治疗期间禁用其他治疗方法。

治疗效果：40 例患者均获痊愈，其中经 1 次治愈者 5 例，两次治愈者 11 例，3 次治愈者 18 例，4 次治愈者 4 例，5 次治愈者 1 例，6 次治愈者 1 例。1 个月后随访，无 1 例发生后遗疼痛。

临床体会：带状疱疹是一种临床常见病，患部剧痛是其主要的症状之一，可严重影响患者的工作生活。故减轻疼痛是治疗本病的关键。中医学认为，急性带状疱疹疼痛是由邪毒留阻导致局部经络气血瘀滞引起。对疱类疾病的治疗，均以疱出完全，疱退病减为顺，疱出不畅，疱消病进为逆。据此可推断，出疱应当是人体正气自行驱邪外出的一种方式。正邪交争于内，引发疼痛。正气充沛，机体抵抗力强者，托毒外出，遂见皮肤疱出而疼痛剧烈；正气不足机体抵抗力弱者，托毒乏力，则见疱出隐隐，或疱不出而毒邪内陷，继而发生缠绵难愈之疼痛。火针具有针具粗、针孔大、针尖高温的特性，反复烧针浅刺、速刺，大面积地刺破疱疹及其周围皮肤，可以最大限度地给邪气以外出之门，顺应病邪欲出之势。同时借火热之力，还可扶助人体的正气，以利驱邪；促进气血流动，以疏通经络止痛。再配合火罐充分拔吸，使邪气尽去，从而加快止痛消疱过程。所以，本法对于各种证型的带状疱疹均有良好效果。临床观察发现以火针、火罐交替治疗后，如疱疹区皮肤变为深紫色，疱疹基本干瘪，提示治疗充分，此种情况下起效最快，疗效也较好。本法治疗带状疱疹疗效理想，经济安全，值得临床推广应用。

● **案例二** [7]

一般资料：本组 36 例患者中，男 24 例，女 12 例；年龄 18~56 岁；病程 2~10 天；病变分布在面颊、耳后部 4 例，胸背部 7 例，腰胁部 23 例，大腿内侧 1 例，髋部 1 例。主要表现为病变部位带有红晕的簇集样水疱群，呈带状排列，疼痛明显。

治疗方法：病变部位行常规消毒后，左手持点燃的酒精灯靠近患者，右手持针（针具用特制钨锰合金针或选用普通 28 号毫针，针柄处用胶布缠绕以隔热）在火焰上烧至通红发亮时迅速点刺每一个疱疹和红晕处。点刺深度 3mm 左右，在疱疹病灶的头尾两端可适当深刺至 5mm 左右。点刺完毕后选取适宜的火罐在所有点刺部位采用闪火法拔罐 5~10 分钟。起罐后用消毒干棉球擦去血污，再用 75% 酒精涂擦。每 3 日治疗 1 次，3 次后统计疗效。

治疗结果：36 例全部治愈，随访 4 例年龄偏大者，均未遗留后遗神经痛。

临床体会：带状疱疹病因为肝气郁结、脾经湿热蕴积，或兼感毒邪，或因体质虚弱，血虚肝旺，湿热毒盛，内致气血凝滞不通而疼痛，并外溢肌肤而出现红斑、水疱。治法当以清利湿热、行气活血为主。用火针治疗带状疱疹，取湿得热而散、气得热则行、郁得火乃发之义。盖因火针性热，善温通，具针刺、艾灸之功效于一体。火针点刺肌肤，能使局部毛细血管扩张，促进血液循环、加快局部新陈代谢。有激发经气、温通经络、化湿止痛之功。针后即拔火罐，加强了火针开门祛邪之力。使湿热毒邪充分外泄，并有祛瘀生新之功。火针、拔罐合用，相得益彰，显著提高了疗效，缩短了疗程，并有操作简单、经济安全等优点。

● **案例三** [8]

一般资料：本组 50 例均系门诊患者，其中男 37 例，女 13 例；年龄最小 12 岁，最大 82 岁，60 岁以上 13 例；皮疹发生在胸背部 41 人，头额部 1 人，腰腹部 5 人，臀部 1 人，腿部 1 人，颈部 1 人；病程 2~17 天，14 天以上者 7 例；3 例经院外接受他法治疗未见好转，且局部形成糜烂面来诊，96% 的患者有疼痛症状。

治疗方法：根据所患部位采用坐姿、卧姿，暴露患部，医者用 3 头火针，以阿是穴浅而围刺，所刺部位及周围常规消毒，再点燃酒精灯靠近所刺部位，右手拇指、食指、中指如执笔式持针，即将针体在酒精灯上烧红，迅速浅刺皮损局部和其周围 1cm 以内皮肤，同时用消毒干棉球擦拭破裂的水疱内容物，然后取疱疹头、尾部拔罐，拔出 0.5~1ml 血液，留罐 5~10 分钟，最后盖上无菌纱布，防止污染，无须特殊处理。有糜烂面患者，先清除坏死组织，再施火针加拔罐治疗，后涂自配的消炎止痛散，不必包扎。每日治疗 1 次，一般 1 次可愈。

治疗结果：本组 50 例，其中 47 例经 1 次治疗，临床体征消失，2~5 天皮疹干涸；另有 3 例来诊前经院外治疗形成不同程度糜烂面，经火针加拔罐治疗，同时外涂消炎止痛散，7 天后结痂脱落，疼痛消失而愈。疼痛消失平均 1 天，多数患者施术后疼痛立即减轻或消失；红斑肿胀消失平均 3 天；结痂平均 4 天。经治患者均未留神经痛。

临床体会：由于情志内伤，肝气郁滞，久郁化火，熏于肌肤；脾胃湿热，溢于肌表，更夹外感湿热火毒之邪外袭体表，内外邪毒相互逼迫，侵犯肝胆脾胃等经脉，造成邪毒壅滞，营卫不和，导致本病发生。现代医学认为，本病是由水痘—带状疱状病毒引起的急性疱疹性皮肤病。火针疗法借"火"之力而取效，集毫针激发经气、艾灸温阳散寒的功效于一身。其作用原理是借火助阳，开门祛邪。选用火针配合拔罐疗法，借火力和拔罐的力量强开外门，使毒热外泄，祛瘀祛腐，清热泻火解毒；使虚损经气得到恢复，而瘀血、痰浊、水湿等有形之邪得以直接排出体外。按西医学理论分析，选用火针配合拔罐疗法，一方面可以消除部分皮下瘀血，降低局部组织间的压力，有利于血液、淋巴液的正常循环，促进病理产物的转运吸收；另一方面可以通过直接刺激损伤局部的末梢神经和微血管壁，激发人体对损伤后失调的神经和血管功能进行重新调整。本疗法简便易行，效果好，平均治愈天数为2~5天，值得推广应用。

（三）拔罐加药物

● 案例一[9]

一般资料：22例患者，男21例，女1例；年龄17~42岁，其中17~30岁19例，30岁以上3例；单纯型带状疱疹20例，泛发性带状疱疹2例；平均就诊时间4.5天；部位为肋间神经19例，腰骶神经2例，颈丛神经1例，患者都有不同程度失眠、剧痛、倦怠、发热等反应。

治疗方法：患者反坐于背椅，完全暴露患部，医者局部消毒后用三棱针点刺红斑、丘疹或挑开疱疹，选择适当的玻璃罐用闪火迅速拔在患处，以出血2~6ml为度，约10分钟起罐，外敷上白酒调和成糊状的云南白药。未愈者3天后重复1次。

治疗结果：22例病例未采用其他辅助治疗，1次治愈者19例，两次治愈者3例。疗效明显，无后遗疼痛。

临床体会：带状疱疹病毒的嗜神经性引起的水肿、渗出等炎症反应，使相应神经局部受压产生剧烈疼痛，用常规治疗不能确切去痛。本法点刺或挑开疱疹，经拔罐后可迅速降低局部张力，减轻对受侵神经刺激，缓解疼痛。

● 案例二[10]

一般资料：本组30例均为门诊患者，男性10例，女性2例；年龄最大者85岁，最小者24岁；病程最短者为3天，最长者为1个月；发病部位以胸背部为最多，均为单侧性。

治疗方法：在疱疹连成块的皮肤及周围进行皮肤常规消毒后，用三棱针在皮损中间针刺数针，针数多少随患处皮损面积大小而定。然后用大口径的火罐，于疱疹针刺处吸拔8~12分钟，罐数多少随皮损面积而定。取罐后擦掉吸拔出的血液。把用老醋调成糊的云南白药敷于疱疹部位。每日治疗两次，同时口服云南白药，每日4次，每次0.5g，7日为1个疗程。

治疗结果：本组30例患者经治疗后全部获效，其中24例治愈（80%），6例好转（20%）。

临床体会：带状疱疹是由水痘-带状疱疹病毒所引起的一种常见皮肤病，多发于春秋两季。临床表现为肤起红色丘疹、水疱，如绿豆大小，集簇成群，排列成带状。常见于神经分布区，以肋间神经及三叉神经分布区为多，多为单侧性，自觉局部有灼热剧痛，病程一般为1~2周，但有个别可遗留下较长时间的神经痛。中医称本病为"缠腰火丹""火腰带毒""缠腰龙""蛇串疮""蜘蛛疮"等，认为其病因多为风火之邪客于少阳、厥阴经脉，郁于皮肤；或因感染湿毒，留滞手太阴、阳明经脉，导致肌肤营卫壅滞，发为疱疹。辨证分为风火证和湿热证两型。局部刺络放血加拔火罐，使风火湿热之邪随血外泄，以通营卫。佐以云南白药口服及外敷以化瘀止痛。刺络拔罐加云南白药镇痛治疗带状疱疹效果明显，能缩短病程，痊愈后无后遗症，临床疗效满意。

（四）拔罐加TDP照射

● 案例一[11]

一般资料：本组共85例患者，其中男36例，女49例；年龄最小者27岁，最大者73岁；病变部位位于胸肋部3例，腰部43例，臀部及大腿部5例；病程最长者15天，最短者2天；全部病例初起均以局部皮肤灼热刺痛为主，继之局部出现成簇而不相融合的簇集性粟粒至黄豆粒大小疱疹，甚者迅速变成水疱，并沿所属感觉神经分布区分批出现，呈带状排列，局部皮肤灼热，疼痛难忍。临床将

85 例患者随机分成治疗组 62 例，对照组 23 例。两组患者在年龄、性别、病程、病变部位及病情等方面无显著性差异（$P > 0.05$），具有可比性。

治疗方法：治疗组选疱疹部位为施术部位。患处局部经常规消毒后，用消毒三棱针点刺 3~5 次，闪火拔罐，留罐 10~15 分钟，以出血 8~10ml 为度。拔罐后再用特定电磁波治疗仪（TDP）照射患处 30 分钟。每日治疗 1 次，5 天为 1 个疗程。对照组选用阿昔洛韦 40mg，每日 3 次口服，连翘败毒膏涂抹患处，每日两次。

治疗结果：治疗组痊愈率为 74.19%，对照组为 43.48%，两组之间有显著性差异（$P < 0.05$）。总有效率治疗组为 95.16%，对照组为 78.26%，说明治疗组疗效优于对照组（$P < 0.05$）。

临床体会：带状疱疹是由病毒引起的急性神经性皮肤病，归属中医学"缠腰火丹""蜘蛛疮"及"蛇尾疮"。多由情志不畅，肝胆火盛，或饮食不节，蕴湿化热或外感毒邪所致，细究则是肌表脉络空虚，毒邪壅滞而犯皮部，而皮部正是经脉气血反应于体表之部位，亦是络脉之气聚布于体表之处。因此，笔者于临床实践中，遵循"有诸内者，必形诸外""满则泄之，宛陈则除之"之古训选施本法。实践结果表明，刺络拔罐疗法具有祛瘀生新的作用，施之可达清除湿热、通经祛邪止痛的目的。同时结合 TDP 照射，可进一步温通皮部气血，疏通表皮络脉之气，起到蠲除毒邪、活血通络止痛的作用，故可速奏促病向愈之功。由此可见，应用本法治疗带状疱疹具有疗效快、疗程短、简单易行且无毒副作用等优点。西医学认为，刺络拔罐与 TDP 照射方法联合使用具有机械刺激和温热效应的双重作用。治疗时罐内形成负压使局部毛细血管充血、扩张，刺络可致其破裂。由于红细胞破裂，可产生一种类组胺物质，随体液周流全身，以刺激人体器官，增强其功能活力，提高机体的抵抗力。同时 TDP 照射可促使皮肤感受器和血管感受器迅速将反应传导至中枢神经系统，以调节其兴奋与抑制过程，使之趋于平衡，以加强对患处的调节和控制，使患者皮肤相应的组织代谢旺盛，白细胞吞噬作用增强，促进机体功能恢复，使疾病逐渐痊愈。

● 案例二 [12]

一般资料：30 例患者中，男性 12 例，女性 18 例；年龄最小者 22 岁，最大者 60 岁；初发 16 例，带状疱疹后遗神经痛 14 例；病程最短 2 天，最长超过半年；病变分布在头面部 4 例，胸背部 10 例，腰腹部 13 例，大腿部 2 例，肩臂部 1 例。

治疗方法：刺络部位以疱疹聚集处或疼痛明显处为主，结合发病部位分别配穴，发于头面部者，配太阳；发于胸背、上肢者，配大椎；发于腰腹、下肢者，配委中。刺络部位经 TDP 照射 20 分钟后，用梅花针均匀重叩 10 次，在罐口涂上医用凡士林的火罐闪火拔罐，留罐 5 分钟，用消毒干棉球擦净血污。隔日治疗 1 次，5 次为 1 个疗程，共治疗两个疗程。

治疗效果：经两个疗程治疗后统计，30 例中痊愈 22 例，显效 6 例，有效两例，无效 0 例，总有效率 100%。其中治疗两次后痊愈 8 例，占痊愈数 36.36%。

临床体会：运用梅花针叩刺皮肤后加拔火罐，能拔出病灶部位的瘀血。可以活跃局部的微循环，促进邪气外泄，疏通局部经络气血，通则不痛。再者，配合 TDP 照射，利用其温热力量扩张局部末梢血管，增强血液循环，进一步改善局部血液供应，有活血化瘀、消炎止痛之功。太阳为经外奇穴，刺络放血，能直接通调局部气血而止痛。大椎为三阳督脉之会，有总督诸阳作用，叩刺大椎既能鼓舞人体的阳气，又能疏通经脉。委中放血能疏通太阳经气，达到通调之目的而止痛。

● 案例三 [13]

一般资料：100 例患者，其中男 42 例，女 58 例；年龄 19~80 岁；病程最短 3 天，最长 3 个月；皮损部位多见于四肢及躯干，其中单侧上肢及胸胁部位沿肋间神经走行者 72 例，单侧下肢及腰臀部沿骶神经走行者 22 例，发于头面部者 6 例。

治疗方法：先将局部督脉经穴和患侧华佗夹脊以及皮损部位常规消毒，并用皮肤针轻轻叩打至出现露珠样出血点，接着用消毒火罐拔患处及督脉经穴和患侧华佗夹脊 15~20 分钟，拔出紫黑色黏稠脓血及血水，取下火罐，清理创口，TDP 照射至创面干涸，最后用敷料包扎。疱疹面积大者，可重复上法，分块进行。督脉经穴和华佗夹脊的取穴，应根据皮损部位的神经走行，确定受带状疱疹病毒感染的脊神经后根神经节所在位置相对应的督脉经穴和华佗夹脊。

治疗结果：100 例全部治愈。其中 1 次治愈者 67 例，2~7 次治愈者 33 例。

临床体会：带状疱疹是由于感染水痘 - 带状疱疹病毒并累及神经皮肤的急性、炎症性、疱疹性、神经性皮肤病，病变多沿神经分布。督脉总督人体一身之阳，华佗夹脊深层又有脊神经后支伴行，故取局部督脉经穴和华佗夹脊，泻火热毒邪，邪毒清则病可愈、痛可除。又因病在皮表，故于皮损部位刺血拔罐，以排皮表火热毒邪，作用直接而迅速。采用 TDP 照射，取其热作用，以降低神经末梢兴奋性，减轻疼痛；同时组织温度升高，新陈代谢旺盛，加速了组织细胞的再生能力和活力，使皮损表面的炎症产物和代谢产物被快速吸收，皮损干涸结痂，从而既可消除炎症，预防感染，又可缩短病程。临床实践证明，应用刺络拔罐配合 TDP 疗法治疗带状疱疹，疱疹吸收快，止痛效果好，并可缩短病程，疗效显著，值得推荐。

● **案例四** [14]

一般资料：本组 68 例患者中，男 32 例，女 36 例；年龄最大 70 岁，最小 25 岁；病程最长 20 天，最短 2 天；发于头部 8 例，躯干部 42 例，四肢部 18 例；皮疹大部分呈带状分布，均伴有较剧烈的神经痛。

治疗方法：病变部位常规消毒，用三棱针点刺，间隔 1 寸，较大水疱刺破排液，然后用玻璃火罐，施闪火法拔罐，留罐 5~10 分钟，以吸出较新鲜的血性分泌物为准，起罐后用消毒干棉球清除渗出物，暴露皮肤，用 TDP 照射 20~30 分钟。拔罐隔日 1 次，TDP 照射每日两次。1 周为 1 个疗程，1 个疗程后统计疗效。

治疗结果：本组 68 例，治愈 57 例，占 83.82%；有效 10 例，占 14.71%；无效 1 例，占 1.47%，总有效率为 98.53%。

临床体会：TDP 具有抗感染、镇痛、促进血液循环、改善微循环作用，并能促进自身调节机制，增强免疫功能，促进生长、发育、繁殖和修复，从而促进渗出液的吸收，抑制神经兴奋性，起到抗感染、止痛、收敛的作用。两种方法配合使用既缩短了疗程，又减少了神经痛的后遗症，提高了治愈率。

● **案例五** [15]

一般资料：30 例均为门诊治疗患者，男性 2 例，女性 28 例；年龄最小 26 岁，最大 72 岁；初发 29 例，带状疱疹后神经痛 1 例；病程最短 1 天，最长 1 月；病变分布在腰腹部 5 例，胸肋部 21 例，胸肋背部 3 例，肩臂部 1 例。

治疗方法：首次创面处理炎性渗出多，面积大的患者，先减压治疗，用一次性 5ml 无菌注射器将痘疱挑破或抽出疱浆，后用 2% 利多卡因 3~10ml 在皮损创面周围局麻。炎性渗出少，面积较小的患者，只用 75% 的酒精棉球局部消毒，再行局麻。

首次治疗用七星针距皮损创面外正常皮肤 1cm 处，从外向内逐渐缩小到中心处，反复迅速重叩至皮肤创面出血为度，随即在叩击处拔火罐，吸出适量的血性分泌物和血液，每罐 5 分钟，遍及患部，不得遗漏，操作完毕，用 75% 酒精棉球擦净患处，以后治疗可依据皮损创面结痂及神经痛分布情况采用七星针轻叩刺，不必出血，以疼痛解除为度，火罐治疗同上，刺络拔罐隔日 1 次，刺络拔罐完毕后用 TDP-18 红外神灯，距患部 25~30cm，照射 1 小时，每日 1 次。5 次 1 个疗程，两个疗程后评定疗效。皮损面积较大，病情较重者，可加利巴韦林 0.2g，口服，每日 3 次。逍遥丸 6g，口服，每日 3 次，或龙胆泻肝丸 10g，口服，每日 3 次，必要时予罗通定 60mg，口服。

治疗结果：经两个疗程治疗后统计，30 例中痊愈 28 例，显效 2 例，有效、无效均 0 例，总有效率 100%。

临床体会：带状疱疹治疗过程中，笔者根据疱疹愈合情况，将疱疹治疗分为三期，即早期、中期、后期。早期多为疱疹初发，以疱疹皮损为主要临床表现，治疗以祛邪防变为主，采用七星针围刺重叩以祛邪，同时根据中医"拦截理论"的原理，迎头刺尾，重叩带状疱疹两头，以起到防止病情蔓延的作用，必要时口服抗生素预防疱疹。中期疱疹创面多已结痂，治疗以止痛防变为主，刺络治疗可扩大叩刺面积，多采用轻叩手法，以皮肤发红，神经痛解除为度，不必出血；大面积疱疹时，可以脊柱（督脉）和胸前（任脉）为重点循经叩刺。后期结痂已脱，皮损基本愈合留少量色素沉着，可出现后遗疼痛，治疗以扶正为主，多以七星针轻叩刺加 TDP 照射温通血脉，加强局部血液循环，促进神经组织损伤修复。

五、分析与评价

1. 拔罐综合疗法治疗本病的概况

拔罐法在带状疱疹的治疗中有其独到之处，通过罐内负压作用于应拔部位或穴位，使局部组织产生充血效应，对穴位经络产生刺激，调节体内的血液代谢，达到托毒拔脓的作用。刺络拔罐不仅在带状疱疹急性期有很好的疗效，对带状疱疹后遗神经痛也有作用。刺络拔罐治疗带状疱疹，通过刺络可泄热解毒，拔罐可加强刺血之力，疏通经络，消肿止痛，调和营卫而达到治疗目的。如能早期治疗，则可迅速缓解疼痛，加速水疱结痂，丘疹消退，缩短疗程，从而避免后遗神经痛的产生。刺络拔罐法除单独运用可治疗带状疱疹，也可与其他疗法综合应用以期缩短疗程，提高治愈率。如配合 TDP 照射、中药内服、药物外敷，以及与针灸疗法中的电针、火针、灸法、围刺法结合运用等。TDP 照射的温热力量扩张局部末梢血管，增强血液循环，进一步改善局部血液供应，有活血化瘀、消炎止痛之功。而火针以热引热，可温经通络，消肿止痛，使局部新陈代谢旺盛，加速组织的再生能力和细胞活力，加速代谢产物的吸收。灸法也是以其温热之力活血化瘀，行气止痛。围刺能阻止邪气的扩散，能有效截断疱疹的进一步蔓延，在调和局部气血、疏导经气方面具有良好的作用。

中医学认为，本病多由情志内伤、饮食失调或患病之后，致正气虚弱，毒邪乘机入侵，湿热内蕴，瘀久化火，阻于肌肤、经络；或脾胃湿热，发于肌肤而致病。故配合中药内服，以加强清热利湿、通经活络止痛之功。而用针刺治疗时，除采用局部围刺外，还多用远端配穴，常用的是与皮损部位相应之同侧夹脊穴，辨证配穴上，如属肝胆风火型可加阳陵泉、行间、侠溪、血海；肝经湿热型可加膈俞、血海、三阴交、内庭；血瘀型可加血海、三阴交，用泻法。

总之，拔罐法治疗带状疱疹疗效肯定，无明显不良反应，值得推广。但需注意刺激量的大小。

2. 拔罐法治疗本病的疗效及安全性评价

带状疱疹在初期症见皮肤外观如常，局部灼热疼痛，触之有虫刺感，2~4 天后，逐渐发出密集成簇绿豆大小的疱疹；或初有皮肤瘙痒，继而出现簇集成团的红色针尖样小丘疹，丘疹发出后，其自觉皮肤由瘙痒变刺痛。中期常见疱疹逐渐增大很快变成水疱、脓疱，密集成群，并沿所属皮肤感觉神经分布区蔓延，成条索状，患者自觉局部灼热，疼痛加剧，痛甚则昼夜难眠。在后期疱疹完全变成脓疱状，并继续增大，甚至有些疱疹连接成大脓疱，疼痛剧烈，如刀割火燎。脓疱全部结痂、脱落后，有些局部留有色素斑，严重者疱疹脱落后出现皮损，疼痛有所好转，但仍留有后遗痛，短则 3~5 天，长则半年有余，给患者带来极大的痛苦。本病如能在早中期及时进行治疗，治愈率较高，疗程也短，后遗神经痛发生的情况也较少。而年龄大小，体质强弱也与疗效，疗程密切相关。拔罐综合疗法和单一刺络拔罐在带状疱疹的治疗中都取得了很好的疗效，到底何种疗法更具有优势，由于评价标准不一，病例纳入范围不一样，还不能做出客观的评价。

拔罐疗法治疗本病疗效确切，无明显不良反应，但由于梅花针或三棱针在治疗中刺激量较大，疼痛较明显，对年老体弱患者在治疗中需注意刺激量，密切观察其面部表情变化，把握好分寸，而且疱疹在治疗中破溃，需注意皮肤清洁，以防感染。

3. 拔罐治疗本病的规律

中医学认为，此病多为湿热、火毒之邪蕴积而成，治疗以通为主，辅以宣泄。刺络拔罐法在治疗带状疱疹时，就有通经络、活血化瘀、宣泄湿热火毒之功效。刺络拔罐之部位多取局部疱疹，疱疹的头、尾部，各簇水疱群间正常皮肤即阿是穴，患侧华佗夹脊穴以及督脉经穴。手法以强刺激为主。在用梅花针叩刺时，采用重叩，以局部渗血为度；三棱针点刺时，也要连刺数针，具体依据患处面积大小而定。由于治疗中疱疹破裂，通常加用药物局部外敷或 TDP 照射，以促进患处渗出物吸收，加速结痂及创面愈合。对于湿热较重者可配合中药内服或针灸治疗，针灸取穴以辨证取穴为主加局部围刺，以求速效。如能早期治疗，疗程一般不长（5~15 天）。

4. 今后本病的临床研究重点

以往的临床研究表明，拔罐法治疗带状疱疹是一种行之有效的方法，但目前的研究多停留在对其疗效的单一评价上，缺乏对单一疗法和拔罐综合疗法疗效比较的横向研究。而且由于临床科研设计不严谨，病例纳入标准、诊断标准、疗效标准不一，也为各种疗法的横向比较带来困难。带状疱疹的发病有明显的分期，辨证分型虽绝大多数是湿热火毒型，但是虚证也存在于部分病例中，尤其是年老体弱的患者。临床研究中对带状疱疹的分期论治研究得不够，在泻实的同时对兼夹虚证的患者采用的治疗方法也有待完善。带状疱疹后遗神经痛是这一领域研究的难点，目前还没有特别有效的疗法，拔罐对后遗神经痛虽然有一定的疗效，但是往往要经过一个很长的疗程。有效率、治愈率也不及疱疹期早期治疗。今后需加强在这方面的研究，扩大拔罐法的治疗范围。

参考文献

[1] 王岫岩，张佳宾，邢国利. 刺络拔罐治疗带状疱疹 42 例临床观察 [J]. 针灸临床杂志，2002，18（9）：29.

[2] 冀守权，张丽萍. 刺络拔罐治疗老年带状疱疹 22 例 [J]. 内蒙古中医药，2002（3）：25.

[3] 黄莹，刘艳彬，凌云升. 刺络拔罐治疗带状疱疹疗效观察 [J]. 深圳中西医结合杂志，2003（1）：36.

[4] 吴崇典. 刺络拔罐法治疗带状疱疹后遗神经痛 12 例 [J]. 河北中医，2000，22（7）：528.

[5] 焦扬，李江红. 刺络拔罐治疗带状疱疹性坐骨神经痛 [J]. 针灸临床杂志，2000，16（10）：30.

[6] 郭玉峰. 火针加拔罐治疗带状疱疹 40 例 [J]. 中国民间疗法，2005，13（4）：19.

[7] 梁吉，刘泓. 火针配合拔罐治疗带状疱疹 36 例 [J]. 中国针灸，1999，14（9）：538.

[8] 刘玉莲，林钰三. 火针配合拔罐治疗带状疱疹 50 例 [J]. 新中医，1998，15（10）：41-42.

［9］刘铁林．拔罐加云南白药治疗急性带状疱疹 22 例［J］．中国社区医师，2003，19（16）：37.

［10］耿瑞萍．刺络拔罐合云南白药治疗带状疱疹 30 例［J］．中国民间疗法，2004，12（3）：19.

［11］郑彤．刺络拔罐结合 TDP 照射治疗带状疱疹 85 例［J］．吉林中医药，2003，23（11）：44.

［12］袁慧，宋亚光．刺络拔罐法配合 TDP 照射治疗带状疱疹 30 例［J］．针灸临床杂志，2001，17（3）30.

［13］何爽，骆钧梵．刺血拔罐配合 TDP 疗法治疗带状疱疹 100 例［J］．深圳中西医结合杂志，2001，11（4）：218.

［14］邹秋英．刺络拔罐治疗带状疱疹 68 例［J］．河北中医，2002，24（2）：106.

［15］王志中，李君梅，许颖．刺络拔罐配合 TDP 治疗带状疱疹 30 例［J］．针灸临床杂志，2003，19（4）：35.

斑 秃

一、中医学概述

（一）概念

本病在中医学中属于"油风"范畴。病因病机是肝肾阴虚不能上荣，或情志不畅，气滞血瘀，发失所养。

（二）辨证

1. 血虚风盛

临床表现：突然头发成片脱落，头晕心悸，失眠健忘，面色无华，苔薄白，脉细数。

证候分析：病后产后，气血虚弱，发失所养，故突然头发成片脱落；血虚，心失所养则头晕心悸，失眠健忘；面色无华，苔薄白，脉细数，为气血虚弱之象。

治则：养血祛风。

2. 肝肾不足

临床表现：头发大片脱落，甚则全脱，腰膝酸软，头晕耳鸣，失眠多梦，舌淡苔少，脉弦细。

证候分析：禀赋不足，或劳损久病，致肝肾不足，精血亏虚，发失所养，故头发大片脱落，甚则全脱；肝肾不足，清窍、筋络失养，故腰膝酸软，头晕耳鸣，失眠多梦；舌淡苔少，脉弦细，为肝肾不足之象。

治则：滋补肝肾。

3. 气滞血瘀

临床表现：头发成片脱落，甚至须眉俱落，头痛失眠，面色晦暗，舌有瘀点，脉细涩。

证候分析：忧思郁结，跌仆或久病成瘀，阻滞于头窍，故头发成片脱落，甚至须眉俱落；瘀滞郁热，内扰心神，故头痛失眠；面色晦暗，舌有瘀点，脉细涩，为气滞血瘀之象。

治则：通窍活血。

二、西医学概述

（一）概念

斑秃是指头皮部突然发生局限性斑状脱发，多见于青壮年。主要表现为头部出现圆形或椭圆形斑状脱发，境界清楚，脱发部皮肤光滑，无任何异常，无任何症状，常在无意中发现。重者继续发展或相互融合，于短期内大片或全头毛发脱落，称为全秃。更甚时眉毛、胡须、腋毛、阴毛等均可脱落，称普秃。西医学认为，本病可能与高级神经活动障碍有关，如长期强烈的精神创伤及过度紧张，亦可与内分泌障碍、局部病灶感染、中毒、肠寄生虫或其他内脏疾病有关。

（二）诊断

（1）突然或短期内头发片状脱落，单发或多发，甚至头发全部脱落（全秃），眉毛、腋毛、阴毛、胡须及毳毛脱落。

（2）脱毛区皮色正常，无明显炎症反应。

（3）脱皮区皮肤未见萎缩及瘢痕。

三、现代常用拔罐法

【孟氏中药拔罐疗法】

主穴取风池、大椎、肩井、背部膀胱经。血虚风盛配心俞、膈俞、脾俞、足三里；肝肾不足配肝俞、肾俞、膈俞、三阴交、关元；气滞血瘀配肺俞、肝俞、膈俞、血海。拔罐之前和拔罐之后分别在拔罐的局部外涂中药拔罐液。还可每日在患处外涂中药拔罐液3次。（彩图8）

【火罐疗法】

血虚风燥选心俞、膈俞、脾俞、风池、足三里。肝肾气虚选肝俞、肾俞、膈俞、关元、三阴交。气滞血瘀选肺俞、肝俞、膈俞、风池、血海。以上先选同一侧诸穴，留罐5~10分钟，第二天吸拔另一侧诸穴，留罐5~10分钟，双侧交替进行，每日1次。

四、注意事项

讲究头皮卫生，不用碱性强的药物洗发，以免加重病情。在治疗期间，患者应注意保持情志舒畅，切忌烦恼、忧伤和动怒；饮食多样化，纠正偏食的不良习惯。

黄褐斑

一、中医学概述

（一）概念

本病在中医学属于"黧黑斑""面尘"等病证范畴。病因病机为情志失调，化火伤阴；饮食失节，湿热熏蒸头面；劳欲过度，虚火上炎。

（二）辨证

1. 肝郁气滞

临床表现：皮肤呈现浅褐色或深褐色的点状斑，境界清晰，以颜面、目周、鼻周多见，两胁胀痛，烦躁易怒，舌苔薄黄，脉弦数。

证候分析：情志失调，化火伤阴，不能滋养肌肤，故皮肤呈现浅褐色或深褐色点状或斑状斑，境界清晰，以颜面、目周、鼻周多见；肝气郁结，故两胁胀痛，烦躁易怒；舌苔薄黄，脉弦数，为肝气郁结之象。

治则：疏肝理气祛斑。

2. 湿热内蕴

临床表现：皮损见于前额、颜面、口唇、鼻部，境界不清，自边缘向中心逐渐加深其色，渴不欲饮，苔黄腻，脉滑数。

证候分析：湿热内蕴，熏蒸头面，故皮损见于前额、颜面、口唇、鼻部，境界不清，自边缘向中心逐渐加深其色；湿热伤津耗液，故渴不欲饮；苔黄腻，脉滑数，为湿热内蕴之象。

治则：清热利湿祛斑。

3. 阴虚火旺

临床表现：皮损多见鼻、额、面颊部，大小不定，境界清楚，五心烦热，心悸失眠，舌红少苔，脉细数。

证候分析：劳欲过度，阴虚火旺，虚火上炎，故皮损多见鼻、额、面颊部，大小不定，境界清楚；五心烦热，心悸失眠，舌红少苔，脉细数，为阴虚火旺之象。

治则：滋阴降火祛斑。

二、西医学概述

（一）概念

黄褐斑俗称"肝斑""妊娠斑"，是一种以面部发生黄褐斑片为特征的色素代谢异常的皮肤病。妊娠 3~5 个月的妇女尤为多见。临床表现皮损为淡褐色、深褐色或黑褐色斑片，多对称分布于额、眉、颊、鼻、上唇等处，对称分布，大小不等，形状不规则，无自觉症状。

（二）诊断

（1）面部皮肤为黑斑，平于皮肤，色如尘垢，淡褐或淡黑，无痒痛。

（2）常发生在额、眉、颊、鼻背、唇等颜面部。

（3）多见于女子，起病有慢性过程。

（4）组织病理检查示表皮中色素过度沉着，真皮中嗜黑素细胞也有较多的色素。可在血管和毛囊周围有少数淋巴细胞湿润。

三、现代常用拔罐法

【孟氏中药拔罐疗法】

主穴取百会、肺俞、膈俞、肝俞、胃俞。肝郁者加大冲；湿热内蕴者加三阴交、丰隆；阴虚火旺加太溪、复溜。拔罐之前和拔罐之后分别在拔罐的局部外涂中药拔罐液。

【针刺后拔罐法】

选穴：气海、肾俞（双）、肝俞（双）。先用毫针平补平泻法针刺，得气后不留针。拔罐 10~15 分钟。起罐后，再用艾条温灸 5~10 分钟，同时再用毫针针刺迎香（双），留针 15~30 分钟，艾炷灸患部中央 3~7 壮（无瘢痕灸）。每日或隔日 1 次，7 次为 1 个疗程。

【刺络拔罐及耳压疗法】

（1）刺络拔罐：取耳背部静脉用眼科手术刀点刺出血 3 滴；用梅花针在大椎和两个肺俞三角区内叩刺，每次选 1~2 个叩刺点形成 15 个出血点，叩刺后用 2 号玻璃罐闪火法拔罐，出血量小于 1ml。

（2）耳穴贴压：用王不留行籽贴压于耳穴卵巢、子宫、神门、大肠、肝、内分泌、皮质下、肾上腺、枕、失眠点、褐斑点（颈椎与枕之中点），每日按压 3~4 次，每次取 6~7 穴，两耳交替。均隔日 1 次，10 次为 1 个疗程。

【梅花针叩刺加拔罐疗法】

取华佗夹脊穴、督脉大椎至命门 11 穴、膈俞、肺俞穴。用梅花针沿华佗夹脊穴叩刺由上至下，手法由轻至重，由慢到快，以局部皮肤潮红为度。然后再从大椎叩至命门。接着用小号玻璃罐用闪火法沿华佗夹脊以及大椎至命门上下游走拔罐 1~2 次。肺俞与膈俞用梅花针治疗后拔罐 15 分钟。每日 1 次，10 次为 1 个疗程。

【药罐法】

选皮损区（患部）。先用梅花针轻轻叩刺，后用药罐法拔罐（药煮罐或贮药罐法）20 分钟。煮罐药常用紫草洗方。起罐后，外涂五白散。隔日 1 次，10 次为 1 个疗程。

四、注意事项

继发于其他疾病的黄褐斑，应积极治疗原发病。

参考文献

［1］李连生，赵振波. 刺络拔罐及耳压治疗面部黄褐斑 486 例临床观察［J］. 中国针灸，1992，12（6）：287–288.

［2］杨秋铭. 中医药治疗黄褐斑研究概况［J］. 中国中医药信息杂志，1995，2（3）：20–23.

［3］钱小燕. 针灸治疗黄褐斑概况［J］. 辽宁中医杂志，1996，23（11）：526–527.

［4］李远实. 梅花针叩刺加拔罐治疗黄褐斑 59 例［J］. 中国针灸，1998，18（2）：110.

［5］孙经伟，张文高. 黄褐斑中医外治疗法研究进展（下）［J］. 中医外治杂志，1998，7（5）：24–26.

雀　斑

一、中医学概述

本病病因病机是先天肾水不足，阴虚火邪上炎，日晒热毒内蕴，郁丁皮内所致。

二、西医学概述

（一）概念

雀斑是常见的黑色素增多而形成的淡褐色米粒样大小的斑点皮肤病，好发于面部。本病常发生于暴露部位，如颜面、颈部、手背或前臂，对称分布。皮损为针头至绿豆大斑点，圆形或椭圆形，表面光滑无鳞屑，境界清楚，斑点疏密不一，但不融合，夏季因日晒而变深，冬季避晒减轻，无痒痛，是本病的主要特点。本病较多见于肤色较白的女性，男性也有发生。

（二）诊断

（1）5岁左右发病，女性多于男性。

（2）皮疹表现有季节性，夏季较重，冬季色淡。

（3）皮疹位于曝光区。主要为面部，尤其以鼻部和两颊为重，也可出现于手背、颈部、肩部等处；

（4）皮疹为色素沉着斑点，针尖至米粒大，圆形，椭圆形或不规则形，淡棕褐色至棕褐色，孤立散在不融合；

（5）无自觉症状。

三、现代常用拔罐法

【孟氏中药拔罐疗法】

选穴：阴陵泉、足三里、悬钟、风池、血海、肾俞、三阴交、曲池、大椎。拔罐之前和拔罐之后分别在拔罐的局部外涂中药拔罐液。

【火罐疗法】

选穴：肺俞、风池、肾俞、血海、三阴交、阴陵泉、足三里。以上诸穴拔罐5~10分钟，每日1次。

四、注意事项

本病治疗时间应足够长，以求巩固疗效。避免日光直接照射患处。

脂溢性皮炎

一、中医学概述

（一）概念

本病在中医学中属于"白屑风""油风""面游风"等病证范畴。病因病机为饮食不节，过食油腻食物，脾胃湿热；或情志不畅，肝郁气滞，肝火与湿热搏结，蕴于肌肤而成。

（二）辨证

1.肺胃热盛

临床表现：急性发病。皮损色红，并有渗出、糜烂、结痂，痒剧，伴心烦口渴，大便秘结，舌红，苔黄，脉滑数。

证候分析：肺胃热盛熏蒸肌肤，故急性发病，皮损色红，并有渗出、糜烂、结痂，痒剧；热扰心神则心烦；肺气不宣、肠腑不通则大便秘结；津液不布则口渴；舌红，苔黄，脉滑数，为肺胃热盛之象。

治则：清热止痒。

2.脾虚湿困

临床表现：皮损淡红或黄，有灰白色鳞屑，伴有便溏，舌淡红，苔白腻，脉滑。

证候分析：脾虚运化失职，生化之源不足，可致阴血亏虚，肌肤失养，故皮损淡红或黄，有灰白色鳞屑；脾虚水湿不运，流注肠腑则大便溏薄；舌淡红，苔白腻，脉滑，为脾虚湿困之象。

治则：健脾渗湿。

3.血虚风燥

临床表现：皮肤干燥，有糠秕状鳞屑，瘙痒，头发干燥无光，常伴有脱发，舌红，苔薄白，脉弦。

证候分析：血虚生风化燥，肌肤失养，故见皮肤干燥，有糠秕状鳞屑；风盛则痒；发为血之余，血虚发失所养，故头发干燥无光，常伴有脱发；舌红，苔薄白，脉弦，为血虚风燥之象。

治则：养血润燥。

二、西医学概述

（一）概念

脂溢性皮炎又称脂溢性湿疹，是在皮肤溢出症的基础上，由于内外因素刺激，而造成的皮肤炎症性反应。本病好发于皮脂腺丰富的部位，常先自头部开始，逐渐向下发展，重者泛发全身。往往在皮脂溢出的基础上，出现黄白色或淡红色红斑，多数有不同程度的炎症，并伴油脂状鳞屑。红斑可互相融合成片，出现渗出和结痂，重者形成湿疹样糜烂面。3个月内的婴儿发生脂溢性皮炎多无皮脂溢出的表现，主要损害为红斑，表面有黏着性鳞屑，边缘清楚。本病病程长，常反复发作，多年不愈。严重者可继发皮脂溢出性红皮病，自头部开始，逐渐波及全身，皮肤呈弥漫性潮红、脱屑。

（二）诊断

（1）多见于青壮年，病程缓慢，反复发作，时轻时重。

（2）好发于头皮、面部、耳后、上胸部、肩胛骨间及皱褶等皮脂腺分布较丰富的部位。

（3）皮损界限清楚，形态大小不一，初起为毛囊周围红色小丘疹，继而融合成片，典型皮损为黄红色或淡红色斑片，覆以油腻性鳞屑和痂皮。

（4）头皮等处损害严重时可伴毛发脱落，面部可与痤疮并发，皱褶处皮损常出现类似湿疹样改变。

（5）自觉不同程度的瘙痒。

三、现代常用拔罐法

【孟氏中药拔罐疗法】

取穴：风池、大椎、肩井、背部膀胱经。拔罐之前和拔罐之后分别在拔罐的局部外涂中药拔罐液。（彩图8）

四、注意事项

患者应注意局部卫生，防止烫洗和搔抓。感染严重者可配合中西药物。

玫瑰糠疹

一、中医学概述

（一）概念

中医学认为，本病属中医"风癣"范畴。病因病机为风湿热三邪蕴于肌肤，或血虚生风，风热相搏，皮肤失于荣泽，或血热复感风邪，热毒凝结，郁于肌肤，闭塞腠理而发病；或汗出当风，汗衣湿溻肌肤所致而成。

（二）辨证

1. 风热蕴肤

临床表现：发病急骤，皮损呈圆形或椭圆形淡红斑片，中心有细微皱纹，表面少量糠秕状鳞屑，伴心烦口渴，大便干，尿微黄，舌红，苔白或薄黄，脉浮数。

证候分析：脏腑积热，复感风热，风热蕴结于肌肤，故发病急骤，皮肤有圆形或椭圆形淡红斑；风热伤津，肤失润养，故皮损中心有细微皱纹，表面少量糠秕状鳞屑；心烦口渴，大便干，小便微黄为脏腑有热之征；舌红、苔黄、脉浮数为风热蕴肤之象。

治则：疏风清热止痒。

2. 风热血燥

临床表现：斑片鲜红或紫红，鳞屑较多，瘙痒较剧，伴有抓痕血痂，舌红，苔少，脉弦数。

证候分析：风热久羁，内入营血，伤阴化燥，故斑片鲜红或紫红，鳞屑较多，瘙痒较剧，伴有抓痕，血痂；舌红、苔少、脉弦数为风热血燥之象。

治则：凉血清热、养血润燥。

二、西医学概述

（一）概念

玫瑰糠疹好发于躯干与四肢近端，由于其皮损多呈玫瑰红色，其上鳞屑如糠似秕，故称为玫瑰糠疹。本病为常见病多发病，其发病率约为全部皮肤病的 1.31%。全年均可发生，但以春秋季节为多见。发病年龄相当广泛，多在 10~40 岁，本病病因还不能肯定，有人认为与接触传染、病毒感染有关。

（二）诊断

（1）青年、成年人多发。

（2）病程自限，一般经 4~6 周后皮疹自行消退，一般不复发。

（3）皮疹发生于躯干、四肢近端，面、手、足很少皮疹。

（4）先于躯干某处出现一个直径 3~5cm 的母斑，1~2 周后成批出现直径为 0.5~2.0cm 继发斑。皮损为椭圆形或圆形淡红色或黄褐色斑片，边缘稍高起，呈锯齿状，界线清楚。表面覆有细薄的糠秕样鳞屑，鳞屑中央游离，边缘固着。椭圆形斑疹长轴与皮疹走行一致。不典型者有水疱型及紫癜型玫瑰糠疹。皮疹消退时，遗留暂时色素沉着或色素脱失斑。

（5）自觉症状多有轻度或中度瘙痒，少数有剧烈瘙痒，或完全不痒。

（6）多无全身症状，少数病例在发疹前出现头痛、咽喉痛、低热及颈部淋巴结肿大等前驱症状。

三、现代常用拔罐法

【火罐法】

选穴：风池、大椎、肺俞、曲池、合谷、血海、足三里。以上诸穴用单纯拔罐法，拔罐 10~15 分钟。每日 1 次。

【刺络拔罐法】

方法一：分组取穴，①大椎、风门、肝俞；②身柱、肺俞、脾俞。每次 1 组，采用三棱针点刺出血，然后拔罐 15~20 分钟。每日 1 次或隔日 1 次，5 次为 1 个疗程。

方法二：取大椎、身柱、肩胛冈穴。皮损在上肢肩背者，加肩髎、曲池；在腰以下者，加肾俞；在臀股以下者，加血海或委中。均采用三棱针点刺后拔罐 15~20 分钟，以局部红紫并出血 0.5~1.0ml 为度。同时可配合耳尖点刺放血。待皮疹大部消退，仅残留少许皮损，则取大椎、身柱、肩胛区穴位，配合皮损局部围刺加拔火罐，每日 1 次，10 次为 1 个疗程。

四、注意事项

治疗期间患者应忌食辛辣鱼腥。

参考文献

［1］张天文. 点刺火罐法治疗玫瑰糠疹的临床观察［J］. 中国针灸，1991，11（6）：287–288.

［2］郎福文. 刺络出血配拔罐法治疗玫瑰糠疹 34 例［J］. 四川中医，1997，15（12）：54.

皮肤瘙痒症

一、中医学概述

（一）概念

中医学认为，本病的发病原因为湿热蕴于肌肤，不得疏泄，或血虚风燥所致。

（二）辨证

1. 风热血热

临床表现：皮肤瘙痒剧烈，遇热更甚，皮肤抓破后有血痂，伴心烦，口干，小便黄，大便干结，舌淡红，苔薄黄，脉浮数。

证候分析：风热外袭，或血热生风，风盛阻于肌肤，故皮肤瘙痒剧烈，因于热邪，故遇热更甚；血热生风则皮肤抓破后有血痂；热扰心神则心烦；热邪伤津，津不上承而口干，肠道津亏而大便干结；热移小肠，故小便色黄；舌淡红，苔薄黄，脉浮数，为风热之象。

治则：疏风清热凉血。

2. 湿热蕴结

临床表现：瘙痒不止，抓破后汁水淋漓，伴口干口苦，胸胁闷胀，小便黄赤，大便秘结，舌红，苔黄腻，脉滑数。

证候分析：饮食不节，脾失健运，湿热内生，蕴结于肌肤，化热生风，内不得疏泄，外不得透达，故见皮肤瘙痒不止，滋水淋漓；肝胆实热则口苦口干，胸胁闷胀，小便黄赤，大便秘结；舌红，苔黄腻，脉滑数，为湿热蕴结之象。

治则：清热利湿止痒。

3. 血虚风燥

临床表现：皮肤干燥，抓破后血痕累累，伴头晕眼花，失眠多梦，舌红，苔薄，脉细数或弦数。

证候分析：年老气血不足或久病耗伤阴血，皆可致阴血亏虚，生风化燥，肌肤失养，而见皮肤干燥、瘙痒；病程较久，反复搔抓，故抓破后血痕累累；血虚失养则头晕眼花，失眠多梦；舌红，苔薄，脉细数或弦数，为血虚风燥之象。

治则：养血润燥，祛风止痒。

二、西医学概述

（一）概念

皮肤瘙痒症是指皮肤瘙痒及因瘙痒而引起继发性损害的一种皮肤病，是一种血管神经功能障碍性皮肤病，也可是其他疾病的一个症状表现。其好发于老年及成年人，多见于冬季。本病分两种类型，其特点分别为：①全身性皮肤瘙痒症，患者周身皆可发痒，部位不定，常为阵发性的，多以夜间为重。②局限性皮肤瘙痒症，指瘙痒感仅局限于某一部位，以肛门、外阴为多见，如肛门瘙痒症、阴囊瘙痒症、女阴瘙痒症。患处浸润肥厚、苔藓样变，呈灰白色，黏膜处红肿、糜烂。

（二）诊断

（1）主要症状：阵发性皮肤瘙痒，此起彼伏，程度不一。

（2）皮损特点：无原发损害，皮肤因搔抓而见抓痕、结痂、苔藓样变及色素沉着。

（3）情绪、饮食及外界刺激可诱发或加重病情。

三、现代常用拔罐法

【火罐法】

选穴：肾俞、关元、曲池、合谷、血海、足三里、委中、承山。以上诸穴用单纯拔罐法，留罐10~15分钟，每日1次。

【刺络拔罐法】

选穴：大椎、风门、肝俞、身柱、肺俞、心俞、脾俞。每次用1组，常规消毒，用三棱针点刺后拔罐，留罐10~15分钟，每日或隔日1次。

四、注意事项

本病应禁止严重搔抓，以防皮肤搔破，引起感染。伴有原发病者，应积极治疗原发病。

参考文献

[1]单秋华，吴富东，刘荣芬. 走罐配合耳穴贴压治疗全身性皮肤瘙痒症疗效观察［J］. 中国针灸，1997，17（4）：223-224.

［2］郭乃琴，聂鸿丹. 针刺加火罐治疗皮肤瘙痒症37例——附单纯针刺治疗20例对照［J］. 浙江中医杂志，2002，37（5）：209.

［3］刘新建. 背部叩刺加拔罐治疗皮肤瘙痒症［J］. 中国针灸，2002，22（12）：826.

［4］郭乃琴，聂鸿丹. 针刺加拔罐治疗皮肤瘙痒症37例［J］. 上海针灸杂志，2002，21（6）：27.

丹 毒

一、中医学概述

（一）概念

丹毒是皮肤外受火毒与血热搏结，蕴阻肌肤，不得外泄，致患部鲜红灼热，有如涂丹为特征的急性感染性疾病，相当于西医学的急性网状淋巴管炎。生于下肢者，称为"流火"；生于头面的，称为"抱头火丹"；新生儿多生于臀部，称为"赤游丹"。

（二）辨证

1. 风热毒蕴型

临床表现：发于头面部，恶寒发热，皮肤焮红灼热，肿胀疼痛，甚则发生水疱，眼睑肿胀难睁。舌红，苔薄黄，脉浮数。

证候分析：风为阳邪，易袭阳位，故发于头面。风束卫表，营卫不和而恶寒发热。热毒搏结于皮肤，焮红灼热，肿胀疼痛，热甚则发水疱，眼睑肿胀难睁。舌红，苔薄黄，脉浮数，均为风热之象。

治则：祛风清热解毒。

2. 湿热毒蕴型

临床表现：发于下肢，除发热等症状外，局部以红赤肿胀、灼热疼痛为主，亦可发生水疱、紫斑，甚至结毒化脓或皮肤坏死。苔黄腻，脉洪数。反复发作，可形成大脚风（象皮腿）。

证候分析：湿为阴邪，易袭阴位，故发于下肢。湿热之毒搏结，郁阻肌肤，局部出现红赤肿胀，灼热疼痛，发水疱、紫斑。热腐肌肤，则结毒化脓或皮肤坏死。苔黄腻，脉洪数，均为湿热之象。

治则：清热利湿解毒。

3. 胎火蕴毒型

临床表现：发生于新生儿，多见于臀部，局部红肿灼热，可呈游走性，并有壮热躁烦。

证候分析：胎儿禀母体之阳，蓄热成毒，热毒搏结于局部，出现红肿灼热。热盛伤津则躁烦。

治则：凉血清热解毒。

二、西医学概述

（一）概念

丹毒是由 β- 溶血性链球菌通过皮肤或黏膜的破损，如足癣、刺伤等侵入，引起皮内网状淋巴管的急性感染，故又称"急性网状淋巴管炎"。好发于下肢和面部。炎症蔓延迅速，一般不化脓、无组织坏死。下肢丹毒易复发，反复发作后可导致淋巴性水肿，甚则形成象皮肿。

（二）诊断

（1）局部症状：皮肤先起小片红斑，很快蔓延成大片鲜红，稍高出表面，境界清楚，压时褪色，表面紧张光亮，扪之灼热，肿胀，有触痛。有时可出现水疱、紫斑，一般不化脓，也很少有组织坏死。游走性丹毒，呈一面消退、一面发展的态势，一般预后良好，经 5~6 天后消退，颜色由鲜红转为暗红，最后脱屑而愈。

（2）全身症状：初起多伴有突然恶寒、发热、头痛、周身不适、胃纳减退等。

（3）多发于下肢，且易复发，其次为头面部。新生儿丹毒多为游走性。

（4）多继发于皮肤、黏膜损伤或脚癣等。

（5）血白细胞总数及中性粒细胞数增高。

三、现代常用拔罐法

【孟氏中药拔罐疗法】

取穴：风池、大椎、肩井、身柱、背部膀胱经。外感蕴毒加外关、曲池、风门、血海；肝郁化火加阳陵泉、阿是穴；湿热内盛加三阴交、曲池、阴陵泉、血海、委中。拔罐之前和拔罐之后分别在拔罐的局部外涂中药拔罐液。还可在患病部位外涂中药拔罐液，每日 3 次。（彩图 8）

【火罐疗法】

方法一：外感蕴毒取风池、外关、曲池、风门、血海穴；肝郁化火取大椎、风池、阳陵泉、阿是穴；湿热内盛取曲池、阴陵泉、三阴交、血海、委中穴。以上诸穴先用毫针针刺再拔罐，留罐 10 分钟，两侧交替进行。

方法二：病在头面者取大椎、身柱、肩外俞及病变周围的健康皮肤处；病在下者取三焦俞、大肠俞、环跳、次髎及病变周围的健康组织处。以上诸穴用闪火罐法拔罐 15~20 分钟，隔日 1 次，10 次为 1 个疗程。

【刺络拔罐法】

方法一：在病变部位常规消毒，术者以安全刀片、三棱针点刺。红肿热痛症状减轻者点刺宜轻浅，使之微出血，再拔火罐；症状重者手法宜重，点刺稍多，使出血较多，再拔火罐，时间要短，但不少于 5 分钟，反复拔罐 2~3 次，使其出血 20~40ml，术后严格消毒。1~2 周 1 次，3 次为 1 个疗程。

方法二：局部取穴。术者在云片状红斑部的浮浅络脉或红肿处，用三棱针点刺，再用闪火拔罐，将罐留于点刺处 5 分钟，使其出血 1~5ml。

方法三：局部皮肤消毒后，术者在其上、中、下、左、右部位行三棱针散刺，然后用闪火法拔罐，5~10 分钟后起罐，使其出血 5~10ml，严格消毒。

方法四：取穴阿是穴，大椎、曲池、委中（双）。发于上者配合谷、尺泽；发于下者配血海、足三里、解溪、太冲。术者用三棱针快速点刺，以微出血为度，然后拔罐 10~15 分钟，使每穴拔出血 0.5~1ml。解溪、太冲点刺出血，不拔罐。隔日 1 次，5 次为 1 个疗程。

【刺血拔罐法】

方法一：术者用三棱针沿病变外缘环向中心刺 10~20 针，进针 2~4mm，放血量为 5~10ml，出血后在红肿严重处拔火罐 1~2 个，见罐内有血液积蓄，约 1 分钟血止，留罐 10 分钟。术后用 75% 酒精湿敷，包扎。注意无菌操作，勿刺大血管，凝血机制差的患者禁用。7 日用 2 次为 1 个疗程。

方法二：用三棱针对准病灶中心点刺出血后拔罐，留罐 10~15 分钟，用三棱针点刺或梅花针叩刺灵台（或身柱），出血后再拔罐 10 分钟。

【针刺后拔罐法】

方法一：取合谷、曲池、阴陵泉、血海、委中穴。先用毫针针刺，得气后拔罐 15~20 分钟，隔日 1 次，10 次为 1 个疗程。

方法二：取穴为地机、血海、三阴交、丰隆、太冲及病变局部。发于头面者加手阳明大肠经穴。先用毫针针刺，采用捻转、提插及疾徐泻法，留针 20 分钟，期间运针 1 次。起针后在红肿部位用三棱针散刺出血，然后拔罐。每日 1 次。

【梅花针叩刺后拔罐法】

取穴：膈俞或大椎。局部消毒，术者用梅花针叩刺后拔罐 10~15 分钟，以出血为度，隔日 1 次。

【刺络拔罐配合中药】

①一期外感型：风寒束表型用荆防败毒散加减，荆芥、防风、独活、赤芍、柴胡、前胡、枳壳、桔梗各 10g，川芎、生甘草各 6g。风寒外感型用银翘散加减，银花、芦根各 30g，连翘 15g，竹叶、牛蒡子、滑石、桔梗、荆芥各 10g，薄荷 6g。②二期热毒蕴结型：用五味消毒饮加萆薢渗湿汤加减，银花 30g，红藤、萆薢各 15g，丹皮、生地、滑石、黄柏各 10g，茯苓 20g。③三期湿邪留滞型：用四妙散加味，苍术、黄柏、牛膝、丹皮、丹参各 10g，薏米 30g，茯苓 20g，陈皮 6g。④四期瘀血留滞型：用桃红四物汤加萆薢渗湿汤加减，桃仁、红花、当归、生地、赤芍、丹皮、滑石各 10g，川芎 6g，萆薢 15g，茯苓 20g。每日 1 剂水煎服。服用药物的同时进行刺络拔罐治疗，令患者取卧位，术者在患处用三棱针点刺数处，然后闪火法将玻璃火罐置于患处，可根据面积大小吸拔数罐，在点刺处可见紫黑色或鲜红色血吸出，5 分钟取下，每日 1 次，5 次为 1 个疗程。

【挑刺放血拔罐法】

患者将一侧上肢上举，置于对侧背后，手心向背，伸直手指，中指所指的地方即为挑刺的部位。用 75% 酒精消毒，再用三棱针将找到的脓疱、丘疹、红点或变形的毛孔挑破出血，然后拔罐 15~20 分钟，每日 1 次，治疗 1~5 次。

四、现代常用拔罐法的临床应用

（一）刺络拔罐

● 案例一[1]

一般资料：丹毒患者共 45 例，男 23 例，女 22 例；年龄 20~72 岁；发病部位为小腿 25 例，踝部以下 20 例，伴淋巴管发炎出现红线者 18 例；第 1 次发病者 12 例，第 2 次发病者 26 例，发病 3 次以上者 7 例。

治疗方法：术者备好消毒的三棱针及 28 号毫针，清洗患处，局部消毒。在患处选取红、热、肿、硬较重及最早出现病变的部位，以三棱针点刺放血；以毫针沿患部周边分散向中央斜刺，摇大针孔，慢出针，使暗红色血自然流出，取火罐在点刺处和其他出血处拔出剩余恶血。每次治疗均选取局部瘀血较重的部位。伴高热者取大椎穴点刺放血，以毫针泻法刺曲池穴、合谷穴；伴淋巴管发炎者，在红线上每隔 3cm 逆向斜刺 1 针。治疗每日 1 次或隔日 1 次，10 次为 1 个疗程，一般连续治疗 3 个疗程。

治疗效果：痊愈 38 例，好转 7 例，总有效率 100%。痊愈 38 例中，1 个疗程痊愈者 10 例，全部为首次发病者；2 个疗程痊愈者 20 例；3 个疗程痊愈者 8 例，大部分为 2 次发病。7 例好转者均发病 3 次以上，有 1 例反复发作已形成象皮肿。对 45 例患者随访 3 年均无复发。

临床体会：中医视"丹毒"为急性热毒疾病，多由火邪侵犯血分致经络瘀滞，气血壅遏而成。刺络拔罐能活血化瘀，去瘀生新，对丹毒治疗有重要价值。临床使用本法时应注意：①对有混合感染，形成溃疡或出现败血症、脓毒血症等严重情况者，须中西医综合治疗。②丹毒发生于眼区不宜用本法。③为防止继发感染，有皮肤破损时应及时行外科处理。

● 案例二 [2]

一般资料：治疗组共 31 例患者，其中男性 23 例，女性 8 例；年龄最大 81 岁，最小 45 岁；其中第 1 次发作共 15 例，发作两次以上者 16 例，合并下肢溃疡者 5 例。对照组共 26 例患者，其中男性 18 例，女性 8 例；年龄最大 77 岁，最小 51 岁；其中第 1 次发作 14 例，发作两次以上者 12 例，合并下肢溃疡者 4 例。

治疗方法：治疗组于患部用酒精棉球消毒后，术者持七星针在皮肤发红的部位叩刺约 3 分钟，放出少量血液，刺后予局部拔罐，并留罐 5 分钟，每日 1 次。对照组采用肌内注射或静脉滴注青霉素（青霉素过敏者口服磺胺类药物），外敷玉露膏。

治疗效果：治疗 1 周后，治疗组中除 5 例合并下肢溃疡者，其余均治愈，合并溃疡者有效。对照组中治愈 12 例，对照组合并下肢溃疡者 4 例，伤口无明显变化。治疗 1 周后，治疗组痊愈率与对照组比较，治疗组明显优于对照组。治疗 2 周后，治疗组中 5 例合并溃疡者，4 例痊愈，1 例未愈，治愈共 30 例。对照组中痊愈 16 例，有效 10 例，其中 4 例合并下肢溃疡者均未痊愈。

临床体会：下肢丹毒即"流火"，是溶血性链球菌侵入小腿皮肤或黏膜网状淋巴管所引起的淋巴管及淋巴管周围急性炎症。亦可由血行感染所致。其主要表现症状为发热、肿胀、疼痛。目前临床上治疗主要是以抗生素为主，虽然能控制病情，并使其趋于缓解，皮下组织肿胀的渗出液也能吸收一部分，但并不完全。目前老年人发病率有上升趋势。老年人局部血液循环不利，更易造成渗出液长时间积聚，从而引起丹毒反复发作，造成溃疡和坏疽。因而，使皮下组织炎性渗出液迅速排出，是提高治疗本病疗效及预防复发的关键。中医学早就有这方面的认识，《素问·调经论》谓："孙络外溢，则经有留血，视其血络，刺出其血，无令恶血，得入于经，以成疾。"西医学研究表明，针灸能使血中白细胞数量增多，吞噬细胞能力明显提高，从而调节淋巴管功能，抑制炎性增生，减少炎性发作，同时对周围皮肤修复有关系的肥大细胞、组胺、5-羟色胺有良好的调整作用，并能提高免疫球蛋白功能。基于以上的认识，我们针对下肢丹毒采用刺络拔罐法治疗，不仅能提高治疗丹毒的疗效，而且还能预防复发，提高患者的生活生命质量。

● 案例三 [3]

一般资料：90 例患者均为下肢丹毒。其中门诊患者 56 例，住院患者 34 例；男性 52 例，女性 38 例；年龄 12~72 岁。随机分为治疗组 48 例与对照组 42 例。

治疗方法：（1）治疗组：局部常规消毒后，用三棱针于红斑中心点刺 4~5 点后拔罐，5~8 分钟后起罐，令其出血 4~5ml。根据红斑的大小可拔 1~4 个罐不等，每日治疗 1 次。

（2）对照组：于青霉素钠盐 480 万 U 中加入 5% 葡萄糖注射液或 0.9% 氯化钠注射液 100ml，静脉滴注，每日两次。

治疗效果：结果显示治疗组疗效优于对照组。两组临床治愈病例治愈时间比较，治疗组治愈病例疗程短于对照组。

临床体会：中医学认为，丹毒多因火邪侵犯血分，郁于肌肤而发；或素体血分有热，外受火毒，相互搏结致经络阻滞，热毒蕴于肌肤而病。《圣济总录》云："热毒之气暴发于皮肤之间，不得外泄，则热为丹毒。"于丹毒局部（或加大椎）刺络拔罐以清热解毒、消瘀散结、活血通络。西医学认为，丹毒主要是由丹毒链球菌侵犯皮肤或黏膜的网状淋巴管传播至体表而发病，应用有效抗生素是西医常规治疗方法。本观察表明，从治愈率及治愈时间的总体趋势看，刺络拔罐者明显优于单用西药者，说明该方法治疗丹毒能缩短治愈时间，提高疗效，且方法简便，值得临床应用。

● **案例四**[4]

一般资料：共治疗 20 例患者，其中男性 17 例，女性 3 例；年龄 32~60 岁；病程 3~30 天；病灶均位于小腿以下，胫侧较多。

治疗方法：先将患部周围皮下呈现暗紫色小血管怒张处消毒，然后在红肿部用三棱针，散刺入血管，慢出针，待黑血自行溢出。每刺 4、5 针。小血管怒张不明显者，选刺周围显现静脉亦可。并刺血海，隐白穴，摇大针孔，挤出数滴瘀血后拔火罐，约 10 分钟起罐，一般 3~7 次即愈。

治疗效果：除 1 例刺 1 次自动停诊疗效不明外，19 例全部治愈，无 1 例复发。

临床体会：丹毒是外科常见感染疾病，是皮肤或黏膜的一种急性接触传染性感染，主要是丹毒链球菌侵犯皮肤或黏膜的网状淋巴管所致。但也有少数从其他化脓病灶经淋巴管传播到体表而发病。因其发病部位不同又有各种异名。生于腿足部的叫"流火"或"火丹脚"等。其病因是邪热之毒，郁于皮肤，经络阻滞，气血壅遏而成。刺络拔罐能起到活血祛瘀、通经活络、清热解毒之疗效。操作方法简便易行，安全可靠。刺络拔罐对本病有效，一般多应用于下肢丹毒。

● **案例五**[5]

一般资料：32 例患者中，男 19 例，女 13 例；年龄最小 23 岁，最大 62 岁；病程最短 1 天，最长 15 天；发病部位均在下肢。

治疗方法：用常规消毒方法消毒患处，在云片状红斑部的浮浅络脉或红肿处，用三棱针点刺，再用闪火拔罐法，将罐留于点刺处 5 分钟，使其出血。出血量为 1~5ml，起罐后用无菌干棉球擦拭局部，再用酒精棉球清洁刺络部位。

治疗效果：本组 32 例中，经 1 次治疗痊愈的 1 例，5 次治疗痊愈的 29 例，7 次治疗痊愈的两例。

临床体会：三棱针刺络可以疏通经络，运行血气。拔罐法通过罐内形成的负压使体内的有害物质随血流排出，故刺络拔罐具有泄热、解毒、化瘀消徵的作用。

● **案例六**[6]

一般资料：本组 71 例患者中，男 28 例，女 43 例；年龄最小者 4 岁，最大者 62 岁，4~18 岁者 9 例，19~35 岁者 37 例，36~60 岁者 22 例，61 岁以上者 3 例；首次发病者 56 例，另 15 例为复发；形成大脚风（象皮腿）者 1 例；发病部位在左小腿者 29 例，左足背者 8 例，右小腿者 23 例，右足背者 11 例；发病时间 10~36 小时不等。

治疗方法：常规消毒，用三棱针散刺或皮肤针叩刺病变部位，宜浅刺疾出，迅速移动，以患处出血或黏液为度，继之视病变范围大小，用闪火法吸拔一个或数个玻璃罐。发于小腿下段或足背的病变，因其所在之处肌肉菲薄，一般方法很难吸牢罐子，可先用胶皮软硬的面团，做成 3mm 厚，略大于罐口的面饼，置于皮损处，再行拔罐。一般留罐 10 分钟，视出血量大小，可适当缩短或延长留罐时间，每次出血总量以不超过 10ml 为宜。起罐后用干棉球拭去血液及黏液，覆以消毒敷料、绷带固定，卧位休息，患肢适当抬高。体质壮实、病情重者每日治疗两次，年老体弱及儿童，每日治疗 1 次，5 天为 1 个疗程。有脚癣及足部皮肤破损者，同时积极治疗原发病变。

治疗效果：经过 1 个疗程的治疗，全部病例均治愈。治疗 1 次后，全身症状即明显减轻或消失，患处红肿疼痛显著减轻，3 次后即痊愈者 48 例，治疗 5 次痊愈者 23 例。平均退热时间为 31.7 小时，平均红肿消退时间为 3.9 天。

临床体会：用刺络法治疗丹毒，最早见于《肘后方》"丹毒，须针镵出血"的记载，此乃《素问》"夫气盛血聚者，宜石而泻之"之旨。下肢丹毒的发病机制为外受湿热火毒，搏结于皮肤间而成，其病位表浅，而刺络法直接作用于病所，浅刺放血，使内蕴之湿热火毒随血而泄，则达泻火利湿解毒、活血消肿通络之效。诚如《景岳全书》所说："砭法，治丹毒……令毒血遇刺皆出，毒自减退。"更兼以拔火罐，利用负压拔毒泻热驱湿，将细菌、毒素及坏死组织"拔出"，达到"引流"之目的。刺络拔罐，相得益彰，能迅速改善病变部位的血液循环，有利于炎症的消退，促使病变部位的组织修复，而达到治愈之目的。本法治疗下肢丹毒，方法简便，疗效确切，值得临床推广。但颜面部及婴儿丹毒禁用本疗法。

（二）刺络拔罐结合中药

● 案例一[7]

一般资料：治疗组 46 例中，男 24 例，女 22 例；年龄 26~27 岁；病程 1~3 天 30 例，4~7 天 13 例，8 天以上 3 例；诱发因素包括足癣 29 例，饮酒 9 例，上呼吸道感染 4 例，劳累 3 例，食物致敏 3 例，外伤破溃或蚊虫叮咬 5 例；并发症有糖尿病 4 例，下肢静脉曲张 4 例，血栓性静脉炎 4 例，高血压 3 例，脑梗死 3 例；病变部位在小腿 37 例，足踝部 7 例，全下肢 2 例。对照组 46 例中，男 26 例，女 20 例；年龄 22~78 岁；病程 1~3 天 31 例，4~7 天 12 例，8 天以上 3 例；诱发因素包括足癣 30 例，饮酒 7 例，上呼吸道感染 1 例，劳累 1 例，食物致敏 1 例，外伤破溃或蚊虫叮咬 3 例；并发症有糖尿病 6 例，下肢静脉曲张 3 例，血栓性静脉炎 3 例，高血压 4 例，脑梗死 1 例，接触性皮炎 1 例；病变部位在小腿 36 例，足踝部 9 例，全下肢 1 例。统计学计算，两组具有可比性。

治疗方法：（1）治疗组：在患处用三棱针刺 10~20 针，根据病变大小，沿病变外缘环向中心点刺，进针深度 2~4mm 为宜，出血后用闪火法迅速将火罐拔于红肿严重部位，此时可见到火罐内开始有血液积蓄，1 分钟左右出血停止。放血量为 5~10ml，留罐时间约为 10 分钟。若病灶范围超过 10cm 时可同时拔两个火罐。7 天为 1 个疗程。

另服中药以清热解毒，凉血利湿。处方：银藤 30g，黄柏 10g，丹皮 10g，生石膏 30g（先煎），知母 10g，白茅根 30g，猪苓 10g，泽泻 10g，牛膝 10g，车前子 30g，云苓皮 30g，熟军 6g。每日服 1 剂，早晚分服。

（2）对照组：口服中药同治疗组，外敷芙蓉膏，7 天为 1 个疗程。

治疗效果：治疗组治愈显效 44 例，1 个疗程以内者 32 例，占 72.7%，两个疗程者 12 例，占 27.3%。对照组治愈显效 38 例，1 个疗程以内 18 例，占 47.4%，两个疗程者 20 例，占 52.6%。

临床体会：刺络放血，古称"刺络"或"刺血""刺络者，刺小络之血脉也。"（《灵枢·官针》）

它是一种刺破人体特定部位的浅表血络，放出适量血液以治疗疾病的方法。刺络拔罐法（又名"刺血拔罐法"）是在刺络的基础上发展而来的三棱针点刺放血与拔罐相结合的一种疗法。它既有针刺调节卫气、行气通络的功能，又有放血祛瘀排毒的功能，加上拔罐以温经活血通络，加速毒邪外排，三法合一可达清热消肿、调和气血、祛瘀生新之效。治疗结果显示，治疗组愈显率明显增高，为95.6%，1个疗程内愈显者达32例占72.7%，明显高于对照组18例，占47.4%，显示出刺络拔罐法能明显改善局部或全身的微循环功能。

● **案例二**[8]

一般资料：15例下肢丹毒患者均为初次就诊患者，且以往无丹毒史、无静脉曲张及静脉炎史、无明显慢性病史。其中男性12例，女性3例；年龄最小35岁，最大73岁；病程最短1天，最长7天；发热者14例，体温在37.5~39.7℃；其中合并腹股沟淋巴结肿大者9例；有足癣者13例，有虫咬者1例，有外伤者1例；其中左腿9例，右腿6例。

治疗方法：①内治：一清胶囊，口服，一次0.5g，每天3次，10天为1个疗程。临时降温用阿尼利定注射。②外治：充分暴露病变部位，患处皮肤常规消毒，用三棱针点刺红斑处，点刺间隔4cm左右，点刺深度以表皮出血为度；在点刺处用闪火法拔罐，留罐5分钟左右；起罐后用消毒干棉球擦拭血迹及渗出物，并用金黄膏外敷患处，每天1次，10次为1个疗程。

治疗效果：经综合治疗，体温在1~2天内基本恢复正常；疼痛3~5天基本消退；病灶部位皮肤由粉红至紫红，由烫手致微热，3天以后红热现象渐退。1个疗程后统计，治愈10例，显效4例，有效1例，无效0例。总有效率100%。3个月后随访，无1例复发。

临床体会：下肢丹毒是在机体免疫功能低下时，由溶血性链球菌侵入皮肤或黏膜内的网状淋巴管所引起的急性感染。中医称"腿游风""流火"，认为是素体血热；或心肝火郁，脾胃湿热；或脾失健运，痰湿内生；在内饮食不节，精神紧张，情绪激动，疲劳过度；在外感受风热之邪，如日晒雨淋，或受外伤，引动体内伏热，两热相搏，内外合邪，阻遏气血，郁蒸肌肤，发为本病。治宜清热利湿，泻火解毒。一清胶囊出自《金匮要略》之泻心汤，主要药物为大黄、黄芩、黄连。方中大黄苦寒，走脾胃泻下攻积，荡涤邪热，活血祛瘀；黄连泻心火，清热燥湿解毒；黄芩苦寒，清肺燥湿，泻火解毒。现代药理研究证实，大黄、黄连、黄芩具有广谱抗菌作用，对链球菌、金黄色葡萄球菌等均有一定的抑制作用，局部运用三棱针刺血拔罐，通过刺激体表腧穴疏通局部气血，有开窍泄热、活血化瘀、疏通经络之功效。

五、分析与评价

1. 拔罐法治疗丹毒的概述

拔罐法治疗丹毒具有其独到之处。作者对近30年拔罐法治疗丹毒的文献报道进行分析，结果显示刺络拔罐法应用相对较多，此外还有中药结合刺络拔罐法。

中医学认为丹毒是邪热之毒，郁于皮肤，经络阻滞，气血壅遏而成。或由于皮肤黏膜有破损（如搔抓后鼻黏膜或耳道皮肤或头皮破伤、皮肤擦伤、脚湿气糜烂、毒虫咬伤、臁疮等），毒邪乘隙侵入而成，为实证。故治疗上用刺络放血拔罐，予以清热凉血，利湿解毒。临床常取患病局部红肿热甚处或患部皮下血管怒张处，用三棱针点刺，火罐留罐或闪火法拔罐5分钟，令其出血5~10ml，起罐，以取效[3, 4, 5, 6]。局部三棱针刺血拔罐，并配合中药治疗，可提高疗效，复发率低[7, 8]。有报道除三棱针点刺病变处及大椎外，还以毫针围刺，使恶血自流，最后用火罐在点刺处和其他出血处拔出剩余恶血，并取曲池、合谷穴，施毫针泻法[1]，疗效好。张氏[2]用七星针局部叩刺约3分钟，放出少量血液，刺后拔罐，并留罐5分钟，可提高疗效，预防复发。

治疗丹毒，西医学以抗生素为主。虽然其能控制病情，并使其趋于缓解，但皮下组织肿胀的渗出液吸收不完全。此外，目前老年人发病率有上升趋势。他们局部血液循环不利，更易造成渗出液长时间积聚，从而引起丹毒反复发作，造成溃疡和坏疽。刺络拔罐法直接作用于病所、浅刺放血，使内蕴之湿热火毒随血而泄，邪有出路，则达泻火利湿解毒、活血消肿通络之效，作用迅速，疗效显著，复发率低，值得推广。

2. 拔罐法治疗丹毒的疗效与安全评价

刺络拔罐法是治疗丹毒的有效方法，具有疗效肯定、方便、安全经济等优点。尽管各报道采用的诊断、疗效评定标准不同，但远期的临床治愈率在66.67%~100%，总有效率100%，起效时间快，疗程短，复发率低。

此法造成的并发症未见报道，疗效可靠，方法安全可行。在操作时，务必注意无菌操作，以防诱发感染。留罐时间及放血量需视患者年龄、体质而定。对有混合感染，形成溃疡或出现败血症、脓毒血症等严重情况者，须中西医综合治疗。丹毒发生于眼区不宜用此法。为防止继发感染，有皮肤破损应及时行外科处理[1]。

3. 拔罐法治疗丹毒的规律

刺络拔罐多用于下肢丹毒患者。取患病局部，针用泻法，浅刺慢出，刺血处火罐留罐或闪火拔罐，放出恶血。加上肢体其他穴位泄热解毒，配以中药、中成药治疗。针具可据需要选用三棱针、毫针或七星针。局部散刺、围刺、点刺均可。一般每日治疗1次，7~10日为1个疗程。

4. 今后治疗丹毒的临床研究重点

从文献报道看，丹毒的研究中，病例筛选、诊断标准、纳入标准、排除标准的规范性存在不统一的问题，疗效的评判也存在同样问题，这使研究结果横向比较的价值受到影响。今后的研究应尽量采用公认的，有说服力的临床研究方法，减少单纯的病例报道，提高文献证据等级。为此，今后应采取统一的诊断标准和疗效评价标准，严格科研设计和数据结果的统计学处理，使研究对象的实验组、对照组具有可比性，各种治疗方法和疗效之间也具可比性。实验中，观测记录和判断标准要准确、一致，并在论文中有所反映。

刺络拔罐的方式、方法，各针具间是否有疗效差异，单纯刺络拔罐与刺络拔罐加针刺，或刺络拔罐加中药综合治疗的疗效是否有差异，除下肢丹毒外，对于发于头面的和婴儿所患的丹毒，此法是否适用等问题，可作为今后临床研究的方向，从而选出本病的最佳治疗方案。

六、注意事项

本病刺络拔罐法效果较好，但应严格无菌操作，以防感染。本病一般3~5个疗程即可缓解，但较易复发，故在控制炎症后应积极坚持治疗，直至完全治愈。

参考文献

[1] 于曙明，彭勇，张红，等. 刺络拔罐法治疗丹毒45例疗效观察 [J]. 康复与疗养杂志，1997，12

（3）：18.

［2］张毅明，盘莹，徐源泰.刺络拔罐法治疗丹毒疗效分析［J］.上海针灸杂志，1999，18（2）：14-15.

［3］康红千，李萌等.刺络拔罐治疗丹毒48例疗效观察［J］.中国中医急症，2005，14（1）：51.

［4］桑建华，王淑芹.络刺拔罐治丹毒20例［J］.针灸临床杂志，2000，16（5）：47.

［5］马桂荣.刺络拔罐治疗丹毒32例［J］.中国针灸，1996，16（11）：49.

［6］秦黎虹，王炜.刺络拔罐治疗下肢丹毒71例［J］.中医外治杂志1995，4（2）：5-6.

［7］孙宇建，郑新.刺络拔罐结合中药治疗下肢急性丹毒46例［J］.北京中医1996，（5）：31-32.

［8］刘晋浩，荀向红，多晶珊，等.一清胶囊佐以刺络拔罐外敷药治疗丹毒［J］.中国城乡企业卫生，2004（4）：48.

［9］李源温，宋玉琴，袁宗卓.针刺拔罐治疗软组织感染81例［J］.山东中医杂志，1990，9（3）：27-28.

［10］窦和勤，张文兰.胸背部挑刺放血治疗50例化脓性炎症的体会［J］.天津中医，1992（1）：42.

［11］周建霞.浅刺加灸治疗流火48例［J］.安徽中医学院学报，1995，14（增刊）：44.

［12］黄巍，黄金连.真空净血草薢渗湿汤治疗流火45例［J］.黑龙江中医药.1996（3）：10-11.

［13］杨茂英，王爱华.三棱针散刺加拔罐治疗流火17例［J］.中国民间疗法，1998（1）：14.

［14］于锡江.刺络拔罐法治疗皮肤病体会［J］.中国针灸，1998，18（4）：217-218.

［15］郑自芳.刺血拔罐临证应用探析［J］.中医函授通讯，1998，17（4）：31-32.

［16］马玉红.中西医结合治疗下肢丹毒［J］.中国中西医结合外科杂志，1999，5（3）：193.

疖 病

一、中医学概述

（一）概念

本病属于"坐板疮""发际疮"的范畴。病因病机为内蕴湿热，外感风邪，热毒不得外泄，阻于肌肤而致。

（二）辨证

1.风热内阻

临床表现：多发于项后、背、臀等处，常在原发病灶附近，缠绵不休，如星状罗布，有几个到数十个不等，或全身散发，伴有大便干，小便黄赤，苔薄黄腻，脉象滑数。

证候分析：风热之邪蕴结于肌肤，经络阻塞，气血凝滞，故发疖病，风为阳邪，善行数变，故见缠绵不休，如星状罗布，有几个到数十个不等，或遍布全身；热邪伤津则见大便干，小便黄赤；苔薄黄腻，脉象滑数，均为风热内阻之象。

治则：疏风散热。

2.阴虚内热

临床表现：多散发于身体各处，疖肿较大，易转为有头疖，常有口渴唇燥，舌红苔薄，脉细数。

证候分析：正虚抗邪无力，毒邪留连，故散发于身体各处；阴液不足，内热毒炽，则疖肿较大，易转为有头疖；口渴唇燥，舌红苔薄，脉细数，为阴虚内热之象。

治则：滋阴清热。

二、西医学概述

（一）概念

疖是发生在皮肤浅表部位的急性化脓性疾患，俗称"疖子""火疖"，有的地方叫"白头老"。多发生在单个毛囊皮脂腺及汗腺，是葡萄球菌侵入毛囊周围组织引起的急性化脓性炎症。本病以头面、发际、四肢、阴部、臀部多发，夏季多见；开始呈鲜红色圆锥形，高出皮面，逐渐增大，形成结节肿胀，触之坚硬，以后顶端化脓，中心形成黄白色脓栓；未化脓时疼痛剧烈，溃后疼痛减轻，伴发热恶寒等全身症状；疖肿附近淋巴结肿大压痛。

（二）诊断

（1）局部皮肤红肿热痛。

（2）可有发热，口干，便秘等症状。

（3）分类：①石疖（有头疖）：患处皮肤上有一指头大小的红色肿块，灼热疼痛，突起根浅，中心有一脓头，出脓即愈。

②软疖（无头疖）：皮肤上有一红色肿块，范围约3cm，无脓头，表面灼热，触之疼痛，2~3日化脓后为软脓肿，溃后多迅速愈合。

③蝼蛄疖：多发于儿童头部，未破如曲蟮拱头，已破如蝼蛄串穴。

（4）特点是此愈彼起，经久不愈，应检查有无消渴病或其他慢性疾病。

三、现代常用拔罐法

【火罐疗法】

方法一：初期只在疖肿部位拔火罐，每次留罐5分钟，连拔3次走罐1次，每日治疗1次。疖肿局部组织液化成脓后，用三棱针在疖肿顶部快速刺针3~6次，刺后立即拔火罐，将血脓从小孔排入罐中，连拔3次走罐1次。体温在38~39℃，取大椎、委中、尺泽等穴位，用三棱针放血降温。起罐后覆盖敷料用胶布固定。

方法二：于已溃之疖肿或痈肿局部，选取大小适宜的玻璃火罐，进行拔罐，以吸拔脓液，隔日治疗1次，至局部炎症消退为止。

方法三：①风热内阻：取身柱、膈俞、脾俞穴。操作时，患者取俯卧位，医者先以针点刺诸穴，再选取中口径玻璃罐以闪火法吸拔诸穴15分钟，每日1次。②阴虚内热：取身柱、肺俞、脾俞、肾俞穴。操作时，患者取俯卧位，医者先以针点刺诸穴，再选取中口径玻璃罐以闪火法吸拔诸穴10分钟，每日1次。

【刺血拔罐法】

方法一：发生颈、背、腰、臀部疖肿者取委中穴或阴谷穴及病灶局部，胸腹壁取阳交及病灶局部。选取穴位处明显暴张的血络，用三棱针直刺出血，血止后拔罐2~3分钟。再刺红肿局部，待脓血溢出，加拔火罐。若脓肿已成者，可不刺肢体穴位，只刺局部病灶。

方法二：取疖肿局部及周围皮肤，大椎、身柱、灵台穴。先用三棱针点刺放血，然后再拔火罐。如多发性疖肿初期，尚未形成脓肿或仅有小的脓头者，可在疖肿病灶部和周围拔罐。发现有高度充血或瘀血时取罐，如已形成脓肿，拔火罐可起到引流排脓的作用，如创口通畅，用75%酒精消毒后，即可将火罐直拔于创口上，如无创口或创口过小，应先将创口扩大，用火罐吸拔后，不加引流，即能迅速自愈。拔罐时间不宜过长，待脓液及坏死组织全部被吸出，并有新鲜血液流出时，即可将罐取下，然后用消炎膏和消毒敷料保护伤口。

方法三：取病变局部，身柱、灵台、合谷、委中穴。已成脓者，将病变局部严格消毒，用直径约2mm的粗针在酒精灯上烧红后，迅速刺入脓腔中，然后快速拔针（不得刺入过深，以免伤及正常组织），选择消毒好的火罐，用闪火法将罐扣于脓肿上，针刺点须在罐口之内，留罐5~10分钟，至脓血全部吸出并有新鲜血液流出为止，起罐后局部消毒，用消毒敷料保护伤口。然后在身柱、灵台、合谷、委中穴进行点刺放血拔火罐，吸出邪热毒血。隔日治疗1次，4~6次为1个疗程。本法适用于疖已溃脓者。

【针罐法】

方法一：治疗部位在腹部以上取坐位，臀及会阴以下取俯卧或侧卧位。头、面、颈部感染取第7颈椎，以大椎穴为中心；手指及上肢感染，选对侧肩胛间区（相当于第4至第6胸椎与肩胛骨内缘之间）；足趾、下肢、臀及会阴部感染选腰骶关节以下，以双上髎穴为中心；胸、腹部在背、腰部相对应处拔罐。局部消毒，用三棱针轻刺3下，随即在针刺部位加拔火罐，10分钟后起罐。

方法二：先寻找疖根，嘱患者裸背而坐，在第3颈椎及第5腰椎两侧至左右肩胛骨内缘，可见到在毛囊根部有黑褐者或灰黑色斑点状改变，针刺皮肤毫无疼痛感者即是。一般能找到多个疖根。然后再截根，常规消毒后用炼制的消毒缝衣针（大号），垂直缓缓刺入，一直到有疼痛感时停针。疖根针刺后带针拔火罐，一般多用闪罐法。

方法三：在溃烂化脓的疮口周围，用毫针点刺，然后再拔火罐，留罐10分钟，委中穴点刺出血（用粗针或三棱针），每隔2~3天1次，一般经3次治疗即可痊愈。

【挑罐法】

方法一：患者将一侧上肢（男左女右）上举，置于对侧肩后，手心向背，伸直手指，中指所指的地方即为挑刺放血的部位。然后用75%酒精棉球消毒，再用消毒三棱针将找到的脓疱、丘疹、红点或变形的毛孔挑破出血，然后拔罐15~20分钟。每日1次。

方法二：主穴取灵台。配穴依据疖的部位循经取穴，如生于面口者配合谷；生于颈后及背部者配委中；生于上肢者配曲池、外关；生于下肢者配足三里。取正坐位，患者双肩下垂，背部暴露，医者左手拇、食二指将灵台部位捏住，右手持三棱针挑刺，使其微出血。挑刺后拔火罐10~15分钟，委中部位有静脉瘀血时，应刺出血；无静脉瘀血者，可按上法挑刺委中使其出血，余穴常规针刺，捻转手法留针15~30分钟，5~10分钟行针1次，隔日治疗1次。

【针灸罐法】

患部消毒，用梅花针叩刺，以病灶集中、痒痛明显处为主，尔后拔火罐，若出脓血快者，拔罐时间宜短，反之可长。再用艾条回旋灸30~45分钟。每3日治疗1次，4次为1个疗程。可用三棱针对准疖肿中央迅速点刺，挤按，然后拔罐5分钟。每日1次，5次为1个疗程。

【药竹筒拔罐法】

将荆芥、地骨皮、当归、草乌、川乌各10g，血竭3g，透骨草、红花、杜仲各12g，防风、木瓜各15g，徐长卿、丝瓜络各15~20g。用小圆竹按竹节截成一端有节的竹筒若干个，上药浸泡1小时后，将竹筒浸入再泡1小时后文火煎30分钟备用。按疼痛部位不同，循经取穴加阿是穴，常规消毒后，用手术刀划破表皮长约0.2cm，使切口处出现少量出血，然后从热药液中取出竹筒拔上，每次治疗2~3处，15~20分钟，每处可拔10余个竹筒，每周1次。取出的热药竹筒不要存留药液，以免烫伤。治疗前要注意全身有无感染灶，如有疖、痈、发烧等情况，要化验血常规和凝血时间。血象高和有出血性疾病者禁用。

【水罐法】

选穴为病灶局部。将竹筒制成光滑圆筒状，分大、中、小三种，直径分别为6cm、5cm、4cm，筒长9~10cm，筒壁厚3mm，筒一端保留竹节作为底部，另一端开口并保持光滑平整。使用时可根据疖的大小选择竹筒，先检查竹筒有无裂缝、是否平整，将其放在热水中煮沸15分钟后，一手持无菌镊子将竹筒夹起，另一手持一块干布抓住筒底端，甩干，迅速将竹筒扣在已破溃的疖肿上，并稍加压，直至竹筒吸紧再轻轻松手，让其保留5~10分钟后取下竹筒，伤口按常规换药处理，用毕将竹筒内脓血清洗干净，再浸泡于水中，以防干裂损坏。

四、注意事项

疖病初起时，切忌挤压、针挑。在红肿发硬期切忌切口，以免引起感染扩散。疔疮走黄者，病情凶险，须及时救治，采取中西医结合的方法治疗。患者在治疗期间，忌食鱼、虾、蟹等发物以及辛辣刺激性食物。对于深部脓肿局部不宜采用拔罐法，脓成者宜排脓。排脓后，用生理盐水将药和脓血清洗干净，伤口用抗感染的纱布覆盖，以加速伤口愈合。若患者伴有高热，可配合中药或抗生素治疗。

参考文献

［1］孙篆玉．针刺拔罐放血治疗多发性疖病的体会［J］．河北中医，1984（4）：22．

［2］梁宪年．针罐治疗病［J］．中医药研究，1985（3）：37．

［3］蒋作贤，张卫华．火针加拔罐治疗头面部单发性疖肿30例［J］．陕西中医，1986，7（2）：74．

［4］李源温，宋玉琴，袁宗卓，等．针刺拔罐治疗软组织感染81例［J］．山东中医杂志，1990，9（3）：27-28．

［5］林彬，姜枫．外科感染应重视火罐疗法［J］．中医杂志，1991，32（4）：57-58．

［6］崔瑾，张光奇．拔罐疗法临床应用概况［J］．中医杂志，1988，29（7）：542-543．

［7］窦和勤，张文兰．胸背部挑刺放血治疗50例化脓性炎症的体会［J］．天津中医，1992（1）：42．

［8］张继仲．多发性疖肿1例治验［J］．实用中西医结合杂志，1993，6（3）：175-176．

［9］马清平，马清石．祖传截根法治愈老年疖病50例［J］．内蒙古中医药，1994，13（3）：11．

［10］王远华，姚春艳，姜杰，等．针刺配合放血法治疗未溃疮肿60例［J］．江苏中医，1994，15（5）：221．

［11］田凤鸣，田旭光．三棱针点刺放血并拔火罐法临床应用举隅［J］．中国民间疗法，1995（2）：16-17．

［12］李富军．刺络拔罐治疗疖痈［J］．针灸临床杂志，1996，12（7、8）：103．

［13］冷文．浅析淮安民间拔罐疗法［J］．中国民间疗法，1996（1）：18．

［14］郑策，郑佩．刺血治疗痈疖肿50例［J］．中国针灸，1996，16（12）：40-41．

［15］鲁月英．刺血疗法加拔火罐治疗疖肿132例［J］．陕西中医，1998，19（7）：327．

［16］卢泽强，李天发．针灸治疗毛囊炎、疖肿 25 例［J］．针刺研究，1998，23（3）：227.

［17］鲁月英．拔火罐加刺血疗法治疗疖肿［J］．山东中医杂志，1998，17（10）：476.

痈　病

一、中医学概述

（一）概念

痈病是指发生于皮肉间多个相邻的毛囊及皮脂腺的急性化脓性炎症。多发于皮肤坚厚且皮脂腺分布较丰富的部位，如项、腰和背部，初起微红灼热，迅速向周围扩大，剧痛，表面坚硬，边界不清，压痛明显，即红、肿、热、痛、化脓等特点。附近淋巴结肿大，并伴有全身症状，如发热、畏寒、头痛、乏力等症状，如治疗不当可继发败血症。身体虚弱、贫血或糖尿病等患者易致本病。

本病多因肌肤不洁，皮肤刺伤，以致火毒之邪乘隙侵袭，邪热蕴结肌肤；或因过食肥甘厚味以及酗酒等，引起脏腑积热，毒自内生，邪毒聚集，经络阻塞，营卫不和，气血凝滞，血败肉腐而成。

（二）辨证

1.颈痈（风热痰毒）

临床表现：颈旁结块，红肿热痛，恶寒发热，头痛，口干，咽痛，苔薄白或薄黄，脉浮数。

证候分析：外感风温、风热之邪，夹痰蕴结于颈部，阻于少阳、阳明之络，气血瘀滞，经络阻塞，而聚成块；风热邪毒蕴结皮肉间则红肿热痛；风热犯表则恶寒发热、头痛；苔薄白或薄黄，脉浮数，为风热袭表之征。

治则：散风清热，化痰消肿。

2.腋痈（肝郁痰火）

临床表现：腋部暴肿热痛，全身发热，头痛，胸胁牵痛，口苦咽干，舌红，苔黄，脉弦数。

证候分析：肝郁化火，脾郁生痰，痰火内结，气血经络运行不畅，加之染毒，蕴结腋窝，故腋部暴肿热痛；肝经实火，肝火上炎，故发热、头痛；毒热蕴结，经络不通，故胸胁牵痛；肝热传胆，热邪伤津，故口苦咽干；舌红、苔黄，脉弦数，乃肝火痰毒内蕴之征。

治则：清肝解郁，消肿化痰。

3.委中毒（湿热蕴结）

临床表现：胯腹部结块肿痛，患肢拘急，全身发热，小便黄热；腘窝部硬肿痛，小腿屈曲难伸，全身发热，纳呆，苔黄腻，脉数。

证候分析：湿热下注，蕴结腘窝及腹股沟部，致使经络阻塞，气血瘀滞，故肿硬疼痛，行走痛甚；热毒与正气交争，故发热；毒热内结，故尿赤；湿热蕴脾，故纳呆；湿热下趋，故侵及下部；湿热交并，故苔黄腻，脉数。

治则：清热利湿，和营祛瘀。

4.脐痈

（1）湿热火毒

临床表现：脐部红肿热痛，全身恶寒发热，纳呆口苦，苔薄黄，脉滑数。

证候分析：心脾湿热，毒邪蕴结脐中，气滞血瘀，故肿胀结块而疼痛；热邪蕴结位深则皮色不变；若蕴结表浅处则皮色深红；湿热蕴结化火，则发热恶寒、纳呆、口苦；苔薄黄，脉滑数，为湿热火毒之象。

治则：清火解毒利湿。

（2）脾气虚弱

临床表现：溃后脓出臭秽，久不收口，面色萎黄，肢软乏力，纳呆，便溏，苔薄，脉濡。

证候分析：脐痈溃破，脓泄日久，致气血亏损，气虚则固摄无权，故有尿液及粪汁漏出，脓出臭秽；血虚则新生无力，故久不收口；脾胃虚弱则面黄、肢软乏力、纳呆、便溏；苔薄，脉濡，均为脾气虚弱之征。

治则：健脾益气。

二、西医学概述

（一）概念

中医所谓的"痈病"相当于西医的皮肤浅表脓肿、急性化脓性淋巴结炎等，不同于西医所称的"痈"。

（二）诊断

（1）初起局部呈现肿硬的结节，逐渐增大，顶高根束或根盘散漫；疮顶或有脓栓，或有多个脓头，或内有结块；疮色或焮红，或微红，或肤色不变；疼痛明显，拒按。

（2）病情发展，肿块由硬变软，疮色焮红。

（3）溃后脓出，质稠色鲜，肿消痛减，腐脱新生。

（4）常伴有恶寒发热，全身不适，纳减，尿赤便干，舌苔薄黄，脉弦或滑数。

（5）白细胞总数及中性粒细胞数增高。

三、现代常用拔罐法

【火罐法】

方法一：选穴病变局部。痈脓已成未溃者，予切开排脓；已溃者，直接取溃处。用大小适宜之火罐行拔罐法，以吸尽脓液。

方法二：脓肿溃破处。依据病变部位、浸润面积和脓腔大小来决定选用火罐，一般罐口直径必须超过切口的两端为原则，否则达不到负压吸引之目的。采用贴棉法（用95%酒精），点燃后迅速、准确地将罐扣于脓肿破溃处（以破溃口为中心点），根据具体情况决定每次拔罐次数和留罐时间，一般3~5分钟，脓多者则多拔几次，或留罐时间稍长。如为慢性溃疡，因创面肉芽陈旧或局部血运不好，为促进血液循环并造成新鲜创面，使坏死组织早日脱落，亦可酌情延长吸拔时间。拔罐后，创面按一般换药处理。如周围红肿浸润显著，可于破溃处上凡士林引流条，周围敷以消炎药膏。首次治疗正值炎症浸润，水肿明显，拔罐后疼痛较著，可采用指压合谷穴，以减轻疼痛。在踝部或胫前骨突部，当水肿明显时尚可吸住，而水肿消退后可采用错开皮肤或用双手推皮肤的方法以助吸拔，但若患者太瘦则不能用本法。周围皮肤糜烂渗出较多者，亦不宜用此疗法。

【火罐加隔姜灸】

背部痈肿成脓后，其中1~2个毛囊自行破溃，有脓液流出，将火罐放置破溃口处，将脓腔中的脓液拔出。再将鲜姜切成 3mm 左右的薄片，摆放在背部红肿青紫处，再将艾卷制成小椎体形，其底边要稍小于姜片大小，放到每个相应的姜片上。将艾绒用火点着，当艾绒烧完后，将姜片取下，在破溃处放置小引流条，覆盖伤口。隔天治疗 1 次。

【拔罐加药油纱条法】

选择罐口刚好套住疮痈根盘的火罐，用闪火法拔吸在疮面上，留置 5~10 分钟。无疮孔或脓出不畅，可用三棱针或手术刀在疮顶刺透。拔罐后将药油纱布外敷疮面。根据脓多少，每天拔罐敷药 1~2 次。药油纱条可用浙贝 60g，蒲公英、黄连、乳香、没药各 30g，银花、连翘各 40g，浸于 1000ml 麻油内，一昼夜用文火煎至药枯，去渣、滤清后浓缩，将若干消毒纱布条浸泡于药油内，即成药油纱布条。

【刺络（刺血）拔罐法】

方法一：取穴痈肿处。在痈肿处用三棱针点刺 5 下，点刺后并用火罐连续扣拔 3~4 次，然后静置留罐 10 分钟。适于痈肿未溃无脓者。

方法二：头面、颈部感染取第 7 颈椎，以大椎穴为中心；手指及上肢感染选对侧肩胛区（相当于第 4~6 胸椎与肩胛骨内缘之间）；足趾、下肢、臀及会阴部感染，选腰骶关节以下，以双上髎穴为中心；胸、腹部在背、腰部相对应处拔罐。治疗部位在腹部以上取坐位，臀及会阴以下取俯卧位。选取治疗部位后，局部消毒，用三棱针轻刺 3 下，随即在针刺部位加拔火罐，留置 10 分钟后取下。

方法三：①疖肿局部及周围皮肤；②大椎、身柱，灵台。先用三棱针点刺放血，然后再拔火罐。如多发性疖肿初期，尚未形成脓肿或仅有小的脓头者，可在疖肿病灶部和周围拔罐。发现有高度充血或瘀血时取罐，如已形成脓肿，拔火罐可起到引流排脓作用，如创口通畅，用 75% 酒精消毒后，即可将火罐直拔于创口上，如无创口或创口过小，应先将创口扩大，用火罐吸拔后，不加引流，即能迅速自愈。拔罐时间不宜过长，待脓液及坏死组织全部被吸出，并有新鲜血液流出时，即可将罐子取下，然后用消炎膏和消毒敷料保护伤口。

方法四：取穴病变局部、身柱、灵台、合谷、委中。已成脓者，将病变局部严格消毒，用直径约 2mm 的粗针于酒精灯上烧红后，迅速刺入脓腔中，然后快速拔针，选择消毒好的火罐，相当或略大于脓肿的玻璃火罐，用闪火法将罐扣于脓肿上，针刺点须在罐口之内，留罐 5~10 分钟，至脓血全部吸出并有新鲜血液流出为止，起罐后局部消毒，用消毒敷料保护伤口。然后将身柱、灵台、合谷、委中穴进行点刺放血拔火罐，吸出邪热毒血。隔日治疗 1 次，4~6 次为 1 个疗程。本法适用于疖已溃脓者。

方法五：痈肿在颈、背、腰、臀部取委中穴或阴谷穴及病灶局部，胸腹壁取阳交及病灶局部。选取穴位处明显暴张的血络，用三棱针直刺出血，血止拔罐 2~3 分钟。再刺红肿局部，待脓血溢出，加拔火罐。若脓肿已成者，可不刺肢体穴位，只刺局部病灶。

方法六：痈肿未成脓者，局部消毒，用三棱针点刺放血，再用闪火法拔罐 15 分钟，然后艾灸 10 分钟，至周围皮肤红热微痛；成脓未溃者，消毒皮肤后，用三棱针点刺放脓，再用闪火法拔罐 15 分钟，至黑色血液流出，再艾灸 10 分钟，至周围皮肤红热灼痛；脓已溃者，不用三棱针点刺，直接用闪火法拔罐 10 分钟，吸出脓液及暗红血液，直至无脓液或暗红血液流出，再艾灸 10 分钟至皮肤灼热。每日 1 次，不用抗生素及其他疗法。

【刺脓拔罐法】

常规消毒行局部麻醉，用消毒之三棱针直刺脓腔中央，脓液可随针眼流出，继之以闪罐法拔罐于针眼处，约 10 分钟后取下火罐，以手按压脓腔，使脓液向针眼处集中，再次拔罐，当日可重复 3 次，必要时可在一个脓腔的 2~3 个不同部位施术，术毕针口消毒，敷以无菌纱布。间隔 1~2 天再施术。

术后配合抗生素及中药清热解毒、通乳活络、软坚散结治疗。

【火针罐法】

选穴：患处。选取病灶处波动感明显的最低位置，必须避开较大的神经和血管，一般取 1 点即可，若是多房性脓肿，可取 2~3 点，用 2% 普鲁卡因 2~6ml，于选定的针刺点作局部麻醉，将直径约 2mm 的钢针于酒精灯上烧红，迅速对准针刺。快速刺入脓腔中（不得过深，以免伤及血管神经组织），稍停片刻再缓慢出针。切忌快速拔针，以防脓液随针溅出。然后依据脓肿的大小和部位，选取罐口与之相当或略大的火罐，于拔针后立即用闪火或投火法，将火罐正中扣于脓肿上，针刺点须在罐口之内，一般留置 2~3 分钟，但对小儿或腋窝、鼠蹊部脓肿，留置 1 分钟左右即可起罐。起罐时要缓慢，以防吸引出的脓从罐中流出。

【针罐法】

方法一：主穴取夹脊穴胸 2~6，有压痛点时在压痛处下针。术者用 3~4 寸毫针先直刺 1~2 寸，提插捻转 3~5 次后将针提到皮下，再由上向下斜刺 2~3 寸，先泻后补，留针 20~30 分钟，行针 1~2 次。起针后于针眼处拔火罐。配穴取膻中、乳根、天溪、膺窗、神封、内关、合谷、少泽、曲池、大椎、肩井、天宗、足三里。选 3~4 穴常规针刺，起针后不拔罐。每日 2 次，上午针主穴，下午针配穴，直至肿消脓散疼痛消失，改为每日 1 次。

方法二：腹部以上取坐位；臀及会阴以下取俯卧或侧卧位；头、面、颈部感染取第 7 颈椎，以大椎穴为中心；手指及上肢感染，选对侧肩胛间区（相当于 4~6 胸椎与肩胛骨内缘之间）；足趾、下肢、臀及会阴部感染选腰骶关节以下，以双上髎穴为中心；胸、腹部在背、腰部相对应处拔罐。局部消毒，用三棱针轻刺 3 下，随即在针刺部位加拔火罐，10 分钟后取下。

方法三：主穴取阿是穴。配穴取内关。术者用 28 号 1 寸针刺入背部和乳头相对点，进行捻捣手法，患者有麻胀感觉后继续捻捣 3~5 分钟后快速出针。立刻在针孔上拔火罐 30 分钟，拔出血珠即可。然后立即行针刺内关穴，快速刺入，针感传导至上臂处则停捻，留针 15 分钟起针。

【针灸罐法】

选穴：主穴相继取肩井、膻中、乳根、少泽、足临泣。端坐，上肢平放，贴于胸胁两侧，用 30 号 2.5 寸毫针，针尖斜刺向颈根，深 1~1.5 寸，体胖者针刺深达 2 寸，使针感直达前胸乳房，或由后背达肩胛区。针刺膻中用 30 号 2.5 寸毫针，沿皮向下斜刺 1 寸。针刺乳根用 30 号 2.5 寸针，从乳根穴内侧 1 寸处横刺透过乳根穴，得气后捻针，使针感扩散到整个乳房或胸部为宜，留针 30 分钟，留针期间每隔 5 分钟捻针 1 次。针刺少泽用三棱针点刺出血。针刺足临泣用 30 号 1 寸针直刺，深 0.5 寸，使针感扩散于局部。配穴肝郁取太冲、三阴交，发热配足三里、曲池，针刺得气后疾速出针，不闭气孔，取患侧或双侧。留针期间用温和灸，边灸边揉硬块。以乳中穴为主拔火罐，有力吸着。7 日为 1 个疗程，适用于乳痈。

四、注意事项

拔罐后应保持脓腔引流通畅，若引流口被坏死组织阻塞时，可用蚊式血管钳轻扩引流口，并夹出坏死组织。若脓液较稠，引流不畅时，可取 3% 双氧水或生理盐水冲洗脓腔，以利排脓。拔罐后的 3~5 天内用鱼石脂软膏外敷，每日换药 1 次，或用药物做成的纱条置于伤口内，隔 1~2 天换药 1 次。患者在治疗期间，忌食鱼、虾、蟹等发物以及辛辣刺激性食物。对于深部脓肿局部不宜采用拔罐法。若患者高热，可予中药清热解毒之剂。

参考文献

［1］阮士军．围剿针法治疗痈肿疔毒介绍［J］．浙江中医杂志，1985，20（11）：512.

［2］周斌．拔罐法临床运用举隅［J］．四川中医，1989，7（12）：46-47.

［3］肖惠中．刺络拔罐法临床应用举隅［J］．四川中医，1989，7（4）：42.

［4］李源温，宋玉琴，袁宗卓，等．针刺拔罐治疗软组织感染81例［J］．山东中医杂志，1990，9（3）：27-28.

［5］吴汉兴．拔火罐治溃疡［J］．浙江中医杂志，1988，23（7）：306.

［6］肖惠中．刺络拔罐法临床应用举隅［J］．四川中医，1989，7（4）：42.

［7］周斌．拔罐法临床运用举隅［J］．四川中医，1989，7（12）：46.

［8］肖惠中．大椎穴刺络拔罐法临床初探［J］．浙江中医杂志，1992，27（5）：232-233.

［9］沈若星．刺络拔罐疗法临床应用［J］．福建中医药，1994，25（3）：42-43.

［10］王广，史晓光，杜桂玲，等．火罐加隔姜灸治疗背部痈疗效观察［J］．中医杂志，1996，37（1）：52.

［11］李松林，王相奇，刘艳红，等．拔罐法治疗疮痈143例［J］．中医外治杂志，1996，5（4）：28.

［12］李富军．刺络拔罐治疗疖痈［J］．针灸临床杂志，1996，12（7、8）：103.

［13］郑策，郑佩．刺血治疗痈疖肿50例［J］．中国针灸，1996，16（12）：40-41.

［14］吴火生，胡小兰．拔罐加药油纱条治疗疮痈103例［J］．中医外治杂志，1999，8（1）：18.

［15］李肇仁，杨云生．综合治疗外吹乳痈200例临床分析［J］．深圳中西医结合杂志，1999，9（1）：27-28.

［16］刘乃元，张冬梅．民间疗法治痈肿［J］．中医外治杂志，1999，8（3）：41.

［17］刘英才，刘民杰．综合疗法治乳痈42例［J］．针灸临床杂志，1999，15（8）：11.

［18］赵平平，洪俪凤．针刺拔罐治疗痈证［J］．针灸临床杂志，2000，16（8）：49-50.

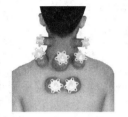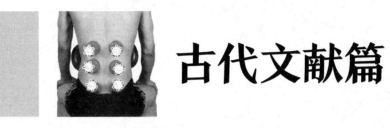

古代文献篇

第一章　拔罐疗法的源流及发展史

拔罐疗法是指用排除罐、筒或杯内空气以产生负压，使其吸附于体表的方法，具有诊断、预防和治疗疾病的作用。拔罐疗法是中医学的一个重要组成部分，它以各种罐为工具，利用燃烧等方法排出罐内空气，造成罐内负压，使罐吸附于经络、腧穴、痛处或体表的某些部位，产生刺激，使被拔部位的皮肤产生充血、瘀血或起疱等现象，以促使该处的经络通畅、气血旺盛，以达到防病、治病的目的。

拔罐疗法亦称"吸筒"疗法，有着悠久的历史。是劳动人民在长期的生活和实践中逐渐总结和发展起来的。石器时代是最早的人类文化发展阶段，包括旧石器时代、中石器时代、新石器时代三个阶段。旧石器时代的人们主要是制造简单的工具以做打猎和采集的用途，以中国周口店发现的北京人为例，据考证，他们使用石器和木棍来猎取野兽，并懂得采集果子来充饥。他们主要居住在山洞中，而考古者从其洞穴中发现木炭、灰烬、烧石、烧骨等痕迹，显示当时的人们已掌握了使用火的技术，并会砍取树木做燃料，而火的使用是拔罐法产生的必不可少的一个基本条件。拔罐疗法的起源经考证与仰韶文化时期有密切关系。仰韶文化是目前所知黄河流域新石器时代的一种文化。人类不再只依赖大自然提供食物，因此其食物来源变得更稳定。同时农业与畜牧的经营也使人类由逐水草而居变为定居下来，节省下更多的时间和精力。在这样的基础上，人类物质生活水平得到了更进一步的改善，逐渐开始关注文化事业的发展，于是人类文明开始出现。随着生活水平的提高，人们也开始关注自身的健康，古代最原始的针刺疗法所使用的工具"砭石"也出现于这一时期。仰韶文化的年代约是公元前五千年到公元前三千年，相当于新石器时代晚期，主要分布于黄河中游一带，包括陕西的关中、山西南部和河南大部。因仰韶文化时期畜牧业比较发达，广泛饲养牛羊等有角动物，在长期的生活实践中，人们除了将牛羊等动物拿来食用以满足基本的生存需求外，还逐渐发现动物的角除可磨制成各种饰品和工具外，也可以在火中燃烧将角中的空气排出后，吸拔在皮肤上，从而将疮疡中的脓血吸出以治疗疾病。因为古人是采用动物的角作为治疗工具，用燃烧的方法使罐内产生负压，刺破痈肿后以角吸除脓血的，所以拔罐疗法古称"角法"或"火腿法"，其主要用途就是用于外科治疗疮疡时的吸血排脓。但此时的角法还停留在原始的萌芽状态，在文字出现后，角法才和其他的人类文明一样能够被系统地记载并流传下来，成为一种独立的治疗方法，应用于临床实践和研究当中。

最早在马王堆出土的帛书《五十二病方》中就有以角治疗痔疾的记载，书中提及"牡痔居窍旁，大如枣，小如枣核者方：以小角角之，如熟，二斗米顷，而张角，系以小绳，剖以刀，其中有如兔实，若有坚血如扬末而出者，即已"。"牡痔"乃是古时所称的"五痔"之一，后世医家有记载"牡痔者，肛边如鼠乳，时时溃脓血出"。本病相当于现代的外痔，混合痔或并发肛漏者。书中的"以小角角之"便是采用兽角利用负压原理治疗牡痔，以角法使痔由肛门吸出而后进行手术结扎切除疗法。据医史文献方面的专家考证，《五十二病方》是我国现存最古的医书，大约成书于春秋战国时期，这就表明我国医家至少在公元前六世纪到公元前二世纪期间，便已经开始采用拔罐这一治疗方法。而这也是迄今为止所知的先秦时期就有用火罐治疗疾病的最早记载。

到了春秋战国、秦汉时期，诞生了我国医学史上的一部巨著《黄帝内经》。它在整个中医学的发展历史进程中起着重要的作用。该书中阐述的理论，一直以来指导着整个中医学术和临床实践的发展。《黄帝内经》中云："风寒与百病之始生也，必先于皮毛，邪中之则腠理开，开则入于络脉，络脉满则注于经脉，经脉满则入客于脏腑。善治者，治皮毛，次肌肤，次筋脉，次六腑，次五脏。治五脏者半死半生也。"其中虽未直接论及拔罐疗法，但其"风寒与百病之始生也，必先于皮毛"和"善治者，治皮毛"的观点与拔罐疗法治疗疾病的原理却又不谋而合，即外治疗法和内病外治的原理。而"宛陈则除之者，出恶血也"则是刺络拔罐法逐瘀化滞、解闭通络的理论基础。这些论述从侧面肯定了角法这种治疗方法的优势，对后世的拔罐疗法的进一步发展也有积极的推动和指导作用。

发展到魏晋南北朝时期，角法在临床中的使用已经比较常见了。东晋医家葛洪在其所撰的《肘后备急方》中有以制成罐状的兽角拔出脓血、治疗疮疡脓肿的记载。其中提到了用角法治疗脓肿，所用的角为牛角。另外书中还言到："葛氏云凡狗春月自多猘，治之方：凡猘犬咬人，先嗍去恶血，乃须灸疮中十壮，明日以去，日灸一壮，满百日乃止。姚云，忌酒。"这是最早的有记载的用角法治疗外伤的病例。鉴于当时此法盛行，应用不当易造成事故。所以葛洪还特别告诫要慎重地选择适应证候，书中强调："痈疽、瘤、石痈、结筋、瘰疬，皆不可就针角。针角者，少有不及祸者也。"（《肘后备急方·卷中》）这显然是有道理的，即使以今天的目光来看，书中所列的多数病证，也确实不是拔罐的适应证。

其后，在南北朝时期的医书《姚氏方》中也有"若发肿至坚而有根者，名曰石痈，当上灸百壮，石子当碎出，不出者，可益壮。痈疽、瘤、石痈、结筋、瘰疬皆不可就针角，针角者，少有不及祸者也"的记载。这两本书中提到的都不只是角法的适应证，而且还进一步提出了角法的禁忌证。另外角法发展到这一时期已不再是单一使用以治疗疾病，而出现了"针角"这种治疗方法。书中提到的针角疗法的禁忌证，在隋代医家巢元方的著作《诸病源候论》中对其病因及症状都有详细的论述："痈者，由六腑不和所生也。六腑主表，气行经络而浮，若喜怒不测，饮食不节，阴阳不调，则六腑不和。荣卫虚者，腠理则开，寒客于经络之间，经络为寒所折，则荣卫稽留于脉。荣者，血也；卫者，气也。荣血得寒，则涩而不行，卫气从之，与寒相搏，亦壅遏不通。气者，阳也，阳气蕴积，则生于热，寒热不散，故聚积成痈。腑气浮行，主表，故痈浮浅，皮薄以泽。""疽者，五脏不调所生也。五脏主里，气行经络而沉。若喜怒不测，饮食不节，阴阳不和，则五脏不调。荣卫虚者，腠理则开，寒客经络之间，经络为寒所折，则荣卫稽留于脉。荣者，血也；卫者，气也。荣血得寒，则涩而不行，卫气从之，与寒相搏，亦壅遏不通。气者，阳也，阳气蕴积，则生于热。寒热不散，故积聚成疽。脏气沉行，主里，故疽肿深厚，其上皮强如牛领之皮。""石痈者，亦是寒气客于肌肉，折于血气，结聚所成。其肿结确实，至牢有根，核皮相亲，不甚热，微痛，热时自歇。此寒多热少，硬如石，故谓之石痈也，久久热气乘之，乃有脓也。""凡筋中于风热则弛纵，中于风冷则挛急。十二经之筋皆起于手足指，而络于身也。体虚者，风冷之气中之，冷气停积，故结聚，谓之结筋也。""瘰疬瘘者，因强力入水，坐湿地，或新沐浴，汗入头中，流在颈上之所生也。始发之时，在其颈项，恒有脓，使人寒热。其根在肾。"纵观以上论述，不管各种病证的临床表现如何，后期转归演变怎样，究其基本病因都为寒气阴邪所致，病程一般较长，非一时而成。关于此处"针角"到底所指具体的何种治疗方法，该书中并未详细论述，但从南北朝时期医家陶弘景所撰之《补阙肘后百一方》中可以对此得到补充。其在治疗足肿病时指出："若数日不止，便以甘刀破足第四第五指间脉处，并踝下骨解，泄其恶血，血皆作赤色，去一斗五升。亦无苦。若在余处亦破之。而角嗍去恶血都毕，敷此大黄膏，勿令得风水，乃令服白头公酒。其经易治且如此，若良久不瘥，更看大方。"在古代，"破"是"砭"的同义词，而砭石便是古代最早的针刺工具，从而不难了解，所谓的针角，是先在疾病病变处施以针刺，然后再给予角的一种综合性排脓措施。而书中的"足肿"指的是"足忽得肿病，腓胫暴大如吹，头痛寒热筋急，不即治之，至老不愈。而且检查其病处，有赤脉血络"，这一点从日本医家丹波康赖撰于公元982年的《医心方》中可以得到验证，此书辑录整理了我国多种古医书，被认为是"窥视隋唐医学的绝世宝书"，是研究唐代以前医学文献的重要著作。书中也将葛洪和陶弘景所撰之方法收录在内，因此关于"针角"之具体内容就比较明确了。根据书中的描述，此病起病急，病情发展迅速，就病性而言，当属阳证。由此可见当时针角疗法的临床适应证，原是治疗软组织化脓性疾患的，是阳性的病证。而对于软组织的非化脓性疾患，如肿瘤、淋巴结核、血管疾患等均列为针角的禁忌证，虽然痈证也可能会出现化脓的情况，但其根本的病因还是寒气客于皮肤所致，而后期才有热气乘之从而出现化脓的情况。所以针角疗法的禁忌证从根本上来说应当是病性属阴的病证。而且书中还特别指出：如对这一类疾病不加选择地盲目运用针角治疗，非但起不到预期的治疗效果，反而会加重疾病的发展，使其恶化。这一时期的针角疗法较之初期的角法无论是在理论上还是在实践上都有了进一步的发展，已经可以看作是一种综合疗法了。虽然对其的研究还并不是很深入，但毕竟已经从一种单一使用的治疗方法跨越到与其他治疗方法联合应用，一种方法与其他各种不同方法的融会贯通，互补应用也是保持其旺盛的生命力，并且能够长盛不衰，经久发展下去并逐渐完善的一个很重要的客观因素。针角疗法的出现为现代刺血拔罐法和针罐法奠定了基础，可以看作是现代针罐法和刺络拔罐法的雏形。尽管角法的运用范围、适应证仍比较局限，主要是用于外科吸拔脓血，所使用的器具也仍是兽角制成的，但相较于初期来说对其在使用范围上的合理性以及对疾病针对性上有了很大的提高。这都是历经成百上千年，综合了无数医家的毕生心血才总结出的成果。角法经过数百年发展到此阶段，医书中除了记载用角法治疗疾病外，还描述了角法的禁忌证，这些都是需要非常多的临床经验的总结积累才能得出结论，足以说明角法在当时已经比较广泛的应用于临床当中，是一种治疗疾病的常用疗法，被世人所熟知。另外类似的关于针角法禁忌证的描述在后世医家的著作中也能看到，如唐代医家孙思邈所著之《备急千金要方》卷第二十二疗肿痈疽中也有"凡痈疽、瘤、石痈、结筋、瘰疬，皆不可就针角。针角者，少有不及祸也。"这一说法与《姚氏方》中的相关记载完全吻合，进一步说明了《姚氏方》中关于针角疗法的禁忌证的论述确有其道理，因为后世医家经过临床验证也得出了同样的结果。这些论述也指导医生在临床使用角法的时候必须分清证候的阴阳虚实，合理使用角法以治疗疾病，避免使用不当治病不成反害人。

东晋时刘涓子撰著、南齐龚庆宣编次的《刘涓子鬼遗方》为我国现存最早的外科学专著，书中在治痈疽神仙遗论中提到："痈疽发背，初起五七日，赤热气盛，肉溃脓成为虚，毒气攻灌满皮肤，其脓溢，寒在内不出，及用诸般药贴取脓无滴，当用水银角出脓毒，然后别用药饵。其床上席当卧处，并照依患者肿处大小，割去一片，四围以毡褥排定，令患者仰卧，当患处安于床席孔上，密用衣铺衬，不令透缝，床下掘地孔一枚，大小相等，可深五寸许，筑实令紧密，取水银十斤以上，倾入地坑内，四围以胶泥固定，不得言语，卧一时辰，其脓已角出水银坑内。"其中记载的"水银角"法没有使用当时盛行的兽角来吸毒排脓，而是用一种很特殊的方法，即在床上开一与患者痈疽大小相同的洞，将患处安置于此孔上，然后再在床下的地面挖一个大小与上述床洞大小的坑，在其中灌入水银，坑的四周用胶泥固定，使水银坑与患处之间没有缝隙，让患者仰卧其上约两小时，脓毒自然吸出。这种方法利用了水银拔毒的功效，因为水银角内并不是负压，所以患者要仰卧，因此治疗的都是发于脊背的痈疽，这样才能让脓毒顺着重力完全排出体外。此种特殊的角法由于使用起来比较烦琐，而且水银本身有毒，后世也已较少应用于临床。

除了角法的禁忌证得到了理论上和实践中的验证外，到了隋唐时期，由于中国的经济水平发展到前所未有的高度，尤其是唐朝，可以说是中国古代的一个鼎盛时期，经济繁荣，对外贸易相当发达，人民生活安定富足，良好的社会环境非常有利于医学、文学等人文学科的繁荣发展。拔罐法在这一时期也不例外地得到了很大的发展。很突出的一点就是拔罐的工具有了突破性的改进，已经开始用经过削制加工的竹罐来代替兽角。因为竹罐取材广泛，而且价廉易得，大大有助于这一疗法的普及和推广。同时竹罐质地轻巧，吸拔力强，也在一定程度上，提高了治疗的效果。同时不仅罐具的取材、制作方法有了历史性的改进，而且在吸拔方式上也变得更为多样化。

隋唐时期医家甄权、甄立言所著之《古今录验方》中首次记载了使用竹罐治疗蛇蝎伤。这不仅是在拔罐器具上的一次创新，也是角法在适应证方面的一次扩大。唐代医家王焘在《外台秘要》卷四十中也有关于用竹罐吸拔的详细描述。书中言到："又甄立言以此蝎毒阴蛇，即非蜂、蜈蚣之辈，自有小小可忍者，有经一日一夜不可忍者，京师偏饶此虫，遍用诸药涂敷不能应时有效，遂依角法。以意用竹依作小角，留一节长三四寸，孔径四五分。若指上，可取细竹作之。才令搭得蜇处，指用大角，角之气漏不嘬，故角不厌大，大即嘬急瘥。速作五四枚，铛内熟煮，取以角蜇处，冷即换。初被蜇，先以针刺蜇处出血，然后角之，热畏伤肉，以冷水暂浸角口二三分，以角之，此神验。不可以口嘬，毒入腹杀人。甄公云：灸即瘥，以热角嘬之，无火灸也。"用角法治疗虫蛇咬伤之前，多是应用药物外敷和砭石来治疗此病，有的病情较轻的毒虫咬伤，像蜜蜂、蜈蚣等毒性不是很剧烈的虫子咬伤，使用药物外敷，稍微忍耐一两日就可痊愈，而蛇蝎咬伤不比蜜蜂、蜈蚣之类，毒性比较剧烈，虽经使用药物外敷，但是也久久不能痊愈，而单用砭石切开排毒，毒血也很难完全排尽，给患者带来相当大的痛苦，而甄立言经过其长期的临床实践和长期探索，发现角法对此症见效神速，而且放弃了传统的兽角，因兽角取材不易，而且制作工艺也较复杂，其大小和长短也不易随症调适，转而采用随处可见的竹子作为制作罐具的原材料，其取材相对容易，制作起来也较方便，大小长短的调整可以选择不同直径的竹子来磨制，像蛇蝎咬伤之部位经常位于四肢末端，该处肌肉比较浅薄，兽角制成的罐因为直径过大往往不能吸拔住，而竹罐就可选择细竹制作成合适的大小，数量上也可多做几枚，用水煮后，排出罐内空气，迅速置于患处，罐冷后即马上换用新罐，直至吸拔干净。书中还特别言到，初被蜇伤时，可先用针刺使伤口出血，顺便也可令伤口扩大，利于毒血排出，这样在施以角法时便可使蛇蝎之毒在短时间内吸拔干净，以免蛇蝎毒深入五脏六腑，造成严重后果。这也是针刺角法联合应用治疗疾病的一个例子。在使用此法治疗蛇蝎咬伤时，甄立言还特别指出因为怕罐太热伤到肌肉，所以在将竹罐放置在伤口处之前，先将竹罐口稍浸入冷水中以使罐口冷却，以免烫伤，不过浸水时间不宜太长，只需使罐口不烫伤人即可，以免排出的空气又再进入罐中，造成吸拔不紧，影响治疗效果。有医家认为灸法也可治疗此病，但使用角法，就无须使用灸法，即可使疾病痊愈。且此法简便易行，尤其是蛇蝎咬伤经常发生在荒郊野外，身边如无合适的治疗工具，无法施以其他疗法，但竹罐就地取材即可制作，不失为一种很好的应急措施，且疗效确切，起效也很快。以竹罐代替兽角是角法在历史发展进程中的一个里程碑，直至现在，以竹罐用热水煮后来实施水罐疗法在临床也有应用，可见其适用性确实很广泛而且疗效肯定。

《外台秘要》中已明确记录了拔罐疗法在外科的应用，而且还将拔罐疗法的应用范围扩展到了内科领域，同时还绘制了彩色经络穴位图《名堂孔穴图》，第一次将拔罐疗法同经穴联系在一起。从书中所载之煮罐法治疗瘫痪就可看出，因其属于内科疾患，不像外科疾病那样在体表有明显的病变部位，只需在患处局部施以拔罐法即可，而要根据疾病的病因，侵袭的脏腑选取相应的腧穴使用拔罐法，这样才能达到治疗疾病的目的。因背部的背俞穴是五脏六腑之气血输注出入于体表的部位，通过在背俞穴上施以拔罐法可调节脏腑之阴阳气血，引邪外出，恢复人体的阴阳平衡。

除了历代中医文献中关于拔罐法的论述颇多外，官方对拔罐疗法的重视程度也日趋增强。自从南（北）朝刘宋元嘉二十年（公元 443 年），太医令秦承祖奏准创建医学教育机构教授学生，同时还设立了太医博士、太医助教等医官。到了公元 6 世纪的隋朝，就创立了"太医署"这样一个机构，主要是一些太医们集中在一起办公的地方，相当于现在的医学教育行政机构。但是隋"太医署"的规模不大，设置不全，所以只能算是医学校的初级阶段，并不能算正规的医学校。直到公元 624 年唐继隋设立"太医署"，这可以说是我国第一座由国家举办的正式医学专科学校。唐朝的"太医署"分医学部和药学部，医学又分四大科：医科、针科、按摩科（包括伤科）、咒禁 4 科，其中医科又分体疗（内科）、疮疡（外科）、少小（儿科）、耳目口齿（五官）和角法五科。由此可见，当时政府对角法的高度重视，并已使之成为一门独立的学科。到了宋代，角法的发展除了竹罐的使用越来越广泛，另外主要是医书中出现了"水角"和"水银角"的记载，这是在《刘涓子鬼遗方》之后又再次有记载这类特殊角法的朝代。"水角"使用的是水，而"水银角"使用的是水银。这两种角法是使患者的患处卧在事先已经挖好并放入水或水银的坑上，然后，再加以角的方法，这样便可角出脓血，并使流入角器内。关于角法的禁忌证也不是绝对的，需要具体情况具体分析。如在宋代唐慎微编著之《类证本草》中就有"治发背，头未成疮及诸热肿痛，以青竹筒角之"的记载，指出对于疮痈初起，可以用水罐法代替一般角法以治疗之，这是对《太平圣惠方》中关于角法论述的一个补充，也是对角法适应证的扩充。宋代的《苏沈良方》中则有关于"火角法"的记载："治久嗽，冷痰咳嗽，及多年痨嗽，服药无效者。雄黄（通明不夹石者）一两、雌黄（不夹石者）半两、二味同研极细末，蜡二两。上先熔蜡令汁，下药末，搅匀候凝，刮下。用纸三五段，每段，阔五寸长一尺，蜡熔药，涂其一面令厚，以竹箭卷成筒子，令有药在里，干令相着，乃拔去箭。临卧，熨斗内盛火，燃筒子一头，令有烟，及就筒子长引气，吸取烟，陈米饮送下，又吸，每三吸为一节。当大咳，咯出冷涎，即以衣覆卧，良久汗出。若病三五年者，二三节即瘥。十年以上，嗽甚，咳声不绝，胸中常有冷痰，服药寒温补泻保无效者，日一为之，不过五七日良愈。"这段论述是关于使用拔罐疗法治疗内科疾病的记载，利用火角之温热和吸拔作用，使寒邪外出以治疗寒邪客肺之久咳不愈。唐宋年间角法的发展经历了一个比较繁荣昌盛的时期，不仅很多医家在著作中论述了罐具的制作、角法的使用，对角法的记载也不再是局限于一些简单的医案，逐渐上升到理论的高度对角法进行总结和论述。而且政府对角法这一治疗方法也十分重视，除了唐代的"太医署"专设一角法科，宋代的官修方书《太平圣惠方》对角法也有比较详细的论述。

尽管元代的历史只有短短的几十年，但是中医学的发展却并未停滞不前，拔罐疗法也不例外。元代医家萨谦斋所撰的《瑞竹堂经验方》中就有关于吸筒法的论述，本书是一部很有特色的中医验方集，书中记载的"竹筒吸毒法"乃为"吸筒，以慈竹为之，削去青。五倍子（多用）、白矾（少用些子），上二味和筒煮了收起，用时再于沸渴煮令热，以箸箕筒，乘热安于患处"。这是拔罐法发展史上第一次采用中药煎汤来煮竹筒，用来拔罐，由此可见，此水罐法不单单是以水煮罐，还在水中加入了五倍子、白矾之类拔毒生肌敛疮的药物，比起单纯的用沸水煮筒法来说，其不仅具有角法的吸拔作用还融入了药物疗法的作用，这是对拔罐法的一次创新，对拔罐法的治疗作用也是一次扩展，使其在吸拔出脓血的同时使中药的药力借热渗透入伤口中，另外还可有助于脓毒排出后伤口的恢复，因而很好地提高了临床疗效。由本书中的记载来看此"竹筒吸毒"法与现代药罐法已经非常接近，可以看作是现代药罐法的雏形。

至明代拔罐法已经成为中医外科中重要的外治法之一。当时一些主要外科著作几乎都记载有此法。主要用于吸拔脓血，治疗痈肿。在吸拔方法上，较之前代又有所改进。用得较多的是将竹罐直接在多味中药煎熬后的汁液中，煮沸直接吸拔，所以，竹罐又被称为"药筒"。大医家陈实功的《外科正宗》一书中对此法的论述就已很详尽，其中在痈疽治法总论第二章中就有"半月之后脓亦少，须将药筒对顶拔提，有脓血之交粘，必腐肉之易脱"的记载。"如疮半月后仍不腐溃、不作脓者，毒必内陷，急用铍针，品字样当原顶寸许点开三孔，随疮之深浅一寸、两寸皆可入之，入针不痛，再深入不妨，随将药筒预先煮热，对孔窍合之，良久，候温取下。如拔出之物，血要红而微紫，脓要黄而带鲜，此为血气营运活疮，其人必多活。又谓脓血交粘，用药可全，色鲜红活，腐肉易脱。如拔出瘀血紫黑，色败气秽，稀水无脓者，此为气血内败死疮。所谓气败血衰，神仙叹哉！此等之疮难久候，其人必在月终亡。"指出对阳气不足，疮痈久不成脓，毒欲内陷之病证，须急用刺血拔罐法，引脓血外出，以防邪毒内陷，深入体内损伤五脏六腑。书中不仅对此病证的治疗提出了相应的方法，而且对疾病的转归和愈后做出了明确的判断，如果吸拔出的是脓血混杂，脓色鲜黄，而血色红中带紫之物，则表示此人正气未虚，气血流行尚通畅，为活疮，此时用药治疗效果较好；如果药筒吸拔出的是颜色紫黑之瘀血，而且气味难闻，还没有脓时，则表示此人正气已虚，气血衰败，为死疮，必在月终亡。不过古人所说之"死疮""其人必在月终亡"只是说明此时疾病病情较严重，不易治疗，并不一定就会死亡。这些记载是医家在临床治疗中积累的长期实践经验的总结，以供后世医家参考研究。相比之以前的医书中只是简单的描述什么病用什么方法治疗来说，本书在对拔罐法进行记载时，就更为详细且具体，说明此时拔罐法已经是一种比较成熟的治疗方法了。另外书中还有一专门的"煮拔筒方"用于煮筒法，谓之"煮拔筒方羌独活，紫苏蕲艾石菖蒲，甘草白芷生葱等，一筒拔回寿命符""治发背已成将溃时，脓毒不得外发，必致内攻，乃生烦躁，重如负石，非此法拔提毒气难出也。羌活、独活、紫苏、蕲艾、鲜菖蒲、甘草、白芷各五钱，连须葱二两，运用口径一寸二三分新鲜嫩竹一段，长七寸，一头留节，用刀划去外青，留内白一半，约厚一分许，靠节钻一小孔，以栅木条塞紧，将前药放入筒内，筒口用葱塞之，将筒横放锅内，以物压勿得浮起。用清水十大碗淹筒煮数滚，约内药浓熟为度候用。再用铍针于疮顶上一寸内品字放开三孔，深入浅寸，约筒圈内将药筒连汤用大瓷钵盛贮病者榻前，将筒药倒出，急用筒口乘热对疮合上，以手捺紧其筒，自然吸住，约待片时，药筒已温，拔去塞孔木条，其筒自脱。将器倒出筒中物色看其何样，如有脓血相粘、鲜明红黄之色，亦有一二杯许，其病乃是活疮，治必终愈。如拔出物色纯是败血气秽，紫黑稀水，而无脓意相粘者，其病气血内败，肌肉不活，必是死疮，强治亦无功矣。此法家传，屡经有验。如阳疮易溃、易脓之症，不必用此以伤气血，此法阴疮之用，要在十五日前后，坚硬不溃、不脓者行之最当。此法有回天之效，医家不可缺也。"书中所言之"发背"是指有头疽生于脊背者。因脏腑俞穴皆在背部，脏腑气血不调，或火毒内邪，或阴虚火盛，凝滞经脉，使气血闭塞不通而发病。此煮拔筒方是在前世《瑞竹堂经验方》的基础上，借鉴了其利用药物来煮竹筒以加强在吸拔脓血时治疗效果的思路，并且对煮竹筒的药方进行了深入研究，结合病证的特点提出了配伍更为精当的煮拔筒方。另外书中除了在治疗原则方面对拔罐法进行了论述外，书中卷之二痈疽治验中还有应用拔罐法治疗疾病的个案记载："一男子年五十余，背心生疽十三日矣。汤水全然不入，坚硬背如负石，烦闷不语，请视之，疮势虽重，皮色亦紫，喜其根脚交会明白，毒尚结聚于此，未经入内，故可治之。须行拔法，使毒气外发，不致内攻为要。随煮药筒提拔二次，共去恶血碗许。又脉实便秘，以内疏黄连汤及猪胆汤导法，大便通利二次使内外毒气皆得通泄，随夜睡卧得宁，背重失其大半。"书中用具体的个案治疗来说明验证书中的总的治疗原则，使读者在了解了一个总体的概述以后，又对煮药筒法治疗疾病有了进一步地更为直观的认识。《外科正宗》详细描述了药罐法的罐具制作、药方组成、详细的操作方法以及疾病的转归愈后，并且对具体个案也收录在内，比较系统地记载了药罐疗法，对拔罐法在临床的普及及推广提供了有利的条件。而且还首次将拔罐疗法与针刺、中药结合起来，既有用中药煎汤煮罐配合针刺放血，也有将拔罐外治和中药内服结合起来，内疏外通，使内外毒气皆得通泄之法，这些也是其对拔罐疗法临床应用上的一次创新。除此以外，明代刘渊然所著之《济急仙方》也有竹筒吸毒法的记载。

另一本对拔罐法论述较多的是明代申斗垣所著的《外科启玄》，他在书中把拔罐称为"吸法""煮竹筒法"，临床上治疗中也多用于疮疡的吸毒拔脓。书中记载"明疮脓宜吸法论：疮脓已溃已破。因脓塞阻之不通。富贵骄奢及女体不便。皆不能挤其脓。故阻而肿焮。如此当用竹筒吸法。自吸去其脓。乃泄其毒也。亦有用口吮其脓。令不痛而毒自安。此疮医之仁矣。古云。医家有割股之心。罕矣哉"。这段文字先从总体上说明了如果体生疮疽，应该何时使用竹筒吸拔脓血，当痈疽已经破溃时，疮脓本应自然流出，但是由于其排出之路径堵塞而致脓出不畅，而且有部分患者由于养尊处优不耐疼痛或是女患者，用手直接挤脓多有不便而且疼痛剧烈，此时就应当及时用竹筒将其吸出，以免因脓无出路造成患处红肿发炎甚至坏死。其后书中又详细地记载了"吸脓法"的具体操作方法："古之良医有好生之德。用口吮脓。不令至痛。用此苦竹筒子五七箇。长一寸，一头留节，削去青皮，令如纸薄。随着疮疡大小，用之。药煮热竹筒一节。安在疮口内。血胀水满了。竹筒子自然落下。再将别节热竹箇子仍前按上。如此五七节吸过。便用膏药贴之。如脓多未尽。再煮一二遍竹筒更换吸。脓尽为度。"其中记载的竹筒制作法与其他各医书中所记载的方法基本相同，采用的也是中药煎汤竹筒法，另外，"煮竹筒法"方用"白及、白蔹、艾叶、牙茶、甘草、苍术、厚朴、草乌、白蒺藜、乌柏皮，各等份咀片。用水三五碗。同竹筒子一齐煮十数沸。则取竹筒子用，如痈疽大，脓多，亦多煮竹筒子，亦不必拘数，此活法也。"此煮竹筒方相比于《外科正宗》的煮筒方所用药物味数更丰富，作用更为全面。就在同一时期，朝鲜医家许浚的《东医宝鉴》中也记载有竹筒吸毒法，书中言道："治痈疽疔疖肿毒及诸般恶疮，吸出脓血恶水，甚佳。"综观历代文献，煮竹筒法治疗疮疡发展至明代已经是一种比较成熟的方法了，既可以在疮痈初起的时候使用，也可以在疮痈已成将溃却未溃时或是痈疽已经破溃脓出不畅时使用，根据不同的情况采用水煮或是中药煎煮以达到排脓消肿的治疗目的。

除了在治疗外科疾病方面，拔罐法的应用日趋成熟完善外，明代宫廷御医方贤编著的《奇效良方》一书中，还记载了使用拔罐法用来急救的病例："治溺水死，以酒坛一个，纸钱一把，烧放坛中，急以坛口覆溺水人脐上，冷则再烧纸钱，放于坛内，覆脐去水即活。"书中拔罐急救治疗溺水，选取的部位是肚脐，中医学认为，脐中为任脉要穴"神阙穴"所在，脐部位于人体的正中，又为冲脉循行之处，为经脉之中枢，经气之江海，脐可通过经气沟通上下内外，诸经百脉、五脏六腑。也就是说人的肚脐内联全身经脉和脏腑，而溺水后患者出现昏迷不省人事，面色苍白，四肢冰凉，甚至是呼吸暂停等症状，可以看作是中医证型中的"厥证"，其病因病机乃是肺主气，司呼吸，溺水后水通过呼吸道进入肺中，影响肺的正常生理功能，造成气机突然逆乱，气血运行失常，阴阳离决，清阳不升，不能布达于四末所致，正如《景岳全书·厥逆》所说："厥者尽也，逆者乱也，即气血败乱之谓也。"治疗以醒神回厥为主要原则，在脐部施以拔罐法，通过温热的刺激，起到温通阳气、回阳救逆的作用，还可通过"覆脐去水"排出影响人体气机的外邪，调整气机运行，使其恢复正常，达到急救的目的。书中记载的火罐的点火方法也很有特点，是将纸点燃后放入坛中，排出空气，现代拔罐使用的投火法就是从此演变而来。而且在使用的是陶制的酒坛，虽然有可能是因为急救的情况下就地取材为之，但是却为后世医家采用陶制罐具治疗疾病拓宽了思路。

至此，拔罐法虽然在罐具、吸拔方法等方面有了长足的改进和提高，罐具由兽角发展为竹罐，而且竹罐的使用已经占有主要的地位，而且还出现了用酒坛作为罐具，这可以说是后世陶罐的雏形。吸拔方法上除火罐外，煮竹筒法的使用已相当常见，占有很重要的地位，而且还和针刺疗法结合起来运用，但在临床应用方面仍以疮疡外科疾病为主，在内科疾病的治疗方面拔罐疗法仍然较少有人使用。这方面是后世医家在对拔罐法进行发展改良时重点研究的领域。

到了清代，拔罐法能得到医家重视，进而得到长足发展，与历代医家提倡"非到必要不宜服药""不宜乱服药"的观点密切相关。像唐代孙思邈在《备急千金要方》中提到"消渴三忌，便不服药亦可"；元代窦汉卿在《疮疡经验》中也载有"痘疹诸症，以不服药为上"；明代赵献可在《素问钞》中载有"夫咳嗽、吐衄未必成瘵也，服四物，知柏之类不已，则成矣"；清代劳守慎在《济众录》中论及瘟疫时也说："瘟疫不拘于诊，古方多不验，弗药无妨。"这些叙述都印证了上述观点。拔罐法发展到清代不仅在吸拔方法上有了进一步拓展，而且在治疗疾病的种类方面也不再局限于外科疾病的疮疡吸拔排脓。内科疾病使用拔罐法治疗的例子也逐渐增多。吴谦等编著之《医宗金鉴·外科心法要诀》中专门记载有先用针刺，继用中药（羌活、白芷、蕲艾）煮罐后拔之的针药筒疗法。还总结出了便于记忆和学习的"药筒拔法歌"："痈疽阴证半月间，不发不溃硬而坚，重如负石毒脓郁，致生仿照拔为先，铍针放孔品字样，脓鲜为顺紫黑难。"用歌赋的形式简明扼要地记载下了痈疽药筒拔法的使用，并指出属于阴证的痈疽，到了十五日左右，疮毒还不见起发，脓在深部不能外溃，患处坚硬、沉重，脓毒正在向内腐蚀好肉，以致出现烦躁时，可用药筒拔引法为先，使毒脓向外排出。方法是：先用铍针（或刀）在疮顶部约一寸大小的范围内，作"品"字形刺划三个切口，根据疮肿的深度刺入深半寸至一寸，选取预先经过药汁煮热的竹筒，趁热覆于疮口上，以拔引出脓血，脓血的颜色以红或黄色鲜明的为顺证，容易治疗；如为紫黑色的，属逆证，比较难治。另外书中还记载了一个煮竹筒方，谓之"药水煮筒有奇能，令疮脓出不受疼，菖苏羌独艾芷草，整葱竹筒水煮浓"，方中所用之煮竹筒的药物与《外科正宗》一书中所载之方相同，但使用方法却有异，乃用"水十碗，熬数滚听用。次用鲜嫩竹一段，长七寸，径口一寸半，一头留节，刮去青皮，厚约分许，靠节钻一小孔，以杉木条塞之，放前药水内，煮数十滚，将药水锅置患者床前，取筒倾去药水，乘热急合疮顶针孔上，按紧自然吸住。待片刻药筒已温，拔去杉木塞子，其筒易落，外用膏药盖贴，勿令受风。脓血不尽，次日再煮，仍按旧孔再拔，治阴疮挤脓不受疼之良法也，勿忽之。如阳疮，则不必用此法，恐伤气血，慎之"。药筒拔法是采用一定的药物，与竹筒若干同煎，乘热急合疮上，以吸取脓液毒水的方法。它是借着药筒具有宣通气血，拔毒泄热的作用，从而达到脓毒自出，毒尽疮愈的目的。同时还可减少因挤压所致的痛苦，防止因脓毒不得外出，而引起毒反内攻之弊。此法一般适用于有头疽坚硬散漫不收，脓毒不得外出者，或毒蛇咬伤，肿势迅速扩散，毒水不出者以及反复发作的流火等证。此处针药筒疗法使用时的注意事项与明代《外科正宗》记载的也基本相同，即阳证慎用，免伤气血；痈疽阴证，十五日前后，坚硬不溃不脓者用之。由此可见角法发展至清代，拔罐疗法的吸拔方法已不再局限于单独使用各种罐具吸毒排脓，综合疗法在临床中的使用也已比较常见。另外，在《医宗金鉴·刺灸心法要诀》中还提到一种治疗疯狗咬伤的特殊拔罐之法，即在咬伤处，"急用大嘴砂酒壶一个，内盛于热酒，烫极热，倒去酒后以酒壶嘴向咬伤处，如拔火罐样，吸尽恶血为度，击破自落"。这种特殊的拔罐方法实质上比较类似于水罐法，利用极热的酒放于酒壶中，排出壶内的空气，使壶内形成负压，然后将其吸拔于患处，排尽伤口的毒血。而其所使用的器具是砂制的酒壶，从材质上来说有别于以前拔罐法所使用的兽角和竹罐，和后来更为常用的陶制罐具比较接近，为陶罐在临床上的推广应用也有积极作用。

清朝医家吴师机以毕生精力对以膏药为主的外治疗法进行研究和实践，撰写成《理瀹骈文》一书，此书对中医外治法的总结和发展做出了重大贡献，他不仅将外治法用于痈疽疔肿、风湿痹痛、跌打损伤等外科疾患的治疗，还广泛地用于内、外、妇、儿、五官等各种疾患的治疗，因此，他的著作被后人称作"外治之宗"。书中除膏药外，还列举了数十种外治法，其中当然也包括了拔罐疗法。在书中可以看到治疗风邪头痛、破伤风和黄疸等内科疾病使用拔罐法治疗的记载。书中既有理论又有实践，其内病外治的理论原则是"外治者，气血流通即是补"。这也是拔罐法治疗疾病的机制之一。像外感风寒之邪，侵袭太阳经脉，而寒性收引，造成局部经脉经气运行不畅，引起项背拘急不舒的症状，采用拔罐法引邪外出，使经气之运行恢复正常，则疾病自除。而刺络拔罐法治疗疾病就是利用此法排出局部瘀血，使气血流通以达到治疗目的。这些都验证了"外治法，气血流通即是补"的道理。另书中还记载有"五脏之系咸在于背，脏腑十二俞皆在背，其穴可并入邪，故脏腑病皆可治背，前与后募俞亦相应，故心腹之病皆可治背，言背与心腹不必言也。他如留饮令背冷，伏饮令背痛，乃饮之由胸膈而深藏于背者。背为胸之腑也，未至于背则治胸，既至于背，倘必令还反胸膈，始得趋胃趋肠而顺下，岂不费手？治背极妙"。这段文字主要说明五脏所属的器官都在于背，脏腑十二俞穴也都在背部，这些穴位都能引邪入内，所以脏腑病证都可以治背。前身胸腹部的十二募穴与后背的十二俞穴也是相应相配的，所以心腹之病都可以同时治背。当然，既提到治背，则仍须治心腹是不言而喻的。其他，如留饮引起背冷的症状，伏饮引起背痛的症状，这些都是由于痰饮由胸膈而深藏于背所引起的。背是胸之腑，如果病邪还没有到达背，那么就治胸，如果已经到达背，倘若一定要让它重新回到胸膈，方才让它通过胃、肠而出，岂不多费手脚？因此可知，治背是最好的办法。上述理论表明了在外治法中选取人体背部作为施治部位是极其重要的一种方法，而拔罐法所取的吸拔部位中背部也是主要的一个治疗部位，尤其是在内科疾病的治疗中，拔罐法主要都是在背部选用相应的背俞穴进行治疗，这与书中的"治背极妙"的叙述也极其吻合。《理瀹骈文》除了在理论上对外治法进行了系统详细的论述外，书中还记载了许多具体治疗疾病的方法，其中关于拔罐法的论述也有不少，说明了拔罐法除了历代医家记载的较多的用来治疗外科疾病，还可以用来治疗很多的内科疾病，具体的治疗方法在书中也有介绍，"头痛有用酱姜贴太阳，烧艾一炷法。有用川芎、枳壳和艾，火酒喷，晒干，加麝为条，烧嗅法。或用干蚓粪、乳香、麝卷筒烧吸烟法。此即火治也。"，这段论述了头痛使用拔罐法治疗的方法，而且所使用的器具并非一般的竹筒或陶罐，而是用药物卷制成筒施以治疗。"黄疸取黄法：先用瓜蒂散搐鼻，再用湿面为饼穿孔放脐上，以黄蜡卷纸为筒长六寸，插孔内，以煤头（按指一种用细草纸卷成的引火物，杭人呼为煤头）点烧，至根剪断另换，取尽黄水为度，效。亦治水肿。"虽然明朝时期拔罐法仍是以治疗外科疾病为主，但是到了清朝，用拔罐法来治疗内科疾病的记载就已经越来越多了。书中记载的黄疸，就可分为阳黄和阴黄，阳黄色亮、口渴、身热、尿赤，属湿热，而阴黄色暗、体重、背寒、肢冷、自汗，属寒湿。根据病因之不同，细分下来又可分为谷疸，伤食所致；酒疸，伤酒所致；还有黄汗。以上三种都属于阳黄。而黑疸就属于阴黄，乃是脾肾俱病，较难治。"治黄疸与湿热相似"即治疗阳黄的时候，宜渗利中佐以甘温，勿纯寒，导致再伤脾而成鼓胀。书中的拔罐取黄法方法比较特别，先在脐上放置一湿面饼，中间穿一个孔，用黄蜡卷纸成筒，插入面饼的孔中，面饼可以起固定纸筒的作用，使其专作用于脐上，然后再用一种用细草纸卷成的引火物（煤头），放入筒中点燃后用火排出筒内的空气，使筒中形成负压，吸出体内的湿热，如果引火物烧完后，再换一根继续吸拔，直至将黄水吸尽为度。另外还有"破伤风，川椒面裹煨，俟热透，刺孔覆疮上，使椒气射入，或身出冷汗，或疮中出水愈。内因用此法覆脐取汗，并治腹痛。又破伤，烧酒热瓶拔黑水"，此处的破伤风书中记载"外因溃疡、跌损、狗咬、贯风有之，名破伤风"，乃是由外伤后风毒之邪侵袭引起的痉病。治疗时将川椒和面混匀后在火上煨热，热透后，在面饼上刺一孔，形成一个中空的筒状，然后将其放置在伤口感染后形成脓疮上，使川椒的温中散寒，杀虫止痛的功效随热气通过伤口进人体内，可令全身出冷汗，引邪随汗出，而且由于孔中为负压，还可通过创口吸拔出体内的坏血，使风毒之邪随之外出而令病愈。而且这种方法如果是用在脐部的时候，还可温中散寒以治疗腹痛。治疗破伤风时，除了可用川椒面裹煨成的特殊罐具外，普通的空瓶倒入热烧酒烫热瓶身后，将酒倒出排出空气，吸拔于创口上，利用负压引毒血外出。"如风寒用热烧酒空瓶覆脐上，吸取汗。亦吸瘰疬、破伤瘀血。"如果是外感风寒而导致的疾病，都可用空瓶放入烧酒烫热瓶身排出空气后吸拔于脐部，取汗以疏散风寒。而瘰疬，破伤风瘀血也可使用此拔罐法，前世医家多认为瘰疬属阴证，不宜使用拔罐法，但吴师机却认为瘰疬也可用拔罐法，不过书中并未记载具体的治疗方法，因而无从考证。《理瀹骈文》一书中记载的很多拔罐治疗的疾病都是选取脐部作为施术部位，但主要是以内科疾病为主，尤其外感风寒之邪或是内有湿热而致的各种病证都可通过拔罐法引邪外出，而且罐的温热作用还可透过脐部进入体内起到温中散寒、通经活络的作用。之所以在脐部拔罐能调节人体机能，治疗疾病，主要是因为脐与人体经脉、五脏六腑有着密切的生理、病理联系，后世在此基础形成了一门独立的治疗方法，即"脐疗法"，脐部拔罐法便是其中一个重要组成部分。除了《理瀹骈文》外，清代医家邹存淦所著之《外治寿世方》一书中也载有拔罐法治疗黄疸，用天南星叶捣烂，放茶杯内，平口扣在脐上，汗巾缚住，愈一昼夜解下，腹上自起一大疱，用银针从下面刺破，渐渐流出黄水，水尽自愈。这种方法既未使用火燃烧，也未使用水煮以排出空气，而是直接将药物盛放于罐内，再将其置于施术部位，利用药物的化学作用治疗疾病，此处使用天南星，就是利用其燥湿化痰的作用以排出体内的湿邪。后世以此法为基础，再加以改进，就成了现代临床上使用的贮药罐法，此法既有药物的化学作用，又有拔罐的机械作用，使用的药物多是一些对局部刺激性较强的药物，如生姜片、辣椒液、风湿酒等。

而众多医书中，对拔罐法有较为详细且系统论述的，首推赵学敏的《本草纲目拾遗》，书中对火罐的出处、形状、适应证、操作方法和优点等均作了详细介绍。此时在临床中竹罐的使用也日趋减少，而且当时已出现售于市面的陶罐，拔罐法治疗的病证相比于前世来说也有了很大的扩展，范围相当广泛，内科疾病使用拔罐法已经很常见了。其中包括了风寒头痛、眩晕、风痹、腹痛等病证。其在书中专列了《火罐气》一节，明确说明了："火罐：江右及闽中皆有之。系窑户烧售，小如人大指，腹大，两头微狭。使促口以受火气，凡患一切风寒，皆用此罐。以小纸烧见焰，投入罐中，即将罐合于患处。或头痛则合在太阳脑户或巅顶，腹痛合在脐上。罐得火气合于肉，即牢不可脱，须待其自落，患者但觉有一股暖气从毛孔透入，少顷，火力尽自落，肉上红晕，罐中有水气出。"其中，对火罐的形状、应用范围、出处、大小、适应证、使用方法等，都有比较明确的记载，在书中还指出火罐可治风寒、头痛及风痹、眩晕等症：拔罐可"治风寒头痛及眩晕、风痹、腹痛等症"，可使"风寒尽出，不必服药"。另外书中比较有参考价值的一点就是记载了在使用拔罐法时患者的感觉，患者的感觉是医者在施术过程中随时治疗调整手法以达到最佳疗效的一个很重要的条件。《本草纲目拾遗》是第一部对于拔罐疗法有比较详细、完整论述的医学著作，使拔罐疗法得以总结规范，形成了一套比较完善的治疗方法。

尤其是到了康熙和雍正年间（1662~1735年），陈梦雷、蒋廷锡等编成一部万卷之巨的《古今图书集成》，其中有《医部全录》520卷，其中搜罗颇为丰富，是一部比较全面的大型类书，其中也含有拔罐疗法的内容。书中记载"半月之后脓亦少，须将药筒对顶拔提，有脓血之交粘，必腐肉之易脱。如疮半月后，仍不腐溃，不作脓者，毒必内陷，急用钺针品字样，当疮顶寸许开三孔，随疮之深浅，一寸两寸皆可入之，入针不痛，再深入不妨，随将药筒预先煮热，对孔窍合之，良久候温取下。如拔出之物，血要红而微紫，脓要黄而带鲜，此为血气营运活疮，其人必多活。又谓脓血交粘，用药可全，色鲜红活，腐肉易脱。如拔出瘀血紫黑，色败气秽，稀水无脓者，此为气血内败死疮，所谓气败血衰，神仙叹哉！此等之疮难久候，其人必在月终亡。"书中收录的此段论述是《外科正宗》的内容，能被《古今图书集成》收入其中，证明拔罐法已经得到官方的认可，在临床上的应用也已比较普及。

由此可见，在清代拔罐疗法已经相当普及。许多百姓家中都备有陶罐、竹罐以及一些拔罐的代用品和辅助用品。感冒、头痛、眩晕、痹证、腹痛、腰背疼痛等一些常见病证均可自行在家治疗，这一时期拔罐疗法在民间广为流传。拔罐疗法所治疗的病种也涉及内、外、妇、儿、皮肤、五官等学科。

另外，拔罐疗法在古时已传到日本、朝鲜和东南亚一带。古日本学者把先针后角的方法称为"湿角"，而把使用单一的直接角法称为"干角"，现在则称为"真空净血疗法"。拔罐疗法还在印度、法国、希腊、俄罗斯等国家得到了广泛的应用，俄罗斯称之为"郁血疗法"，法国则称之为"杯术"。

综上所述，拔罐疗法在我国已有两千余年的历史，并形成一种独特的治病方法。但是，应该指出的是，其发展过程十分缓慢，长期以来，拔罐主要是用以治疗痈肿疮毒，清代虽有所拓展，涉及内、外、妇、儿等各科疾病，但是从总的情况来看，仍囿于疮疡外科的外治法之中。相较于其他治疗方法来说其发展仍是比较迟缓的。因此，本来属于刺灸法之一的拔罐法，在我国古代大量针灸著作中却十分鲜见。尤其是清末之后，随着针灸医学本身的衰落，拔罐法也流落于民间，其发展更趋于停滞。

令人欣喜的是，近百年来，随着历史的变革、科学技术的进步，拔罐疗法在广大医务工作者的挖掘、整理、验证、总结和提高下，得到了不断的改进和完善，中医学这一宝贵遗产，得以继承和发展。如在用具方面，已由古代的兽角、竹筒、陶罐，发展为金属罐、玻璃罐、抽气罐、挤压罐，乃至电拔罐、经穴电动拔罐治疗仪等现代装置；在操作方面，已由燃火排气、煮水排气，发展为抽气筒排气、挤压排气及电动抽气等（以燃火排气吸拔的称"火罐"，以水煮排气吸拔的称"水罐"，以抽气法排气的称"抽气罐"）；在操作方式方面，已由单纯拔罐，发展为走罐（推罐）、闪罐、按摩拔罐及至配合电针、红外线及各种现代化理疗设备等；在临床应用方面，也由单纯吸拔脓血，发展为治疗包括内、外、妇、儿、骨伤、皮肤、五官等科的上百种疾病，成为临床治疗中常用的一种方法。还有人将拔罐疗法与现代实验室检查法结合起来，用于某些疾病的诊断和鉴别诊断。此外，像现代理疗中的局部负压疗法及气压疗法，也是古代角法的发展和演变。

拔罐疗法是我国古代劳动人民在长期的劳动实践和同疾病的斗争中，经过不断总结、逐渐积累起来的经验，是传统中医学中的一颗明珠。其具有历史悠久、方法独特、简便安全、容易操作、适应广泛、疗效稳定、设备简单、对周围环境无特殊要求的特点，是一种从临床实践中总结和完善出来的，行之有效的，很有前途的一种物理疗法。随着我国医药卫生事业的不断发展，拔罐这种毫无化学疗法副作用的物理疗法，逐渐得到广大医务工作者的重视，临床应用的范围不断扩大。我们相信，经过进一步的研究、完善其理论和治疗体系，拔罐疗法一定能够进一步发扬光大，为人类的健康做出更大的贡献。

第二章 拔罐疗法的历史渊源

使用"罐"对人体进行治疗,是我国民间流传悠久的一种独特的治病方法,俗称"拔罐子""吸筒",在《本草纲目拾遗》中叫作"火罐气",《外科正宗》中又叫"拔筒法"。在古代多用于外科痈肿,起初并不是使用罐,而是用磨有小孔的牛角筒,罩在患部排吸脓血,所以一些古籍中又取名为"角法"。

现存最早的文字记载见于湖南长沙马王堆汉墓出土的古医书《五十二病方》。其中有以角治疗痔疾的记载:"牡痔居窍(肛门)旁,大者如枣,小者如枣覈(核)者,方以小角角之,如熟二斗米顷,而张角,系以小绳,剖以刀……"这就可以看出角法在治疗痔疾时是一种用以吸出痔核以便手术结扎切除的有效措施。由于古人采用动物的角作为治疗工具,所以称为"角法"。据医史文献专家考证,《五十二病方》是我国现存最古的医书,大约成书于春秋战国时期,这就表明我国医家至少在公元前世纪至公元前二世纪已经采用拔罐这一治疗方法。这时的罐具多为动物的角,尤为牛角为多。

在中国中医科学院医史文献研究所的陈列馆中,收藏着数枚古火罐,其中有汉代陶质火罐,色暗红,表面留有斑块样烧制的附着物,外形稍扁,大小与现代用于临床的陶罐相似。以此可以推测,汉及汉以前就已应用陶罐治病了。汉代多以陶制罐具为主,这与汉代陶土烧制技术有着密切关系。

东晋医家葛洪在其所撰的《肘后备急方》中,提到用角法治疗脱肿,所用的角为牛角。有人认为葛洪"曾涉足壮族地区,亲见当地民间角法,始操笔记于《肘后方》",并提及壮医仍在使用黄牛角、麂子角、黄麂角作为拔罐工具。

隋唐时期,拔罐的工具有了突破性的改进,开始用经过削制加工的竹罐来代替兽角。至唐代始见用竹筒代替角罐、陶罐的记述。

唐代医家王焘在《外台秘要》中记载:"患瘐殢(结核之类)等病……即以墨点上记之,取三指大青竹筒,长寸半,一头留节,无节头削令薄似剑,煮此筒子数沸,及热出筒,笼黑点处,按之良数数如此角之,令恶物出尽,乃即除,当目明身轻也。"可见唐代使用竹罐代替角罐、陶罐,这也是最早记载的竹罐制作和以水煮罐的吸拔方法,是水罐法的雏形。

竹罐制作简单,取材容易,轻巧不易跌碎,通过水煮的方法吸拔,为后世药物煮罐的发展奠定了基础。如《外台秘要·卷四十》中就有关于用竹罐吸拔的详细描述:"遂依角法,以意用竹依作小角,留一节长三四寸,孔径四五分。若指上,可取细竹作之。才令搭得螫处,指用大角,角之气漏不嘬,故角不厌大,大即嘬急差。速作五四枚,铛内熟煮,取之角螫处,冷即换。"指出应据不同的部位,取用不同大小的竹罐。而当时所用的吸拔方法,即为当今还在沿用的煮罐法,或称煮拔筒法。

唐代医家王焘在《外台秘要》中明确记录了拔罐疗法在外科之中的应用,同时还绘制了彩色经络穴位图《明堂孔穴图》,第一次将拔罐疗法同经穴联系在一起。吸拔工具和吸拔方法的改进,对后世产生了重要的影响。

到了宋金元时代,竹罐已完全代替了兽角。拔罐疗法的名称,亦由"吸筒法"替代了"角法"。在操作上,则进一步由单纯用水煮的煮拔筒法发展为药筒法。

公元 1086~1093 年间，宋代唐慎微循《嘉佑补注本草》《图经本草》编著了《证类本草》，其中提到"治发背，头未成疮及诸热肿痛，以竹筒角之"。宋代苏轼与沈括所著《苏沈良方》有久嗽火筒法。

元代医家萨谦斋所撰的《瑞竹堂经验方》中记载有竹筒吸毒法。

明代刘渊然著《济急仙方》有竹筒吸毒法，陈实功著《外科正宗》有煮拔筒方。至清代《医宗金鉴》，思路又有所发展，首次提到以中药煮竹用于临床，把辨证用药和罐法紧密结合起来，此法袭用至今。

清代正式提出了沿用至今的"火罐"一词。对此，赵学敏的《本草纲目拾遗》中，对火力排气拔陶瓷罐的方法做了详细的介绍："火罐：江右及闽中皆有之，系窑户烧售，小如人大指，腹大两头微狭，使促口以受火气，凡患一切风寒，皆用此罐。"表明陶罐已作为商品买卖，广为流行了。

从中国中医科学院中国医史博物馆收藏的近百件不同年代的罐具研究认为：黄河流域多应用陶罐，北方牧区多使用角罐，南方气候较炎热多用竹罐，说明拔罐疗法与人类生活环境有着密切的关系。

第三章 古代拔罐疗法的著作

1.《五十二病方》

约为春秋战国时期的作品，撰人未详。书中有关于以角治疗痔疾的记载，这是迄今为止所知的先秦时期就有用火罐治疗疾病的最早记载。

2.《黄帝内经》

约成书于战国时期，为后人托名于黄帝的医学著作。该书虽未直接论及拔罐疗法，但其"风寒与百病之始生也，必先于皮毛"和"善治者，治皮毛"的观点与拔罐疗法治疗疾病的原理却又不谋而合，为拔罐疗法提供了理论基础。

3.《肘后备急方》

东晋医家葛洪著。书中有用兽角制成的罐治疗疮疡的记载，它也是最早记载有用角法治疗外伤的书籍，另外还提出了拔罐疗法的禁忌证。

4.《姚氏方》

约成书于南北朝时期，撰人未详。书中主要论述了拔罐疗法的一些禁忌证。

5.《补阙肘后百一方》

南北朝时期医家陶弘景撰。其首次记载了角法和针刺结合起来的方法用来治疗足肿病。

6.《医心方》

日本医家丹波康赖撰。书中详细记载了针角疗法的适应证，即阳性的化脓性疾患；以及禁忌证，即阴性的非化脓性疾患。

7.《备急千金要方》

唐代医家孙思邈著。书中进一步说明了拔罐疗法的禁忌证。

8.《刘涓子鬼遗方》

东晋时期刘涓子撰著，南齐龚庆宣编次，为我国现存最早的外科学专著。书中记载了用"水银角"法来吸毒排脓。

9.《古今录验方》

隋唐时期医家甄权、甄立言所著。书中首次记载了使用竹罐治疗蛇蝎伤以及竹罐的制作方法和煮罐吸拔法。

10.《外台秘要》

唐代医家王焘著。书中也有关于用竹罐吸拔的详细描述，其采用煮拔筒法来治疗内科疾病在历史上还是第一次，也是拔罐疗法在治疗疾病范围上的一次扩大。

11.《名堂孔穴图》

唐代医家王焘绘制。该书第一次将拔罐疗法同经穴联系在一起。

12.《太平圣惠方》

宋代王怀隐等编著。书中论述痈疽宜水角或不宜水角法，明确了痈疽初生等都为这种疗法的禁忌证。

13.《类证本草》

宋代唐慎微编著。书中指出对于疮痈初起，可以用水罐法代替一般角法以治疗之，也是对角法适应证的扩充。

14.《苏沈良方》

后人将宋代苏轼《苏学士方》和宋代沈括《良方》二书合编而成。书中有关于"火角法"的记载，用以治疗寒邪客肺之久咳不愈。

15.《瑞竹堂经验方》

元代人沙图穆苏（萨谦斋）编撰。书中记载了"竹筒吸毒法"，用中药来煮罐，将药物的功效融入拔罐疗法当中。

16.《外科正宗》

明代医家陈实功著。书中详细记载了用煮筒法吸拔脓血，而且对疾病的转归和愈后做出了论述。而且还将煮筒之中药归纳成"煮拔筒方"。

17.《济急仙方》

明代刘渊然著。书中也记载了竹筒吸毒法。

18.《外科启玄》

明代申斗垣著。书中将拔罐称为"吸法""煮竹筒法"，记载有"明疮脓宜吸法论"和"吸脓法"，说明了何时使用煮竹筒法及其具体操作方法。

19.《东医宝鉴》

朝鲜医家许浚著。书中记载治痈疽疔疖肿毒及诸般恶疮用竹筒吸毒法。

20.《奇效良方》

明代方贤编著。书中记载了使用拔罐法用来急救的病例，其火罐的点火方法与前代不同，类似于现代的投火法。

21.《医宗金鉴》

清代吴谦等编著。其中在《外科心法要诀》中专门记载有先用针刺，继用中药（羌活、白芷、祁艾等）煮罐后拔之的针药筒疗法，还总结出了便于记忆和学习的"药筒拔法歌"，在《刺灸心法要诀》中提到一种治疗疯狗咬伤的特殊拔罐之法，其使用的器具与后世常用的陶制罐具比较接近。

22.《理瀹骈文》

清代医家吴师机著，被后人称作"外治之宗"。书中有风邪头痛、破伤风和黄疸等内科疾病使用拔罐法治疗的记载。该书是内病外治的典范。

23.《外治寿世方》

清代医家邹存淦所著。书中记载有拔罐法治疗黄疸，其吸拔方法与现代临床上使用的贮药罐法很接近。

24.《本草纲目拾遗》

清代赵学敏著。书中专列了《火气罐》一节，对火罐的形状，火罐的应用范围，火罐的出处，火罐的大小，火罐的适应证，火罐的使用方法，都有比较明确的记载。书中关于拔罐治疗内科疾病的论述也很详尽。

25.《古今图书集成·医部全录》

清代陈梦雷、蒋廷锡等编著。书中记载了针刺与药筒结合起来吸拔疮脓的方法。

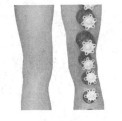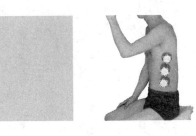

现代研究篇

第一章　孟氏中药拔罐疗法研究

第一节　中药拔罐疗法研究

为了使我国传统拔罐疗法在现代条件下更加发扬光大，我们进行了多年探索，并组织、联合部分中医专家学者共同开发中药拔罐新疗法，进行了一系列临床试验研究。这种特制负压拔罐、中药外治与磁疗三者有机结合的新疗法被称为孟氏中药拔罐疗法（以下简称"中药拔罐"）。经过十多年的努力，中药拔罐疗法已经得到了较广泛的推广应用。

（一）特制负压拔罐的结构原理

该罐由圆柱形罐体、活塞、密封圈、旋转手轮等部分构成。罐体以 ABS 树脂制成，活塞上面带一螺杆，活塞底面装有恒磁片，边缘配以密封圈与罐体内壁密封，手轮固定在罐体上，与螺杆齿合在一起。使用时将罐口扣于皮肤上，转动手轮，带动活塞在罐内移动，根据物理学玻 – 马定律，随着密封于罐内气体体积的增大，罐内压强减小，形成负压，罐体即吸拔于人体皮肤，并可通过旋转手轮而调节负压（即吸拔力）的大小。在负压吸拔治疗作用的同时，活塞上磁片磁场可发挥磁疗的镇痛、消炎、改善血液循环等作用。

（二）孟氏拔罐擦剂的作用与实验研究

施用中药拔罐时，要在拔罐处或附近穴位、经络的皮肤上涂以中药拔罐液，目前通用的是孟氏拔罐擦剂（原称"孟氏拔罐液""活血通络液"）。

孟氏拔罐擦剂是用藏红花、血竭、冰片、元胡、川芎、当归等二十余味中药，经现代科学加工工艺提取有效成分制成，有活血化瘀、疏通经络、祛除风湿、运行气血、散寒止痛的功效，并有抑菌作用。在负压吸拔和磁场作用下，毛细血管扩张，血管壁通透性增强，新陈代谢旺盛，有利于药物有效成分的吸收和对穴位、经络的作用。

（三）中药拔罐治疗高血压的疗效观察

80 例高血压患者按 3∶1 比例随机分为试验组 60 例和对照组 20 例。试验组用中药拔罐，取血压点、风池、大椎、身柱、肝俞、胆俞、曲池、合谷、三阴交、涌泉、肩井、足三里等穴，每天 1 次，每次 2~3 个穴位，轮换拔罐，每次留罐 15~30 分钟，拔罐前涂孟氏拔罐擦剂。在治疗过程中，随着治疗后血压的降低，在原来服用降压药物的基础上，可逐渐减少服药的剂量和次数（对照组同）。对照组服复方罗布麻片，每次两片，每日 3 次。两组均以 7 天为 1 个疗程，在治疗前和两个疗程后分别测量血压，并观察症状变化。统计学处理结果如下。

1. 降压疗效

试验组显效率 47.54%，总有效率 72.13%；对照组显效率 30.0%，总有效率 65.0%，经统计学处理，两组差异有显著意义。试验前后收缩压与舒张压的数值变化比较，统计学处理两组均有显著性差异，但试验组优于对照组，表明中药拔罐有较好的降压效果，观察还表明降压的同时对心率无明显影响。

2. 症状疗效

试验组显效率 40.0%，总有效率 80.0%；对照组显效率 25.0%，总有效率 55%，经统计学处理，两组有显著差异，$P < 0.01$。试验组对高血压的各种症状均有明显效果并优于对照组。表明中药拔罐具有明显改善高血压临床症状的作用。

（四）对高血压患者脑阻抗血流图的影响

在上述 80 例高血压患者治疗观察前后，分别应用云南智能技术研究所研制的人体主要器官血液循环功能和血流动力学变化分析系统，按脑阻抗血流图常规导联的放置方法，分别检测左、右颈内动脉颅内支和左、右椎动脉颅内支的血管充盈度、柔顺性和血流量指标，做治疗前后统计学比较分析。

结果表明，无论是改善脑血管弹性指标（上升时间），或脑血管充盈度指标改善的导联数，中药拔罐疗法均显著优于口服复方罗布麻片。对试验组、对照组的低充盈度患者，治疗后均有显著的增加脑血管充盈度、脑血流量的作用；而对于中度充盈度患者，试验组在增加脑血管充盈度，改善脑血管柔顺性、增加脑血流量方面，明显优于对照组。中药拔罐疗法不但有显著降低血压的疗效，并且有显著增加脑血管充盈度、改善脑血管弹性、增加脑血流量的作用。此作用对血管充盈度较低者更为显著。

（五）对颈肩痛疗效观察

颈肩痛患者 54 例，按 3：1 比例随机分为试验组 40 例和对照组 14 例。试验组用中药拔罐，取风池、天柱、肩井、大椎、大杼、天宗、肾俞、曲泽、内关、外关、合谷等穴，每次 2~3 个穴位，轮换拔罐，每次留罐 15~30 分钟，拔罐前涂孟氏拔罐擦剂。对照组用伤湿止痛膏外贴。均以 7 天为 1 个疗程。

1. 临床疗效

试验组显效率 31.7%，总有效率 75.61%，与对照组相比，差异有显著意义，表明中药拔罐疗效明显优于伤湿止痛膏外贴。

2. 症状疗效

试验组对颈肩痛的各种症状（疼痛、僵硬、沉重、酸胀、凉及活动受限等）均有显著效果，治疗后其症状计分下降率均在 50% 以上，而对照组的下降率多不及 20%，试验组明显优于对照组，两组差异非常显著，$P < 0.05~0.001$。表明中药拔罐对各项症状的疗效明显优于伤湿止痛膏外贴。

（六）对腰痛疗效观察

腰痛患者 58 例，按 3：1 比例随机分为试验组 42 例，对照组 16 例。试验组用中药拔罐，取肾俞、腰眼、关元俞、委中、承山、昆仑等穴位，每次 2~3 个穴位，轮换拔罐，每次留罐 15~30 分钟，拔罐前涂孟氏拔罐擦剂。对照组用伤湿止痛膏外贴，均以 7 天为 1 个疗程。

1. 临床疗效

试验组显效率 40.48%，总有效率 78.57%，与对照组相比，差异显著，$P < 0.01$。表明中药拔罐疗效明显优于伤湿止痛膏外贴。

2. 症状疗效

试验组对腰痛、腰酸、腰软无力、转侧不利和腰部凉等各种症状均有显著效果，治疗后其症状计分下降率均在 50% 以上，明显优于对照组，差异有非常显著的意义，$P < 0.05\sim0.001$。表明中药拔罐对各单项症状的疗效明显优于伤湿止痛膏外贴。

（七）对穴位微循环的影响

在上述对颈肩痛、腰痛的治疗观察前后，分别用激光多普勒微循环仪检测局部穴位的微循环血流量。

试验组治疗后左、右阳关穴微循环血流量分别增加 36.97% 和 33.91%，均为 $P < 0.001$；对照组分别增加 9.15% 和 32.53%，分别为 $P < 0.05$ 和 $P < 0.01$。

结果表明中药拔罐确有显著改善局部穴位微循环的作用。

（八）小结

（1）中药拔罐把负压拔罐、中药外治与磁疗三者有机结合，协同增效，并具有操作简便、使用安全、疗效确切的特点，特别适合于家庭个人自我保健和治疗多种常见病。这是我国传统拔罐疗法的重要改进和发展，在中医养生康复和家庭保健治疗中将发挥重要作用。

（2）临床对照观察结果表明，中药拔罐治疗高血压、颈肩痛和腰痛疗效显著，优于服复方罗布麻片和外贴伤湿止痛膏的对照组。

（3）动物实验和临床客观指标检测结果表明，中药拔罐有改善微循环、镇痛、抗炎、改善高血压患者脑血管功能的作用，说明中药拔罐有显著疗效和广泛用途。

"孟氏中药拔罐研制及临床与实验研究"于 1998 年通过由山东省中医药管理局和济南市科委主持的科技成果鉴定，1999 年荣获"济南市科学技术进步奖"。目前中药拔罐已有较大范围推广和广泛应用，很受患者欢迎。为了更好地推广这一独特疗法，尚需对更多的病种进行科学的临床疗效观察，并深入研讨其治疗疾病、养生保健的机制。相信这一在传统疗法基础上创新发展的简、便、验、廉的新疗法，必将在广大人民群众的医疗保健中发挥更大的作用。

第二节　孟氏中药拔罐治疗高血压的疗效观察

孟氏中药拔罐疗法（以下简称"中药拔罐疗法"）是在传统拔火罐疗法的理论和实践基础上发展创立的一种新的物理健康疗法，集拔罐、磁疗、中药于一体，具有平衡阴阳、调理功能、疏通经络、活血化瘀、运行气血等功能，对多种疾病有良好的治疗效果。运用该疗法对高血压患者进行了临床观察，结果报告如下。

一、一般资料

纳入病例来源于某学院教职员工和某单位的干部工人。按 3∶1 比例随机分为试验组 60 例和对照组 20 例。试验组中男性 29 例，女性 31 例；最大年龄 70 岁，最小年龄 32 岁；最长病程 30 年，最短病程 3 个月。对照组中男性 12 例，女性 8 例；最大年龄 62 岁，最小年龄 42 岁；最长病程 20 年，最短病程 1 个月。

二、研究方法

（一）西医诊断标准

收缩压≥160mmHg，舒张压≥95mmHg，两者有一项已经达到上述标准者，即可确诊。

（二）临床分期标准

1. I 期高血压

血压达到确诊高血压水平，临床无心、脑、肾并发症表现者。

2. II 期高血压

血压达到确诊高血压水平；并有下之一项者：

①X线、心电图或超声心动图检查见有左心室肥大；②眼底检查见有眼底动脉普遍或局部变窄；③蛋白尿或血浆肌酐浓度轻度升高。

3. III 期高血压

血压达到确诊高血压水平，并有下列之一项者：

①脑出血或高血压脑病；②左心衰竭；③眼底出血或渗出；④视盘水肿；⑤肾衰竭。

（三）治疗方法

1. 试验组

中药拔罐疗法，选择取血压点、风池、大椎、身柱、肝俞、胆俞、曲池、合谷、三阴交、涌泉、肩井、足三里穴，每天1次，每次可选2~3个穴位，轮换拔罐，每次留罐15~30分钟，拔罐前涂活血通络液。在治疗过程中，随着治疗后血压的降低，在原来服用降压药物的基础上，可逐渐减少服药的剂量和次数。

2. 对照组

复方罗布麻片口服，每次两片，每日3次。

（四）疗程

试验组与对照组均以7天为1个疗程，在治疗前和两个疗程后分别测量血压的变化，结束观察后，做治疗前后的T检验和疗效的对比分析。

（五）疗效判断标准

1. 显效

（1）舒张压下降10mmHg以上，并达到正常范围。

（2）舒张压虽未降至正常，但已经下降了20mmHg或以上。

2. 有效

（1）舒张压下降不及10mmHg，但已经达到正常范围。

（2）舒张压较治疗前下降10~19mmHg，但未达到正常范围。

（3）收缩压较治疗前下降达到30mmHg以上。

须具备其中之一项。

3. 无效

未达到上述标准者。

三、讨论

中药拔罐疗法是在传统拔火罐疗法的理论和实践基础上发展创立的一种新的物理疗法，是对传统拔火罐的一次新的创造和发明。它根据玻－马定律，使用 ABS 工程材料制成新型的拔罐器，采取机械形式在罐内形成比拔火罐更大的负压值，能产生强大的吸引力，从而比传统拔火罐的功效更强，并克服了传统拔火罐易烧伤、烫伤的缺点。结合磁场疗法，能扩张血管、改善微循环，故有更好的治疗保健效果。与之配套的活血通络液有祛风、除湿、散寒、拔毒、止痛、活血、舒筋作用，与罐同用，能使药力深达经络和筋骨，使功效大为增强。总之，该疗法合拔罐、磁疗、中药三重疗效于一体，具有平衡阴阳、调理功能、疏通经络、活血化瘀、祛除风湿、运行气血、散寒止痛的功能。对多种疾病都有良好的治疗效果。

通过对 80 例高血压患者的临床观察，结果表明，中药拔罐疗法具有较好的降压和改善症状的效果，其中，就降压疗效而言，试验组治疗高血压病的显效率为 47.54%，总有效率为 72.13%，对照组降压显效率 30.0%，总有效率 65.0%，经统计学处理，两组相比差异有显著性的意义，$P < 0.05$。试验前后收缩压与舒张压的数值变化比较，统计学处理两组均有显著性差异，但试验组优于对照组，表明中药拔罐疗法具有较好的降压效果。观察还表明，降压作用对心率无明显影响。以上的变化表明，中药拔罐疗法具有显著的降低血压的作用，尤其对 I 期、II 期的高血压患者更是如此。

由于本治疗方法使用方便，患者易于接受，无明显适应证和禁忌证，又确实对高血压患者有降低血压的作用，对于高血压的早期预防和治疗是有较大作用的。

第三节　孟氏中药拔罐治疗颈肩痛的疗效总结

孟氏中药拔罐疗法是在传统拔火罐的理论和实践基础上发展创立的一种新的物理健康疗法，该方法集拔罐、磁疗、中药三重疗效于一体，具有平衡阴阳、调理功能、疏通经络、活血化瘀、祛除风湿、运行气血、散寒止痛的功能，对多种疾病都有良好的效果。我们运用该疗法对颈肩痛进行了临床观察。

一、一般资料

纳入病例来源于山东师范大学附中教职员工和济南第六机床厂的干部工人，其中试验组 40 例，对照组 14 例；颈部疼痛者 36 例，肩部疼痛者 25 例。试验组 40 例中，最大年龄 71 岁，最小年龄 27 岁；最长病程 12 年，最短病程 3 个月；中医辨证属风寒 6 例，寒湿证 7 例，瘀血证 6 例，肝肾亏虚证 21 例；病情分级属轻度者 24 例，中度者 14 例，重度者 2 例；西医诊断为颈椎病 32 例，肩周炎 17 例，肩关节炎 17 例，椎管狭窄 1 例，落枕 1 例。对照组 14 例中，男性 5 例，女性 9 例；最大年龄 64 岁，最小年龄 24 岁；最长病程 6 年，最短病程半年；中医辨证属风寒证者 4 例，寒湿证者 4 例，瘀血证者 2 例，肝肾亏虚证者 4 例；病情分级属轻度者 4 例，中度者 9 例，重度者 1 例；西医诊断为颈椎病 8 例，肩周炎 6 例。

二、病例选择

（一）诊断标准

1. 中医诊断标准

（1）典型的颈部、肩部或颈肩部疼痛症状。

（2）可有反复发作病史。

（3）除外肿瘤、脊髓空洞症、胸廓出口综合征，脊髓蛛网膜炎等病变引起者。

2. 中医辨证

（1）风寒证

主症：颈项强痛，转头不利、受风寒而发作或加重。

次症：头痛头重、肩背四肢疼痛，全身怕冷、发紧或肌肤麻木。

舌脉：舌苔薄白，脉浮、浮缓或浮紧。

（2）寒湿证

主症：颈肩部冷痛重者，得热则减，转侧不利。

次症：遇阴雨天疼痛发作或加重，静卧时颈肩痛不减甚或加重。

舌脉：舌苔白腻，脉沉而迟缓或沉紧。

（3）瘀血证

主症：颈肩部痛如刺，痛处固定不移，拒按。

次症：轻证活动不利，重症痛剧不能转侧，或有外伤及用力史。

舌脉：舌质暗紫，或有瘀斑，脉涩。

（4）肝肾亏虚证

主症：头晕目眩，颈肩、腰膝酸软疼痛，或绵绵作痛，喜揉按，遇劳则减，卧则痛减。

次症：耳鸣耳聋，肢体活动牵强、拘挛，头摇身颤，步履蹒跚，失眠烦躁，五心烦热，口燥咽干或手足不温，肢体痿软，夜尿频数。

舌脉：舌质暗淡，苔薄白，脉沉细弱。

3. 病情分级标准

轻度：颈肩痛偶有发作，隐隐作痛，不影响日常工作。

中度：颈肩痛较重，转侧不利，活动不便，或颈肩痛隐隐，频频发作，甚则影响工作。

重度：颈肩部剧痛，不能转侧，起坐活动则痛剧，不能坚持工作，或颈肩部绵绵，持续在 1 个月以上者。

（二）试验病例标准

1. 纳入标准

具有典型的颈肩痛病史及症状，并符合上述风寒、寒湿、瘀血、肝肾亏虚证者，或仅有颈肩痛而无中医辨证其他证候者，可纳入试验病例。

2. 排除病例标准

（1）确诊为肿瘤，骨关节疾病，合并有心、肝、肾、造血系统等严重疾病者，精神病患者。

（2）年龄在 18 岁以下或 75 岁以上，孕妇或哺乳期的妇女，对所用中药过敏者。

（3）不符合纳入标准，未按规定治疗，无法判定疗效或资料不全等影响疗效或安全性判断者。

（三）观察病例数量

试验组 40 例；对照组 14 例。

三、试验方法

（一）观察方法

入选病例按 3∶1 随机分组。

（二）治疗方法

1. 试验组

孟氏中药拔罐疗法，取风池、天柱、肩井、大椎、大杼、天宗、肾俞、曲泽、内关、外关、合谷等穴，每次 2~3 个穴位，轮换拔罐，每次留罐 15~30 分钟，拔罐前涂活血通络液。

2. 对照组

伤湿止痛膏外贴，按说明用。

（三）观察指标

（1）一般体检项目。注意有无皮肤损害，有无不良反应。

（2）颈肩痛的性质、程度、发作或持续时间，是否影响工作和活动。

（3）其他有关症状。

（4）用激光多普勒微循环仪检测局部穴位的微循环变化。

四、试验结果

1. 颈肩痛总疗效

试验组治疗颈肩痛的显效率为 31.71%，总有效率为 75.61%，与对照组相比，差异有显著性意义 $P < 0.01$。表明孟氏中药拔罐疗效明显优于对照组伤湿止痛膏外贴。

2. 症状疗效

试验组对颈肩痛的各种症状均有显著效果，治疗后其症状下降率均在 50% 以上，而对照组的下降率不及 20%，明显优于对照组，两组差异有非常显著性的意义，P 均 $< 0.05~0.001$。表明孟氏中药拔罐疗效明显优于对照组伤湿止痛膏外贴。

3. 激光多普勒微循环穴位检测的变化

试验组可使肩井穴、大椎穴的局部微循环得到改善，试验前后比较经统计学处理有非常显著性差异（P 均 $< 0.01~0.001$），而对照组无此变化，表明在改善微循环方面孟氏中药拔罐疗效明显优于对照伤湿止痛膏外贴组。

4. 不良反应

试验组患者在孟氏中药拔罐时，须严格按照拔罐注意事项操作使用，在使用过程中没发现有不良反应和其他的异常反应。

五、结论

孟氏中药拔罐疗法是在传统拔火罐疗法的理论和实践的基础上发展创立的一种新的物理健康疗

法。临床观察表明，该疗法对颈肩痛病具有良好的临床效果，对局部穴位（肩井穴、大椎穴）微循环的变化具有显著的改善作用。使用过程中未发现对患者有不良反应。该产品使用方便，患者易于接受，无明显不适应证和禁忌证，建议推广应用。

第四节　孟氏中药拔罐治疗腰痛的疗效总结

孟氏中药拔罐疗法是在传统拔火罐的理论和实践基础上发展创立的一种新的物理健康疗法，该方法集拔罐、磁疗、中药三重疗效于一体，具有平衡阴阳、调理功能、疏通经络、活血化瘀、祛除风湿、运行气血、散寒止痛的功能，对多种疾病都有良好的效果。

一、一般资料

试验组 42 例，对照组 16 例。试验组中男性 31 例，女性 11 例；最大年龄 70 岁，最小年龄 30 岁；最长病程 32 年，最短病程 3 个月；中医辨证属风寒 21 例，寒湿证 13 例，瘀血证 8 例，肝肾亏虚证 26 例；病情分级属轻度者 17 例，中度者 23 例，重度者 2 例；西医诊断为腰肌劳损 15 例，慢性腰肌纤维炎肩周炎 8 例，腰椎骨质增生 15 例，椎管狭窄 1 例，椎间盘突出 6 例。

对照组中男性 10 例，女性 6 例；最大年龄 73 岁，最小年龄 26 岁；最长病程 26 年，最短病程半年，中医辨证属风寒证者 8 例，寒湿证者 6 例，瘀血证者 3 例，肝肾亏虚证者 10 例；病情分级属轻度者 2 例，中度者 12 例，重度者 2 例；西医诊断为腰肌劳损 8 例，慢性腰肌纤维炎 5 例，腰椎骨质增生 3 例。

二、病例选择

（一）诊断标准

1. 中医诊断标准

（1）典型的一侧或两侧疼痛症状；

（2）可有反复发作病史；

（3）除外淋证、水肿、肿瘤、腰骶关节疾患以及妇科的月经不调、妊娠等有腰痛症状者。

2. 中医辨证

（1）寒湿证

主症：腰部冷痛重者，得热则减，转侧不利。

次症：遇到阴雨天疼痛发作或加重，静卧时腰痛不减甚或加重。

舌脉：舌苔白腻，脉沉而迟缓或沉紧。

（2）湿热证

主症：腰部弛痛，有热感，遇热或雨天疼痛加重。

次症：小便短赤，甚或大便结。

舌脉：舌苔黄腻，脉濡数或弦数。

（3）瘀血证

主症：腰痛如刺，痛处固定不移，拒按。

次症：轻证仰俯不利，重证痛剧不能转侧，或有外伤、用力史。

舌脉：舌质暗紫，或有瘀斑，脉涩。

（4）肾虚证

主症：腰部酸软或绵绵作痛，喜揉按，遇劳则甚，卧则痛减。

次症：腰膝酸软无力，或少腹拘急，手足不温，五心烦热，失眠少寝，口燥咽干。

舌脉：舌苔少，脉虚细弱，偏阳虚者舌淡、脉沉弱；偏阴虚者舌红、脉弦细数。

3.病情分级标准

轻度：腰痛偶有发作，隐隐作痛，不影响日常工作。

中度：腰痛较重，转侧不利，活动不便，或颈肩痛隐隐，频频发作，甚则影响工作。

重度：腰部剧痛，不能转侧，起坐活动则痛剧，不能坚持工作，或颈肩部绵绵，持续在 1 个月以上者。

（二）试验病例标准

1.纳入标准

具有典型的腰痛病史及症状，并符合上述寒湿、瘀血、肾虚证者，或仅有腰痛而无中医辨证其他证候者，可纳入试验病例。

2.排除病例标准（包括禁忌证或剔除标准）

（1）确诊为淋证，水肿，肿瘤，合并有心、肝、肾、造血系统等严重疾病者，精神病患者。

（2）年龄在 18 岁以下或 75 岁以上，孕妇或哺乳期的妇女，对所用中药过敏者。

（3）不符合纳入标准，未按规定治疗，无法判定疗效或资料不全等影响疗效或安全性判断者。

（三）观察病例数量

试验组 42 例，对照组 16 例。

三、试验方法

（一）观察方法

（1）入选病例按 3：1 比例随机分组。

（2）按观察表所列的项目认真填写，不得缺项。

（二）治疗方法

1.试验组

孟氏中药拔罐疗法，取肾俞、腰眼、关元俞、委中、承山、昆仑等穴位，每次 2~3 个穴位，轮换拔罐，每次留罐 15~30 分钟，拔罐前涂活血通络液。

2.对照组

伤湿止痛膏外贴，按说明用。

（三）疗程

试验组与对照组均以 7 天为 1 个疗程，即结束观察。

（四）观察指标

（1）一般体检项目。注意有无皮肤损害，有无不良反应。

（2）三大常规化验。

（3）用激光多普勒微循环仪检测局部穴位的微循环变化。

四、疗效评定标准

1. 临床治愈

腰痛及其相关症状全部消失，不影响活动及工作，随访者注明无复发的时间。

2. 显效

腰部疼痛近乎消失，仅劳累或天气变化时有轻度疼痛，功能恢复，不影响正常工作，或病情由重度转为轻度。

3. 有效

腰痛的症状和体征有减轻或改善，但病情不稳定，停治疗后有复发，对重体力劳动有影响。

4. 无效

临床症状和体征无变化，甚或加重者。

5. 症状计分标准

严重（++++）计4分；较重（+++）计3分；中度（++）计2分；轻度（+）计1分，偶有（±）计0.5分；无（0）计0分。

五、不良反应

试验组患者在孟氏中药拔罐时，须严格按照拔罐注意事项操作使用，在使用过程中没有发现不良反应和其他的异常反应。

六、结论

孟氏中药拔罐疗法是在传统拔火罐疗法的理论和实践的基础上发展创立的一种新的物理健康疗法。临床观察表明，该疗法对腰痛等病具有良好的效果，对局部穴位（肾俞穴、阳关穴）微循环的变化具有显著的改善作用。使用过程中未发现患者有不良反应。建议推广应用。

第五节　中药拔罐疗法对穴位微循环的影响

为了探讨中药拔罐疗法的机制，在进行该疗法对颈肩痛、腰痛临床疗效观察的同时，用激光多普勒微循环检测技术研究了该疗法对若干穴位微循环的影响。

一、病例选择与一般资料

见"中药拔罐疗法对颈肩痛疗效观察"和"中药拔罐疗法对腰痛疗效观察"。

二、方法与结果

入选颈肩痛、腰痛病例分别按 3 : 1 随机分为试验组和对照组。试验组用中药拔罐疗法，对照组贴伤湿止痛膏，均以 7 天为 1 个疗程，具体方法见前文。

试验前后用激光多普勒微循环仪检测部分穴位的微循环血流灌注量。该数据是以电压形式表示的微循环血流量的相对值，故不列单位。对每个穴位的两组检测结果，分别做自身前后变化比较与检验。

（一）对颈肩痛患者左、右肩井穴及大椎穴微循环的影响

结果表明，中药拔罐疗法可使患者左、右肩井穴及大椎穴微循环血流灌注量非常显著地增加，$P < 0.001$ 或 $P < 0.01$，伤湿止痛膏对照组均未见显著作用，$P > 0.70$ 和 $P > 0.20$。

（二）对腰痛患者双侧肾俞穴、阳关穴微循环的影响

结果表明，中药拔罐疗法和外贴伤湿止痛膏均可使患者左、右肾俞穴和左、右阳关穴微循环血流灌注量显著增加。中药拔罐组增加 38.96%~33.91%，均为 $P < 0.001$；伤湿止痛膏对照组增加。32.53%~29.15%，$P < 0.001$，$P < 0.05$，及 $P < 0.01$。

三、讨论与小结

（1）基于激光多普勒效应原理和现代电子技术的激光多普勒微循环检测技术，可以无创、非接触地快速、直接测量机体微循环血流灌注量（血流速度），具有不干扰血流、重复性好、可以连续定量测定和安全、较灵敏、准确等特点。用此法研究中药拔罐疗法对人体穴位微循环的影响，尚未见报道。选择此先进的技术手段，加以较严密的科研设计，保证研究工作的科学性、可靠性。

（2）本项研究结果表明，中药拔罐疗法确能显著改善颈肩痛和腰痛患者局部穴位的微循环，这与临床疗效观察及活血通络液动物实验的结果相一致。改善病变局部和穴位的微循环可能是中药拔罐治疗颈肩痛及腰痛的重要机制之一。

第二章 现代拔罐器具

第一节 传统罐具

（一）角制罐

用牛角或羊角加工制成。用锯在角顶尖端实心处锯去尖顶，实心部分仍需留 1~2cm，不可锯透，作为罐底。口端用锯锯齐平，打磨光滑。长约 10cm，罐口直径分为 6cm、5cm、4cm。其优点是经久耐用。

牛角罐：古代流传下来的一种拔罐治疗工具。具体做法是截下牛角，取其中角质，将中间制成空筒，牛角近端截断处为罐口，将罐口打磨平滑即可。此种罐目前在我国少数民族地区尤其是农牧地区使用较多。其特点为吸附力强，易于操作，但由于不透明，不易观察罐内的情况，故一般不宜作刺络拔罐用。

（二）竹制罐（彩图 101）

竹罐：将坚固的细毛竹，截成长 6~9cm 的竹管（不宜过长或过短，过长者重量较大，容易脱落，过短者由于管腔容积小，吸引力亦小不易吸着），一端留节为底、一端为罐口，口径约为 3cm、4.5cm、6cm 不等。用刀刮去青皮及内膜，管壁的厚度为 2~3 分，用砂纸磨光，口圈必须平正光滑。竹罐的优点是轻巧、价廉、不易跌碎、比重轻、吸得稳、能吸收药液且取材容易、制作简便。缺点是吸附力不强，不透明，易爆裂漏气。此外，竹罐用于火罐法，容易发生污染，因其不便于消毒。

吸拔方法：可选用闪火法、投火法和架火法以及煮药罐法。拔罐方式可选用留罐或结合针刺、刺络拔罐。

应用范围：拔罐具有温经通络、祛湿逐寒、行气活血、消肿止痛等作用。常用于痹证、胃痛、腹痛、腹泻、头痛、感冒、咳嗽、哮喘、高血压、腰背痛、腰腿痛、目赤肿痛、毒蛇咬伤及丹毒、红丝疔、疮疡初起未溃等病证。

（三）陶制罐（彩图 100）

陶瓷罐：由陶土烧制面成，罐的两端较小，中间外展，形同腰鼓。口径的大小不一，分为大、中、小三种型号。其优点是吸力强；缺点是较重，且落地易碎，不易观察皮肤的变化。

吸拔方法：可选用闪火法、投火法和架火法。拔罐方式可选用留罐或推罐法等。

应用范围：同竹罐。

（四）玻璃罐（彩图 98）

玻璃拔罐是目前家庭最常用的拔罐，各大医药商店的器械柜均有出售。它是由玻璃加工制成，一般分为大、中、小三个型号。其形如球状，下端开口，口小肚大，口边微厚而略向外翻。其优点是罐口光滑，质地透明，可观察到罐内皮肤的瘀血程度，便于掌握拔罐时间，尤其适用于刺络拔罐、走罐等各种手法，且易于高温消毒，适用于医院治疗及家庭保健；缺点是易碎。

吸拔方法：可选用闪火法、投火法、贴棉法、架火法等。拔罐方式可选用留罐、闪罐、单罐、多罐、推罐，或综合运用针罐、刺络拔罐。

应用范围：见竹罐的应用。

第二节　新型罐具

（一）金属罐

金属罐分铜罐、铁罐，用铜或铁皮为原料制成。形状如竹罐，口径大小不一。优点是不易破碎，温热效果好，吸附力强。缺点是不易制作，笨重，不易施用各种手法，传热太快，容易烫伤患者皮肤。目前应用已较少。

吸拔方法：可选用闪火法、投火法、架火法等。拔罐方式可选用留罐、闪罐、单罐、多罐，或综合运用针罐、刺络拔罐。

应用范围：见竹罐的应用。

注意事项：除一般火罐注意事项外，应特别注意避免金属火罐烫伤皮肤。

（二）挤气罐

挤气罐常见的有组合式和组装式两种。组合式是由玻璃喇叭筒的细头端套一橡皮球囊构成；组装式是装有开关的橡皮囊和橡皮管与玻璃或透明工程塑料罐连接而成。其优点是不用点火，不会烫伤，使用安全，方法简便，罐口光滑，便于观察。

（三）穴位吸引器

穴位吸引器是一只椭圆形的玻璃罩，罩的顶端引出一条长约30cm的橡胶管，管的另一端接橡皮球。其特点是简便易于操作，可以根据不同的部位，控制适宜的压力，玻璃透明度高，随时可以观察局部情况，便于掌握瘀血的程度。

吸拔方法：根据疾病，正确选择穴位，将玻璃罩扣于穴位上，然后用手捏穴位吸引器上的橡皮球数次，即可吸住穴位。

应用范围：见竹罐的应用范围。注意事项：①吸引时间不宜过长，一般为20分钟，以免产生水疱。②皮下脂肪少或皮肤干燥者容易漏气时，可用湿毛巾擦拭后再吸，或连续捏橡皮球数次。③吸引后，皮肤如无变化，则表示负压不够，无疗效，应重新增加负压进行治疗。④捏橡皮球后，如吸不住穴位，应检查活塞是否装反，并注意活塞口的横档是否滑掉。

（四）抽气罐（彩图99）

抽气罐是用一种特制的罐具和一个抽气装置构成，分为连体式和分体式。①注射器抽气罐：用青霉素瓶或类似的小药瓶，将瓶底切去磨平，切口须光洁，瓶口的橡皮塞须保留完整，便于抽气时应用。治疗时用注射器将罐内空气抽出，形成负压，吸拔于所选择的部位。②空气唧筒抽气罐：带有活塞嘴，有大、中、小多种规格，配有一外接抽气唧筒，使用时将抽气唧筒与罐嘴对接，将罐扣于施治部位，可根据需要连续抽拉唧筒至适宜的负压为止。特点是质轻透明，可窥见罐内情况，负压可随意调节，一般不易破碎。③橡皮排气球抽气罐：用橡皮排气球连接罐具而成。分成简装式（排气球与罐具制成一体，不可拆开）、精装式（罐具与排气球可以拆开，可根据需要临时选用适当的罐具）、组合式（排气球只在排气时连接罐具，罐具拔住之后，可以随时取下排气球，并可装在其他罐具上继续应用）。④电动抽气罐：通过电动抽气吸附，经穴电动拔罐治疗仪属此种。其特点是负压大小可调整，且可连接测压仪表，随时观察罐内负压情况。

抽气罐的优点是不用点火，不会烫伤，操作方法容易掌握，可随意调节罐内负压，控制吸力，便于观察等。缺点是无温热感。

吸拔方法：一般选用留罐方式。

（五）电罐

电罐是在传统火罐的基础上发展起来的。随着现代科学技术的发展电罐已从单纯的产生负压到集负压、温热、磁疗、电针等综合治疗方法为一体。负压以及温度均可通过电流来控制，而且还可以连接测压仪器，可随时观测负压情况。其优点是使用安全、不易烫伤，温度和负压等可以控制，患者感觉更加舒适。其缺点是携带不便，成本较高，接电后才能使用。只适用于拔固定罐，不能施行其他手法。

（六）磁罐

磁罐是磁疗与罐疗相结合的一种磁疗器械。罐疗在我国有悠久的历史，拔罐疗法是中医的传统方法之一，在罐疗的基础上加用磁场这种现代物理作用，也可以说是一种中西医相结合的治疗方法。

罐具是用优质塑料制成罐筒，形状为圆形，一面开口，另一部分为抽气装置，使用时连接罐筒，进行治疗时，将罐筒的开放面置于穴位或病变部位，抽出空气后，罐被吸附在皮肤上，产生治疗作用。磁罐使用的永磁体为稀土永磁材料。永磁体置于罐筒中心的胶托上，当罐筒吸附在治疗部位的皮肤上后，永磁体的恒定磁场随之作用到病变部位或穴位上，磁场具有镇静、镇痛、消炎、消肿、止泻等治疗作用。加上罐疗固有的治疗作用，可以增强治疗效果。治疗时磁罐置于经络穴位，又可疏通经络，活血化瘀。

（七）双孔玻璃抽吸罐

其外形和玻璃罐大致相同，成椭圆球形。分大、中、小三种不同型号，罐高分别为8cm、6.5cm和5cm，口径分别为6.5cm、5.5cm和3.5cm。在罐顶部两侧设有圆柱形的两个孔，柱长2~2.5cm，中空，口径为0.2~0.3cm，与罐内相通。一为注入孔，一为排气孔。另备6~10cm长，橡皮管一根，用于连接注射器和注入孔，橡皮帽一个，套在排气孔上。双孔玻璃抽吸罐，主要用来吸拔贮药罐。较之小型抽吸罐，此罐更具有吸拔范围大，治疗病种广的特点。但此罐目前只有小批量生产，尚无市售，且操作也较复杂。

（八）橡胶罐

依照玻璃罐的形状以橡胶为原料制作而成的一种罐具。通过挤捏排气达到吸拔目的。优点是不易破碎，操作简单，使用安全，但缺点是吸力较差，无温感，只能用于吸拔固定部位，不能用于走罐等其他手法，不能高温消毒。所以临床上难以推广。

（九）多功能罐

多功能罐泛指功能较多的罐，常用的多功能罐有以下3种。

1. 药物多功能罐

罐内有一凹斗，可依需要放入药液或药末、药片，施治时药物徐徐敷布于治疗部位可加强疗效；罐口厚圆，有特殊设计口嘴，附着皮肤不吸肉，尤适用于走罐法治疗疾病，并容易吸着于不易着罐部位，如颈下、腋下等。

2. 磁多功能罐

结构采用弹性橡胶压制而成，罐内顶部有与罐体连为一体的圆形小杯，杯内装有一块特制的永磁体，其北极（N极）端面涂有白色的"经络电位平衡剂"。治疗时吸拔于腧穴部，使罐内的磁体贴聚或浮在腧穴位置上，在负压、磁场和经络电位平衡剂的共同作用下，有快速止痛、止咳平喘、消炎、镇静、降压、止泻、减肥和强身功效。特点是操作简便，只需用手挤压罐体即可使其吸拔于施术部位。缺点是吸拔力不强。

3. 多功能治疗罐

该仪器由主机和四个功能罐组成。功能罐在主机控制下能单独或同时具有负压、红外、磁疗、按摩和电麻等多种治疗功能。该仪器操作简单方便，可运用于多种疾病。江西工业大学研制、江西长江钢琴厂电子器械分厂制造。技术参数：负压 $0\sim-1\times105$Pa，可控。具有最大射出率的红外波长 $1\sim1011\mu$m。磁感应强度 $0\sim0.1$T，可调。电麻输出 $0\sim45$V，矩形波，可调。电源：50Hz、220V。最大功耗：$\leqslant 50$W。连续工作时间：$t\geqslant 8$ 小时。

操作方法：①将四个功能罐的气、电接头分别与后盖上相应接口连接。②按下电源开关键，电源指示灯亮，表示主机电源接通。③将电接点真空表之负压上、下阈值调节到治疗需要范围（一般上限为 -0.03Mpa，下限为 -0.015Mpa）。④负压治疗：按下负压启动键，负压指示灯亮，此时能听到机内真空泵运转声，真空表指针转动，当指针到达预置的真空上限时，真空泵自动停转并维持真空在预置的上、下限内。选择合适口径的功能罐触及人体患部，功能罐自动吸附并周期性地改变吸附力的大小。此时操作者可进行停罐、走罐、连续拔罐等多种治疗。如需排脓、血，可选择专用排血罐吸附患部，并适当升高负压上限。⑤红外治疗：如在负压治疗同时进行红外、磁辐射治疗，可按下红外启动键，指示灯亮，调节强度旋钮改变相应功能罐的热敷温度，以患者感到舒适为宜，此时功能罐内红外、磁疗作用同时产生。如不需负压治疗，操作者应手持功能罐，松开负压启动键。⑥电麻治疗：将电麻输出线插入电麻输出插口，电麻输出线另一端两个金属夹夹住银针，按下电麻启动键，指示灯亮，调节频率按钮及强度调节旋钮至适当位置，使患者针刺部位产生麻胀效果。

注意事项：①非特殊治疗需要，电接点真空表真空上限不能高于 -0.04mPa。②如治疗无须使用四个功能罐，未投入使用的功能罐气接口应以橡皮管密封。③在接通或拔出功能罐之电接口前，需将红外启动键松开。④如按下负压启动键时听不到真空泵的运转声，应立即松开此键，请维修人员检查。⑤如保险丝烧断，应使用同规格的保险丝管替换，替换后又烧断则应交维修人员检查。⑥治疗时间不宜过长，一般 10~20 分钟，以免局部皮肤起疱。

（十）远红外真空罐

远红外真空罐是采用稀土元素制成发热体，通电加热后产生特定的电磁波，在真空拔罐的同时，对患部能产生止痛、活血、消肿、祛风、散寒、除湿的治疗效果。沈阳市铁西区博利达仪器厂制造。

技术参数：①电流电压：220V、50Hz。②功率消耗：5~120W。③重量：1.2~12.5kg。④体积：

$80 \times 120 \times 210$（mm³）~$300 \times 450 \times 600$（mm³）。

操作方法：①拔罐前先将变压器接通电源，待罐体有温热感后方可使用。②罐体热后将罐口对准患部（穴位、痛处），用泵抽气即可治疗使用。③治疗时间因人而异，皮肤细嫩者每次3~6分钟，粗糙者5~8分钟，最长不能超过10分钟。④每次1次，10次为1个疗程。

注意事项：①本产品无电时可以拔罐治疗，但吸引时间不得超过30分钟，以免起疱。②脂肪少、皮肤干的患者，可用温湿毛巾擦拭患部后拔罐治疗，以防漏气。

（十一）HZ-Ⅲ型红外线真空治疗机

该仪器具有真空拔火罐及红外线的两种协调作用，可用于多种疾病的治疗。沈阳中医研究所与四平市无线电厂共同研制。

技术参数：①红外灯电源电压4~10V。②定时：时间6分钟。③真空调节范围0~760mmHg，按负压表指数其最大值不低于650mmHg。

操作方法：①接通真空泵电源，将罐置于所取穴位上，将罐内空气抽出，抽气程度视真空表指数达到要求即可。一般真空表指数在600~650mmHg为好，将罐依次抽气后，关闭真空泵电源。②接通红外灯电源开关及定时开关，时间到后，仪器内发出音频叫声，表示治疗时间已到，即可关断红外灯及定时开关，将罐取下。

注意事项：①为了避免运输中泵油洒出，仪器出厂时原出气嘴已用螺钉封住，故仪器使用前应先将仪器后部出气嘴上螺钉拧下，然后使用仪器。②在使用真空泵时，每次使用前应先检查一下运转性能，先将真空调节旋钮顺时针旋紧，然后将吸管吸口封塞，此时真空表应迅速升至650mmHg以上，如达不到此值，即有漏气现象存在，漏气经常是由于吸管插头不严密或真空泵油过少而低于油标线，排除后即能恢复正常。如使用时间较长经上述故障排除处理后仍不见效时，可能是真空泵故障，此时应进行机械维修。③真空泵使用一段时期（一般2~3个月）后，如负压达不到要求，可加注真空泵油（30号机油也可）由真空泵吸气口处注入，油量以油位超过油标线即可。④本机前面板之真空调节旋钮一般置于最高点即可，不必经常调节。⑤拔罐时如遇有患者皮肤干燥拔不住的情况，可在拔罐处抹上少许水使皮肤潮湿一下再拔，罐内真空度可增至700mmHg左右。

（十二）生物陶瓷火罐

该仪器选用氧化硅、氧化锆、氧化铝、氧化钛、氧化铁等氧化聚合物，配合一定比例的石英、长石、高磷土搅拌后扣模阴干，再经过高温烧结成。生物陶瓷火罐释放的远红外线波长为2.5~15μm，其峰值为7~8μm，与人体高分子蛋白吸收频率相一致，有较强的穿透力，所以称之为"生物陶瓷"。它对多种电磁波（其中包括声纳、雷达和微波）都有良好的吸附作用，经过能量转换（共振—动能—热能），变成热量蓄存起来，再转化为远红外线缓慢地向外辐射。使用时，将生物陶瓷火罐置家用微波炉内，用高火档加温10秒即可达到治疗温度，再用闪火法将其吸附在受试者皮肤上，10~15分钟后火罐逐渐冷却后，随着火罐的收缩和罐内气体的排出，火罐会自行脱落，故皮肤显潮红而不留瘀斑。具有吸热快、散热慢、无烟、无味、无磁场、使用舒适安全等优点。

（十三）代用罐

在日常生活中随手可用的应急用罐。凡是口小腔大，口部光滑平整，不怕热，能产生一定吸拔力的器具均可选用。临床最为人们所喜用的就是玻璃罐头瓶，其他如杯子、小口碗等均可。辅助用品拔罐治疗时，除罐具外，尚需准备燃料、消毒用品、毛巾、镊子。用竹罐时要准备煮竹罐用锅、火炉（或电炉）等，使用药罐时，当备好需用的药品，应用走罐时需准备润滑剂等。总之，应依据施术的方法不同而准备。燃料一般常用酒精和纸片。酒精多选用浓度 75%~95% 或高度数白酒为好，因其燃烧后无油烟，可使罐内保持清洁。纸片宜选用质薄易燃者为好，以免燃烧不全影响排气，或因纸厚造成炭化坠落而灼伤皮肤。

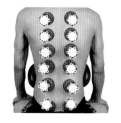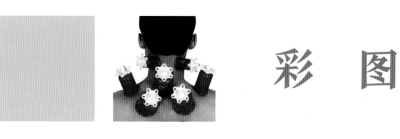

彩 图

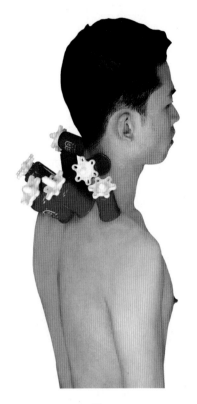

图 1

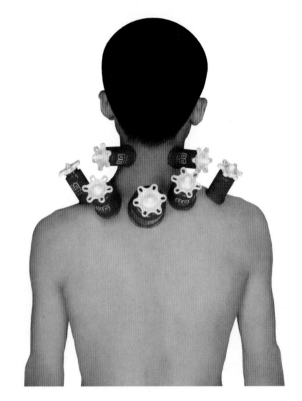

图 2

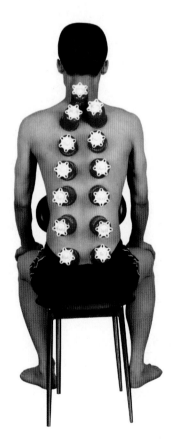

图 3

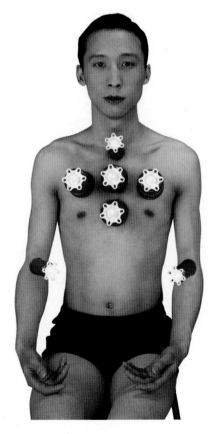

图 4

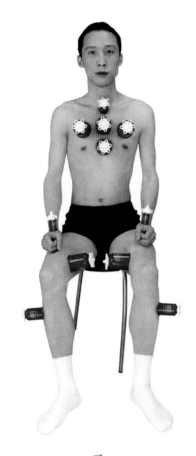

图 5

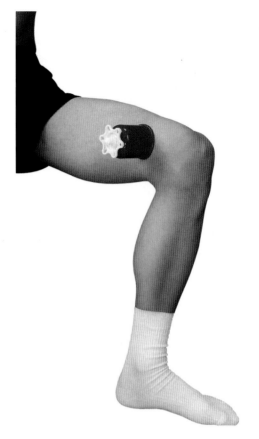

图 6

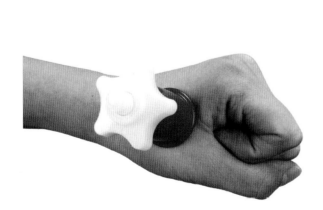

图 7

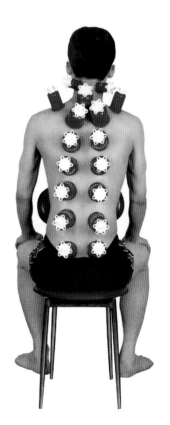

图 8

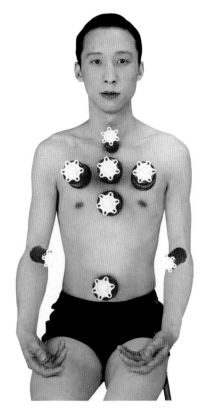

图 9

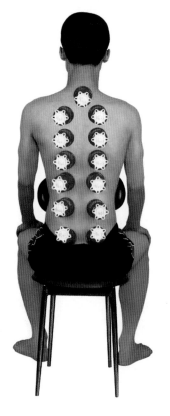

图 10

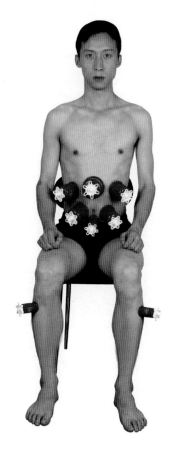

图 11

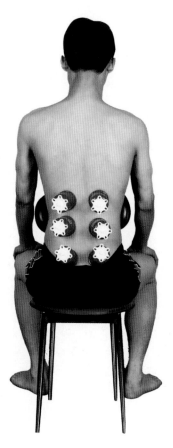

图 12

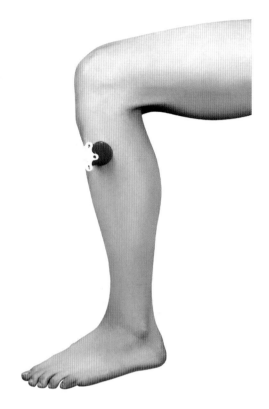

图 13

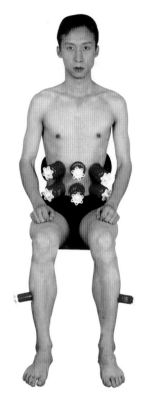

图 14

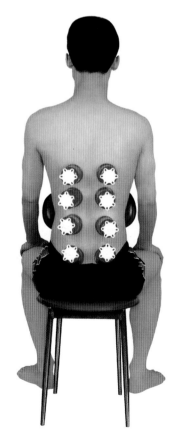

图 15

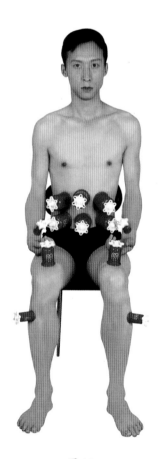

图 16

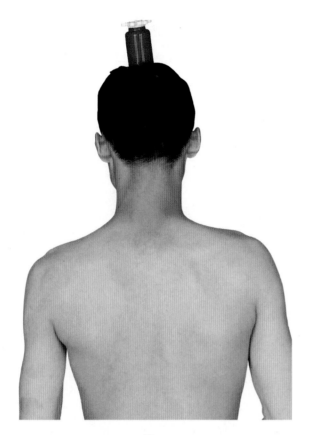

图 17

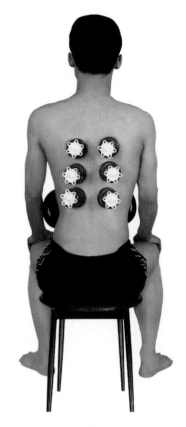

图 18

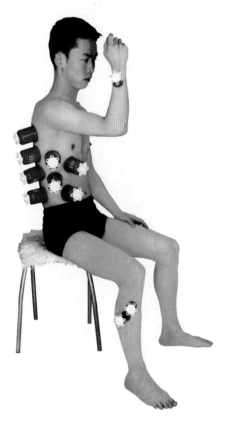

图 19

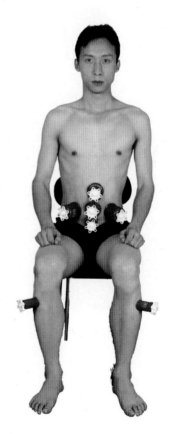

图 20

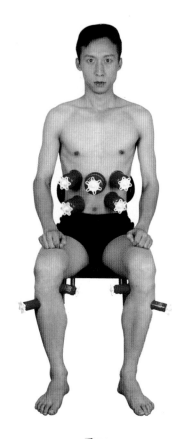

图 21

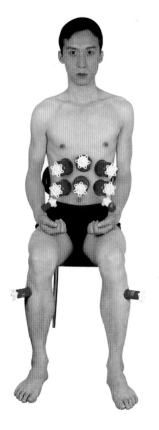

图 22

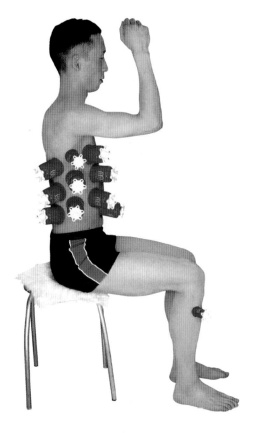

图 23

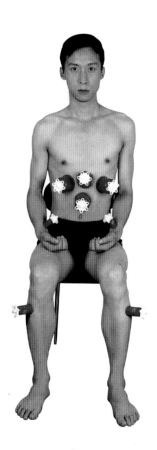

图 24

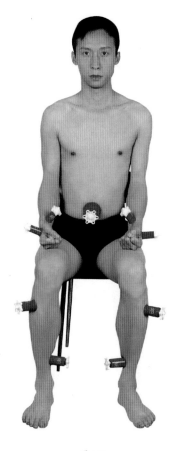

图 25

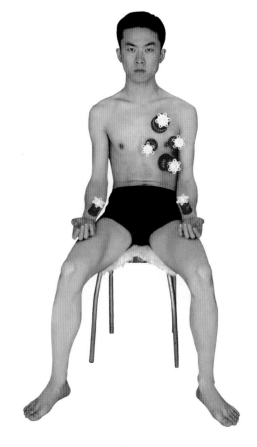

图 26

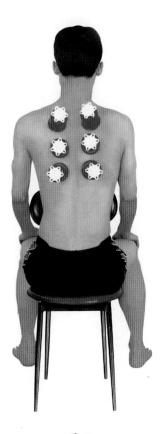

图 27

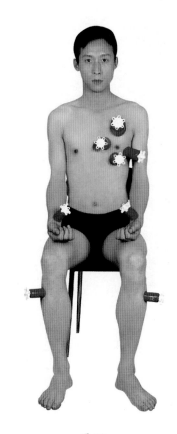

图 28

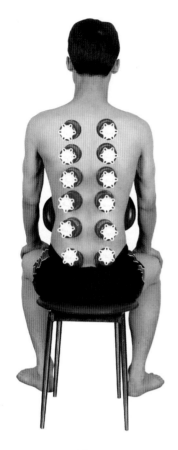
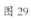

图 29

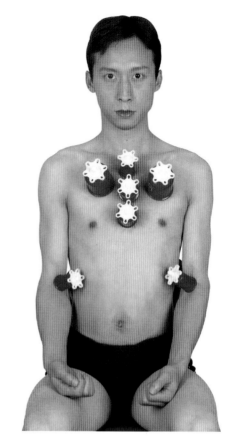

图 30

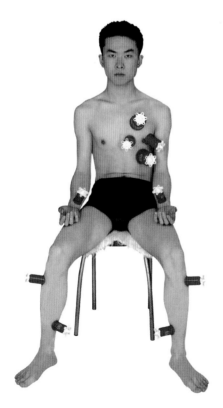

图 31

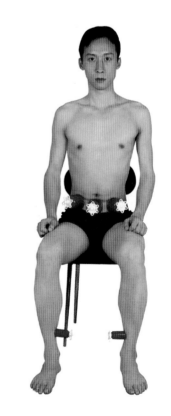

图 32

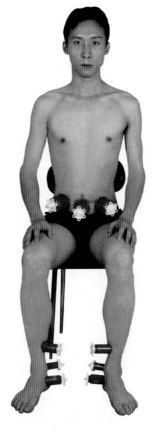

图 33

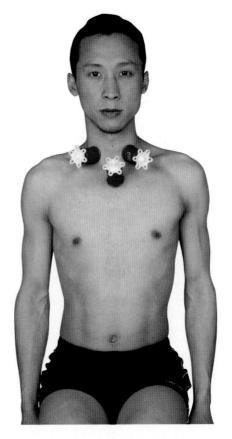

图 34

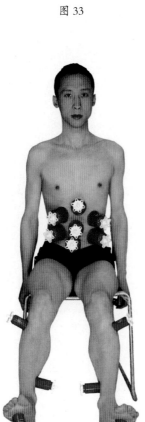

图 35

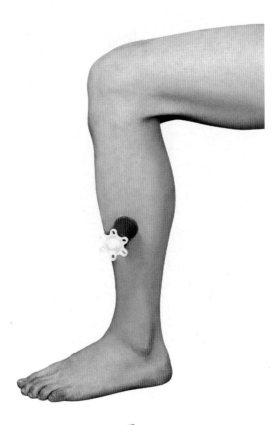

图 36

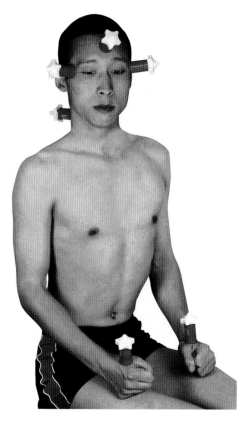

图 37

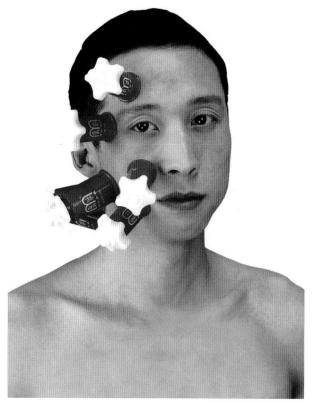

图 38

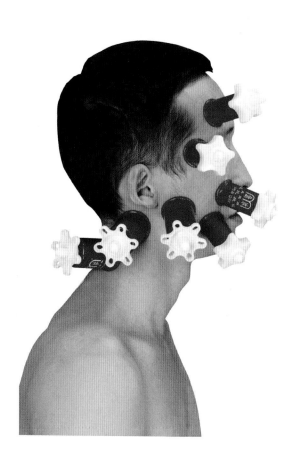

图 39

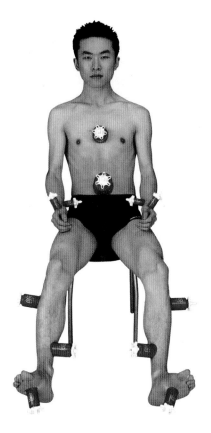

图 40

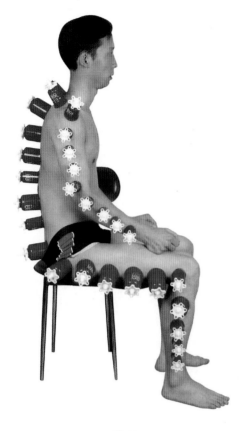

图 41

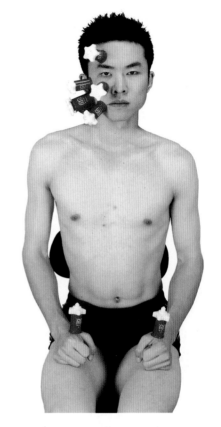

图 42

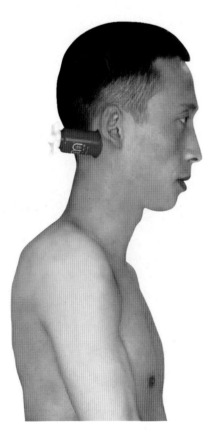

图 43

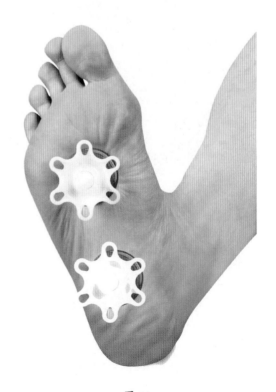

图 44

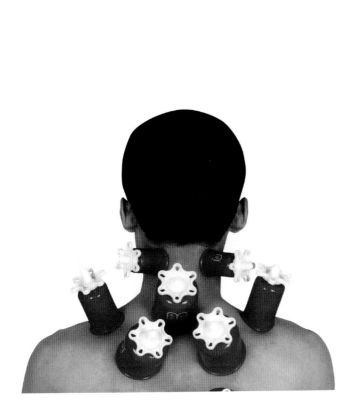

图 45

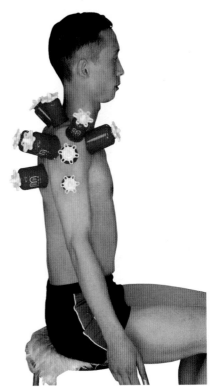

图 46

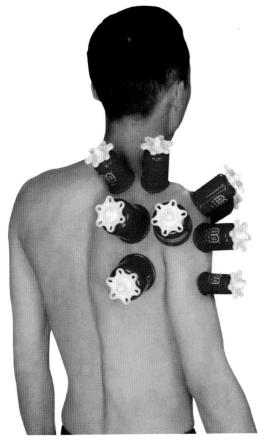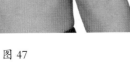

图 47

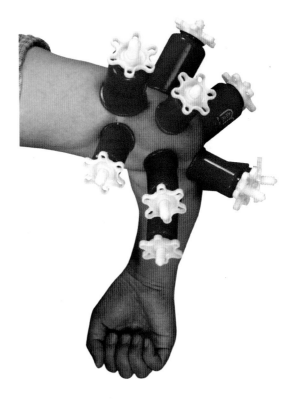

图 48

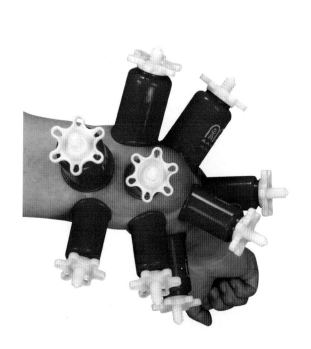

图 49

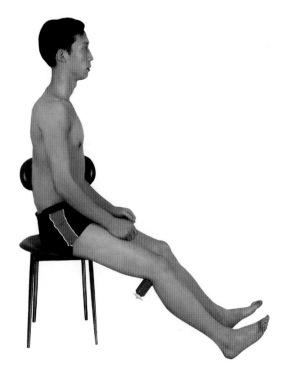

图 50

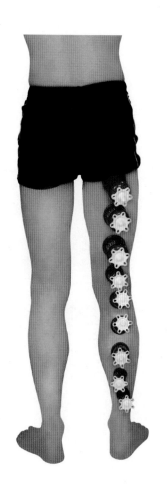

图 51

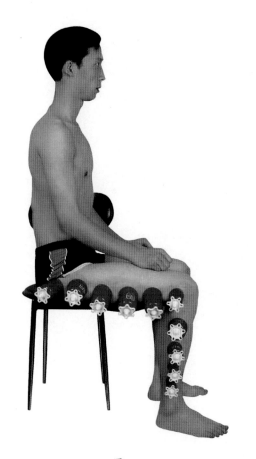

图 52

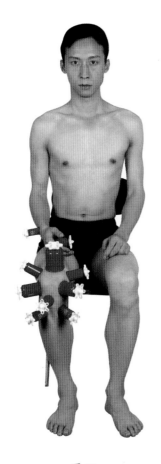

图 53

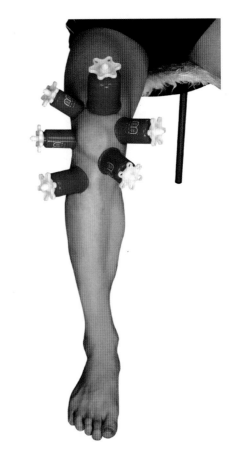

图 54

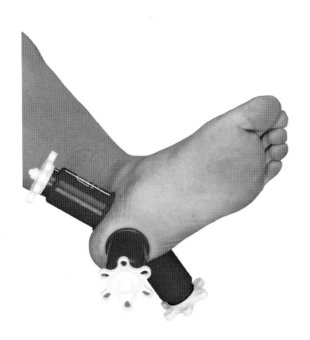

图 55

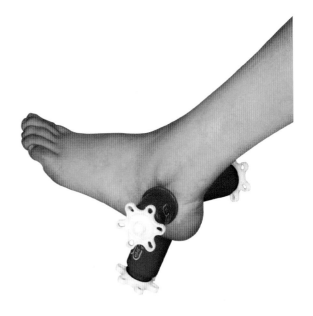

图 56

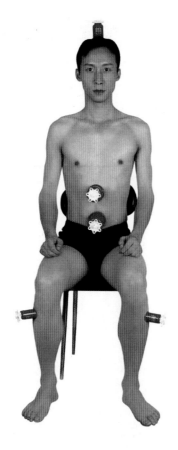

图 57

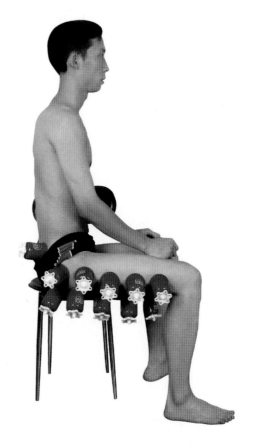

图 58

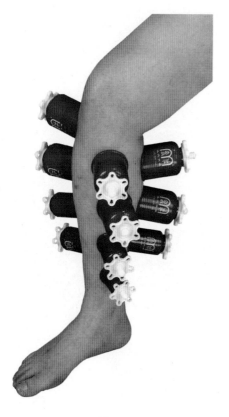

图 59

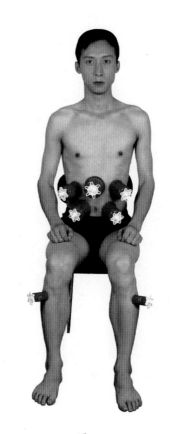

图 60

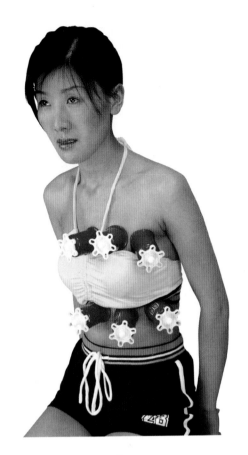

图 61

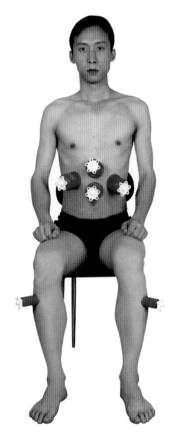

图 62

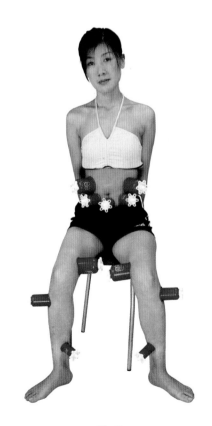

图 63

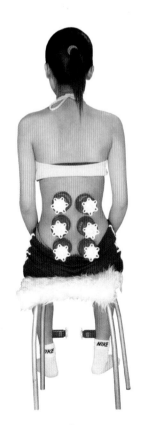

图 64

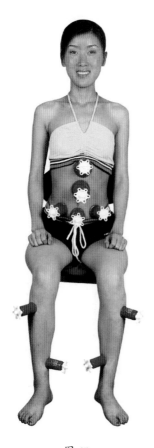

图 65

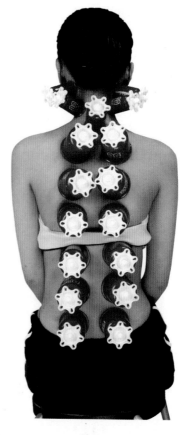

图 66

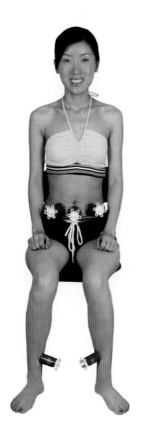

图 67

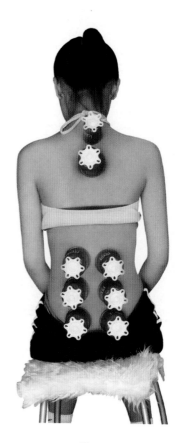

图 68

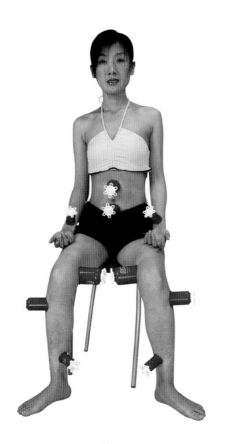

图 69

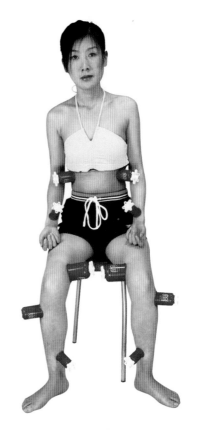

图 70

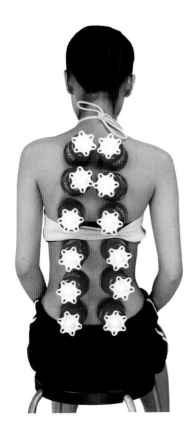

图 71

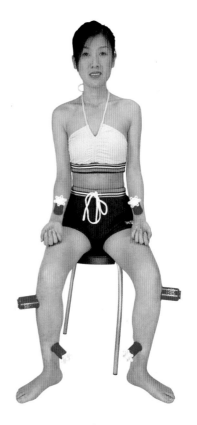

图 72

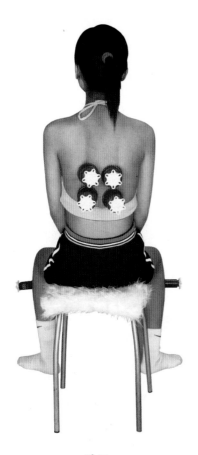

图 73

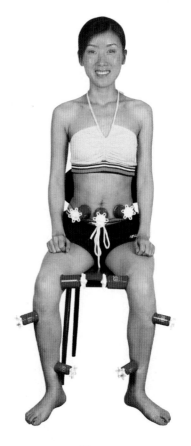

图 74

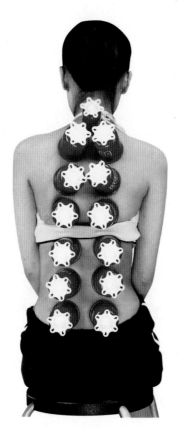

图 75

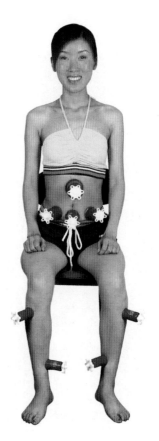

图 76

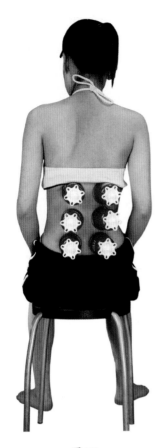

图 77

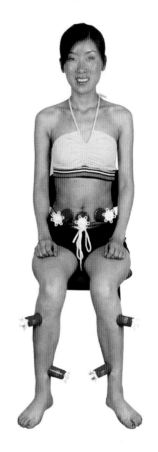

图 78

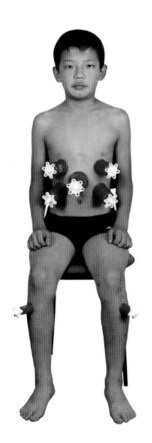

图 79

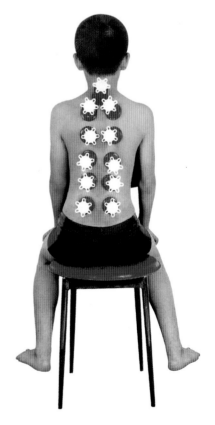

图 80

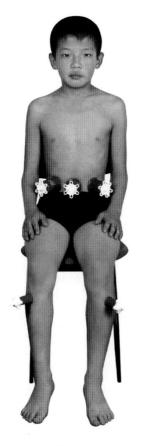

图 81

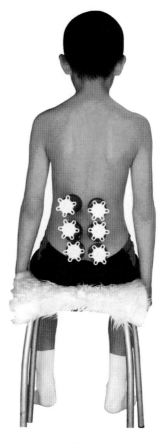

图 82

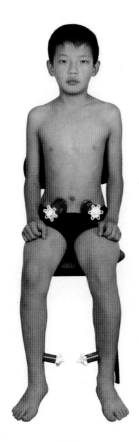

图 83

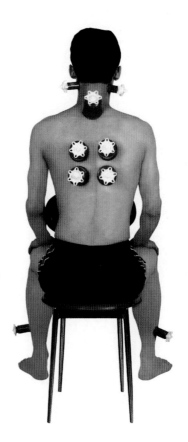

图 84

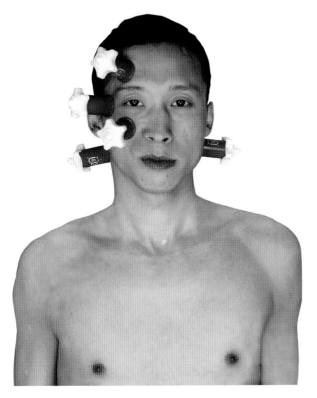

图 85

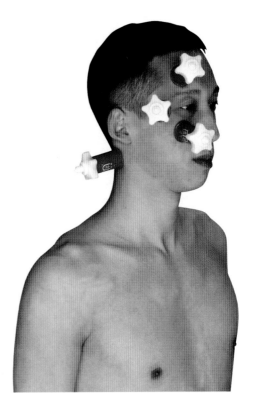

图 86

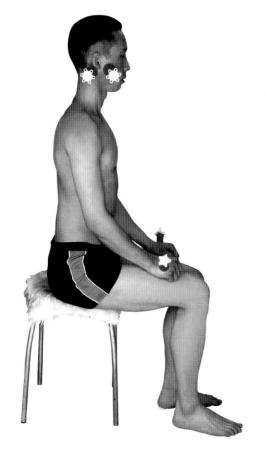

图 87

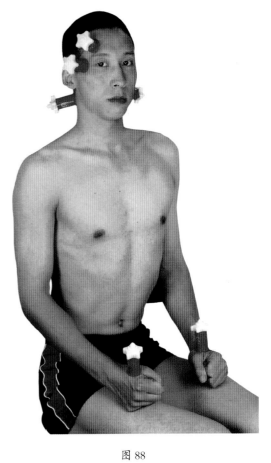

图 88

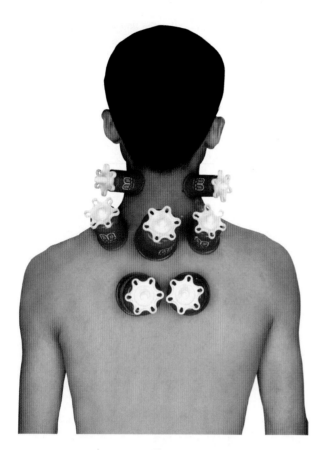

图 89

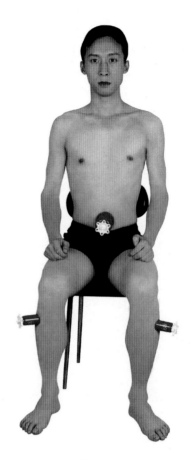

图 90

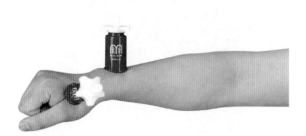

图 91

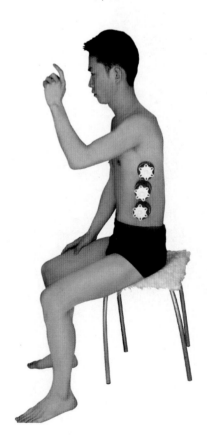

图 92

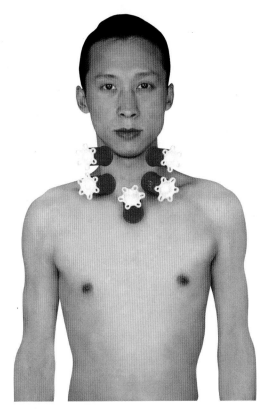

图 93

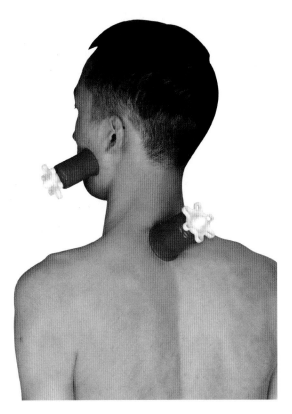

图 94

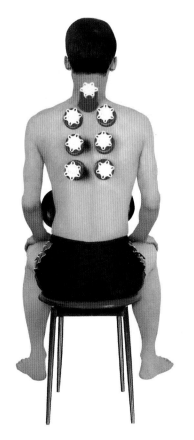

图 95

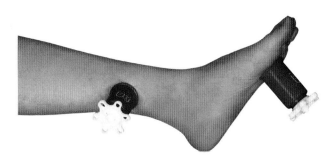

图 96

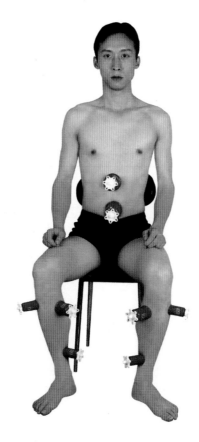

图 97

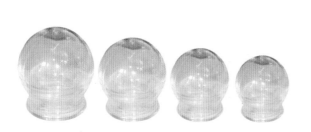

图 98　玻璃罐

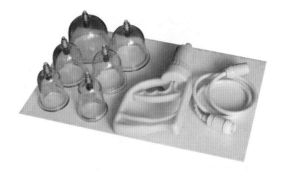

图 99　抽气罐

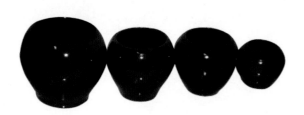

图 100　陶瓷罐

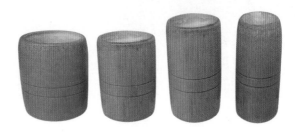

图 101　竹罐